CLARK'S

PROCEDURES IN DIAGNOSTIC IMAGING
A SYSTEM-BASED APPROACH

CLARK
临床影像技术学

原著　[英] A. Stewart Whitley

合著　[英] Jan Dodgeon　　　　[英] Angela Meadows

　　　[英] Jane Cullingworth　　[英] Ken Holmes

　　　[英] Marcus Jackson　　　[英] Graham Hoadley

　　　[英] Randeep Kumar Kulshrestha

主审　余建明　付海鸿

主译　李真林　马新武　唐鹤菡

中国科学技术出版社

·北 京·

图书在版编目（CIP）数据

CLARK 临床影像技术学 / (英) A. 斯图尔特·惠特利 (A. Stewart Whitley) 原著；李真林 , 马新武 , 唐鹤菡主译 . — 北京：中国科学技术出版社 , 2024.1

书名原文：CLARK'S PROCEDURES IN DIAGNOSTIC IMAGING: A SYSTEM–BASED APPROACH

ISBN 978-7-5236-0245-4

Ⅰ . ① C… Ⅱ . ① A… ②李… ③马… ④唐… Ⅲ . ①影像诊断 Ⅳ . ① R445

中国国家版本馆 CIP 数据核字 (2023) 第 195198 号

著作权合同登记号：01-2023-5180

策划编辑	孙　超　焦健姿
责任编辑	孙　超
装帧设计	佳木水轩
责任印制	李晓霖

出　　版	中国科学技术出版社
发　　行	中国科学技术出版社发行部
地　　址	北京市海淀区中关村南大街 16 号
邮　　编	100081
发行电话	010-62173865
传　　真	010-62173081
网　　址	http://www.cspbooks.com.cn

开　　本	889mm × 1194mm　　1/16
字　　数	1089 千字
印　　张	44
版　　次	2024 年 1 月第 1 版
印　　次	2024 年 1 月第 1 次印刷
印　　刷	北京盛通印刷股份有限公司
书　　号	ISBN 978-7-5236-0245-4 / R·3127
定　　价	480.00 元

版权声明

内容提要

  本书引进自 CRC 出版社，是一部专注于医学影像检查技术的专著，为 CLARK 影像学系列经典图书中的重要成员。书中详细介绍了 CT、MRI 成像技术、超声检查、放射性核素显像的相关内容，以及与影像定位相关的解剖学知识。全书共 13 章，对神经系统、呼吸系统、泌尿生殖系统、肌肉骨骼系统等全身各系统影像学检查的体位、方法、技术参数，以及各类对比剂及放射性核素显像剂的理化特性与临床应用进行了全面论述。本书基于英国皇家放射学院、英国国家健康和护理研究所等机构和其他国家相关机构、国际学术组织发布的相关指南及专家共识，不仅提供了常用于特定系统或器官成像技术的算法，还提供了从基础理论到临床实践、从检查技术到图像后处理及质量控制的多方面、全方位系统知识，对医学影像技术相关专业人员及医学生系统学习专业知识及开展临床工作均有裨益。

译者名单

主　　审　余建明　付海鸿

主　　译　李真林　马新武　唐鹤菡

副 主 译　孙文阁　雷子乔　吕发金　赵雁鸣　石凤祥

学术秘书　余　伟

译　　者　（以姓氏汉语拼音为序）

陈　勇　兰州大学第一医院

付海鸿　中国医学科学院北京协和医院

付丽媛　联勤保障部队第九〇〇医院

付修威　天津医科大学总医院

郭玉龙　海南省人民医院（海南医学院附属海南医院）

何　兰　广东省人民医院

贺铨求　南昌大学第二附属医院

胡孝朋　安徽医科大学第一附属医院

雷平贵　贵州医科大学附属医院

雷子乔　华中科技大学同济医学院附属协和医院

黎　格　中南大学湘雅医院

黎　英　四川大学华西临床医学院（华西医院）

李函宇　四川大学华西临床医学院（华西医院）

李明昕　郑州大学附属第一医院

李晓娜　河北医科大学第三医院

李真林　四川大学华西临床医学院（华西医院）

凌文武　四川大学华西临床医学院（华西医院）

刘建莉　兰州大学第二医院

刘一帆　云南省肿瘤医院

卢　强　四川大学华西临床医学院（华西医院）

吕发金　重庆医科大学附属第一医院

吕香凝　中国医科大学附属第一医院

马　超　中国人民解放军海军军医大学第一附属医院

马新武　山东第一医科大学附属省立医院（山东省立医院）

聂　壮　华中科技大学同济医学院附属协和医院

欧阳雪晖　内蒙古自治区人民医院

彭婉琳　四川大学华西临床医学院（华西医院）

戚玉龙　北京大学深圳医院

戚忠智　四川大学华西临床医学院（华西医院）

任　芳　空军军医大学第一附属医院

任福欣　山东第一医科大学附属省立医院（山东省立医院）
石凤祥　中国中医科学院广安门医院
宋飞鹏　山西医科大学第二医院
孙文阁　中国医科大学附属第一医院
唐鹤菡　四川大学华西临床医学院（华西医院）
唐　静　四川大学华西临床医学院（华西医院）
王国坤　哈尔滨医科大学附属第二医院
王秋霞　华中科技大学同济医学院附属同济医院
王彤华　浙江大学医学院附属第一医院
魏　淼　重庆医科大学附属第一医院
吴欣燕　北京和睦家医院有限公司
夏春潮　四川大学华西临床医学院（华西医院）
肖连祥　青岛大学附属山东省妇幼保健院
杨瑜玲　西宁市第二人民医院
叶　铮　四川大学华西临床医学院（华西医院）
余建明　华中科技大学同济医学院附属协和医院
余　伟　四川大学华西临床医学院（华西医院）
张志伟　重庆医科大学附属第一医院
张宗锐　首都医科大学附属北京同仁医院
赵雁鸣　哈尔滨医科大学附属第二医院
周博续　吉林大学附属第一医院
周绿漪　四川大学华西临床医学院（华西医院）
朱　默　苏州大学附属第一医院

主审简介

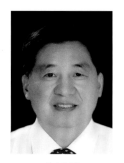

余建明

首届中国医师协会医学技师专业委员会主任委员兼青年委员会主任委员，第七届中华医学会影像技术分会主任委员兼青委主任委员，中国医学装备协会放射影像分会副会长，全国行业教育教学指导委员会委员，全国高等学校医学影像技术本科专业国家"十三五"规划教材专家评审委员会主任委员，中国科学院教材建设专家委员会全国高等院校医学影像学与医学影像技术本科专业案例版规划教材编审委员会主任委员，全国高职医学影像技术学和放射治疗技术学国家"十三五"规划教材评审委员会副主任委员，全国科学技术名称审定委员会《医学影像技术学名词》审定分委员会主任委员，中华医学影像技术学系列丛书编辑专家委员会主任委员，《医学影像技术学》研究生核心课程教材评审专家委员主任委员。牵头主办国家级继续教育项目18项，主持制订专家共识9项。以第一作者/通讯作者身份发表学术论文90余篇。担任《中华放射学杂志》副总编辑，《国际医学放射学杂志》《中华放射医学与防护杂志》《临床放射学杂志》《放射学实践》《临床肝胆病杂志》等多种核心期刊编委。曾获中华医学会影像技术分会"伦琴学者"、第四届国之名医·卓越建树、人民好医生·大医精诚等多项荣誉称号，以及中华医学影像技术学科建设终身成就奖、湖北省科学进步奖二等奖、武汉市科学进步奖三等奖等多项奖项。主编/副主编全国本科规划教材32部，医学影像技术专业学术专著18部。

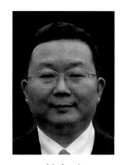

付海鸿

中华医学会影像技术分会第八届委员会主任委员，北京医师协会放射技师分会会长，中国医学装备协会放射影像装备分会副会长兼秘书长，中国医学装备协会磁共振应用专业委员会副主任委员，中国药品监督管理研究会医疗器械监管研究专业委员会副秘书长，北京医学会放射技术分会第七届、第八届委员会主任委员，中国医学装备协会常务理事，北京医师协会常务理事，北京医学会理事，全国高等院校医学影像技术专业国家卫生健康委员会规划教材第二届编审委员会名誉主任委员。担任《磁共振成像》《中国医疗设备》副主编及多种核心期刊编委。承担及主要参与国家自然科学基金、北京市自然科学基金等多项课题。主编/副主编、主译/副主译、参编/参译医学影像技术专业教材、专著、译著10余部。

主译简介

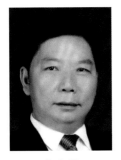

李真林

医学博士，主任技师，教授，博士研究生导师，四川大学华西医学技术学院执行院长兼华西医院放射科副主任。中华医学会影像技术分会第九届主任委员，中华医学会第二十六届理事会理事，中国医师协会医学技师专业委员会第一届委员会副主任委员、第二届委员会主任委员，全国高等学校医学影像技术专业教育教材建设评审委员会主任委员，国家卫生健康委人才交流服务中心人才评价资深专家，全国卫生专业技术资格考试专家委员会委员，全国卫生专业技术资格考试题库建设专家，全国人工智能医疗器械标准化技术归口单位专家组专家，全国工业强基专家库专家等。四川省医学会影像技术专业委员会第七届主任委员，四川省普通本科高等学校医学技术类专业教学指导委员会副主任委员，四川省医师协会第一届放射影像技师分会会长，四川省放射医学质量控制中心副主任，四川省有突出贡献的优秀专家，四川省学术技术带头人。近5年来，以第一作者/通讯作者身份发表学术论文76篇，参与发表专家共识8篇；并担任《British Journal of Radiology》审稿人，以及《中华放射学》《中国医学影像技术》《中华放射医学与防护》《临床放射学》《实用放射学》等多种中文核心期刊编委。承担国家自然科学基金、国家重点研发技术、省级及各级各类科研课题30余项，曾获华夏医学科技奖、四川省科技进步一等奖（先后2次）、四川省医学科技奖一等奖、中国科技产业化促进会科技创新二等奖、全国医学影像技术学科建设领军奖、中华医学会影像技术分会"伦琴学者"、四川省卫生计生系统先进个人、中国高等教育学会全国高校教师教学创新大赛三等奖、全国仿真应用创新大赛指导教师等多项奖项及荣誉称号。主编教材6部，包括国家卫生健康委员会"十三五"及"十四五"规划教材/全国高等学校教材《医学影像成像理论》、全国高等院校放射诊断与治疗专业/国家卫生健康委员会"十三五"研究生规划教材《医学影像设备学》，主编专著6部。

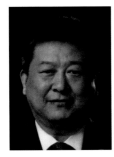

马新武

主任技师，教授，中华医学会影像技术分会候任主任委员，中国医师协会医学技师专业委员会第一届委员会常务委员兼融合发展学组组长，中国医学装备协会放射影像设备委员会副会长，中国医学装备协会MR应用专业委员会常务委员，国家卫生健康委员会人才评价中心特聘专家，山东省医学会放射技术分会主任委员，山东省医学会医学工程专业委员会副主任委员，山东省医师协会临床工程师分会副主任委员。主持各级各类科研课题10余项。曾获中华医学会影像技术分会"伦琴学者"，人民好医生·大医精诚等多项荣誉称号，以及山东省科技进步三等奖等多项奖项。以第一作者/通讯作者身份发表学术论文30余篇。主编教材及学术专著6部，包括国家卫生健康委员会"十三五"及"十四五"规划本科教材《医学影像检查技术学》及研究生教材《影像检查技术学》。

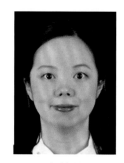

唐鹤菡

四川大学华西临床医学院（华西医院）放射科副主任技师，中华医学会影像技术分会第八届青年委员会副主任委员、第九届委员会委员及国际交流学组组长，四川省医师协会第一届放射影像技师分会副会长、第二届放射影像技师分会副会长，四川省医学会影像技术分会第一届青年委员会副主任委员、第六届委员会常务委员，中国装备协会磁共振应用专业委员会第一届及第二届委员，成都市医学会第九届理事会放射专科分会委员。以主研人身份承担各级各类科研课题 14 项。以第一发明人身份申领国家发明专利及实用新型专利各 2 项。以第一作者 / 通讯作者身份发表学术论文 30 余篇。参编医学影像技术专业学术专著 8 部。

补充说明

书中参考文献条目众多，为方便读者查阅，已将本书参考文献更新至网络，读者可扫描右侧二维码，关注出版社医学官方微信"焦点医学"，后台回复"9787523602454"，即可获取。

译者前言

由英国放射学家 A. Stewart Whitley 等所著的 *CLARK'S SPECIAL PROCEDURES IN DIAGNOSTIC IMAGING* 于 1999 年问世,书中全面介绍了各种医学影像检查技术的适应证、禁忌证、检查体位、成像方式、成像流程、对比剂及用量、图像分析等,是重要的医学影像检查技术经典参考书。2020 年,A. Stewart Whitley 等将传统的对比剂研究、计算机断层扫描(CT)、超声、磁共振成像、放射性核素成像及 DSA 等整合到一起,又出版了这部 *CLARK'S PROCEDURES IN DIAGNOSTIC IMAGING: A SYSTEM-BASED APPROACH*,在每一章中均配有高清图像,图文并茂地详细阐释了各种影像检查技术,以及相关解剖学、病理学、外科手术学知识。该书已成为广大医学影像技术专业从业者、医学生案头必备的参考书。

为方便国内广大医学同道阅读学习,现由中华医学会影像技术分会发起,汇集国内放射、超声及核医学等优秀中青年师资,首次引进并翻译出版该书的中文版。经过 2 年多的努力,中文版《CLARK 临床影像技术学》终于问世,得以让我国医学影像界更多同道更方便地阅读这部影像技术学巨著。各章译者都是目前在临床一线的医学影像技术中坚力量,对英文原意的表达准确且专业。

全书共 13 章,涵盖了对比剂与放射性药物、肌肉骨骼系统、呼吸系统、胃肠道和唾液腺、肝脏和胆道系统,以及胰腺和脾脏、泌尿系统、生殖系统、心血管系统、内分泌系统、中枢神经系统、乳腺成像和其他成像技术的丰富知识。每一章均根据疾病的特点,引入成像指南与成像路径。从成像技术概论、疾病的影像学表现、解剖部位、临床表现,到设备特点、检查手段、参数选择与适应证、患者准备、患者防护、图像采集标准、图像后处理、检查应用等都做了翔实的介绍。同时,涵盖了医学影像技术检查的要点与注意事项、病变特征、病变诊断、图像特征、不同检查技术常见问题与解决方案等内容,覆盖面广、融入度高、综合性强,具有较高的临床指导价值。期望中文版的出版发行能够对我国医学影像技术整体水平的提升和服务能力的提高有所帮助。

在本书翻译过程中,得到了众多业内专家、教授的悉心指导,以及国内医学影像技术兄弟院校的大力支持,在此一并感谢。全体译者对本书的中文翻译版进行了认真反复的讨论、核对和修改,尽管我们竭尽全力希望将原著本义转达给广大国内读者,但由于中外语言表达习惯及中外术语规范有所不同,书中可能遗有一些不尽如人意之处,敬请各位专家及读者批评指正,以期新版翻译时予以修正。

四川大学华西临床医学院(华西医院) 李真林

原书前言

CLARK'S SPECIAL PROCEDURES IN DIAGNOSTIC IMAGING 于 1999 年问世。随着医学影像技术的发展，磁共振成像（MRI）等许多曾在当年被视为"特殊"（special）的检查技术如今早已司空见惯，在后续的版本中对其也取消了"特殊"这样的描述。

此次我们编写的这部 *CLARK'S PROCEDURES IN DIAGNOSTIC IMAGING: A SYSTEM-BASED APPROACH*，对现代医学影像科的各种诊断和介入技术进行了细致且全面的概述，与 *CLARK'S POSITIONG IN RADIOGRAPHY, 13E* 互为补充。一些传统的成像方式，如静脉尿路造影和钡灌肠检查等，临床已不常用，但在一些医疗机构中仍在进行这些检查，所以在本书编写过程中，保留这些技术的介绍，但进行了一定的简化。

在过去的 20 年中，医学成像领域发生了巨大变化。例如，从醋酸胶片到数字 X 线照相技术的转变，诸多更先进、更便捷的 CT 扫描仪器及技术被研发出来，三维超声用于辅助制订治疗计划，MRI 被应用于更多临床疾病的诊断，SPECT-CT 和 PET-CT 等联合成像。这些技术的进步，不仅拓宽了影像技术人员的工作范围，而且对他们提出了更高的要求。影像技术人员需要具有丰富的知识储备，以便顺利有效地应用新技术。

在世界范围内的卫生保健系统出现了一系列重大事件后，逐渐形成了一种概念上的变化，即更加提倡以患者为中心的诊疗[1]。医学影像学方面的改进聚焦于提升患者的检查体验[2]，以及更加关注儿科成像[3]和儿科影像检查中的儿童照护。在英国医疗体系中，始终倡导"坦诚"和"负责"，在 2017 年的电离辐射法规（IRR）、2018 年的电离辐射（医疗照射）管理条例、2010 年的环境许可条例（英格兰和威尔士），以及 2018 年的一般数据保护条例等相关文件中均有所体现。

本书基于英国皇家放射学院、英国国家健康和护理研究所等机构和其他国家相关机构、国际学术组织发布的相关指南及专家共识，提供了常用于特定系统或器官成像技术的算法。

书中还包含了与医学影像检查相关的循证依据，以及针对一些指南及专家共识提出的改进意见。这些意见将有助于促进多学科诊疗，改善患者的诊断/临床结果，并为医务人员的日常工作提供指导。

一些医学影像专业学术组织（如放射技师协会、英国皇家放射学院、英国放射学会、国际放射学会、北美放射学会和欧洲放射学会）和亚专业学术组织（如介入性放射学会、英国医学超声学会和英国核医学学会），基于循证研究牵头组织发表过诸多相关科研论文，有助于临床实践及专业发展。这些内容的精髓在书中均有体现。对于医学影像学检查的选择，影像技师应充分结合患者的病情及当前的国家和国际行业指南制订个性化的方案。一些相关指南及发布机构如下。

- *iRefer: Making the Best Use of Clinical Radiology, 8E* 综合了来自英国和国际的循证指南，为临床影像检查提供建议，帮助医务人员为患者优选最合适的影像检查方案[4]。
- NICE 指南：向医务人员推荐与相关疾病或医疗条件相匹配的成像方案[5]。
- 美国放射医师学会：是基于证据的指南，推广适用性标准，用于帮助医务人员针对特定临床条件给出最合适的成像方案[6]。
- 欧洲放射学会（ESR）：《欧洲安全成像：共同促进患者安全》（2015）[7]。
- 英国 PET-CT 循证适应证[8]。
- ARSAC 指南：核医学临床实践[9]。
- 英国 NHS 筛查项目：为许多医学影像筛查项目提供了指导及循证依据[10]。

本书由业界知名专家团队编写，并得到了世界各地同道的大力支持，他们为本书内容的优化提供了宝贵意见。希望通过更广泛的推广，本书能为更多医学影像技术从业者及医学生提供帮助，并鼓励他们更深入地研究医学影像技术这一领域。

参考文献

[1] Itri J (2015). Patient-centered radiology. *RadioGraphics* 35:6. Available at: https://pubs.rsna.org/doi/full/10.1148/rg.2015150110

[2] Rosenkrantz AB, Pysarenko K (2015). The service encounter in radiology; acing the "moments of truth" to achieve patientcentered care. *Acad Radiol* 22(2):259–64. Available at: https://doi.org/10.1016/j.acra.2014.09.009

[3] Don S, MacDougall R, Strauss K, *et al.* (2013). Image gently campaign back to basics initiative: ten steps to help manage radiation dose in pediatric digital radiography. *Amer J Roentgenol* 200:5. Available at: https://www.ajronline.org/doi/10.2214/AJR.12.9895

[4] iRefer: making the best use of clinical radiology, 8th Edition (2017). Available at: https://www.rcr.ac.uk/clinical-radiology/being-consultant/rcr-referral-guidelines/accessing-guidelines

[5] NICE guidance. Available at: https://www.nice.org.uk/guidance

[6] American College of Radiologists. Appropriateness Criteria® (2018). Available at: https://www.acr.org/Clinical-Resources/ACR-Appropriateness-Criteria/About-the-ACR-AC

[7] European Society of Radiology. EuroSafe Imaging – together for patient safety (2015). Available at: http://www.myesr.org/cms/website.php?id=/en/eu_affairs/esr_eurosafe_imaging_campaign.htm

[8] Evidence-based indications for the use of PET-CT in the United Kingdom (2016). Available at: https://www.rcr.ac.uk/publication/evidence-based-indications-use-pet-ct-unitedkingdom-2016

[9] ARSAC notes for guidance: good clinical practice in nuclear medicine (2019). Available at: https://www.gov.uk/government/publications/arsac-notes-for-guidance

[10] UK NHS screening programmes. Available at: https://www.elfh.org.uk/programmes/nhs-screening-programmes/

致 谢

我们要感谢来自世界各地的医学影像技术同道，感谢他们在本书的编写过程中给予的大量帮助。许多放射技师、放射学家、物理学家、讲师，一些医学影像行业协会及学术组织，以及英国政府公共机构，都为本书的顺利出版做出了巨大贡献。

特别感谢 Health Systems Philips UKI 和 Agfa HealthCare 公司对本书提供的经济支持。

还要感谢本书的所有编者及其家庭成员。从该项目的开始到结束，他们经历了漫长的等待，并给予了足够的耐心和支持。

在本书编写过程中，做出贡献的个人、行业协会及学术组织如下（姓名、单位）。在此一并表示衷心的感谢！他们包括 Heather Sloane, Clinical Lead Radiographer for Angiography and Fluoroscopy, The Farage Interventional Unit; Elaine Scarles, Advanced Practitioner; Vera Mountain, Radiology Directorate Manager, Dr ColinWalshaw, Consultant Radiologist, Alison Williams, Lead Superintendent Radiographer（Community）, Dr Chee Liew, Consultant Radiologist, Dr Haren Varia, Consultant Radiologist, Sammy Ansbro, Cross Sectional Imaging Manager, all of Blackpool Teaching Hospitals NHS Foundation Trust; Julian Booth, Interventionalist Team Lead Radiographer, Craig Raymond, CT Lead Radiographer, from Bolton NHS Foundation Trust; Cath Mills and colleagues from the BMI Beardwood Hospital, Blackburn; Janet Keyes, Valerie Greenhalgh, Lalita Solanki and Hannah Garnett, Advanced Radiographer Practitioners from the Royal Preston Hospital; Dr Claus C Pieper, Facharzt für Radiologie, Oberarzt, Radiologische Klinik, Universitätsklinikum Bonn, Germany; Maxim Itkin, Professor of Radiology and Paediatrics, Centre for Lymphatic Disorders, University of Pennsylvania Medical Centre, Philadelphia, USA; Sue Edyvean, MIPEM, Head of Medical（Radiation）Dosimetry Group, Centre for Radiation, Chemical and Environmental Hazards（CRCE）, Chilton, Public Health England; Professor Erika Denton, University of East Anglia and Norfolk and Norwich University Hospital; Gill Roe, Advanced Radiographer Practitioner, Radiology, Leeds Teaching Hospitals NHS Trust; Professor K Horner, Division of Dentistry, School of Medical Sciences, University of Manchester; Nicky Mills, Marketing Manager, Bracco UK; Dr Valmai Cook, Consultant Radiologist, Epsom and St Helier University Hospitals NHS Trust; Dr V Rudralingam, Consultant Radiologist, Manchester University NHS Foundation Trust; Dr Mohammad Ali Shah, Consultant Radiologist, Dr Muhammad Waqas Ahmad Mangat, both of St George's University Hospitals NHS Foundation Trust; Integrated.

Radiological Services（IRS）Ltd, Liverpool 为本书提供了 CT 辐射剂量诊断参考水平（CT DRL）标准及诊断参考剂量水平（DRL）。

超声方面，特别鸣谢 Sue Atkinson, Ultrasound Service Manager, Debbie Pasquill, Screening Support Sonographer, Wrightington, Wigan and Leigh NHS Foundation Trust; Gareth Bolton, Ultrasound Programme Leader, Helen Brown, Senior Sonographer, Kashmir Kenyon, Senior Sonographer, University Hospitals of Morecambe Bay NHS Foundation Trust; Annette Cox, Senior Sonographer, CARE Fertility, Manchester; Clare Drury, Senior Sonographer, Hull and East Yorkshire NHS Trust; Lorraine Edwards, Senior Sonographer, Zoe Mottram, Clinical Lead Sonographer, Pennine Acute Hospitals NHS Trust; Dr Ramon Fernando-Alvarez, Consultant Paediatrician, Brighton and Sussex University Hospitals NHS Trust; Erica Henry, Highly Specialised Cardiac Physiologist and Clinical Educator for Adult Echocardiography, Manchester Heart Centre, Manchester Royal Infirmary; Janette Keit, Specialist Sonographer, Blackpool Fylde and Wyre NHS Foundation Trust; Mary Leighton, Senior Sonographer, Lancashire Teaching Hospitals NHS Foundation Trust;

Alison McGuinness, Senior Sonographer, Mid Yorkshire Hospitals NHS Trust; Sally Norton, Consultant Surgeon, Upper GI and Bariatric Surgery, North Bristol NHS Trust; Dr Ricardo Ribeiro, Lecturer, Escola Superior de Tecnologia da Saúde de Lisboa, Portugal; S Sukumar, Consultant Radiologist, Central Manchester University Hospitals NHS Foundation Trust; Anne E Sykes, Lecturer, University of Salford; Joyce Yates, Consultant Radiographer, Sandwell and West Birmingham NHS Trust。他们的贡献非常有价值。

CT 方面，特别鸣谢 Mohammad Ali Shah, Consultant Radiologist and Dr Muhammad Waqas Ahmad Mangat, St George's University Hospitals NHS Foundation Trust; Jon Brigly, Marketing Manager–Precision Diagnosis（MR and CT）, Hannah Timbrell, CT Business Marketing Manager, Health Systems Philips UKI, Euthimios（Tim）Agadakos, Chief Radiographer at GH Athens 'Laiko'–Academic Fellow, West Attica University, Greece; Ismail Salk, MD, Associate Professor, Department of Radiology, Faculty of Medicine, Cumhuriyet University, Sivas, Turkey; Rachel Baldwin-Cleland, Adham Nicola, Neil Barron, London North West University Healthcare NHS Trust; Jenna Hodgkinson, Royal Brompton, Harefield NHS Foundation Trust.

MRI 方面，特别鸣谢 Jane Kilkenny, Zone Business Lead, Andrew Conway, Sales Application Specialist MR, from Siemens; Elizabeth Barker, Cath Mills, Dr Richard Dobrashian, BMI Beardwood Hospital, Blackburn; Ajay Tandan, Kavita Singh, Ian Renwick, Daniel Petty, Julie Cooper, Brook Adams, Consultant Radiologists from York Teaching Hospital NHS Trust; Daina Dambitis, Gavin Bainbridge, Debbie Scrimshaw, Rob Evans, Radiographers, Michael Weston, Consultant Radiologist at Leeds Teaching Hospitals NHS Trust; Dr John Ridgway, Dr Daniel Wilson, John Biglands, MRI medical physicists at Leeds Medical Physics; Dr Lawrence Kenning, MRI medical physicist and Dr Martin Pickles, MRI radiographer from Hull Teaching Hospitals NHS Trust; Professor Andrew Jones, Consultant Clinical Scientist, Christie Medical Physics and Engineering, Manchester; Chris Kokkinos Operations Manager, Epworth Medical Imaging, Epworth Hospital, Richmond, Australia, 2018—2019 President of the Society for MR Radiographers and Technologists（SMRT）, a section of the ISMRM。

放射性核素成像方面，特别鸣谢 Ruth Burgess, Lead Radiographer in Nuclear Medicine at the Royal Preston Hospital; Diana Rosof-Williams, John Cain, Consultant Radiologists in Nuclear Medicine at the Royal Preston Hospital。还要特别感谢 Ruth Burgess 给予的帮助。

此外，感谢以下各位专家在图像处理方面的帮助，包括 Sobhan Vinjamuri, Dr Christopher Mayes, Elaine Noonan, Department of Nuclear Medicine at the Royal Liverpool University Hospital, Andy Bradley Directorate Manager and Ian Armstrong Principal Physicist Nuclear Medicine, Manchester University NHS Foundation Trust。Andy Bradley Directorate Manager and Ian Armstrong Principal Physicist Nuclear Medicine, Manchester University NHS Foundation Trust。

PET-CT 方面，特别鸣谢 Royal Preston Hospital, Tom Kane, Consultant Radiologist, Senior Radiographers Hayley Greenway, Debbie Whiteside, John Entwistle。

医学插图方面，特别鸣谢 Dianne Knell, Elizabeth Muscat, St George's University Hospitals NHS Foundation Trust; Rita Borgen, Consultant Radiographer, East Lancashire NHS Trust; Francine Mulenga, Senior Sonographer, Imperial College Healthcare NHS Trust。

DXA 方面，特别鸣谢 Dr Laura Treadgold, Lecturer in Medical Physics and Director of Intercalated Studies

SoM, Leeds University Faculty of Medicine and Health; Dr Glen Blake, Kings College London; Professor Juliet Compston, Chair of National Osteoporosis Guideline Group（NOGG）。

表格、照片等方面，特别鸣谢 Alliance Medical Ltd , Ann Heathcote（头部 CT）, Alliance Medical Ltd; Philips Healthcare, GE Healthcare, Hologic, Guerbet Laboratories Ltd, Siemens Healthcare; Philippe Havard, Levi Cheng, Sebastien Ballet of Guerbet Laboratories Ltd and the St George's University Hospitals NHS Foundation Trust; Radiology Department of Wirral University Teaching and Hospital。

感谢超声图像的提供者们，包括 Matt Beardshall, Lead Sonographer, Chesterfield Royal Hospital; Angela Booth, Senior Sonographer, Pennine Acute Hospitals NHS Trust; Hannah Buggey, Vascular Scientist and Tracey Gall, Vascular Scientist, Independent Vascular Services Ltd, Manchester; Sophie Cochran, Clinical Specialist in Medical Ultrasound, Pilgrim Hospital, United Lincolnshire Hospitals NHS Trust; Dr Abhishek Jain, Radiology Registrar, Central Manchester University Hospitals NHS Foundation Trust; Professor John P McGahan, Department of Radiology, Sacramento, USA; Claire Melia, Sonographer, Northern Care Alliance; Graham Nightingale; Nicky Palin, Advanced Clinical Physiologist, Derby Teaching Hospitals NHS Foundation Trust; Andrew Picton, Managing Director, Independent Vascular Services Ltd; Christine Salthouse, Paediatric Sonographer, Central Manchester University Hospitals NHS Foundation Trust; Professor Paul Sidhu, Consultant Radiologist, King's College Hospital, London; Henry Stax, Practical Sonography Facebook site; Kristie Sweeney, Senior Sonographer, Western NSW Local Health District, Australia; Samantha Thomas, Senior Sonographer, Sydney, Australia; Heather Venables, Ultrasound Programme Leader, University of Derby; Lorelei Waring, Senior Lecturer University of Cumbria; Mike Weston, Consultant Radiologist, St James's University Hospital, Leeds; Patsy Whelehan, Clinical Specialist Radiographer, Ninewells Hospital and Medical School, Dundee; CIRS （Computerized Imaging Reference Systems, Inc）, Care UK, NHS Fetal Anomaly Screening Programme（FASP）and NHS Abdominal Aortic Aneurysym Screening Programme（NAAASP）。

我们特别感谢为本书做出贡献的医学影像学专业学生、放射技师和志愿者，他们来自以下单位，分别是 University of Cumbria, the University of Salford, Alliance Medical Ltd, Royal Bolton Hospital, Manchester Royal Infirmary, Blackpool Victoria Hospital, Scarborough Hospital, Leeds General Infirmary, Beardwood Hospital Blackburn, Royal Preston Hospital, Manchester Dental Hospital, St George's University Hospitals, Ara Institute of Canterbury, Christchurch, New Zealand and York Teaching Hospital NHS Trust。

还要感谢 Kevin Ney, Jackie Rowbottom, Adil Temiz, Tracey Kirk, David Broadbent, Carole Wittering, Tia Hollis, Andrew Bradley（who also undertook photography）, Pei Gee Chew, Lalita Solanski, Janet Keys, Ben Ward, Amanda Martin, Ian Martin, Esther Phillips, Shelly Smart, Lilley Smart, Olivia Dieudonné, Michelle Keryk, Cath Mills, Lindsay Sharples, Lorraine Gains, Davinia Barton, Kerry Bailey, Anna Gibbons, Lesley Jolly, Debbie Whiteside, John Entwistle, Louis McCabe, Hayley Greenaway, Shelley Redfern, Karen Stansfield, Amanda Walsh, Vicky Holt, Lisa Minns, Scott Hartley, Alison Williams, Rebecca Bonsall, Joanne McKenna, Lorelei Waring 和 Joanne Ashworth。

也要感谢 Simon Wilsdon 和其他在 *CLARK'S POSITIONING IN RADIOGRAPHY, 13E* 中做出贡献的人们。

最后，感谢 Taylor & Francis 出版集团对本书的大力支持。

目　录

第1章 绪 论
Introduction

正如 *CLARK'S POSITIONING IN RADIOGRAPHY, 13E* 那样，这本书同样涵盖了不同的成像方式和对比剂研究，致力于影像诊断及影像引导介入治疗，突出了现代医学影像技术的特色。在这本书的大部分章节中，受检者被称为"患者"。在有些情况下（如涉及筛查方案时），将酌情使用其他术语（包括女性、男性、委托人、婴儿等）。

本书不仅介绍了不同的成像方法，还包括原始数据图像重建和图像后处理相关内容，有助于医学影像专业人员合理选择静态或动态成像模式，为临床提供最佳诊断信息。书中涉及多种成像，主要包括超声检查、计算机体层摄影（CT）、磁共振成像（MRI）、放射性核素显像（RNI）、正电子发射体层摄影 – 计算机体层摄影（PET-CT），以及传统的数字 X 线摄影和透视摄影技术等（图 1–1A 至 C，图 1–2A 至 D）。

第 1 章重点介绍了患者和设备定位术语，以及影响不同成像模式图像采集和图像质量的重要参数，还概述了患者检查前准备、图像采集和后处理流程，并着重强调了设备、辐射防护、患者安全和护理。

第 2 章则主要介绍了对比剂和放射性药物。

第 3～12 章分别介绍了包括乳腺成像在内的全身各系统成像及解剖。每一章都包含了一个综述部分，概述了当前的成像指南和临床成像路径。

第 13 章重点总结了各种成像过程。

成像过程分各级标准及条目进行总体呈现。需要注意的是，不同医疗机构推荐的成像参数和对比剂，以及使用的设备、医生的个人选择和患者的实际情况等方面，可能会有所不同。因此，文中所引用的这些信息仅作为参考。

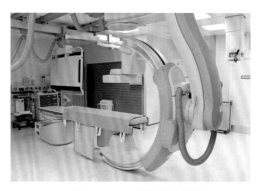

▲ 图 1–1B　C 臂血管造影机

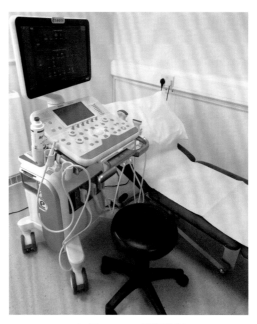

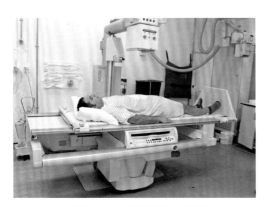

▲ 图 1–1A　数字胃肠 X 线机

▲ 图 1–1C　超声设备

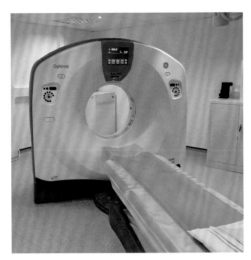

▲ 图 1–2A　CT 扫描设备

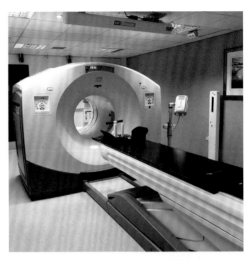

▲ 图 1–2C　PET-CT 扫描设备

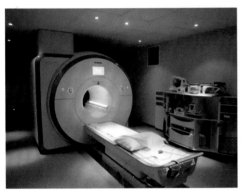

▲ 图 1–2B　MRI 扫描设备

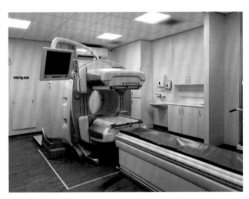

▲ 图 1–2D　双头伽马照相机

一、解剖学术语

（一）患者方面

从正面观察患者时所看到的为"前面"，从背面观察患者时所看到的为"后面"。

同样的，"侧面"指从患者的侧方观察。近头部为"头侧"，近足部为"足侧"。

（二）人体平面（图 1–3A 和 B）

矢状面、冠状面、横断面为相互垂直的平面，这 3 个平面将人体分成不同的解剖学部分，用来描述和观察人体解剖的成像。

正中矢状面是一个将人体平均分成左右两部分的剖面，平行于这个平面的平面称为矢状面或旁矢状面。

冠状面是将人体分成前部和后部的剖面。

横断面（横轴面）是把身体分成上下两部分的剖面。

斜平面或复合斜平面，相对于正中矢状面、冠状面和横断面以不同的角度呈现，用以通过不同视角显示身体结构。在影像学检查中，斜平面可以直接获取（如超声检查），或通过数据后处理从影像数据重组而来（如 CT 成像）。图像后处理有助于观察不同平面的影像。

（三）器官平面（图 1–4A 至 F）

一些器官，如心脏和肾脏，相对于正交平面处于固定位置，可以通过互成直角的短轴面和长轴面来描述。因此，可以根据其是相对于器官的长轴或短轴获得的来区分图像。就心脏而言，超声图像可以平行于心脏长轴的垂直或水平分量来采集。

（四）头颅

1. 解剖学标志（图 1–5A）

对于颅骨成像，采用美国神经放射学委员会（1962 年）所用的规范术语。

眼外眦：上眼睑与下眼睑的外侧相交处。

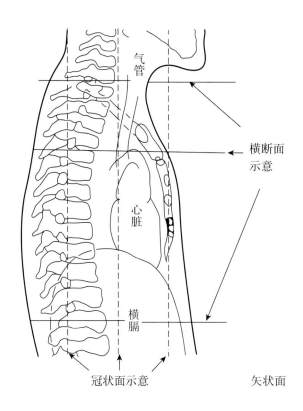

▲ 图 1-3A　胸部矢状面

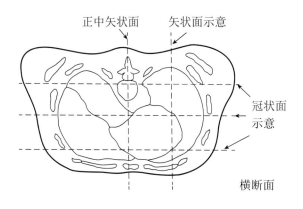

▲ 图 1-3B　胸部横断面

眶下点：眼眶下缘的最低点。

鼻根：额鼻接合处。

眉间：鼻根上方的骨性突起。

颅顶：颅骨在正中矢状面上的最高点。

枕外隆突：枕骨上的骨性突起。

外耳道（EAM）：耳道通向外开口的部分。

2. 解剖学基线（图 1-5B 和 C）

眶间线（瞳间线）：双侧眼眶中心（或双侧瞳孔）之间的连线，与正中矢状面成直角。

眶下线：双侧眼眶下缘之间的连线。

通常使用的两条基线成 10°。

- 人类学基线（ABL）：从眶下缘延伸至 EAM 上缘的连线，又称为 Reid 基线或下眶耳线。
- 听眦线（OMBL）：从眼外眦延伸至 EAM 的中心点的连线，又称为放射学基线。OMBL 与 ABL 约成 10°，垂直于 ABL 并通过 EAM。

3. 解剖学平面（图 1-6A 至 D）

正中矢状面将颅骨分成左右两半。

人类学平面是包含两条 ABL 和眶下线的水平面。头颅的横轴面与该平面平行。

听眶平面是由两条听眶基线组成，并且与人类学平面约成 10°。

冠状面与正中矢状面成直角，将颅骨分成前后两部分。

耳廓面垂直于人类学平面，穿过两个 EAM 中心，与其中一个冠状面相对应。

正中矢状面、人类学平面和冠状面相互成直角。

二、摄影术语和断层成像

（一）摄影术语（图 1-7A 至 E）

在常规 X 线摄影中，X 线将人体内部结构投射到数字探测器或其他图像探测器上［如平板探测器 / 影像增强器或计算机 X 线摄影（CR）探测器系统上］，从而获得 X 线图像。

图像所记录的每种结构的形状或形式，取决于该结构相对于 X 线束的中心射线和图像接收器的关系。如果结构的长轴平行于探测器，并且光束以物体为中心，中心线也与长轴成直角，那么就产生了一个结构的"真实"影像。图像表现将随着中心射线和身体平面角度的变化而变化。人体是一个三维（3D）结构，但合成的二维（2D）图像是由 X 线束内的许多叠加结构组成。

前后位（AP）：中心射线入射于前面，通过横断面，沿着或平行于正中矢状面，并从后面射出。

后前位（PA）：中心射线入射于后面，通过横断面，沿着或平行于正中矢状面，并从前面射出。

侧位：中心射线沿冠状面和横断面从身体的一侧投射向另一侧。如果中心射线经左侧投射向右侧，则称为右侧位；如果中心射线经右侧投射向左侧，则称为左侧位。

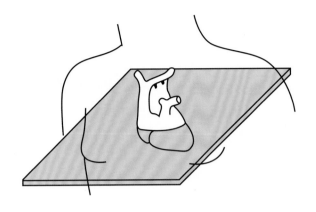
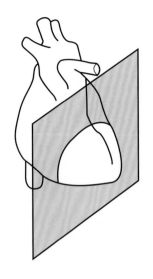
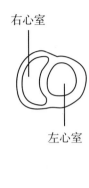

▲ 图 1-4A　心脏横断面

▲ 图 1-4D　心脏短轴切面

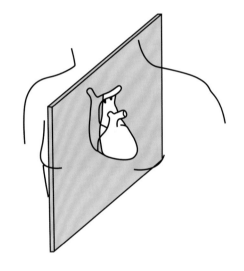

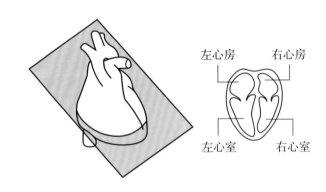

▲ 图 1-4B　心脏矢状面

▲ 图 1-4E　心脏长轴（水平）切面

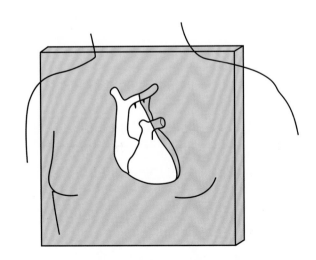

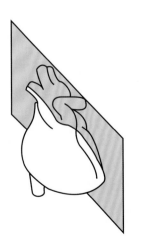
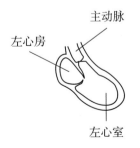

▲ 图 1-4C　心脏冠状面

▲ 图 1-4F　心脏长轴（纵）切面

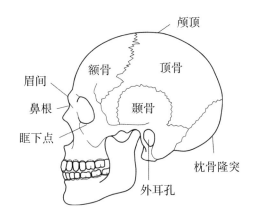

▲ 图 1–5A　颅骨侧位显像的主要标志

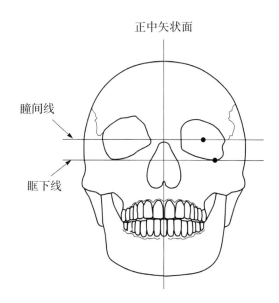

▲ 图 1–5B　颅骨正位显像的主要基线

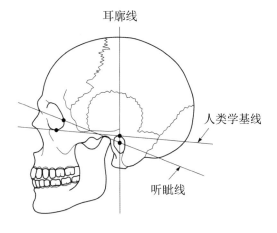

▲ 图 1–5C　颅骨侧位显像的主要基线

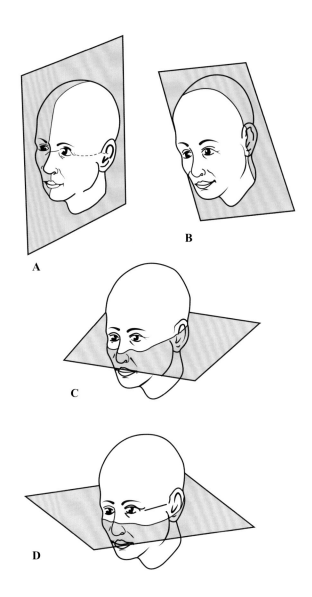

▲ 图 1–6　A. 正中矢状面；B. 冠状面；C. 人类学平面；D. 听眶平面

　　这些摄影可通过中心射线与横断面成一定的角度 [足侧或颅侧（头侧）成角] 来描述。

（二）斜位摄影

　　斜位摄影的中心射线在正中矢状面和冠状面之间以特定的角度沿横断面穿过人体。在这种投射中，通常患者正中矢状面与图像探测器成 0°～90° 的特定角度，而中心射线与图像接收设备 [直接数字 X 线摄影（DDR）或 CR 探测器或影像增强器 / 平面荧光探测器] 成直角。如果患者的体位是正中矢状面垂直或平行于图像探测器，则通过直接将中心射线与正中矢状面成特定的角度来获得摄影图像。

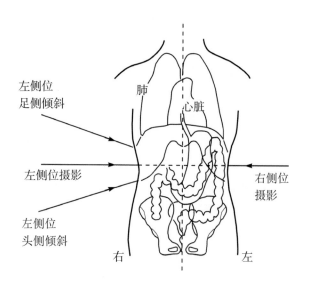

▲ 图 1-7A　侧位摄影示意

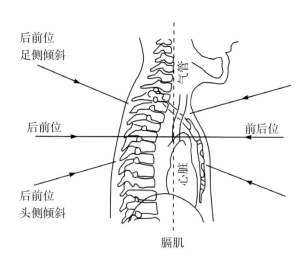

▲ 图 1-7B　前后位、后前位摄影示意

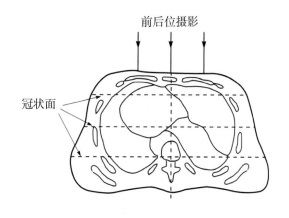

▲ 图 1-7C　前后位摄影示意

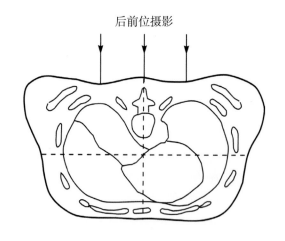

▲ 图 1-7D　后前位摄影示意

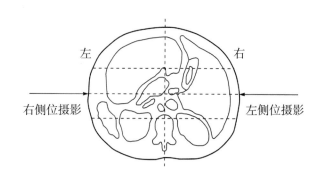

▲ 图 1-7E　左侧位、右侧位摄影示意

前斜位（图 1-8A）：中心射线从后面进入，沿着与正中矢状面成特定角度的横断面穿过，并从前面射出。当患者取俯卧位，正中矢状面与探测器成直角，通过改变中心射线与正中矢状面的角度来获得左前斜位、右前斜位摄影图像。

后斜位（图 1-8B）：中心射线从前面进入，穿过横断面并从后面射出。

侧斜位（图 1-8C）：中心射线进入一个侧面，沿着与冠状面成特定角度的横断面穿过，并从相反的侧面射出。当冠状面与图像探测器成直角时，通过中心射线与冠状面的成角来获得侧斜位摄影图像。

三、摄影术语、断层成像及多平面重建

断层成像及多平面重建

传统的 X 线摄影通过记录穿过整个结构对 X 线的吸收情况来产生整个检查区域的图像，而放射性核素研究通常是通过记录集中在身体目标器官内的

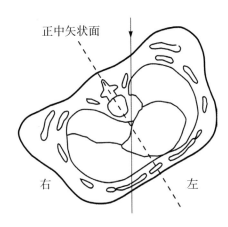

▲ 图 1-8A 右前斜位摄影示意

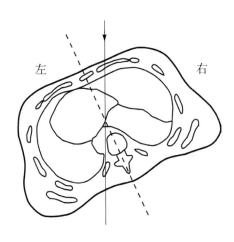

▲ 图 1-8B 左后斜位摄影示意

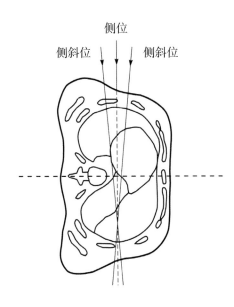

▲ 图 1-8C 侧斜位摄影示意

同位素发出的伽马射线来产生图像。这两种技术都在其中一个正交平面中产生平面图像，并可能通过应用断层成像技术使其更准确。

采用断层成像模式的 CT 检查是在一个平面上获得连续图像（典型的是轴位），然后可通过图像后处理软件使用所获取的数据来重建所需的其他正交平面或任何斜面中的图像，也可用相同的数据重建出 3D 图像，以此来显示目标器官的内部和外部结构。

MRI 和正电子发射体层摄影（PET）通常在三个相互垂直的平面上获取和显示图像，MRI 也可设置一些倾角扫描（如膝关节扫描），以便更好地显示解剖结构。如果需要对图像数据进行更流畅的浏览，可以使用 MRI 进行容积采集。

与其他成像方式一样，超声成像技术也是在两个正交平面上生成器官或病变的图像。首先对身体相关部位进行纵向平面和横向平面扫描，以识别目标器官，然后在可用的声窗范围内尽可能对目标器官进行纵向和横向扫描。一些超声设备具备 3D 成像功能，可获得 3D 数据并进行重建，用于辅助制订外科手术计划等方面。

四、定位术语

（一）患者体位

以下术语可用于描述成像过程中患者的体位，包括卧位、直立（坐位或站位）、半卧位、卧位或直立位旋转。

如果患者采取卧位，包括以下几种情况。
- 仰卧（背卧位）：仰面平躺（图 1-9A）。
- 俯卧（腹卧位）：面朝下平躺（图 1-9B）。
- 侧卧位：侧面朝下卧位。其中，右侧卧位为右侧朝下卧位，左侧卧位为左侧朝下卧位。

通过参考适当的正交平面，能够更精确地描述上述定位。以伽马相机摄影为例，横断面垂直于检查床，矢状面垂直于伽马相机平面（图 1-10A 至 D）。

直立时，患者可能是坐姿或站姿。
- 后面对着成像设备。
- 前面对着成像设备。
- 右侧或左侧对着成像设备。

通过参考适当的正交平面，能够更精确地描述上述定位。以伽马相机摄影为例，冠状面平行于检查床，矢状面垂直于伽马照相机平面。

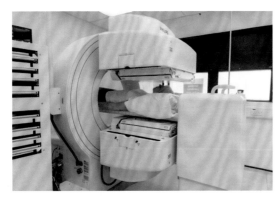

▲ 图 1-9A　仰卧位：正中矢状面垂直且冠状面平行于伽马照相机

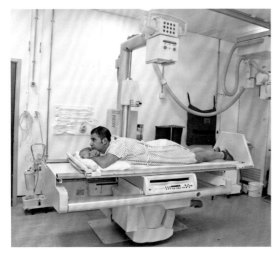

▲ 图 1-9B　俯卧位：正中矢状面垂直且冠状面平行于 DFR/ 图像增强器

当患者体位发生旋转时，需进行以下描述。

- 起始位置。例如，仰卧或直立时，后面与数字化荧光放射摄影（DFR）/ 影像增强器接触。
- 旋转方向。例如，左侧抬高或左侧远离 DFR/ 影像增强器。
- 相对正交平面的旋转角度。例如，患者是仰卧位，然后右侧抬高，使冠状面与 DFR/ 影像增强器成 30°。

（二）成像模式

这里所说的成像方式包括超声、CT、MRI、放射性核素显像及常规或数字 X 线摄影或透视。通过参考患者身体和正交平面的各个方面，可指导成像设备相对于患者该如何定位和检查。对于传统的 X 线摄影而言被称为中心点的位置，在 CT 和 MR 断层成像中这些相同的位置被称为参考点。

1. X 线摄影

对于 X 线束相对于患者身体部位和身体层面的方向和位置，有相应的描述。此外，也可根据数字 X 线透视探测器 / 影像增强器输入场或直接数字 X 线摄影（DDR）探测器 / 计算机 X 线摄影盒正面相对于患者表面的位置，来参考定位和成像。成像时，中心射线可能是垂直或水平方向。然而，某些摄影需要特定的角度，可通过向足侧（朝向足部）或头侧（朝向头部）方向旋转 X 线管或旋转患者身体（图 1-11A）来实现。

2. 计算机体层摄影（CT）

在 CT 成像中，描述了检查床的高度，以及包含 X 线管和探测器系统的机架相对于患者的位置关系。对于初始扫描（定位）成像，需参考检查床的行进距离。对于横断面成像，定位感兴趣区时，需参考宽度和床位移增量。图 1-11B 所示为标准头颅 CT 初始扫描成像扫描方案。

3. 磁共振成像（MRI）

对于 MRI，需注意解剖部位和所选择的接收线圈相对于磁体等中心的位置（图 1-11C）。正常程序包括将解剖部位定位到选定的接收线圈上，然后将选定的接收线圈移动到磁体的等中心。定位图来自指定的扫描序列，给出了成像参数和首选解剖平面的参考。图像的采集平面和位置由电子系统进行控制。

4. 超声检查

在超声检查中，需注意探头相对于身体的位置、方向和运动。探头是换能器的外壳，换能器是将电子信号转化为振动或声能的装置。超声探头除常规探头外，还包括腔内探头，如直肠内、阴道内、血管内和经食道探头。图 1-12A 所示为超声探头紧贴腹壁获取横断面图像的过程。

5. 放射性核素显像

对于放射性核素显像，需注意伽马相机相对于患者的位置。伽马相机可置于检查床周围的不同位置，或将相机垂直，用于患者坐或站立位。

在单光子发射体层摄影（SPECT）中，伽马相机将在检查床周围以圆形或椭圆运动旋转。在某些情况下，伽马相机只能执行圆形运动，但由于受控的检查床的侧向移动而生成椭圆形断层扫描图像，这种模式被称为外型修整。全身扫描则由检查床或伽马相机的受控纵向运动进行。图 1-12B 所示为心脏定位。

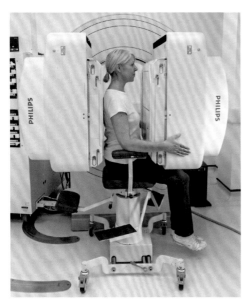

▲ 图 1-10A　直立位：患者直立，躯干前后与双头伽马照相机相邻，冠状面与两个照相机平行

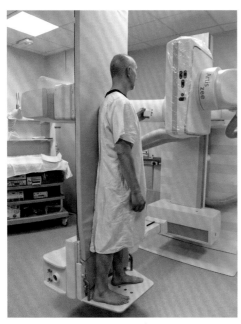

▲ 图 1-10B　右前斜位：患者直立，背靠在床面，右侧远离床面，直到正中矢状面与影像接收器成 45°

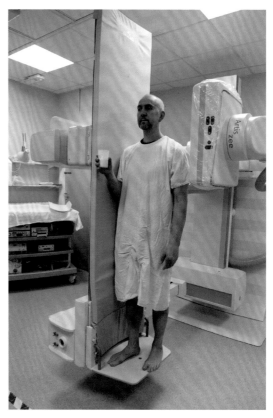

▲ 图 1-10C　侧立位：患者直立，左侧朝向影像接收器，正中矢状面平行于床面

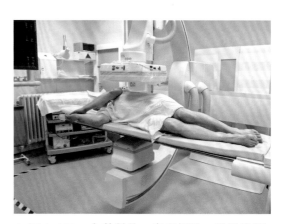

▲ 图 1-10D　左前斜位：患者仰卧，背靠床面，左侧远离床面，直到正中矢状面与影像接收器成 45°

6. 正电子发射体层摄影 – 计算机体层摄影（PET-CT）

对于 PET-CT，需注意检查床高度和包含 X 线管、正电子发射断层成像探测器的机架相对于患者的位置关系。

对于初始的 CT 扫描摄影，在 PET-CT 扫描的规划方面需参考检查床移动的方向和覆盖的区域。对于横断面成像，横断面宽度和检查床移动距离由 CT 扫描给出，随后是 PET 的横断面宽度和检查床移动距离。PET 移动的距离通常被称为"床位"，CT 和 PET 共同规划，创建出融合的 PET-CT 图像。图 1-12C 所示为 PET-CT 全身扫描的患者体位。

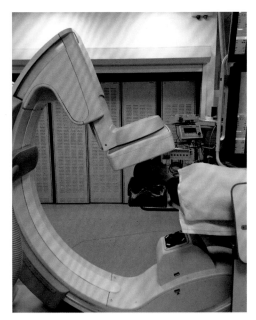

▲ 图 1–11A　**MRI** 脑血管造影 – 枕额 30°：中央射线向头侧倾斜，使其与解剖学水平面成 30°

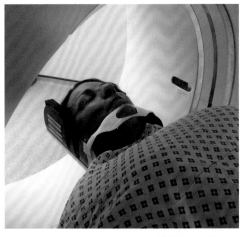

▲ 图 1–11B　标准头颅 **CT**：侧线与扫描平面平行，正中矢状面垂直于扫描平面

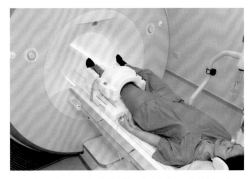

▲ 图 1–11C　膝关节磁共振成像：患者仰卧位，膝关节位于线圈中心。线圈的中心对准到外部参考点

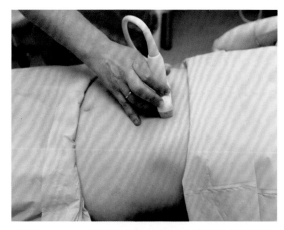

▲ 图 1–12A　超声探头紧贴腹部，得到横断面图像

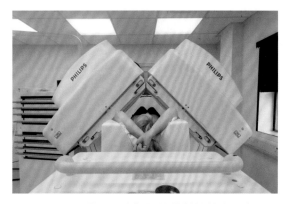

▲ 图 1–12B　使用双头相机的放射性核素显像，伽马照相机围绕垂直轴旋转，以便于倾斜观察心脏

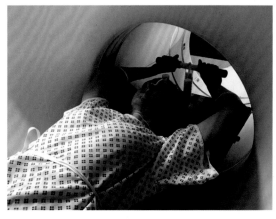

▲ 图 1–12C　准备全身 **PET-CT** 扫描的患者定位

五、定位与方向

（一）X 线摄影与透视

当使用床上 X 线摄影系统进行普通 X 线摄影时，是通过使用附在 X 线管上的光束光圈（LBD）和 X 线管外壳上的数字显示信息（该信息提供了所使用的

X线管角度）来辅助 X 线束的位置和方向。LBD 还可用于将辐射场限制在所需的大小。

荧光透视检查可采用床上或床下的摄影系统。当使用床上系统时，如上所述也将参考 LBD 及显示使用的 X 线管角度。

使用床下 C 臂系统时，X 线束的位置和方向是可视的，这需要操作者的实践经验。C 臂相对于患者的角度，通过数字显示在设备或观察监视器上（图 1-13A）。大多数血管造影和其他透视检查程序都是使用现代设备进行的，X 线管位于患者下方，以最大限度地减少辐射剂量。

（二）CT

在 CT 检查中，与扫描机架设备集成的外部定位灯有助于定位到检查所需的解剖参考点，并显示三个正交的身体平面。使用冠状定位灯调整床高度，可使患者进入扫描平面中心。患者被安置在检查床上，矢状定位灯沿着身体的中线定位。调整床的位置，直到解剖参考点与轴位定位灯重合。在这个位置，将床移动固定距离到扫描中心。选择的角度会显示在设备和观察监视器上（图 1-13B）。

（三）MRI

外部定位灯，类似于 CT 中使用的定位灯，安装在磁体外壳内并进行定位和校准。矢状位定位确保患者位于检查床上的中心位置（图 1-13C）。移动患者和适当的接收器线圈，直到横向定位光与所需的解剖参考点或线圈中心重合。在这个位置，患者和线圈被移动固定的距离进入磁体的等中心。由于 MRI 检查床高度固定，因此冠状定位灯不用于定位。

（四）放射性核素显像

在放射性核素显像中，患者相对于伽马相机中心的定位是通过使用短持续范围的监视器来辅助的（图 1-14A），该监视器允许操作者在患者注射放射性核素后、数据采集开始前，将其置于理想的位置。钴 -57（^{57}Co）源用于识别身体的左侧或右侧。铅表面标记，如吸收伽马射线的铅条，也用于识别解剖结构。

（五）超声

超声检查过程中，探头与身体直接接触，并尽可能靠近所需平面的受检区域。所选扫描平面可以

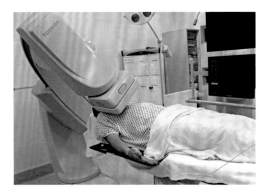

▲ 图 1-13A　显示角度指示器的血管造影 C 臂系统（在观察监视器上显示）

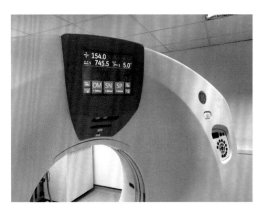

▲ 图 1-13B　显示机架角度指示器的 CT 系统

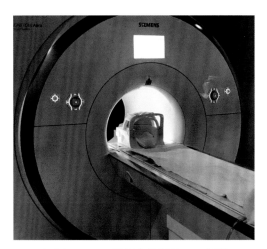

▲ 图 1-13C　显示定位灯的 MR 系统

通过文本注释或选择带有断面指示标（通常称为身体标记）的合适示意记录在图像上，以便将来查看。横断面超声图像就好像是从足部向上观察，类似于 CT 和 MRI 的轴位图像。图 1-14B 是腹部右侧横断面的示意。图 1-14C 展示了 CT 横断面图像，层面位置参考矢状位身体标记。

（六）PET-CT

与 CT 一样，在 PET-CT 中，扫描机架内的定位灯使患者能够定位到所需的解剖参考点，并突出显示三个正交的身体平面（图 1–14D）。使用冠状定位灯调整床的高度，使患者在扫描平面中心。患者被安置在检查床上，使矢状位定位灯沿着身体的中线。调整检查床，直到解剖参考点与横向定位灯重合。然后在这个位置，将床移动固定的距离到扫描中心，以开始 CT 扫描。

（七）图像获取与查阅原则

获取的图像上需标注正确的患者识别具体信息和相关的身体方向信息，以及图像是使用动态序列的哪一部分所采集的特定的具体信息，这是非常重要的。每家医院都有针对不同类型检查的各自的标准程序，这些标准程序必须严格遵守，以避免混淆。定位需包括对患者左右侧体位的识别，当涉及横断面成像时，还可能需要对身体前后面的识别。

当使用 3D 成像方案时，任何成像平面的显示（如斜面、冠状面、矢状面或横断面），通常都会在主图像旁边伴随着身体部位的小图像，在一条指示线的帮助下显示与正交平面相关的图像平面的位置和角度。

CT、MRI 和 PET 横断面成像，还需要关注包括扫描断面的厚度和扫描位置的具体信息、扫描参考点、以哪个身体位置开始成像的等这些信息。图 1–15A 所示为一个典型的横断面 CT 层面，并给出了相关的参考位置及扫描层厚。

头部的轴位成像通常是从底部到顶部（从下到上）进行观察的，而身体其他部位的成像则是从顶部到底部（从上到下）来观察的。

采用两种成像技术的融合成像（如 SPECT-CT

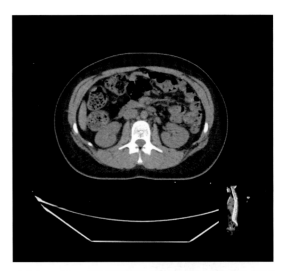

▲ 图 1–14C　CT 横断面图像，在矢状位身体标记上参考层位置

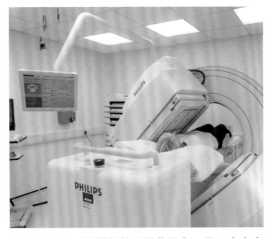

▲ 图 1–14A　放射性核素显像设备，显示患者定位和设置的短持续范围监视器

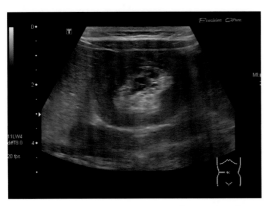

▲ 图 1–14B　显示带有断面示意的超声图像

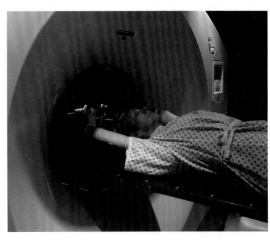

▲ 图 1–14D　PET-CT 扫描仪上的定位灯和患者定位

或 PET-CT）比使用两个独立的扫描系统获取图像增加了复杂性。以 PET-CT 为例，获取初始 CT 平面图像后，在屏幕上显示覆盖的 PET-CT 区域，最终完成 CT 和 PET 的图像融合。在图 1-15B 中，蓝色区域代表要扫描的 CT 范围，它被分成多个重叠的部分，以与灰色阴影的 PET 部分相关联，并以红色标记在图像的右侧。此外，可以在放射敏感区域（如眼睛的晶状体、甲状腺和生殖器官）进行额外的降低 CT 剂量。

六、数字成像

（一）发展历程及重要性

1. 历史实践

随着技术进步，医学图像的数字化采集、存储和显示已成为普遍现象。在欧洲的医疗机构中，已经很少再使用陈旧的模拟设备。

2. 数字化进程

据文献报道，自 2000 年开始的从模拟系统到数字诊断系统的转变过程。随着人口老龄化，加之社会医疗保障的进步，对临床诊断的需求（以及随之而来的压力）亦逐年显著提高。类似屏 / 片模拟系统、荧光影像增强器透视，结合基于纸质的申请和报告，虽然在过去可以满足当时的工作负荷，但当前已经

无法满足现代化的临床诊疗需求。

在数字环境中进行成像操作的关键在于，可以对实际成像进行传输和处理，以及对数据进行更有效的传送和管理。快速搜索和数据挖掘，显著提高了工作效率。医疗机构内效率的提高，也带来了更好的患者体验，以及更快的治疗时间，并在总体上降低了每次检查的成本。

3. 当前发展

典型的数字工作流程如图 1-16 所示。

（二）概念：像素、体素、超正方体和图像矩阵

像素（图像元素）是一个简单的 2D 结构，具有已知的长度和宽度（图 1-17A）。像素传统上是正方形或矩形的，但也可以是由输出像素的设备制造商确定的许多其他形状之一。每个像素的形状和大小在每个医学图像文件中（在 DICOM 头文件中）包含的技术信息中指定。像素数据由 2D 图像采集设备生成（如 CR、DDR、超声和核医学检查等）。

体素是一种已知长度、宽度和深度的 3D 结构（具有"深度"的像素）。体素几何在重建或操纵图像时很重要：体素可以是长方体，所有的边大小都相等称为各向同性体素（图 1-17B）；也可以是方向性体素，并非所有边长度均等，又称为各向异性体素（图 1-17C）。

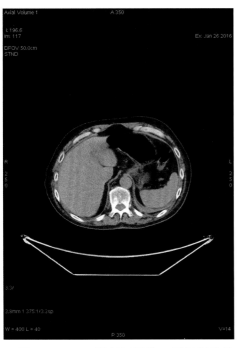

▲ 图 1-15A　CT 横断面图像，显示相关的参考位置点和层厚

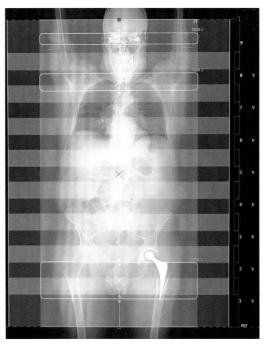

▲ 图 1-15B　PET-CT，显示混合成像的初始 CT 扫描计划

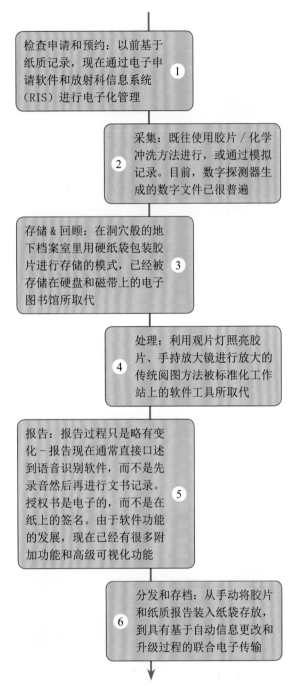

① 检查申请和预约：以前基于纸质记录，现在通过电子申请软件和放射科信息系统（RIS）进行电子化管理

② 采集：既往使用胶片／化学冲洗方法进行，或通过模拟记录。目前，数字探测器生成的数字文件已很普遍

③ 存储 & 回顾：在洞穴般的地下档案室里用硬纸袋包装胶片进行存储的模式，已经被存储在硬盘和磁带上的电子图书馆所取代

④ 处理：利用观片灯照亮胶片、手持放大镜进行放大的传统阅图方法被标准化工作站上的软件工具所取代

⑤ 报告：报告过程只是略有变化 - 报告现在通常直接口述到语音识别软件，而不是先录音然后再进行文书记录。授权书是电子的，而不是在纸上的签名。由于软件功能的发展，现在已经有很多附加功能和高级可视化功能

⑥ 分发和存档：从手动将胶片和纸质报告装入纸袋存放，到具有基于自动信息更改和升级过程的联合电子传输

▲ 图 1-16　数字化工作流程图

各向同性体素在许多情况下是首选，因为后期处理更容易，但各向异性体素在某些情况下更受青睐，尤其是在 MRI 中，因为"浅"体素的信噪比（SNR，是影响 MRI 图像质量的重要因素之一）低于"深"体素。

对于各向异性体素，"深度"通常是与其余两个维度大小不相同的维度。这是因为需要考虑图像采

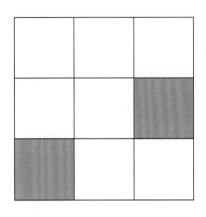

▲ 图 1-17A　像素：两个阴影区域中每个区域在 3×3（2D）矩阵中的一个像素

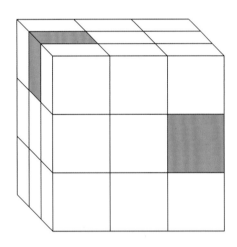

▲ 图 1-17B　体素：两个阴影区域中的每一个都是 3×3×3（3D）矩阵中的各向同性体素

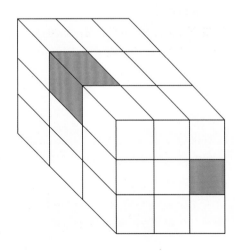

▲ 图 1-17C　各向异性体素：类似于图 1-17B 的矩阵，但并非各向同性体素

集端输出的层厚的值，这通常是体素的最大维度，并且不同于其他维度。

体素是由多平面成像设备（如 CT、MR 和 PET 扫描仪）生成的。

体素输出的类型和维度相对性，因方式、设备制造商和成像采集设备而异。后期对于已获得的图像数据进行重建也可以改变体素类型，并最终产生像素，以适应用于观察的平面、维度（2D）、显示设备。此外，在特殊适应的环境中，医疗图像的 3D（虚拟现实）呈现是完全可能的。

超立方体是一种更复杂的 4D 结构，简化后包含若干各向同性体素（通常为 8），以及为那些相邻体素提供维度相关性（透视）的投影（图 1-18A）。在一些高级成像中，可使用 4D 模拟为某些由各向同性体素构建的图像提供"背景深度"。相比纯体素构建的图像，它提供了更接近解剖学的图像，其效果类似于以不同方式在平面显示器上呈现球形世界的各种投影（使用的源数据相同）。

（三）图像矩阵

每一张数字图像都是利用单个元素（像素、体素或立方体）构成的网格。这个网格是一个图像矩阵（图 1-18B），是在图像的加载和渲染过程中，利用比例和定位信息加上每个元素的值构建而成的。每个元素都有自己的灰度值（或颜色），它们被放置在网格的指定位置，以形成整体图像。这些元素本身都不包含它们在图像矩阵中的位置或位置的信息：实际位置及整体图像的正确装配是在图像数据编码格式本身内设定和确定的。

常见的矩阵大小：DDR 图像 2048 像素宽 × 2048 像素高，乳腺 X 线摄影 4608 像素宽 × 5200 像素高，CT 图像 512 像素宽 × 512 像素高。对于同样大小的解剖结构，更大的矩阵提供了更高的图像分辨率（在细节丢失之前允许更多的放大）。用于诊断报告时同时推荐 1 ∶ 1 观看（图像采集检测器上的 1 个像素呈现为诊断显示设备上的 1 个相同像素），因为当通过图片存档和通信系统（PACS）查看应用程序显示在屏幕上时，矩阵大小不涉及软件插值、重新调整或平均像素，这可能会产生伪影。

（四）质量和感知

诊断图像或序列的价值实际上是由两个因素决

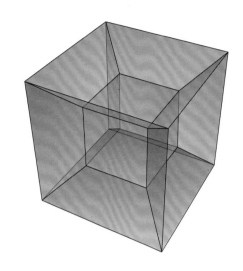

▲ 图 1-18A　超正方体示意

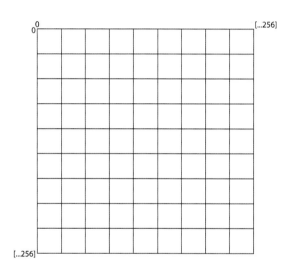

▲ 图 1-18B　基本二维矩阵示意

定的，即从技术意义上讲的客观图像质量，以及人类观察者的主观图像感知。

1. 图像质量

从数字图像的角度来看，影响所有图像质量的主要因素包括以下几方面。

(1) 操作员的技能和技术：培训和设备问题。

(2) 图像噪声和伪影（可避免或不可避免）：趋近于饱和极限时，降低图像噪声需要增加每个元素的图像信息。对于具有电离辐射的检查模式，就需要更多的光子到达探测器，因此需要增加辐射剂量。超过饱和极限之后，增加的图像信息"淹没"了受影响的元素，从而降低了图像质量（图 1-19）。

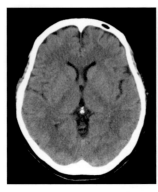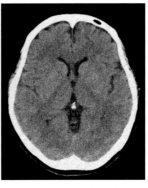

▲ 图 1-19 噪声对图像质量的影响。原始图像（左）vs. 受噪声影响的图像（右）

（3）存储图像的分辨率和位深：在后文中将详细说明。较大的位深和较高的分辨率允许在质量受影响之前有更多机会对图像进行一系列的处理。

（4）存储图像的压缩：尽管存储方式不同，但与经典胶片放射学类似，存储空间也是数字 X 线摄影的一个问题。使用各种技术压缩数字文件是可能的。然而，过高的压缩会导致性能受影响（如果压缩是"无损的"，可以原样复制原始图像）或图像质量降低（如果压缩是"有损的"，无论受损多么轻微，原始图像都会被压缩算法永久改变或降低）。

对于某些模式，在图像获取时所做的额外选择将影响图像在未来使用的可能性。例如，可以简单地将"厚层"（3～5mm）横断面图像从 CT 扫描仪存储到 PACS，而不是"薄"（0.5～1mm）层面，从而无法进行后续的最佳质量多平面重建（MPR）。同样，对于 CT 而言，卷积核的选择（如 B40f 或 B50f）会影响后期在 PACS 上的 3D 后处理图像质量。有些卷积核算法可获得"更清晰"的图像，适合后期的 MPR，而有的算法（通常是序号较低的卷积核算法）会产生更"柔和"的图像，更适合 3D 操作。

2. 图像感知

虽然图像可能具有良好的技术质量，但它们会以一种独特的方式被感知和解释而受影响。主要影响因素包括以下几方面。

（1）设备条件：目前，放射科常用的两种设备条件审查包括诊断等级和质量审查等级。诊断设备用于查看图像及生成影像报告，或在影像报告发布前供临床医生做出治疗决策。质量复查设备用于复查已经有相应报告的图像。所有类型的医疗影像都应该有全面的质量保证和测试流程，以及对长期使用

的屏幕、办公桌所需的布局 / 物理位置。此外，进行风险评估也是必要的（作为更广泛的健康和安全评估的一部分）。

（2）环境条件：现代影像诊断设备的显示器无须像过去的陈旧设备那样在黑暗的环境中查看。因为现代显示设备的背光强度远比前几代更强大。但在实际工作中，由于放射科的环境条件及规划设计，尽管最新的诊断显示技术可用于不同的环境条件，相对光线较暗的工作区域仍然是很常见的。

（3）阅图者的视力：这是一个有争议但不言自明的问题，尽管目前缺乏更全面的研究，因为临床工作人员没有定期进行常规的视力评估（以及任何需要的纠正），可能无法及时发现视力问题。在连续的影像检查及诊断过程中，特别是在黑暗的房间里或在照明不均匀（眩光）的条件下，抑或是校准不当（不均匀）时，阅图者的视力也会因工作条件和持续时间受影响。

（4）图像插值：图像每次被调整大小、缩放或从一个像素矩阵重新映射到另一个像素矩阵，都会出现这种现象。例如，当第一次在屏幕上显示存储的图像，或放大到某个感兴趣的点时就会出现这种现象。图 1-20 显示了在放大超过原始图像的 1 : 1 比例时必须创建的大量额外"丢失"的像素数据。这些数据不是原始图像的一部分，是由软件根据所使用的特定渲染算法作为"最佳匹配 / 最佳猜测"形成的。相反，如果缩小到原始图像的 1 : 1 比例水平以下，一些像素将被平均在一起，再次丢失细节。必须注意的是，任何医学图像在像素到像素 1 : 1 比例模式下都包含了最多的临床信息。

（5）交错伪影：在一些成像（如心脏介入性检查）中，只有在使用交错的视频源而不是渐进源时，这些伪影才会以已知和可复制的方式降解静态图像。

（6）主观偏倚：超声成像对操作者的主观感知依赖程度高，因为获取超声图像的准确性很大程度上取决于操作者的技术和经验，以及患者自身条件和仪器设备的使用状况。获得的图像并不是检测的唯一部分，检测未记录的部分很可能会影响操作员得出结论或报告。PACS 中只存储关键图像，这可能会使其他人在以后的审核中得出不同的结论，因为他们无法知晓检测未记录的部分。X 线摄影检查模式（如 CR 或 DDR）受此影响较小，但偶尔也会出现有

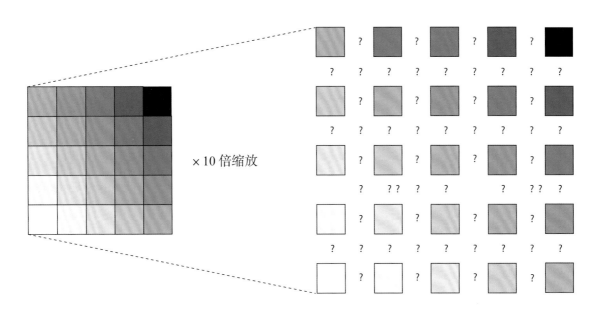

×10 倍缩放

▲ 图 1-20　显示插值如何降低图像质量

审核过程中被质疑的情况出现。

（7）部分容积效应：多平面成像模式在进行重建时有一个独特的问题。如果在任何一个体素中存在两种或两种以上不同类型的组织或结构，由于系统无法区分它们，可能会产生伪影。例如，两个体素中含有部分金属碎片时，不管该体素的其他组织含量如何，都会产生两个最大强度的体素。

（五）图像处理

尽管现在已经普遍有彩色诊断级显示设备，但射线成像设备的制造商仍然坚持主要提供灰度格式的图像输出的传统。灰阶指的是在图像中可以表示、感知（和存储）的不同灰度的数量。灰阶影响图像的整体分辨率。医学图像通常有 8 位（256 个灰阶）、10 位（1024 个灰阶）、12 位（4096 个灰阶）、14 位（16 384 个灰阶）或 16 位（65 536 个灰阶）。对于这些图像，两个极端值是黑色和白色，其余的灰色调均匀分布在其余的值。例如，一个 8 位图像可以将值 0 分配给纯白色，将值 255 分配给纯黑色，将其余 254 个灰阶依次分配给大于 1 的较暗中间灰度。

在许多情况下，额外灰度数据的可用性允许在报告过程中进行额外的软件增强和图像处理。然而，即使是那些拥有良好视力的人也有视觉上的局限。在良好的视力下，人眼能够识别的图像分辨率在 4 位到 5 位之间（16~32 个灰阶，包括纯黑色和纯白色），甚至这也是非线性的。老年人或视力欠佳的人，抑或是在光线条件较差的环境中工作的人）眼睛的识别能力更弱。

对于医疗用途，Hounsfield 单元（HU）范围可从异物 / 植入装置的 20 000HU 以上到空气的 –1000HU 以下。然而，由于每次检查都需要观察不同的兴趣区域，需要观察的范围因研究类型和临床问题而异。例如，为了更清楚地将水与血液和（或）脑脊液区分开来，需要在检测到的 HU 范围（0~50HU）内增加灰度分布，而其他范围的灰度分布则较低。

窗宽和窗位

对于以 16 位灰度存储的图像，每个像素或体素可能有 65 536 个灰度阴影，人眼只能以非线性的方式有效地区分出有限的灰度差。为了方便图像读取过程并增强任何潜在病理的可见性，重新分配灰度值并将其重新分布在视觉能够区分的值上是有必要的。

（1）窗宽：从整个范围中选择一个较小的像素值范围，然后将可用的灰度值重新分布在这个较小的范围内，为所选的结构和组织产生更多的对比。这个新窗宽之外的每个值都显示为纯黑色或纯白色，这些结构和组织彼此变得不可辨认，不对临床关注的结构造成影响。

(2) 窗位：又称窗口中心，即所选窗宽的中间值。窗宽的一半高于这个值，一半低于这个值。

在 PACS 阅片程序中，通常可以看到预设的窗宽和窗位组合（图 1-21A 和 B）。影响个人阅片参数选择的因素：个人视力差异、当地周围环境、成像类型，以及诊断显示设备的使用年限（较新的设备通常有更强的背光。在设备使用期限内，与设备使用年限相关的背光衰退是常见的）。

（六）辅助技术和高级可视化

1. 辅助技术

多平面成像设备（CT 和 MR）的采集速度和重建能力的进步使得每次检查的平均图像数量大幅提高。目前每次检查常规可以包含数千张图像。因此，需要辅助技术来协助工作人员管理每一项检查结果，并专注于为他们提供回答转诊中临床问题所需信息的特定图像。该领域出现了许多创新。

（1）人工智能（AI）：在试验地区，人工智能被发现有助于减少报告积压和缩短报告危重病例的平均时间。AI 通过分析检查请求的细节及获得的影像数据，对病例进行优先排序（将归类为急性的病例优先进行紧急审核）或对低风险／阴性病例进行鉴别来实现这一目标。机器学习（使计算机通过算法来实现像人类那样学习、判断、纠错，以及其他日常交互的能力）是人工智能的补充和发展，使其变得更加精确。由于基于人工智能的自动报告存在法律影响，其更广泛的引入比预期要慢。人工智能还要求放射技师以确定的方式正确获取图像，并使用标准化技术表明获取后图像的任何错误或变化。例如，在左上角或右上角使用星号（*）来表示"红点"的初始解释，而不是使用非标准的注释，如"红点""#"

"？#"或在后处理过程中放置靠近实际解剖结构的任何其他文本。

（2）计算机辅助诊断（computer-aided detection，CAD）系统：虽然人工智能可以用于优先级和库存报告，但很难在人类擅长的专业或复杂的检查中使用。然而，CAD 可使医生在形成这些复杂病例的报告时得到支持。CAD 最初是作为一种"安全检查"的形式在乳腺 X 线成像领域引入的。CAD 指示（以文本警告形式，或在图像中突出潜在病理区域）通常在阅图者第一次检查成像并形成观点后、影像报告发布之前给出。CAD 指示有助于将阅图者的注意力吸引到需要关注的区域，以便让他们结合自己的观点和计算机的提示撰写出准确的影像报告。目前，这一辅助技术得到了较为广泛的应用。

（3）决策支持软件（decision support software，DSS）：DSS 安装在医学影像学专业科室，可为医生提供基于临床要求的辅助鉴别诊断选择。这有助于阅图者得出准确的诊断，也有助于提供较好的结构化报告，也便于其他专业（非医学影像学专业）的医生获取报告中的关键信息并及时处理（如对检查意外发现的癌症病例进行辅助诊断）。

2. 高级可视化

现代 PACS 查看应用程序有许多软件功能来增强图像可视化，其中有几点值得注意。

（1）多平面重建（MPR）：过去是在紧邻 CT 或

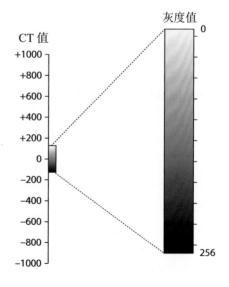

▲ 图 1-21B　窗宽及窗位，该 CT 图像中，窗位为 0HU，窗宽为 200HU（-100～100HU）

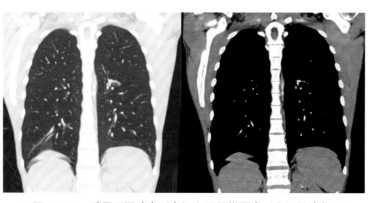

▲ 图 1-21A　采用预开肺窗（左）和预开纵隔窗（右）的胸部 CT

MRI 扫描仪的工作站上进行的，现在在所有现代 PACS 查看应用中都可以实现。MPR 功能可用在标准的 PACS 查看工作站，使得特别检查的报告分散更容易。

（2）3D 成像：重组 MPR 图像并将其以 3D 形式显示，应用和修改灰度、亮度和图像增强，以识别在 2D 模式下可能不清楚的病灶。

（3）剪辑框 / 剪辑平面：一种简单的方法，将一个大的图像"切割"成更小的块，以进行更仔细的评估，或去除图像中模糊的解剖结构或异物。

（4）Slab：应用平板处理多平面检查的多个截面，创建一个单一的 2D 截面图像以供查看。Slab 的 3 种共同模式：① MIP（最大强度投影）只显示最高的衰减体素；② MinIP（最小强度投影）只显示最小衰减体素；③ Average 表示所选层面的体素平均值。

（5）去床板技术：通常是自动删除或通过按需点击，以减少重建板需要处理图像和删除额外信息的时间。

（6）分割：用于选择性地去除正在分析的部分体积，特别是覆盖或阻碍解剖或结构（如 CT 下肢的石膏背板或胸部研究的肩胛骨），甚至从血管造影图像中去除所有的骨骼解剖和组织。

（7）骨分割：一种广泛用于骨科检查的专门工具，用于分离骨骼，重建复杂骨折，将骨骼与周围的血管（或血管与骨头）分离，或在手术前安全地制作假体模板。

（8）血管分析：在多平面血管成像（如 CT 血管造影或 CT 颅脑）中动态地分离造影增强的血管，并提供血管闭塞或其他病变的分析。

（9）颜色转换：使用彩色监视器为其他灰度的图像增加视觉灵敏度。然而，目前还没有足够的研究来评估这是否能提高标准放射检查的病变检出率。

七、CT

（一）CT 的基本原理

当 X 线束穿过患者时，CT 通过重建多次衰减测量来生成横断面图像。数据收集围绕患者 360°。按照惯例，图像断面用坐标 X-Y 表示（图 1-22A），x 轴为横轴，y 轴为纵轴。第三维度为深度或图像厚度，用 z 轴表示（图 1-22A 至 1-24B）。

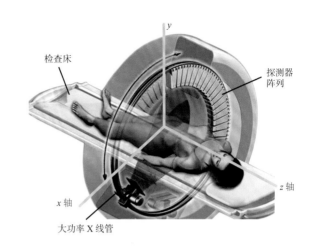

▲ 图 1-22A　CT 扫描仪

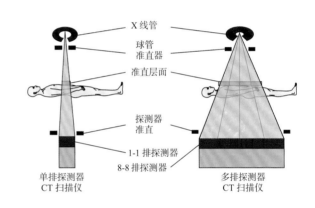

▲ 图 1-22B　单排探测器 CT（SDCT）和多排探测器 CT（MDCT）检测器阵列

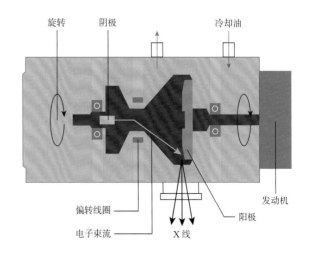

▲ 图 1-22C　层压 X 线管

（二）CT 设备

CT 设备主要包括机架（机架内装有 X 线管和探测器）、检查床、操作台和用于查看图像和后期处理的附加工作站（图 1-22A）。探测器的数量、X 线管的几何形状和运动决定了 CT 设备的迭代。第一代和第二代 CT 为笔形 X 线束平移 – 旋转运动，第三代 CT 为扇形光束旋转 – 旋转运动，第四代 CT 在机架周围有一圈探测器，X 线管在其中旋转，产生扇形光束。螺旋 CT 扫描技术的发展是基于第三代 CT 设计理念的进步。

在 X 线管和数据测量系统的恒定旋转过程中，焦点和探测器的稳定性是产生高质量图像的一个基本要求。现在的 CT 设备可以实现亚秒级的旋转速度，从而产生巨大的离心力。这必须考虑到机架结构，使用的材料和设计[1, 2]。

（三）CT 技术的研究进展

在 20 世纪 70 年代早期，CT 的发展在两方面预示着医学成像达到了一个新时代：其一是克服了 X 线摄影中的重叠问题，其二是能够测量不同生物组织之间 X 线衰减的微小差异。第一台应用于临床的 CT 扫描仪是由英国工程师 Godfrey Newbold Hounsfield 开发的头部专用扫描仪，由 EMI 公司生产。从技术上讲，它是第一个带有双行探测器系统的多行检测器扫描仪，它可以生成 12 个 13mm 厚度的断面图像，当使用 80×80 矩阵重建时，大约需要 35min。随着技术不断进步，现代多排探测器扫描仪可使用亚秒的机架旋转速度、1.5mm 层厚和各向同性多平面重建，并可在 20s 内完成全身扫描。

20 世纪 90 年代早期的科学发展导致了单排探测器 CT（SDCT）的引入。SDCT 由 Z 平面上的一排探测器和 X-Y 平面上的多个通道组成。SDCT 的引入促进了螺旋或螺旋数据的采集，即容积数据集。MPR、MIP、表面阴影显示（SSD）、容积重建（VRT）等三维图像处理技术均基于 CT 获取容积数据集[3] 的能力（图 1-23A 至 C）。

容积数据集产生于 X 线管和扫描机架在数据采集期间同时围绕患者运动。SDCT 的一个关键优势是在不需要增加射线剂量的情况下，能够在产生断面图像的同时最大限度地减少呼吸运动伪影。在 20 世纪 90 年代后期，进一步的改进取得了进展，在 Z 平

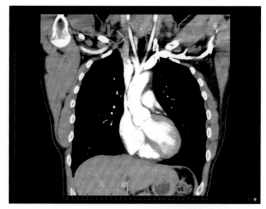

▲ 图 1-23A　多平面重建图像示意

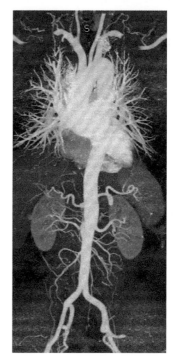

▲ 图 1-23B　最大密度投影（MIP）图像示意

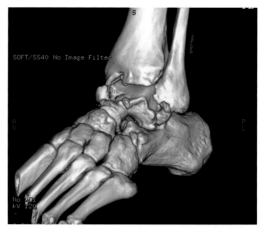

▲ 图 1-23C　容积再现（VR）图像示意

面上出现了多排探测器。这种技术有多种描述，如多层、多排和多探测器 CT。在描述 CT 的应用时，本文使用术语多排 CT（MDCT）。由于大多数当代 CT 系统都有多探测器配置，后面章节描述的所有协议都将涉及 MDCT 技术[4]。SDCT 与 MDCT 探测器阵列之间的差异如图 1-22B 所示。使用多个探测器阵列需要从扇形 X 线束转变为超过 16 排探测器的锥形 X 线束。

容积 CT 的重要特点包括高功率 X 线管、滑环技术、先进的探测器设计和插值算法。当代的 X 线管和发电机可产生一系列适合不同临床应用条件的管电压（kV），能够产生多种 X 线光谱，有助于在图像质量、最高信噪比和最低可能的患者剂量之间取得平衡。

CT 系统中的高功率 X 线管具有更大的阳极和更厚的石墨底层，以增加其热容量。它也有固体薄膜润滑剂，以承受阳极旋转产生的更高的温度。总热容量在 5～8MHU 范围内，可以连续产生 X 线无须停止冷却。传统 X 线管的另一种设计是旋转包络管。在 Straton X 线管中，阳极板形成管壳的外壁，与冷却油直接接触。其结果是快速的冷却速率，因此能够获得多个很薄的断面图像。这种设计的另一个优点是电子束偏转系统，它可以实现更小的焦点尺寸，从而获得更高的空间分辨率[5]（图 1-22C）。通过滑环技术的发展，可以使 X 线管和探测器在连续采集数据的同时连续旋转。滑环由一系列平行的导电环和电刷组成，能够通过移动界面传导电能，从而连接 X 线管、探测器和 CT 系统的控制电路（图 1-24A）。

（四）探测器技术

大多数 CT 系统使用固态探测器。探测器元素由放射性敏感材料（如钨酸镉、氧化钇或氧化硫化钆）组成，将吸收的 X 线能量转换为光。随后，通过光电二极管将光转换为电流。这种电流构成了 CT 信号。合适的探测器材料具有探测效率高、余辉时间短等特点。这两个特性将有助于快速的数据收集（图 1-24B）[6]。

CT 协议中规定的探测器宽度不是物理尺寸，而是定义在扫描场的等中心[7]（图 1-24C）。探测器的实际尺寸较大。例如，1mm 的选定宽度具有近似两倍的物理宽度。

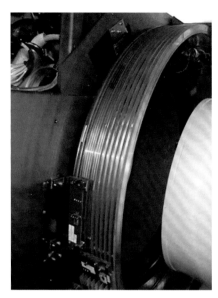

▲ 图 1-24A 滑环技术

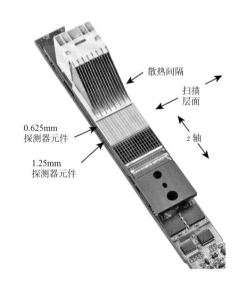

▲ 图 1-24B 固体探测器

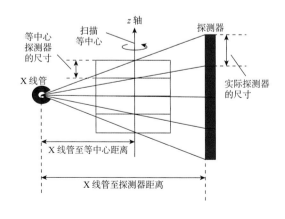

▲ 图 1-24C 光束几何图形和探测器结构

探测器配置的类型大致分为三种主要类型。

- 均匀阵列，由相同尺寸的探测器排列成相同厚度的行。
- 非均匀探测器，其厚度从阵列的中心轴向外增加。
- 混合探测器阵列，是均匀和非均匀设计的组合（图 1–25A）。

大多数 64 层扫描仪供应商使用统一的探测器组合（如 64×0.5mm 或 0.625mm），但至少有一个可使用的混合配置（如 32×0.6mm/20×1.2mm，双 Z 采样）。数据采集系统（DAS）单元决定了用于获取数据的探测器排数、层面厚度和每 360° 旋转获得的图像层数。CT 系统可以有 32～256 排不同数量的探测器。一般来说，数字越大，应用程序可能越快。后文中所述的技术是基于 64 排探测器的 CT 系统。

（五）插值

由于 MDCT 中获取的数据是一个容积数据集，所以在重建图像之前必须先生成断面图像，这个过程称为插值。早期版本的线性插值器包括 360°（数据点之间以全旋转分开）和 180°（数据点之间以半旋转分开），被开发为低锥光束角 – 多层线性插值器（MLI）。然而，16 排以上探测器的锥体束校正是必要的，以减少由于更宽的探测器阵列产生的伪影。3D 背投影的锥体束校正（Feldkamp 算法）包括 n-Pi 重建（COBRA）和 ConeView[8]。其他技术包括截面算法，如自适应多平面重建（AMPR）和加权超平面重建[6, 9]。这些重建运算技术方面的详细概述超出了本章的范围[7]。

（六）扫描参数

主要扫描参数包括管电压（kVp）、管电流（mA 和 mAs）、扫描时间、螺距和扫描长度。虽然辐射剂量、图像质量和 kVp 之间的关系是复杂的，通常对于大多数 MDCT 应用程序，最优的管电压是 120kVp。可根据患者的身体状况或是否使用碘对比剂等情况而降低或升高管电压。毫安（mA）和毫安秒（mAs）对辐射剂量有线性影响，应在不影响成像质量的情况下设置尽可能低。

扫描时间定义为在单次 360° 旋转期间 X 线离开 X 线管的时间。更快的旋转时间和部分扫描会导致扫描时间缩短，扫描时间将因不同的协议而变化。不同制造商对螺距的定义不同。螺距：检查床移动距离 / 探测器排数 × 层面准直。

螺距范围为 0.2～1.5。辐射剂量与选择的螺距成反比关系。螺距<1，即重叠数据采集，将导致更高的患者剂量（图 1–25B）。

扫描长度将取决于需要成像的患者解剖结构，并在最初的 X 线摄影图上制订扫描计划时确定。

次要扫描参数包括扫描野、光束准直、层面厚度和图像重建。扫描野定义为机架内的区域。机架孔径平均为 70cm，但扫描野范围为 50～55cm。感兴趣区应该位于扫描野中心（等中心，图 1–25C），这对于多排螺旋 CT（MDCT）来说很重要，因为它减少了锥形束伪影的影响，并确保了剂量调制技术的有效性。

光束准直或光束宽度是指照射在患者身上在等中心的 X 线的宽度。在 SDCT 中，这与层厚相同。在 MDCT 中，层面厚度是所选择的 DAS 通道数和每个通道的厚度或宽度的乘积。通常的做法是获得薄层（如约 0.6mm）的原始数据集。只要其厚度大于采集的层厚，图像层面可以重建任何厚度。重建间隔是指重建图像之间的距离。重建间隔小于层厚将导致重叠。重建算法大致分为平滑、中等和锐利。平滑算法可用于增加低对比度病变的清晰度，中等算法可用于中等对比度区域，锐利算法用于高对比度区域（如骨骼）。层厚、重建间隔和重建算法类型的选择将根据临床问题而定。对于额外的多平面重建的选择也是如此。

图像可以在适合的显示器上查看，窗宽和窗位可以根据需要进行调整。窗宽决定了要显示的 HU 范围。负值 HU 显示充满空气的结构（如肺，–1000HU）；液体结构的 HU 值接近于零；致密的结构，如骨的 HU 值为正值（1000HU）。

（七）被检者定位（图 1–26A）

所需的 CT 检查决定了被检者的体位［前后位（AP）和后前位（PA）］和方向（头先进或脚先进）。通过轴位、冠状位和矢状位激光辅助定位，确保被检者位于扫描仪的中心轴（等中心位置）。随后，将被检者移入扫描仪的机架中，直至到达合适的扫描参考点。所有检查都从采集放射学摄影开始（X 线管和固定探测器），也称为定位像，随后用于规定所需的扫描。

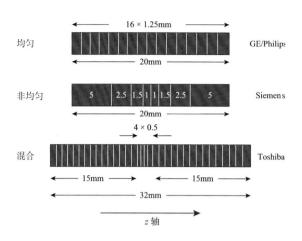

▲ 图 1-25A 固体探测器结构

- 检查床通过 CT 机架的速度决定了螺距
- 螺距 = $\dfrac{\text{X 线管每旋转一周检查床移动的距离}}{\text{X 线束的宽度}}$

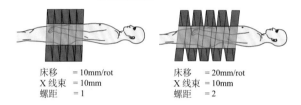

▲ 图 1-25B 不同螺距图示

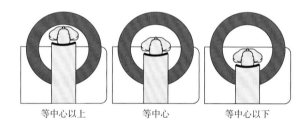

▲ 图 1-25C 扫描野 / 等中心

（八）双源 CT（DSCT）（图 1-26B）

双源 CT 系统具有两个 X 线管和两个相应的探测器阵列。这两套系统安装在机架上，角度间隔约 90°。同时使用两个 X 线管可以提高时间分辨率，该设备产生两个 X 线光谱并增加了光子通量。

双源 CT 系统利用飞焦点技术或双 z 轴采样技术，从而提高空间分辨。该过程是通过 X 线管中电子束的连续电磁偏转实现的，导致焦点在阳极靶面上两个不同位置之间的周期性移动。双 z 轴采样技术还可以克服任何螺距导致的螺旋风车状伪影（图 1-26C）。

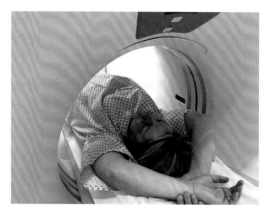

▲ 图 1-26A CT 检查时患者的体位

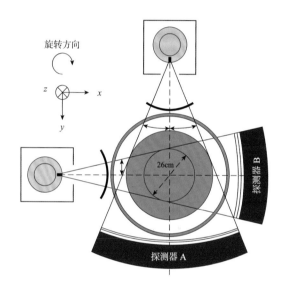

▲ 图 1-26B 双源 CT 配有两套数据测量系统，包括一个 X 线管和一个相应的探测器阵列，以 90° 的角度偏移定位于机架中

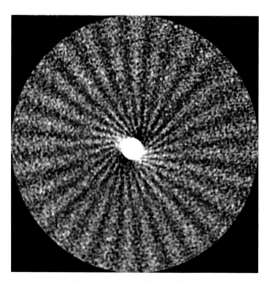

▲ 图 1-26C 螺旋风车状伪影

这项技术最初被开发应用于心脏成像。即使是在患者心跳过快或不规则的情况下，对患者心脏周期的同一相对期相的双重采集也有助于冠状动脉的诊断成像。双 X 线能谱成像对于肺、肝和肾中的碘成像具有优势。双 X 线增加的光子通量有利于肥胖患者的影像检查。

（九）CT 中的伪影

任何成像方式中的伪影都会对图像质量产生不利影响。造成 CT 伪影因素可能包括数据采集的物理过程、患者因素（如自主和非自主运动及体内或随身的金属制品）、扫描仪故障，以及数据重建。线束硬化伪影是基于物理因素的伪影，表现为暗带和亮带的条纹（图 1-27A）。CT 系统采用滤波、校准校正以及射线硬化校正软件，操作人员的干预措施包括合理的选择 CT 扫描参数和机架角度。CT 图像上的部分容积效应产生伪影（图 1-27B）。关于伪影的成因及如何减少伪影的全面叙述，请参见 Barrett 和 Keat 发表的论文（2004）[10]。

（十）CT 辐射

CT 技术的进步致使其临床应用不断扩大。在过去的 10 年中，CT 检查中患者的平均辐射剂量呈指数级增长。虽然目前确实已经在 CT 辐射剂量管理和患者护理方面做出了一系列有效举措，但实施 CT 检查的决定及具体的操作方案仍然是十分重要且必须慎重考虑的。

（十一）CT 中的剂量指标

1. 吸收剂量

单位质量的组织吸收的能量，单位为戈瑞（Gy）。CT 输出的辐射剂量可用容积 CT 剂量指数（CTDI$_{vol}$）和剂量长度乘积（DLP）来描述。CTDI$_{vol}$ 是使用标准头部或体部体模计算的，是 CT 检查中平均 X 线输出剂量的估计值。DLP 是整个 CT 检查中总的 X 线输出剂量，由 CTDI$_{vol}$ 乘以扫描长度［厘米（cm）］来计算。如果使用自动曝光装置，扫描后可获得更准确的值。需要注意的是，上述计算方式并没有考虑患者的身体状态。体型特异性辐射剂量（SSDE）是将 CTDI$_{vol}$ 乘以基于患者大小的校正系数。

2. 有效剂量

有效剂量是对全身均匀等效剂量的测量，计算方法是由 DLP 乘以基于被扫描身体区域的转换因子，该指标代表基于某一人群的平均风险。

（十二）诊断参考水平（diagnostic reference levels，DRL）

为了尽可能合理地降低患者所受的辐射剂量（ALARP），应根据被检者的体型大小和年龄制订 CT 扫描方案，并且必须考虑到该 CT 检查所辅助解决的临床问题。

DRL 是评估一个"标准体型"患者单次 CT 检查的 CTDI$_{vol}$ 和 DLP 值的指标。它们为不同的 CT 检查提供了诊断参考水平（DRL）。DRL 可作为一个基准剂量水平，以避免不必要的高剂量，并确保剂量优化[11]。

不同的 CT 影像中心可将其当地的 DRL 与所在国家的 DRL 进行综合考量[12]，从而制订出更加适合本地临床实际需要的既能满足高质量影像检查又尽可能减低患者辐射剂量的扫描方案（图 1-27C）。下文中描述的 CT 检查都附有相关的 DRL。在对英国西北部 CT 检查的 DLP 值进行大规模患者剂量审查后，使用利物浦综合放射服务有限公司（Integrated Radiology Services Ltd Liverpool）提供的数据，英国国家 DRL 以红色突出显示，地区 DRL 则以灰色突出显示。

必须对每个扫描仪系统的地方 DRL 进行年度审查，以确保持续的剂量优化。

（十三）质量保证

必须监测 CT 的图像质量和辐射剂量，日常测试必须包括 CT 数量和伪影的评估。不定期的检查应包括剂量学、射线束宽度、空间分辨率、噪声、定位灯对准和检查床移动精度。以下将重点介绍示意测试。

八、计算机断层扫描—质量控制

为确保在 CT 系统的使用周期内保持一致的图像质量，需要制订定期的质量控制（QA）计划；质量控制计划从生产制造开始，一直持续到设备的整个生命周期。系统的一致性测试应按照原始设备制造商（OEM）和辐射防护顾问（RPA）的建议进行。在英国，根据 2018 年电离辐射（医疗照射）制度［IR（ME）R］的要求，要建立一个 QA 计划。QA 要求可以概括如下。

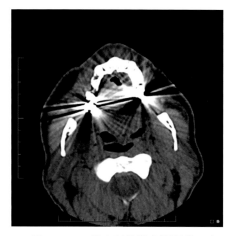

▲ 图 1-27A 线束硬化效应伪影的示意

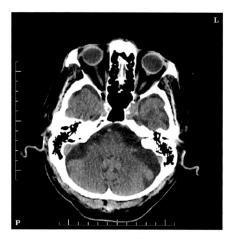

▲ 图 1-27B 部分容积效应伪影的示意

项 目	责任人
调试 / 验收测试	工程师 / 辐射防护顾问
常规 QA 测试（特定系统）	操作者
年度调查	辐射防护顾问
预防性维护后 / 系统维修	工程师 / 操作者 / 辐射防护顾问

QA 的潜在范围很广泛，完成的测试各不相同，取决于其是由系统操作员、工程师还是由医学物理师 /RPA 来完成。例如，峰值千伏、毫安、扫描时间、焦点大小将由 RPA/ 工程师来完成，而对比度分辨率和扫描层厚则是系统操作员进行常规 QA 的一部分。常规 QA 计划可能包括每日、每周或每月的内容，具体取决于设备制造商的要求。

通过在一组规定的条件下扫描已知材料（通常是

英国国家和不同地区 DRL		
检查设备	GE Optima 660	
检查部位	国家 DLP（mGy·cm）	地区 DLP（mGy·cm）
胸部（肺癌）	610	508
胸部 - 高分辨率（间质性肺病）- 螺旋	350	313
胸部 - 腹部 - 盆腔（癌）	1000	730
肾 - 输尿管 - 膀胱（结石 / 绞痛）	460	267
尿路造影（肿瘤 / 结石 / 绞痛）	1150	865
CTA（腹主动脉 / 血管）	1040	583
头部（急性卒中）	970	844
仿真结肠镜检查（息肉 / 肿瘤）	950	726
鼻窦	—	106
心脏	—	260

▲ 图 1-27C 特定 CT 扫描仪的本地 DRL 示意
由 Alliance Medical Ltd. 提供

体模）来执行测试，这使得结果能够与先前 / 最佳（基线）值进行对比。应定期重复测试，以便在问题变得明显之前检测到图像质量值的变化。检查的形式可以是目视或定量分析，也可以是两者的结合。结果 / 数据可由操作者评估，在某些情况下可以由系统评估。

一个强有力的 QA 计划有助于在视觉上突出图像质量的下降。通过定量分析的变化也能够在早期暴露出相关的问题，以便及时进行调查和处理。这可以有效防止重大故障或辐射防护事故的发生。

制造商提供的典型 QA 体模（图 1-28A 至 C）可对以下进行视觉和定量测量评估。
- 对比度。
- 高对比度空间分辨率。
- 低对比度检测能力。
- 噪声和均匀性。
- 层面厚度。
- 激光灯的准确度。

这些是最经常完成的 QA 测试，以及日常在讨论 QA 时通常会提到的测试。

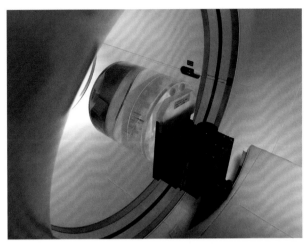

▲ 图 1-28A　现场准备进行 QA 测试的 GE CT 体模示意

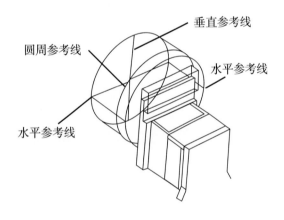

▲ 图 1-28B　显示重要参考线的 CT 体模示意[13]

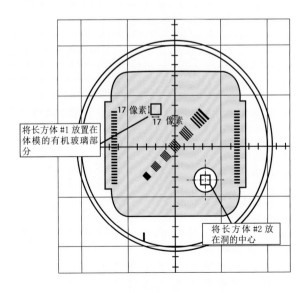

▲ 图 1-28C　显示内部组件的 CT 体模示意[13]

（一）对比度

体模中的水（1）和有机玻璃（2）的 CT 值用于监测系统对比度（图 1-29A）。

（二）高对比度空间分辨率

用于测试高对比度空间分辨率的体模，在有机玻璃块中包含六组条形图案。每组图案由相等大小的"条"组成，间距分别为 1.6mm、1.3mm、1.0mm、0.8mm、0.6mm 和 0.5mm。如图 1-29B 所示，将感兴趣区（ROI）放置在条形图案上，并记录标准差。

（三）低对比度检测能力

用于评估系统在低对比度水平时显示小物体的能力。

（四）噪声和均匀性

这两个指标用于评估图像中的噪声和 CT 值的均匀性。图像中存在的噪声限制了低对比度分辨率，并使具有相似 CT 值的结构难以区分。如图 1-29C 所示，ROI 被放置在图像的中心，12 点钟及 3 点钟位置，并记录 CT 值和标准差。噪声和均匀性在整个图像中应该相等。

（五）层厚

通过在定义的窗宽和窗位查看图像来评估层厚，该体模要求不同的窗位对应不同的层厚。如图 1-29D 所示，对黑线/灰线进行计数。图像中的黑线表示整毫米的层厚，灰线表示以毫米（mm）来计数；2 条灰线之间的距离表示为 1mm 层厚。

（六）激光灯对准的准确度

该测试是对激光灯准确度的主观评估。应评估与体模蚀刻相关的激光准确度，并记录在 QA 数据表中。此外，在 QA 扫描期间获得的结果图像应包含对称图案。

九、磁共振成像

自 20 世纪 50 年代，磁共振（MR）的原理就被科学家们所了解，他们使用这种技术对小样本进行光谱分析。20 世纪 70 年代末，已经开发出了能够使用磁共振原理获得解剖图像的成像技术。1977 年，磁共振第一次被用于人体检查，并且这项技术进一步发展，可以实现全身成像。磁共振成像所需要的

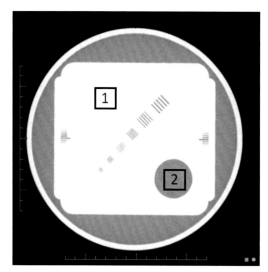

▲ 图 1-29A 对比度评价

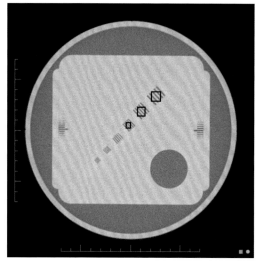

▲ 图 1-29B 高对比度空间分辨率的评估

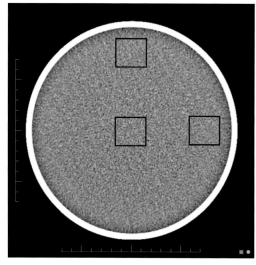

▲ 图 1-29C 噪声和均匀性的评估

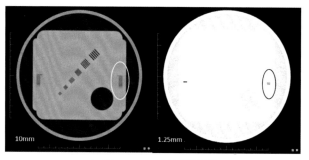

▲ 图 1-29D 层厚的评估

设备以及这种现象背后的物理原理是十分复杂的。由于对系统组件和物理原理的详细介绍超出了本书的论述范围，因此下文的描述只是为了说明这种成像方式的基本原理。

（一）基本仪器（图 1-30A 和 B）

一个强大的磁体用来提供静态均匀磁场。使用不同类型的磁体，包括超导磁体、电磁体和永磁体，可以在临床实践中提供 0.15～3.0T（特斯拉）的场强，科学研究中多使用更高的场强。磁场梯度线圈被用于沿三个主轴方向中的每一个分别叠加附加磁场。梯度线圈以可控的方式改变主磁场强度，从而对信号提供空间定位。它们以线性方式增强或减少主磁场强度，以便能够对沿梯度方向任意一点原子核的磁场强度及相应的进动频率进行预测。

有 3 个磁场梯度线圈，可分别在 x、y、z 方向产生梯度。在典型的图像采集过程中，其中 1 个梯度（如 z 方向上的梯度）将与射频脉冲结合使用，以定义具有特定层厚和位置的层面。这个过程被称为层面选择，该梯度被称为层面选择梯度。另 1 个梯度（如 x 方向上的梯度）将被用于通过频率编码的过程来计算该梯度方向上的信号强度。第 3 个梯度（如 y 方向上的梯度）将被用于通过相位编码的过程来计算剩余方向上的信号强度。这是通过认识到梯度磁场不仅改变磁场强度，而且改变氢原子核的进动频率而实现的。

（二）射频（RF）线圈

主射频线圈位于磁体孔内，其功能是发射射频脉冲以激发患者选定容积内的原子核。对于身体的绝大部分，主射频线圈也可以作为成像信号的接收线圈。对于较小或较表浅的区域，通过使用放置在被检查区域附近的表面线圈来提高 SNR 和空间分辨率。体线圈通常被用作射频发射器，表面线圈用作接收器。信号衰减发生在线圈周长以外或深度大于线圈半径之处。

目前，相控阵线圈已经被广泛使用，相控阵线圈由许多连接在一起的小线圈组成，可以提供更大的组合信号强度以及更大的解剖覆盖范围（图1-30C）。大型阵列已被开发用于扩大身体覆盖范围。

（三）基本原理

质子和中子的总数为奇数的原子核具有自旋的性质。自旋产生了与原子核有关的磁性偶极矩，这种原子核包括 ^{1}H、^{31}P 和 ^{23}Na。氢原子（原子核中含有一个质子）由于在人体内含量丰富，因此被选择为磁共振成像的元素。如果将静磁场（B_0）施加到含有氢原子的容积上，氢原子核将倾向于沿着磁场方向排列（高能的原子核将与磁场反向平行排列）。平行于磁场排列的原子核比反向平行于磁场排列的原子核稍微多一些，从而产生净磁化（M_0），即单个磁矩的总和（图1-31A）。

然而，质子并不能与磁场精确对齐。自旋分量产生一个额外的力，该力产生一种被称为进动的运动。进动发生在磁场（B_0）的纵轴周围，这种运动常被比作日常小孩们在玩旋转陀螺时，陀螺在地球引力场影响下进行的旋转。进动频率仅取决于外加磁场（B_0）的强度，增加磁场强度会导致更高的进动频率。进动频率（或拉莫尔频率）由下式给出：$\omega = B_0 \times \gamma$。

其中，B_0 是外加磁场的强度，γ 是磁旋比（特定原子核的常数）。氢原子核的旋磁比为 42.57MHz/T，因此，氢原子核在 1.5T 磁场中的进动频率为 63.87MHz。

其他元素的原子核具有不同的旋磁比，进动频率也不同。这使得氢原子可以独立于其他元素成像。

（四）共振

如果原子核受到相同进动频率且与外加磁场（B_0）成直角的第 2 个旋转磁场的作用，则原子核将获得能量，净磁化矢量可偏离其初始方向，偏离的角度被称为翻转角（图1-31B）。这种现象被称为共振，旋转磁场被称为射频（RF）激励脉冲。翻转角的大小取决于 RF 脉冲的幅度和持续时间。共振不仅可以将净磁化矢量方向从纵轴向横轴改变，而且还

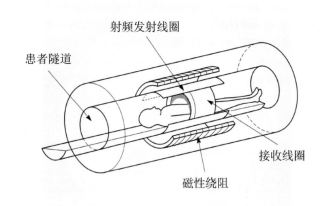
▲ 图 1-30A　MRI 系统示意

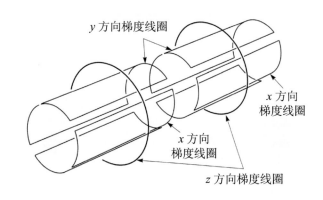
▲ 图 1-30B　梯度线圈示意

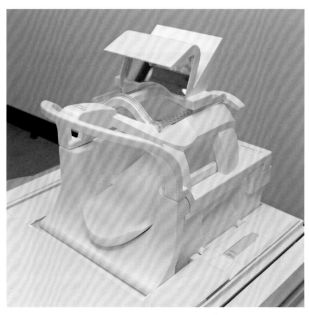
▲ 图 1-30C　典型的 MRI 头部线圈

引起原子核彼此"同相"排列。放置在横向平面上的接收线圈将接收到感应电压（信号），这个信号就是 MR 信号，其大小取决于横向平面的净磁化矢量的多少。一旦 RF 脉冲被移除，原子核将逐渐恢复到与外加磁场（B_0）同向的状态，这个过程被称为弛豫。

（五）信号衰减

横向平面上记录下来的信号被称为自由感应衰减信号，其值取决于被成像容积中的质子密度。信号由于弛豫过程而衰减。这种横向磁化的减少是由被称为 T_2 衰减（自旋 – 自旋弛豫或横向弛豫衰减）的过程引起的。这是由于相邻原子核之间的相位一致性丧失所引起，并导致信号强度显著降低。T_2（横向弛豫时间）被定义为横向磁化降低至其原始值的

63% 所用的时间。不同组织和病理结构以不同的速率衰减，因此具有不同的 T_2 弛豫时间（图 1–32A）。

纵向磁化的恢复和由此产生的纵向磁化的增加是由 T_1 恢复（自旋 – 晶格弛豫或纵向弛豫恢复）过程引起的。T_1 恢复是由于原子核向周围环境释放能量而发生的，T_1（纵向弛豫时间）被定义为纵向磁化恢复到原来值的 63% 所用的时间。不同的组织和病理结构以不同的速率恢复，因此具有不同的 T_1（图 1–32B）。

（六）脉冲序列

脉冲序列是 RF 脉冲、梯度脉冲和信号采集的应用组合。典型的序列将包括以给定间隔时间重复应用 RF 脉冲，其中应用 RF 脉冲的间隔时间［单位为毫秒（ms）］被称为重复时间（TR）。在应用 RF 脉冲和接收线圈中具有信号峰值之间的时间被称为回波时间（TE）。每个回波提供一行图像数据（相位编码），并且需要重复以获取完整的图像数据集。T_1 和 T_2 弛豫同时发生。通过改变构成脉冲序列的参数（主要是 TR 和 TE），可以实现不同的加权，以获得主要为 T_1 加权或 T_2 加权图像。更详细的序列描述可以在专门的物理学教材中查阅。

（七）图像对比度

T_2 加权成像对于缓慢衰减的组织（如体液），产生高信号像素；对于快速衰减的组织（如肌肉），产生低信号像素。T_1 加权成像对于快速恢复的组织（如脂肪组织），产生高信号像素；对于缓慢恢复的组织（如体液），产生低信号像素（图 1–32C 和 D）。

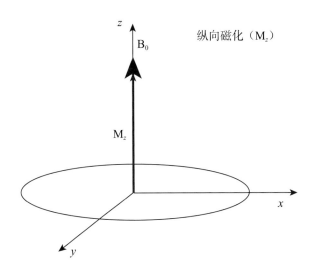

纵向磁化（M_z）

▲ 图 1–31A　沿着主磁场（B_0）方向的净磁化矢量（M_z）

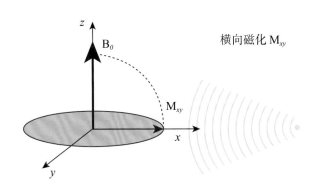

横向磁化 M_{xy}

▲ 图 1–31B　以共振频率发射的射频能够将净磁化矢量翻转 **90°**，使得纵向磁化矢量（M_z）变为 **0**，而横向磁化矢量（M_{xy}）最大

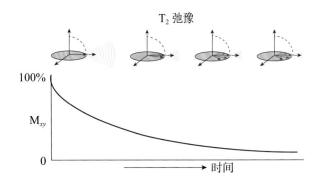

T_2 弛豫

▲ 图 1–32A　**RF 脉冲终止后，横向磁化在 RF 接收器中感应到信号。这个信号由于相位一致性的逐渐丧失而衰减。T_2 弛豫是由于相邻氢核之间能量交换而引起的 MRI 信号衰减**

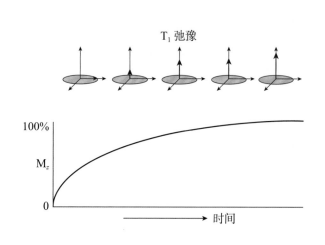

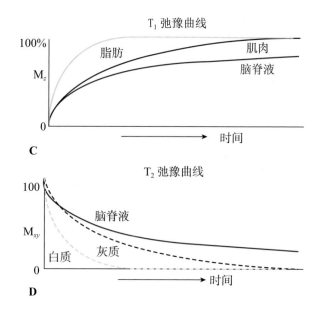

▲ 图 1-32B　RF 脉冲终止后，由于 T_1 弛豫过程，沿主磁场（M_z）的净磁化矢量重新增加

▲ 图 1-32C 和 D　T_1 和 T_2 弛豫在不同组织中以不同的速率发生。T_1 和 T_2 加权成像正是利用了这种差异

（八）自旋回波序列

序列类型 / 子类型	序列描述	参考值（1.5 T）及应用
自旋回波（SE）	• 90° 激发脉冲将净磁化矢量（NMV）翻转到横向平面，然后 180° RF 脉冲重新聚焦回波。在每个 TR 间隔中，在特定的回波时间收集一行数据，以产生 T_1 加权、T_2 加权或质子密度（PD）加权图像。TR 的间隔时间控制 T_1 对比度对图像的贡献，TE 间隔越长，T_2 对比度对图像的贡献越大	• 长 TR、长 TE=T_2 加权 • 长 TR、短 TE=PD 加权 • 短 TR、短 TE=T_1 加权 • 以毫秒为单位示意： • T_2 加权，TR>2000ms，TE>80ms • T_1 加权，TR=500ms，TE=10ms
快速自旋回波（FSE/TSE）	• 其是对上述 SE 序列的改进，在不同的回波时间收集多个回波，每个回波贡献一行 k 空间数据。加权图像是对采集到的回波融合，被称为有效回波时间。如果在一个 TR 间隔内采集 8 个回波，那么 TSE 序列比等效自旋回波序列快 8 倍。TSE 最广泛地应用于 T_2 加权成像	• TR 和 TE 值与 SE 序列类似。收集的行数是 TSE 因子。在 T_1 加权序列中，因为 TE 很短，TSE 因子通常≤5。T_2 加权序列可以用更高的 TSE
单激发快速自旋回波（SSFSE）/半傅里叶快速自旋回波（HASTE）	• 所有的回波数据都是在一个 TR 间隔内获取，仅用于 T_2 加权 • 与传统的快速自旋回波相比，空间分辨率受到影响 • 减少采集的数据行数，并对剩余数据进行插值，可以将采集时间缩短到一次屏气时间[14]	• 用于屏气或呼吸触发的心脏和腹部成像 • 重 T_2 加权序列用于磁共振胰胆管成像（MRCP） • 这种插值方法被称为部分傅里叶技术[14]

（九）反转恢复序列

序列类型 / 子类型	序列描述	类型、参考值（1.5 T）及应用
反转恢复	<ul><li>这是自旋回波序列的修改。每个 TR 间隔时间内，在自旋回波或快速自旋回波序列之前应用 180° RF 脉冲（180°、90°、180°）</li><li>180° RF 脉冲在纵向平面上反转净磁化矢量</li><li>由于 T_1 弛豫，净磁化矢量在负轴上逐渐减小，直至为 0，然后在正轴上重新增加，直至到达平衡位置。不同组织中的质子有不同的 T_1 弛豫速率，当特定组织的纵向磁化为 0（称为零点）时，如果在 T_1 恢复点施加 90° 激励脉冲，则没有横向磁化，该组织也不产生信号</li><li>下面将更详细地描述不同类型的反转恢复序列</li></ul>	<ul><li>可以分为 3 种序列类型，其示例以［毫秒（ms）］为单位</li></ul>(1) 短时间反转恢复序列（STIR）<ul><li>TR>2000ms</li><li>TI=150ms</li><li>TE 为 15～60ms</li></ul>(2) 液体衰减反转恢复（FLAIR）<ul><li>TR=6000ms</li><li>TI=2000ms</li><li>TE=120ms</li></ul>(3) T_1 加权反转恢复（T1IR）<ul><li>TR=3000ms</li><li>TI=400ms</li><li>TE=15ms</li></ul>
STIR	<ul><li>上述方法用于抑制来自脂肪的信号。脂肪的 T_1 是人体所有组织中最短的，因此 180° RF 脉冲和 90° 激励脉冲的间隔时间比较短。其他组织的信号强度取决于间隔时间和回波时间内 T_1 恢复的数量，这也决定了 T_2 对比度对图像的贡献量</li></ul>	<ul><li>对于病理组织高度敏感的序列，广泛用于软组织肿瘤的评估</li><li>该方法对磁场不均匀性的敏感性，比化学选择性脂肪抑制法低</li></ul>
FLAIR	<ul><li>液体具有很长的 T_1 值，180° RF 脉冲和 90° 激励脉冲的间隔时间很长。大多数其他组织已经完全恢复，因此图像包含非常少的 T_1 加权信号。T_2 加权信号取决于选择的回波时间。FLAIR 图像为无液体信号的 T_2 加权图像</li></ul>	<ul><li>该序列最常用于脑成像，以提供 T_2 加权成像，其中的异常高信号不会被脑沟和脑室邻近的液体所掩盖</li></ul>
T_1 反转恢复	<ul><li>180° RF 脉冲和 90° 激励脉冲之间的中等间隔时间产生的图像取决于 T_1 恢复的速率。T_1 值的范围大于 T_1 加权自旋回波</li></ul>	<ul><li>有助于提高脑中灰质和白质的对比度。缺点是扫描时间比 T_1 加权 SE 序列的扫描时间长</li></ul>

（十）梯度回波

序列类型 / 子类型	序列描述	类型、参考值（1.5 T）及应用
梯度回波	使用梯度磁场而不是 RF 场来重新聚焦回波的一种简单序列。RF 重新聚焦补偿了磁场的不均匀性。梯度回波序列更快，但是由于磁场的不均匀性及 T_2 衰减，信号衰减也更快，这个过程被称为 T_2^* 衰减。由于这种快速衰减，梯度回波成像中的 TR 和 TE 值比自旋回波成像中的短。此外，翻转角度减小	<ul><li>相干梯度回波序列</li><li>扰相梯度回波序列</li></ul>
相干梯度回波序列	<ul><li>并非所有的横向磁化都可以在短 TR 间隔内被破坏，并对磁共振信号有贡献。对于相干梯度回波序列，MR 信号在 RF 脉冲之间永远不会完全衰减。不同 MR 供应商的这类序列范围很广[15]</li></ul>	<ul><li>包括非对比增强 MR 血管造影（MRA），关节和内耳的 3D 成像，脊柱的脊髓成像</li><li>包括平衡稳态自由进动（bSSFP）序列，广泛用于心脏和身体成像</li></ul>

（续表）

序列类型 / 子类型	序列描述	类型、参考值（1.5 T）及应用
扰相梯度回波序列	• 扰相梯度回波序列中的横向磁化可以使用梯度磁场或 RF 脉冲来破坏。序列可以是 T_1 加权或 T_2^* 加权。在具有长 TR 值的 T_2^* 加权梯度回波中，将没有剩余的横向磁化，因此可能不需要破坏。可以应用于脂肪抑制	• T_1 3D 扰相梯度回波被广泛用于 MRA，以及肾上腺 / 肝脏的同反相位梯度回波 • 脂肪抑制 T_1 3D 扰相梯度回波用于腹部和盆腔器官的动态成像 • T_2^* 加权梯度回波序列对出血敏感
梯度回波 – 回波平面成像	• 这是一种快速梯度回波技术。在单激发回波平面成像（EPI）中，在 1 个 TR 间隔内收集所有的数据，而在多激发 EPI 中则使用少量的激励	• 包括扩散加权成像和脑功能成像

（十一）脂肪抑制

序列类型 / 子类型	序列描述	类型、参考值（1.5T）及应用
STIR	参见上面的反转恢复序列	—
频率选择脂肪抑制	• 脂肪和水中质子的进动频率相差很小。在脂肪或水特定频率的激励脉冲之前施加 RF 脉冲，能够破坏来自任一组织的信号。此脉冲可以添加到自旋回波和梯度回波序列中。脉冲序列可以是 T_1、T_2 或质子密度加权序列	• 与非脂肪抑制序列相比，预脉冲的应用可以增加 TR 值
脂肪抑制的 Dixon 方法	• 由于脂肪和水进动频率之间的微小差异，当脂肪和水同相或反相时可以采集图像数据。可以生成 4 种类型的图像：同相、反相、仅脂肪和仅水。在 Dixon 方法中，利用这一原理产生仅含水的图像，作为一种脂肪抑制的方法，可用于自旋回波和梯度回波序列。脉冲序列可以是 T_1、T_2 或质子密度加权序列	• 比上述频率选择方法更不易受磁场不均匀性的影响

（十二）MRI 参数

MRI 参数可用于平衡空间分辨率、信噪比和扫描时间之间的关系。

（十三）空间分辨率（图 1–33A 至 C）

图像矩阵定义了用于构建给定视野（FOV）的图像的像素数。每个体素的实际体积由所选的 FOV、矩阵大小和层厚决定。空间分辨率是成像系统分辨空间上距离很近的解剖结构的能力。体素尺寸越大，分辨率越差。

对于给定的 FOV，可以通过增加图像矩阵内像素 / 体素的数量和减小层厚来获得高空间分辨率图像。然而总成像时间较长并且信噪比（SNR）也降低。

（十四）信噪比

在磁共振成像中，背景噪声的存在限制了微弱 MR 信号的检测。信噪比可以定义为接收的信号强度与噪声的平均强度的比值。体素大小、信号平均强度、脉冲序列时序、磁场强度和射频线圈都会影响信噪比。减小体素的体积会降低信号强度，但对背景噪声没有影响。因此，减小层厚和（或）增加矩阵大小将提高空间分辨率，但会降低信噪比。

每一行数据可以测量不止一次，连续测量的信号相加以产生总强度。这个参数被称为信号平均数（NSA）或激励次数（NEX）。信噪比随着 NSA/NEX 的增加而增加，但显著的改善需要大幅增加总成像时间。

（十五）扫描采集时间

一般来说，RF 脉冲和梯度场的开启和关闭次数取决于最终图像采集的数据行数。这取决于每

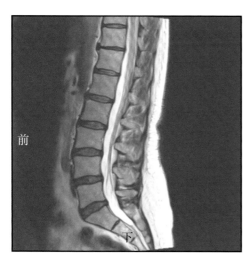

▲ 图 1-33A 腰椎的高质量 T₂ 加权 MR 图像，使用了 4 个 NSA/NEX 和 512 矩阵。具有良好的空间分辨率和足够的信噪比

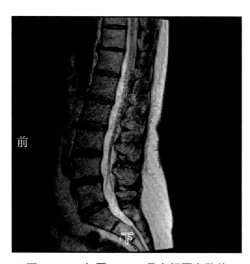

▲ 图 1-33B 与图 1-33A 具有相同参数的 T₂ 加权 MR 图像，但只有 1 个 NSA/NEX。采集时间缩短了 4 倍，但信噪比不足以获得满足诊断要求的图像

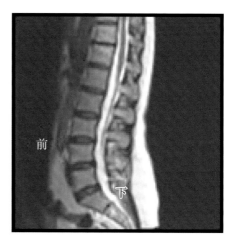

▲ 图 1-33C 与图 1-33A 具有相同参数的 T₂ 加权图像，但矩阵为 128×128。空间细节的质量严重受损，不足以分辨腰椎管中的神经根。扫描时间减少了 4 倍，因为与图 1-33A 相比，只获得了 1/4 的数据行。然而，由于增加了体素大小，信噪比很好

（十七）流动成像：非对比增强磁共振血管造影（MRA）

通过使用专门的脉冲序列，可以在静脉内不使用对比剂的情况下进行血管成像，该脉冲序列被设计成区分血管内运动的液体和不存在流动的周围结构。这种方案能够使血管及其周围结构可视化，并提供关于血流性质的定量信息。有许多因素会影响有关血管的最佳显示，这些因素包括血流方向、血流模式、流速、血管几何形状和脉冲序列。

所选择的脉冲序列将用于更好地显示所研究的异常类型。这将考虑异常和被研究血管的大小、性质和位置，以及被研究血管的方向、流速和流动方式。可按顺序观察来自血管造影脉冲序列的层面数据，以及进行 MIP 观察，即可以从不同的角度产生一系列血管的投影图像（图 1-34A）。MIP 可显示血管造影数据中所有最高信号强度的像素，以创建一个 3D 血管造影图像。一系列投影图像可以在"电影模式"中循环显示，并显示旋转和深度，从而实现血管结构的 3D 呈现。

（十八）时间飞跃（TOF）成像

在使用梯度回波序列的 TOF 成像中，血管是可视化的，因为流入成像层面的血液是完全被磁化的，并且比部分饱和的显示更低信号强度的静止组织显得更亮[16]。

个 TR 间隔的行数、扫描矩阵和每条数据线的重复次数（NSA/NEX）。有几种复杂的方法对 MRI 数据进行欠采样，并对"丢失"的数据进行插值，以减少扫描时间。这些方法包括部分傅里叶和并行成像方法[14]。

（十六）MRI 方案

磁共振成像过程中描述的所有协议都是基于1.5T 系统。对于更高或更低场强的系统，方案将会被修改。这样的修改超出了本书的范围。描述 1.5 T 系统的方案是参考性的，而不是规定性的。

采集方案由一系列被采集的感兴趣区的薄的层面或 3D 容积组成，以创建包含血管结构的体积。在此过程中，当血流垂直于成像平面时，将出现最大的流动相关增强。因此，在检查颈动脉血管时，为了确保血管的最大可视化，采用轴位扫描。

相对于"静止组织"的 T_1 时间，TR 必须保持较短，以使 T_1 不完全恢复，从而抑制来自这些"静止组织"的信号，而血流信号则由于流入相关增强效应，使得血管对比度最大化。因此，与低信号强度的静止组织相比，流入成像层面的完全弛豫的血液仍然保持不饱和，并显得明亮（高信号）（图 1-34B）。在这项技术中使用了预饱和脉冲，以便区分动脉和静脉。

饱和带可以抑制进入成像平面的血流信号，因此它被应用于成像平面的上方或下方，以显示动脉或静脉血。例如，在一项对颈动脉血管的研究中，从上方或下方流入成像平面的血液将是明亮的，导致颈动脉和颈静脉都被可视化。当对头部和颈部成像时，在采集的成像平面或体积的上方施加预饱和脉冲将抑制静脉信号，以生成动脉图像。在成像层面或体积的下方施加预饱和脉冲将提供静脉图像。与 2D TOF 相比较，3D 容积成像可以实现更高的空间分辨率，但是进入容积的血流逐渐饱和，这限制了容积厚度。当有与采集平面垂直的快速血流时，这种技术最有效。其局限性包括当有湍流、慢流或逆流时会有信号丢失[17, 18]。

（十九）相位对比（PC）成像

在 MRI 脉冲序列期间施加的梯度磁场可导致横向磁化相位变化。使用双极梯度，对于静止组织，当在一个方向上施加梯度会产生相位位移，可通过在相反方向上施加相同的梯度来补偿。在血液沿着血管流动的情况下，由于沿着梯度位置的变化，运动的质子在一个方向上经历的梯度大小，与相反方向的将会不同。相位变化的大小与速度成正比（图 1-35A）。应用额外的梯度能够逆转这种与速度相关的相位改变，这种方法广泛用于常规 MRI 序列中，以减少相位相关的伪影或信号损失。

在 PC 成像中，这种现象被用于血管造影成像。血管增强是通过使用一种在流动的自旋中产生速度诱导的相位改变，而在静止的组织中没有这种相位改变的扫描方案实现的。两次采集，一次带有流动补偿，另一次对一个方向上的特定速度范围流动敏感，两次相减以生成血管图像。为了在所有三个维度上生成复杂流动的图像，在 x、y、z 方向上完成对流动敏感的采集，以至于扫描时间是等效 TOF 的 4 倍（图 1-35B）。因此，总流动图像将由单独测量和结合了流动成分的数学测量构成，其中像素值与普通幅度图像和速度值的乘积成比例[19]。为了提供定量信息，要选择一个称为速度编码（VENC）值的参数，该参数将包含感兴趣的血管中可能遇到的血流最高速度。如果流速高于选定 VENC 值，由于混叠现象，它们会被错误地表示为反向流动的较低速度值。信号强度随速度增加而增加，因此，如果设置的速度范围太高，则低速流动将不可见。可以选择流速范围来显示高流速的动脉或较低流速的静脉（图 1-35C）。静止的组织没有相位改变并被抑制。

流动补偿，即穿过血管的流动速度不是恒定的，而是通过管腔变化的，在血管壁附近几乎为零，并向中心增加。当血流是搏动血流以及血管弯曲或分

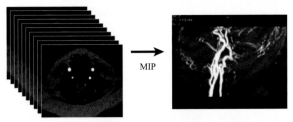

- 从容积数据集生成单个"投影"图像
- 基于检测到的最大像素强度，使用光线跟踪算法

▲ 图 1-34A　最大密度投影（MIP）

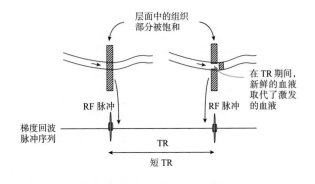

▲ 图 1-34B　演示流动（流入）相关增强的示意

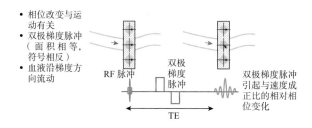

▲ 图 1-35A　与静止组织相比，展示双极梯度对血管内血液相位影响的示意

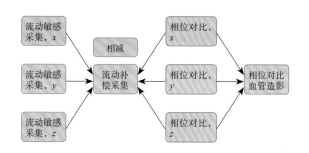

▲ 图 1-35B　展示相位对比血管造影（PCA）采集成分的示意

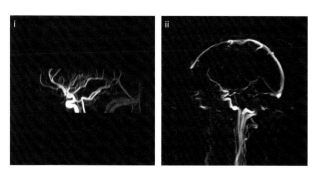

▲ 图 1-35C　相位对比血管造影显示颅内动脉（i）和静脉（ii）

叉时，速度也变得更加复杂。高度搏动的血流需要心电图触发或门控。

在存在流动编码梯度的情况下，由血液流动引起的相位改变与速度成正比。因此，相位信息可用于量化血管内的流速。这在心脏成像中用于测量流过心脏瓣膜和大血管的血流（详见第 9 章）。

（二十）非对比增强血管造影的进展

MRI 硬件和软件的最新进展扩大了非对比增强 MRA 技术及其临床应用，包括头部和颈部以外的应用。这些技术包括有和没有动脉自旋标记的心电门

控 HASTE 和平衡稳态自由进动（bSSFP）[16, 20]。

（二十一）对比增强 MRA

对比增强 MRA 应用了与 X 线和 CT 血管造影相同的原理，都是在对比剂通过感兴趣的血管时，提供由对比剂突出显示的血管进行成像。MRI 序列必须是 T_1 加权，以显示钆对周围血液的影响，这增加了 T_1 弛豫的速率，从而增强了血液的信号强度（图 1-36A）。此外，序列必须足够快，以便在对比剂首次通过血管时进行数据采集（图 1-36B）。T_1 加权 3D 扰相梯度回波序列用于快速采集包含血管的组织体积，并且沿着血管的长轴方向（最常见的是冠状位），以在最短的采集时间内提供最大的覆盖范围。这种方法主要用于动脉成像。静脉注射对比剂进入肘前静脉，并在进入动脉系统之前到达右心，这样就可以在没有静脉增强的情况下对动脉进行快速成像[21]。也可以获得静脉成像，但是静脉系统内的对比度相对较弱，而且动脉也会显影。

TR 很短，因此 T_1 恢复在大多数组织中受到限制，因此背景组织受到抑制（图 1-36A）。应用额外的扰相梯度来消除影响图像对比度的剩余横向磁化，并且 TE 尽可能短来限制 T_2 和 T_2^* 弛豫的影响。可实现的最短 TE 和 TR 取决于 MR 系统的硬件性能。

高信号强度存在于对比剂浓度足够高的地方。对比剂的注射速率将控制对比剂的浓度，较高注射速率将增加对比剂浓度，并因此增加信号强度。然而对于较高速率注射，对比剂团通过血管的时间更短，数据采集的时间窗也更短，这需要更高的准确性。此外，在对腹部和胸部内的动脉成像时，需要在屏气时间内完成数据采集。

（二十二）对比增强 MRA（续）（图 1-37A 至 C）

选择最短的 TR 值，以允许相对快速的数据采集，但是与所有 MRI 成像一样，在信噪比、空间分辨率和采集时间之间有一个平衡。可以设置序列参数，以便在血管内对比剂的峰值浓度处获取对图像对比度影响最大的数据。这个参数被称为 k 空间顺序，其可被改变，以便对对比度影响最大的序列部分位于数据采集的开始、中间或结束处[21, 22]。

准确的数据采集时间来匹配对比剂峰值浓度可能是对比增强磁共振血管造影（CE-MRA）图像质量

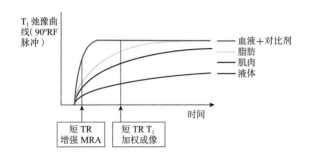

▲ 图 1-36A　显示对比剂（CM）对血液中 T_1 弛豫时间影响的 T_1 弛豫曲线[18]

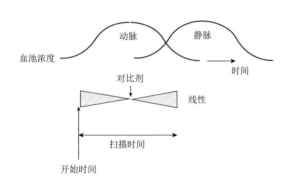

▲ 图 1-36B　显示数据采集的时间和 k 空间中心以匹配动脉中对比剂峰值浓度的示意[18]

最重要的决定因素。目前有两种主要的方法来确定数据采集的开始时间：实时监控或测试团注。在实时监控中，当对比剂在大视野、单层图像层厚较厚的动态扫描过程中，当对比剂通过血管到达目标血管时，操作者可在直视下观察到。数据采集的开始由操作者手动选择。测试团注方法是使用低剂量测试注射和目标血管的快速单层动态成像，来测量注射和目标血管内对比剂达到峰值浓度之间的延迟时间，然后再将这段延迟时间规划到主采集中。也可以使用在实时采集期间监控目标像素内对比剂浓度的自动化方法[18, 22]。

　　3D 采集可允许高空间分辨率的图像重建，以提供高质量的多平面重建（MPR）和最大密度投影（MIP）。短 TR 抑制了背景组织信号，从而提高了MIP 图像质量。虽然背景组织被抑制，但在下肢血管造影中仍使用减影的方法来消除脂肪的信号，脂肪在所有组织中具有最短的 T_1 值。

（二十三）时间分辨对比增强 MRA

　　目前这种方法已有新的改进，以产生快速的连

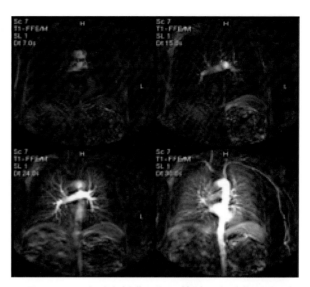

▲ 图 1-37A　当对比剂进入靶血管时，实时监测对比剂的连续图像

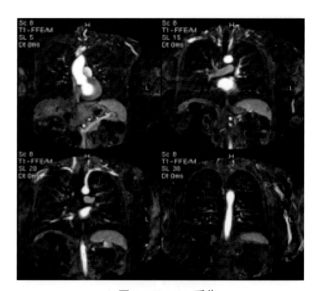

▲ 图 1-37B　3D 采集

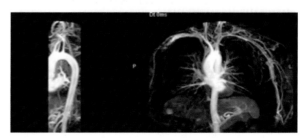

▲ 图 1-37C　最大密度投影

续 3D 成像。该方法分割了每次采集过程中获取的 k 空间数据量，但整个 k 空间都用于重建。k 空间中心部分影响图像对比度，k 空间周围部分则影响图像细节。在进行时间分辨对比增强 MRA 的 k 空间采集时，

对 k 空间中心部分数据的采集频率较 k 空间周围数据更频繁，因此能够获取更快的图像对比度更新信息。通过这种方法在数秒钟内产生可重复的 3D MRA 数据集。这在需要对比剂通过动脉和静脉进行成像［如对动静脉畸形（AVM）的影像检查和诊断］的情况下是非常有用的。Dixon 对于抑制脂肪信号时，可作为减影的替代方法[22]。

十、MRI 标准成像过程

（一）成像过程

在向患者充分解释检查内容后，应该对其体位进行摆位，做好扫描前的准备。

对于所有的扫描，均应做好如下准备。

- 确保患者舒适，以及检查及时完成（图 1-38A）。
- 表面线圈被准确放置，使线圈的敏感区域与感兴趣区相匹配。线圈连接牢固（图 1-38B 和 C）。
- 在将患者移动到扫描仪的中心前，用支撑垫及其附件辅助患者舒适，并便于定位。
- 对于使用静脉对比剂和（或）抗痉挛剂的研究，将针管插入合适的静脉，最好在肘窝并固定。延长线用于连接手持注射器或 MR 安全自动泵注射器。
- 当患者处于磁体内部时，要小心确保患者和射频线圈电缆以及扫描仪孔的侧面之间有足够的空间。
- 由于患者的体型大小或严重的脊柱后凸，扫描仪孔径的尺寸有限，可能会妨碍 MRI 检查。
- 要使用耳塞和（或）护耳器来保护患者的耳朵，以防止他们长时间暴露在高噪声环境中。
- 必须始终使用患者蜂鸣器，以与患者保持双向沟通。
- 必要时，护理人员或工作人员留在磁体室，以支持患者保持适合检查的体位，并协助给予听力保护。
- 应向患者解释包括屏气在内的检查，以增加他们的依从性，并了解他们的身体能力。
- 使用激光定位感兴趣的解剖区域或 RF 接收线圈的中心，然后将患者推进至磁体的中心。

（二）MRI 成像参数

- 所有 MRI 检查都将采用特定的方案。首先执行

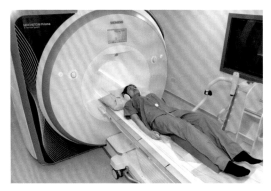

▲ 图 1-38A 使用支撑垫和戴着护耳器。患者手持呼叫器，并舒适地躺在检查床

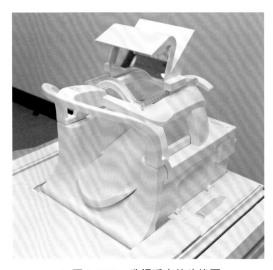

▲ 图 1-38B 选择适合的头线圈

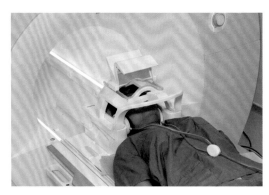

▲ 图 1-38C 在将患者移入扫描仪之前，患者的头部位于头部线圈中

多平面定位，以得到多达 3 个正交平面的图像，从而规划更详细的具有精确的角度和解剖覆盖的序列。定位像还可以确认 RF 接收线圈内的准确定位。大多数情况下，T_1 加权和 T_2 加权脉冲序列的组合是在至少 2 个垂直的解剖平面上进行

的（图 1-39A 和 B）。

- 虽然有许多参数可供选择，但对于标准扫描协议，大多数变化与几何参数有关。例如，增加 / 减少 FOV、层厚或层数。
- 这些变化反过来可能会影响信噪比、空间分辨率、扫描时间和图像对比度。屏气序列可能需要调整，以便在患者屏气时能够覆盖所需的解剖结构（图 1-39C）。
- 调整一个参数以减少扫描时间，同时保持解剖结构的覆盖，将对空间分辨率或信噪比或两者都产生负面影响。操作者必须理解这些变化的

含义并做到这些参数之间的平衡，以优化检查。

（三）图像后处理

图像重建和扫描可同时进行，并在完成图像重建时，操作者可以查看每个序列的图像。可以回顾图像的解剖覆盖范围、观察病变状态、患者体位变化和伪影。

血管造影数据的最大密度投影、DWI 的表观扩散系数图（ADC）（图 1-39D）需要手动或自动的执行进一步的图像处理，或在 MR 控制台或报告工作站上执行其他更复杂的后处理。图像后处理功能包括

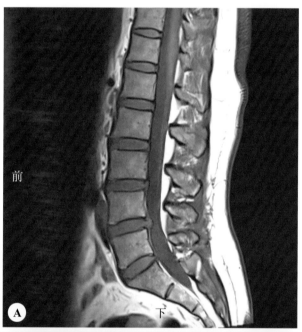

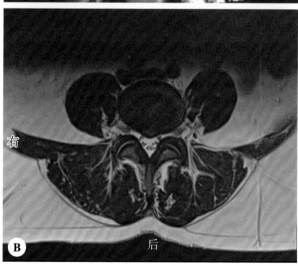

▲ 图 1-39A 和 B 腰椎 MRI 检查的 T_1 加权矢状位图像（A）和 T_2 加权轴位图像（B）

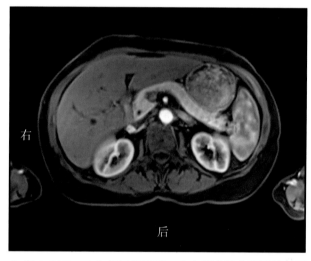

▲ 图 1-39C T_1 加权屏气图像，来自覆盖整个肝脏的一系列增强后的动态图像

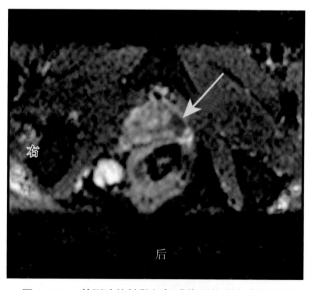

▲ 图 1-39D 前列腺的扩散加权成像后处理生成的表观扩散系数图（ADC），显示扩散受限区域（箭）

多平面重建、对比剂摄取分析、肝脏脂肪定量、流速分析、心室容积、射血分数、脑功能分析和波谱等。

十一、MRI 质量控制

进行 MRI 中的质量控制（QA）是为了评估图像质量是否随着时间的推移而发生变化。MR 图像是使用强的静态磁场、磁场梯度、发射和接收射频线圈、模数转换器和图像重建计算机生成的。成像系统的这些方面都有可能影响图像质量。QA 成像协议被设计成对这些组件中的任何一个的性能改变都敏感。

可使用 QA 体模、标准化成像协议（MR 脉冲序列）及理想的体模夹具（可以重复性地定位体模）来评估 QA（图 1-40A）。QA 体模可以由制造商提供，或选用市场上可用于测量图像质量不同方面［如信噪比（SNR）、图像均匀性、图像变形、层定位和层厚度］性能进测试的体模[23, 24]。随着时间的推移，应该为每一次 QA 测试使用相同的特定体模。SNR 是应用最广泛的 QA 测量指标，也是易于测量的图像质量的敏感指标。许多 MR 系统将提供自动化的 QA 方案，该方案通常会在给定的体模和线圈中评估 SNR。

在其他临床应用中，还需要其他测量。用于放射治疗计划的 MRI 需要对图像变形有很高的宽容度，因为图像将被用于放射治疗剂量的空间定位。在 MRI 乳腺癌筛查时，脂肪抑制技术对于乳腺癌的检测至关重要[25]。

（一）信噪比

信号的高低由图像中体素的亮度表示。噪声是患者体内的随机分子运动产生的随机信号，并且 MR 系统的部件也可能会产生一些噪声。

要测量（signal-to-noise ratio, SNR），有一个能产生均匀信号的体模就足够了。这体模可以是一个充满水的空心物体，其中掺杂了化学物质，使信号水平与临床影像中的预期值一致。MR 信号强度对一系列因素都敏感，包括接收线圈、体模相对于线圈的位置、温度、体模内容物、成像序列和图像后处理。因此，在任何可能的情况下，在 QA 评估之间保持所有这些因素不变是很重要的。建立一个标准的 QA 成像序列，并且在扫描仪的整个使用期间不应该更改这个序列。该序列通常是没有应用图像加速和滤波的自旋回波序列，从而可以评估系统的基本质量。

现代化的 MR 系统使用具有大量阵列单元分布的接收线圈。图像劣化的一个常见原因就是这些单元发生故障。如果图像层面离故障单元足够远，则单个图像层面的序列可能对单元故障不敏感。因此，沿着线圈的单元阵列优先采集多层图像。

体模信号均匀区域的两个图像彼此相减（图 1-40B 和 C），在表示信号的原始图像和表示噪声的相减的图像上测量同一感兴趣区的信号，计算 SNR，与如上所述测量的信号一样，测量一系列的图像信号，在体模外部的图像部分中测量噪声。SNR 值特定于给定的系统、体模和扫描条件，因此可根据系统被接受后进行的最初几次测量来定义这些定制的操作级别。

以下测量最常作为设备验收过程的一部分，但也可能是构成 QA 计划的一部分。

（二）几何变形

几何变形可通过对已知尺寸的网格体模进行距离测量来评估（图 1-41A）[26]。几何准确度是测量长度和实际长度之间差异的度量。几何变形是对图像测量精度的度量，是通过测量体模上的一些相同长度来评估的，测量之间的变异性越大，表示几何变形就越大。

（三）均匀性

整体均匀性可通过测量均匀模体中感兴趣区的信号强度变化来测试[27]（图 1-41B）。整体均匀性是一种常见的定量测量，即最大和最小体素值的差值除以最大和最小体素值的和，以百分比表示。更常见的情况是，用 1 减去该结果，以获得均匀性的测量。

整体均匀性（IU）=100×{1-［（最大体素值 - 最小体素值）/（最大体素值＋最小体素值）］}

如果最大和最小体素值之间没有差别（一幅完美的均匀图像），则整体均匀性则是 100%。

（四）层厚度和层位移

层厚度和层位移也可以作为设备验收的一部分进行测量。医学物理与工程研究所（IPEM）建议层位移误差应＜1mm，测量的层厚应在标称层厚的 10% 以内[26, 27]。

（五）空间分辨率

通过将图像中的线条或点解析为独立结构的能

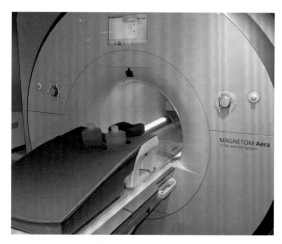

▲ 图 1-40A　乳腺线圈中的 MRI QA 体模，用于评估信噪比和脂肪抑制

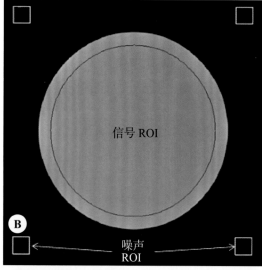

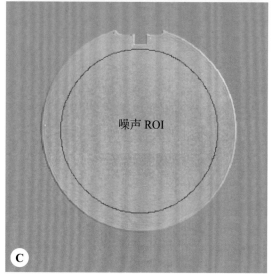

▲ 图 1-40B 和 C　使用背景方法（B）和相减方法（C）计算感兴趣区（ROI）的信噪比

力来评估图像的空间分辨率。例如，ACR 体模使用三组间隔为 1.1mm、1.0mm 和 0.9mm 的孔来评估空间分辨率（图 1-41C）。

IPEM 规定空间分辨率应等于标称体素大小[26, 27]。对于 ACR 体模，是在标称体素大小为 1mm 的情况下测试的。

十二、诊断超声成像（超声扫查）

超声成像是使用超声波作为诊断方式的一门学科。近年来，超声成像设备的数量已经超过了所有 X 线、CT、MRI 和核医学成像设备的总和，成为临床越来越受欢迎的一种影像检查方法。超声成像几乎可用于人体所有部位的检查。因此，对于当今的影像技术人员来说，了解一些超声检查的应用和局限性，以确保针对遇到的每一种情况都采用适当的方式，是至关重要的。

与 X 线不同，超声检查无电离辐射。虽然超声波频率更高，但仍然与可听见的声音非常相似。它是一种以波的形式传播的能量，通过介质中相邻分子的振动传播。使用超声波进行成像是相对简单的技术。声波脉冲是在换能器内产生的，换能器是一种可以将一种形式的能量转换成另一种形式的装置。超声波进入人体并通过组织传播，通过吸收和反射逐渐衰减。虽然一些声波被反射和散射，但还是有一些声波作为回波被反射回换能器，这些回波作为一个点被绘制在屏幕上，点的亮度与回波强度有关，点的位置由一种被称为配准的系统计算，因此可以显示身体中相对应的位置。

（一）超声波的物理特性

超声波与人类可以听见的声波具有相似的参数，包括频率、速度、波长和能量。

声波的频率是指每秒通过某一给定点的波峰的数量，以每秒的周期数或赫兹（Hz）为单位来测量。对于超声波，则以每秒数百万个周期或兆赫兹（MHz）为单位来测量。事实上，超声波被定义为超出人类听觉范围的声波，频率约 18kHz（每秒 18 000 个周期）。医学诊断超声波的频率甚至更高，范围一般在 2～15MHz。

在给定的介质中，声速是恒定的。也就是说，声波在均匀介质中以恒定的速度传播。这取决于介

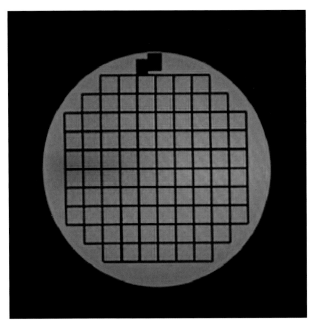

▲ 图 1-41A 应用了变形校正的体模网格，用于测量诊断准确度

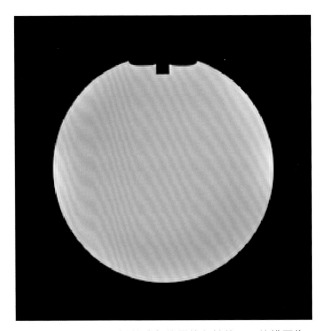

▲ 图 1-41B 用于评估头部线圈均匀性的 QA 体模图像

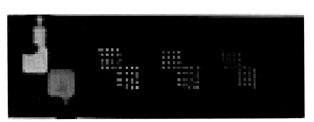

▲ 图 1-41C 用于评估空间分辨率的 QA 体模图像

质的机械性能，主要是物质的密度和弹性。速度是以每单位时间的距离为单位（ms⁻¹）来测量的。在公式中，通常用 v 表示声速速度，用 c 表示常数。波长是一个完整波型的长度，即两个连续波峰之间的距离，它是以距离为单位测量的，以 λ 表示。

声速、频率（f）和波长这 3 个参数的关系可用以下公式表述。

$$v = f \times \lambda$$

声速是一个常数。波长与频率之间是成反比的关系，当其中一个参数增加时，另一个必然会减少。理想情况下，应该使用尽可能高的频率成像，因为这样将会获得最短的波长，从而实现最佳的轴向分辨率。然而，波峰数量的增加会导致更大的衰减，因此超声医师选择了一个折中方案，即适用于组织所需深度的最高频率。此外，还有一个参数是声能，以分贝（dB）为单位。这个参数类似于可听见声音的响度，它与速度、频率和波长无关。

（二）超声波的产生、传播和检测

虽然探头和换能器这两个术语经常互换使用，但它们是不同的部件。探头是换能器的外壳。换能器是电能转换为振动或声能的转换器，反之亦然。

超声波由换能器表面的晶体材料薄条的压电效应产生，短时间内振动产生声波脉冲，然后进入人体传播。在声波产生的间隙，换能器以振动的形式接收回声，并通过逆压电效应，将回声转化为组成显示器显示的电脉冲。声波在完全均匀的介质中（如水）传播得很好，但当声波到达不同密度的材料时，一些声波会在界面上反射。在人体内，这种情况总是发生在组织的许多不同界面上，因此信号会逐渐衰减。超声医师必须通过改变换能器的位置，并调节超声仪器参数，来优化返回信号。这些因素意味着超声成像高度依赖于操作者的技能。

（三）辨识超声图像

对于初学者，超声图像可能会看起来令人困惑。首先要解决的是定位问题。这与探头的位置有关，因此只有超声医师才能准确地知道每次扫描的是哪个平面，这就是为什么建议由进行操作的人来给出检查报告的原因[28]。与 CT 扫描一样，超声扫查也是朝向受试者的头侧观察横切面，从受试者的右侧观察纵切面，因此每一次的床边检查，医务人员习惯性站在患者右侧（图1-42A至C）。在操作者改变探头位置后，能准确地显示相应部位的图像。除此之外，扫查的深度也可调节变化。当探头翻转时，图像甚至可能是相反的（如在经阴道超声检查的情况下）。

接下来要观察的是不同的衰减模式。任何充满液体的区域都能很好地传播声波，表现为声速相近的，或是无回声的，这意味着没有从内部返回的回声，导致远端相对于邻近组织的回声增强。相反，任何密度的显著变化都会产生强烈的反射，通常在该区域后方有声影（图1-43A至D）。有一系列术语用于描述这些现象。回声较少的区域通常被称为低回声区，根本没有回声的区域可能被称为无回声或声速相近区，回声较多且看起来更亮的区域被称为高回声区或强回声区。

（四）显示类型

现在即使是最基本的超声仪器通常也带有几个模式可用。图1-42B和C，以及图1-43C和D是B型超声图像。B型超声图像的信号是亮度调制的，每个像素的亮度与回声的强度相关，这样就得到了在所有超声显示器上看到的熟悉的灰阶图像。

M型超声或运动调制超声图像可显示B型超声图像上一条线上的点随时间的任何运动。如图1-44A所示，图中的轨迹显示了沿着时间水平延伸的连续线条频谱。亮度范围与B型图像中的亮度范围相对应，因此在声束穿过反射更强的组织时就有白色线条，在穿过液体时就有较暗的线条。每幅图像的深度通过图像左侧的刻度显示。一些设备能够并排展示B型和M型图像，这可能有助于观察者定位。在M型图像上可以看到深度为3～4cm的一段波状线，这与B型图像上虚线在相同深度通过的结构相对应（由于图像已经被"缩放"，因此表面的2cm是不可见的）。对胎儿心脏超声成像时，心室可以被视为液体区域，心室壁看起来更亮，随时间的运动由M型轨迹清晰地显示出来。M型广泛应用于胎儿、儿科和成人领域的超声心动图检查。

当声源和观察者之间有相对运动时会产生频率变化，当声音从运动的物体反射时就能观察到这种现象，多普勒超声就是运用了这种频率变化。根据所需信息的不同，可以用多种方式显示。图1-44B

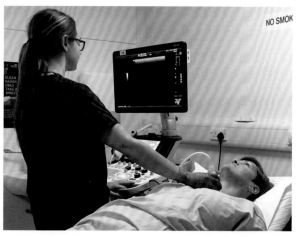

▲ 图1-42A　标准超声检查位置，检查者位于患者右侧（也可调整位置）。无论超声检查人员是左利手还是右利手，两只手都可以使用的

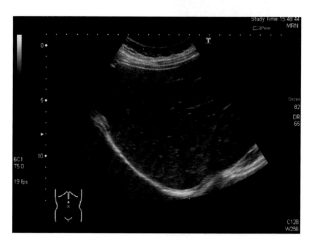

▲ 图1-42B　肝脏纵切面，屏幕左侧显示横膈（上部或头侧），右侧显示肾脏（下部或足侧）。肝脏的前表面位于屏幕的顶部

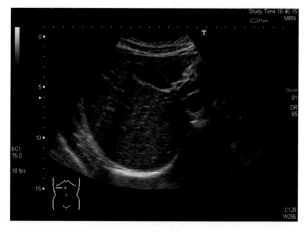

▲ 图1-42C　肝脏和胆囊的横切面，患者的右侧在图像的左侧，反之亦然。方向与查看CT和MRI扫描图像的方向相同

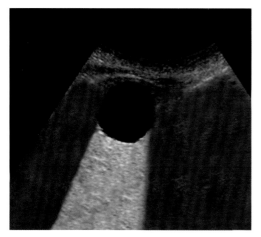

▲ 图 1-43A　液体区域后方表现出回声增强的现象

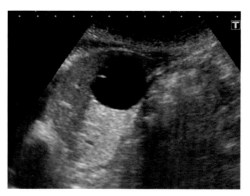

▲ 图 1-43C　肝囊肿，显示为声速相近区域（黑色），后方回声增强（亮度增加）

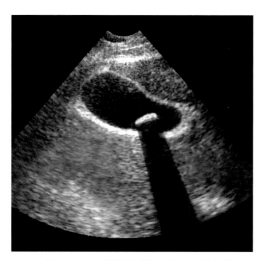

▲ 图 1-43B　强回声界面后方出现声影

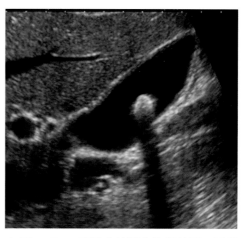

▲ 图 1-43D　胆囊内的孤立性胆结石，回声增强（明亮），其后有一个声影区域，该区域表示可用于生成图像的声波较少

显示了频谱多普勒轨迹，它是基于时间变化的一系列速度。采样的区域在多普勒门控内（是一组微小的平行线）。在这个实例中，这个轨迹显示了脐动脉血流在整个胎儿心动周期中的搏动性。图 1-44C 则为彩色血流多普勒图像，它是叠加在 B 型图像上的 "彩色图像"。这里的采样区域在多普勒方框内，其中所有的运动都被描绘成彩色，图像边缘的彩色标尺表示流动的方向和相对速度。能量多普勒对图像区域内的能量进行成像，不能判断血流方向性，非常适合显示低速血流状态（如毛细血管灌注）。

所有上述设备都使用脉冲超声，其中脉冲之间的间隔被用于等待返回的回声。经过的时间确保能够显示出所需深度的图像配准。虽然连续波超声具有诊断应用，但由于缺乏深度变化，其本质上不可能从信号中产生图像。

其他的显示类型：弹性成像，其中颜色区域与组织的硬度有关，可用于肿瘤识别；3D 显示，其中不同切面图像可以进行数字重建，这与其他横断面图像允许的重建方式相同；4D 显示，相比于 3D 模式添加了第四维的时间。

（五）超声设备、探头和控制器

现代超声换能器几乎都是多元阵列，可以提供电子聚焦和声波束控制的选择[29]。它们可以是平面的线性阵列，用于诸如乳腺和其他软组织等浅表结构，以及应用于血管。更常见的探头其表面是曲面的，可以提供扇形图像，占用较小的空间并能提供良好的视野。针对不同的应用和不同的频率范围，探头可能有不同的尺寸（图 1-45A）。例如，腔内探头等专用探头，将在后文中描述其用法时进行更充分的讨论。

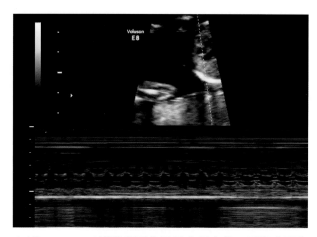

▲ 图 1-44A　M 型超声图像显示在相应的 B 型超声图像下方。M 型图像显示了 B 型图像中虚线经过的组织随时间的运动，在本图中是以一颗跳动的胎儿心脏为例

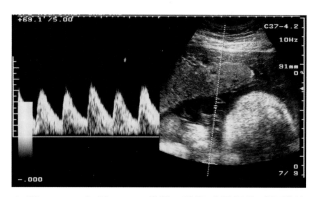

▲ 图 1-44B　与图 1-44A 类似，该运动是沿着时间描绘的，但是这幅频谱多普勒图像使用的是微小平行线（多普勒门控）内运动物体的频率变化

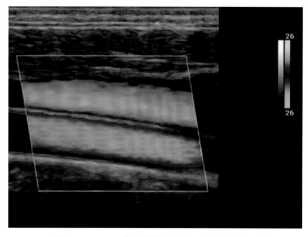

▲ 图 1-44C　颈部血管的彩色血流多普勒图像
右侧标尺显示了血流的方向，在这张图像中，橙色描述了从右向左的血流（颈动脉），蓝色描述了从左向右的血流（颈静脉）。这种标尺必须包含在图像中，以解释血流，从而进行功能评估

现代换能器元件往往是多频率宽频带的，每个探头都有一个频率范围，这意味着当需要不同的频率时，不需要更换探头。最好是使用尽可能高的频率，这样可以提供最好的轴向分辨率，尽管穿透深度可能会降低（图 1-45B）。如果需要在更深的深度成像，操作者必须降低频率。横向分辨率是通过将声束聚焦调整到感兴趣区的深度来实现的。时间分辨率由最佳帧频（fps，帧/秒）来实现，通常本身不是可调的，但受到显示深度和操作者应用的功能数量的限制，这两者都会影响设备的处理速度。

机器设置和参数通常显示在图像的一角。这些设置和参数因制造商而异。图 1-45C 显示了一组典型的设置参数。

- B 表示 B 型图像
- Frq 4.0MHz 表示换能器在 4MHz 的标称频率下工作，尽管使用宽频带的探头，也会包括稍高和低的频率。
- Gn 31 表示总增益设置为 31dB，见下文。
- Map C/0 表示显示的彩色图像设置。
- D 14.0cm 表示场深度为 14.0cm，信息也显示在侧面的标尺上。
- DR 72 表示 72dB 的动态范围。
- FR 18Hz 表示频率为 18Hz。
- AO 100% 表示声输出功率为 100%，这通常是制造商的默认设置。

为了补偿信号通过组织的逐渐衰减，可以应用时间增益补偿（TGC）来优先增强更深的信号（图 1-45D）。以分贝（dB）为单位测量的总增益均匀地放大了回声，而声功率的增加则会增加传输的信号。这应该保持在尽可能低的水平，以尽量减少任何潜在的生物效应。当实时成像时，传播的能量由热指数和机械指数所表示，分别显示为 TI 和 MI，但这通常不会显示在冻结的图像中。超声医师必须要理解这些参数，在设置控件来优化图像以满足诊断质量时，要将其保持在尽可能小的范围内[30]。

超声耦合剂在辅助成像上有三大特点：①形成良好的声学匹配层，确保产生的声波最大量的从换能器传播到身体部位；②排除了空气，再次将声波损失降至最低；③使探头能够比其他可能的方式更平滑地移动。

（六）超声检查的质量控制

超声检查的质量控制（QA）是一项系统化的项目，以确保诊断超声设备始终以最佳性能水平运行。在更广泛的意义上，这包括监控服务表现的所有方面，从对转诊的响应，到检查的技术方面，到报告交付情况和总体患者满意度。因此，总的 QA 结合了临床审核和用户服务调查，以及技术测试等方面。必须有一套完整的方案，为所有不同的检查制订服务标准和工作计划，使所有与超声检查相关医务人员都知道他们的职责。服务标准和工作计划的制订应以循证依据为基础，并符合所在国家及相关专业学术组织或团体发布的标准。临床管理是检查运行所有方面的总称。

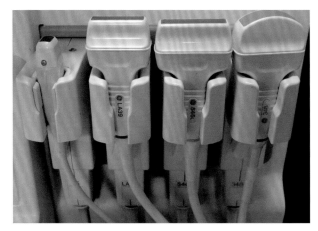

▲ 图 1-45A　超声探头的选择

一个相控阵探头、两个平面线性阵列探头和一个曲面探头

就超声设备而言，有以下 4 个推荐的 QA 标准[31]。

- 新设备交付验收测试——（英国）由地区医学物理部执行。
- 每次扫描前的安全检查——由操作人员执行。
- 每月性能测试——由超声 QA 负责人或其他受过适当培训的人员执行。
- 年度性能检查——（英国）由地区医学物理部联合英国国家医疗服务系统署（NHS）信托部或设备所有者共同进行。

新设备交付验收测试及年度性能检查属于专业服务，超出了超声检查医师或技师的权限；（英国）医学物理与工程研究所为此制订了标准[32]。

最基本的日常 QA 标准要求所有的设备使用者都要警惕可能导致成像质量不佳的变化。这就要求员工在每次检查开始时对换能器外壳和电缆进行目视检查[33]。探头应无裂纹或膜性覆盖层的损坏，有关换能器损坏及其结果的示例请参见图 1-46A 至 C，图中的探头在医学物理部检查时被发现问题。

探头损坏可能是由于平时滥用导致的。例如，

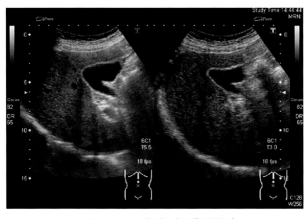

▲ 图 1-45B　频率对图像的影响

左侧的频率是 5.5MHz，图像平滑，具有良好的分辨率；右侧的频率是 3MHz，组织纹理看起来更粗糙，分辨率较差

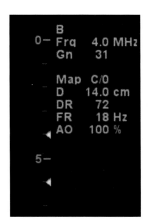

◀ 图 1-45C　仪器参数设置示意，如文中所述

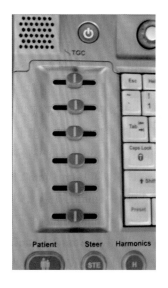

◀ 图 1-45D　时间增益补偿（TGC）

这是选择性地应用于每个深度区的放大，因为来自身体更深处的声波衰减更大，因此需要更大的放大。这通常是通过一组滑动条来完成的，其中每个滑动条对应不同的深度，顶部滑动条与近场或更表浅的结构相关，而下部的滑动条与远场相关。正确的调整可以在均匀的灰阶图像中可视化不同深度的结构

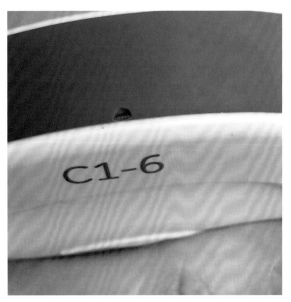

▲ 图 1-46A 覆盖换能器表面的橡胶薄膜损坏

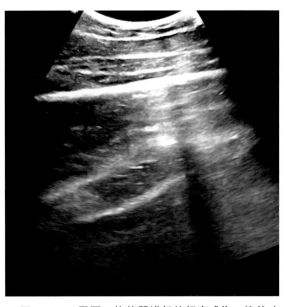

▲ 图 1-46B 用同一换能器进行的超声成像。线状暗色伪影是由于在这一点上的晶体损伤，导致部分图像丢失所致

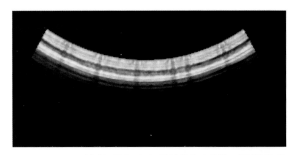

▲ 图 1-46C 该探头有几个晶体损坏区域，扫描线从这些点丢失，即"晶体脱落"

探头掉落或反复将探头表面朝下放入探头套中，抑或是将探头悬垂和悬挂着，这些情况均应避免。此外，探头外壳不完整可能会导致感染以及与电气相关的风险。

换能器电缆由非常多的细线（有时是数百根）组成，在移动期间，如果被仪器自身的轮子碾过时极易受到损坏。保障设备寿命的最佳方法是，让操作人员在每次检查结束时检查探头和电缆是否正确存放，以避免它们受损。

操作人员还应警惕图像质量的任何变化。例如，由于个别晶体损坏而导致的扫描线丢失（图 1-46B），或屏幕上的文本出现"重影"，导致图像清晰度不足。

每月的性能测试使用测试对象或组织等效测试对象（体模）来进行。组织等效测试对象基本上是一个包含各种项目的可扫描的"盒子"。例如，包含相隔已知距离的导线或已知尺寸和深度的特定结构（图 1-47A 和 B）。通过对该物体的超声图像进行屏幕上的测量，产生如图 1-47C 所示的图像，以检查标尺（测量）准确度及声波束的轴向和横向分辨率。应记录结果，以便能够识别随时间发生的任何变化（通常是在明显的设备故障发生之前）。

额外的 QA 测量可能适用于某些特定情况。例如，在筛查项目或血管检查中，可以对多普勒超声进行专门检查，以及对于要远程查看图像的显示器也要进行专门的检查[34]。只有医用级别的显示器才能用于图像判读，并且这些显示器应该接受 QA 程序的检查，以检查其设置或性能是否有任何偏差。

这些流程和系统确保图像质量是最佳的，以及数据测量是准确的，有助于在服务中提高把握性。

（七）超声的优点和缺点

1. 优点

- 设备相对便宜，因此很容易获得。
- 设备通常是可移动的，并且是便携式的。
- 检查时间短，几乎不需要准备。
- 超声扫查（USS）是一种不涉及电离辐射的非侵入性检查方式。
- 可进行即时、准确的测量（生物测量）。
- 可实时可视化评估组织的运动、可压缩性，以及指导外科手术或介入治疗（详见第 12 章）。
- 这种可视化运动的能力意味着在运动的条件下

不会过度降低图像质量。

- 高度机动性和无限制的角度变化允许在困难的情况下。例如，在创伤、外科手术期间，或当敷料或其他人工制品限制检查时使用。
- 可通过包括生物测量在内的血管成像，以频谱、彩色血流和能量多普勒等来评估血供、引流情况和诊断异常。

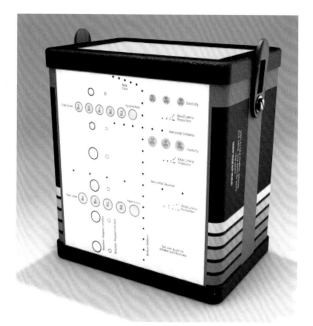

▲ 图 1–47A　CIRS（计算机成像参考系统公司）组织等效测试对象（体模），型号 040GSE

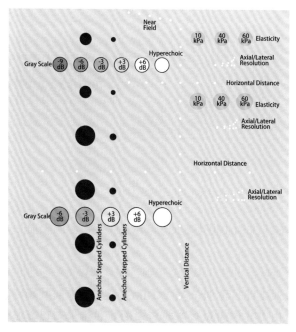

▲ 图 1–47B　CIRS 040GSE 内部构造示意

2. 缺点

- 高度依赖于操作者的技术和经验。做出准确的超声诊断，对于医师的操作能力、对于患者病情及病史的理解等方面要求较高。如何获得正确的图像，使用最佳的设备及参数设置，如何观察和记录相关的发现都十分重要。
- 因为 USS 在很大程度上是一种"实时"的成像方式，所以在检查过程中要——回顾性查看图像，并进行图像记录。在记录时，要概述主要的病变表现并评估病变的风险。
- 超声波不能通过气体（在肠道中、通过衣物或敷料，或在脓肿中）传播。
- 由于声波衰减，对于较大或较坚固的对象，应用 USS 可能会受到限制。

3. 与其他成像方式比较

与 CT 扫描相比，经过参数优化后的 USS 设备，可以具有更好的时间分辨率和良好的对比度分辨率，但空间分辨率仍然较差。

与 MRI 相比，其对比度分辨率不如 MRI，但超声具有良好的时间分辨率、易于获取图像，并且不存在与铁磁性设备不兼容的情况，因此更有利于介入引导。一般来说，尽管可以实时详细地研究许多解剖功能，（如产科成像、血流或蠕动），但超声在器官功能评估方面不及核医学检查。超声设备比 CT、MR 或核医学设备更便宜且更便携，广泛应用于战场、高空急救等各个医学领域。除超声诊断成像外，USS 还可用于引导介入器材植入、引流和治疗性药物输送。一些正在开发中的融合成像（CT 或 MRI 与 USS 的融合成像）有望在未来用于组织表征。

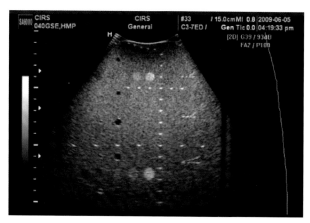

▲ 图 1–47C　以 CIRS 040GSE 测试的超声图像

（八）超声筛查的价值和应用

鉴于具有上述优势，USS 被英国国民保健署（NHS）用于胎儿畸形普查项目（FASP），被确定为美国腹主动脉瘤筛查项目（NAAASP）的成像方式。在英国国民保健署乳腺筛查计划（NHSBSP）中，USS 是随访检查的主要方式。USS 还被广泛用于对多囊肾患者家庭中的个体进行有针对性的筛查和卵巢癌筛查。

十三、核医学成像

（一）背景

自 20 世纪 40 年代，核医学成像就被应用于临床，1989 年起其被确认为一个独立的医学专业。放射性核素显像是核医学的一个重要分支，是通过对患者注射放射性药物而获得诊断信息，将放射性核素显像图像中显示的放射性物质在不同器官和组织中的分布与正常组织或器官中的分布进行比较，从而进行疾病诊断、鉴别诊断及评估疾病的严重程度。放射性核素显像图像采集有多种方法（如平面、动态和多平面技术）。

双头单光子发射计算机体层摄影（SPECT）是代表性的多平面图像技术（图 1-48A）。联合 CT 和 SPECT 摄像技术（图 1-48B），可以进行图像重建和解剖定位。核医学也包括使用放射性物质进行临床治疗（除了在密封容器中使用放射源）。在核医学中，大多数成像需要对患者使用放射性药物。

正电子发射断层扫描（PET）是核医学领域中发展的新技术。它是一种功能性成像技术，需要给患者使用放射性药物。此外，在 PET 检查中，从患者准备到图像获取和重建，还需要多方面考虑。

PET 技术出现于 20 世纪 70 年代初，起初其发展重点一直停留在实验研究上，直到 20 世纪 90 年代末有了突破性的进展。PET 技术的应用离不开临床用放射性药物的开发和临床使用批准。第一台商用 PET 扫描仪于 1975 年问世，其临床应用价值越来越明显，尤其是在肿瘤学领域。然而，核医学最重要的发展之一是将 CT 扫描作为一种图像重建和解剖定位的手段补充进入 PET（图 1-48C）。PET 联合 CT 技术是核医学领域的重大进步，实现了功能 PET 图像与 CT 图像的"融合"。第一台商用 PET-CT 扫描仪于 2001 年问世。PET-CT 和 SPECT-CT 成像常被称为"融合

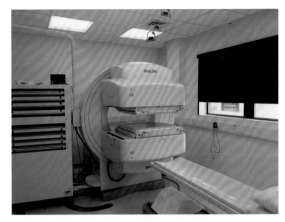

▲ 图 1-48A　双头伽马照相机

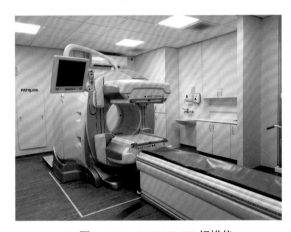

▲ 图 1-48B　SPECT-CT 扫描仪

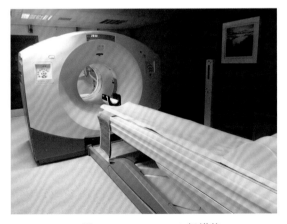

▲ 图 1-48C　PET-CT 扫描仪

成像"。CT 扫描用于显示病变的解剖位置，SPECT 或 PET 核素显像用于评估组织病理学的功能水平。

融合成像技术发展迅速，PET 扫描系统能够实现 TOF 成像，联合 CT 技术能够提供更复杂的成像技术（如心脏 PET-CT）。需要注意的是，PET 检查已经很少单独使用，因为 PET-CT 现在已经非常普及，PET-MRI

也是一种不断发展的技术，其主要应用在大脑的神经学成像领域，许多研究中心正在研究这个领域相关的成像技术和新型显像剂。

在欧洲等地，核医学检查存在于数以千计的医疗机构。核医学检查大部分可以在门诊完成，不会影响患者的日常活动。核医学检查过程是相对"无创"的，但需要患者在检查或治疗时保持静止，其过程可能持续几分钟到几小时。

放射性核素显像的辐射水平通常低于或相当于同等的 X 射线检查，其可以提供功能图像而不是解剖学图像。放射性核素显像检查时的辐射风险通常被国际辐射防护委员会认为是"微不足道"的。PET-CT 与单纯 CT 检查相比辐射剂量更大，但对于肿瘤患者，基于患者风险 – 收益分析方面综合考虑，PET-CT 技术仍具有优势，往往可明确诊断。

核医学科是由多学科医疗团队组成。工作人员包括医务人员、物理师、放射性药物治疗师、医疗技术主任、放射技师、护士及文书撰写人员等。核医学科提供医疗服务使用的设备有伽马相机及 PET-CT 设备等。

（二）放射性核素显像原理

放射性核素显像研究需要少于一微克的放射性物质进行诊断检查。这样不会干扰生理通路，而是显示组织的功能。例如，放射性碘（^{123}I）和稳定碘能以同样的方式被甲状腺摄取，可用来获得有关甲状腺的功能数据或影像。

放射性物质可通过下列两种形式给患者使用。

- 放射性核素形式。例如，放射性氪气体（^{81m}Kr），用来显示肺部的空气供应。
- 附着在放射性药物上，如放射性锝附着在亚甲基二磷酸盐上（^{99m}Tc-MDP），用于骨显像。

放射性药物的使用取决于哪个系统或器官是放射性物质的目标。放射性活性物质放射出的伽马射线随后可在患者体外被检测到，并在特定区域产生被摄取的图像。

（三）门控显像

使用成像设备采集数据时，可能存在成像过程中运动造成的图像的模糊或伪影的问题。对患者进行解释检查注意事项及检查时患者保持静止非常重要，同时需确保检查时患者的舒适度，并在可行的情况下对患者体位进行固定。在扫描过程中患者屏住呼吸有助于消除图像的模糊，但这取决于扫描持续时间。也可通过门控技术减少心脏和呼吸运动带来的伪影。

在患者离开科室之前，以电影模式进行查看确保理想的图像质量，判断是否需要重复检查。运动矫正软件可以使用，但软件矫正对运动伪影矫正程度有限。

1. 心电门控

放射性核素检查心电门控显像已经应用了几十年，该技术在 MRI 和 CT 上都曾被应用，数据通过获得的心电图进行门控。这属于多门采集（MUGA）。使用 3 导联心电图，R-R 间期通常分为 8 个等时间间隔，按这 8 个脉冲间隔存储多个心动周期的数据，并将同时相的图像相加，产生综合心动图像和数据，可用于确定射血分数（图 1-49A）。

2. 呼吸门控

呼吸运动是肺部、膈肌区域和肝脏成像的主要挑战。呼吸门控系统可用来消除图像模糊，该技术使用监视器跟踪胸壁的定位。图 1-49B 显示了 PET-CT 检查的呼吸门控装置。这个示例中，我们的目的是获取肺底部的图像，并发现一个小的、可能会因呼吸运动而模糊的孤立性肺结节。

（四）伽马射线成像

图像可以多种采集，以下介绍一些典型成像数据集。

平面成像：一种静态视图的采集，伽马照相机定位在感兴趣区［如 ^{99m}Tc-DSMA（二巯基丁二酸）研究（图 1-50A）］。

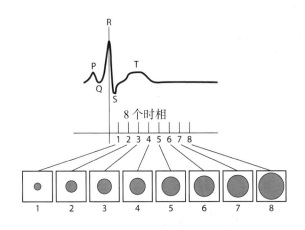

▲ 图 1-49A　MUGA 时间序列

动态成像：在感兴趣区实时地进行图像的采集，通常在注射放射性核素/放射性药物后立即开始。数据采集过程可能会持续几分钟［如 MAG Ⅲ 肾图（图 1-50B）］。

门控成像：一种快速序列成像的采集。例如，考虑到患者的心跳对于成像的影响，采用心电图触发的心脏 MUGA 扫描。同样，门控成像可以用来减少呼吸运动伪影。在 PET-CT 成像中，PET 图像采集通常需要 2～3min，门控技术有助于提高肺部小结节的分辨率。

核医学检查中，PET 全身成像需要伽马照相机向下移动到患者的躯干进行图像采集，这些图像显示为一个完整的全身图像（图 1-50C）。

PET-CT 也被称为"全身"成像，但这指的是从中脑部延伸至股骨中部范围的成像。图 1-50D 展示了一个典型的 PET-CT "全身"成像示例，包括冠状位图像 CT、PET 和融合的 PET-CT 数据。在 PET-CT 中，所谓的"全身"成像实际并不是从头顶到脚趾的全身扫描。

有时，采用多模态数据采集是有益的，即联合使用 CT 和 SPECT 或 PET（SPECT-CT 或 PET-CT）。用于检测放射性核素并产生图像的仪器是伽马照相机或 PET 扫描仪。CT 可用于产生衰减图或定位的解剖图。图像可以由收集到的信息形成，并以静态（平面图像）或动态（与时间相关）方式显示。现代化的成像系统也可以在 SPECT 扫描后进行电影成像及 3D 显示图像（横断面、矢状面和冠状面）。

（五）放射性核素

在第 2 章中，介绍了放射性核素的特点及其一般应用。放射性核素显像中最常用的放射性核素显像剂为 ^{99m}Tc，这种放射性核素可以在放射药房内的发生器现场生产。一般情况下，放射性核素与药物（药剂）结合形成放射性药物（如 ^{99m}Tc-MDP）。

没有放射性药房的医疗机构，他们的放射性核素和放射性药物按照患者数进行相应的剂量配送，只需在给患者用药前检查药物活度即可。^{99m}Tc 的 γ 能量为 140keV，其半衰期约为 6h。

通常，PET 检查所用的放射性药物是由回旋加速器生产的，并以多剂量小瓶方式输送。最常用的放射性同位素是 ^{18}F- 氟代脱氧葡萄糖（^{18}F-FDG）。这是一种与正电子发射的放射性同位素 ^{18}F 结合的葡萄糖类似物，^{18}F 在葡萄糖分子中被取代，可以反映组织代谢活性。

在使用前，医务人员应对放射性核素/放射性药物进行检查，并使用适当的放射防护设备（如注

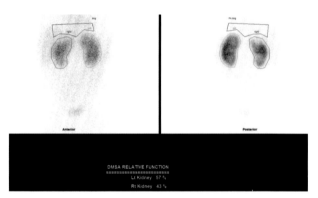

▲ 图 1-50A 静态前后位肾图评估肾功能

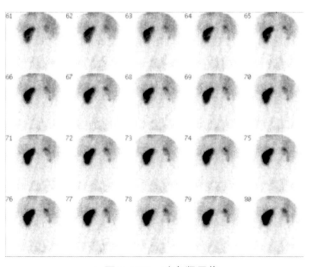

▲ 图 1-50B 动态肾显像

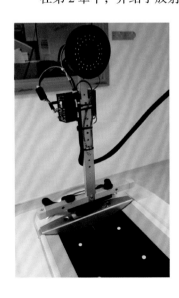

◀ 图 1-49B PET-CT 呼吸触发系统

射器护罩、手套和围裙）。静脉注射放射性药物通常在场外制备，通过 PET 专用给药瓶、按照患者所需剂量进行给药。对于所有静脉注射配制的剂量，在给药前，每个注射器都应在剂量校准器中进行测定。不要使用处方剂量范围以外或与处方剂量相差超过 ±10% 的剂量。必须进行以下检查并确认。

- 查对患者，需要征得同意并按照科室规程确认身份。
- 确认放射性核素 / 放射性药物在注射器内。

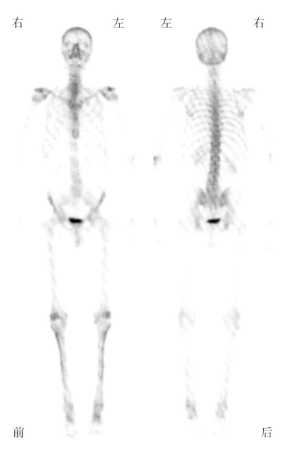

右　　　　左　　　左　　　　右

前　　　　　　　　　　后

▲ 图 1–50C　PET 全身骨显像

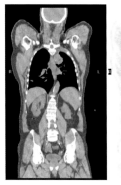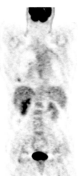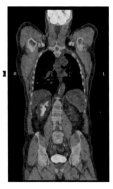

▲ 图 1–50D　冠状位全身 PET-CT 扫描

- 确认计量单位正确，确保药物以正确的形式和体积处于注射器中。
- 注射的方式恰当。

医务人员应将使用过 / 未用过的注射器放入适当的容器内贮存和处理。遵从和符合辐射许可证的详细规定，以及当地的相关法律和法规。

（六）核医学成像协议

对患者进行系统的放射性核素显像是十分必要的，检查必须仔细准备、规范进行，并正确显示和存储图像和数据。

（七）患者准备

核医学检查患者准备的要点如下。

- 检查单必须经过审查、确认、知情同意，以及由经过专业培训的代表授权。英国放射性药物管理咨询委员会（ARSAC）规定，在预约检查之前，许可证持有人或指定代表将对申请单的放射性核素进行审查，并确保检查是按照现行的国家成像指南。ARSAC 工作遵循《2018 年电离辐射（医疗照射）规例》[35]。
- 在检查获得批准后，最好直接通过电话与患者进行初步沟通，并提前询问可能影响预约和患者准备的关键问题。然后，可通过电子邮件或邮政信件向患者提供指导，详细说明检查前事项及进行成像程序的具体要求。
- 患者的体重会影响放射性药物的使用量。对于体重 >100kg 的患者可加大剂量。
- 关注患者的糖尿病状况。建议糖尿病患者来检查时携带食物和必要的药物，但患者进行影像检查前一段时间内必须禁食。
- 幽闭恐惧症。对于患有幽闭恐惧症的患者，在扫描之前需要更多的安慰和指导。参加放射性核素检查的大多数患者通常都做过 CT 或 MRI，如果这些扫描已经完全成功，这对于这组患者来说是一种安慰。对于严重幽闭恐怖症的患者，建议要求其在正式扫描前先参观扫描仪并进行"模拟"扫描，这些患者可以进行较早时间的预约，这些对于 PET-CT 检查来说很重要。在患者出现严重幽闭恐惧症的情况下，必要时可给予地西泮（安定）等镇静药物。
- 妊娠状况。预约检查前，所有生育适龄的女性必须遵守"10 天准则"。从最后一次月经周期的第 1 天计算，同位素的使用只能在周期开始后的 10 天内进行。可要求患者填写"妊娠排除性表格"，以确认患者月经周期。此外，对于哺乳期的患者，应给予具体的指导，建议在注射同位素后 24h 后才能进行哺乳。在理想的情况下，母乳应该事先被挤出并储存起来，然后由母亲以外的人用奶瓶给婴儿喂食，直到放射性物质衰减完成。

- 额外的需求。无论是患者身体上的需求还是沟通方面的需要，在预约检查前必须确定，以便在患者接受检查当日，为他们提供适当的帮助。
- 简短的近期病史问卷在 PET-CT 检查中很常见，典型问题包括近期化疗、放疗、之前的扫描、活检、相关手术、近期受伤或感染、药物使用情况、身高和体重等。
- 根据辐射防护指南，必须劝阻患者不要携带超过 1 名探望者或儿童前往核医学科。
- 由于禁忌证或各种因素，必须记录检查方案的任何修改之处。例如，患有严重肺病的患者需要接受肺通气 / 灌注扫描（V/Q）。

（八）放射性核素显像设备

有许多设备用于在核医学中成像或组织功能检查，从简单的闪烁探测器到复杂的双模态成像设备。

- 通过伽马相机可获得多平面图像，通常使用双探头 SPECT 相机（图 1-48A）。
- SPECT-CT，即在 SPECT 上增加 CT（图 1-48B），通过 CT 的解剖学定位进行图像重建。
- PET-CT 系统使用 CT 解剖图像定位。CT 与 PET 成像数据融合使病理特征能够被更准确地定位和呈现（图 1-48C）。
- PET-MRI 系统使用 MRI 技术定位，在神经系统（特别是脑）成像中尤为重要（图 1-51A）。
- 闪烁探针可用于探测小量的辐射（如腋窝前哨淋巴结的检查），也可被用于环境污染监测。图 1-51B 所示为在核医学中使用的典型闪烁探头。
- 活度计用于准确测量将给予的放射性药物的数量。图 1-51C 所示为一个典型的活度计。侧面可以看到一个有机玻璃载具，这是用来盛放小瓶或注射器进行测量。在蓝色托盘中的是用于盛放小瓶或注射器的固定器具，即用于帮助去

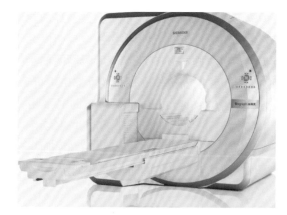

▲ 图 1-51A　PET-MRI 扫描仪

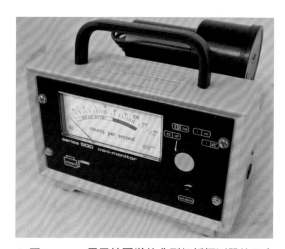

▲ 图 1-51B　用于核医学的典型闪烁探测器的示意

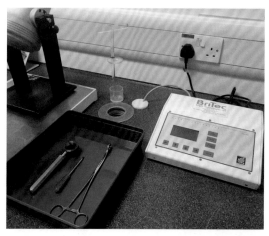

▲ 图 1-51C　一种典型的剂量校准仪和相关仪器，用于安全手动处理放射性同位素

除小瓶上金属箔盖的钳子和工具。

（九）影像诊断原理

放射性核素图像显示了放射性核素 / 放射性核药

物在器官或系统中的分布。放射性核素显像检测异常/病理的方法主要有以下3种。

- 在均匀区域摄取增加。例如，在骨成像中的"热区"（图1-52A）。
- 在均匀区域摄取减少。例如，肺成像中的缺陷，即"冷区"（图1-52B）。
- 定量分析。感兴趣区（ROI）用于对给定区域进行构建曲线或量化分析。这些数据可以与正常的组织进行比较，并用于评估代谢的异常组织。在PET成像中，常以标准化摄取值（SUV）来定量，其中SUV反映了ROI或肿瘤内的活动，有助于观察肿瘤或感染的"侵袭性"。

SPECT-CT及PET-CT技术已在前文中有所介绍。平面成像仅显示患者深部5～10cm的放射性，更深层的组织结构可能被遮挡。在前位和后位图像上都有可能出现高摄取区域。

肺部（图1-52B）检查需要对整个胸部区域进行成像。前位和后位图像显示了不同的解剖结构，脊柱在后位图像上非常清晰。侧位、斜位图像和SPECT图像也是必要的。此外，SPECT或PET轴位成像可提高诊断准确性，因为病变可能由于上覆结构遮挡的"消除"而变得明显。

相比于单独使用SPECT和PET，SPECT-CT或PET-CT融合显像可进一步提高诊断准确性，提供更明确的解剖定位（图1-52C）。

（十）放射性核素显像图像质量的影响因素

1. 准直仪的选择

准直器在成像过程中起着至关重要的作用，可确定从患者身上发出的伽马射线到达晶体探测器的位置。大多数准直器都具备平行孔，因此患者体内放射性物质的分布与探测器中发生的相互作用模式之间存在1:1的关系。准直器可以阻止99%以上的伽马射线进入晶体探测器，只允许直接进入孔洞中心的光子成像。准直器与脉冲高度分析仪一起，消除了不能携带有用信息的散射光子的影响。准直器的实际设计将取决于许多因素，包括放射性核素发出的伽马射线能量，以及待成像区域内放射性物质的时间和空间分布。

一个典型的伽马相机系统具有以下准直器：

- 低能量通用（LEGP）或低能量多用途（LEAP）

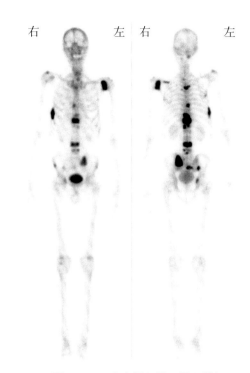

右　　　左　　右　　　左

▲ 图1-52A　全身骨扫描，摄取增加

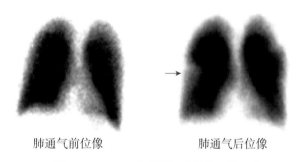

肺通气前位像　　　　　肺通气后位像

▲ 图1-52B　V/Q扫描提示肺栓塞可能性大

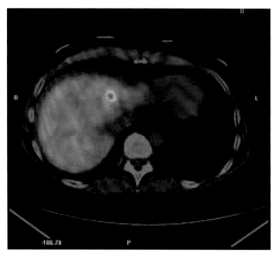

▲ 图1-52C　肝脏PET-CT融合图像显示肝脏内有一病灶

准直器，设计用于理想的动态研究中，处理 ^{99m}Tc（140keV）释放的能量（图 1-53A 和 B）。

- 低能量高分辨率准直器，适用于需要图像细节的应用（如骨骼成像）。这种准直器灵敏度低于低能量多用途准直器，因此获取图像需要更长的时间（图 1-53C）。
- 中能量准直器，适用于处理能量更高的核素显像（如 ^{111}In、^{67}Ga 和 ^{131}I）。
- 针孔准直器可用于甲状腺等小器官的成像或关节成像。其是针对低能同位素设计的，放大了 ROI。针孔准直器是一个中空的铅锥体，顶端有一个小孔，可以产生高分辨率的放大图像。

2. 放射性核素的使用

此部分内容在第 2 章已有所介绍。需要注意的是，图像质量取决于给予足够的放射性核素，放射性药物在靶器官中被足量摄取，并且得到充分的排泄 / 清除。这与 ALARA 原则相冲突，该原则旨在尽量减少放射性活度的用量，因此必须做到相应的平衡。

3. 对患者的辐射剂量

国际辐射防护委员会（ICRP）发布的指南 ICRP-60 第 1 段，建议核医学成像药物的放射性活度必须受到限制。辐射剂量取决于多种因素，包括放射性核素的物理和生物半衰期，这些因素共同构成有效半衰期。^{99m}Tc 和 ^{81m}Kr 等放射性核素通过同质异能跃迁衰变，而 ^{123}I 等放射性核素通过电子俘获衰变，这些放射性核素每单位活度的辐射剂量低。这样可以用更高的活度，获得更高的计数率。由于图像采集时间有限，更高的总计数可以增加获得更高图像分辨率的可能性。

《放射性药物临床管理和密封放射源在诊断、治疗或研究中的使用指南》基于英国 ARSAC 2018 提供的指南[36]，该指南对 IR（ME）R 2018 下的许可成像过程提供指导。IR（ME）R 要求从业者在任何给定的医用放射装置上持有为特定目的管理放射性物质的许可证。

(1) 每家医疗机构必须持有管理放射性物质的许可证，并对每个医疗放射装置进行管理。

(2) 每名从业者必须持有许可证，以获得管理放射性物质的依据。

4. 扫描持续时间

图像的采集可以通过预先设定采集时间或设置

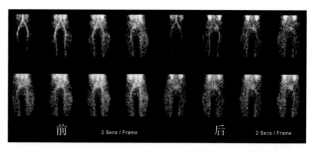

▲ 图 1-53A　一种低能、通用的准直器，动态采集图像

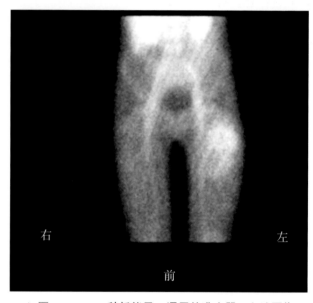

▲ 图 1-53B　一种低能量、通用的准直器，血池图像

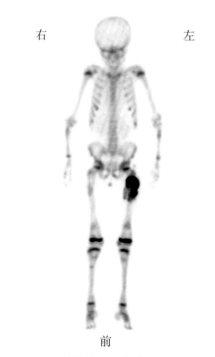

▲ 图 1-53C　一种低能、高分辨率的准直器，图像示意

采集图像的计数来控制。对于静态成像，设置计数可以获得预定的信息量。例如，在静态肾脏成像中，在获得 500 000 计数后，肾脏成像采集被终止。

在动态成像中，采集到一系列时间相关的图像，选择的帧时间与新陈代谢 / 排泄的速度相关。例如，肾脏图像采集方案包括一系列 120 幅图像，每幅图像在 20s 的时间间隔内采集，与其他成像过程相似，患者的运动可能会导致出现运动伪影，从而造成图像清晰度降低。对于较长时间的检查，应采用患者固定的方法。对于婴儿和儿童的检查，必要时可能需要使用镇静药物。

5. 光电峰

伽马相机的脉冲高度分析仪用于减小图像中康普顿散射。光电峰内的伽马光子被晶体探测器吸收而没有先被散射。把分析仪正确地设置在放射性核素的光电峰上，当放射性核素的能谱包含一个以上的伽马辐射时，则设置在主要的光电峰。此时显示的是典型的光电峰能量。

放射性核素	主要能量
锝 –99m	140keV
氪 –81m	191keV
铊 –201	68～91keV（X 线）

6. 窗宽

窗宽决定了用于产生放射性核素显像的光子发射能量的上下限值。选择的数值要在采集前先输入系统。例如，使用放射性核素锝进行成像，一般窗宽为 20%，以光电峰为中心对称设置。这个窗宽消除了任何可能降低图像质量的不必要能量，也就是康普顿散射。当使用双同位素技术时，问题就出现了，在这种技术中，第 1 个放射性核素的窗宽内的能量与第 2 个放射性核素的能量重叠。这种干扰被称为"串扰"，它会降低图像质量，但是每个放射性核素使用较小的窗宽，可以用来防止这种能量重叠。

（十一）质量控制 / 质量保证

1. 伽马照相机

应定期对设备进行质量控制检查，这可能是每天、每周或每月都需要进行的。每天都要检查探测器的均匀性。每次检查前都要确定并检查光电峰（图

1–54A）。不正确的采集设置或不均匀性会导致成像误差。伽马照相机的均匀性可通过泛源试验来评估，如果伽马相机的电子线路 / 晶体中出现了缺陷就会被发现。例如，图 1–54B 所示为水模研究中显示有缺陷的光电倍增管（PMT）的伪影示例。

2. SPECT-CT

在混合成像系统中，除了标准的 SPECT 质量控制之外，CT 的质量控制也是必须的。此外，还必须检查基于矩阵的图像配准。均匀性校正和旋转中心校正是影响重建图像质量的最重要因素。其他测试包括像素大小（增益）校准、线性测量、旋转灵敏度、

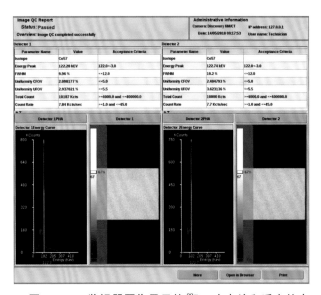

▲ 图 1–54A　监视器图像显示的 ^{99m}Tc 光电峰和适合的窗宽设置

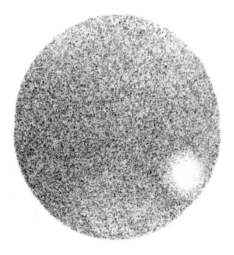

▲ 图 1–54B　水模研究中显示有缺陷光电倍增管的伪影示意

机械对准、能量分辨率和计数率特性。

3. PET-CT

（1）质量控制：PET-CT 系统的每天和每周的质量控制检查是必须的。图 1-55A 所示为"符合"预先定义的基线要求的 PET 质量控制示例。探测器模块编号可以在图像底部看到，在图像左侧可看到时间和能量。这些数值有助于确定系统的均匀性，从而保证每个模块和探测器的性能达到预定的标准。要进行 PET 的质量控制，可采用 ⁶⁸Ge 棒源进行设备校正。图 1-55B 展示了 ⁶⁸Ge 棒源在其屏蔽内的一个示例。图 1-55C 则展示了在每日质量控制采集程序中检测到的电路板故障引起的计时错误。

质量控制还需要每日对 CT 扫描仪进行空气校准，以及每周进行一次 CT 水模测试。

（2）衰减校正：混合成像中低剂量 CT 扫描的目的是提供一个基本的解剖概观，并产生一个衰减图，可用于纠正人体内解剖结构的衰减效应。由于 CT 中 X 射线的光子能量较低（100～140kVp），如果选择 PET 作为融合成像系统，CT 衰减系数需达标，以反映出高能 511keV 发射光子的衰减。一旦衰减系数符合要求，就可以将它们应用到发射数据中，得到衰减校正（AC）图像。

在 PET-CT 中，衰减校正过程对于定量 SUV 评估和提高图像质量至关重要。由于在这个过程中可能产生伪影，任何可疑的病变都可以通过确认非衰减校正（NAC）的发射图像是否存在来验证。如果它出现在 NAC 发射图像上，很可能是摄取增高的点，而不是伪影。图 1-55D 显示了 PET 衰减校正与非衰减校正图像的对比。

（十二）患者准备

影像检查前患者的准备工作十分重要，需要向患者及陪检者清楚解释检查流程及注意事项。患者准备不充分或错误可能会耽误宝贵的成像时间，甚至造成医疗资源的浪费。患者需要知道的信息如下。

- 是否需要脱掉衣服或从口袋里拿出不必要的物品。重要的是，不要把硬币或假牙等物品放在口袋里，以免产生伪影。
- 检查可能需要多长时间，需要在多长时间内保

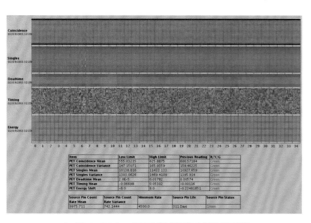

▲ 图 1-55A　PET 日常质量控制示意

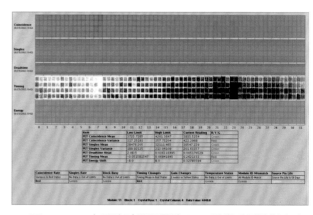

▲ 图 1-55C　由于计时错误导致 PET 日常质量控制失败

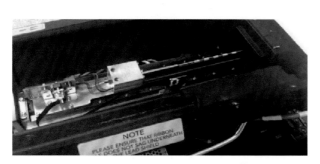

▲ 图 1-55B　用于 PET 日常质量控制的 ⁶⁸Ge 棒源

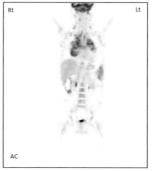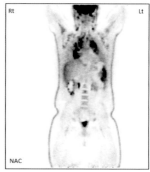

▲ 图 1-55D　PET AC 与 PET NAC 成像比较

持静止，什么时候可以移动。

医务人员应据实回答患者的问题，并询问患者体位是否舒适，确保设备是否设置正确，以及向患者重申检查流程（图 1–56A）。

（十三）其他因素

- 伽马照相机必须尽可能靠近患者（图 1–56A）。增加患者和伽马照相机之间的距离会降低图像清晰度。在 SPECT 检查采集数据时，应尽可能使伽马照相机靠近患者而又不会让患者感到不安。
- 必须准备好消除伪影。金属物体和乳腺假体可能会吸收伽马射线留下衰减"洞"的形象。放射性尿液污染是常见的伪影之一。医务人员要对不同类型的伪影进行一一甄别，以消除影像报告中可能由伪影而导致的错误。
- ^{57}Co 源被用于使图像的方向能够识别身体的左侧或右侧。标记源也可以按 5cm 间隔嵌入带设置点的柔性橡胶条中，以便于评估距离和勾勒边界，即肝脏成像中的右肋缘。
- 固定装置。例如，尼龙搭扣带和泡沫垫可用来减少患者的活动（图 1–56B 和 C）。

（十四）临床实践指南

临床实践指南有助于临床成像和管理。越来越多的专业机构和教育机构正在着手制订国家和国际的相关指南，以改进医学影像实践。这些指南的指导涉及多学科方法，能够改善总体影像诊断水平和质量，并为临床医疗提供保障。

在核医学领域，专业的协会（如英国核医学学会、美国核医学与分子成像学会和欧洲核医学协会）制订了多个指南。放射学有类似的指南发布［（如英国 PET-CT 的使用循证和指征（2016））][37]。

十四、放射性核素显像标准成像协议

（一）成像流程

向患者充分解释检查流程及注意事项后，患者被安置在扫描位置。成像可以为"全身"或特定区域的扫描。SPECT 或 SPECT-CT 可作为常规检查的一部分。

理论上，所有扫描应满足以下条件。

- 患者在检查过程中感到舒适，并及时完成检查。
- 伽马照相机应尽可能贴近患者。
- 感兴趣区包括在 FOV 中。

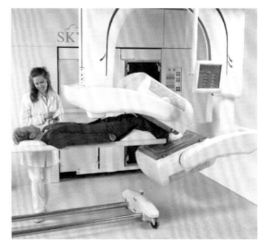

▲ 图 1–56A　影像检查前患者的准备，医务人员对躺在检查床上的患者解释检查流程及注意事项

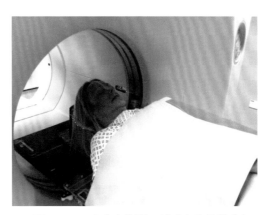

▲ 图 1–56B　患者定位图，辅助定位的激光灯

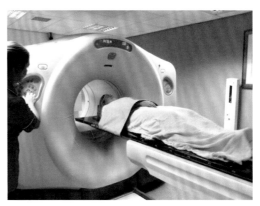

▲ 图 1–56C　辅助调整患者体位的固定装置

- 对于动态扫描，所需的解剖结构在注射药物前的视野中，使用解剖学表面标记。
- 患者没有与探测器相对旋转，即正中矢状面与探测器成直角，仰卧位和俯卧位的冠状面与探测器平行。这些图像可以用双探头照相机同时采集（图 1-57A）。对于侧面图像，正中矢状面与探测器平行，冠状面与探测器成直角。

（二）成像参数：SPECT

全身扫描时，必须确定扫描范围。对于全身骨显像，通常要注意以下参数。

- 360° 旋转。
- 120 次投影。
- 128 × 128 矩阵。
- 每次投影采集 30s。

心脏扫描是用双探头以直角进行的，此时要注意以下参数。

- 180° 旋转。
- 60 次投影。
- 64 × 64 矩阵。
- 每次投影采集 25s。

成像过程中，患者可能需要保持"静止不动"长达 1h。因此，让患者感到舒适并允许他们在可能的情况下适当移动身体很重要（图 1-57B）。

（三）图像处理

放射性核素显像重建图像的分辨率为 64 × 64 像素或 128 × 128 像素，像素大小 3～6mm。选择的投影数近似等于所得图像的宽度。一般情况下，重建的图像的分辨率较低，噪声较平面图像有所增加，并且易于出现伪影（图 1-57C）。图像后处理可用于伪影校正、数据分析、多平面重建或利用感兴趣区。还可以计算各种功能信息（如心脏左心室的射血分数）。

十五、PET-CT 常规"全身"成像

下面将详细介绍全身 PET-CT 扫描成像采集和后续护理的要求。假设患者静脉注射了成像所需的 ^{18}F-FDG，在采集图像之前，患者可以放松等待 1h，并排空膀胱。

成像步骤

PET-CT 常规"全身"成像范围包括从眼眶下延伸到股骨上 1/3 的区域。成像要求患者仰卧，使用手臂和肩膀支撑，手臂伸出头部。另一个腿部支撑物可以放在膝关节下面，以帮助患者获得更舒适的体位，减少腰椎压力（图 1-58A）。如果患者不能保持手臂抬起，或不能伸出头部，患者被扫描时手臂需

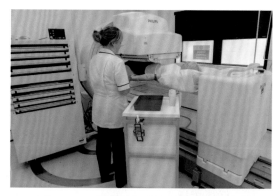

▲ 图 1-57A　体位为仰卧位的双探头全身成像

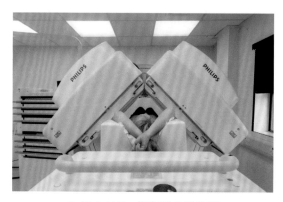

▲ 图 1-57B　双探头心脏扫描

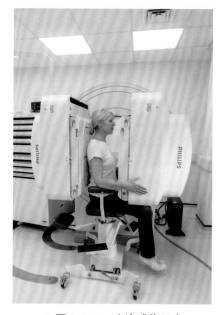

▲ 图 1-57C　坐姿成像示意

下垂，并且手臂必须延伸到腹部，以确保扫描视野完整，这样可以尽量减少截断和射线硬化伪影。

1. 参数设置

PET-CT 扫描开始时，从患者大脑中部到大腿

中部进行初始 CT 摄影（定位片）。根据 CT 定位像，确定扫描范围由眶底至股骨上 1/3，这将根据患者的身高来调整。该系统将提供 PET 采集需要多少次（多少个床位）的基础预览，并与低剂量 CT 相结合，推荐以肺部重建窗作为标准。图 1-58B 显示了计划的 CT 扫描区域，PET 扫描范围用灰色背景表示。

所有 PET-CT 系统都能实现 3D 模式采集，有些系统也提供 2D 模式。基于 3D 图像采集技术，典型的 PET 成像协议将使用层面重叠<25% 的床位设置。如图 1-58C 所示，PET 重叠的部分显示为绿色（CT 为灰色背景）。每个床位的可接受发射采集时间是 2.5min。以每个床位的固定视野大约为 15cm 计算，一次典型的采集需要 9 个床位，采集时间大约为 25min（包括 CT）。

2. 图像处理

CT 扫描用于 PET 衰减校正，PET 图像通常使用迭代重建技术进行重建。读片至少需要以下数据：CT 定位扫描、低剂量 CT、PET 衰减校正和非衰减校正。此外，PET 的 3D MIP 可为读片提供额外的信息，其他融合 PET-CT 数据的伪彩图可以是横断面、冠状面或矢状面的。将数据以规范的格式呈现，便于即时进行图像分析。图 1-59A 展示了最小数据集样本。

十六、PET-CT 的未来应用

放射治疗 PET-CT 计划是一种新兴的成像 / 计划技术。PET 放射治疗计划的价值对于特定类型的癌症越来越明显。将 PET 组织代谢活性（SUV）图像叠加在 CT 解剖结构图像上对肿瘤大小进行显示，可以更准确显示待评估肿瘤的体积，从而有助于临床进行放射治疗规划。PET-CT 有助于更准确地勾画肿瘤周围区域，以便在充分治疗的同时尽量保留健康组织（图 1-59B）。

PET-MRI 技术也在不断进步。然而，PET-MRI 系统由于其复杂的技术，设备成本相对高昂。PET-MRI 还有一个优势，就是既可提供更多的软组织细节，又不会有电离辐射。同样，MRI 的功能成像质量也被认为对神经学成像和研究有益。尽管如此，目前 PET 成像的主要应用领域为肿瘤学。

图 1-59C 所示为 PET-MRI 冠状位图像示意。

在 PET-CT 方面的研究中，替代显像剂的开发十分关键。最重要的进展之一是使用淀粉样成像显像

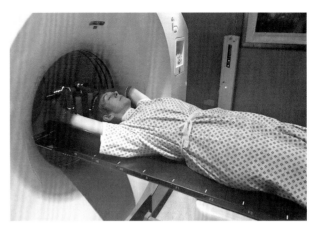

▲ 图 1-58A　PET-CT 常规 "全身" 成像的最佳患者体位

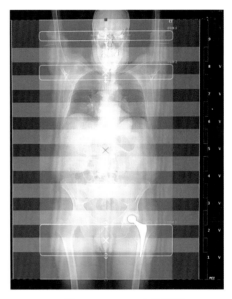

▲ 图 1-58B　CT 定位图像

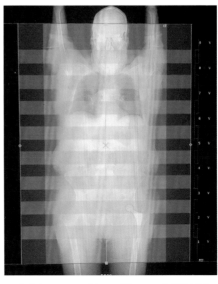

▲ 图 1-58C　无 CT 的 PET 扫描计划

剂来评估可能患有早发性痴呆的患者是否存在淀粉样脑斑块。随着癌症患者存活率的上升，老年人群现已成为国民健康的重点关注对象，早期发现病变，以便早期临床干预，有助于提高人民生活质量[38]。图 1–59D 所示为一组淀粉样大脑 PET-CT 图像示意。

十七、患者护理和图像处理

（一）概述

进行影像学检查，需要对该患者有相应的护理职责。在影像检查前，首先要确保患者对检查过程有清楚的了解。在影像检查过程中，患者的护理是至关重要的，同时还要收集和储存检查所需的数据和图像。使用电离辐射的设备成像时增加了额外的责任，以尽量减少辐射剂量（ALARP 准则）。检查完成后，还要告知患者有哪些注意事项，以及何时可以得到检查结果。图像和数据必须进行处理和归档，以便出具报告。

流程图（图 1–60）显示了一个通用的成像程序 / 时间表。患者护理包括患者的生理护理和心理健康护理。医务人员必须向患者介绍自己并充分解释成像过程和检查目的。在数据保护方面，必须尊重患者隐私并遵守相关法律法规的要求。

1. 成像准备

患者的准备是至关重要的，只有向患者和其他有关人员作出清楚的解释，才能做到检查前的充分准备。由于患者准备不足或错误，可能会浪费宝贵的成像时间。这可能是由于成像部门的疏忽造成的。因此，每个步骤的适当准备都必须以书面形式给出，并加以详细解释。

准备的类型不同，取决于所进行的检查，当患者的临床情况需要时，标准会被修改。为了辅助成像过程，可能需要使用显像剂（对比剂或同位素），必要时需要空腹或饮食准备，以确保获得最佳的诊断信息。

下面的内容将突出对每种成像方式所必须的成像准备和护理的一些关键因素。如果需要更全面的信息，这在具体的成像设备使用说明中有详细介绍。然而，这些例子并不具有规范性，因此建议学生遵循他们所在院校规定的具体程序。

2. 检查

医务人员在接到有关影像检查的患者信息后，

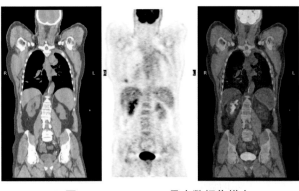

▲ 图 1–59A PET-CT 最小数据集样本

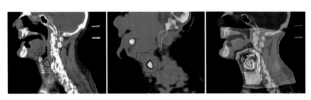

▲ 图 1–59B PET-CT 用于辅助放疗计划

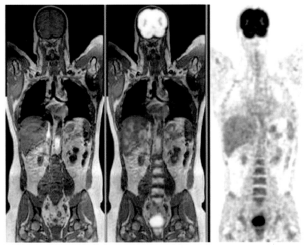

▲ 图 1–59C PET-MRI 冠状位图像

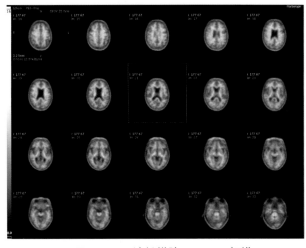

▲ 图 1–59D 淀粉样脑 PET-CT 扫描

成像准备	医疗检查		检查室、设备和药品管理		患者准备

医疗检查
- 查看成像请求
- 根据适当的法律进行检查的调整和授权
- 查看以前的影像检查
- 查看检查方案，并决定是否需要进行任何修改
- 评估感染风险
- 确定特定的辐射防护要求
- 确定特定的需求

检查室、设备和药品管理
- 确保成像设备接受定期的质量控制测试
- 检查室整洁、清洁和安全
- 为准备进行的检查对设备进行设置
- 按要求准备、检查和记录对比剂和（或）放射性核素显像剂
- 确定检查符合管理条件
- 考虑任何禁忌证和其他因素

患者准备
- 医务人员向患者进行自我介绍
- 有效沟通
- 确定成像使用的扫描方案
- 必要时，核查患者妊娠状态
- 向患者解释检查流程并取得同意
- 是否有任何特定的检查准备（见相关模块）
- 患者是否有任何特定的需求（生理和心理方面）
- 根据需要为患者做好准备。例如，合适的衣物和去除潜在的产生伪影的物品

成像步骤	患者照护		图像采集		辐射防护

患者照护
- 规范清洁手臂
- 有效沟通
- 保持友善并微笑
- 给出明确的说明
- 向患者解释你在做什么
- 向患者说明为什么要做检查
- 如有必要，请患者排空膀胱
- 调整体位，满足检查要求并确保患者舒适
- 回答患者的问题

图像采集
- 确保正确完成检查。例如，正确调整成像的感兴趣区
- 决定要使用的扫描方案，以及所需调整的参数
- 考虑是否需要使用辅助患者注意力集中或分的方法
- 使用适合的技术
- 安全高效地工作
- 一次成功

辐射防护
- 遵守当地的相关规定
- 确认正确的扫描方案
- 确保检查室内无闲杂人员
- 使用个人防护装备（PPE）
  - 透视用铅围裙
  - 核医学药物 /PET 中的注射器防护罩
  - 考虑并确认以下方面：时间、距离、屏蔽

后处理	检查后患者的护理		主观图像质量检查		影像信息

检查后患者的护理
- 规范清洁手臂
- 有效沟通
  - 向患者解释下一步需要做什么
  - 回答你专业范围内的问题
- 必要时，安排患者转院
- 如需重大紧急医疗处置，应及时联系通知患者家属

主观图像质量检查
- 客观图像质量检查
- 确认患者身份
- 确认检查日期
- 图像视野中包含标记和图例
- 采集参数使用是否合适
- 是否从检查中获得了所需要的诊断信息
- 是否有需要注意的伪影
- 图像质量是否满足临床诊断要求
- 是否需要其他的图像或信息
- 是否需要其他的成像检查（如 X 线）

影像信息
- 收集的信息是否完整。例如，记录辐射剂量、进行检查的医生等
- 确认图像数据是否保存在正确的电子文件夹中
- 确保图像和数据已成功发送到 PACS/ 本地存档。如果图像需要红色标记，请确保将其作为优先传输
- 传输图像、文档，并确保在必要时可以提供相关的优先成像

▲ 图 1–60　一般成像步骤

必须仔细考虑该患者是否适合进行有关检查。需要考虑以下几个问题。

(1) 检查是否会改变患者的临床管理？虽然这可能存在争议，但医务人员应考虑所要求的检查是否对患者有益，以及检查结果是否会影响患者的治疗。

(2) 确认检查是否符合相应的规程。

- 是否有足够的临床资料。例如，是否已签署检查知情同意书。
- 要求进行检查的理由是否充分，或是否有其他程序 / 方法可以提供更多的信息，抑或替代的检查方法辐射剂量是否更低。
- 为减少或消除暴露于电离辐射的情况，所有存在电离辐射的影像检查都应当经过慎重的审查，这些检查应按照低剂量规程进行，并且确认其他无电离辐射的检查（如超声检查或 MRI）不能提供所需的诊断信息。

(3) 存在电离辐射的影像检查有哪些风险？电离辐射都会引起细胞 DNA 的变化，导致接触辐射后数年内发生癌症的概率增加。虽然在许多情况下，这种情况发生的可能性很低，但是发生这种情况的风险应与接受检查的患者的利益相平衡。当重症患者频繁地进行核医学成像，仔细考虑每一项检查都是非常必要的。如果对任何检查的合理性有任何疑问，通常需要集体讨论统一意见。

(4) 检查是否符合有关电离辐射的法律？相关法律法规的制订因国家而异。然而，任何检查均应符合当地的规定。在英国，相关的基本法律为《2018年电离辐射（医疗照射）条例》，该立法旨在通过设置院方和患者必须遵守的法规框架，保护受辐射者免受过度辐射。诊断性检查是通过尽可能保持低剂量（ALARP）来进行的，并符合推荐的局部诊断参考水平（DRL）[39]。这些条例规定，目的在于使患者进行检查时环境中的辐射暴露处于合理水平，以及医务人员在工作中的辐射暴露同样也处于合理水平。医务人员必须了解有关法律法规，以及检查的风险，以证明有关检查的合理性[40]。

评估感染风险也是检查准备的一个关键因素。预防交叉感染是确保患有已知传染病的人员不会将其感染传播给其他患者和工作人员。隔离病房的患者及保护性隔离病房患者，应在预约当天的最后进行检查，以便有充足的时间进行检查及检查后的设备清洗消毒。所有操作必须遵循当地感染控制政策。

（二）检查室、设备及药品管理

应确保检查室整洁、清洁和安全，为影像检查工作提供良好的环境。同样重要的是，准备好所有必要的设备，以便进行检查。这在儿童成像时尤为重要，对于年龄较小的患者，必要时可以使用一些辅助其注意力集中和分散的方法。最重要的是，为痴呆症患者或认知功能减退的患者做好准备。整洁有序的环境将使这些患者拥有更平静的心态[41]。医学影像科有多种显像剂（对比剂）和其他药物（如丁基东莨菪碱等平滑肌肌肉松弛药、呋塞米等利尿药）。对比剂使用前需要完成必要的筛选，需要排除禁忌证。（细节详见相关的成像程序部分）。

（三）患者准备

检查前要完善患者信息登记，要求患者说出他们的全名、地址和出生日期等（图 1-61）。然后需要将这些细节与检查申请单上的信息相对照。在确定患者身份并遵循科室检查程序之前，不得进行检查。有效的沟通对于确保患者的配合和理解很重要。医务人员需要确认患者希望被如何称呼（如他们是否同意以名字称呼）。当患者正在经历一个长期的治疗过程，检查沟通时的一个合适的称呼往往会令他感到欣慰。特殊的患者需求和特殊的检查要求应尽量被得到满足。检查前，还需确认患者身着适合于检查的衣服，并移除所有对检查有潜在影响的物品。

（四）图像采集

如上所述，有效的沟通和详细的解释是患者准

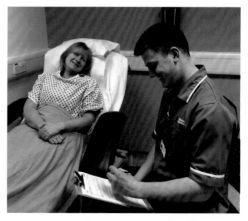

▲ 图 1-61 医务人员确认患者的详细信息，并检查必要的细节

备的关键步骤，有助于成功进行检查。这个过程应使用易于理解的术语给患者解释。例如，需要注意以下几方面。

- 患者是否已经为检查做好了准备。
- 如果患者了解检查的目的，他们是否在检查进行之前有任何问题。
- 是否已经获得检查的许可。

在核医学科，需要一种精确、安全和高效的技术和时间效率，以此作为辐射防护的有力保障。

（五）辐射防护

患者在接受 X 线检查或放射性核素显像后，会受到电离辐射。这样的辐射剂量必须尽保持在合理的范围内（ALAPR 原理）。最高剂量的检查包括腹部的 PET 扫描和 CT 扫描。许多其他与透视、血管介入成像、泌尿系统和胃肠道等有关的检查也被认为是高剂量成像，因此这些检查必须谨慎进行。

辐射防护指导原则请参见国际辐射防护委员会公布的相关文件。其中，最新的是国际辐射防护委员会（ICRP）2007 年发表的 ICRP-103 [42]。这些建议已经从以前基于过程的保护方法演变为基于实践和干预的方法，转变为基于暴露的方法。他们认识到计划的、紧急的和已经存在的暴露情况，并应用基本原则的正当性、最优化和剂量限制。因此，这些建议体现在世界各地的辐射防护法规中，以减少工作人员、公众和患者辐射。所有参与使用和管理电离辐射的人员都有义务熟悉与此类检查有关的守则、关于允许剂量限值的建议和法定仪器。例如，2017 电离辐射法规 [43]。不同患者个体的辐射剂量不在本书的讨论范围之内，但读者可以参考当地的国家指南并结合患者的实际情况。医务人员有责任将辐射剂量控制在规定的范围内（DRL）[44]，并确保使用的最小剂量与治疗过程中所需的诊断信息一致。应特别注意确保正确检查和核对患者信息和检查部位。

为避免照射胎儿，还必须遵守"妊娠规则"。如果一名女性处于妊娠状态，或不能确定她是否妊娠，那么必须避免直接暴露腹部和骨盆。这条规则的唯一例外是，当放射科医生或临床医生知晓上述原因仍认为有必要进行检查。在所有情况下，照射次数应保持在最低限度，并在产科记录中保存患者使用剂量的记录。

（六）检查后事项

1. 患者检查后的护理

在检查完成后，与患者进行有效沟通十分重要，必须向患者清楚地解释下一步该做什么，以确保图像质量合格并完成检查。在成功获得影像后（图 1–62A），医护人员可提供相关的宣教资料，以确保患者遵从检查后的注意事项。例如，建议 PET-CT 检查后的患者多饮水，12h 内避免与孕妇及儿童密切接触（图 1–62B）。同样重要的是，要确保患者的期望已经达到，并且让患者知道何时他们的影像和（或）结果将被提供给临床医生。

2. 图像质量评估

完成图像质量评审需要符合以下技术标准。

- 正确的患者身份。
- 正确的检查日期。
- 图像视图中包含的标记和说明。
- 使用适当的参数设置。
- 从检查中获得所需要的诊断信息。
- 图像中是否有需要注意的伪影。

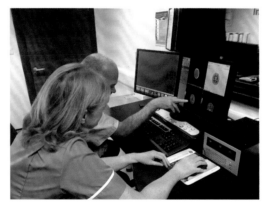

▲ 图 1–62A　图像质量检查

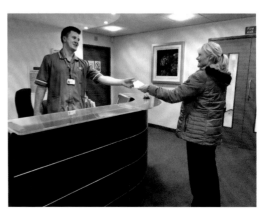

▲ 图 1–62B　检查完成后给予患者书面说明材料

- 这些诊断图像能否满足临床诊断要求。
- 是否需要其他诊断信息。
- 是否需要其他影像检查（如 X 线）。

如果符合所有技术标准，则可通过图像后处理和影像文件完成该过程。

3. 成像信息

对于图像和相关文件的后期处理有以下要点。

- 有完整的影像数据。例如，记录辐射剂量，并与当地规定的辐射剂量标准进行比较。详细记录负责该项检查的医务人员姓名。
- 如果一个重大的病变需要紧急的医疗关注，或为需要住院的患者的管理制订局部策略，可以考虑联系医生上报危急值。如需重大紧急医疗处置，医务人员应及时上报危重情况，并应及时联系通知患者家属。
- 检查患者图像是否在正确的电子病历中。
- 确保成像和检查数据已提交并成功传输到 PACS 或其他资料库。
- 确保提供影像、所有所需文件及相关的影像资料给报告医生。

以上详细介绍了一般患者护理及影像检查概述，后文中将提供具体成像方式相关的内容。

十八、核医学成像的患者护理和成像程序

（一）放射性核素显像检查（γ 摄影和 PET）

所有接受放射性核素显像的患者应备有近期及相关的记录，包括个案记录及影像纪录，以便在适当情况下评估患者的状况、服用药物及心电图记录。检查结束后，应在个案表格内注明放射性药物的使用、剂量及检查日期，并建议应采取的预防措施。

对于待检的哺乳期女性患者，也应给予照顾。在检查结束后的适当时间内，应提醒他们不要进行母乳喂养，以防止婴儿摄入任何含有微量放射性元素的乳汁。

提高医务人员的意识十分重要，对任何原因所致尿失禁的患者都应在因放射性核素显像前进行导尿。这样会减少放射性核素的剂量和后期对工作人员的污染风险。医务人员还必须知道如何处理受污染的尿液和物品。因此，为医务人员提供一张理单详细说明具体措施和使用这些措施的时间，是较好的办法。

与大多数检查程序一样，核医学检查也必须将所有相关的必要信息传递给患者，以确保他们充分了解并配合检查。检查前，登记患者的一般资料，并详细填写预约单。患者到达核医学科后，医务人员会进一步解释检查的流程，并回答检查相关的专业问题。

对于儿童病患，有必要确保注射时所需的信息完备并恰当照顾，以及确保儿童在相当长的时间内保持相对静止。显像剂的输注应由有经验的儿科医生来进行，并在注射和引入同位素之间推迟注射时间，以便使患儿在进行扫描时能够尽可能平静下来。对于 3 个月至 3 岁的儿童病例，可以使用口服镇静药物，这种情况下应对患儿进行脉搏、血氧等指标的持续监测。对于年龄较大的儿童，可用少量利多卡因药膏敷在皮肤上作局部麻醉，以减轻注射的疼痛。在测试时，必须考虑收集儿童的放射性尿液，并且可以在孩子的脐带上安装一个 U 形袋来收集尿液。

各种扫描方式都有各自的要求，举例如下。

- 核医学肾脏扫描需要患者多饮水，这样图像才能反映自然生理状况。
- 大多数胃肠道检查要求患者在检查前禁食 6～8h，并且在此期间不能吸烟。心脏病患者也需要禁食 6h 才能做心肌灌注扫描。患者在检查前 24h 内不能摄入任何含咖啡因的食物或饮料。
- 在多数情况下，在扫描之前了解患者的体重是必要的。对于儿童，显像剂的剂量将根据体重调整，任何补充注射将根据体重或指示给予。
- 患者需要移除金属物品。例如，珠宝首饰、皮带扣等，因为这些物品会导致扫描图上出现伪影，不过患者检查时并不需要移除衣物。

（二）PET-CT 成像

计划进行 FDG 扫描的 PET 患者被要求在预约前 24h 及预约当天不进行任何剧烈运动（如长距离散步、体育锻炼、游泳或举重），因为这会减少葡萄糖在肌肉的分布。鼓励 PET 检查患者在接受检查前至少喝 1L 水，以改善脱氧葡萄糖的分布，促进快速排泄。PET 检查患者也被要求继续正常服药。有些药物可以改变血糖水平，随后通过抑制脱氧葡萄糖摄取而影响 PET 诊断的敏感性。重要的是记录这些药物是

否正在服用，因为这可以在图像报告中考虑。

需要注意的药物包括以下几种。

- 糖尿病口服药物（如口服葡萄糖噬菌体、二甲双胍）。
- 胰岛素。
- 抗惊厥药物、情绪稳定药物和镇静药物（如缬氨酸、卡马西平、苯妥英和苯巴比妥）。
- 用于治疗关节炎的类固醇激素（如皮质类固醇）。
- 多巴胺和肾上腺素衍生物（如儿茶酚胺），用于治疗肺气肿、支气管炎、支气管哮喘和刺激心率。

接受集落刺激因子（C-SFs）的患者在预约时也需要给予考虑。C-SFs 用于帮助造血组织从放射治疗的影响中恢复。如果患者在最后一个治疗周期后 5 天内接受扫描，扫描结果会明显提高吸收率。因此，在治疗结束和 PET 检查之间留出 5 天时间是非常重要的。

接受 PET 检查的患者被要求在治疗前 6h 禁食（特别是任何含有咖啡因和糖的食物），可饮水。此外，患者被要求在预约检查的当天不要嚼口香糖，以免面部肌肉会表现出摄取 FDG 的增加。患有糖尿病的患者在 PET 检查前 4h 禁食（可饮水），以保持血糖水平稳定。本地规范将规定血糖限制是 10mmol/L。

一份简短的近期病史问卷对于 PET 检查的准备至关重要，问卷的典型问题包括近期化疗、放疗情况，以前的扫描，活检病理结果，相关的手术，最近的伤害或感染，药物，身高和体重等。

十九、超声扫查的患者护理和成像程序

（一）检查准备和患者护理

通常超声检查不需要特殊的身体准备，但腹部器官的成像除外。这是由于超声波的频率高、波长短，超声波不能通过气体传播。正常情况下，咀嚼和吞咽会导致产生肠气，所以限制进食和饮水是常用的减少肠气的方法。这就是所谓的"禁食"或"饥饿状态"的意义。

在肝脏和胆道系统的超声检查中，要求胆道系统处于放松状态，以便对胆总管进行最佳的显示和准确的测量。为了达到这个目的，患者通常被要求在检查前 4～6h 内禁食、禁水。事实上，要求无脂肪的食物和饮料可能就足够了，但实际操作中要求完全禁食、禁水通常更加简单。更长时间的禁食、禁水是毫无根据和意义的，还可能有害健康[46]。

腹盆腔的超声检查需要患者检查前充盈膀胱。完全充盈的膀胱可以作为透声窗，挤走肠道及肠气，并将女性盆腔内的子宫移动到更容易检查的位置，帮助对盆腔器官进行成像。在检查前 1h，患者可以服用大约 700ml 的不含气的水或其他不含气的液体，这个时间足够液体到达膀胱。膀胱容量达 350～500ml 通常足以进行检查。如果患者在饮水后过快进行检查，液体可能还停留在小肠，从而影响检查。含气饮料也会产生过多的肠气，同样干扰检查。膀胱充盈不足可能会产生不理想的图像，而过度充盈或等待时间过长可能会造成患者的不适，如果同时检查肾脏，还可能出现假的肾盂积水。

与大多数其他成像方式不同，由于患者的衣物会阻碍超声波的传播，因此在超声检查时患者需要去除检查部位的衣物。进行超声检查时，探头需接触人体进行检查，与此同时医务工作者会根据需要使用长袍、毯子、纸巾和其他覆盖物来保证患者的隐私。无论何时，医务人员都应提供恰当的人文关怀，维护患者尊严。如果患者穿戴的饰品可能被耦合剂覆盖或阻碍观察，则应该将其摘除。伤口敷料或绷带也必须拆除，以便直接接触检查，如果不能，它们的存在可能是超声检查的禁忌。

通常将耦合剂加热可减少使用过程中患者受到冷刺激，这也可能给微生物提供了生长的环境[47]。应定期彻底清洗可再填充的瓶装，并配备无菌的耦合剂，以供无菌操作使用。耦合剂的使用、医务人员与患者皮肤的接触，以及可能出现的感染和（或）开放性伤口，这些都意味着超声检查必须严格注意感染控制措施[48]。

良好的沟通技巧在超声检查中是必不可少的。在开始检查前医务人员应向患者充分说明检查的目的和流程，这不仅是出于对患者的礼貌，还因为要完成高质量的检查，需要患者协作。超声不同于其他大多数影像检查，患者和操作者之间的距离很近，在成像过程中经常可以看到对方的脸。如果操作者不提前向患者解释检查步骤，在检查过程中可能需要花费更多的时间和精力。此外，患者很可能试图推断出正在进行怎样的检查，而且有时他们的推断是错误的，还有可能会妨碍检查。有效的沟通和交流是获取高质量超声图像的关键。

（二）安全事项

超声波的生物效应已经在体外得到证实，在任何成像过程中应采用 ALARA（"尽可能低"）的原则。不建议对发育中的胚胎使用多普勒超声，因为这是可能的最高强度模式和最脆弱的场景。M 模式是一种能量较低的可选方式，目前应用较少，应被认为是一种较好的显示心脏搏动的方法[50]。正常强度的诊断性超声在临床上并没有不良影响。

然而，超声检查并不是没有风险的，这些风险主要包括以下几方面。

- 心理学方面的考虑：超声检查的特性可能会导致沟通问题。
- 误诊：对于患者来说最大的危险是误诊，因为超声检查的结果高度依赖于操作者对图像的采集、优化、记录和分析。任何进行超声检查的医务工作者，不仅要了解自身的专业技能，还要了解自身的局限性，时刻保持警惕。
- 感染：由于需要接触裸露的皮肤，使用的耦合剂可能受到污染，以及检查过程中操作者和受检者的近距离接触，无论是患者之间还是操作者和患者之间的交叉感染，都是存在的风险，因此需要非常高的感染控制标准[48]。所有类型的腔内超声检查都应该有一个特定的感染控制方案，以减少或消除患者、操作者和设备的感染暴露。
- 当检查者使用医用手套或探头套时（如腔内超声检查），必须核对患者是否乳胶过敏。乙烯基替代品应当备用，以应对此类情况。
- 由于检查本身是耗人力的且重复性的，超声检查者患工作相关肌肉 – 骨骼疾病的风险很高[51]。所有的培训应该包括关于如何优化人体工程学和最小化劳损风险的建议。

二十、MRI 的患者护理和成像程序

（一）安全事项

在 MRI 中，患者会受到强大的静磁场、快速变化的梯度磁场和射频磁场的影响。每种磁场都会产生一种潜在的危险，需要为磁共振成像检查做特殊准备。人类受到上述磁场的影响是受到严格控制的。

1. 静磁场

在临床应用中最常见的磁场类型是超导磁场，其中静态磁场始终处于开启状态。与静磁场相关的危险是铁磁性物体的投射和患者体内植入的生物医学装置或外来物体的干扰。这意味着进入静态磁场必须受到限制。此外，所有 MRI 设备都必须经过特别设计，以便安全地使用。

2. 梯度磁场

在 MRI 扫描过程中，梯度磁场会产生噪声，必须为患者提供适当的听力保护，以防止影响患者的听力（图 1-63A）。此外，这些时变的磁场可以引起电刺激（神经刺激）或在导体中产生电流。

3. 射频场

射频场以给定的速率向被扫描者输送能量，这取决于所使用的脉冲序列和脉冲序列参数。射频磁场只会影响磁体洞内及近距离的人。沉积的能量有可能提高体温，也可能引起局部加热（如在金属植入物、射频线圈电缆或监控电缆周围）。能量沉积率定义为每千克组织的能量沉积，称为吸收辐射率(SAR)。MRI 扫描仪的软件限制了能量的沉积，但是即使在允许的水平，患者也可能会有身体的发热，这些事项必须作为检查的一部分和梯度噪声等一起向患者解释。

4. 地方法规

磁共振成像地方规则提出了特殊的安全措施，旨在限制安装和使用磁共振成像设备对工作人员、患者、护理人员和其他相关人员的危害。

5. 紧急程序

必须针对磁体急速冷却（快速放出使扫描仪冷却的液氮）、火灾和患者心脏骤停等紧急情况制订程序。

6. 孕妇的 MRI 检查

为确定 MRI 在妊娠中的作用已经进行了大量实验室和临床研究调查。虽然迄今为止并没有迹象表明在妊娠期间使用临床磁共振会对胎儿产生任何有害影响，但证据并不明确，因此建议妊娠期间的 MRI 只能在风险 / 收益分析之后进行，尤其是在妊娠前 3 个月，MRI 检查的目的在于辅助解决重要的临床问题或辅助处理患者或胎儿潜在的并发症风险[53]。建议在英国药监机构（MHRA）定义为"正常"的 SAR 内进行扫描。

（二）检查准备和患者护理

许多磁共振检查，不需要特殊的物理准备。在小肠检查前 4～6h，患者被要求禁食、禁水，女性盆

腔 MRI 和胆道扫描时也需要在检查前禁食、禁水。

患者筛查是 MRI 检查准备过程的重要部分。每个 MRI 患者都要完成一份筛查问卷（图 1-64）。在患者进入扫描室之前，由负责 MRI 的医务人员与患者进行核对。这个过程将明确禁忌或需要特定扫描条件的植入物。此外，所有可能造成危险的个人物品都需被清除。可能需要获得进一步的信息，以确定植入物的制造厂商和种类，以便了解是否可以进行 MRI 检查。植入物造成的图像伪影需要被考虑到，每个磁共振部门都必须为无法完成筛查问卷的患者（如昏迷患者）制订相关检查程序。

患者的衣服可以限制热量流失，有些物质可能会导致皮肤灼伤和图像伪影，因此使用医院的衣服可能更好。放置患者时，必须注意避免皮肤表面接触，如患者紧握双手或大腿之间的皮肤接触。这样可以防止在患者体内建立导电环，减少导致皮肤灼伤的可能性。通过衣物或辅助垫将皮肤表面分隔开，可以避免这种情况的发生。

为了优化图像质量，患者身体的受检部位应尽量位于磁场最均匀的磁体的中心或附近。射频接收线圈被放置在成像部位周围或靠近身体部位进行成像，并被设计用于优化从患者返回的信号的信噪比。一些射频线圈是为特定身体部位设计的（如肩线圈、胸线圈、膝线圈和脚 / 脚踝线圈），而更一般的线圈可用于身体更大的部位（如柔性线圈和躯干线圈）。患者最常用检查姿势是仰卧于 MRI 检查床上，手持护垫和移动辅助设备以支撑患者，射频线圈放置在身体部位周围以便成像。与射频线圈相连的电缆应该与患者用辅助垫隔离，以防止患者灼伤。在检查过程中，通过患者呼叫蜂鸣器和患者 / 接线员对讲机与患者保持双向沟通（图 1-63B）。操作员会给患者指示（如屏气）。

（三）幽闭恐惧症

许多患者在 MRI 扫描仪中会感受到幽闭恐惧。了解患者对磁共振检查的焦虑是获得患者配合的关键。预防幽闭恐惧症的策略包括：①清楚解释磁共振成像的过程；②使用患者蜂鸣器，提醒操作者注意患者关注的问题；③有角度的镜子或棱镜眼镜，让患者看到磁体孔以外的东西，以及使用放松技术和眼罩去除视觉刺激。更复杂的方法还包括针灸和催眠等。如果患者无法忍受 MRI 检查环境，轻度镇

静通常有助于完成检查，但在某些情况下，MRI 检查也可能在全身麻醉下进行。对于幽闭恐惧症和肥胖症患者，这些患者无法长时间待在圆柱形的磁体内，开放式扫描仪为其提供了更多选择。对于年幼的儿童，通常可以在游戏的辅助下成功地完成扫描。对于婴儿，在睡前喂食有助于成功地进行扫描。然而，仍有许多儿童需要在全身麻醉下进行 MRI 检查。

二十一、多排 CT（MDCT）患者护理和成像程序

（一）安全事项

严格维护患者的安全是影像医生的责任。先确认患者做 CT 检查的合理性。这在使用 MDCT 时尤为重要，因为相关的电离辐射水平很高。DLRs 有助于查看患者 CT 检查实时检查剂量（如增强 CT 检查）与当代证据库推荐剂量的比较。CT 检查中心应根据

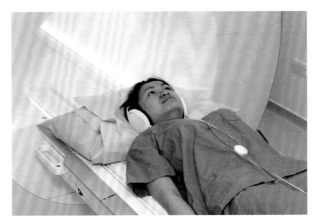

▲ 图 1-63A　**MRI 检查时，使用耳机和耳塞提供通讯并保护患者听力**

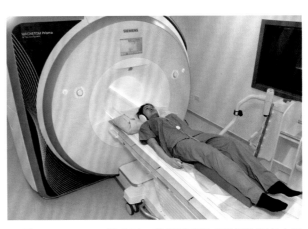

▲ 图 1-63B　**MRI 检查时，使用呼叫蜂鸣器保持医务人员与患者的双向沟通**

患者姓名：	出生日期：		
体重：	身高：		
患者请填写表格的这一面。 为了您的安全，请务必准确回答以下问题。 （请勾选） 是 否		仅供扫描室内部使用	
你现在是否安装或曾经安装过心脏起搏器吗？			
你曾经做过涉及大脑、眼睛、耳朵或脊椎的手术吗？			
在过去的八周里，你接受过外科手术、急诊内窥镜检查或使用摄像胶囊吗？			
你的眼睛里有无金属碎片，例如：来自研磨机、焊接机或其它机械的碎片？			
你的头或身上有没有金属，比如弹片？			
你是否患有脑溢血、心脏病、发作、昏厥、癫痫、糖尿病？			
你是否患有肾衰竭，是否已经接受过肝移植或正在等待肝移植？			
你有过敏、花粉热或哮喘吗？			
你有任何植入物或植入的医疗器械吗？			
你体内有分流器、线路、导管、电线、支架或心脏瓣膜吗？			
你有假牙或牙板吗？	如果是，它们是否包含金属？ 是 / 否		
你有助听器吗？			
你有义眼、假肢或假体吗？			
你有药物贴片（如激素替代疗法贴片）或银敷料吗？			
仅女性患者填写			
你目前有怀孕的可能吗？			
你正在哺乳吗？			
扫描前请立即确认以下事项 • 我确认，我已尽我所知回答了上述问题。 • 我确认我已经移除了所有松散的物品，包括手机、手表、钱包、信用卡、钥匙、零钱、珠宝、发夹、助听器、磁性假牙。			
患者签名	日期		
MRI 工作人员已核查了上述细节	身份确认请划√		
工作人员姓名	姓名	生日	
工作人员签名	地址	腕带	

▲ 图 1-64　**MRI 检查患者问卷示意**（填写"是"或"否"）

患者的体质、年龄、医疗状况、感兴趣区和临床适应证，修改扫描参数，优化其扫描方案。减少剂量的策略包括降低管电压和管电流，恰当地选择螺距，准直和扫描的次数。

制造商特有的方案包括管电流的自动调节（随组织厚度变化），适应性图像噪声过滤器和使用迭代图像重建。依靠操作者的策略可能包括仔细定位患者，调整 CT 机架以避免敏感器官，以及在扫描时使用较低的管电压和管电流。所有育龄女性患者的妊娠状况必须在任何检查之前得到确认。临床紧急性可能决定 CT 检查的必要性。在这种情况下，建议使用适当的遮蔽。

（二）检查准备和患者护理

大多数 CT 检查患者的准备工作通常是有限的，但会根据检查区域和是否采用对比剂有所变化，即口服或静脉注射对比剂。对于有对比剂肾病风险的患者，应在预先患者筛选过程中进行评估，或在应使用对比剂的地方进行相关检查，以确定患者的肾功能（详见第 2 章）。

在进行可能使用碘对比剂的检查之前，患者应该接受筛查。

- 是否对碘对比剂过敏。
- 有其他严重过敏史（食物或药物）。
- 是否使用含有二甲双胍的药物，尤其是有肾损害的病例［英国皇家放射学院（RCR）指南］。检查当天及检查结束后 48h 内不得服用此类药品。
- 是否有肾脏疾病或糖尿病病史。
- 是否正处在哺乳期。
- 其他方面，请参阅 RCR 和 RANZCR 准则。

特殊检查说明

(1) 腹部 / 骨盆

- 如果需要口服对比剂，应在检查前 30～60min 完成对比剂口服。
- 如需检查需要使用对比剂，应禁止检查前 3h 口服除水以外的其他食物。

(2) 心脏

- 咖啡因类食品应在检查前 4h 避免饮用。
- 如需检查需要使用对比剂，患者在检查前 3h，除饮水外，禁食任何食物。
- 患者应在检查前 30min 到达检查室进行准备（脑电图 / 心电图等）。
- 回顾既往报告的冠状动脉钙化评分。
- 必要时，提供既往报告的心率及 β 受体阻滞药处方[55]。

(3) 虚拟结肠镜检查（CTC）

- 检查前 2～3 天低残渣饮食。
- 在检查前 1 天服用泻药（抗便秘）。

通常情况下，患者会被要求穿着没有金属拉链、纽扣或扣子的舒适服装，或被要求换上宽松的长袍。他们还将被要求移除在检查的感兴趣区内的珠宝和饰品。一个舒适的患者体位和适当的固定，将有助于确保患者在检查期间保持静止。应备有适当的人工操作设备，以协助患者从轮椅或手推车上转移到检查床。在某些情况下，患者可能需要使用镇静药物或全身麻醉药才能完成检查。对于这些病例，急救和病情监测设备是必不可少的。

二十二、钡剂检查和血管造影患者护理和成像程序

（一）钡餐造影和胃肠道检查（图 1-65A 和 B）

在可能的情况下，应尽量确保检查的胃肠道排空，以便对比剂均匀地覆盖在肠道黏膜上。这可以通过控制饮食、泻药和结肠灌洗等方法来实现。检查的护理和建议可在相关指南及行业共识中查阅。然而，特定的病理因素可能不适用于这些指南推荐的常规检查方案。例如，对于糖尿病或溃疡性结肠炎患者可能需要修改常规准备方法。

糖尿病患者通常应该先做检查，通常要求他们禁食时且不要服用胰岛素，但要求他们随身携带胰岛素，以便他们在完成检查后立即服用。

（二）血管造影检查（图 1-65C）

血管造影患者的检查和准备工作将根据手术的类型和当地的规定而有所不同。这涉及许多因素。例如，是否进行全身麻醉或局部麻醉，以及患者是否存在并发症。患者的检查单是否由符合专业资格要求的医务人员（通常是介入放射科医生）进行审核，以确定该检查在净风险和效益方面是合理的，以及血管造影是最合适的成像和（或）干预手段。

应获得相关的血液测试结果并进行评估，以确定患者是否适合进行有关检查。任何额外的检查应在必要时进行。例如，患者的肾功能不良可能需要使用预水化碘化对比剂。感染筛查也可根据当地和国家的规定进行。在进行筛查之前，应征得患者的知情同意，并应查阅病历说明以供咨询。患者禁食、镇静药物的使用、穿刺部位的管理，以及造影后患者的转移和护理等问题，应根据当地的医疗规定来执行。

二十三、血管造影的仪器

对动脉系统的任何干预都是从局部麻醉下进入表浅动脉（股动脉、肱动脉、桡动脉）开始的。动脉通路传统上是使用 Seldinger 技术实现的。针是由一个钝的金属套管和锋利的内部管心针组成（图 1-66A）。针穿过动脉的前壁和后壁。移除管心针，

将外管压平并慢慢撤回，当搏动的血液从套管的管腔中流出，表明成功进入动脉管腔。然后将一根 J 形导丝（图 1-66B）沿套管送入动脉。如果需要，可以使用专门技术来监控导丝沿着血管的通道。取出金属套管，将导丝留在原位，并对穿刺部位施加压力。然后，将动脉鞘（图 1-66B）沿导丝向前送入动脉。移除鞘的中央扩张器。一支装有肝素化生理盐水的注射器连接在鞘的侧臂上，鞘被抽出（以确保自由抽吸血液），然后冲洗。

在现代医学实践中，更常见的是使用改良的

Seldinger 技术。在这项技术中，尖端锋利的针（尖端有斜面，内部没有管心针）穿过动脉的前壁，直到看到搏动的血液从针中流出。然后将一根导丝穿过穿刺针，进一步的步骤与标准的 Seldinger 技术一样，以确保血管鞘进入动脉。改良的 Seldinger 技术的优点是动脉的后壁不会破裂，因此从后壁出血和随后血肿形成的风险较小。然而，导丝在血管内膜下通过的风险增加，特别是如果针的斜面部分在动脉壁内，部分在管腔内。使用超声引导穿刺可以降低这种风险，特别是在脉搏微弱或缺失的患者中。一旦动脉通路使用血管鞘固定，适当的导丝和导管就可以通过它进行诊断性研究和干预（图 1-66C）。

在图 1-66C 中，显示了肾脏双曲线（RDC）导管（A）和 Sidewinder 2（SIM 2）导管（B）。这些是反向曲线导管。SIM 2 导管通常被用于从股动脉途径进入肝动脉，RDC 导管则常被用于在髂部血管分叉处导航。尖端不同的曲线和角度可以使顾问医师为他们试图进入的动脉选择最佳的导管。

导丝可以是直的或是 J 形的，J 部分的直径是可变的。J 形导丝的外形具有较小损伤性，并降低了钢丝穿过血管时进入血管内膜下的风险。可移动的核心 J 导丝使得导丝的 J 部分能够被拉直，从而有助于血管系统内的机动性。导丝可以是普通不锈钢的，或更常见的是涂有特氟龙的。但是当这种涂有特氟龙的导丝弯曲时，特氟龙颗粒可能会脱落，从而增加血栓形成的风险。尽管如此，业界依然认为在导

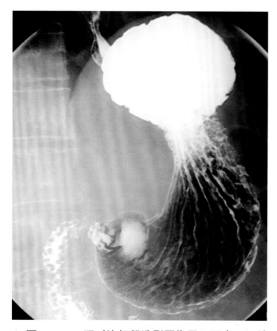

▲ 图 1-65A 双对比钡餐造影图像显示胃窦及远端

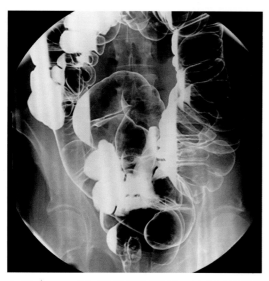

▲ 图 1-65B 双对比钡餐钡灌肠左下腹侧卧位图像

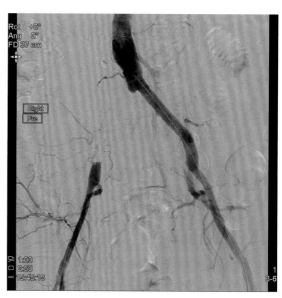

▲ 图 1-65C 数字血管造影图像示右髂动脉闭塞

丝上涂特氟龙有利于增加导丝的润滑性，且利大于弊。目前可用的各种形状的导管、导丝有很多，并且是基于多年的临床实践经验不断发展而来的，对这些进行详细讨论超出了本书的范畴，可参考其他专业的参考资料，包括相关制造商的产品目录等（其中包含可用导管的插图，以及制造过程中所用材料等方面的描述）。

导管是由选定的材料在加热下挤压而成的。这一过程已经被进一步开发，以便可以生产用于腔内

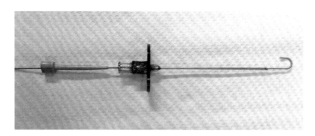

▲ 图 1-66A　带 J 形导丝的穿刺针

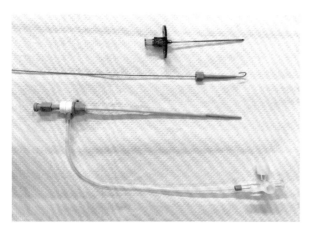

▲ 图 1-66B　从上到下依次为穿刺针、J 形导丝和塑料血管鞘

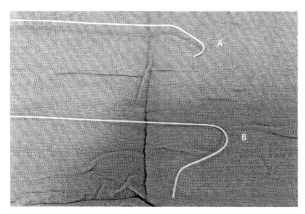

▲ 图 1-66C　介入手术中使用的导管示意

血管成形术的球囊所需的双腔和三腔导管。材料的选择将影响导管在使用时的操作特性（如灵活性和"扭矩能力"）。

导管的扭矩能力是指导管在远端再现导管近端的运动（翻转）的能力，以便操纵导管通过通常弯曲的血管。这种能力通常是通过在导管管壁中加入"编织"的金属网状来实现的。这一要求必须与导管灵活性的需要相平衡，因此材料的选择不可避免地是一种折中。

在结构、内腔和外腔的大小、长度、导管材料的"记忆"以及侧孔的要求方面也必须考虑其他特性。导管的单位通常用 French（简写 F/Fr）表示，最常见的是 4～7F 导管。导管的大小必须能够通过对比剂和技术要求的其他器械，同时要尽可能地微创。制造技术的改进导致了薄壁导管的出现，使得能够用较小的直径（5F 导管）实现高流速。

导管的长度将由其使用情况决定，因为导管长度过长是没有意义的，这样会减少控制程度。反之，导管必须足够长，以便充分接触到被检查的血管或器官。

材料的记忆是允许导管在手术过程中保持其预定形状的特性，这可能需要将导管拉直，以便通过插入导丝将其引入血管中。体温也有可能影响材料的"可塑性"。

导管可以只有一个端孔，也可以有多个侧孔。侧孔的设置使大的血管或体腔中的对比度分布更均匀和更大，并避免了"喷射"效应。然而，在对较小血管进行选择性插管时，最好有一个端孔，以便显示血管及其分支的分布，也为了引入器械和材料（如栓塞弹簧圈）。

血管造影所需的所有相关的无菌器材都被收集起来并放在无菌托盘上（图 1-67）。

二十四、对比剂自动注射系统

专业血管手术的早期发展促进了对比剂自动注射系统的使用，以控制对比剂的输送。随着技术的发展，高压注射器现在已经成为整个影像部门的基本医疗设备，用于向 CT、MRI、血管造影及介入性心脏病的患者注射对比剂。近年来，在超声检查中也引进了输液泵，可以将微泡造影剂输注入血流，用于肝脏、血管和冠状动脉的研究。

注射器系统的使用有助于将对比剂作为预设方案

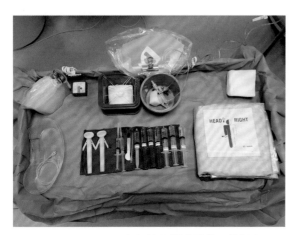

▲ 图 1-67　用于介入性血管造影的无菌托盘

进行注射，从而允许在给定的时间内向患者注射对比剂，以最大化碘注射速率（IDR），并最大限度地提高检查部位（如 CT 肺动脉造影中的降主动脉或肺动脉树）的增强峰值。扫描和对比剂团注时间要准确，以确保与动脉增强峰值相匹配，这一点至关重要。

原则上认为，使用高压注射器有 3 个主要优点。

(1) 团注对比剂：医生能够手动推注对比剂将不会产生快速的团注。当成像时，重要的是在被扫描的感兴趣区具有集中的对比剂体积。通过使用高压注射器，将注射紧密的对比剂团，提供最大程度的增强。

(2) 可重复性和一致性：当设置注射参数时，要求具有与特定体积的对比剂一致的流速。不同的注射器制造商都有定制的软件，支持注射方案设置、数据记录和注射参数的定制。

(3) 定时注射对比剂：特定的身体器官和感兴趣的扫描区域需要精确的对比剂注射时间。随着能够以极快的时间获取图像的现代多层探测器扫描仪的出现，确保对比剂在正确的时间窗准确及时的团注变得前所未有的重要。通过高压注射器参数设置，确保了定时注射对比剂可以轻松实现。

在多种成像技术检查中使用对比剂时，有几个因素需要考虑，患者因素、扫描因素和大功率注射器因素。压力注射器以 psi 为常用单位，代表每平方英寸的压力，是压力应力的度量。对比剂注射器在过去十年中已经从传统的单头注射器（图 1-68A）发展到双头注射器（双桶注射器），其中一个注射器装有对比剂，另一个注射器装有生理盐水（图 1-68B），但如果不需要注射生理盐水，这些注射器也可以作为单头注射器使用。

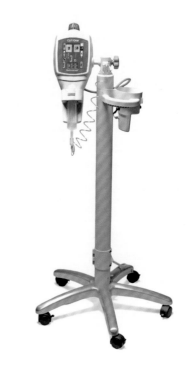

▲ 图 1-68A　单头 CT 对比剂注射器示意

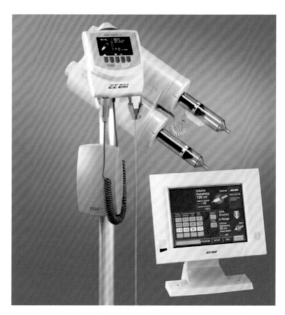

▲ 图 1-68B　双头 CT 对比剂注射器和控制面板示意

目前最先进的对比剂注射器技术是无环注射器系统，其中一个常规注射器被一个储存对比剂的容器所取代，通过一次性使用各种可消耗的组件进行对比剂注射（图 1-69A）。通过使用一个三通道注射器，它允许使用者直接使用两个对比剂容器和一个单位的生理盐水多次注射。这些系统被认为易于使用，有空气探测器，以减少注入患者体内的空气风险，并具有先进的患者安全功能，确保液体只向一个方向流动，没有交叉感染的风险。

使用无环注射器系统可尽量减少对比剂的浪费，从而获得明显的经济效益。对比剂瓶悬挂在注射器上，只使用检查所需的对比剂量。如果采用其他的注射器技术，假设检查只需要 60ml 对比剂，通常情况下要用规格为 100ml 的对比剂，那么就会有 40ml 对比剂被浪费。

操作方面的考虑

当医务人员设置对比剂注射器的参数时，必须考虑到以下几方面。

- 注射对比剂的体积。
- 对比剂的浓度（mOsm/kg）。
- 注射速率（ml/s）。
- 使用导管的压力限制，使用什么套管和针。
- 注射开始和结束的时间，是否应该有延迟。
- 是否进行分阶段注射，生理盐水和交错注射。
- 是否要注射大量生理盐水（总是建议注射）。

决定动脉增强的两个与对比度相关的变量是碘注射率（IDR）和注射持续时间。此外，还有一些与患者相关的因素（如心输出量、患者体重和分布容积）。心输出量是影响对比度增强时间和心血管循环的最相关因素。如果心输出量减少，那么这将导致对比剂抵达的延迟，相关区域的增强峰值降低，并延长肝实质的增强时间。主动脉峰值和实质增强幅度在心输出量减少的患者中大幅度降低。

使用大功率注射器结合较高浓度的对比剂可以更快地注射较少体积的对比剂。当使用高压注射器给患者注射对比剂时，在右心室、外周静脉和所用的注射管的空间中总会有残留量的注射液。使用第二个注射器，注入生理盐水，就可以立即冲洗这些空间中的对比剂，进入体循环。这有助于优化最初注射的体积，并影响峰值增强。

大多数增强 MRI 检查需要人工注射对比剂。注射器中吸入钆溶液，然后手动推注到血液中。然而，越来越多的动态造影（主要是血管、乳腺、骨盆和肝脏检查）需要在特定的时间内以特定的速度注射对比剂，这就需要使用 MRI 对比剂注射器。只有使用特别设计的磁共振注射器才有可能，因为注射器系统需要安全并与磁场兼容。市场上 MRI 兼容注射器有各种各样的型号（图 1-69B）。

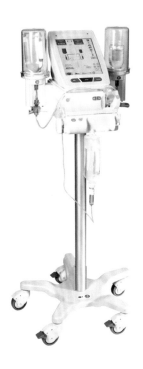

▲ 图 1-69A　无环注射器系统，注射器有两个对比剂壶

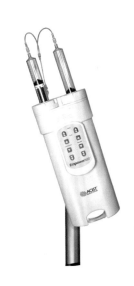

▲ 图 1-69B　双头 MRI 对比剂注射器

耗材是任何注射器系统的基本组成部分，每一次注射对比剂都需要一组特定的消耗品。大多数标准的单头或双头注射器需要一个空注射器，用于存放对比剂。如果还需要注射生理盐水，则还需要一个可盛放生理盐水的注射器，以及一个连接注射器与患者的连接管。市场上也有一种消耗性装置，可通过注射部位电流的变化来检测外渗。这种一次性

补片在注射部位磨损，如果检测到信号增加，即怀疑对比剂从静脉外渗，将停止注射。

随着对辐射剂量监测的担忧加剧，卫生信息学正日益受到临床部门的重视，在美国的许多州，记录对比剂剂量的要求是强制性的，这在目前正成为全球其他国家的立法参考。诊断注射器系统目前正在设计额外的软件包，使用户能够审查向患者提供的碘的记录剂量和体积，以及成像程序的辐射剂量。然后将此信息记录在可以提取累积剂量的归档系统中。

图 1-70 显示了肝组织和主动脉在不同浓度对比剂下的最大对比度增强。结果表明，随着浓度的增加，增强效果在较短时间内得到加强。

二十五、CT 扫描中的对比剂团注

MRI 检查过程中的团注在前文中已有介绍。MDCT 快速扫描技术能在很短的时间内完成。要产生尽可能好的静脉造影增强效果，需要优化注射对比剂与开始扫描之间的时间延迟。这对动脉期的增强特别重要。影响最佳增强效果和理想时间窗及对比度 / 容量的因素包括患者体型、心率、循环时间及心脏损害。

针对个别情况，以下有两种选择。

(1) 时间延迟可以通过跟踪小剂量（10～20ml）对比剂来计算，但这可能会很耗时间。

(2) 可以采用自动跟踪技术。虽然这项技术的专利名称可能有所不同，但其操作原理是相同的。该技术使用低剂量设置（50mA），并确定放射技师在检查开始时选择的 ROI，如图 1-71A（ii 和 iii）所示[57]。当增强级别达到 ROI 中的阈值（HU）时，扫描可以手动启动或自动触发。图 1-71 A（iv）显示了相应的 HU 值随时间的变化。业界普遍认识到，自动团注跟踪能带来更准确的时间延迟[58, 59]。CT 肺动脉造影（CTPA）的图像可以以多平面的形式呈现为一组图像。图 1-71B 所示为轴位 CTPA 图像上的肺栓塞表现。

对比剂浓度（mgI/ml）和剂量（ml）	主动脉		肝脏	
	最大强化值（HU）	达到最大强化的时间（秒）	最大强化值（HU）	达到最大强化的时间（秒）
300; 150	323	39	84	73
370; 122	350	34	85	69
400; 112	353	34	86	64

▲ 图 1-70 不同器官最大强化的比较

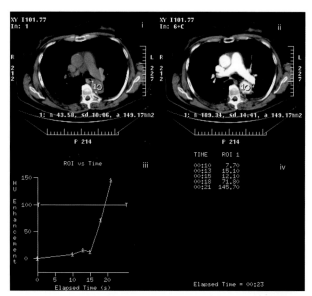

▲ 图 1-71A 肺动脉干水平上预先设定的对比度增强阈值为 100HU 的团注选择示意

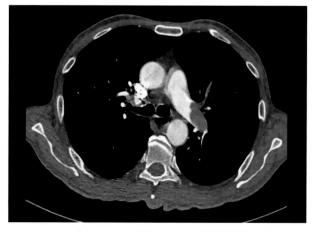

▲ 图 1-71B 轴位 CTPA 显示肺栓塞

第 2 章　对比剂与放射性药物

Contrast enhancement agents and radiopharmaceuticals

1895 年，伦琴首次发现 X 射线。不久人们发现，通过使用高原子序数的材料可以增加图像的对比度，从而反映出以前在 X 线平片上看不到的结构和病理变化。

多年来，人们一直在用铅钡盐和铋等材料进行实验来合成一种化学对比剂。1896 年，Haschek 和 Lindenthal 在奥地利维也纳首次对截肢的手进行了实验性的血管造影。1920 年，在利用碘治疗梅毒的过程中，将对比剂应用于临床成像检查。1923 年，人们发现接受碘化钠治疗的患者会产生不透射线的尿液，经过短期研究后，碘化钠被用作股动脉造影中的对比剂。然而，碘化钠的毒性极大，患者对其耐受性差。碘化钠改良的先驱是美国医生 Moses Swick，他研究了具有更好耐受性的对比剂并且引领了现代对比剂的形成。

对比剂的飞速发展提高了用于各种使用含碘制剂的放射学检查的安全性和有效性。1988 年，第一个"即用型"钆对比剂才应用于 MRI 检查。随着技术的发展和新程序及新模式的引入，应用于增强检查的不同对比剂也在不断发展。医学成像能实现对人体解剖结构细节的可视化不仅得益于 CT、PET 和 MR 技术的发展，而且还得益于遍布全球的增强对比剂的应用。

自 20 世纪 50 年代将对比剂引入医学成像以来，含碘的放射性对比剂一直是现代医学史上最常用的"处方药"（POM）之一。这些化合物作为放射检查的基本组成，使得大多数现代医学成像技术（CT、冠状动脉造影、血管造影及尿路造影）的显影达到标准。

医学成像中使用的所有试剂都属于对比剂的范畴，包括含碘对比剂（图 2-1A）、应用于 MRI 的钆和氧化铁、应用于超声造影的各代微泡、应用于胃肠道成像的硫酸钡，以及用于核医学成像的放射性同位素。

大多数对比剂被归类为 POM，而在医学影像中应使用哪种对比剂一直饱受争论，最终由放射科医生结合临床实际和检查需要进行决策。因此，使用者了解这些对比剂的药理特征是非常重要的。

一、放射性对比剂的物理原理

传统 X 线平片的缺点之一是难以区分有重叠部分的不同组织和密度的解剖结构。X 线的衰减取决于 4 个因素，即材料的厚度、物体的原子序数、密度和 X 射线的能量（keV）。在组织中，有效原子序数有时表示原子序数在组成比例中的"平均值"（图 2-1B）。所以可以通过引入对比剂来改变组织结构本身或其周围环境的衰减。

（一）阴性对比剂和阳性对比剂

对比剂可分为两种，一种是低密度的阴性对比剂，另一种是高密度的阳性对比剂。阴性对比剂（如空气、氧气和二氧化碳）的衰减低于其周围环境的衰减，可用于充盈空腔脏器（图 2-3C）。目前使用阴性对比剂的检查已在很大程度上被其他侵入性较小的方式（如超声、CT 和 MRI）所取代。在胸部 X 线检查中深吸一口气可以使胸部扩张就是一个阴性对比剂仍然在临床中应用的很好的例子。

CT 技术的不断进步和发展使可视化肠道成像技术发生了变化。传统使用阳性对比剂硫酸钡的传统灌肠检查相当繁琐，现在可以通过新技术得到改善。该技术使用二氧化碳作为介质使肠道膨胀，而无须硫酸钡（图 2-2A 和图 2-3D）。这种新技术称为 CT 结肠成像或虚拟结肠成像。这种二氧化碳作为阴性对比剂的检查已被证明可以减少患者的不适和不良反应，同时意味着当结肠镜检查无法完成或患者不适用时，CT 结肠成像可作为一种替代成像技术。

阳性对比剂的衰减高于周围环境，因此会在图像上产生组织密度差异。影像科常用的阳性对比剂

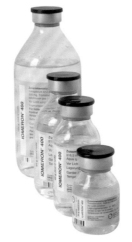

▲ 图 2-1A　多种含碘对比剂示意

物质	有效原子序数	体积
空气	7.2	非常小
软组织	7.6	≈ 1
骨	13.8	≈ 2
碘	53	≈ 2
钡	56	≈ 2

▲ 图 2-1B　原子序数及密度

是碘（图 2-2B）和硫酸钡化合物。

（二）物理原理

X 线的衰减取决于入射光子的能量。通过使用对比剂实现的衰减程度可以通过控制曝光因素来改变，尤其是调节千伏电压。在较低的千伏电压下，光电吸收起主导作用（图 2-3B）。光电吸收质量衰减系数与材料的原子序数间的关系非常复杂。它与原子序数（Z）的三次方成正比，与 X 线入射光子能量（E）的三次方成反比。

$$\frac{\tau}{\rho} \propto \frac{Z^3}{E^3}$$

阳性对比剂通常用于增加解剖结构的原子序数值。因此，在这些结构中，使用较低的千伏值将更大程度地增加 X 线的衰减。这会使 X 线检查影像上组织的对比度增加（即客观对比度增加）。随着 X 线能量的增加，即在更高的千伏值下，光电吸收作用减少，而康普顿效应增加。

康普顿效应导致部分 X 线能量被吸收，取决于电子密度（而不是原子序数）。同样，康普顿效应的质量衰减系数与电子密度关系也很复杂。它与电子密度成正比而与 X 线的能量成反比。

$$\frac{\sigma}{\rho} \propto \frac{Electron\ density}{E}$$

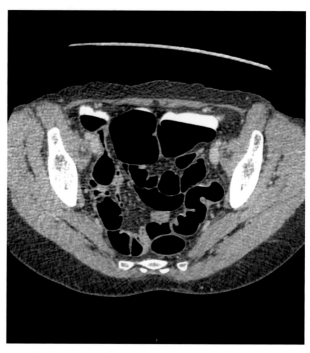

▲ 图 2-2A　CT 结肠成像中的阴性对比剂（CO_2）示意

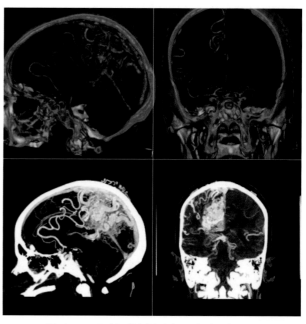

▲ 图 2-2B　阳性对比剂（含三碘对比剂）示意

阴性对比剂（气体）的原子序数与软组织的原子序数相似，但它们的电子密度却截然不同。因此，在使用阴性对比剂时高千伏会降低 X 线的衰减。这会使 X 线检查影像上组织的对比度增加（即客观对比度增加）。对比剂中的原子序数或电子密度使之区别于周围组织（图 2-3A）。

（三）离子型对比剂与非离子型对比剂

高原子序数对比剂被发现可用于提高图像对比度后，多年来人们不断发展化合物，致力于开发出毒性相对较低的对比剂用于静脉注射。第一个适用的化学结构是一种叫作吡啶的环状结构，可以结合碘原子使其不透射线。

20 世纪 50 年代年后，离子型对比剂应用于临床。在此期间引入了三碘化苯甲酸钠盐及葡甲胺盐，其中第一种上市的是碘吡酸钠。虽然当时广泛应用于医学成像，但这些药物是高渗对比剂（血液渗透压的 5～8 倍），大幅增加了毒性和血液动力学效应。许多患者在给药后有明显不良反应，导致检查质量受到

影响或检查中止。人们迫切需要研究一种降低毒性的对比剂。19 世纪 70 年代，出现了一系列低渗对比剂，可显著降低毒性作用。它们仍然使用最初的三碘化苯甲酸（用于离子型对比剂），但用酰胺（$CONH_2$）取代了羧基（$COOH$）以创建新的非离子分子。

高渗离子型对比剂具有 3 个碘原子和两个活性基团，而低渗对比剂具有 3 个碘原子和 1 个活性基团。单苯环分子的另一种选择是单酸二聚体，其中 2 个三碘化苯甲酸环连接在一起，1 个环的羧基转化为酰胺。这在每个分子中产生 6 个碘原子和 2 个活性基团（图 2-4）。

物质	有效原子序数	体积
空气	7.2	非常小
软组织	7.6	≈ 1
骨	13.8	≈ 2
碘	53	≈ 2
钡	56	≈ 2

▲ 图 2-3A 原子序数及密度

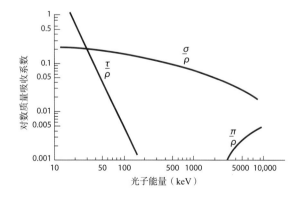

▲ 图 2-3B 水中对数质量吸收系数随光子能量的变化
t/r. 光电过程；s/r. 康普顿过程；p/r. 电子对生成

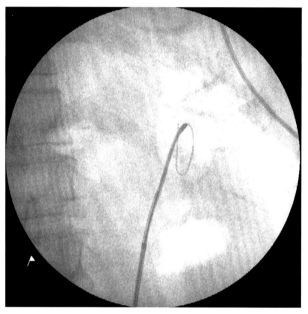

▲ 图 2-3C 阴性对比剂（空气）应用于逆行肾盂造影示意

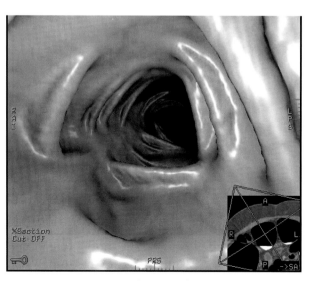

▲ 图 2-3D 阴性对比剂应用于虚拟结肠镜检查示意

自从三碘化和六碘化对比剂进入全球市场以来，耐受性较差的对比剂使用量急剧降低，几乎没有医院可以证明其合理性。离子对比剂具有高渗透压，给药时会导致不良事件，因此使用低渗或等渗对比剂成为了临床最佳选择。目前影像部门使用的大多数非离子型对比剂可分为非离子单体或非离子二聚体，其中非离子单体由于其成本优势以及具有低渗透性和黏度特性而更受欢迎。

（四）渗透压

渗透压是溶质浓度的量度，定义为每千克（kg）溶液中溶质的渗透分子（Osm），是溶液对其环境施加的力（图 2-5）。患者的所有胃肠外注射剂的渗透压应尽可能接近体液，来减少给药时疼痛。任何溶液的渗透压总是与溶液中溶解的颗粒数成正比（分子、离子）。因此，可以通过增加每个溶解颗粒的碘原子数来降低对比剂的渗透压。

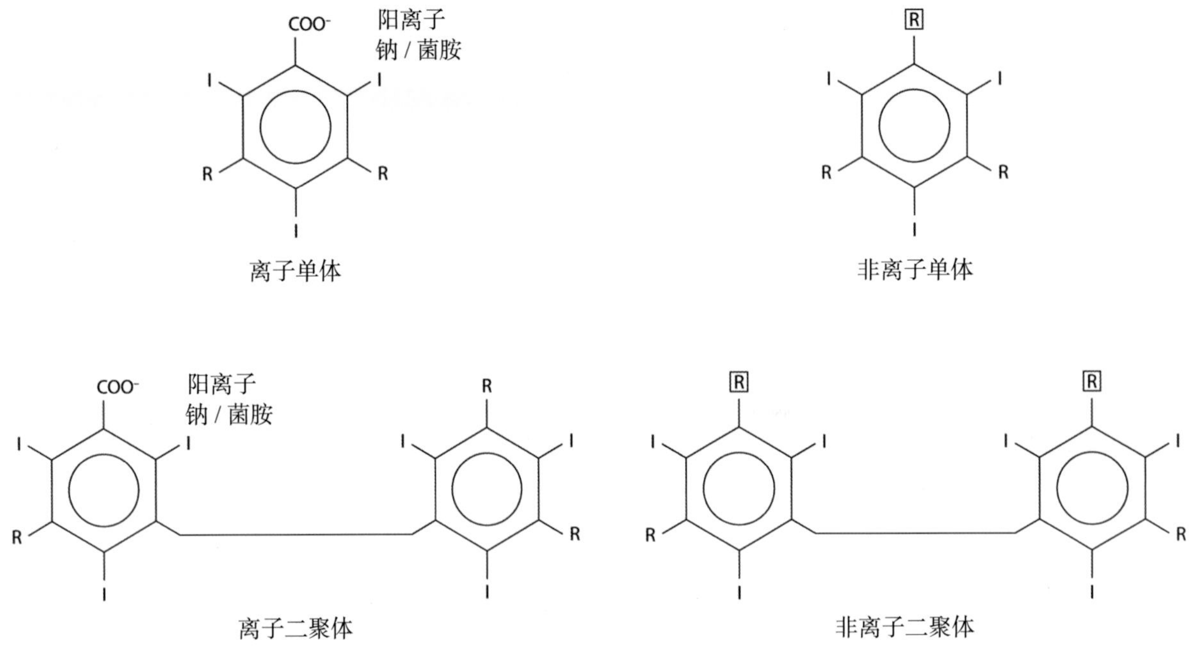

▲ 图 2-4　离子型和非离子型对比剂结构比较

浓度（mgI/ml）	150	200	240	250	300	320	350	370	400	420
碘胺					1590					2660
碘酸盐		370				600				
碘帕醇	340	410			620			800		
碘海醇			520		680		830			
碘普罗胺	330		480		610			800		
碘佛醇			500		630	710	790			
碘美普尔	330	360		440	520		620		730	
碘克沙醇	290					290				

▲ 图 2-5　碘化对比剂的渗透值（mOsm/kg）

所有非离子型三碘对比剂都被认为是高渗对比剂。组织细胞、血浆和组织液的渗透压为 300mOsmol/kg H_2O，渗透压高于 300mOsmol/kg H_2O 的对比剂则为高渗对比剂。不同品牌对比剂渗透压不同，但渗透压应始终作为考虑的安全因素。

红细胞和血管内皮受到血管内对比剂高渗透压的影响，会导致组织缺氧和毛细血管通透性增加，后者会对血脑屏障造成损害。血管舒张、全身性低血压和血容量过多都是对比剂高渗透压造成的常见表现。

低渗对比剂是三碘化苯甲酸中的非电离基团（如酰胺或胺）代替羧基。例如，碘帕醇（Bracco，意大利）是一种含有非离子酰胺和碘克酸盐（Guerbet，法国）的单酸二聚体。

低渗对比剂比离子型高渗对比剂具有的主要优势是可以减轻注射时的疼痛、热感和其他不良反应，因此耐受性更好。等渗对比剂碘克沙醇（GE Healthcare，英国）是目前唯一的等渗非离子型对比剂，其渗透压为 290mOsm/kg H_2O。

由于碘对比剂可能会使慢性肾病患者出现潜在并发症，许多已发表的临床研究都提到渗透压是其中一个需要考虑的因素。该部分将在对比剂肾病（CIN）中进一步讨论。

当前欧洲泌尿生殖放射学会（ESUR）和英国皇家放射学院（RCR）的指南中推荐使用低渗或等渗对比剂。

（五）黏度

渗透压是选择对比剂时要考虑的特征，但黏度也很重要。对比剂溶液的黏度越高，该溶液被血液稀释到对诊断无用的浓度所需的时间就越长。在临床使用中，黏度限制了注射速度，特别是在通过非动力注射器专用导管［外周导入中心静脉置管（PICC）］注射或手动给药时（图 2-6）。影响对比剂黏度的因素有以下几方面。

- 溶液的温度。
- 对比剂的分子量。
- 羟基的数量和取代基的大小。

黏度由溶液浓度、分子形状以及各种对比剂与水分子之间弱相互作用决定。大多数对比剂给药指南建议在给药前将所有含碘对比剂在医用加热器中加热至体温，这可以将其黏度降低 50%。

注射大剂量的未加温的含碘对比剂会增加手动推注时的阻力，给患者带来更大的痛苦，也给医务人员带来更大的操作困难。工作人员必须定期检查对比剂加热器，以确保温度适宜、对比剂不会过热。如果因加热器故障导致对比剂过热，在给药前务必联系厂家维修。

（六）对比剂浓度

对比剂有多种浓度可供选择，从 140～400mg/ml，由每毫升溶液中含碘毫克数（mgI/ml）定义。使用的对比剂浓度越高，对比剂的黏度就越大。不同浓度的对比剂在增强对比成像中起着不同作用。例如，在儿科检查和泌尿生殖系统成像中使用对比剂推荐使用低浓度对比剂。

现代 CT 扫描设备的出现，也意味着对含碘对比剂浓度的要求发生了变化。300mgI/ml 的标准浓度足以用于图像诊断。随着图像采集时间缩短，注射较小体积的高浓度对比剂是更有效的。高渗对比剂（HCCA）更有利于体型较大的患者和更有挑战性的成像。

在使用高浓度对比剂（≥350mgI/ml）时，需要检查注射的速度和针的规格。浓度越高黏度越大，

浓度（mgI/ml）	150	200	240	250	300	320	350	370	400	420
碘胺					5.0					11.4
碘酸盐		2.2				7.5				
碘帕醇	1.5	2.0			4.7			9.4		
碘海醇			3.3		6.0		10.7			
碘普罗胺	1.5		3.1		5.1			9.9		

▲ 图 2-6　碘化对比剂的黏度（mPa/s）

需要调整针的规格以确保压力和流量。

www.MDCT.net 等网络平台为各种 MDCT 提供了扫描方案的建议，同时提供了对比剂的相关信息。

（七）碘对比剂的理想特性

对比剂可以使人体特定区域在 X 线下产生密度差别。任何生物适应的，安全且医学上批准可注射到人体中的物质，都有可能被视作 X 线对比剂。自从发现 X 线以来，经过数十年对各种分子和物质的研究和临床试验，发现碘是理想的对比剂。

并非所有解剖结构都可以通过 X 线平片显示。这是因为这些结构的衰减值与相邻组织结构的衰减值相似，或由于结构重叠难以分辨。胸部 X 线检查可以显示心脏边界却看不清冠状动脉，因此无法评估患者可能的心脏疾病的程度。X 线的衰减量取决于 4 个因素：材料的厚度、原子序数、密度和 X 线的能量（keV）。在组织中，有效原子序数有表示其组成比例中存在的原子序数的"平均值"。通过引入对比剂来可以改变结构本身或其周围环境的衰减。

目前市场上有多种碘对比剂可供选择，每种碘对比剂都有不同的特性，临床可通过这些不同的特性决定其使用情况。

选择合适的对比剂取决于多种因素，且应考虑以下分子特征。

- 电中性（不带电）。
- 小分子（低分子量）。
- 高水溶性。
- 高亲水性。
- 低分子毒性。
- 低神经毒性。

1. 高浓度与标准浓度

碘对比剂的含碘浓度范围很大（图 2-7），每种都有所需的临床目的和结果。产品的浓度以数字形式显示在瓶子的标签上，便于了解每毫升含碘量。例如，如果患者要使用标签上写有 300 的产品（如碘帕醇 300），则每毫升将含有 300mg 碘（300mgI/ml）。

浓度的选择取决于临床检查、患者的年龄及体重和所使用的技术类型。同时扫描方案决定了要使用的对比剂浓度。大多数 CT 检查要求浓度为 300mgI/ml；目前更趋向于使用更高浓度的碘对比剂进行心脏和血管成像。所以对比剂加热柜中储存几种不同浓度的对比剂是很常见的。

近年来随着技术的进步，CT 发生了重大变化，从 4 层到 16 层，然后迅速向 64 排多排 CT（MDCT）发展。虽然 64-MDCT 目前是标准的多层扫描仪，但许多成像中心现在正在安装 256 和 320 排 CT，并且将继续发展。在 MDCT 的发展过程中，扫描仪逐渐增加了探测器的排数，减少了扫描采集时间。最新的 256 排 CT 的机架旋转时间为 0.2s，空间分辨率为 0.4mm，现已投入临床使用。心脏成像最初是通过 ECG 门控 16 排 CT 实现的，现在已常规投入临床应用，而不是仅用于专门临床中心。预计未来 5 年心脏 CT 成像将有很大的发展。

2. 水溶性

因为要注射到人体中，所以对比剂必须有高水溶性。在设计对比剂时，以下化学特性可以提高对比剂的水溶性。

- 大量的结构异构体。
- 添加羟基和亲水基团。
- 离子基团（如盐类）。

水溶性溶液相比于油基溶液可以被身体快速吸收并随后代谢清除。

3. 亲水性和亲脂性

对比剂的亲水性描述了其对水性溶剂的偏好，

产品名	化学结构	公司	阴离子	阳离子	可用浓度（mgI/ml）
Omnipaque	碘海醇	GE Healthcare	非离子型	非离子型	140, 240, 300, 350
Visipaque	碘克沙醇	GE Healthcare	非离子型	非离子型	270, 320
Niopam Isovue Iopamiro	碘帕醇	Bracco	非离子型	非离子型	140, 200, 300, 340
Iomeron	碘保醇	Bracco	非离子型	非离子型	150, 200, 250, 300, 350, 400

▲ 图 2-7　市场上常用的碘对比剂示意

而亲脂性描述了对类脂（脂质）溶剂的偏好。与亲水性对比剂相比，亲脂性更强的对比剂似乎具有更大的毒性。离子型对比剂在当今的医学成像中很少使用，与更常用的非离子型对比剂相比，其亲脂性更强，而非离子型的亲水性更强。非离子型的亲水性通过羟基的对称分布而增强，且缺少疏水性的甲基。

通过在分子内添加羟基，使非离子型对比剂毒性进一步降低。这些基团使亲水性升高，亲脂性降低。可以通过研究相对致死剂量 50%（LD50）值来证明其效果。

对比剂的毒性主要是由对比剂与患者体内的蛋白质、细胞膜等相互作用引起的。研究表明，亲脂基团比亲水基团更容易与生物分子相互作用，因此亲水性对比剂往往具有更高的患者耐受性[1]。

（八）药理学

药理学可以简单地定义为"与药物对身体的作用有关的科学和特性"。这个概念很广，本书中将聚焦于医学成像增强显像剂（对比剂）方面进行介绍。

药理学可以分为 3 个不同的领域。

药效学：药物对身体的作用，即药物的作用和效果。

药代动力学：身体对药物的作用，即药物的吸收、分布、生物转化和排泄。

毒理学：药物的不良反应，即人体中的不同机制及产生的不良反应。

1. 毒理学 / 药物安全性

理想情况下，对比剂应该对患者没有不良反应。它们的目的是使解剖及血管中的病理结构强化显影。然而，一些患者确实会出现不良反应。任何对比剂相关的毒性作用和药理作用都不希望发生。

在采用新型低渗对比剂后，对比剂相关不良事件的总体频率显著降低。此外，对比剂对人体没有治疗作用。患者使用碘和大多数钆类对比剂，经身体代谢后通过泌尿系统排出，少部分钆类对比剂通过泌尿和肝胆系统共同排出。与传统药物相比，考虑到患者用药量，碘对比剂的全身毒性相对较低。然而，当对比剂注入供应骨骼肌的动脉或外周静脉时，非离子型单体会引起明显的疼痛。血管疼痛与溶液的高渗透压有关，虽然非离子型没有离子型对

比剂疼痛感强烈，但仍高于 600mOsm/kg 的痛阈。

2. 化学毒性

不同于对比剂的其他特性（如渗透压和带电性），化学毒性只和对比剂本身的分子毒性有关。相关的因素包括亲水性、亲脂性、组胺释放、蛋白结合，以及凝血等生物功能的抑制。大多数情况下，高化学毒性在临床上表现为频繁恶心和呕吐。市场上所有对比剂都会产生这些影响，这只是不同的人对注射异物的反应不同。

（九）对比剂肾病

多项研究表明，碘对比剂会损害肾脏系统的功能，这表示肾功能受损的患者在使用对比剂后发生严重并发症的风险会增加（图 2-8A）。

对比剂肾病（CIN）被定义为对比剂引起的肾功能的急性下降，被认为是血管内使用对比剂后最严重的并发症之一。

在过去的 20 年里，使用对比剂进行放射检查的患者数量急剧增加，这反过来又导致了对 CIN 的关注，关于其病理起源的新研究相继发表，预防 CIN 的创新方法不断涌现，并认识到 CIN 与长期不良事件相关[2]。

在使用对比剂的放射学检查之前，需进行生化测试来确定患者的肾功能。CIN 定义为检查 24～48h 后血清肌酐（SCr）水平增加。

近年来，已经从评估 SCr 和肌酐清除率水平转向评估肾小球滤过率（eGFR）。eGFR 已成为许多医疗中心评价肾功能指标和急性肾损伤（AKI）的金标准。

已存在的肾功能损害程度是 CIN 发展的最佳预测指标。放射学机构的指南将指导肾功能筛查及

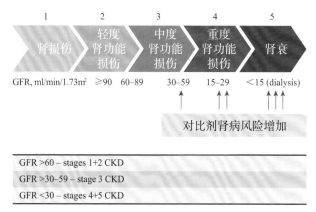

▲ 图 2-8A **肾小球滤过率（GFR）**作为指标的慢性肾病（**CKD**）的不同阶段

注射对比剂的安全水平。最常见的肾功能筛查使用 eGFR 计算器（图 2-8B）。

许多 CKD 患者在肾功能严重下降且 GFR<30ml/min/1.73m² 时一直没有临床症状。因此，在进行筛查时并不容易确定哪些患者有发生 CIN 的风险。医务人员在检查前对患者进行筛查非常重要，以免向有禁忌证的患者注射对比剂造成严重后果。

GFR>45ml/min/1.73m²（<1%）的患者 CIN 的发生率非常低，而 GFR<45ml/min/1.73m² 的患者 CIN 的发生率为 10%～40%[3]。CIN 的发病机制尚未完全阐明，肾功能的改变明显与高渗、等渗、低渗对比剂相关。CIN 病因包括肾血流动力学变化、血管收缩和肾小管毒性等。

注射对比剂后，腺苷和内皮素随即释放，导致血管收缩，肾血管系统的肾血流量减少（图 2-9）。同时，一氧化氮（NO）和前列腺素的减少也会导致血管舒张减少，这与血管收缩相似。

人体肾脏持续处于缺氧状态，当它接收到较少的富氧血液时，肾脏就会进入髓质缺氧状态，这有可能导致 CIN。

由于碘对比剂的化合物特性，所有碘对比剂均具有化学毒性，直接作用于肾小管，长时间接触会导致细胞凋亡。因此建议在使用对比剂前后，患者

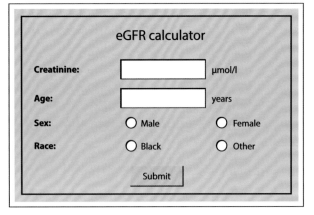

▲ 图 2-8B　肾小球滤过率（eGFR）计算器示意。该测试考虑了患者的血清肌酐、性别、年龄和种族

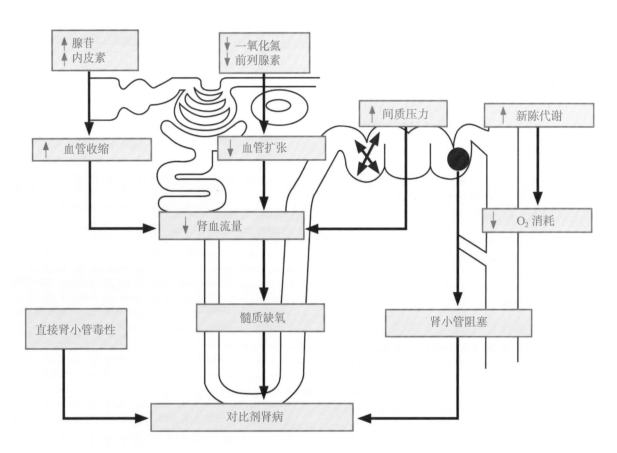

▲ 图 2-9　对比剂肾病的发病机制，反映了静脉碘对比剂对肾小管生理的影响（Reprinted with permission from the American Journal of Roentgenology.）

都应充分补水，以冲洗肾脏中残留的所有对比剂。

CIN 的发生风险和严重程度与其风险因素的数量和程度成正比，风险因素包括以下几方面。

- 预先存在的肾功能损害。
- 伴有肾功能损害的糖尿病。
- 血容量减少。
  - 充血性心力衰竭
  - 利尿剂
  - 异常体液流失
  - 肝衰竭
  - 肾病综合征
- 脱水。
- 长期低血压。
- 冠状动脉造影的并发症。
- 对比剂的选择。
- 高龄。
- 非甾体抗炎药。

可以采取以下措施将 CIN 发生风险降至最低。

- 使用少量的低渗或等渗非离子型对比剂。
- 使用体液补充剂（盐水 / 碳酸氢钠）。
- 审查患者所服药物，必要时停用肾毒性药物。
- 使用药物治疗。
- 如果临床医生认为有必要，可以进行血液透析。

建议参考定期更新放射学会或 ESUR（www.esur.org）关于 CIN 的最新指南，作为对比剂使用的依据（图 2-10）。

（十）水合作用

普遍认为，血容量扩张是降低 CIN 风险的最佳选择。研究表明，血容量扩张可能会增加肾脏的血流量，减少对比剂在肾脏中的潜伏时间，减少血管收缩，改善尿酸的肾小管清除率，并发挥可变的神经激素作用，降低 CIN 的发生率[3]。有效的水合作用可以增加肾脏中前列环素的产生，使肾髓质血管舒张，促进血液循环。肾脏一直处于缺氧的边缘，所以需要大量循环血液才能有效运作，任何血管收缩都会增加缺氧的风险。

在已有临床研究中，推荐了多种补液方法，还需要参考最新的 ESUR 对比剂指南，并根据新发表的研究定期更新。制药公司和医疗机构不断进行对比剂使用和实践的研究，各类指南也在不持续更新。

（十一）外渗

血管内外渗是指由于针尖位置不当或穿刺血管壁，或血管壁脆弱的患者或老年人由于渗漏而导致的药物意外进入患者周围组织。外渗是注射对比剂公认的并发症之一。据报道，使用自动注射器外渗的发生率为 0.04%～1.3%。大多数对比剂外渗的患者只会出现轻度软组织损伤，但极少数情况下可能会出现严重的皮肤溃疡和组织坏死。外渗可能取决于注射者（通过不正确的针插入）或患者相关因素。患者自身因素包括以下几点。

- 肥胖。
- 静脉或淋巴引流受损。
- 脆弱 / 受损的静脉。
- 血管交通能力弱。

为防止对比剂外渗（图 2-11），在注射对比剂前用生理盐水测试针尖的位置、使用非离子型对比剂和适合血管类型的针是很重要的。当使用自动注射器时，由于注射压力和注射速度 / 增加，发生严重外渗损伤的风险更大。当使用动力注射器时，合理选择针的规格尤为重要。大多数注射器系统都提供外渗检测系统。当注射部位有任何变化时立即停止注射，并激活控制面板上的警报。

2004/2005/2007 建议：2007 年 PCI 指南更新，表 9	2009 年 PCI 更新推荐	备注
1 级		
2. 接受血管造影的慢性肾病患者，等渗对比剂是首选的。（证据级别：A）	1. 接受血管造影但未接受慢性透析的慢性肾病患者，可使用等渗对比剂（证据级别：A）或低分子量对比剂而非碘克沙酸盐或碘海醇。（证据级别：B）	修改推荐

▲ 图 2-10　在 **Journal of the American College of Cardiology**（**2009；54**）[23] 发表了关于在经皮冠状动脉检查（**PCI**）血管造影中使用低渗和等渗对比剂的建议。关于对比剂使用的建议也在不断发生变化

患者危险因素		降低风险	
• 无法沟通 • 脆弱 / 受损的静脉 • 动脉供血不足 • 淋巴和（或）静脉引流受损		• 仔细的技术 • 用于动力注射器的塑料导管 • 使用低渗 CM	
技术风险因素		治疗	
• 使用动力注射器 • 不太理想的注射部位（如下肢、远端小静脉） • 大量 CM • 高渗 CM		• 肢体抬高 • 冰袋 • 仔细监测 • 外科会诊，如果怀疑有严重伤害	

NB：使用低渗 CM，因为严重组织损伤的渗透压阈值估计为 1.025～1.420 mOsm/kg H_2O

▲ 图 2-11　注射对比剂（CM）可能导致外渗的风险因素

（十二）不良反应的处理

理想的对比剂不会造成任何不良事件，理想情况下患者可以耐受所有的对比剂。尽管在提高对比剂的安全性和耐受性，以及从使用高渗透产品到低渗透产品方面取得了极好的进展，但这一目标尚未实现。尽管普遍认为某些患者出现不良反应的风险增加，但无法准确预测不良反应。大多数影像部门使用简单的检查表确定在使用对比剂之前需要进一步评估的患者。在使用所有碘化和钆对比剂之前调查的基本信息包括：

- 既往对比剂反应。
- 哮喘。
- 肾损伤 /AKI。
- 糖尿病。
- 二甲双胍治疗。

低渗和等渗碘对比剂的不良反应发生率非常低（0.15%）[4]，但在注射对比剂前接受适当的筛查仍是非常有必要的。研究表明，非离子型低渗或等渗对比剂比离子型对比剂安全性提高 5～10 倍[5]。

无论何时使用对比剂，都必须始终遵守医院的政策和相关指南。如需进一步的建议，应当联系ESUR。对比剂包装内的患者信息传单推荐了必要的预防措施，以避免已知或疑似嗜铬细胞瘤、甲状腺毒症、异常蛋白血症、重症肌无力或镰状细胞病患者发生不良反应。检查对比剂制造公司提供的详细说明和处方信息（产品特性摘要）也很重要。

必须权衡使用对比剂的潜在风险与益处。许多医学影像检查在不使用对比剂的情况下会产生不同的诊断结果，因此使用对比剂的风险必须小于获得的收益。

不良反可以分为以下 4 类。

- 轻度不良反应。
- 中度不良反应。
- 重度不良反应。
- 器官特异性不良反应。

大多数不良反应都是轻微的，很少会危及生命。对不良反应的病因进行实际分类是不可能的，但可以对不良反应的严重程度和不良反应发生的时间来进行分类，并采取相应措施。

1. 轻度不良反应（图 2-12）

对比剂的某些特性（渗透压高、存在添加剂和螯合物）与最常见的轻微反应、恶心和呕吐相关。使用高渗对比剂时，经常会出现荨麻疹性皮肤反应。使用低渗对比剂时则少见。

轻度反应通常不需要治疗。然而，轻度不良反应可能预示或演变成严重不良反应。因此，应观察任何出现不良反应的患者，以确保临床稳定性和恢复。在对比剂注射后，患者应留置观察 30min，确保他们发生不良反应时就近得到治疗，若发生不良反应，应在出院前对患者进行医学检查。

2. 中度不良反应（图 2-12）

中度不良反应不会立即危及生命，但可能会继续发展。这些反应需要治疗，症状包括症状性荨麻疹、血管迷走神经反应、轻度支气管痉挛和继发于短暂轻度低血压的心动过速。每个影像部门都会有关于不良反应治疗的具体指南，所有影像科工作人

轻度	中度	重度
热感	模糊	低血压
恶心	头痛	心肌缺血
轻度呕吐	严重呕吐	心动过缓
打喷嚏	寒战	心动过速
局限性荨麻疹	支气管痉挛	其他心律失常
发痒的皮疹	广泛性荨麻疹	心脏骤停
轻度苍白或出汗	血管性水肿	声门水肿
	呼吸困难	支气管痉挛
	胸痛	肺水肿
	腹痛	跌倒
		意识丧失

▲ 图 2-12 对比剂给药后可能出现的不良事件。对比剂反应传统上根据严重程度分为 3 类。延迟不良反应，可提示患者下次接受对比剂时发生另一种反应的可能性

员都必须熟悉这些指南。

3. 严重不良反应（图 2-12）

严重不良反应可能立即危及生命。但是严重不良反应很少发生，而且现在很少使用离子型对比剂。严重不良反应症状包括：危及生命的心律失常（即室性心动过速）、低血压、明显的支气管痉挛、喉部水肿、肺水肿、癫痫发作、晕厥和死亡。

4. 延迟不良反应

延迟不良反应会发生在对比剂注射后 30min，并在 7 天内反应明显。多达 10% 的患者可能会发生这种情况，并且在使用等渗对比剂后更常见，因为与低渗对比剂相比，等渗对比剂黏度更高[6]。

三、碘对比剂的应用

（一）血管

血管内对比剂用于检查血管解剖结构、显示器官及相关病理。对比剂注射方式主要分为以下 2 种。

- 静脉注射。例如，静脉尿路造影（IVU）和 CT 增强检查。
- 动脉注射。例如，血管造影和数字减影血管造影（DSA）。

选择对比剂时，在理想情况下，不应因药理作

用而产生毒性作用。因为使用对比剂的唯一目的是将其作为诊断辅助工具，一种显像增强剂，对人体没有治疗作用。目前大多使用非离子型碘对比剂，以降低对比剂毒性及其带来的风险。

只需要依赖流动的血流即可在体内运输对比剂到所需的部位，进行影像学检查。对比剂的浓度基于感兴趣区的解剖结构、病理学和成像系统的灵敏度。

对比剂浓度范围为 140～370mgI/ml。应选择对比剂最佳浓度和用量以使血管、器官或病理组织显影，但同时使毒性作用最小化。随着技术的进步，诊断图像所需的对比剂的浓度发生了变化。过去心血管造影需要使用高浓度的对比剂（≥340mgI/ml），现代机器分辨率提升，对比剂的浓度降低到 300mgI/ml。对比剂给药量取决于对比剂碘浓度及患者的体重（推荐的对比剂用法用量会在产品说明书中提供）。

使用血管内对比剂时，应充分考虑其对患者正常生理机能的潜在影响。

给药途径决定介质的选择。在静脉注射时，对比剂会以最小的稀释度直接进入肺循环，因此存在激活肥大细胞和随后释放组胺的可能性，组胺是类过敏反应的主要因子之一。在动脉注射时，应牢记对器官的直接影响，对比剂的相关肾毒性 / 神经毒性是主要考虑因素，特别是在存在明显血管疾病的情况下。

（二）肾

经静脉途径注射对比剂进行肾脏检查，对比剂可通过肾脏和泌尿系统排泄。通过观察肾小管可以发现对比剂通过肾脏时，对比剂的总排泄量未改变且没产生代谢物。对比剂没有发生任何变化主要是由于缺乏蛋白质的结合和其低分子量，这使其在通过肾小球滤过和近端小管排泄时肾脏的总排泄增强。在近端小管中发生的任何水交换都是在自然生理需要的范围内进行的，远侧小管也不会重吸收对比剂。

传统的 IVU 检查现在已被 CT 尿路成像取代。CT 尿路成像已成为泌尿系统解剖和病理检查的金标准，在第 7 章将进行更详细讨论。

（三）体腔

在人体体腔内使用非离子型碘对比剂进行影像学检查前，要确认该款对比剂是否可适用于这项检查。

（四）胃肠道

患者胃肠道发生穿孔或急性阻塞时，不能使用钡对比剂，因为硫酸钡可能使患者的后续手术处理复杂化，而要使用可被吸收且不会使病情加重的水溶性对比剂（如碘帕醇）。婴儿胃肠道造影中，使用高渗离子型对比剂是极其危险的，因为婴儿的体液平衡会受到影响。因此，建议使用非离子型对比剂。泛酸钠，一种添加了调味剂和润湿剂的胃肠道对比剂，具有高渗透压，不能应用于食管气管穿孔或食管气管瘘的患者，因为这种材料对肺组织是有害的。

（五）脊髓造影

脊髓造影是一种使用对比剂检测脊髓疾病的检查，但目前基本上已被 MRI 和 CT 检查所取代。脊髓造影是因有禁忌证无法进行 MRI 检查患者的首选。脊髓造影中使用的碘对比剂是非离子型对比剂，能够迅速被中枢神经系统（CNS）吸收并且具有最小的神经毒性。

四、MR 对比剂

由于图像处理技术和软件的不断发展，MRI 近年来也飞速发展。以前大多数影像科室在临床上使用 1.5T MR 扫描仪。现在医用 3.0T MR 扫描仪已非常普遍，7.0T 和 9.4T MR 扫描仪也正在开发中。

在早期，MRI 对静脉磁共振对比剂的需求存在争议，静脉 MR 对比剂的出现使人们很快意识到使用此类对比剂可以提高检查的灵敏度、特异性和准确性。例如，对于较小的脑膜瘤和椎管内转移灶，在非增强 MR 检查中会被遗漏。随着一些 MR 新技术的出现，一些检查中对比剂的功能正被后处理软件所取代，医务人员进行非对比剂成像也能够达到既往使用对比剂成像的效果，但这种新技术尚未被广泛接受。目前 MR 对比剂仍是 MRI 检查中提示病变或观察解剖结构的重要组成部分。

MR 对比剂目前在评估大脑、脊柱和肌肉骨骼病理方面有重要作用，基于对比剂在磁场作用下影响组织的反应能力，开发合适的 MR 对比剂给研究人员带来了一系列全新的问题。

MR 对比剂原理与其他成像方式截然不同。MR 对比剂改变了组织的弛豫时间。因此，最合适的对比剂是顺磁性和超顺磁性对比剂。近年来，随着 MR

对比剂的变化，要了解对比剂在不同 MRI 检查中的使用方式以及每种分类的差异。

MR 对比剂通过改变局部组织的磁环境（磁化率）起作用，但无法可视化。这与碘对比剂不同，后者的作用是直接改变图像中正常组织的衰减。有许多具有固有磁性的物质可供选择，并受以下参数的影响。

- 质子密度。
- 自旋 – 晶格弛豫时间（T_1）。
- 自旋 – 自旋弛豫时间（T_2）。
- 流动性。
  MR 对比剂可视化可分为两类。
- 直接可视化。例如，水、脂质和其他具有内在对比度的物质。
- 间接可视化。例如，磁性化合物（包括顺磁性 / 超顺磁性 / 铁磁性）。

直接可视化，组织中出现的水和脂质构成了 MRI 图像中的自然对比效应。水和脂质的引入为图像提供了额外的对比，但仅限于在体腔中使用。例如，可以改变身体水分含量的药物（利尿剂）。但是，这些化合物有潜在不良反应且提供的对比度有限，并不实用。因此，间接可视化的一组化合物在 MRI 中更常用。

（一）磁化率

物质的磁化率与物质易受外加磁场磁化的程度有关。顺磁性、超顺磁性和铁磁性物质由于其结构中存在不成对电子而具有磁效应（磁化率）。超顺磁性和铁磁性物质比顺磁性物质具有更大的磁化率。超顺磁性物质和铁磁性物质之间的区别在于，超顺磁性物质从外部施加的磁场中移除后，不会保留其磁记忆。而铁磁性物质即使在没有外部磁场的作用下也能保持净磁矩。静脉注射后，磁铁矿颗粒 Fe_3O_4 优先积聚在肝脏和脾脏中。它们的磁场极大地降低了自旋回波质子磁共振成像序列中的回波强度。

全面介绍 MR 对比剂的物理和化学属性超出了本书的范畴。然而，了解顺磁性和铁磁性化合物之间的区别是有价值的。顺磁性化合物具有能向非均匀磁场的最强部分移动的特性（不包括铁和其他能够被磁场强烈吸引的材料）。MR 对比剂用于医学成像，因其具有磁化率、低毒性和患者良好的耐受性，还具有相对较低的成本。顺磁性对比剂钆是一种稀有金属，具有高弛豫率，能够改变组织中相邻质子的弛豫时间。顺磁介质可被视为"正"增强，增加 T_1 加权图像的图像强度。钆对比剂也被称为 T_1 对比剂，因为其最大的作用是改变 T_1。

钆和铁磁性物质具有潜在的毒性，因此有必要将它们以螯合物的形式结合在一个稳定的复合物中，以便它们以一种生理方式进入身体。正是这些螯合物区分了不同品牌的对比剂。图 2–13 列举了目前在欧洲应用相对广泛的对比剂。第一种在欧洲上市的螯合剂是 Gd-DTPA（二乙烯三胺五乙酸），品牌名为 Magnevist®（马根维显）。自 1988 年推出以来，Magnevist® 加入了多种钆基对比剂（GBCA）进入市场，每一种都有不同的螯合物，都有其自身的稳定性、耐受性和化学特性。这些化合物的作用是缩短组织的 T_1，它们可用来静脉注射，被广泛用于中枢神经系统和肌肉骨骼病变的影像学评估。然而，现在有多种多样的 MR 试剂被用作研究专用试剂，并且是专门为 MR 肝脏成像、MR 关节造影或 MR 血管造影而设计的。

超顺磁性对比剂可影响人体组织的 T_2 信号，使 T_2 信号缩短，从而产生低信号强度。因此，将这些化合物视为"阴性"对比剂。超顺磁剂与铁磁剂在尺寸和结构上有所不同，铁磁剂具有永久磁性。然而，如果它们的体积大幅减小，永久磁性就丧失了，就变成了超顺磁剂。

与顺磁性物质不同，超顺磁性物质是以悬浮液的形式注入体内的固体，而不是水溶液。超顺磁氧化铁（SPIO）是由表面包覆葡聚糖或羧葡聚糖的纳米氧化铁晶体组成。一旦静脉注射，它们会被网状内皮系统（RES）吞噬，由于 T_2 弛豫时间的急剧缩短，它们会在健康的肝组织、脾脏、骨髓和淋巴结中触发信号，但在病变的肝脏组织（如肿瘤）中，由于病变不具有任何 RES，因此没有超顺磁剂的吸收活性。

（二）药剂分类

顺磁剂和钆

组织的弛豫率可通过使用市售的对比剂来增强。在 MRI 的临床应用中最常用的是顺磁性对比剂，其对 T_1 信号强度的增强作用最强。与碘对比剂不同，MRI 对比剂不能直接在图像中被观察到，相反，医生要观察对比剂对周围组织的影响。磁共振成像从人体数百万水质子及其所谓的"磁矩"中收集信号，但顺磁性对比剂的存在增强了周围水质子的弛豫。

细胞外 Gd-CM	种　类	热力学稳定常数	条件稳定性	过量螯合物的量（mg/ml）	动力学稳定性（pH 1.0时的离解半衰期）
Gadoversetamide, Gd-DTPA-BMEA（OptiMark, Tyco, St. Louis, MO）	非离子线性	16.6	15	28.4	—
Gadodiamide, Gd-DTPA-BMA（Omniscan, GE, Waukesha, WI）	非离子线性	16.9	14.9	12	3.5s
Gadobutrol, Gd-BT-DO3A（Gadovist, Schering, Berlin, Germany）	非离子环状	21.8	—	—	5min
Gadoteridol, Gd-HP-DO3A（Prohance, Bracco, Italy）	非离子环状	23.8	17.1	0.23	3h
Gadopentetate Gd-DTPA（Magnevist, Schering, Berlin, Germany）	离子线性	22.1	18.1	0.4	10min
Gadobenate, Gd-BOPTA,（Multihance, Bracco, Italy）	离子循环	22.6	18.4	无	—
Gadoterate, Gd-DOTA（Dotarem, Guerbet, France）	碘保醇	25.8	18.8	无	>1h

▲ 图 2–13　常用细胞外钆对比剂的物理化学性质

顺磁性对比剂具有磁性中心，可以产生比水质子强约 1000 倍的磁场。它们以与相邻质子完全相同的方式与水质子相互作用，但具有更强的磁场，对弛豫率影响更大。钆是一种银白色的稀有金属，具有延展性。在元素周期表中，钆被标记为 Gd，原子序数为 64。钆是一种稀土元素，只以混合盐的形式存在。水溶性盐中的钆离子以未螯合的形式对人体具有相对毒性。然而，螯合钆化合物的毒性要小得多，因为它们在游离离子释放到组织之前即通过肾脏排出体外。当考虑钆与螯合物的结合时，应始终参考化合物的热力学稳定性。稳定性因子越低，螯合物的化学键越弱，因此产生游离钆的风险就越大。

LD50 值是指在临床试验的开发阶段分配给药物化合物的数值，与该物质杀死 50% 试验对象的中间致死剂量有关。自由钆离子的 LD50 为 100~200mg/kg，但当钆螯合时，LD50 增加了 100 倍。在使用对比剂之前，评估每个患者和产品的潜在不良反应是很重要的。

第一种钆基对比剂（Magnevist®；Gd-DTPA，拜耳医疗）于 1988 年被引入临床成像，当时被视为 MRI 对比剂的"金标准"。从那时起，其他制造商也开发研制了其他的钆对比剂。钆对比剂可根据其稳定性、黏度和渗透性来区分，所有这些都是由添加的减少产品毒性的螯合物决定的。螯合物是一种含有配体的化合物，配体与原子在一个或多个点上结合。

与钆离子结合的螯合物的化学结构不同，可以是大环的，也可以是线性的。一种典型的线性大环钆对比剂的化学结构如图 2-14 所示。大环螯合物与钆离子结合更紧密，理论上比线性配方具有更好的热力学稳定性和更低的解离速率。因此，它们不太可能释放游离钆，从而产生毒性作用。

大多数钆对比剂的推荐剂量取决于其中的钆含量（如 0.1mmol/kg）。几乎全部注射剂量都通过肾脏排出，除了 MultiHance®,（Gd-BOPTA，Bracco）和 Primovist®（Gd-EOB-DTAPdisodium，Bayer Healthcare），两者都是通过肝脏和胆道排泄。

（三）增强扫描在肾功能受损患者的应用

自 MRI 首次应用于临床以来，关于 MRI 对比剂的安全使用和给药后存在的潜在危险仍存在争论，这与钆对比剂使用相关的一种非常复杂的情况和潜在风险——肾源性系统性纤维化（NSF）有关。

世界上第一例 NSF 于 1997 年被确诊。该疾病首次在医学媒体上讨论时被称为肾透析性硬化黏液水肿样皮肤病，不久后被命名为肾源性纤维化皮肤病（NFD），描述为一种特发性皮肤疾病，其特征为四肢皮肤增厚和硬化，有时会发生在躯干部。后来的研究表明，该疾病是全身性的，涉及多个组织和内脏器官，包括肝、肺、肌肉和心脏，不仅透析患者，其他肾功能不全的患者也可能受到影响，所以该疾病被重新命名为"肾源性系统纤维化"。其症状会持

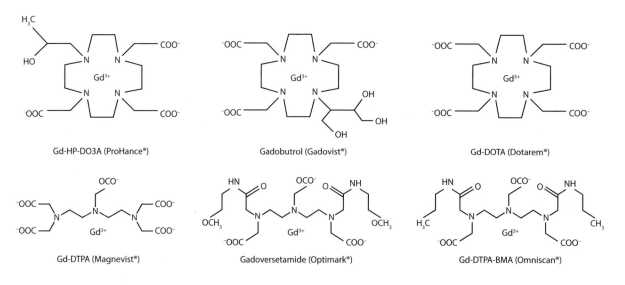

▲ 图 2-14　常用的钆对比剂及其化学结构。主要分为两类：线性结构和大环结构

续几天到几周，其中最常见的是皮肤变色，出现红色或深色的斑块，随着时间的推移皮肤呈现"木质样"改变，表面可能会出现橘皮样外观。

在大多数 NSF 患者中，病变最早出现在下肢，随后可侵犯上肢及躯干，多表现为对称性和双侧性皮肤受累。许多患者由于皮肤增厚而导致四肢关节挛缩，约 5% 的患者病程进展迅速，导致恶变甚至死亡。

NSF 仅在肾功能不全的患者中有报道，这种疾病没有年龄、性别和种族倾向。一个常见的因素是严重的肾损害。截至目前，在肾功能正常的患者中还没有关于 NSF 的报道。最近的研究表明，NSF 的发展与患者暴露于钆对比剂之间存在着联系。

一些对比剂含有大量的螯合物，高螯合物浓度是游离钆释放可能性的间接标记，这些对比剂更有可能通过一种称为金属转移的过程释放游离钆，转金属化通过用铜或锌取代螯合物中的阳离子释放游离钆。当钆对比剂长时间停留在肾损伤患者、透析患者体内时，就更容易发生这种情况。

目前有 7 种细胞外液（ECF）对比剂可供临床使用。分子构型是线性的也可以是大环状的，可以用于离子和非离子制剂。这些药物的化学稳定性和它们释放游离钆离子的能力上存在差异。离子环螯合物钆对比剂中释放游离钆的可能性最小。相比之下，由非离子线性螯合物组成的钆制剂最有可能释放游离钆。

临床研究表明，钆对比剂的使用与 NSF 的发展之间存在明显的相关性，这导致一些监管机构发布了关于对高危患者使用钆对比剂的指导方针。在美国，美国食品药品监督管理局（FDA）根据其螯合物结构对钆进行了分类，许可产品被归类为高风险和低风险。在欧洲，对比剂被分为高风险、中风险或低风险。为了确保遵守最新的指导原则，最好定期查阅 www.esur.org/guidelines 网络平台上的相关信息，获取有关对比剂的最新指南。此外，欧洲药品管理局药物警戒风险评估委员会（PRAC）和英国皇家放射学院（RCR）也发布了相关指南。

五、MR 对比剂的应用

在过去的 25 年中，在 MR 技术飞速发展的背景下，许多种类的 MR 对比剂应用于临床，即使在不使用对比剂的情况下 MR 检查的能力有所提升（如时间飞越法磁共振血管成像技术的应用）。随着技术在临床的普及，MRI 已成为各类疾病诊疗的重要手段，以下简要介绍一些常见的应用，在后文中将有更详细的讨论。

（一）中枢神经系统（包括脑和脊髓）

顺磁性对比剂在中枢神经系统成像中使用最多。使用钆药物来提高脑实质病变的检测率已被一致认可，几乎市场上的所有 MR 对比剂都可用于区分病变和非病变区域（图 2-15A）。这些 ECF 药物在软组织的细胞内和细胞外间隙迅速平衡，仅在大脑保护层即血脑屏障破裂的部位进入中枢神经系统造成损伤。

（二）腹部和肝脏

在腹部 MRI 中使用对比剂，以增加正常和异常组织之间的对比，从而提高病变的检出率，显示灌注和增强特征，识别和评估血管。

肝对比剂可分为 3 类：非特异性 ECF 对比剂、肝特异性对比剂和 RES 特异性对比剂。然而，MultiHance®（gadobenate，dimeglumine，Bracco，Milan）和 Primovist 都是 ECF 和肝特异性双药物，因此跨多个类别。

肝脏 MRI 的对比剂都是通过缩短肝实质的 T_1 和 T_2 来增强显影效果的。钆对比剂大幅降低了 T_1，使肝脏 T_1 加权序列中的信号增加（图 2-15B）。在过去，对 T_2 弛豫时间影响较大的对比剂（SPIO）因其非常特殊的设计是肝脏成像的首选对比剂，然而，与钆对比剂相比，这些对比剂会产生更多的不良事件，使用起来也更为复杂。因此，目前进行肝脏成像的趋势是使用标准的或肝特异性的钆对比剂。

（三）磁共振血管造影技术（MRA）

如第 1 章所述，可以使用多种技术来创建基于流动效应或相敏成像的 MRA 图像。然而，对比增强 MRA 是目前最常用的磁共振血管成像方法，其对比度可以是自身组织的固有对比或通过使用顺磁性对比剂产生的（图 2-15C）。所有的磁共振造影方法都显示了对流经血管的血液的影响，而不是显示血管的管腔。对比剂增强的 MRA 使用钆药物将血液的 T_1 缩短到约 250ms，比其他组织的 T_1 更短，从而产生明亮的血液图像，并可以清楚地评估任何狭窄、闭塞、动脉瘤或任何异常的血管。

（四）乳腺成像

在乳腺成像方面，MRI 是乳腺 X 线摄影的另一种替代技术。使用对比增强 MRI 来检测和描述乳腺肿瘤是基于与肿瘤生长相关的新血管生成现象。乳腺肿瘤的血管密度增加，比正常的乳腺组织有更多更大的血管。因此，可通过直接视觉比较或检测对比增强 MR 扫描前后信号明显强化和对比剂延迟消退来识别恶性病灶。

现代乳腺 MRI 技术可通过数字减法、动态时间-强度曲线的计算以及使用最大密度投影算法进行三维重建，来实现对敏感病灶检出和定性，并帮助医务人员为每位患者制订个体化的治疗方案。

（五）注意事项

注射对比剂几分钟之后进行增强扫描。对于某些病例，需要动态扫描来显示器官或病变内对比剂的快速摄取。血管内对比剂的首过扫描也用于血管成像。这种方法提高了肝脏病变的显著性，肝脏和肝脏异常中的对比剂在这里迅速达到平衡。在其他身体部位（如乳腺和前列腺），对比剂摄取率的分析可以提高组织或病变的特征。所有动态扫描均采用 T_1 加权成像。

六、超声对比剂

（一）概述

随着超声医学的发展，需要影像增强剂（对比剂）来为该技术提供更多的有用信息，就像在 CT 和 MRI 中使用对比剂一样。为了增强超声信号，需要增加两个相邻反射表面之间的相对回声反射。超声对比剂需满足以下标准：①必须是无毒或低毒性；②必须可产生回波；③粒子大小必须均匀；④必须能够穿过肺毛细管床进入系统循环；⑤结构必须稳定。经过多年发展，现普遍采用的是比红细胞还小，能够在脉管系统中循环的封装气泡技术。这些微气泡对比剂现在 50 多个国家得到批准，它们的使用为超声技术的发展开辟了新的领域。在超声成像中使

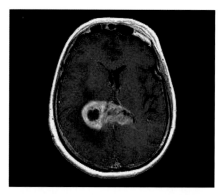

▲ 图 2-15A 颅脑 MRI 轴位 T_1 增强扫描。钆对比剂穿过血脑屏障，病灶强化

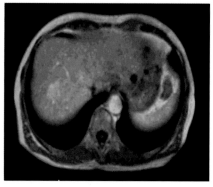

▲ 图 2-15B 注射钆对比剂后，T_1 肝脏动态增强显示病灶强化

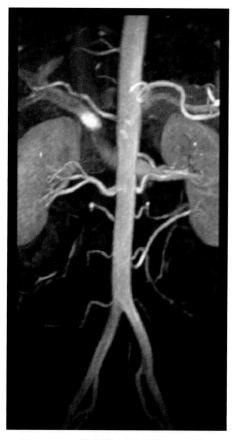

▲ 图 2-15C 注射钆对比剂后，T_1 肾 MR 血管造影显示强化

用对比剂的目的是显示与周围组织回声相同或相似的病变。能量多普勒可显示微循环，但微泡对比剂增加了检查的敏感性。

（二）超声对比剂的发展

微泡的发展始于 20 世纪 80 年代，首次用于超声心动图检查。第一代微泡有足够的稳定性，可以通过肺循环，但容易破裂，不能提供足够的成像时间。第二代微泡增加了后向散射，并利用低溶解性气体在血液中持续更长的时间（如全氟化碳）。这些气泡的外壳更灵活，由磷脂（有时使用蛋白质和聚合物）组成。微泡在盐水中悬浮，摇晃后自行组装。这些外壳材料具有生物相容性并且无毒。微泡中的气体被呼出，外壳在肝脏中被代谢。

（三）药代动力学

超声对比剂的药代动力学不同于 CT 中的碘剂和 MRI 中的钆剂，因为这些药物为纯血池对比剂，不会扩散到细胞间隙。另一个区别是超声对比剂的剂量只有几毫升（通常是 2～5ml），而碘化剂需要至少 100ml，MR 对比剂通常需要 25ml。部分原因是微泡检测方法非常敏感，这也是安全的基础。

超声对比剂不良反应发生率低，患者耐受性好，几乎没有禁忌证，没有肾毒性，也不与甲状腺相互作用，在给药前不必做肾功能测试。严重过敏或过敏事件的发生率与 MR 对比剂相当，低于目前的射线对比剂。此外，由于超声对比剂有良好的患者耐受性，可以重复给药。

七、超声对比剂的应用

增强超声扫查（CEUS）的临床作用正在迅速扩大。超声对比剂在超声心动图中广泛运用以改善心内膜边界检测并且正研究用于心肌灌注。CEUS 可用于肝脏（图 2-16A 和 B）和脾脏成像，包括这两个器官的钝挫伤，以及肾脏（图 2-17A 和 B）、胰腺、乳腺、前列腺和甲状腺成像。超声对比剂与多普勒成像相结合，可以为肾脏和肝脏灌注研究以及其他血管检查提供有价值的信息。在英国，儿科使用超声对比剂检查膀胱 – 输尿管反流（VUR）获得批准。必须注意的是，并非所有对比剂都有相同的许可指示，应在使用前进行核对。

对放射学领域目前最重要的肝脏成像，特别是对于局灶性疾病[10]，CEUS 因具有高时间分辨率和空间分辨率的优势，可以提供类似 CT 和 MRI 的结果。这对于诊断不确定病变特别有帮助。

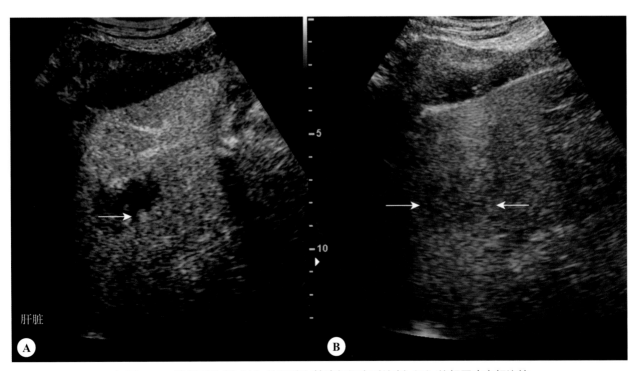

▲ 图 2-16　注射对比剂（**A**）的肝脏血管瘤与没有对比剂（**B**）的相同病变相比较
在动脉期具有周围强化的血管瘤的典型动脉充盈特征

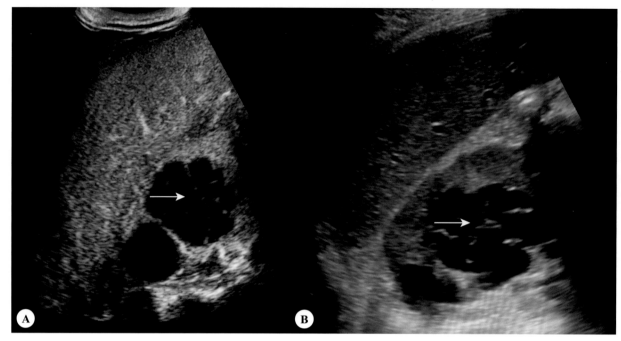

▲ 图 2-17 未注射对比剂的复杂肾囊肿（箭）超声影像（A），与注射对比剂的相同病变（箭）超声影像（B）相比，显示有回声的沉积物未增强

肿瘤病变，特别是肝脏肿瘤，性质很复杂，有不同的回声表现，甚至可能是等回声，与周围正常组织相同的回声信号，使它们难以被发现。随着对比剂的引入，超声现在可以像对比增强多期 CT 和 MRI 一样，充分描述肝脏病变的增强模式。研究表明，其敏感性和特异性与 CT 和 MRI 相当 [11]。这项技术改进了肝脏局灶性病变的识别和特征，指南中也推荐使用超声对比剂 [12, 13]。

CEUS 的一个固有优势是对比其他成像模式有更高的时间分辨率，实时评估增强特征，而不需要预先设定扫描时间点或运用对比剂追踪术。

微泡在微循环成像方面具有优势。大循环成像通常可以使用传统的多普勒进行充分评估，但在微循环成像等一些特定情况下，微泡的信号增强非常有用。例如，蛛网膜下腔出血后血管痉挛的经颅多普勒评估。

研究表明，CEUS 可能在腹部创伤中起作用。必要时，可对肝脏、脾脏和肾脏的损伤进行快速和反复评估。CEUS 与 CT 检查结果的一致性有待分析。CEUS 对研究梗死或缺血及其他血供异常区域很有帮助，特别是肾脏和脾脏的恶性肿瘤，并且改善了对卵巢癌新生血管的检测。在头颈部和皮肤上可能也有类似作用，在检测动脉粥样硬化斑块的新生血管

和侵袭性关节炎症时表现出潜在优势。

与其他模式的对比剂不同，微泡可以进行修饰。高功率超声波下的气泡破裂可以释放其内容物，以便靶向传递（如化疗）。超声微泡对比剂的发展为分子和细胞成像、药物治疗监测、药物和基因传递提供了支持。

八、钡剂

硫酸钡是一种无机化合物，化学式为 $BaSO_4$，其主要来源于重晶石的开采（图 2-18A）。硫酸钡制剂可以是胶体硫酸钡，为均匀分布的细钡颗粒悬浮液，更多的是高密度硫酸钡盐，包含各种大小的微粒。钡因有非常高的原子质量及衰减 X 线的能力，在医学影像中常作为放射对比剂。它最常用于胃肠道成像（图 2-18B），可用作钡餐口服给药，也可通过直肠导管给药进行钡灌肠检查。

钡剂呈白色，无味，不溶于水。在给药时通常以颗粒状悬浮于水中，其溶解性可保护患者免于吸收有害金属。硫酸钡具有几个缺点，如沉积倾向和不适口性。患者经常抱怨，在服药时有强烈的粉尘口感和味道，因此现在有一些钡剂中加了调味剂，以克服这些缺点。

在评估要使用何种硫酸钡作为对比剂时，需要

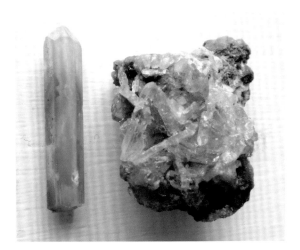

▲ 图 2–18A　矿物重晶石是钡的主要来源。根据该地区的地质情况，重晶石可以以多种形式开采。单棱柱重晶石晶体（左）是从英国坎布里亚郡的敦费尔矿开采出来的；另一块样本（右）是来自英国德比郡莫顿坑矿的有斑点的重晶岩

操作程序	重量（% 瓦）	体积
食道	100	175～300ml
胃	100	175～300ml
十二指肠	100	175～300ml
大肠（双对比）	60～115	150～750ml
大肠（单对比）	20～40	150～750ml

▲ 图 2–18B　硫酸钡造影剂的应用

考虑 3 个重要特性。

(1) 粒子大小：硫酸钡颗粒非常粗糙。沉降速率与粒子大小成正比，因此硫酸钡颗粒越小，悬浮液就越稳定。

(2) 产品的 pH：硫酸钡的 pH 应约为 5.3，因为在与胃内容物混合时酸性溶液往往变得更多，因此更容易在胃中沉淀。

(3) 适口性：超细研磨可以去除大部分粉尘味道，市场上有一些对比剂中添加了调味剂，使其更加适口。

钡剂检查是单独使用还是双重对比使用，取决于解剖区域和检查类型。例如，吞咽空气用于食道，气片用于胃，空气或二氧化碳注气用于小肠。当被气体充盈时，这些器官的内表面由于附着一层薄薄的钡而得以显影。

硫酸钡悬浮液的性能包括：

- 沉淀缓慢。
- 不絮凝。
- 不结块。
- 摇晃后重新分散。
- 保持稳定。
- 易于流动。
- 良好的黏膜涂层性能。

钡浓度以重量百分比（%w/w）和重量体积百分比（%w/v）表示。重量百分比是每 100g 最终悬浮液中硫酸钡的重量。钡的制备形式有预混合液体，由 100%w/v 悬浮液组成，或者以粉末形式和水混合，来制成要求的体积重量百分比的悬浮液。钡制剂通常被制成 25% 重量 / 体积（w/v），黏度为 15～20cp，但可以通过多加水将溶液稀释到不同的重量体积百分比。有些方案是预混合的。然而，也可以只购买钡粉制剂，在科室混合到要求的重量体积百分比。

钡剂的应用

患者服用硫酸钡是口服给药或直肠给药，市场上有针对特定应用有不同配方。需要使用硫酸钡的检查有吞钡（图 2–19A）、钡餐、钡剂追踪和钡灌肠（图 2–19B）。随着新技术的发展和 CT 结肠造影的引入，临床钡灌肠检查正在减少。

钡悬浮液因检查胃肠道面积而不同。对于单对比钡检查，使用 200～300ml 的 50%w/v 硫酸钡。对于双重对比检查，使用含有气体剂的特殊液体钡，或将钡粉末混合为 120～130%w/v 悬浮液。

一些钡剂被制成 170%w/v 的高密度悬浮液，用量较小（如 120～200ml）。在服用钡剂前吞下气体颗粒、粉末或片剂，产生双重对比效果。这些制剂含有柠檬酸和碳酸氢钠，它们在吸收水时会在胃中释放二氧化碳。

小肠灌肠技术将钡通过鼻胃管直接引入小肠（图 2–19C）。引入比重 1.27 的钡悬浮液，随后引入空气或甲基纤维素产生双重对比效果。对于单对比钡灌肠检查，使用约 50%w/v 的稀释钡剂，需要 500～600ml 来填充结肠直到盲肠。在双重对比研究中，最初使用 100%～120% 的钡填充结肠直到结肠右曲。然后将钡排空，引入空气来充盈结肠并且使剩余的钡进入盲肠。

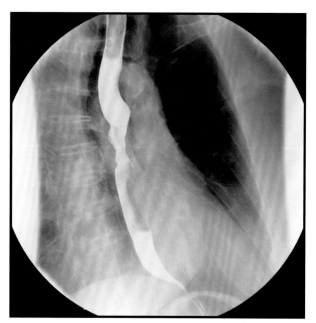

▲ 图 2-19A　钡单对比检查（吞钡）

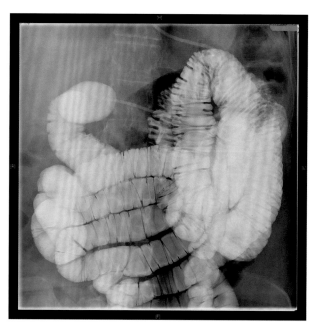

▲ 图 2-19C　小肠钡餐检查

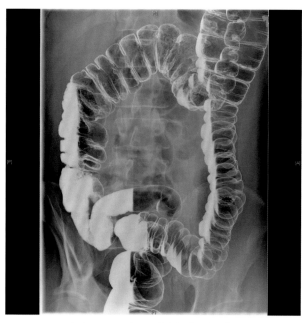

▲ 图 2-19B　钡双对比检查（钡灌肠）

使用钡作为肠道对比剂促进了对比剂研发领域的发展。临床许多医务人员更推荐使用水溶性的剂型，因为它们可以更好地控制浓度，而且更容易使用。

九、对比剂的分类及包装

为确保患者安全，每个国家的医疗或保健监管机构都严格规定药物的使用。国际上使用每一种药物或药品都应获得相关法律的许可，营销授权（MA）是其中的一部分。必须通过医生处方才能获得的药品被称为处方药（POM），而一般清单（GSL）上的药品可以在没有药剂师监督下（不需要处方）从普通药店购买到。（不同国家或地区药品营销授权和监管机构的名称可能不同）。

一般认为，碘对比剂和钆对比剂是POM，因此需要在给患者服用之前需要由执业医师（通常是放射科医生）确认处方。多部门联合制订了一个内部政策，称为患者组方向（PGD），参与人员由放射科医生、药剂师和放射科技师、影像技术人员组成，负责对比剂的管理，决定所需的剂量和特定的浓度。国际上，PGD政策在医学影像科变得越来越普遍，并扩大了医务人员的参与程度，所有放射科人员均有责任依法使用药品，在给药前应根据患者的安全情况进行所有检查。

每瓶对比剂的外包装里都有一个患者信息说明书，其中包含了患者需要了解的关于产品安全、禁忌证等相关信息。在注射对比剂后，应给患者提供相应的单据资料，一旦出现任何延迟的不良反应，便于快速查询注射的记录。

除了说明书外，每个产品都有一份产品特性概要文件（SPC），包含在使用对比剂之前需了解的所有必要内容，涉及安全性、处方信息、剂量、适应证、禁忌证和特殊注意事项等。

每个监管机构都有一个方案来监测处方药品和医疗保健产品的安全性，以确保患者和医务人员得到保护。例如，黄牌计划，它可以帮助英国的医疗保健品管理机构（MHRA）监控药品的安全性。该方案建议报告药物和医疗器械的所有问题，因为这些报告有助于发现产品存在的问题，并监测不良事件的发生率。

英国国家处方指南（BNF）是英国所有许可药品的纲要，其中包含药品安全性和处方信息。有关对比剂的内容没有出现在 BNF 中，因为对比剂被认为不是一种治疗药物。然而，在黄牌计划中，当涉及了对比剂安全性相关的问题时，建议用户完善相关信息并提交。

除了黄牌计划外，一些监管机构还采用了黑三角监测方案。每当一种药物上市时，临床试验中关于该产品安全性的信息通常都很有限。只有产品被推出并被用于更广泛的人群，才有大量的病例可以研究。这种形式的研究被称为售后监测（PMS），这些研究能更好地了解处方药物的安全性和有效性。监管局对新药进行严格监控，通过明确的产品标签和营销与倒黑三角形符号来帮助患者轻松识别这些是哪种药物。对比剂也在监管机构分发的定期药物安全更新（DSU）中列出。黑色三角形符号通常在所有包装和市场材料上保留 2 年，但也可以保留更长时间，直到药物的安全性完全确定。当对药品的安全性提出质疑，或引入新的许可以改变原有药品的使用时，将随时进行更新。

十、放射性药物

（一）概述

放射性核素显像研究通常需要使用剂量<1μg 的放射性物质，该物质不干扰生理通路但可增强影像检查的显示效果。例如，放射性碘（[123]I）和稳定碘能以同样的方式被甲状腺吸收，因此可以用来增强甲状腺的功能数据或图像。

放射性物质可有以下两种形式。

(1) 以放射性核素的形式存在。例如，放射性氪气（[81]Kr），用于检测肺通气功能及呼吸道通畅性。

(2) 与一种药物相结合，被称为放射性药物。例如，放射性锝（[99m]Tc-MDP）附着于亚甲基磷酸盐用于骨显像。

放射性药物决定了放射性物质针对哪种系统或器官。放射性物质发出伽马射线，随后可以从患者外部检测到，并在特定区域产生摄取的图像。用于检测患者发出的射线和产生图像的设备是伽马照相机或正电子发射体层成像（PET）扫描仪。

（二）理想放射性核素的性质

- 纯伽马发生器。
- 无其他粒子释放（贝塔粒子或阿尔法粒子），在组织内局部吸收，而不是经患者释放。
- PET 探测器接收的伽马射线能量为 100～300keV 或 511keV。
- 半衰期如图 2-20A 所示。
- 多功能且有稳定的辐射性质。
- 无毒性。
- 可现场制备，确保其随时提供。考虑到（PET）所使用的放射性同位素的半衰期，也可通过放置于检查室或医疗机构附近的回旋加速器获得。
- 高目标背景对比度（对比剂集中在目标器官 / 组织中，并可从周围组织排出）。
- 无不良反应。
- 可稳定用于体外和体内的研究。
- 在目标器官中停留的时间应该足够长，以完成检查 / 研究。
- 可用简单的技术轻松测定样品的质量。

放射性核素从器官中清除的速率取决于 2 个因素：放射性核素的物理半衰期（$1/TP_{1/2}$）和生物清除的速率（$1/TB_{1/2}$）。射线剂量取决于有效半衰期（$1/TE_{1/2}$），公式如下。

$$\frac{1}{TE_{1/2}} = \frac{1}{TP_{1/2}} + \frac{1}{TB_{1/2}}$$

所选用的放射性核素必须是经许可生产的，半衰期符合要求，以确保对比剂的管理及随后的成像过程。用于成像的放射性核素的物理半衰期最好为几个小时，还必须有一个现成且廉价的放射性核素来源。对于传统的放射性核素显像来说，[99m]Tc 最接近这些目标要求。锝的天然形式是 [99m]TcO-，可从钼发生器中获得，其用于成像具有以下特性和条件。

- 纯伽马发射器（能量 140keV）。
- 半衰期为 6.02h。
- 无毒性。
- 非常通用，可与各种各样的药物结合。

- ^{99m}Tc 和 ^{99}Mo，可通过钼 – 锝发生器获得（图 2-20B、2-27B）。

化合物 ^{18}F 标记的脱氧葡萄糖（^{18}F-FDG）具有 PET 成像中最理想的特性。

^{18}F-FDG 是在回旋加速器（亚原子粒子加速器）中产生的（图 2-21A）。回旋加速器产生大量质子，并使它们在一个由强大的交流电磁场控制的空间内以加速做圆周运动。这些粒子获得了能量，以几乎光速的速度撞击目标。靶体中放置的物质的原子被撞击后通过核反应转化为具有放射性的不稳定同位素。^{18}F-FDG 具有以下特性。

- 来自正电子发射的放射性核素的成对伽马射线。
- 能量 511keV。
- 半衰期为 110min。

除了 ^{99m}Tc 和 ^{18}F，图 2-21B 还提供了其他放射性核素的性质和主要应用。

（三）放射性核素到达目标器官的多种形式

放射性核素或放射性药物要辅助影像诊断，必须能够优先集中在感兴趣区（目标器官）或遵循特定的生理过程。其生物分布取决于许多因素。

以下将概述放射性药物到达目标器官或显示病变病理学特异性的多种形式。

1. 气溶胶

气溶胶是指气体中微小的固体或液体颗粒的悬浮物。在放射性核素显像中，气溶胶主要用于肺通气研究，其中最常见的是由喷射雾化器产生的。当患者吸入液滴时，所产生的液滴沉积在气道的内壁上。影响沉积位置和沉积程度的主要因素是液滴的大小，液滴的最佳直径为 0.5mm。较大的液滴可以沉积在上呼吸道，而较小的液滴可以被呼出。影响沉积的其他特性包括颗粒上的电荷、它们吸收水分的能力、患者呼吸的性质和呼吸道的状态。图 2-22A 所示为气溶胶应用于放射性核素显像获得的图像。

2. 自体材料

自体材料是从患者身上取出的（如血细胞），然后重新导入到同一患者内。例如，从患者体内取全血、离心、去除所需的部分（如血小板）。该部分用抑制剂处理以降低在处理过程中细胞的活性。然后用放射性化合物如 ^{99m}Tc 或 ^{111}In 对细胞进行放射性标记。被标记的细胞在体内的行为方式与正常未处理细胞相同，前提是它们没有被损坏。因此，血小板将会聚积在深静脉血栓形成处，白细胞聚集在感染部位。在脾脏成像中，用作显像剂的红细胞可被故意损坏，以便它们在正常的清除过程中被脾脏吸收。图 2-22B 所示为正常白细胞血池图像。

3. 毛细血管捕获

为了对毛细血管中的血流进行成像，放射性药物的设计使其于毛细血管或毛细血管前小动脉中。捕获是通过注射一种含有放射性标记颗粒的悬浮液来实现的，这些颗粒的直径大于感兴趣的血管。静脉注射颗粒悬浮液会导致放射性药物滞留在肺毛细管床上。如果颗粒是动脉给药，捕获发生在冠状动脉循环中。在肺灌注研究中，采用直径为 10～100μm 的宏观聚合人血清白蛋白（HAS）颗粒。此外，制备的 HSA 微球粒径分布较窄，仅为 20～50μm。图 2-22C 所示为各种投影的肺灌注图像。

4. 气体吸入

吸入放射性气体是在肺通气时使用放射性药物气溶胶的一种替代方法。例如，放射性气体氪（^{81}Kr）

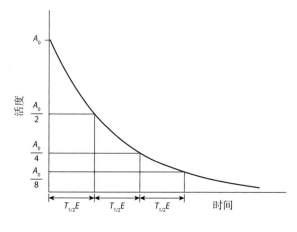

▲ 图 2-20A　半衰期的衰减曲线

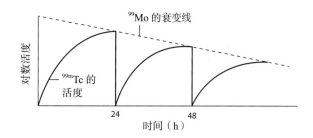

▲ 图 2-20B　^{99m}Tc 和 ^{99}Mo 的活性随时间变化曲线（24h 洗脱）

与空气混合，然后通过吹口或面罩输送给患者。放射性气体的活动方式与空气相同。因此，活动的分布将反映出肺部的通气情况。图 2-23A 所示为 ^{81}Kr 前位投影效果。

5. 代谢定位

某些器官的成像可以通过向患者引入放射性药物来实现，这些放射性药物的设计遵循器官特定的代谢途径。

- 一种化学上与体内代谢产物相同的代谢物，但其中一种元素被放射性同位素取代。例如，^{123}I 代替了 ^{127}I。
- 在其结构中添加了一种额外的"外来"放射性同位素的代谢物。例如，碳链末端多了一个 ^{123}I 基团的脂肪酸。
- 一种放射性化合物，在结构上与天然代谢物相似（但不相同）且代谢方式相同（一种代谢类似物）。例如，^{18}F-FDG，这是一种葡萄糖类似物。图 2-23B 所示为典型的 PET 图像。

6. 吞噬作用

当微小颗粒与细胞膜上的受体接触时，吞噬细胞可以识别它们。识别后吞噬细胞的细胞质向外流动并吞没颗粒。胶质体由悬浮在液体介质中的颗粒组成。它们处于溶液和乳液之间的中间状态，悬浮颗粒的尺寸大于它们分散在溶液的分子。

由放射性标记的胶体组成的制剂可用于含网状内皮细胞结构的成像（尽管不一定是正在研究的网状

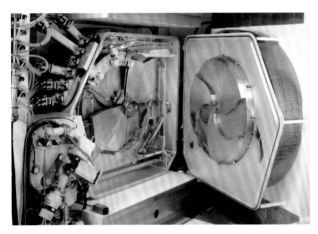

▲ 图 2-21A 回旋加速器外壳内的结构

放射性核素	缩略格式	主要发射粒子	主要能量（keV）	半衰期	临床应用
锝 -99m	^{99m}Tc	γ	140	6h	骨、心脏、肾脏、感染成像
铬 -51	^{51}Cr	γ	323	27.8d	肾小球滤过率
碘 -123	^{123}I	γ	159	13.3h	甲状腺疾病成像和多巴胺活性转运体扫描
铟 -111	^{111}In	γ	173 和 245	67.2h	白细胞标记 / 奥曲肽成像
氪 -81m	^{81m}Kr	γ	191	13s	肺通气成像
镓 -67	^{67}Ga	γ	93-393	78h	感染影像学检查
铊 -201	^{201}Th	X 线	69-83	73.1h	心肌灌注显像
硒 -75	^{75}Se	γ	136 和 265	118d	胆碱酸吸收不良
氟 -18	^{18}F	β$^+$	511	110min	肿瘤学 PET，神经，心脏
碳 -11	^{11}C	β$^+$	511	20min	肿瘤学 PET
氮 -13	^{13}N	β$^+$	511	10min	心肌灌注显像
氧 -15	^{15}O	β$^+$	511	122s	脑新陈代谢
镓 -68	^{68}Ga	β$^+$	511	68min	神经内分泌肿瘤成像
铷 -82	^{82}Rb	β$^+$	511	75s	心肌灌注显像

▲ 图 2-21B 放射性核素及其性质

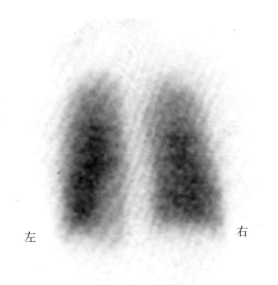

▲ 图 2–22A　正常气溶胶通气图像

血池前位

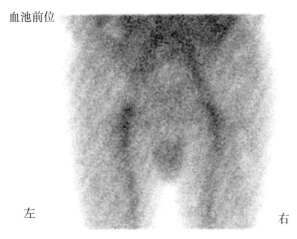

▲ 图 2–22B　正常白细胞血池图像

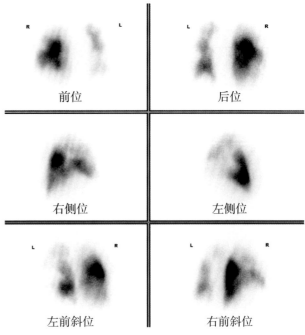

前位　　　　　　　　后位

右侧位　　　　　　　左侧位

左前斜位　　　　　　右前斜位

▲ 图 2–22C　有灌注缺陷的肺灌注图像

内皮功能）。这些结构包括肝脏、骨髓、脾脏和淋巴系统。影响胶体定位的主要因素是颗粒的大小。大多数颗粒将被肝窦内的库普弗细胞（Kupffer cell）捕获。颗径≥200μm 的颗粒将留在脾脏中，约 80μm 的颗粒将留在骨髓中。

临床应用包括肝脏胶体成像、淋巴管显像（图 2-23C）和骨髓成像。利用 ^{99m}Tc 硫胶体进行肝成像，用来诊断肝脏病变，如局灶性结节性增生（肝良性错构瘤含有高浓度的功能吞噬库普弗细胞，使胶体积累）。如今在很大程度上被质量更好的超声、螺旋增强 CT 和肝脏磁共振所取代。

7. 通过渗透屏障运输

细胞膜是物质进入细胞的屏障。放射性药物的运动可以通过沿电化学梯度而被动地发生。例如，在脂溶性运输中。这是一个缓慢的过程，一些结构除了最基本的材料外，对所有结构都不能渗透。血脑屏障就是一个典型的例子。但是，如果血脑屏障被破坏，高锝酸盐等放射性药物能够进入受损区域。更快速的运输机制是由细胞膜中的特殊结构成分介导的。促进扩散导致物质沿电化学梯度快速转移。主动运输导致逆浓度梯度运动，包括使用三磷酸腺苷（ATP）作为能量来源。图 2-24A 所示为 ^{99m}Tc 六甲基丙烯酸肟（HMPAO）扫描的轴向层面。

放射性药物的常见应用见图 2-24B。

（四）辐射防护

放射性药物是一种供体内使用的产品，通常由肠外给药。因此，放射性药物与其他药物一样需要遵循同样严格的制备标准。这些标准在官方药物鉴定手册中规定（称为药典），受政府控制。然而，这些药物的放射性性质意味着传统的制备、管理和处置方法并不能完全适用。特定的辐射防护原则也必须适用于放射性药物，因为它们可能构成未密封的辐射源。这些原则由国际辐射防护委员会[14]等机构制订。使用的剂量由不同国家的相关机构决定［如英国放射性药物管理咨询委员会（ARSAC）］。在放射性核素显像中，医务人员将面临来自放射性药物的

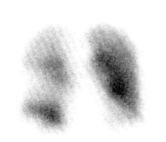

▲ 图 2-23A　肺部 ^{81}Kr 气体图像

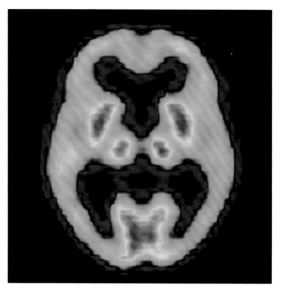

▲ 图 2-24A　六甲基丙胺肟（HMPAO）脑显像

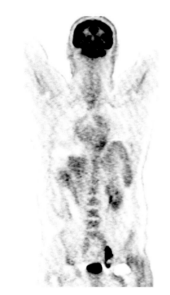

▲ 图 2-23B　PET 图像

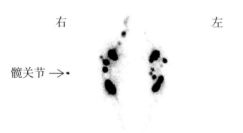

▲ 图 2-23C　淋巴管闪烁造影

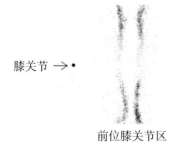

放射性药物	缩略格式	临床应用
锝 -99m 聚合白蛋白	^{99m}Tc-MAA	肺血流（肺显像）
锝 -99m 硫醇乙酰三甘氨酸	^{99m}Tc-MAG3	肾血流、功能和排泄（肾显像）
锝 -99m 二磷酸甲铵	^{99m}Tc-MDP	骨骼研究（骨显像）
高锝酸根离子	^{99m}TcO$_4^-$	甲状腺、唾液腺和胃显像
锝 -99m 红细胞	^{99m}Tc-RBC	心脏功能和血池显像
锝 -99m 甲氧基异丁基异腈	^{99m}Tc-MIBI	心肌灌注显像（心肌血流）
锝 -99m 替曲磷	^{99m}Tc-TETRO	
锝 -99m 六甲基丙胺肟	^{99m}Tc-HMPAO	脑显像和感染显像
锝 -99m 二巯基琥珀酸	^{99m}Tc-DMSA	静态肾显像（肾皮层）
锝 -99m 硫化胶体	^{99m}Tc-SC	网状内皮系统（肝脏、脾脏和骨髓显像）
镓 -67	^{67}Ga	炎症显像
铟 -111	^{111}In	感染和肿瘤显像
碘 -123	^{123}I	甲状腺显像
氟 -18 氟脱氧葡萄糖	^{18}F-FDG	肿瘤、感染、心脏和神经学显像
82 型氯化铷	^{82}Rb-CI	心肌灌注显像

▲ 图 2-24B　放射性药物的常见应用

辐射风险。辐射防护的基本原理可应用于患者及医务人员的辐射防护。

1. 平方反比定律的应用

操作人员接收到的辐射剂量与到源距离的平方成反比。因此，安全操作应在放射性药物 / 注射患者和操作员之间保持尽可能大的距离。这可通过以下方式来实现。

- 用钳子处理未屏蔽的容器。
- 仅部分填充注射器（确保注射器充注量不超过50%，活动源和指尖保持距离）或使用容量大于所需剂量的注射器。

使用防护屏障：如果可能，医务人员与辐射源之间应插入适合辐射能量的材料屏障。

- 钨注射器护罩。
- 自动剂量分配器和（或）注射器（PET）。
- 小瓶的铅罐。
- 铅玻璃屏幕。
- 厚度 2.5cm 铅砖墙的扫描室[15]。

值得注意的是，由于 ^{99m}Tc（140keV）和 ^{18}F（511keV）能量不同，所以 ^{18}F 的屏蔽层更厚，以便为处理同位素的个人提供足够的保护。图 2-25A 和 B 展示了 ^{99m}Tc 和 ^{18}F 同位素储存、转移罐屏蔽层的差异。图 2-25C 所示为 PET 同位素自动剂量分配器和注射器。应用自动剂量分配器、注射器能显著减少医务人员手指部位的辐射剂量。在使用高能量同位素 PET 中，房间设计也是一个重要的考虑因素。PET 扫描程序通常长达 2h。扫描室和操作室墙壁内的屏蔽材料对保护工作人员和公众至关重要。铅墙厚度通常为15mm，但这必须根据房间的大小和布局来确定，并参考评估特定区域患者的典型剂量率。图 2-25D 展示了 PET 机房辐射防护最佳房间布局，包括房间的尺寸、检查床到大门的距离等。

2. 曝光时间的限制

尽可能将潜在的放射性环境中度过的时间保持在最低限度，可通过以下方式实现。

- 对工作系统进行仔细分析，以确保采用最快的技术。
- 在引入放射性药物之前，允许有时间实践技术。
- 及时清理受污染的设备。
- 在使用放射性药物前，尽可能多地与患者沟通，以确保检查时间最短。

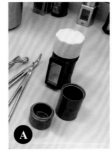
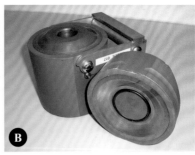

▲ 图 2-25A 和 B　^{99m}Tc（A）和 ^{18}F（B）同位素储存、转移罐屏蔽层的差异

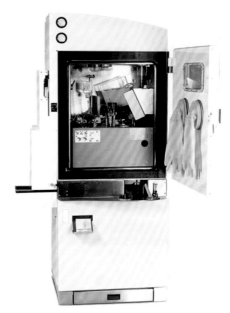

▲ 图 2-25C　PET 同位素自动剂量分配器和注射器示意

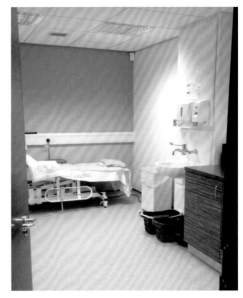

▲ 图 2-25D　PET 机房辐射防护最佳房间布局

- 制订政策，防止在风险领域进行不必要的活动（如打电话或完成书面工作）。
- 持续审查实践和当地风险评估的年度审查。

3. 污染程度

为避免污染，必须采取严格的预防措施，以保护员工和公众。

- 安全且设计良好的工作区域，表面光滑可擦拭。图 2-26A 所示为 PET-CT 配药实验室。
- 个人和防护装备（PPE）的使用［如铅衣和手套（图 2-26B）］。

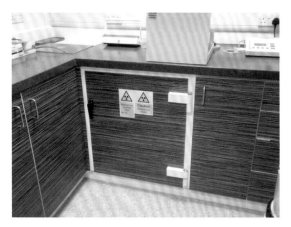

▲ 图 2-26A　**PET-CT 配药实验室**

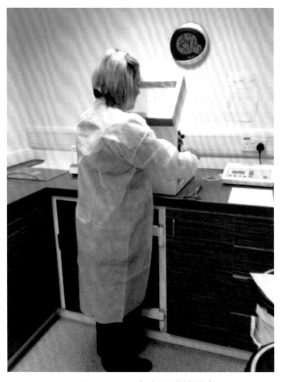

▲ 图 2-26B　**个人和防护装备**

- 勤洗手。
- 禁止吸烟、饮食及使用化妆品。
- 为发生放射性泄漏的人员和设备提供紧急去污包。
- 安全处置废物。例如，使用过的注射器和敷料，可存放在安全区域的封闭铅内衬容器中，直到其活动减少到安全水平（对于 ^{99m}Tc，大约需要 24h）。在此之后，可以用焚烧等传统方式处理[16]。
- 液体废物，包括未使用的放射性药物和体液，通过指定的排水沟进行处理，需伴随大量的水充分稀释和冲走废物。废物处理必须有记录，英国环境署要求每年出具一份详细说明排放放射性废物数量的报告[16]。

4. 保护公众安全

接受了一定量放射性同位素的患者有潜在的辐射危险。为了减少这种危险，应考虑以下因素。

- 应为患者提供自己的等候设施和卫生间设施，并为使用了同位素的患者提供专用的洗手间。
- 在妊娠期间考虑使用放射性核素时，应注意保护胎儿。
- 在注射放射性核素后的 24h 内，哺乳孕妇应与婴儿保持最低限度的接触，不应母乳喂养。
- 尽管大多数放射性同位素成像并不代表有重大风险，但应注意与患者接触的人员及探视者的安全。

5. 放射性核素、药物的生产

放射性核素显像部门自己生产放射性核素 / 放射性药物，可用于患者给药。

放射性药品将按照良好操作规范（GMP）的基本原则进行生产。由于许多放射性药物的半衰期很短，该产品将在生产后不久给予患者使用。因此，质量控制有时可能是回顾性的，因此必须严格遵守GMP（gmpcomliance.org）。

放射性药物和放射性药物的存放和生产，在设计时应考虑到辐射防护、清洁度和无菌性。房间墙壁、地板和天花板应光滑、不透水、无裂缝，易于清洁和净化。尽可能避免排水，除必要外，排水应设置在无菌区域之外。

关于放射性核素显像，放射性药物（图 2-27A）通常会配备钼（^{99}Mo）发生器，用于生产 ^{99m}Tc。^{99}Mo 的半衰期为 66h。锝的亚稳态同位素（^{99m}Tc）每

天从衰减的 ^{99}Mo 源中洗脱，以满足科室的要求。使用"试剂盒"制备多剂量瓶或单剂量注射液，用于制备标记的放射性化合物（图 2-27B）。

关于 PET，RPU 将容纳一个回旋加速器生产 ^{18}F 以及类似的同位素。在理想情况下，回旋加速器与 PET-CT 扫描仪位于同一地点，特别是对于转移短寿命同位素。然而，为了确保商业可行性，大多数（非研究性）回旋加速器在当地服务区以外的地点生产同位素。

通常，由于 110min 的短半衰期，生产多剂量瓶用于 ^{18}F 产品的给药。这些药品将被分发并运送到相关机构，并储存在现场，直到从制造商收到必要的产品合格（QP）的发放许可，说明该产品可以发放，用于注射。图 2-72C 展示了 PET 多剂量瓶的包装和屏蔽。

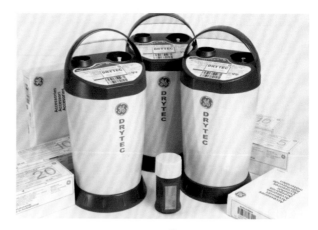

▲ 图 2-27B　用于生产 ^{99m}Tc 的钼 – 锝发生器

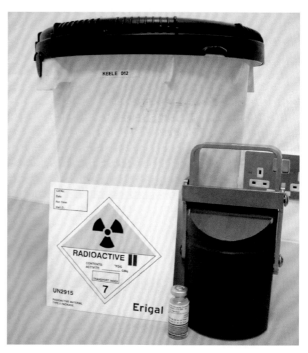

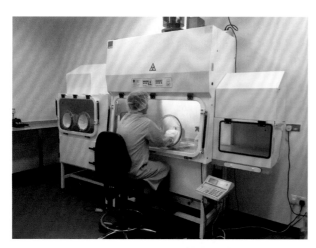

▲ 图 2-27A　核医学放射药物

▲ 图 2-27C　用于 PET 的多剂量小瓶和运输屏蔽体或载体

第 3 章　肌肉骨骼系统
Musculoskeletal system

一、成像技术和适用性

（一）成像技术

在高分辨率超声和 MRI 出现之前，肌肉骨骼系统（MSK）影像检查主要为 X 线平片。X 线平片仍有一定的作用，但目前 MSK 的主要成像方式是超声和 MRI。

1. X 线平片

许多肌肉骨骼疾病的首选检查方式是 X 线平片，包括外伤、不透明异物、关节炎、骨或关节感染和肿瘤。X 线平片能够显示大多数重要骨折，也可显示受累骨骼的排列和移位程度。其还被用于监测愈合情况和确认何时发生骨愈合。

在关节疾病中，X 线平片可显示受累程度，并可大致显示炎性疾病中软骨的损伤程度。

退行性疾病可通过关节间隙消失、硬化、囊肿形成和骨赘等征象来诊断，其严重程度评估可作为制订治疗计划的重要参考依据。

X 线平片显示软组织钙化良好，可用于诊断钙化性肌腱炎（常见于肩部），并有助于诊断骨肉瘤和滑膜肉瘤等肿瘤。

皮质和髓质骨丢失的征象可定性和评估代谢紊乱的严重程度，包括甲状旁腺功能亢进、骨软化和肾性骨营养不良、骨质疏松症、佝偻病和几种罕见的先天性疾病。

对 X 线平片图像的表现进行特征分析，如过渡区、骨质膨胀、骨透亮区或硬化等，可进行良性和恶性骨肿瘤的诊断。

2. 透视

单独的荧光透视可用于指导治疗性注射，并可用于评估关节在压力下的稳定性。其最重要的用途可能是术中检查，以确保在麻醉和（或）内固定下通过操作使得骨折部位正确对齐。

3. 关节造影

包括在透视或超声引导下向关节内注射对比剂，随后进行图像采集。传统的关节造影是通过 X 线检查来完成，但现在则是通过 CT 或 MRI 来完成。注射对比剂可使关节扩张，使结构和病理更清晰可见。例如，关节内对比剂提高了难评估结构（如手腕韧带）及可能被掩盖的病变（如肩唇撕裂）的分辨率。MRI 通常是首选的成像方式，因为其具有更好的分辨率和多平面能力，但如果患者有 MRI 禁忌证，则也可选择 CT 进行某些部位（如肩部）的检查。

4. 超声

现代超声仪器具有高分辨率成像和精细的近场分辨率能力，这使其在软组织成像方面优势明显。超声可对小至几毫米的小结构进行成像，并且专用的"小脚板"探头（有时将探头面成角的探头称为"曲棍球棒"探头）还可对更小的结构（如指屈肌腱支持带）进行成像。超声检查可用于评估肌腱的内部结构，以诊断肌腱病甚至细微的肌腱撕裂。超声检查通常是肩袖损伤或撞击综合征的首选检查方法，其敏感性和特异性与 MRI 相似[1]，但成本较低且仅对患者稍微带来不便，并具有动态成像的优势。其缺点是无法对关节内部或肩峰下间隙进行成像，但通常一张简单的 X 线平片就可以作为超声的补充得以用在患者的临床管理中。

浅表软组织肿块可通过超声进行评估。脂肪瘤是最常见的浅表肿块之一，如果没有"危险信号"特征（如最近出现疼痛或快速增大），应首选超声检查，如果临床表现疑似脂肪肉瘤则应首选 MRI 进行检查诊断。深部脂肪瘤可能需要更高深度分辨率的 MRI 才能进行完整评估，尤其是在辅助制订手术计划时。腱鞘囊肿和其他囊肿能够通过超声快速诊断。超声对于血管瘤、淋巴管瘤、神经源性肿瘤和足底纤维瘤等一系列病变的诊断也是有价值的。超声检查是一种快速、简便的检测趾间神经瘤（又称莫顿神经瘤）的方法，对于确诊患者还可直接进行超声引导下类固醇注射治疗。

超声在引导关节和其他软组织注射方面具有巨大的潜在优势，可确保针尖位于最佳位置以输送药物和引流积液。理想情况下，所有此类注射针的穿刺都应在超声引导下进行，但在整个医院范围内、尤其全科医学和运动医学领域进行的大量注射是难以实现均在超声引导下进行的。超声还用于筛查婴儿髋关节发育不良，该疾病如果不及早纠正，可能会导致严重残疾。动态超声可用于对运动过程中的肌肉、关节和肌腱进行成像，这对于诊断功能障碍非常有帮助，这些功能障碍在静态解剖学成像上可能只有轻微的表现。

5. CT

CT 在骨显像中具有重要作用，对于复杂骨折（如胫骨平台和跟骨骨折）的治疗前评估越来越必要，尤其是当 X 线平片不明确时。CT 在随访评估骨折愈合方面也很有价值。还可用于在某些关节成形术前评估骨量（骨厚度和质量）。例如，肩关节置换术，先天性因素或关节盂侵蚀可能导致关节置换术所需的优质骨量不足。对于有 MRI 禁忌证的患者，CT 可用于软组织肿瘤的评估，特别是对于脂肪瘤病变和怀疑有骨侵蚀／侵袭的病变，但所能提供的诊断信息相对少于 MRI。

6. 磁共振成像（MRI）

MRI 由于其良好的软组织分辨率和多平面成像能力，被许多人认为是诊断 MSK 疾病的金标准。然而，对于可接触到的解剖区域，超声是一种更快、更经济的替代方案，并且可能是首选的成像方式。MRI 可通过检测其他技术无法实现的肌肉和骨骼信号变化来评估细微的软组织损伤。其对软组织敏感可以准确地发现肿块性病变和畸变，而对比剂的使用可以进一步提高肿瘤的局部分期。MRI 是疑似骨、关节和软组织恶性肿瘤的最佳检查，但可能需要 CT 辅助以获得更多信息。

MRI 可提供完整的评估关节解剖和病理及关节周围疾病的信息，这是超声和 CT 无法做到的。因此，可以说 MRI 是关节（如膝关节）的首选检查，如果需要肩袖状态以外的信息，则可能也是肩部检查的首选。脊柱需要 MRI 进行最佳评估，是因为超声不能显示脊柱疾病，而 CT 在该区域没有足够的对比度，核医学对脊柱疾病又没有特异性。恰恰 MRI 在所有脊柱区域都有很好的对比度和空间分辨率。

7. MR 关节造影

MR 关节造影包括在透视或超声引导下注射对比剂（通常为单一阳性对比剂），随后进行 MR 成像，可用于评估常规 MR 成像显示不佳的区域（如肩部的关节盂唇、腕部的腕间韧带和复杂术后关节问题）。

8. 核医学

核医学锝骨扫描是检测和监测多种癌症骨转移的重要工具（如乳腺癌、前列腺癌等）。SPECT 成像和 PET-CT 可定位炎性疾病的病灶（骨髓炎），还对转移性疾病有较高的敏感性。核医学检查可用于检测隐匿性骨折或困难部位的骨折（如舟骨和胫骨、跖骨和骶骨的应力性骨折），但根据临床实际，MRI 仍可能是首选。

9. 血管造影

血管造影在术前辅助制订手术计划及诊断肿瘤栓塞方面具有优势。

（二）疾病／症状与影像检查方法

MSK 疾病的最佳检查方法取决于患病部位的临床症状，因为对于某些关节和浅表病变可能超声检查最好，而较大的关节或更深结构的检查最好进行 MRI 检查。涵盖全身各部位的详细说明超出了本书的范畴。

1. 创伤：骨折

如果怀疑有软组织损伤，则首先通过 X 线平片结合超声或 MRI 对骨折进行成像。已知某些区域会发生放射学上的隐匿性骨折（典型的例子是舟骨的腰部），在此情况下，MRI（或在有 MRI 禁忌证时选择锝骨扫描）可能具有诊断意义。CT 用于评价复杂骨折以便制订术前计划，以及对疑难病例随访以进行骨愈合评价。骨愈合也可以通过 MRI 进行评价。

2. 创伤：软组织损伤

软组织损伤通常不需要 X 线检查，除非寻找不透明异物。对于表面无大面积损伤的浅表损伤，超声可确定损伤深度，显示残留异物（包括非放射性不透明体），并可显示局部损伤的肌肉和肌腱撕裂和血肿。MRI 可提供受损区域更全面的概览，并且可以检测到指示肌肉损伤的细微信号变化，其灵敏度比超声检查更高。超声检查范围内的肌腱撕裂通常无须借助 MRI 即可诊断，且在跟腱断裂的情况下可表明肌腱末端可否在踝关节固定跖屈时靠近（保守治疗）。

3. 无创伤的骨或关节疼痛

无创伤的骨或关节疼痛可能有多种原因，初步的临床（如果合适的话还包括血清学）评估应指导影像学检查。如果没有任何线索，受影响区域的平片可能会揭示病理，从而推动进一步的调查。例如，如果患者长骨出现疼痛，该区域的 X 线片可能会显示可以进行相应治疗的应力性骨折，或可能会需要MRI 和 CT 或锝骨扫描来进行充分的特征描述和分期的骨肿瘤。如果疼痛关节的 X 线平片显示退行性疾病，则无须进一步检查，除非关节置换术的手术计划需要 CT 检查（见上文）。如果 X 线平片上显示炎性关节炎，则可能需要进一步的血液检查，进一步的影像学检查可能包括超声和（或）MRI 以评估关节软骨和滑膜。如前所述，成像策略必须基于临床特征决定。

4. 运动受限

运动受限意味着肌肉或关节功能障碍，临床检查将确定可能的原因。成像将直接用于确认或否定这些原因并建议替代方案。运动受限意味着肌肉或关节功能障碍，临床检查将确定可能的原因。成像将直接用于确认或否定这些并建议替代方案。

5. 软组织肿块

软组织肿块多为良性。临床检查可能提示诊断（如脂肪瘤等），超声可用于确认临床怀疑。充分的影像诊断有助于制订治疗计划。如果超声检查不确定或病变不适合超声检查，可采用 MRI 检查。如果出现"危险信号"迹象或症状（如肿块快速生长和疼痛加剧），MRI 将是主要方式，因为其在检测恶性变化方面具有更高的敏感性。

（三）常见特定部位检查

1. 肩部疼痛

肩部疼痛可能是由多种原因造成的。肩周炎是一种临床诊断，通常不需要影像学检查。撞击检查（冈上肌腱位于肱骨头上方和肩胛骨 / 肩锁关节的肩峰突下方之间，对此区域进行按压）也是一种临床诊断，但影像学用于评估肌腱肿胀和炎症的程度及任何肌腱撕裂。对于这些病变，超声是首选检查，MRI用于不确定或临床和超声结果不一致的病例。如果只进行了超声检查，X 线平片有助于显示骨骼解剖结构，评估钙化性肌腱炎中的肌腱钙化。

2. 膝关节和髋关节疼痛

膝关节和髋关节疼痛通常是由于退行性疾病导致的，因为这两个关节都是主要的承重关节。X 线平片通常是首选检查并用于确认诊断，但这需要密切的临床相关性。因为退行性病变很常见，但并不总是有症状。X 线平片还用于术前监测疾病进展和关节置换术后随访。对于其他情况，MRI 是首选的成像方式，因为其可显示软组织病变、软骨损失、半月板损伤（膝部）或盂唇损伤（髋部），以及关节积液、游离体和相关韧带损害。CT 和锝扫描在这方面的作用非常有限。

3. 足跟痛

足底筋膜炎是足底筋膜的炎性增厚，通常发生于跟骨附着处，是引起足跟痛的常见原因。诊断通常可以依赖临床，但在难治性病例中，超声可用于确认诊断，并排除其他疾病如足底纤维瘤或纤维瘤病，或指导类固醇注射。跟腱病是足跟痛的另一个常见原因。慢性肌腱病非常常见，因为在行走过程中跟腱承受着很大的负荷，并且易发生与相对轻微的创伤相关的急性炎症或撕裂。超声和 MRI 成像可以确诊肌腱病变和评估是否存在撕裂。可以评估部分或完全撕裂。动态超声成像也可以评估完全断裂时的肌腱间隙。

4. 跖间神经瘤（莫顿神经瘤）

跖间神经瘤（莫顿神经瘤）是跖骨头之间的炎症性肿胀，在行走时产生疼痛，通常可以通过远侧足部的侧向加压（穆德征）来体现。诊断可以通过超声确诊，通常在足部外侧或背侧加压时，超声可于跖骨头之间发现边界不清的低回声病变，并在压力作用下会向足底表面弹出。一旦确诊，可以在超声引导下注射类固醇来治疗。但是，也可能有其他的诊断（如跖骨间滑囊炎）。增强 MRI 可以达到同样的诊断效果，但 MRI 是一种更复杂的检查且不能用于引导注射。

5. 下腰痛

下腰痛是 MSK 系统的一个重要症状，第 11 章将对此进行详细讨论。

二、概述

MSK 系统包括骨骼、软骨和其他结缔组织，它们一起组成四肢和躯干。骨骼的功能是为身体提供支撑框架，为体腔形成边界并保护脆弱的器官。它还可以附着在肌肉上，并提供运动所必须的杠杆。骨骼是钙盐的主要储存库，红骨髓负责红细胞生成。

骨有 5 种类型：长骨、短骨、不规则骨、扁骨和籽骨。

长骨：特点是有一个骨干和两个骨端。骨干形成一个密实骨圆柱体，包围着一个骨髓腔，在成年后，骨髓腔充满黄骨髓（脂肪组织）。骨干的外部被称为骨膜的纤维血管膜覆盖。除了提供外部保护层外，骨膜还提供与肌腱的连接，并允许血管通过以使骨骼获取营养。深层（成骨）包含环形排列生长的成骨细胞。长骨的末端由一薄层致密的骨皮质，包裹着内部松质骨小梁组成。

短骨：大致呈立方形，内部松质骨周围有一层薄薄的骨皮质。短骨仅存在于腕关节和踝关节中。

不规则骨：结构与短骨相似（如脊柱和骨盆骨）。

扁骨：由两层致密骨和一层内部松质骨组成。扁骨的功能通常是保护性的（如头盖骨、肋骨和肩胛骨）。

籽骨：由外层致密骨和内层松质骨组成，位于肌腱中以提供额外的力量（如髌骨）。

关节由两块或多块骨头或软骨连接而成，主要分为 3 类：纤维关节（不动关节）、软骨关节（微动关节）和滑膜关节（活动关节）（图 3-1A 至 C）。纤维关节是一种固定的关节，很少或无法移动。骨端由纤维组织连接在一起（如颅骨）。纤维关节分为 3 个亚组：骨缝连接、嵌合和韧带联合亚组。

在软骨关节中，骨端衬有透明软骨，骨间有纤维软骨垫。关节由纤维囊固定在一起。软骨垫可允许有限程度的运动，并可作为"减震器"。例如，椎间体和耻骨联合之间的关节。软骨关节有 2 个亚组：初级和次级亚组。

滑膜关节是人体内最大的关节群，通常可以自由活动，活动程度仅受骨端形状的限制。滑膜关节分为 7 种（图 3-2A 至 F）。

球窝关节：由一个与窝匹配的球形头部组成，允许所有角度的运动和旋转运动。例如，髋关节和肩关节。

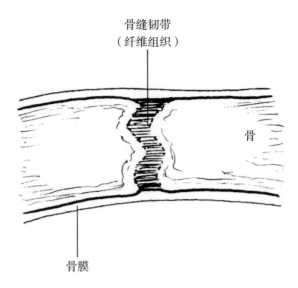

▲ 图 3-1A　纤维关节

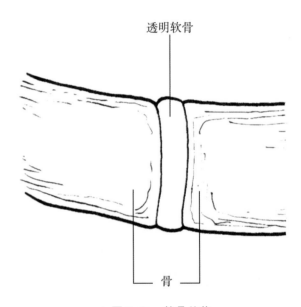

▲ 图 3-1B　软骨关节

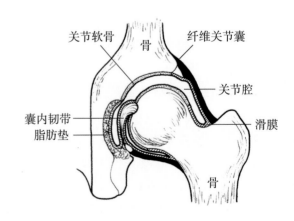

▲ 图 3-1C　滑膜关节

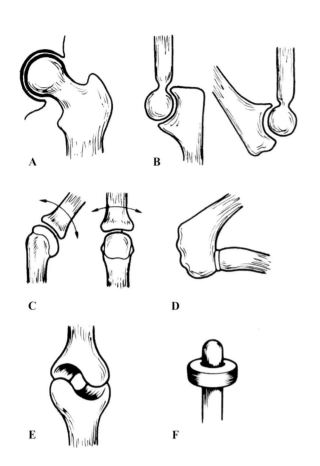

▲ 图 3-2　球窝关节（A）、铰链关节（B）、髁突关节（C）、滑动（平面）关节（D）、鞍形关节（E）、枢轴关节（F）示意

铰链关节：由相匹配的凸面与凹面构成（如肘关节和踝关节），仅允许弯曲和伸展运动。

髁突关节：由两个与关节窝相匹配的圆形髁突组成，它们可以在一起，也可以分开。例如，膝关节和颞下颌关节，允许弯曲、伸展及有限的旋转运动。

滑动（平面）关节：由两个平面组成。例如，肩锁关节（ACJ）和腕骨间 / 跗骨间关节，只允许滑动。

鞍状关节：由与凹凸关节面相匹配的凸凹关节面构成。例如，第一腕掌关节，允许多角度运动，但不能旋转。

枢轴关节：由适合关节圆柱状结构的销钉构成。例如，如寰枢关节，允许旋转运动。

椭球关节：由一个椭圆形凸面和一个椭圆形凹面组成。例如腕关节，允许多角运动，但不能旋转。

大多数滑膜关节具有许多共同特征，包括完全包围关节的白色纤维软骨囊，提供强度和保护，以

及衬于其内的滑膜（关节面除外），滑膜分泌滑液起营养和润滑作用。所有滑膜关节都有内衬透明软骨的关节面，以减少摩擦并保护骨端。其他囊内特征可能包括增加稳定性的关节间软骨、增加强度的关节间韧带、减少摩擦的滑囊和籽骨。

三、腕关节

腕关节有 4 个主要部分：桡腕关节、桡尺远侧关节、腕骨间关节和腕掌关节（图 3-3）。

桡腕关节是桡骨下端与关节盘、舟状骨、月骨和三角骨之间形成的滑膜椭球关节。关节囊包裹关节，与桡尺远侧关节分离，并由桡腕掌侧韧带、尺腕掌侧韧带、桡腕背侧韧带、尺侧副韧带和桡侧副韧带加强。

桡腕关节由桡动脉和尺动脉的前、后支供血，由臂丛的骨间前、后支神经支配。

推荐成像方式

最初的 X 线平片通常会被用来概述骨结构和关节间隙的外观。这可以通过放大摄影得到加强，尽管随着更先进的成像方式的出现，这种情况已很少需要。

超声是一种准确可靠的工具，可用于诊断许多腕部异常，包括肌腱病、韧带损伤和三角纤维软骨评估。现代高分辨率探头还可以评估炎性关节病的滑膜增生和血流信号情况，并发现腕管综合征的可能病因。超声还可详细显示腕关节周围的动脉和神经[1, 2]。

如果超声无法提供确定的诊断，MRI 则是一种非常有用的检查方式。MRI 可能对评估腕管、肌腱损伤及腕关节内关节腔特别有用。其解剖轮廓不像超声那样详细，但在区分组织特征和获得更宽视野的能力方面很有优势。

可能需要 MR 关节造影来证明创伤后的软骨撕裂和韧带损伤，并证明与炎性关节病相关的早期变化。现在很少进行没有横截面成像的关节造影。如果 MRI 不可用，CT 可能会有所帮助，尤其适用于骨折检查。

四、腕部和手部超声

高分辨率和实时灰阶成像使超声成为评估腕部小韧带和浅表韧带的最佳成像方式，其优点是动态

◀ 图 3-3　腕关节冠状面示意

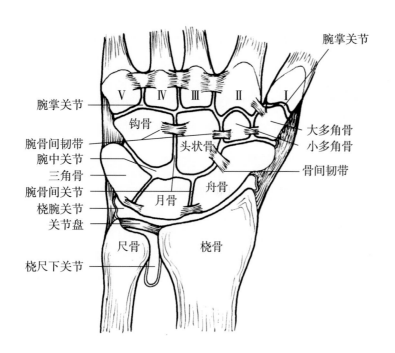

研究肌腱在腱鞘中的运动，以及利用彩色多普勒超声评估血管的能力。结合标准 X 光片，超声是诊断腕部异常的可靠工具，它正在逐渐取得与 MRI 相同的效果[3]，特别对治疗过程中有指导作用。

（一）适应证

- 疑似腱鞘炎和其他肌腱病［如 De Quervain 腱鞘炎（又名：桡骨茎突狭窄性腱鞘炎，一种影响背侧第一筋室及其支持带的疾病）］，以及其他肌腱异常（如撕裂）。
- 腕尺管综合征：可评估神经肿胀和使用能量多普勒显示血流。
- 检测炎性关节病或感染，如类风湿性关节炎和银屑病关节炎。
- 腕和手部的软组织肿块[4]。

（二）患者准备

一般情况下，患者不需要特殊准备。医务人员应仔细询问患者的病史，以考虑系统性关节疾病、运动或职业活动以及局部创伤。腕部超声检查体位为患者坐位，双手自然放在检查台上，这样有利于双侧对比。

（三）成像过程

使用 ≥10 MHz 的高频线阵探头，掌面向下，自背侧开始超声检查（图 3-4A）。在背侧，腕关节被分成 6 个腔室。横切面上 Lister 结节作为骨性标志将第二和第三腔室分开（图 3-4B）。第二腔室位于 Lister 结节的桡侧，由桡侧腕长、短伸肌腱组成。将手腕置于中立位，横向移动探头到腕关节背侧桡侧边缘以检查第一腔室，其内含拇长展肌腱和拇短伸肌腱。应识别支持带并检查是否有任何增厚迹象。探头再次放置在 Lister 结节处，并向尺侧移动，以确定第三腔室，内含拇长伸肌腱，该肌腱在远端自第二腔室的肌腱前方跨过。探头继续向尺侧移动以检查腕背侧的第四腔室和第五腔室。第四腔室内含四根指伸肌腱和食指伸肌腱，第五个腔室内含小指伸肌腱。

为清晰显示每根肌腱，应使腕关节向桡侧轻微偏斜，并屈伸相应的手指。通常，小指伸肌腱位于尺骨头关节软骨的前方。第六腔室由位于尺骨头尺侧的尺侧腕伸肌腱组成。

对于每个腔室，探头在横切平面中向近端扫查至肌肉肌腱连接处，向远端扫查至肌腱附着处。长轴切面成像有助于动态评估，也有助于评估任何解剖变化的范围。

腕关节旋后并放在检查台上。探头横向放置在腕关节掌侧、靠近腕管处（图 3-4C），腕管的关键解剖结构是屈肌支持带。腕管内包含拇长屈肌腱、四个指深屈肌腱、四个指浅屈肌腱和正中神经。

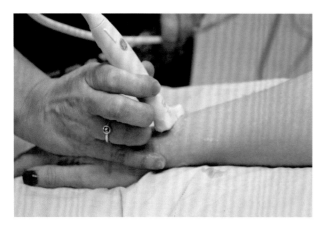

▲ 图 3-4A　腕关节背侧横切面伸肌腱成像

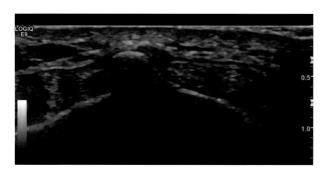

▲ 图 3-4B　与图 3-4A 对应的图像显示 lister 结节（桡骨背侧的三角形结节）分隔第二腔室和第三腔室

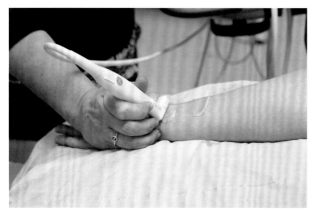

▲ 图 3-4C　腕关节掌侧横切面腕管成像

（四）图像分析

腕关节的正常肌腱显示以下特征。

- 有回声，显得相对明亮。
- 纵向排列，呈纤维状，表明存在由低回声基质包围的高回声胶原纤维束。
- 在横向平面上，表现为具有点状回声的椭圆形结构。

- 腱鞘呈线状低回声。
- 伸肌腱腱鞘通常含有少量无回声液体。

屈肌支持带呈 1～1.5mm 厚的薄而微凸的带状结构。屈肌和伸肌支持带都表现为低回声带，也可观察到其骨附着处。

在腕管中，应在探头两侧显示舟状骨和豌豆骨（图 3-5A）。正中神经走行于屈肌腱的表面及拇长屈肌腱的内侧，并与屈肌腱平行。正中神经在屈肌支持带深面，以低回声神经束为特征，呈圆形或椭圆形。

为了正确检查肌腱及避免各向异性伪像（因为缺乏平面 / 垂直反射，肌腱内出现的低回声伪像），可能有必要倾斜探头。动态和长轴成像可有助于清晰显示每根肌腱和评估其完整性（图 3-5B 和 C）。应在腕管近端和远端检查每个结构是否增厚。

若怀疑炎性关节炎，可以评估下述关节是否有关节积液、滑膜增生及骨侵蚀：背侧桡腕关节（RCJ）、腕中关节（MCJ）、掌指关节。如果有症状，还应评估近端指间关节。腕和手的其他关节也应按照临床表现进行类似的评估[5-7]。

五、腕关节 MRI

腕关节 MRI 可使用常规 MRI 方案或关节造影。进行关节造影时，将 MR 对比剂注入关节间隙。

（一）适应证

腕关节 MRI 的检查适应证包括：创伤、骨坏死、韧带损伤、滑膜炎、软组织肿胀和肿瘤评估[8]。对于舟月韧带（SLL）、三角纤维软骨复合体（TFC）损伤和关节不稳定，可采用 MR 关节造影[9]。

（二）患者准备

患者无须特定准备。

（三）成像过程（图 3-6A）

患者的体位可以是仰卧位，患臂位于身体一侧，或俯卧位，手臂伸过头顶。后一种体位对于患者来说可能很难维持，但其优点是将手腕定位在磁场最均匀的磁体等中心附近，可以提供更均匀的脂肪抑制。手腕被放置在专用手腕线圈或小的柔性线圈中，患者头先进，以便手腕关节位于磁体的等中心。在冠状位和矢状位采集图像，包括桡尺关节、腕关节和腕掌关节，轴位图像覆盖感兴趣区的解剖结构。

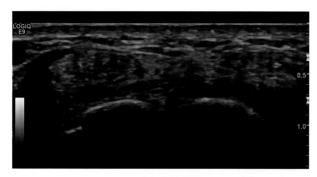

▲ 图 3-5A　腕关节掌侧的舟月关节

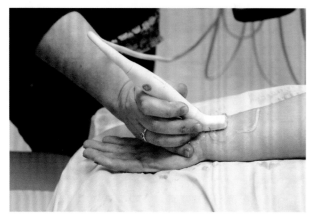

▲ 图 3-5B　腕关节掌侧纵断面扫查技术

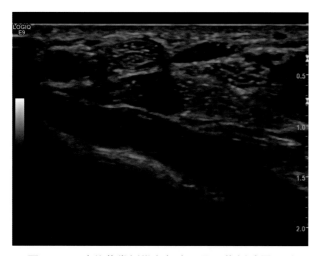

▲ 图 3-5C　腕关节掌侧纵向扫查，显示桡侧腕屈肌腱和拇长屈肌腱

高分辨率成像对于证明韧带或软骨损伤是必要的。

（四）序列

常规序列包括以下几种。

1. 多平面定位像。

2. 冠状位 T_1 加权自旋回波 / 质子密度加权快速

自旋回波序列。

3. 冠状位短时反转恢复快速自旋回波序列 / 脂肪抑制 T_2 加权自旋回波序列。

4. 轴位 T_1 加权自旋回波序列 / 质子密度加权快速自旋回波序列。

5. 轴位短时反转恢复自旋回波序列 / 脂肪抑制 T_2 加权快速自旋回波序列。

6. 矢状位 T_2^* 加权梯度回波序列。

替代 / 补充序列包括以下几种。

1. 3D 序列，作为上述 2D 序列的替代。

2. 轴位 T_1 加权自旋回波序列，增强后脂肪抑制。

3. 冠状位 T_1 加权自旋回波序列，增强后脂肪抑制。

（五）腕关节 MR 造影

常规序列包括以下几种。

1. 轴位质子密度加权快速自旋回波序列 /T_1 加权自旋回波序列 / 快速自旋回波序列，脂肪抑制。

2. 冠状位质子密度加权快速自旋回波序列 /T_1 加权自旋回波序列 / 快速自旋回波序列，脂肪抑制。

3. 矢状位质子密度加权快速自旋回波序列 /T_1 加权自旋回波序列 / 快速自旋回波序列，脂肪抑制。

4. 冠状位短时反转恢复快速自旋回波序列 /T_2 加权快速自旋回波序列，脂肪抑制。

替代 / 补充序列包括以下几种。

1. 轴位 T_1 加权自旋回波序列 / 快速自旋回波序列。

2. T_1 加权梯度回波序列，脂肪抑制。

（六）图像分析（图 3-6B 和 C、3-7A 至 C）

冠状面成像显示腕骨、桡尺关节、腕掌关节、三角纤维软骨复合体（TFC）、舟月韧带（SLL）和其他腕部韧带。轴位图像提供对腕管和穿过它的结构以及腕间韧带的评估。矢状位图像显示腕骨的 TFC、腕管和骨排列。在 STIR 或 T_2 加权脂肪抑制图像上，骨髓呈低信号，STIR 或 T_2 加权脂肪抑制图像能最好地显示与损伤和其他骨病变相关的高信号骨水肿。在腕部，这些序列可以显示放射学上的隐匿性舟状骨急性骨折，伴低信号带被高信号水肿包围。

MRI 也可以显示舟骨骨折的并发症（如不愈合或缺血性坏死）。T_1 加权图像有助于评估骨髓异常（如骨折或缺血性坏死）。关节液和囊性病变在 PD 和 T_2 加权图像上呈高信号，在 T_1 加权图像上呈低信号。

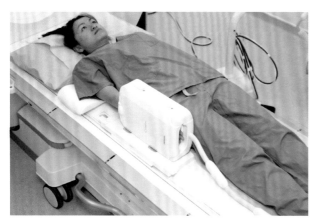

▲ 图 3-6A 患者手腕放置在专用手腕线圈中

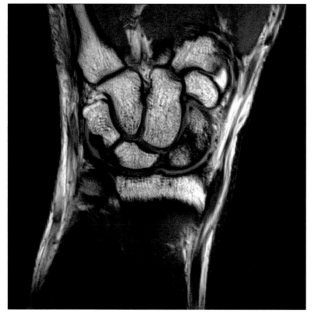

▲ 图 3-6B 冠状位 T_1 加权图像显示舟状骨骨折呈低信号

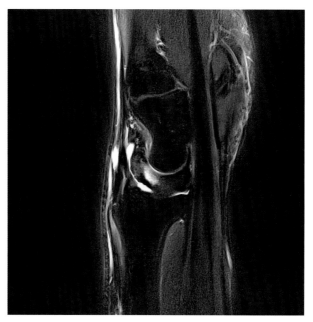

▲ 图 3-6C 矢状位脂肪抑制 T_2 加权图像显示舟状骨骨折无移位

体（TFC）和韧带异常的敏感性[9]。腕关节三腔造影可显示桡腕关节（RCJ）、腕中关节（MCJ）和桡尺远侧关节（DRUJ）。

（八）对比剂及注射参数

静脉对比增强		
用量	浓度	速率
相当于 0.1mmol/kg		手动推注
关节造影		
用量	浓度	关节内
5ml	2mmol/L 钆	手动推注

六、手部 MRI

（一）适应证

手部 MRI 的临床适应证包括外伤、骨坏死、韧带损伤、滑膜炎、软组织肿胀和肿瘤等的检查。MRI 可显示传统 X 线检查中无法显示的关节软骨。

（二）患者准备

无须特定的患者准备。

（三）成像过程

患者的体位可以是仰卧位，患臂位于身体一侧，

T_2 加权图像有助于显示手和手腕最常见的软组织肿块——神经节囊肿。肌腱、韧带和纤维软骨在所有序列上均为低信号，在 T_2 或质子密度加权图像上显示异常最为明显。

2D 序列应使用层厚≤3mm 以及层间距分辨率＜0.5mm 的高分辨率图像来评估这些结构。3D 脉冲序列可以作为补充或替代技术，通常提供＜1mm 的连续薄层图片。静脉注射钆对比剂后的 T_1 加权脂肪抑制序列有助于反应软组织肿块的特征，能评估舟状骨下极骨折不愈合，同时也能评估炎性关节炎[8]。

（七）关节造影（图 3-7C 和 D）

MR 关节造影提高了 MRI 对三角纤维软骨复合

或俯卧位，手臂伸过头顶。后一种体位对于患者来说很难保持，但它的优点是有利于确保患者的手部位于磁体等中心附近，可提供更均匀的脂肪抑制。另外使用枕头/垫子可使患者感到舒适。将手放置在专用的手/手腕线圈、膝关节线圈或小型柔性线圈中，患者头先进移入 MRI 扫描仪，使手/手腕位于

磁体的等中心。采集冠状位和矢状位图像，包括手部的相关掌骨/指骨。轴位成像要覆盖感兴趣的解剖结构。对拇指进行成像时需要修改成像角度。韧带或软骨损伤需要高分辨率成像。

（四）常规序列

1. 多平面定位像。

2. 冠状位和（或）矢状位 T_1 加权自旋回波序列/质子密度加权快速自旋回波序列。

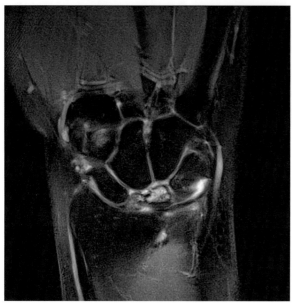

▲ 图 3-7A　月骨缺血性坏死（Keinboch 病）患者脂肪抑制 T_2 加权冠状图像显示月骨为高信号

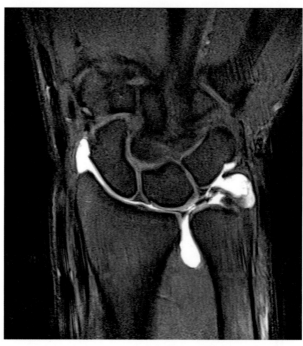

▲ 图 3-7C　腕关节造影 T_1 加权脂肪抑制冠状图像显示高信号钆注入腕关节间室

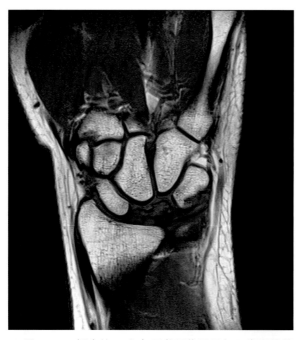

▲ 图 3-7B　相应的 T_1 加权冠状图像显示与正常脂肪骨髓相比信号减弱

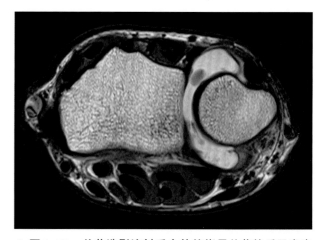

▲ 图 3-7D　关节造影注射后含钆的桡尺关节的质子密度加权轴位图像。桡尺关节中造影显示三角形纤维软骨复合体撕裂

3. 冠状位［和（或）矢状位］的脂肪抑制 T_2 加权自旋回波序列。

4. 轴位 T_1 加权自旋回波序列 / 质子密度加权快速自旋回波序列。

5. 轴位脂肪抑制 T_2 加权快速自旋回波序列。

（五）替代 / 补充序列

1. T_1 加权自旋回波序列轴位，增强后采用脂肪抑制。

2. T_1 加权自旋回波序列冠状位，增强后采用脂肪抑制。

（六）对比剂及注射参数

用量	浓度	速率
相当于 0.1mmol/kg		手动推注

（七）图像分析（图 3-8A 至 C、图 3-9A 至 C）

手部冠状位成像可显示所有的掌骨、指骨及其关节。轴位图像显示重点关注的关节，并提供手关节前后面的评估。STIR 或 T_2 加权脂肪抑制图像最能显示与损伤和其他骨病变相关的高信号骨水肿，骨髓在这两种序列图像上呈低信号。T_1 加权图像可用于评估骨髓异常（如骨折或缺血性坏死）。关节液和囊性病变在 PD 和 T_2 加权图像上为高信号，在 T_1 加权图像上为低信号。肌腱、韧带和纤维软骨在所有序列上都是低信号；病变在 PD 和 T_2 加权图像上最易被发现，表现为信号强度增加或形态异常[10]。

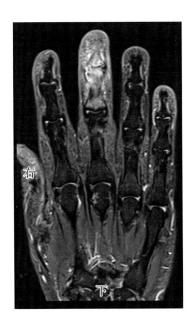

◀ 图 3-8A　STIR 冠状图像显示中指骨信号增高

需要高分辨率图像来评估这些结构。2D 成像要求层厚≤3mm 和层面内分辨率<0.5mm。3D 脉冲序列可用作替代技术，以提供层厚<1mm 的薄而连续的扫描。静脉注射钆对比剂后脂肪抑制 T_1 加权图像有助于描述软组织肿块和评估炎性关节炎。软骨损伤在 T_2 加权图像上呈高信号，在 T_1 加权图像上呈低信号。关节囊在静脉注射对比剂后强化，而滑膜炎的滑膜增厚在 T_1 加权成像上与低信号关节液形成对比[10]。

七、腕关节 CT

（一）适应证

通过 X 线平片进行初步检查后，可使用多排螺旋 CT（MDCT）的多平面重建（MPR）来排除可疑骨折或评估关节内表面的游离体数量、移位程度和骨折。MDCT 也能显示隐匿性骨折[11, 12]。

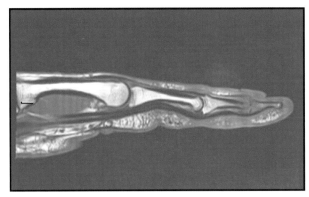

▲ 图 3-8B　T_1 加权矢状位图像显示，与正常高信号骨髓相比，中指骨信号强度降低

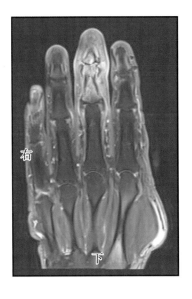

◀ 图 3-8C　增强后脂肪抑制 T_1 加权冠状位图像显示远端指间关节和邻近指骨内强化，与化脓性关节炎和相关骨髓炎一致

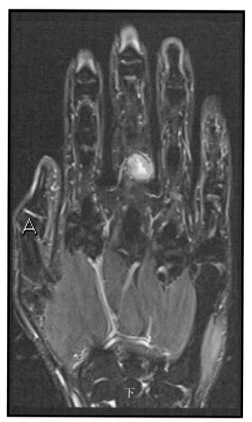

▲ 图 3-9A　**STIR** 冠状位图像显示高信号的病变，中央伴有高信号的囊性成分

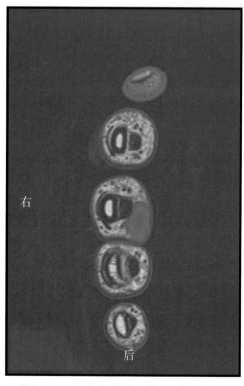

▲ 图 3-9B　T_1 加权轴位图像显示低信号病变与骨骼和软组织结构的关系

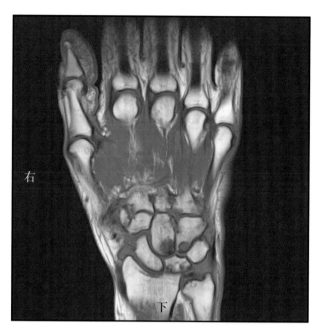

▲ 图 3-9C　类风湿性关节炎患者的 T_1 加权冠状图像，腕骨内有骨赘和囊性成分形成。增强 T_1 加权成像显示关节滑膜炎的程度

（二）患者准备

患者需要从感兴趣区移除任何不透射线的物体（如手镯和手表）。

（三）患者体位及成像方式（图 3-10A）

患者俯卧在检查床上，患侧手臂伸展并举过头顶。手臂由可透射线垫支撑。手腕置于扫描区域的中心且手掌旋前。通过轴位、冠状位和矢状位激光辅助定位，以确保患者位于扫描仪的中心轴上。患者被移动到扫描仪的机架中，扫描参考点位于尺骨茎突水平。

（四）成像过程

常规扫描方案：准直 0.6mm，层厚 / 层间距 3mm/3mm，骨算法，1mm/0.7mm 轴位重建，1.5mm 冠状位 / 矢状位 MPR。如果计划进行修复手术，可进行三维表面阴影显示（SSD）重建。

（五）图像分析（图 3-10B 至 E）

轴位图像结合冠状位 / 矢状位 MPR 和 3D SSD 图像，通过堆栈或电影模式查看，以确定桡骨和尺骨骨折，游离碎片和骨折愈合。

（六）辐射防护 / 剂量

低剂量技术：自动曝光控制（mA）和迭代重建。

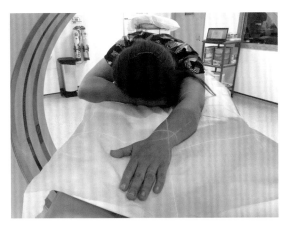

▲ 图 3-10A　腕关节 CT 定位

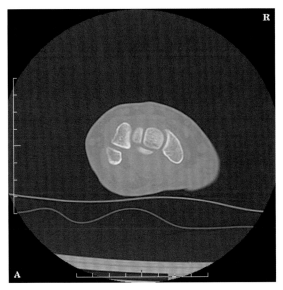

▲ 图 3-10B　轴位重建

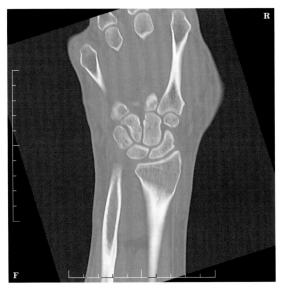

▲ 图 3-10C　冠状位 MPR

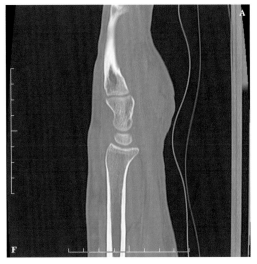

▲ 图 3-10D　矢状位 MPR

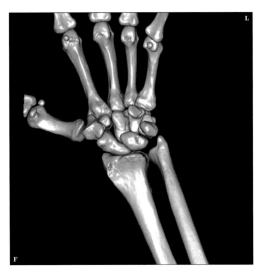

▲ 图 3-10E　三维表面遮盖重建（SSD）

八、腕关节造影

腕关节造影是一种相对少见的技术。引入合适的对比剂后，可用来显示如关节囊内的 TFC 和腕骨间韧带，以及关节囊韧带等结构[13]。有 3 个注射部位：桡腕关节、腕中关节、桡尺远侧关节[14]。在 3 个部位均注射对比剂的情况非常少见，临床医生通过体格检查和临床病史应进行初步诊断，并选择最合适的注射部位，以充分展示该区域的解剖结构。

（一）适应证

腕关节造影主要在腕关节外伤后进行。大部分桡骨远端骨折患者的腕间韧带和（或）关节囊韧带也会受损[15]。在这种情况下，进行桡腕关节和（或）

腕中关节造影[13]，这个部位也用于检查疑似关节内腕骨不愈合。关节造影也可用于显示退行性腕关节中的游离体和评估软骨损伤，在这种情况下进行桡尺远侧关节造影。对于粘连性关节囊炎患者，腕关节造影也有治疗作用，因为注射对比剂可扩张关节囊，并指导放置和引入皮质类固醇。

（二）患者准备

进行关节造影前，通常已获得腕关节的 X 线平片图像。至少需要手掌背侧（DP）和外侧摄影图像。如果观察舟状骨损伤，可能需要进一步的摄影。例如，手腕向尺侧弯曲且向头侧倾斜 30° 的后前位（外展位）或后前斜位或前后斜位的图像。

（三）成像过程（图 3–11A 至 E）

在核对患者身份并解释手术过程后，患者仰卧在透视床上，感兴趣区靠近关节造影技师。手腕放置在一个 15° 的衬垫上，以打开关节间隙，然后进行筛查以确定进针位置，并用 X 线不透明标记器标记。清洁该区域并用无菌巾覆盖。使用胰岛素注射器注射 1ml 浓度为 1% 的利多卡因。然后将 23G 针插入标记的位置，并在 DP 和侧位获取图像。针尖在进入关节囊之前略微缩回。注入 0.1～1ml 240mg/ml 的非离子对比剂，以确定针尖位置。如果在显示屏上针尖周围有对比剂聚集，则针尖需要重新定位。如果显示屏观察到对比剂自由流动，则针尖位置正确，并注射至多 5ml 对比剂（MRI 检查时注射稀释钆，CT 检查时注射碘对比剂和空气）。理想情况下，由 MR 或 CT 采集图像，如果要进行常规关节造影，则需要额外的碘对比剂才能透视下获得一系列图像。

（四）图像分析

在关节囊内展示了正确的针尖位置和对比剂自由流动（图 3–11C）。可以通过 CT 或 MR 进一步成像以评估一系列病变。

九、肘关节概述

肘关节是肱骨远端与桡骨、尺骨近端之间形成的滑膜铰链关节，具体包括肱桡关节、肱尺关节和桡尺近侧关节。关节间隙与桡尺关节（RUJ）连续，统称肘关节（图 3–12A 和 B）。

关节囊完全包围关节并与侧副韧带横向延续。

它通常形成 3 个腔室：前腔、后腔和环状腔。肘关节位于桡骨头下方，包裹环形韧带。从后面伸入桡骨和尺骨之间的关节腔是滑膜的三角形褶皱。关节的内部特征包括位于关节囊和滑膜之间的 3 个脂肪垫。它们与肱骨下端的 3 个窝密切相关，分别位于尺骨鹰嘴、尺骨冠突和桡骨窝上方。外部特征包括内侧和外侧副韧带及位于桡骨和尺骨之间的滑囊。

当肘关节伸展时，桡骨和尺骨与肱骨形成约 165°（女性为 155°）。血供来自桡尺动脉，神经供应来自臂丛桡神经。

推荐成像方式

尽管 X 线平片在创伤中仍有重要作用，而且常常是关节炎等骨关节疾病的首选影像，但它已不再是肘部成像的主要手段。然而，针对类风湿性关节炎等疾病的有效治疗手段的出现意味着需要通过超声和 MRI 进行早期检测和更好的监测。建议使用超声检查对肿块、关节积液、疑似腱鞘炎和腕管综合征进行初步成像。超声在血管评估方面也极有优势。不过，也有许多影像中心将 MRI 作为首选的成像技术，特别是用于评估腕骨 TFC 复合体和细韧带时。如果超声不确定时，MRI 应是第二选择。

CT 可用于评估骨损伤，尽管 MRI 会提供相关软组织损伤的信息。

MRI（或 CT）关节造影可用于获得腕骨内部紊乱的额外信息。

十、肘关节造影

肘关节造影是一种相对少见的技术。对比剂通常通过肘关节外侧注入桡骨头间隙。然而，还有一种通过肘关节后方注射对比剂的肱三头肌入路，据说这可以减少对比剂的泄漏[16]。

（一）适应证

肘关节造影主要用于外伤后的影像检查，特别是在运动损伤后[17]和寻找慢性疼痛的原因时[18]。其可显示关节内游离体，以及关节内韧带和关节软骨的完整性。它还有治疗的作用[19]，因为注射对比剂可以扩张关节囊，引导放置和引入皮质类固醇。

（二）患者准备

肘关节平片通常是在转诊进行关节造影之前获

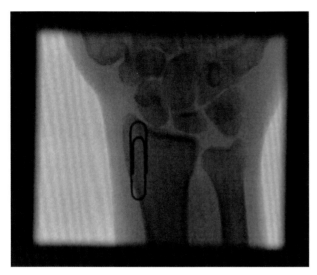

▲ 图 3-11A　腕关节前后位，置于 15° 衬垫上。标记被定位，标记的尖端显示了针的正确位置

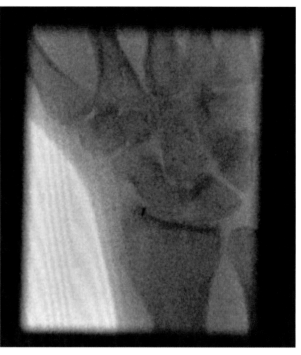

▲ 图 3-11D　针尖位于舟状骨的下极，稍向尾端倾斜

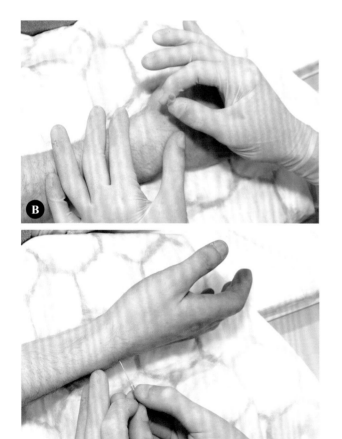

▲ 图 3-11B 和 C　腕关节转至侧位以确定正确位置，确定针尖注射部位而后进针

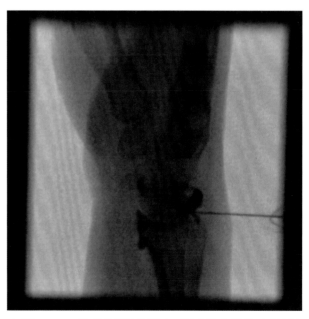

▲ 图 3-11E　腕关节侧位图像上对比剂的正常流动表明注射针处在正确位置上

得，至少需要前后位和侧位图像。

（三）成像过程（图 3-13A 和 B）

在检查患者身份并解释流程后，患者仰卧在透视床上，感兴趣区靠近关节造影技师。肘关节弯曲至 90°，使用不透射线的标记物进行标记并对肘部摄

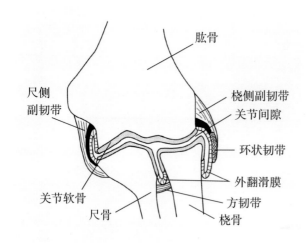

▲ 图 3-12A　左肘关节冠状面示意

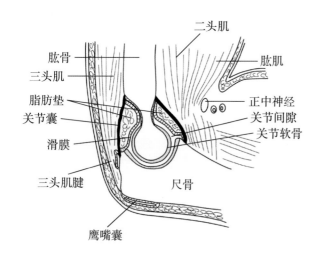

▲ 图 3-12B　左肘关节矢状面示意

影以识别针插入的正确区域。清洁该区域并用无菌巾覆盖。使用胰岛素注射器注射 1ml 浓度为 1% 的利多卡因。然后在标记的部位插入 23G 针。如果使用桡骨小头入路，进针点是肘部外侧肱骨小头和桡骨头之间。而在肱三头肌入路中，进针点位于内侧和外侧上髁之间中点，靠近鹰嘴尖端。

注射 0.1～1ml 的 240mgI/ml 非离子对比剂以确定针尖的位置。如果在屏幕图像上的针尖周围出现对比剂聚集，则针需要重新定位。如果观察到对比剂自由流动，则针尖位置正确，并进一步注射最多 5ml 对比剂（MRI 使用稀释钆，CT 使用碘对比剂或空气）。首选 MR（或 CT）采集图像。如果要进行传统的关节造影，则需要注射额外的对比剂，并在透视下采集一系列图像。

（四）图像分析

一旦成功注射对比剂（图 3-13C），患者就会进行进一步成像以检查病变。

十一、肘关节超声成像

超声在肘部复杂解剖结构的评估中变得越来越重要，它比 MRI 更方便且更经济。超声诊断肱骨内上髁炎和外上髁炎（也称为高尔夫球肘和网球肘）具有很高的敏感性和特异性。超声可以检测肱二头肌和三头肌肌腱撕裂（无论是部分还是完全撕裂）、滑囊炎及尺神经、桡神经或正中神经的病变。

（一）适应证

肘部超声检查适用于下述情况。

- 肘部外侧疼痛，随着腕关节的主动伸展而加重。
- 肘后部疼痛，特别是存在鹰嘴滑囊炎（或称"学生肘"）和肱三头肌肌腱病或撕裂时。
- 肘部内侧疼痛，怀疑肱骨内上髁炎（因前臂旋前和腕部屈曲受阻而疼痛加重）及尺神经卡压或半脱位时。
- 与肱二头肌肌腱病或撕裂有关的肘前部疼痛。

（二）患者准备

患者应面向超声检查员坐着，肘部放在检查台上，或患者仰卧。

（三）成像过程

使用高频（＞10.0MHz）线阵探头，通过彩色多普勒或能量多普勒来评估肌腱病变。

检查肘关节前部，患者肘关节应垫枕并伸直，手掌面向上。探头纵向放置在肘前部（图 3-14A）。这样可以检查内侧的肱肌、正中神经、冠状窝、冠突和滑车（尺侧），评估外侧的肱二头肌肌腱、肱骨小头和桡骨头（图 3-14B）。还应进行横断面成像。

检查肘关节外侧时，肘关节屈曲 90°。探头的上缘定位于肱骨外上髁，探头纵向放置以观察伸肌总腱。在肌腱的近端部分，横断面成像可以提高检查的准确性。

检查肘部内侧面时，应伸直肘部，前臂外旋，患者向外侧倾斜。探头在冠状面上定位于肱骨内上髁，可显示屈肌总腱长轴。

检查肘部后方时应使肘关节屈曲 90°，手掌置

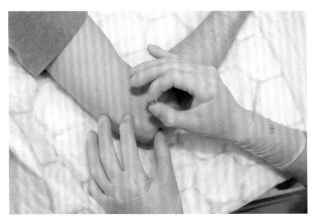

▲ 图 3-13A 定位进针位置

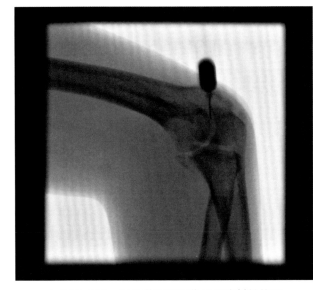

▲ 图 3-13B 肘关节侧位图像显示注射针位置

于桌子上（图 3-14C）。应在鹰嘴近端通过长轴和短轴扫查评估肱三头肌及其肌腱（图 3-15A）。也应检查位于肱三头肌深面的鹰嘴窝和关节后隐窝。检查肘管应将探头平行放置于尺骨鹰嘴和肱骨内上髁上，尺神经检查应从上臂远端向前臂进行横切面扫查。应进行动态评估以检测是否存在关节积液或尺神经不稳定[20]。

（四）图像分析

在肘部的前部，肱二头肌位于被臂筋膜包围的皮下组织深处，表现为具有中央高回声层的双羽状肌。图 3-14B 显示了肱二头肌远端肌腱的位置较低的部分，因各向异性而可能表现为低回声，这是由于肌腱由浅入深斜向走行并附着于桡骨粗隆因而缺乏平面（垂直）反射造成的伪象。正下方可见肱肌呈

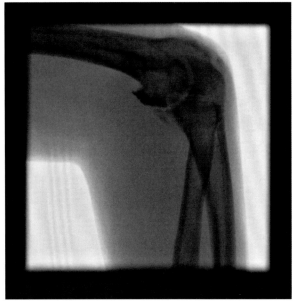

▲ 图 3-13C 肘关节侧位图像显示关节内对比剂的自由流动，表明针尖位置正确

典型的低回声表现，二者间有高回声纤维脂肪间隔。在肌肉深处，冠突窝表现为肱骨远端的明显凹陷，内可见呈三角形高回声的关节囊内脂肪垫。可见形成关节的骨骼的前部，其表面有一薄层（0～2mm）低回声关节软骨。

在肘部的后部，可显示低回声的肱三头肌及其肌腱（图 3-15A）。远端肱三头肌肌腱呈高回声，在鹰嘴附着处有典型的层状结构。更深面，在肱骨干的后部可观察到一个明显的凹陷即鹰嘴窝，内充填高回声的关节后脂肪垫。应在鹰嘴突更远端进行检查，并用探头轻轻按压以检查是否存在滑囊炎。

伸肌总腱起始部呈鸟嘴状高回声结构，位于皮下组织和尺侧副韧带之间（图 3-15B）。屈总肌肌腱附着于肱骨内上髁，看起来比伸肌总腱短（图 3-15C）。两个肌腱都有正常的纤维结构。由于这种原因，有时很难区分外侧尺侧副韧带和伸肌总腱。

十二、肘关节 MRI

（一）适应证

肘关节 MRI 的临床适应证包括外伤、骨软骨缺损、韧带异常、软组织肿胀和肿瘤的检查[21]。

（二）患者准备

无须特定的患者准备。

（三）成像过程（图 3-16A）

患者仰卧，患臂位于身体一侧，手掌向上。患者在床面上尽量移动以使肘部尽可能靠近检查床中心。对于体型较大或无法伸展肘部的患者，可以选择俯卧位并使其手臂伸过头顶。使用柔软的相控阵线圈固定在肘部周围，患者由定位辅助装置支撑。

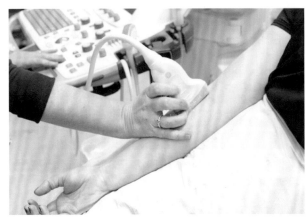

▲ 图 3-14A　肘关节超声检查的初始位置，手臂和手旋后

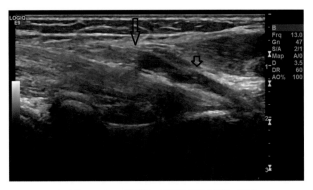

▲ 图 3-14B　远端二头肌腱的图像（箭）

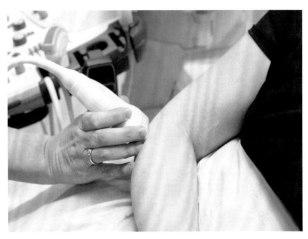

▲ 图 3-14C　肘关节外侧扫查位置

然后将患者移入 MRI 扫描仪，使肘关节位于磁体的等中心处。垂直于矢状位图像、并与连接内上髁和外上髁的线平行来采集冠状位图像。通过肱骨远端和近端桡尺关节获取轴位图像。高分辨率成像对于显示韧带或软骨损伤是必要的。

（四）常规序列

(1) 多平面定位像。

(2) 轴位 T_1 加权自旋回波序列 / 质子密度加权快速自旋回波序列。

(3) 轴位 T_2 加权快速自选回波序列，采用或不采用脂肪抑制。

(4) 冠状位 T_1 加权自旋回波序列 / 质子密度加权快速自旋回波序列。

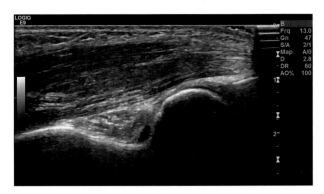

▲ 图 3-15A　肘关节后侧的肱三头肌肌腱

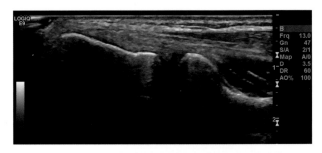

▲ 图 3-15B　显示伸肌总腱起始部的肘关节图像

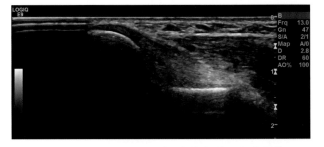

▲ 图 3-15C　显示屈肌腱总起始部的肘关节图像

(5) 矢状位短时反转恢复快速自旋回波序列 /T₂ 加权快速自旋回波序列，采用脂肪抑制。

(6) 冠状位短时反转恢复快速自旋回波序列 /T₂ 加权快速自旋回波序列，不采用脂肪抑制。

（五）图像分析（图 3-16B 至 D）

质子密度加权、T₁ 加权和 T₂ 加权序列显示肘部解剖结构并提供了良好的软组织对比。骨髓和筋膜平面内的脂肪组织在这些序列上呈高信号。关节液和囊性病变在 T₁ 加权图像上呈低信号，在 T₂ 加权图像和 STIR 序列上呈高信号。肌腱和韧带在所有序列上都是低信号；异常情况会增加信号强度，表现为在低信号解剖结构内存在高信号区。骨髓在 STIR 或 T₂ 加权脂肪抑制图像上呈低信号，其可显示与损伤和其他骨骼病变相关的高信号骨水肿。对比剂在肘关节成像中的作用与其在其他关节成像的作用相同，可用于显示感染、软组织肿瘤或关节滑膜炎的血管强化[21]。

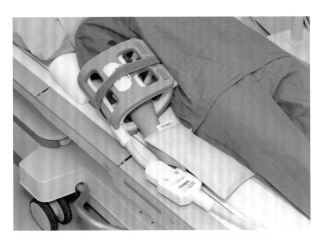

▲ 图 3-16A　患者肘关节周围放置小线圈

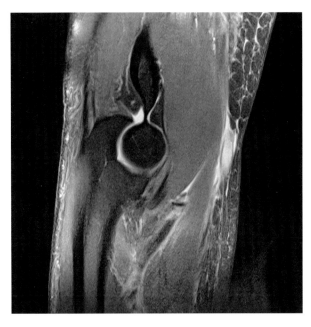

▲ 图 3-16C　脂肪抑制矢状位质子密度加权图像显示远端二头肌腱撕裂和皮下水肿

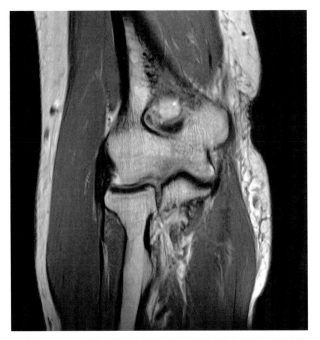

▲ 图 3-16B　显示肘关节解剖的冠状位质子密度加权图像

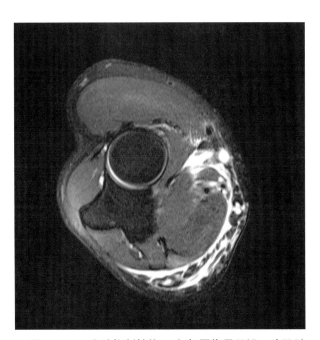

▲ 图 3-16D　脂肪抑制轴位 T₂ 加权图像显示沿二头肌腱的高信号液体和广泛的皮下水肿

（六）对比剂及注射参数

静脉对比增强		
用量	浓度	速率
相当于 0.1mmol/kg		手动推注
关节造影		
用量	浓度	关节内
5ml	2mmol/L 钆	手动推注

十三、肘关节 CT

（一）适应证

以 X 线平片摄影进行初步检查后，可通过 MDCT 多平面重建来评估关节内表面的游离体数量、移位程度和骨折。MDCT 也可显示隐匿性骨折[22, 23]。MDCT 肘关节关节造影是诊断和评估多种关节疾病的重要工具。CT 关节造影的一个关键优势是对关节内游离体的高敏感性[24]。

（二）患者准备

无须特定的患者准备。

（三）患者体位和成像方式（图 3-17A）

患者仰卧或俯卧在检查床上，患肘抬高至头部以上，肘关节尽可能伸展。手臂由可透 X 线垫支撑。定位肘部，使其位于检查床的中心，手掌旋前（如果患者俯卧）或旋后（如果患者仰卧）。通过轴位、冠状位和矢状位激光辅助定位，以确保患者位于扫描仪的中心轴上。将患者移入扫描仪机架，直到扫描参考点位于外侧上髁水平。

（四）成像过程

扫描范围从参考点上方 8cm 至参考点下方 8cm 处。常规扫描方案：准直 0.6mm，层厚 / 层间距 3mm/3mm，骨算法，1mm/0.7mm 轴位重建，1.5mm 冠状位 / 矢状位 MPR。如计划进行手术，术前也可采用 3D SSD 重建。

（五）图像分析（图 3-17B 至 E）

在堆栈或电影模式中查看轴位图像以及冠状 / 矢状位 MPR 重组和 3D SSD 重建图像。观察图像，以确定肱骨远端、桡骨和尺骨骨折、脱位碎片和骨折愈合。

（六）辐射防护 / 剂量

低剂量技术：自动曝光控制（mA）和迭代层面层面重建。

十四、肩关节概述

肩关节是在肱骨头和肩胛骨的关节盂之间形成的滑膜球窝关节（图 3-18A）。关节盂较浅，致使关节不稳定。肩关节的运动范围很广，依靠肌肉支撑来保持稳定性。关节囊松弛以允许在关节处进行广泛的运动。除了下缘附着在远端 2～3cm 处外，关节囊主要附着在肱骨头边缘附近。关节囊由肩胛下肌、冈上肌、冈下肌和小圆肌这四块肌肉加强，统称为肩袖。肩胛下肌起源于肩胛骨前部，插入肱骨小结节。冈上肌起源于肩胛骨的冈上窝，插入肱骨大结节的上侧。冈下肌起源于肩胛骨上的冈下窝并插入大结节的中间部分。小圆肌起源于肩胛骨腋缘的上 2/3（后表面）并插入大结节的下侧。

盂唇是一个纤维软骨环，附着在盂窝周围，加深关节面。肱二头肌的长头起源于关节囊内的关节盂上结节，向关节上方和侧面延伸，沿肱二头肌沟向下延伸。外部韧带包括喙肩韧带、喙肱韧带和盂肱韧带。三角肌覆盖着关节的前部、后部和侧面。

三角肌下囊位于三角肌和肩袖之间，以减少肩袖肌腱上的摩擦力。血液供应来自腋动脉，神经供应来自腋神经、肩胛下神经和胸外侧神经。

推荐成像方式

X 线平片可提供骨解剖结构的概览并可检测软组织钙化，但在大多数临床情况下不足以进行全面诊断。

超声是现有技术中成本最低、侵入性最小的技术，可提供有关肩关节表面区域的高质量诊断信息。是对肩袖进行初步评估的首选方式。

如果初次超声检查后需要进一步的信息，或在超声检查不太理想的情况下，可选择带专用表面线圈的 MRI。MRI 可评估超声无法触及的肩部较深区域，包括盂唇、囊和相关韧带。此外，MRI 还能提供有关肩峰下结构的其他信息。MR 关节造影可以获得更多关于上唇和关节面的详细信息，在评估复发性脱位方面特别有用。对于不适合 MRI 的患者，CT 关节造影是一种有用的替代方法。

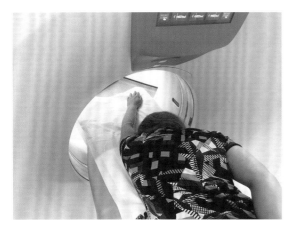

▲ 图 3-17A　CT 肘关节定位

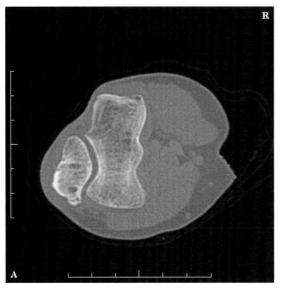

▲ 图 3-17B　左肘轴位图像

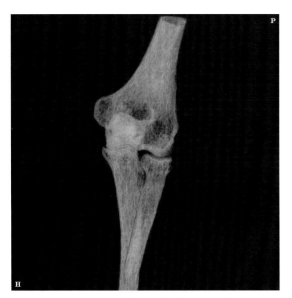

▲ 图 3-17C　左肘冠状位 SSD 图像

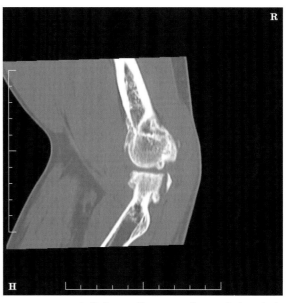

▲ 图 3-17D　矢状位肘关节 MPR 图像显示游离骨碎片

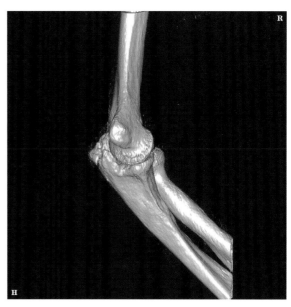

▲ 图 3-17E　3D SSD 重建

十五、肩关节 MRI

（一）适应证

肩关节磁共振成像在肩袖评估中仅次于超声，这两种方法具有相似的准确性，但超声通常更经济、更便捷且患者的耐受性更好。肩关节 MRI 可用于检查肩关节不稳、骨坏死、肿瘤和感染。MRI 肩关节造影比常规 MRI 更常用于评估盂肱关节，包括盂唇和盂肱韧带。关节造影（或 3T MRI）也提高了肩袖撕裂的诊断准确性。

（二）患者准备

无须进行特定的患者准备。

（三）成像过程（图 3-18B）

患者仰卧，患侧肩部放置在专用肩部线圈或软线圈中，以进行肩部的高分辨率成像。将患者手掌心朝向上，并使关节外旋，患者头部先进入 MRI 扫描仪，使肩关节位于磁体等中心处。获得轴位、斜冠状位和斜矢状位图像。最初获取轴位图像以更好地显示冈上肌腱，斜冠状位定位线平行于冈上肌腱（图 3-19A），矢状位定位线垂直于斜冠状序列。

（四）常规序列

1. 常规磁共振

(1) 多平面定位像。

(2) 轴位质子密度加权快速自旋回波序列 /T_2* 梯度回波。

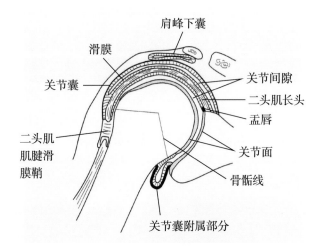

▲ 图 3-18A 右肩关节冠状面示意

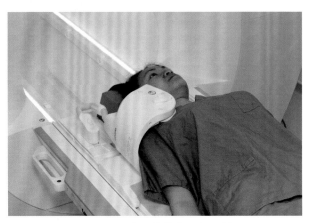

▲ 图 3-18B 患者佩戴专用肩关节线圈

(3) 斜冠状位 T_2 加权快速自旋回波序列，采用脂肪抑制。

(4) 斜冠状位 T_1 加权自旋回波序列。

(5) 斜矢状位 T_2 加权 / 质子密度加权快速自旋回波序列，采用脂肪抑制。

2. 肩关节 MR 关节造影

(1) 斜冠状位质子密度加权快速自旋回波序列 /T_1 加权自旋回波序列，采用脂肪抑制。

(2) 斜矢状位质子密度加权快速自旋回波序列 /T_1 加权自旋回波序列，采用脂肪抑制。

(3) 轴位质子密度加权快速自旋回波序列 /T_1 加权自旋回波序列，采用脂肪抑制。

(4) 斜冠状位质子密度加权快速自旋回波序列 /T_2 加权快速自旋回波序列，采用脂肪抑制。

3. 附加序列

(1) 斜轴位脂肪抑制 T_1 加权自旋回波序列，将手掌放在头部后面（ABER 位置），患臂外展和外旋。

(2) 斜轴位带有脂肪抑制的质子密度序列，平行于矢状位图像上的关节盂长轴。

（五）图像分析（图 3-19A 至 C）

关节盂唇、肌腱和韧带在所有序列上都是低信号，而撕裂在低信号结构中呈高信号。斜冠状位与冈上肌腱平行时成像显示上盂唇最佳，并显示肩袖和肩峰以及肩锁关节之间的关系。斜矢状面显示了垂直面上的解剖结构和肩袖肌腱的横截面。

轴位图像显示前后关节盂、盂肱韧带、肩胛下肌腱和二头肌腱的长头。斜冠状位脂肪抑制 T_2 加权自旋回波（TSE）图像，可用于评估关节周围的骨髓和肩部解剖结构。骨髓在脂肪抑制图像上呈低信号，这能最好地显示与损伤和其他骨病变相关的骨水肿。关节和囊内液体在 PD 和 T_2 加权图像上呈高信号，在 T_1 加权图像上呈低信号。

（六）肩关节造影

在肩部关节 MR 关节造影中，在所有轴位、冠状位、矢状位均扫描 T_1 加权自旋回波 / 快速自旋回波或采用脂肪抑制的质子密度加权自旋回波序列图像。相比低信号的上唇和肱盂韧带，对比剂呈高信号，提高了 MRI 对上唇病变和肱盂韧带异常的敏感性。此外，ABER 位置的斜矢状图像有助于改善盂肱下韧带、前下盂唇和肩袖撕裂的显示[25]。

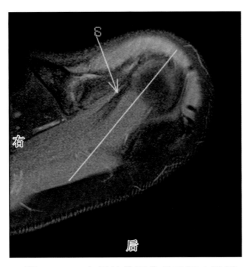

▲ 图 3–19A　肩部轴位图像显示冈上肌腱，斜冠状面平行于冈上肌腱

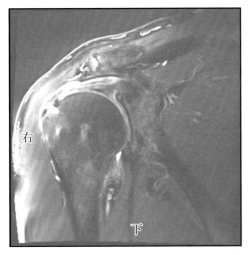

▲ 图 3–19B　沿肩袖的 T₂ 加权斜冠状位图像显示肩袖撕裂呈高信号

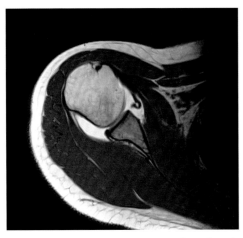

▲ 图 3–19C　肩关节造影的 T₁ 加权图像，高信号钆包围关节结构，显示前唇缺损

（七）对比剂及注射参数

静脉对比增强		
用量	浓度	速率
相当于 0.1mmol/kg		手动推注
关节造影		
用量	浓度	关节内
10ml	2mmol/L 钆	手动推注

十六、肩关节超声成像

超声是肌骨系统中一种有效的成像方法。超声成像除了无电离辐射外，主要优势还包括能够进行动态检查、双侧对比及指导液体抽吸或腔内注射等干预措施。肩关节是一个滑膜球窝关节，由肩胛骨的关节盂和肱骨头的关节面组成。它的运动范围很广，依靠肩袖肌肉的支撑来保持稳定性。

（一）适应证

由于肩袖疾病高发，超声检查在肩部特别有用。肩袖的 4 块肌分别是肩关节前方的肩胛下肌、肩关节上方的冈上肌，以及肩关节后方的冈下肌和小圆肌。

进行性肩痛和夜间疼痛的患者通常需要接受超声检查。这些症状在 50 岁以上患者中最为常见，女性患者略多于男性[26]。

如果患者出现肩部背侧持续疼痛，超声有助于诊断肩袖肌腱病或撕裂、肩关节后盂唇病变。这些症状大多数都与运动损伤或工作劳损相关[27]。

（二）患者准备

像往常一样，在开始之前应向患者充分解释流程，去除肩部周围的衣服。在超声检查过程中需要注意的是，由于患者需要移动和旋转手臂，这会增加肩部疼痛，从而减少肩部运动。检查结束后，询问患者是否需要帮助穿衣；由于肩部症状患者可能需要帮助穿脱衣服。

（三）成像过程

使用高频（＞7.5MHz）线阵探头进行检查。患者应坐在旋转凳上，其高度应便于超声医师进行检查，而超声医师应位于患者身后，这样可以提高探头稳定性并减少手部疲劳。

应进行系统的、循序渐进的检查。首先患者的前臂和手自然放置于同侧大腿上，在长短轴切面连续扫查以检查肱二头肌长头腱。

然后让患者手臂外旋，在长短轴切面从肱骨小结节到肩胛骨喙突连续扫查以检查肩胛下肌腱。系统检查的第三步需要优先暴露肩峰下方的冈上肌腱。目的是通过让患者将手臂放在背后来产生内旋和过度伸展运动（图 3-20A）。最后，患者将手放在对侧肩部以向内旋转肱骨（图 3-20B），并将探头放置在盂肱关节的后部，以观察冈下肌和小圆肌及其肌腱。将探头置于冠状面，即可观察肩锁关节，在检查过程中应从前向后完整扫查关节。应始终对肩袖撞击进行动态评估，以便在同一视野中显示大结节和肩峰。

（四）图像分析

第一个要识别的结构是肱二头肌长头腱，位于结节间沟，并用作参考标志（图 3-20C）。与所有超声检查一样，检查者必须了解被检查部位的解剖结构以及可能由技术不佳引起的人为错误。肩关节肱二头肌长头腱的两幅短轴图像明确地说明了后者（图 3-20D 和 E）。在左侧图像中，肌腱（白箭）看起来正常，但在右侧图像中，同一肌腱表现为低回声（黑箭）。这是由于探头轻微成角，从而导致了非平面反射而无法捕获肌腱的所有回声，通过仔细检查浅表组织可以证实。这种轻微的角度错误容易导致不小心误诊肌腱病。

图 3-21A 所示为肩胛下肌腱的长轴切面，表现为沿着小结节轮廓的高回声带。在其前面，可以观察到三角肌。冈上肌应沿其长轴（图 3-21B）和短轴从大结节的上侧面到肩峰进行评估。图 3-21C 所示为冈下肌腱，图 3-21D 所示为肩锁关节。关节面光滑圆润，关节间隙为两者之间的低回声间隙。相邻的骨结构显示后部声影。

十七、肩关节 CT

（一）适应证

通过 X 线检查初筛后，将 MDCT 用于评估肩关节关节面的骨位移、旋转和完整性，并用于量化退行性疾病[28, 29]。

MRI 和超声通常用于检查肩袖[30]，MRI 还用于检查关节不稳定和外伤性关节损伤[31]。MDCT 关节造影也可用于评估关节的稳定性[32]。

（二）患者准备

要求患者去除任何不透射线的物体（如项链或带有金属装饰的衣物）。

（三）患者体位及成像方式（图 3-22A）

患者仰卧在检查床上，头先进，患臂放在身体一侧，手掌贴近相邻的大腿，对侧手臂伸展并靠近身体一侧。通过轴位、冠状位和矢状位激光辅助定位，以确保患者位于扫描仪的中心轴上。患者向患侧偏移，以确保整个肩关节在扫描视野内。正中矢状面垂直于检查床，冠状面平行于检查床。调整检查床高度，使冠状面定位激光对齐腋中线水平。将患者移入扫描仪的机架，直到扫描参考点位于胸骨切迹的水平。对于一些成像设备，通常的做法是同时对两个肩膀进行成像以进行比较。

（四）成像过程

在参考点上方 12cm 处和下方 12cm 处进行双肩摄影扫描。常规扫描方案：准直 0.6mm，层厚/层间距 5mm/5mm，骨算法，0.6mm/0.4mm 轴位重建、3mm 斜冠状位 MPR（垂直于盂关节面）、斜矢状位 MPR（平行于盂关节面）。如果计划进行手术，术前也可进行 3D SSD 重建。

（五）图像分析（图 3-22B 至 E）

在堆栈或电影模式中查看轴位图像以及冠状/矢状 MPR 和 3D SSD 图像。观察这些图像以确定锁骨、肩胛骨和肱骨近端骨折、游离体、骨折愈合和软组织损伤。

（六）辐射防护/剂量

低剂量技术：自动曝光控制（mA）和层面迭代重建。

十八、肩关节造影

肩关节造影是评价肩关节盂内结构的常用方法。检查前通过以下 3 个部位之一注射对比剂：肱骨头内侧的上 1/3（也称为肩袖间隔）、肱骨头内侧的下 1/3，以及盂肱关节中下 1/3 之间的区域[33]。

（一）适应证

肩关节造影通常用于显示长期肩痛患者的肩袖

结构、关节盂盂唇和二头肌腱和鞘，也可用于治疗粘连性关节囊炎（肩周炎）[34]，这种治疗方法称为"液压扩张"，即在关节囊内注射对比剂、长效局部麻醉剂和类固醇，然后用生理盐水扩张关节囊，以分解粘连组织。此外，肩关节造影还可用于指导皮质类固醇的注射。

（二）患者准备

在转诊进行关节造影之前，通常已检查肩关节平片，至少需要前后位和轴位图像。

（三）成像过程（图 3-23A）

在核对患者身份并解释流程后，要求患者脱掉上衣，并换上专用的"病号服"。患者仰卧在透视床上，感兴趣区靠近关节造影的医务人员。患者手臂

放在身体旁边，肩部外旋，手支撑在这个位置，以打开盂肱关节空间。对肩部成像以确定正确的进针区域，即肱骨头内侧的上 1/3，并用不透光的标记物标记该部位。清洁该区域并用无菌巾覆盖。使用胰岛素注射器注射 1ml 浓度为 1% 的利多卡因。在标记部位插入 22G（0.7×90mm）针，然后注射 0.1~1ml 非离子对比剂（240mg/ml），以确定囊内针尖位置。

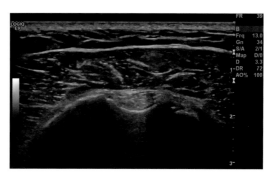

▲ 图 3-20C　肱二头肌长头腱横切面，肌腱呈椭圆形高回声（明亮）结构，位于肱骨大结节和小结节之间的结节间沟中

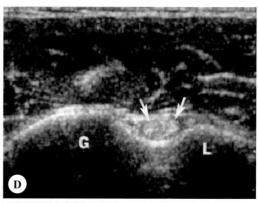

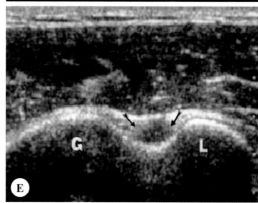

▲ 图 3-20D 和 E　肱二头肌长头腱超声表现比较，回声的明显差异是由技术造作不佳而造成的人为伪像

G. 大结节；L. 小结节

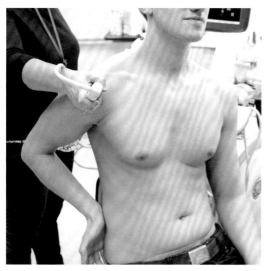

▲ 图 3-20A　将患者的手放在其背后，有助于检查冈上肌腱

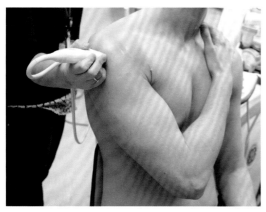

▲ 图 3-20B　将患者的手放在其对侧肩膀上，有助于观察肩袖后部的冈下肌和小圆肌及其肌腱

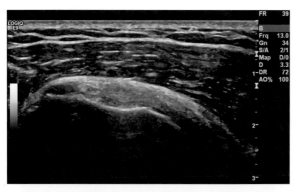

▲ 图 3-21A　肩胛下肌腱的长轴切面，位于肱二头肌长头腱近端部分的内侧

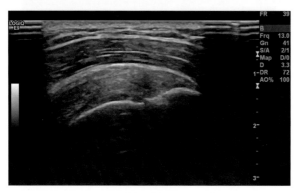

▲ 图 3-21B　冈上肌腱的长轴切面，可通过具有凸出上缘的平行细纤维状结构识别。细的无回声线对应正常的肩峰下 - 三角肌下滑囊

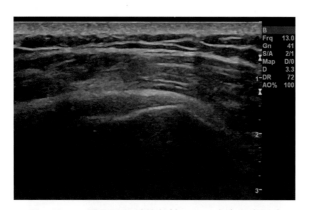

▲ 图 3-21C　冈下肌肌腱的长轴切面，中央呈高回声肌腱纤维结构，深浅面则呈低回声，并附着于大结节的中间部分

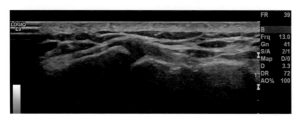

▲ 图 3-21D　肩锁关节

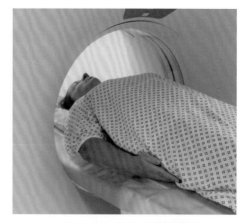

▲ 图 3-22A　CT 肩关节定位

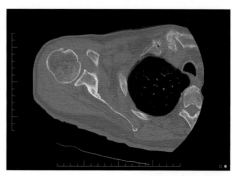

▲ 图 3-22B　右肩轴位重建

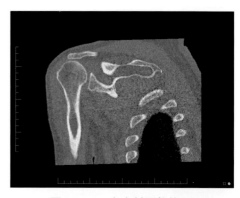

▲ 图 3-22C　右肩斜冠状位 MPR

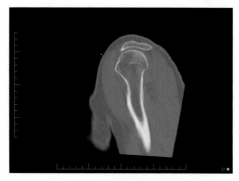

▲ 图 3-22D　右肩斜矢状位 MPR

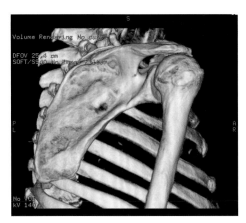

▲ 图 3–22E　右肩 3D SSD 重建

如果屏幕图像上针尖周围有对比度聚集，则需重新定位。如果在屏幕上观察到对比剂自由流动，则针的位置正确，并注入最多 10ml 对比剂（MRI 用稀释钆对比剂，CT 用碘化对比剂或空气）。图像采集最好由 MR（或 CT）完成。如果要进行常规关节造影，则需额外注入对比剂，并在透视下获得一系列图像。

（四）图像分析（图 3–23B 至 D）

如图 3–23B 所示，针正确定位在肱骨头内侧的上 1/3。

注入 1ml 试验剂量的对比剂，以确保针尖定位正确，对比剂自由流动（图 3–23C）。确认没有出现对比剂池聚集且显示对比剂自由流动后，注射至多 15ml 的成像专用对比剂。

十九、踝关节和足概述

踝关节是在胫骨和腓骨远端之间形成的滑膜铰链关节，与距骨上表面相连。胫骨和腓骨一起形成一个向后较窄的榫眼，从而减少踝关节后脱位的发生率（图 3–24A 至 C）。

关节囊是白色的纤维软骨，围绕关节，上下附着于关节面边缘，前方附着于距骨颈。它的前部和后部相对较薄，具有强大的外侧和内侧副韧带。其外在韧带是内侧的三角韧带和外侧的腓侧副韧带。三角韧带呈三角形，上部与内踝相连，下部与舟骨结节、支托和距骨内侧表面相连。外侧或三角韧带有三个组成部分：前距腓骨、后距腓骨和跟腓骨。血供来自胫前动脉和胫后动脉，神经供应来自胫前神经和胫后神经的腓支。

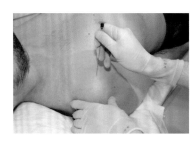

◀ 图 3–23A　定位针尖注射部位

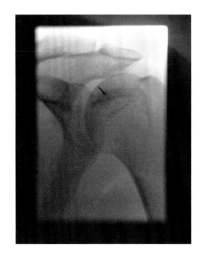

◀ 图 3–23B　肩关节成像显示针尖位于肱骨头内侧的上 1/3

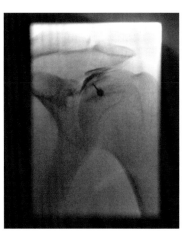

◀ 图 3–23C　对比剂自由流动且没有聚集，表明针尖定位正确

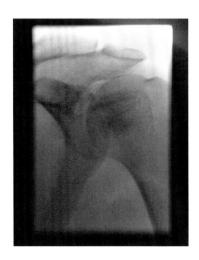

◀ 图 3–23D　显示对比剂在关节囊内，没有聚集

推荐成像方式

X 线平片可用于临床检查后的初步评估，特别是在创伤病例中。超声和 MRI 都是评估脚踝周围韧带和肌腱异常非常准确的工具，也是现在主要的成像方式。MRI 更适合检查更深的结构或超声不成功的情况，但超声可以很好地评估浅表结构（包括小韧带）。CT 可用于评估复杂骨折。由于 MRI 的普及，关节造影已不常用。

二十、踝关节造影

踝关节造影用于评估踝关节内的关节内结构。其很少作为一个独立的诊断程序进行，患者通常在注射合适的对比剂后进行 MR 或 CT 扫描。通常采用前内侧入路进行注射。然而，也可以使用外侧入路，尤其适用于有严重关节炎或关节造影本质上纯粹是治疗性的情况[35]。

（一）适应证

踝关节是一个复杂的关节，有许多支撑韧带，经常在运动中受伤。在 CT 或 MR 扫描之前进行踝关节造影，可显示踝关节内的韧带和软骨损伤、骨软骨病变或游离体[36]，还有助于撞击综合征的检查。

（二）患者准备

通常在进行关节造影之前进行踝关节 X 线平片，至少需要前后位和侧位摄影。

（三）成像过程

在核对患者身份并解释手术过程后，要求患者脱掉下半身的衣物，并换上专用的"病号服"。患者仰卧在透视床上，感兴趣区靠近关节造影医务人员。脚半弯曲以打开踝关节。进针轨迹沿着足部向脚踝关节间隙的中部的直线。在注射部位放置一个不透射线的标记。清洁该区域并用无菌巾覆盖。使用胰岛素注射器注射 1ml 浓度为 1% 的利多卡因。将 22G（0.7×90mm）针插入标记部位。踝关节在正位（前后位）时被遮挡。如果位置令人满意，则侧向转动脚踝并注射 0.1～5ml 非离子对比剂（240mgI/ml），以确定针尖在关节囊内的位置（图 3–25A）。如果在屏幕图像上的针尖周围形成对比剂聚集，则需要重新定位针。如果在屏幕上观察到对比剂自由流动，则

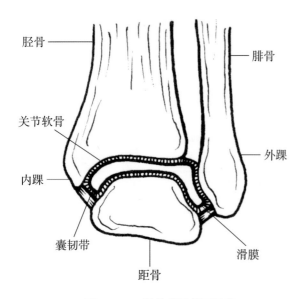

▲ 图 3-24A 踝关节冠状面示意

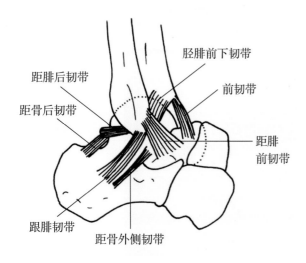

▲ 图 3–24B 踝关节内侧示意

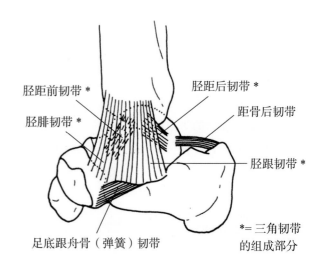

▲ 图 3–24C 踝关节外侧示意

表明针尖位置正确，注射至多 10ml 的对比剂（MRI 用稀释钆，CT 用碘对比剂和空气）。如果要进行传统的关节造影，需要额外注射对比剂，并在透视下采集一系列图像。

（四）图像分析

在进针之前，将标记物筛入位置（图 3-25B），即踝关节椎的中心（图 3-25C 和 D），并使用少量对比剂来评估针的正确位置。对比剂自由流入关节囊说明针尖定位正确（图 3-25E）。

二十一、足踝超声成像

（一）适应证

足踝超声成像对于检查浅表结构非常有用，特别是肌腱，可检查腱鞘炎和其他肌腱病（如肌腱病、撕裂或纵向撕裂）。其还可能显示关节异常、腱鞘囊肿、囊肿、血肿、足底筋膜炎、滑囊炎和莫顿神经瘤，并可用于动态评估可能的半脱位和踝管综合征。超声检查也可用于注射引导和检查手术完成情况。

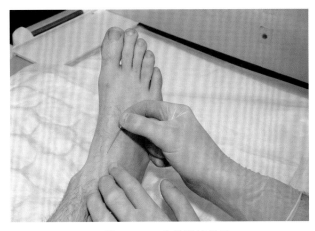

▲ 图 3-25A　定位进针位置

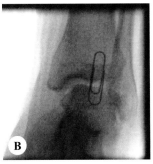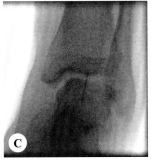

▲ 图 3-25B 和 C　踝关节前后位置显示针尖的标记位置（B）和注射针沿脚踝轨迹位于踝关节中部（C）

（二）患者准备

尽管不需要身体准备，但应仔细询问病史以考虑全身性关节疾病、体育或职业活动，以及局部创伤，足部检查通常侧重于特定的临床问题。

（三）成像过程（图 3-26A 至 D）

建议使用小脚板高频（＞10MHz）探头。通常情况下，彩色血流和能量多普勒可用于检测结构内的血管分布程度。检查位置将随所检查的具体解剖结构而变化，因此将分别描述踝关节的 4 个部分：前、内、外和后[37]。每个部分应进行长短轴扫查。超声检查相对方便，其检查的灵活性有助于双侧对比。在踝关节移动过程中必须注意连续调整探头角度，以便声束始终与肌腱保持垂直，以避免因各向异性产生伪像（在前文肩关节部分对该伪像进行了更详细的说明和描述）。

踝关节前部检查时，患者坐或躺在检查床上，膝关节屈曲 45°，使足底平放在检查床上。这样可以检查胫距关节前隐窝有无积液、游离体和滑膜增厚，以及胫前肌腱、足拇长伸肌腱、趾长伸肌腱和第三腓骨肌腱。在外踝的上内侧斜行扫查胫骨和腓骨远端也可显示胫腓下韧带。

踝关节内侧检查时，患者坐在检查床上，腿向

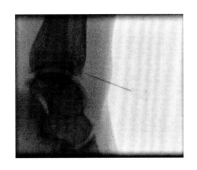

◀ 图 3-25D　踝关节转为侧位，针尖稍微向前推进

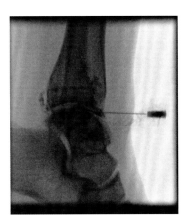

◀ 图 3-25E　注射 1～2ml 非离子对比剂（240mgI/ml），以确保正确的针位，对比剂没有聚集且自由流动表明其定位正确

外旋；或躺在检查床上，向患侧侧卧。探头放置在内踝近端、胫骨后肌腱和趾长屈肌腱上，在短轴切面可从肌腱连接处扫查至各自的附着处。足拇长屈肌腱也可在跟腱的后内侧观察到。胫神经在踝关节水平位于趾长屈肌腱前方和足拇长屈肌腱后方，可以向近端和远端继续扫查。

踝关节外侧面检查时，患者仍侧卧位，但患侧在上。探头放置在外踝近端，在短轴切面识别腓骨肌腱。腓骨长肌腱可以从肌肉肌腱连接处向远端扫查到其在第 1 跖骨底和内侧楔骨的附着处。如果腿向内旋将足底区域置于最上方，则更容易扫描到更远的部分。腓骨短肌腱可以追踪到第 5 跖骨底。对于这两根肌腱，扫查期间踝关节的旋转和脚的背屈可能有助于显示所有的半脱位[38]。将探头倾斜角度也可

以看到距腓前韧带、跟腓韧带和胫腓前韧带。

脚踝后部检查时，患者应俯卧，双脚悬垂在检查床末端。然后可以长短轴切面从肌肉肌腱连接处（腓肠肌内外侧头和比目鱼肌）到跟骨附着处连续扫查以检查跟腱。扫查时患者跖屈和背屈可能有助于评估撕裂。探头均在短轴切面上应向每侧倾斜以评估肌腱周围组织结构。在长轴切面上，应将探头放置在足跟的足底面以检查跟骨附着点。

足底检查可在检查踝关节内侧和后部的体位进行，也可让患者坐在检查床上，双腿伸直，使脚底与检查床垂直。足底筋膜可以在长轴和短轴平面上进行扫查，从近端跟骨结节内侧的起点处到其远端分支，在远端可见其融合入软组织中。要检查趾骨或跖骨间隙，应将探头纵向放置在第一个趾骨间隙

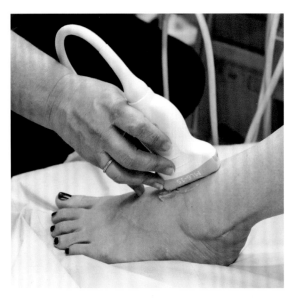

▲ 图 3-26A　踝关节前部扫查体位，脚底平放在检查床上

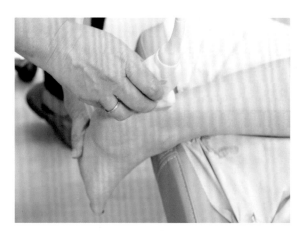

▲ 图 3-26C　跟腱扫查体位

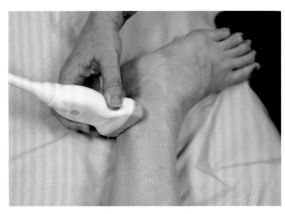

▲ 图 3-26B　踝关节外侧和腓骨肌腱扫查体位

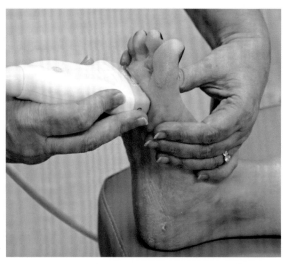

▲ 图 3-26D　足底扫查体位，鉴别是否存在莫顿神经瘤的扫查

的足底面，同时超声医师在背侧表面施加压力。探头横向移动，其中心位于距骨头水平，对其余间隙重复此过程，然后在横向平面再次移动。如果怀疑莫顿神经瘤，可以施压来重现患者的症状。跖间滑囊位于趾间神经的背侧，必须注意正确识别神经瘤并将其与滑囊区分开[39]。如果怀疑有炎性关节病，应在此位置以及背侧检查跖趾关节有无积液、滑膜增厚、血流信号和骨侵蚀。

（四）图像分析

图 3-27A 和图 3-27B 所示为同一患者两条跟腱的超声检查。图 3-27A 显示了正常左侧跟腱，图 3-27B 显示了右侧跟腱完全断裂。双侧对比图像可以看到跟腱断裂及断端区域的广泛的软组织炎症。图 3-27C 和 D 为足底声像图，于短轴及长轴切面显示了莫顿神经瘤（一种相对常见的良性肿瘤）。

二十二、足踝 MRI

（一）踝关节 MRI

1. 适应证

足踝 MRI 检查临床适应证包括创伤、软骨损伤、韧带病变、感染检查和软组织肿瘤[40, 41]。

2. 患者准备

患者无须特殊准备。

3. 成像过程（图 3-28A）

患者仰卧位，踝关节置于足踝专用相控阵线圈或小柔线圈内，位于检查床正中。患者以足先进体位进入 MRI 扫描仪使得踝关节处于磁体等中心位置。分别在冠状位、矢状位和轴位采集图像，范围包括远端胫腓骨关节和距骨关节[40]。冠状位和矢状位定位分别为平行于和垂直于连接内侧和外侧踝的平面。高分辨率成像对于突显韧带或软骨损伤是必要的。

4. 扫描序列（常规踝关节扫描）

(1) 多平面定位像。

(2) 冠状位 T_1 自旋回波序列 / 快速自旋回波序列或质子密度快速自旋回波序列。

(3) 矢状位短时反转恢复快速自旋回波序列 / 脂肪抑制 T_2 快速自旋回波序列。

(4) 轴位 T_1 自旋回波序列或快速自旋回波序列 / 质子密度快速自旋回波序列。

(5) 轴位脂肪抑制 T_2 快速自旋回波序列。

替代扫描方案包括 3 个方位的 PD 脂肪抑制或三

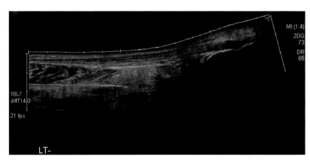

▲ 图 3-27A 正常跟腱，应用一种特殊的图像重建技术来扩大视野

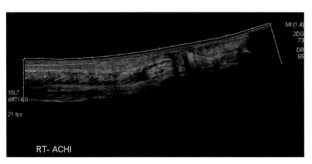

▲ 图 3-27B 近场视野可见跟腱完全断裂

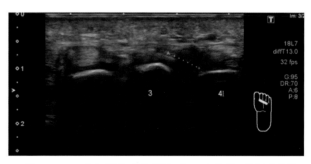

▲ 图 3-27C 莫顿神经瘤短轴切面，白色的弧形是跖骨，编号 3 所示是在第 3 跖骨间隙

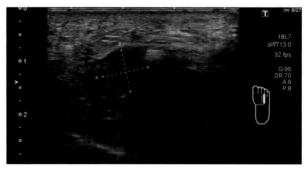

▲ 图 3-27D 莫顿神经瘤长轴切面，测量卡尺显示其直径约为 2cm

维质子密度快速自旋回波序列结合单方位的 T_1 加权成像。

5. 对比剂及注射参数

静脉对比增强		
用量	浓度	速率
	相当于 0.1mmol/kg	手动推注
关节造影		
用量	浓度	关节内
10ml	2mmol/L 钆	手动推注

6. 图像分析（图 3-28B、图 3-29A 至 D）

质子密度、T_1 自旋回波 / 快速自旋回波和 T_2 快速自旋回波序列提供了出色的软组织对比，可显示踝关节的解剖和病变。骨髓内和筋膜平面内的脂肪组织在这些序列上呈高信号。关节液、滑膜炎和囊性病变在 T_1WI 上呈低信号，在 T_2WI 和 STIR 图像上呈高信号。

肌腱和韧带在所有序列上都是低信号；病变会增加信号强度，在低信号的解剖结构中显示为较亮的区域。

骨髓在 STIR 或脂肪抑制像上呈低信号，最佳的显示了与损伤和其他骨病变相关的高信号骨水肿。MRI 可用于显示关节软骨的病变，如软骨的不规则和缺损，以及韧带的病变，包括断裂和脱落。

踝关节检查中，与其他关节检查一样，对比剂用于显示感染、软组织肿瘤或关节滑膜炎的血管强化[41]。

MR 关节造影在踝关节检查中作用有限，使用频率相较髋关节要少。关节造影序列包括在矢状位、冠状位和轴位三方位的脂肪抑制 T_1 加权自旋回波成像。

（二）足部 MRI

足部 MRI 检查的临床适应证包括创伤、韧带和肌腱病变、骨髓炎、骨坏死、软组织肿胀和肿瘤的检查。

1. 患者准备

患者无须特殊准备。

2. 成像过程（图 3-30A）

患者仰卧，足部置于专用足 / 踝阵列或小环形阵列线圈内，位于检查床正中。然后，患者以足先进体位进入 MRI 扫描仪使得足部处于磁体等中心位置。

需要多个定位图像来显示足部的纵向和横向足弓，以便准确地辅助足部各成像方位的定位。图像采集方位为双斜位长轴，分别平行于足部长轴和横弓。矢状位图像平行于跖骨的长轴并垂直于足部横弓。矢状面和长轴平面的图像视野可以包括整个或部分足部，这取决于临床检查的感兴趣区，而短轴图像则根据感兴趣或病变的区域聚焦于后足、中足或前足。

3. 常规扫描序列

(1) 多平面定位像。

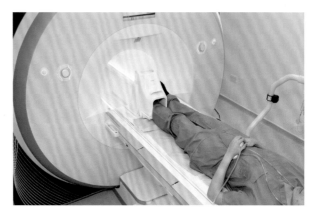

▲ 图 3-28A　患者使用踝关节线圈摆位

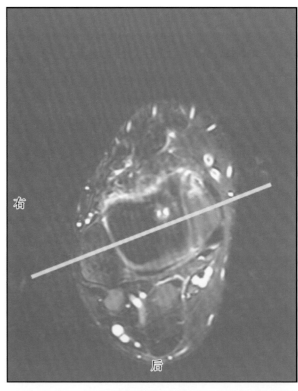

▲ 图 3-28B　STIR 轴位图像显示距骨内高信号的骨软骨损伤。同时，显示冠状位图像定位线（黄线），矢状位图像垂直于该平面

(2) STIR TSE/T_2 TSE 长轴位脂肪抑制。

(3) STIR TSE/T_2 TES/PD TSE 矢状位脂肪抑制。

(4) T_1 SE/PD TSE 短轴位。

(5) T_2 TSE 轴位脂肪抑制。

4. 图像分析（图 3-30B 至 E）

质子密度、T_1 自旋回波 / 快速自旋回波和 T_2 快速自旋回波序列显示了足部的解剖结构，提供了极佳的软组织对比度。骨髓内和筋膜平面内的脂肪组织在这些序列上呈高信号。肌腱和韧带在所有序列上都是低信号，韧带或肌腱内的异常会增加信号强度，并在低信号的解剖结构中显示为较亮的区域。骨髓在 STIR 或 T_2 加权脂肪抑制图像上呈低信号，有利于显示与损伤相关的高信号骨水肿（如距骨应力性骨折或骨髓炎等情况）。MRI 常被用于诊断 Morton 神经瘤，一种发生在跖骨之间的指总神经的纤维性软组织病变，病变在 T_1 和 T_2 加权图像上为中等信号强度，大约一半的病灶会显示为强化。

对比剂亦被用于显示肿瘤的血管情况及骨髓炎的范围，而骨髓炎则是糖尿病患者较常见且严重的病情。

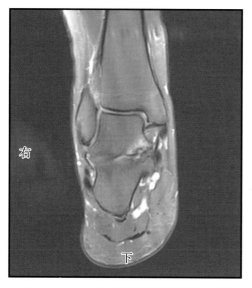

▲ 图 3-29A　**PD 加权冠状位图像显示内踝和外踝，三角韧带起源于内踝和距骨高信号水肿**

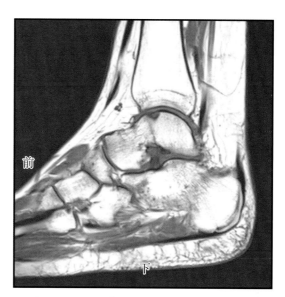

▲ 图 3-29B　**T_1 加权矢状位图像显示距骨愈合骨折（低信号）和骨软骨损伤**

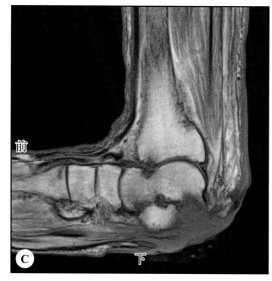

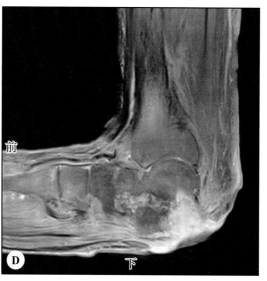

▲ 图 3-29C 和 D　**矢状位 T_1 加权图像（C）和增强后 T_1 加权脂肪抑制图像（D）显示糖尿病骨髓炎患者跟骨感染强化延伸至骨髓**

5. 对比剂及注射参数

静脉对比增强		
用量	浓度	速率
相当于 0.1mmol/kg		手动推注

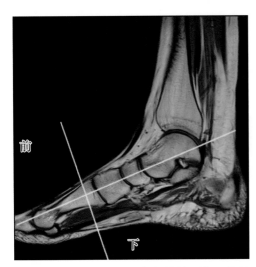

▲ 图 3–30A　足部 T_1 加权矢状位图像，长轴和短轴位图像的定位示意

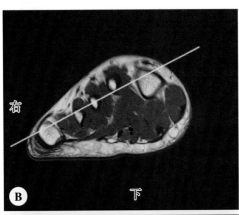

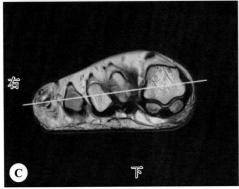

▲ 图 3–30B 和 C　短轴位图像，跖骨（**B**）和指骨（**C**）的倾斜角度

二十三、踝关节 CT

（一）适应证

踝关节 CT 检查常见的适应证包括创伤、关节复位和关节不稳 [42, 43]。踝关节 MDCT 关节造影是诊断和评估多种关节疾病的有用方式。CT 关节造影的一个关键优势是增加了动态信息 [44]。

（二）患者准备

患者需脱掉鞋子、袜子及任何不透 X 线的物品（如脚镯）。

（三）患者体位和成像方式（图 3–31A）

患者足先进，仰卧于检查床上，双臂交叉放于胸前；理想情况下，保持脚趾笔直向上，脚稍向内

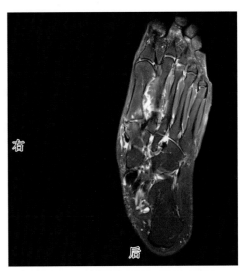

▲ 图 3–30D　**STIR** 长轴位图像显示长轴上的所有跖骨

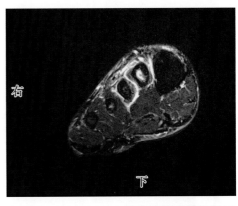

▲ 图 3–30E　**Lisfranc** 损伤病例脂肪抑制 T_2 加权短轴图像，第 2 跖骨骨髓水肿及周围软组织水肿

旋，踝关节两侧与台面距离相等。由轴位、冠状位和矢状位的激光灯辅助定位，以确保患者位于扫描仪的中心轴上。将患者移入机架直到扫描参考点位于胫骨中部水平。可在患者膝关节绑带固定以减少运动伪影。

（四）成像过程

首先对双脚踝进行摄影扫描，定位像包括胫腓骨的远端 1/3。扫描范围为从踝关节上 10cm 至下方包全脚后跟。常规扫描方案：准直 0.6mm，层厚 / 层间距 3mm/3mm，骨窗算法。图像重建：1mm/0.7mm 轴位重建，1.5mm 冠状位 / 矢状位 MPR（分别平行和垂直于踝关节）。如果计划进行重建手术，术前可进行 3D SSD 重建。

（五）图像分析（图 3–31B 至 E）

将轴位图像与冠状位 / 矢状位 MPR 结合，以堆栈或电影模式查看。通过分析图像诊断胫腓骨骨折、关节间骨折、骨骼愈合及软组织损伤。

（六）辐射防护 / 剂量

低剂量技术：自动曝光控制（mA）及迭代重建。

二十四、足部 CT

（一）适应证

足部 CT 在距骨、跟骨、踝骨和跖骨的成像方面具有优势，常见的适应证包括创伤、骨折愈合和软组织损伤[43]。

（二）患者准备

患者无须特殊准备。

（三）患者体位和成像方式（图 3–32A）

患者以足先进体位仰卧于检查床上，双臂交叉

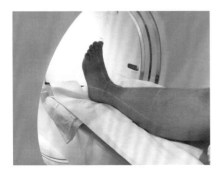

▲ 图 3–31A　踝关节 CT 定位

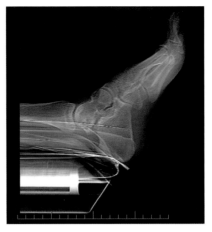

▲ 图 3–31B　踝关节定位像

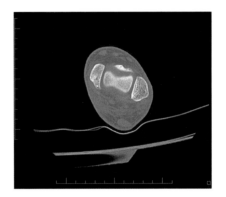

▲ 图 3–31C　踝关节轴位图像

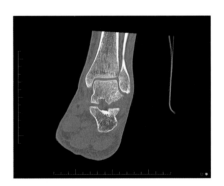

▲ 图 3–31D　踝关节冠状位 MPR 图像

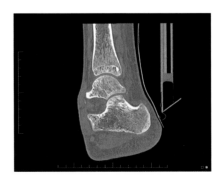

▲ 图 3–31E　踝关节矢状位 MPR 图像

放于胸前。理想情况下，保持脚趾笔直向上，脚稍向内旋，内外踝与台面距离相等。由轴位、冠状位和矢状位的激光灯辅助定位，以确保患者位于扫描仪的中心轴上。将患者移入机架直到扫描参考点位于踝关节上方 5cm 的水平。可在患者膝关节绑带固定以减少运动伪影。

（四）成像过程

对单个或双足行摄影扫描，以包括踝关节。扫描范围为从踝关节上 5cm 至下方包全脚后跟和前脚掌。常规扫描方案：准直 0.6mm，层厚 / 层间距 3mm/3mm，骨算法，1mm/0.7mm 斜轴位重建，1.5mm 斜冠状位 / 矢状位 MPR。如果计划进行重建手术，术前可进行 3D SSD 重建。

（五）图像分析（图 3-32B 至 E，图 3-33A 至 D）

将轴位图像与冠状位 / 矢状位 MPR 一并以堆栈或电影模式查看。通过分析图像以诊断距骨、跟骨、跗骨和跖骨的骨折、骨折愈合和软组织损伤。

（六）辐射防护 / 剂量

低剂量技术：自动曝光控制（mA）及迭代重建。

二十五、膝关节概述

膝关节是一个复合关节。股骨髁与胫骨之间形

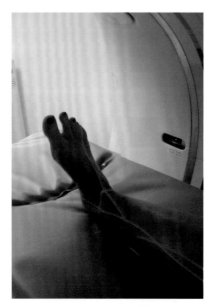

▲ 图 3-32A　患者体位示意

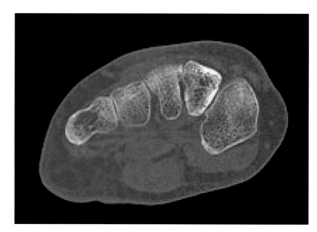

▲ 图 3-32B　轴位 MPR 图像

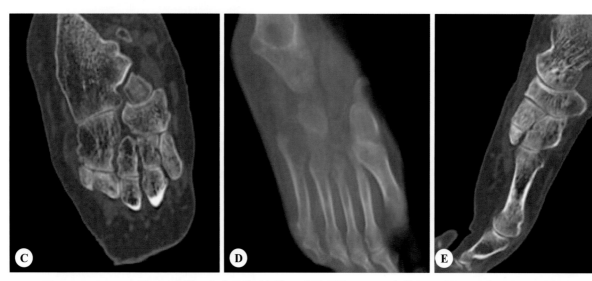

▲ 图 3-32C 至 E　右足 CT 病例。未发现骨质损伤，采用厚层 MPR 可完整显示跖骨，而由于方向 / 位置不同的原因在薄层 MPR 上无法完整显示

成的关节为滑膜双髁关节，髌骨与股骨之间形成的关节为滑膜平面关节。膝关节是人体最大的关节，其关节囊很复杂且非常结实。它不是一个单独的结构，在髌骨上方没有关节囊，而在其他地方，关节囊被关节周围的肌腱所取代（图 3-34A 至 C）。

膝关节有许多固有的特征结构，包括髌前、髌上和髌下囊。它有两条十字韧带。前交叉韧带（ACL）起于股骨外侧髁内侧表面的后方，向下内侧穿行，附着于胫骨上表面髁间区域的前部。后交叉韧带（PCL）起自股骨内髁外侧表面，向下外侧穿行，附着于胫骨髁间区的后部。

半月板是新月形的软骨，横截面呈楔形，位于胫骨平台关节面。横韧带连接两个半月板的前端。髌骨是一块籽骨，位于髌骨韧带中，即股四头肌腱的中心部分。关节周围有髌骨韧带、股四头肌韧带、斜腘韧带、弓状腘韧带以及胫腓侧副韧带。股骨和胫骨之间的关节运动是复杂的。屈膝包括胫骨在股骨上的轻微内侧旋转，伸展包括胫骨在股骨上的轻微外侧旋转。

其血供来源于腘动脉和胫前动脉，神经来自股神经、闭孔神经和胫神经。

推荐成像方式

膝关节 X 线平片可用于损伤的初步评估，如髌骨脱位。然而，MRI 可提供膝关节内部解剖和病变的精准细节，所以大多数怀疑半月板或韧带损伤的患者需要进行该检查。超声可用于评估腘窝肿块和前腔室，也可评估副韧带，但 MRI 是其余疾病的一

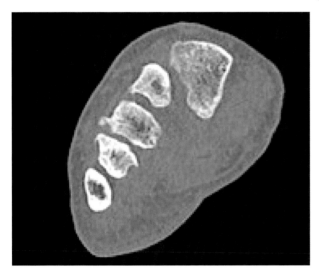

▲ 图 3-33A　轴位 MPR 图像

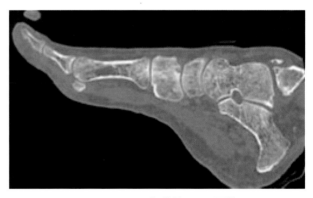

▲ 图 3-33C　矢状位 MPR 图像

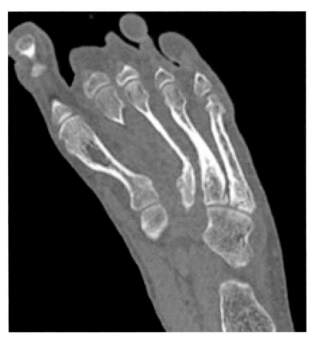

▲ 图 3-33B　冠状位 MPR 图像

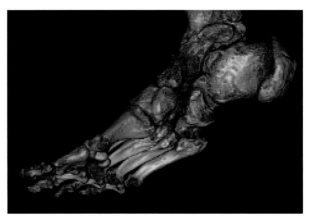

▲ 图 3-33D　右足 CT 的 SSD 重建图像显示跗跖关节退行性改变，特别是第 2 跗跖关节和第 3 跗跖关节

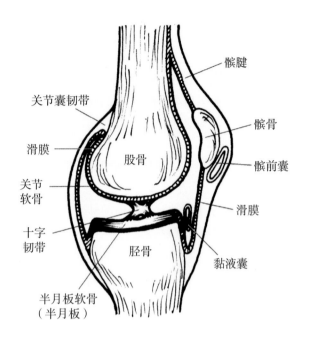

▲ 图 3-34A 膝关节矢状面示意

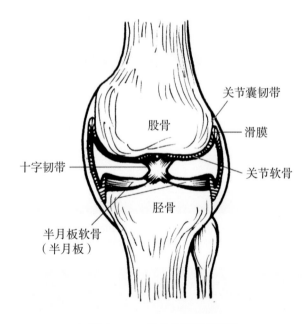

▲ 图 3-34B 膝关节冠状面示意

线检查方案。CT 对急性创伤，特别是有助于胫骨平台凹陷性骨折的手术计划制订。随着 MRI 检查的普及，关节造影的临床需求已明显减少。

二十六、膝关节造影

膝关节造影用于评估膝关节的关节内结构，很少作为独立的诊断程序进行，患者通常在注射合适

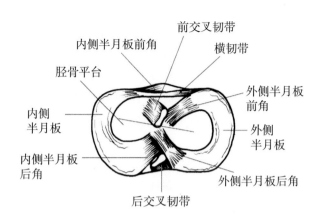

▲ 图 3-34C 膝关节胫骨上方示意

的对比剂后进行 MR 或 CT 扫描[45]。通常采用外侧或内侧髌骨 – 股骨入路进行注射。对于可能患有髌股骨性关节炎或上滑膜皱襞的患者[46]，内侧入路有更高的成功率，且在没有关节积液的情况下疼痛较轻。

（一）适应证

膝关节是人体中最复杂的关节之一，该关节的损伤如果没有得到及时诊断可能会减弱人体运动能力。膝关节造影是为了观察关节内结构的损伤，如半月板撕裂或骨软骨损伤，以及确定是否存在游离体[45]。同时对于怀疑术后半月板再次撕裂的患者也非常有用。常规 MR 成像可显示半月板内术后残留的高信号，这可能影响观察与撕裂相关的信号变化[47]。

（二）患者准备

通常在转诊进行关节造影之前，患者会先完成膝关节的 X 线检查。至少需要正侧位摄影。髌股关节切线位（Skyline）摄影也可能有益。

（三）成像过程

在核实患者身份信息并充分解释检查程序后，要求患者脱去可能影响检查的下身衣裤，并提供替换病号服。患者仰卧于透视检查台上，如果选用内侧入路需得被检查部位离关节造影技师尽可能远。膝关节略微弯曲时，髌骨内侧面清晰可见（图3-35A）。在对比剂注射部位放置一个不透射线标记。将该区域清理干净并用无菌巾覆盖。使用胰岛素注射器注射 1ml 浓度为 1% 的利多卡因。将一根 21G（0.8mm×50mm）的针插入标记的部位，对髌骨施加轻微的压力，使滑膜囊内的液体四处流动，以形成

一个切口，通过该切口插入关节囊内（图 3-35B）。注射 1～2ml 非离子对比剂（240mgI/ml），以确定针尖在关节囊内的位置。如果在图像中发现对比剂聚集在针尖周围，则需重新定位针。如果在图像中观察到对比剂自由流入，则针尖的位置是正确的，并且注射最多 20ml 的对比剂（MRI 使用稀释的钆，CT 使用碘对比剂和空气）。理想情况下，使用 MRI（或 CT）进行图像采集。如果要进行常规关节造影，则需要额外注射对比剂，并在透视控制下获取系列图像。

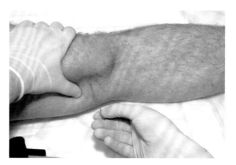

▲ 图 3-35A　进针的位置

（四）图像分析

绿色长针位于髌骨内侧面水平，可见对比剂自由流入（图 3-35C）。当对比剂进入关节囊内后，立即注射特定对比剂，然后通过进一步影像检查以诊断其他病变。

二十七、膝关节 CT

（一）适应证

虽然 MRI 是评估疑似膝关节软组织和半月板损伤的首选方法[48]，但 MDCT 在评估复杂胫骨平台骨折、辅助制订手术计划和监测骨折愈合方面同样具有较高价值[49, 50]。膝关节 MDCT 关节造影是诊断和评价半月板和十字韧带的重要工具。CT 关节造影的一个主要优点是增加了动态信息[51, 52]。

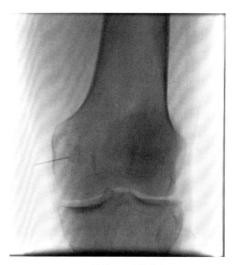

▲ 图 3-35B　针位于髌骨内侧面的水平

（二）患者准备

患者无须特殊准备。

（三）患者体位和成像方式（图 3-36A）

患者足先进体位仰卧于检查床上，双臂交叉放于胸前；双侧股骨髁与台面尽可能保持等距。如果膝关节不能伸直，那么双侧膝关节应保持相同的屈曲度。可用固定装置用来降低患者移动的风险，如皮带或沙袋。由轴位、冠状位和矢状位的激光灯辅助定位，以确保患者位于扫描仪的中心轴上。将患者移入机架直到扫描参考点位于股骨远端 1/3 的水平。

（四）成像过程

首先进行双膝摄影扫描，包括股骨远端 1/3 和胫腓骨近端 1/3。扫描范围为膝关节上下各 10cm。常规扫描方案：准直 0.6mm，层厚 / 层间距 3mm/3mm，骨算法，1mm/0.7mm 轴位重建，1.5mm 冠状位 / 矢状位 MPR（分别平行和垂直于膝关节）。如果计划进

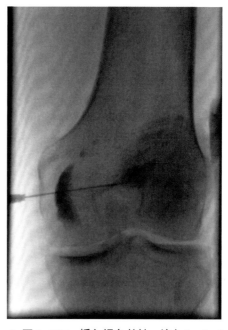

▲ 图 3-35C　插入绿色长针，注入 1～2ml 对比剂
图示对比剂自由流动而非聚集

行重建手术，术前可进行 3D SSD 重建。

（五）图像分析（图 3-36B 至 E）

结合轴位图像与冠状位 / 矢状位 MPR，以堆栈或电影模式查看。通过分析图像诊断股骨、胫腓骨骨折、关节间骨折、骨折愈合及软组织损伤。

（六）辐射防护 / 剂量

低剂量技术：自动曝光控制（mA）及迭代重建。

二十八、膝关节 MRI

（一）适应证

膝关节 MRI 提供半月板、韧带、关节软骨、软骨下骨，以及支撑肌肉和肌腱的高分辨率成像。

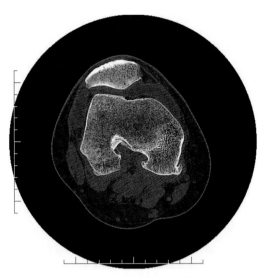

▲ 图 3-36C　右膝关节轴位

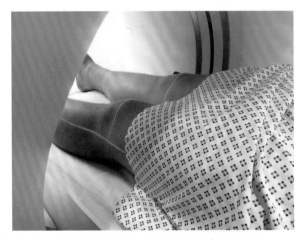

▲ 图 3-36A　膝关节 CT 定位

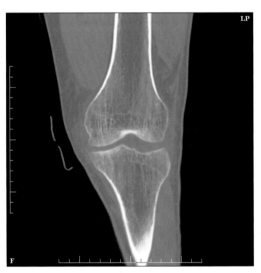

▲ 图 3-36D　右膝关节冠状位 MPR

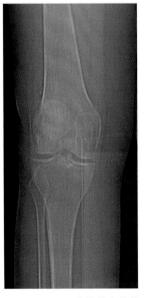

▲ 图 3-36B　膝关节定位像

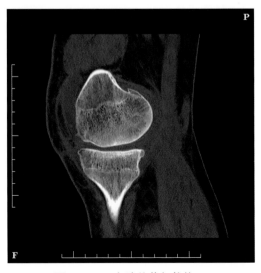

▲ 图 3-36E　右膝关节矢状位 MRP

（二）患者准备

患者无须特殊准备。

（三）成像过程（图 3–37A）

患者仰卧位，将患侧膝关节置于膝关节专用线圈（若膝关节太大可用软性阵列线圈），以提供高分辨成像，足先进移入扫描仪，使膝关节处于磁体等中心位置。先在横断面上采集图像，以便可以沿 ACL 走行方向定位斜矢状位。冠状位序列与股骨髁部后方平行。

（四）扫描序列

(1) 多平面定位像。

(2) 轴位质子密度快速自旋回波序列 + 脂肪抑制。

(3) 斜矢状位质子密度快速自旋回波序列 /T2* 梯度回波序列 + 脂肪抑制。

(4) T_1 自旋回波序列斜矢状位。

(5) 冠状位短时反转恢复序列或 T_2 快速自旋回波序列 + 脂肪抑制。

(6) 冠状位 T_1 自旋回波序列。

备选序列：可用多平面重建的高分辨 3D 序列。

（五）图像分析（图 3–37B 至 D）

短回波时间（TE）序列（T_1/PD 加权序列）对于显示半月板撕裂高度敏感。半月板和韧带在所有序列上都呈低信号，半月板撕裂表现为高信号，并可根据病变模式和程度进行分级[53]。十字交叉韧带在所有方位均可显示，前交叉韧带（ACL）更易受伤和断裂。伸膝时，完整的 ACL 在矢状面上呈直线状，前内侧带呈低信号，后外侧束呈高信号。PCL 比 ACL 厚，向后弯曲，均呈低信号。副韧带和内、外侧关节结构在冠状面和横断面上显示最佳[53]。软骨下骨在脂肪抑制的图像上呈低信号，可极佳显示与损伤和其他骨骼病变相关的骨水肿。由于相对较高的含水量，关节软骨为中等信号强度，MRI 可以用来评估关节病变的表面、厚度和信号强度[54]。关节液在 PD 和 T_2 加权图像上呈高信号，在 T_1 加权图像上呈低信号。关节积液中可见过多的液体，膝关节中的囊性病变也表现出液体特征。MRI 可用于评估广泛的病变情况，包括半月板损伤和关节断裂；评估感染和炎症情况以及软组织肿瘤需静脉注射钆对比剂后使用脂肪抑制 T_1 加权成像[55]。

（六）对比剂及注射参数

静脉对比增强		
用量	浓度	速率
相当于 0.1mmol/kg		手动推注
关节造影		
用量	浓度	关节内
20ml	2mmol/L 钆	手动推注

注：膝关节 MR 关节造影的使用频率低于髋关节，并且仅限于评估术后半月板和骨软骨病变。关节造影序列为脂肪抑制 T_1 加权自旋回波序列，包括矢状面、冠状面和横断面。

二十九、膝关节超声成像

尽管 MRI 是目前膝关节评估检查中敏感性、特异性和准确性均最佳的非侵入性方法，但超声在膝关节成像中也发挥重要作用，特别是对于伸膝机制、侧副韧带和腘窝间隙的成像[56]。相比 MRI，超声具有便携、易用、成本低的优势，可以方便进行动态检查，在运动医学中具有较高应用价值，是动态评估软组织病变的首选成像方式[57]。

（一）适应证

通常膝关节超声检查是基于临床症状，集中在单个解剖区域进行评估。膝关节超声检查的适应证主要包括软组织损伤、肌腱和副韧带病变、软组织肿块或肿胀和积液。超声应该是下列症状的首选成像方法。

- 关节内侧或外侧出现局部僵硬、疼痛或肿胀。
- 股四头肌或髌腱附着点的局限性压痛。
- 怀疑肌腱或韧带部分或全部撕裂。
- 怀疑 Baker 囊肿。

（二）患者准备

患者需去除下肢衣物，以便于解剖结构的定位。为了保暖和保护隐私，应该用毯子盖住骨盆区域。通过仔细的沟通以确保患者知晓并理解检查程序。

（三）成像过程

膝关节检查需使用至少 7.5MHz 频率的线阵探头。首先，患者应坐位或仰卧，膝关节屈曲 20°～30°（如需要可通过在腘窝下方放置一个垫枕）。

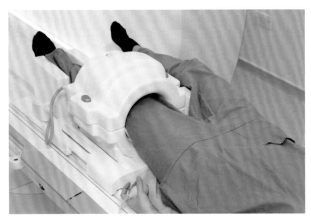

▲ 图 3-37A　使用膝关节专用线圈定位

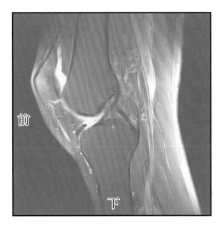

▲ 图 3-37C　脂肪抑制 PD 斜矢状面显示完整的正常 ACL

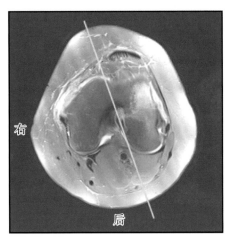

▲ 图 3-37B　脂肪抑制 PD 横断面定位斜矢状面图像

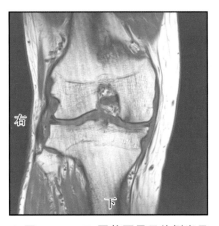

▲ 图 3-37D　T_1 冠状面显示外侧半月板复杂撕裂，累及两个关节面（可见 1 条穿过低信号软骨的高信号）

膝关节前部结构的评估从长轴切面开始，探头放置在中线，紧邻髌骨上方（图 3-38A）。这样即可检查股四头肌腱、髌上脂肪垫、髌上囊，以及股骨前方的股前脂肪垫。仍然在长轴方位，探头可以移向髌骨远端，以检查髌腱从起始处向下到远端的附着点。在髌腱深处，可看到髌下脂肪垫（Hoffa 脂肪垫）。还可进行横断切面扫查，以及动态评估（图 3-38B）。

内侧副韧带可防止关节间隙向内侧扩大，并且在膝关节伸展时拉伸。将腿外旋，保持膝关节屈曲，将探头斜行放置在内侧副韧带的长轴上，韧带检查从股骨内侧髁到胫骨近端干骺端。通过外翻应力试验动态评估韧带的完整性[58]。

然后将腿内旋，探头的下缘放在腓骨头上，以定位外侧副韧带；它是一个复杂的结构，可以稳定膝关节以抵抗外翻压力和内旋的影响。外侧副韧带

检查从腓骨头外侧到股骨外侧髁。患者需转为俯卧位以检查膝关节的后部结构。Baker 囊肿是超声检查中最常见的囊性病变。探头需放置在膝关节上方的横切面上。如果存在 Baker 囊肿，一般发现于半膜肌腱内侧和腓肠肌内侧头之外侧间。将探头转向长轴切面以评估 Baker 囊肿的范围及是否破裂[59]。

（四）图像分析

股四头肌肌腱表现为 3 层结构，股直肌为浅层，股内外侧肌为中间层，股中间肌为最深层。

正常的髌腱（图 3-38C）超声表现为高回声、纤维状的均匀结构，横切面呈从髌骨的前/下表面向下延伸到胫骨前结节的扁长薄椭圆形结构。作为对照，图 3-39A 显示了 1 例髌前滑囊炎病例的超声表现。

根据临床表现和临床试验阳性结果怀疑交叉韧带病变时，应行 MRI 检查。此外，超声可以为交叉

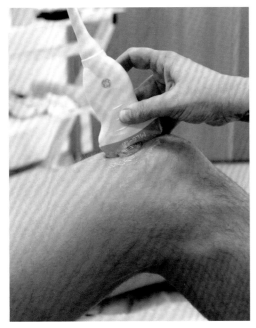

▲ 图 3-38A 在长轴切面上进行髌骨上扫查的体位

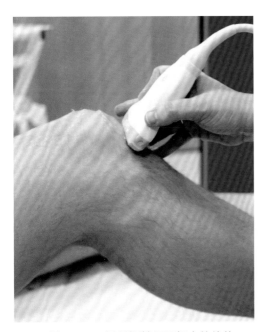

▲ 图 3-38B 髌腱短轴切面扫查的体位

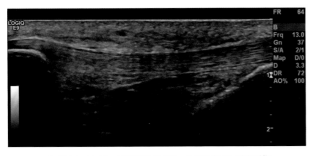

▲ 图 3-38C 正常的髌腱；可见长肌腱纤维

韧带的评估提供间接征象。例如，积液和在应力操作、被动运动中动态评估胫骨半脱位的程度[58]。

侧副韧带超声表现为纤维状层状高回声结构（图 3-39B）。如果在外侧副韧带中观察到低回声和增厚变化，则应仔细检查内侧半月板。如果怀疑半月板撕裂，推荐行 MRI 检查，因为这是诊断半月板撕裂最准确的方法。

Baker 囊肿表现为边界清楚的、半膜肌 - 腓肠肌滑囊积液，可在评估膝关节和小腿近端的后部结构时观察到（图 3-39C）。滑囊与膝关节相通，滑囊内的液体呈 "C" 形包绕腓肠肌内侧头。

三十、髋关节概述

髋关节是由股骨头和髋臼形成的滑膜球窝关节。股骨头约为 2/3 的球状，髋臼的关节面由马蹄形的纤维软骨环形成。股骨颈指向股骨干的前上方形成大约 125°。为了避免在成像时将股骨颈拍摄得比实际短的假象，应将肢体内旋。关节囊是一个结实的圆柱形套筒，包裹着关节和大部分股骨颈。它在股骨前方附于转子间线，在后方附着于转子间嵴上约 1cm 处。它附着在髋臼唇外的髋臼边缘，与横韧带融合（图 3-40）。

髋臼盂唇是髋关节的特征性结构，其是一个马蹄形纤维软骨环，轮廓分明，显著增加了髋臼的关节面深度。髋臼横韧带部分在内、部分在外，在下面一起形成马蹄形。圆韧带呈三角形，其顶端与股骨头凹相连，底部与髋臼切迹相连，并与横韧带融合。增强关节囊稳定性的外部韧带包括髂股韧带（前外侧），坐股韧带（后外侧）和耻股韧带（下）。血供来自内侧回旋支、髂内动脉和股动脉，神经来自骶丛。

推荐成像方式

X 线平片通常被作为髋关节的初步检查，并可为决定是否可能进行髋关节置换提供所需的参考信息。MRI 被用来评估其他成像技术不适用的更深层次的髋关节结构。超声可以对关节积液进行成像，因此可用于抽吸液体以进行实验室分析。它可以评估浅表滑囊和前肌腱，动态超声可用于诊断"弹响髋"。它是检查婴儿髋关节发育不良的首选方法。

放射性核素显像可以在疑似感染和假体松动的情况下提供有用信息。

关节造影可用于成人评估关节完整性，包括可疑的假体松动，也可用于儿童评估关节软骨的状况。CT 在疑似骨质异常的检查中特别有用。

三十一、髋关节造影

髋关节造影是用于评估关节内结构常规检查。关节造影极少被用作独立的诊断程序，患者通常在注射磁共振对比剂后继续接受 MR 扫描。通常使用前入路方式进行注射，针尖指向股骨头或股骨颈的侧面。

（一）适应证

髋关节造影是为了观察关节内结构（如髋臼盂唇）[60]，可评估其在退化性或类风湿性关节炎病情中，可疑撕裂和关节软骨的完整性[61]。对于髋关节置换手术后持续疼痛的患者，关节造影可用于排查假体松动[62]。它还在评估先天性髋关节脱位或 Perthes 病儿

童的股骨头形状和髋臼覆盖程度方面具有优势[63]。此外，髋关节造影还可以用于引导皮质类固醇的注射。

（二）患者准备

在进行关节造影前，患者会先完成髋关节 X 线检查，且至少需要正侧位两个方位的摄影。

（三）成像过程（图 3-41A）

确认患者身份并充分解释检查程序后，要求患者脱去可能影响检查的下身衣裤，并提供替换的病号服。患者仰卧于透视检查台上，感兴趣区尽量靠近关节造影技师。脚内旋 45° 以打开关节。评估髋部解剖位置以确定正确的穿针区域，并用不透射线标记物标记该部位。清理该区域表面并用无菌巾覆盖。使用胰岛素注射器注射 1ml 浓度为 1% 的利多卡因。在标记部位插入 22G（0.7mm×90mm）针，注射 0.1～5ml 非离子对比剂（240mgI/ml），以确定针尖在

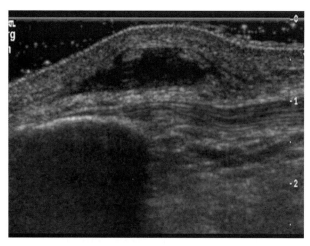

▲ 图 3-39A　髌前滑囊炎，病变表现为 1 个液体区域，在图像上显示较暗，位于髌腱表面

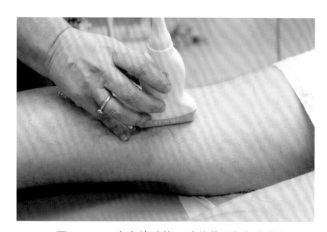

▲ 图 3-39C　患者俯卧位，膝关节后部扫查体位

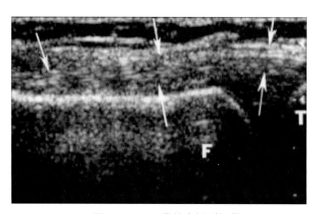

▲ 图 3-39B　正常的内侧副韧带

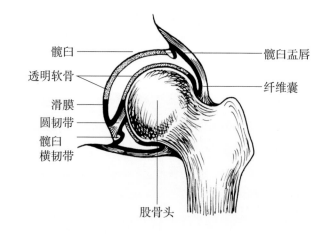

髋臼　　　　　髋臼盂唇
透明软骨　　　纤维囊
滑膜
圆韧带
髋臼
横韧带
　　　　股骨头

▲ 图 3-40　左侧髋关节冠状面示意

关节囊内的位置。如果在透视图像上看到针尖周围形成对比剂聚集，则需要重新定位针尖。如果观察到对比剂自由流入，则针的位置是正确的，然后在关节内注射 10ml 局部麻醉剂，并根据患者情况选择是否加 1ml 类固醇。然后将最多 20ml 对比剂（用于 MRI 的稀释钆对比剂或用于 CT 的碘对比剂或空气）注入关节。推荐使用 MR（或 CT）完成图像采集。如果需行传统的关节造影，需要注射额外的对比剂，并在透视下获取一系列图像。

（四）图像分析（图 3-41B 至 E）

首先需检查标记物是否正确定位股骨颈中心的位置，再进针和注射少量对比剂以评估针尖的位置。针尖的正确定位表现为对比剂在关节囊内和股骨颈轴位形成"墨西哥帽"分布表现且自由流入。当注射完特异性成像对比剂后，通过进一步成像展示对比剂的扩散情况。

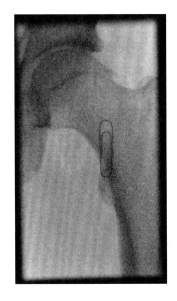

▲ 图 3-41A　注射针尖的定位

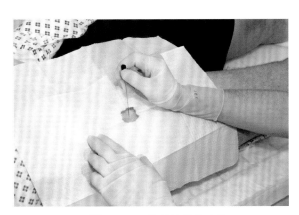

◀ 图 3-41B　图像显示标记物定位于股骨颈中部

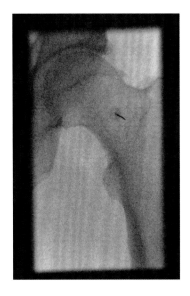

◀ 图 3-41C　图像显示针尖正确定位，对比剂分布为"墨西哥帽"表现

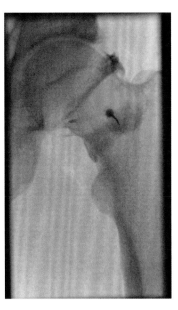

◀ 图 3-41D　图像显示对比剂自由流入而非聚集

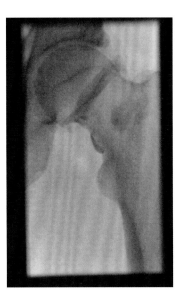

◀ 图 3-41E　拔针后关节囊内图像显示对比

三十二、髋关节 MRI

髋关节 MRI 可行常规 MRI 检查方案或关节造影检查。进行关节造影检查时，需将 MR 对比剂注入关节内，如上节所述（关节造影）。

（一）适应证

髋关节 MRI 检查的临床适应证包括疑似隐匿性骨折的创伤、骨坏死、关节内紊乱、支撑肌肉和肌腱异常、髋臼撞击（FAI）、化脓性关节炎、骨髓炎和肿瘤[64]。MRI 扫描方案取决于临床症状。如需评估股骨头坏死、转移或 X 线检查怀疑髋部隐匿性骨折，可进行双侧髋关节 MRI 检查。对于关节内紊乱，只需要对患侧髋关节进行高分辨率 MRI 检查，对于髋关节盂唇或关节面异常可进行 MRI 关节造影[65]。可用非常成熟的 3T 放射状层面旋转成像技术替代 1.5T 磁共振血管成像（MRA）。

（二）患者准备

患者无须特殊准备。

（三）成像过程（图 3-42A）

患者仰卧位，将患侧髋部置于体部相控阵或柔性线圈中以行高分辨成像。双髋检查需使用体部相控阵线圈；单髋检查可以使用小柔线圈包裹在关节周围。

将患者移入 MRI 扫描仪，使髋关节处于磁体的等中心位置。单侧或双侧髋关节检查使用类似扫描方案，但评估单侧髋关节紊乱需使用更高分辨率成像来获取较小体素的图像，同时为了保证图像合适的信噪比，所需检查时间会较双髋成像有所增加。可用 3T MRI 来进行髋臼盂唇成像，需先在关节内注射稀释钆对比剂，使用冠状位成像及可选用径向采集序列。

（四）扫描序列（常规）

(1) 多平面定位像。

(2) 冠状位短时反转恢复序列。

(3) 冠状位 T_1 自旋回波序列。

(4) 轴位 T_1 自旋回波序列 / 质子密度快速自旋回波序列。

(5) 轴位 T_2 快速自旋回波序列。

(6) 矢状位 T_2/ 质子密度快速自旋回波序列（单侧髋关节检查选用）。

（五）MR 髋关节造影

(1) 轴位质子密度快速自旋回波序列 /T_1 自旋回波序列 + 脂肪抑制。

(2) 冠状位质子密度快速自旋回波序列 /T_1 自旋回波序列 + 脂肪抑制。

(3) 冠状位短时反转恢复序列 /T_2 快速自旋回波序列 + 脂肪抑制。

(4) 矢状位质子密度快速自旋回波序列 /T_1 自旋回波序列 + 脂肪抑制。

(5) 轴位和斜矢状位质子密度快速自旋回波序列 / T_1 自旋回波序列 + 脂肪抑制。

(6) 放射状方位质子密度快速自旋回波序列 /T_1 自旋回波序列。

（六）图像分析（图 3-42B 至 D）

髋臼盂唇、肌腱和韧带在所有序列上均呈低信号。骨髓在 STIR 或 T_2 加权脂肪抑制图像上呈低信号，极佳的显示与损伤和其他骨病变相关的高信号骨水肿。关节滑囊液在 PD 和 T_2 加权图像上呈高信号，在 T_1 加权图像上呈低信号。

隐匿性髋部骨折表现为线状低信号并伴有周围不同程度的水肿。在早期骨坏死中，通常可以看到股骨头内的低信号带被正常的骨髓信号包围。在 T_2 加权图像上可见 1 条"双线征"，既在低信号区的两边各有 1 条高信号线。而在晚期可见病变在股骨头内形成，且由于部分塌陷和骨关节炎改变导致外形变得不规则[66]。

在 STIR 图像上脂肪信号被抑制，骨髓炎表现为在骨髓内弥漫性的非特异性高信号（表明骨水肿）且高信号延伸至周围软组织。骨内脓肿（Brodie 脓肿）会形成有组织的局部高信号病灶[65]。FAI 发生于盂唇损伤，可能伴有股骨头或颈部骨质增生，以及关节软骨病变。

（七）关节造影（图 3-43A 至 C）

在 MR 关节造影中，需要获取髋关节所有 3 个方位的 T_1（或 PD）加权 TSE 脂肪抑制图像。

相较低信号的盂唇，对比剂表现为高信号，同时结合斜方位或径向图像可提高 MRI 对于盂唇病变的敏感度[67]。盂唇撕裂表现为从关节表面延伸出的线状高信号。需要脂肪抑制 T_2 加权或 STIR 图像来评估骨水肿和关节外异常。在关节造影过程中可能

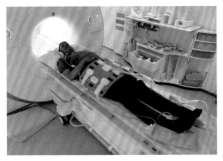

▲ 图 3-42A　患者使用体部相控阵线圈定位

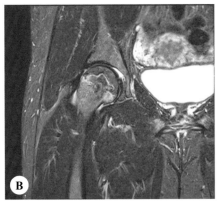

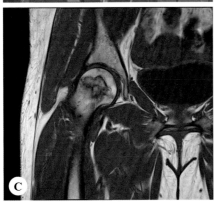

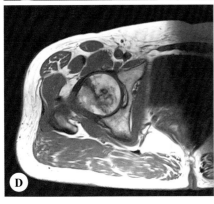

▲ 图 3-42B 至 D　右髋 STIR 冠状位图像（B）、T_1 冠状位图像（C）和轴位图像（D）显示右侧股骨头缺血性坏死伴异常骨髓信号，股骨头上方小面积软骨下水肿，无关节面塌陷

会向髋关节注射局部麻醉剂，以确认髋关节是疼痛的来源。

（八）对比剂及注射参数

静脉对比增强		
用量	浓度	速率
相当于 0.1mmol/kg		手动推注
关节造影		
用量	浓度	关节内
20ml	2mmol/L 钆	手动推注

三十三、骨盆与髋部 CT

（一）适应证

骨盆与髋部 CT 最常见的适应证为外伤，常涉及复杂骨折[68, 69]，一般是由交通事故或高速坠落中的高强度外力造成[68]。骨盆骨折有 2 个主要亚型：①骨盆环移位性骨折；②髋臼和股骨头 / 颈移位性骨折。前者常伴有其他器官系统的损伤，可能需要紧急控制出血[70]。MDCT 关节造影是诊断评价盂唇撕裂和关节软骨退化的有效工具[71, 72]。

（二）患者准备

对于非外伤患者，所有不透射线的物体都应该从感兴趣区移除。

（三）患者体位和成像方式（图 3-44A）

患者仰卧于检查床上，双臂举过头顶或交叉放于胸前。由轴位、冠状位和矢状位的激光灯辅助定位，以确保患者位于扫描仪的中心轴上。将患者移入机架直到扫描参考点位于髂嵴上方 2cm 水平。

（四）成像过程

对骨盆进行从髂嵴至耻骨联合的摄影扫描（图 3-45B）。扫描范围设定为从髂骨顶部到小粗隆。单侧髋关节检查的情况下，扫描范围设定为从髋臼顶部到小粗隆。常规扫描方案：准直 1.2mm，层厚 / 层间距 5mm/5mm，骨算法，2mm/1.5mm 重建轴位，3mm 冠状位和矢状位 MPR。如果计划进行重建手术，术前可进行 3D SSD 重建。如果怀疑髂动脉分支出血，可行 CT 血管成像。

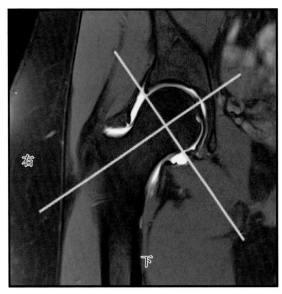

▲ 图 3-43A 斜冠状位图用于定位，得到图 3-43B 和 C

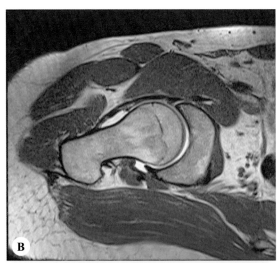

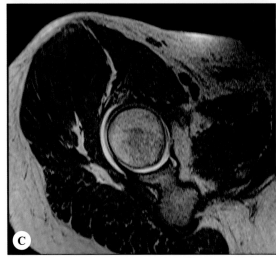

▲ 图 3-43B 和 C **MRA 斜矢状位图像（B）和轴位图像（C）**。股骨头中心可用作髋关节径向成像的轴点（C）

（五）图像分析（图 3-44B 和 C，图 3-45A 至 C）

结合轴位图像与冠状位 / 矢状位 MPR，以堆栈或电影模式查看。通过分析图像诊断骨盆环、髋臼和股骨头 / 颈骨折。

（六）辐射防护 / 剂量

低剂量技术：自动曝光控制（mA）及迭代重建。

预计 DRL：双髋单次检查 DLP 为 537.95mGy·cm，骨盆单次检查 DLP 为 574.73mGy·cm。

三十四、髋关节（小儿）超声成像

建议在可能的情况下使用超声对儿科患者进行成像，以减少患儿在医学影像学检查中的辐射剂量。小儿髋关节的超声检查方法已经非常成熟。然而，对于小儿髋关节检查，超声目前仍不太可能完全取代 X 线平片，但医学超声的用途正在扩大且其是评估 6 月龄及以下婴儿髋关节的首选成像方式。实际上，根据股骨头骨骺的骨化程度，超声检查常可成功进行 6 月龄以上婴儿的检查，有时甚至可用于 10～12 月龄婴儿。超声评估发挥着重要作用，因为其可以显示在 X 线平片中无法看到的软骨和骨化区域，可显示关节囊和软组织层，并允许进行动态检查。

（一）适应证

小儿髋关节超声的主要适应证是诊断和监测发育性髋关节发育不良（DDH，以前称为先天性髋关节脱位）。DDH 现在被认为是一种渐进性疾病，表现形式多变，并不总是能在出生时检测到[73]。其病因可归结为生理因素和机械因素。

- 生理因素：遗传因素和母体激素的结合作用。大多数患有 DDH 的儿童韧带松弛，易导致髋关节不稳。
- 机械因素：子宫内胎位如臀位、羊水过少和多胎妊娠。

婴儿在出生时和 6～8 周时使用 Barlow 和 Ortalani 测试来检查该病变，这是评估关节松弛程度的物理方法[74]。小儿髋关节超声的其他用途包括观察髋关节积液，这可能是由于一过性滑膜炎或幼年特发性关节炎引起的，偶尔还可以评估 Legge-Calve-Perths 病（LCPD，也简称 Perths 病）或股骨头骨骺滑脱，但是超声不是这两种疾病的一线检查方法。

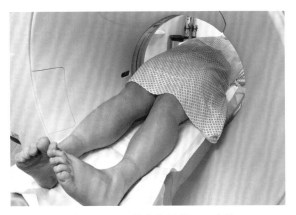

▲ 图 3-44A　骨盆和髋部 CT 定位

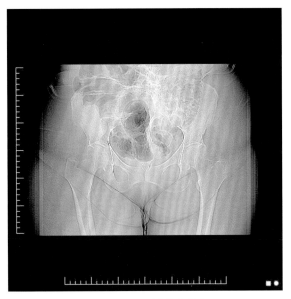

▲ 图 3-44B　骨盆定位像

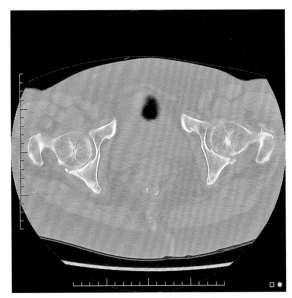

▲ 图 3-44C　骨盆轴位图像

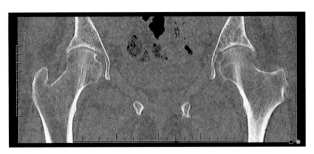

▲ 图 3-45A　骨盆冠状面 MPR 图像

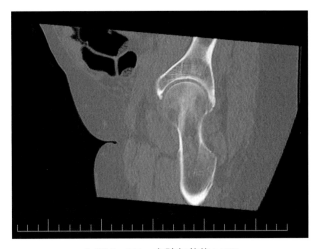

▲ 图 3-45B　右髋矢状位 MPR

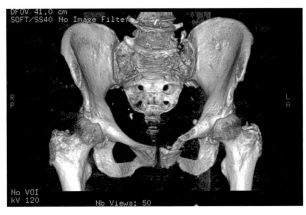

▲ 图 3-45C　骨盆 3D SSD 图像

（二）患者准备

如可能，婴儿应该在完成喂食和更换尿布后进行检查。腰部和膝关节之间的区域应裸露。尿布可以保留，一次松开一侧以便检查。为获取家属的合作，应充分沟通，说明检查程序以及强调检查中让婴儿放松并保持不动的必须性。

（三）成像过程

尽管目前存在多种婴儿髋关节超声检查方法，

但 Graf 技术 [75] 是欧洲使用最为广泛的检查新生儿髋关节 DDH 的方法。此检查需将婴儿侧卧，可使用定位装置辅助。或要求家属扶助婴儿的肩膀和膝关节，尽可能保持婴儿的背部垂直。膝关节应该弯曲，被检侧髋关节保持轻微内旋。使用温暖的超声耦合剂，并将频率至少为 7.5MHz 的线阵探头沿冠状切面放置在大转子上。保持探头垂直至关重要（图 3-46A ）[76]。在有些医疗中心，会使用固定器保持探头在真正的垂直状态。

Graf 技术的改进包括通过髋关节的动态检查以评估髋臼内股骨头在应力试验下的稳定性。应力试验是通过屈髋 90° 和最大内收时引导股骨向后的压力来获得的（如 Barlow 操作），但一定需要注意髋关节的分型是无须进行应力试验的 [76]。任何应力试验的图像都应该记录下来。在疑难病例中，横断切面也可用于评估股骨头的位置。

（四）图像分析

Graf 技术获取的一个冠状切面（图 3-46B），在其上可以识别出如图 3-46C 所示的一系列组织结构。

(1) 髂骨翼。

(2) 骨缘转折点。这是髂骨的弧度从凹变为凸的转折点。它是髋臼窝最外侧的点。

(3) 髋臼骨性顶；这是一个广阔的区域，而不是一个单一的点。

(4) 骨性髋臼（髂骨）下缘。

(5) 关节囊。

(6) 髋臼软骨顶。

(7) 髋臼盂唇中心，定义为回声最强点。

(8) 滑膜褶皱。

(9) 股骨头。

(10) 软骨 - 骨结合部。软骨 - 骨结合部的外观取决于发育阶段（骨化）和超声图像中扫查的切面。

这些标志应该是在满足诊断质量的图像上可辨识出来的。唯一的例外情况是偏心型髋关节：如果股骨头脱位，就不可能获取标准切面，更无法精确测量角度（图 3-49B）。

Graf 分型系统在图像中使用 3 条参考线以辅助测量几个关键角度。

- 基线，在图 3-47A 中标记为 X-X。这条线沿着髂骨翼。

- 骨顶线，在图 3-47A 中标记为 A-A。这条线从髂骨下缘（图 3-46C 中的 "4"）引出作髋臼骨性顶的切线。

- 软骨顶线，在图 3-47A 中标记为 B-B。该线从骨缘转折点（图 3-46C 中的 "2"）引出，穿过髋臼盂唇中心（图 3-46C 中的 "7"）。既往研究中使用的是盂唇尖端，但并不总是能够准确辨别该点。

专用软件可以辅助超声医师在图像上画出标准参考线（图 3-47B），从而自动计算角度。通常这 3 条线不会相交于一个公共点；只有当骨缘呈棱角状时才会出现这种情况，这也标志着髋臼窝从凹面急剧变化到凸面。如果这 3 条线都汇聚在一个点上，很可能是由于没有正确识别骨缘 [76]。

在评估髋关节发育或发育不良的 Graf 分型中，这些线条相交形成的角度可用于评价构成髋关节的这些结构的对齐情况。

- α（alpha）角或骨顶角，由基线与骨顶线相交形成。α 角代表髋臼的深度，以便评估髋臼窝的大小。α 角的正常值应≥60°，如<60° 则表明髋臼发育不良，但同时 α 角的角度也取决于年龄。不满 12 周龄的婴儿浅髋臼可能是由于生理性不成熟，但如果在超过 12 周龄的婴儿中发现浅髋臼，则表明发育不良 [77]。

- β（beta）角或软骨顶角，由基线与软骨顶线相交形成。β 角评估软骨顶的大小，可用于对发育不良的程度进行分型。β 角只能在髋关节静止时进行评估。该角度的测量存在相当大的变异性，因此并不常被使用。

图 3-47C 所示为 Graf 分型从 1 型到 4 型的角度。1 型的 α 角≥60°，属于成熟的髋关节，髋臼深，股骨头居中。2a 型为<3 月龄的浅髋臼婴儿，α 角 50°～59°，属于生理性不成熟但稳定的髋关节。2b 型是≥3 月龄的浅髋臼婴儿，α 角 50°～59°，Graf 认为该型关节基本稳定。超声医师最需要辨别的是 2c 型，髋臼浅，α 角 43°～49°，关节不稳定，需要立即治疗。D 型髋关节属于偏心型或即将偏心型，而 3 型和 4 型髋关节为完全偏心型或关节脱位。

在图 3-48A 中，虽然基线不是完全水平的，同时该切面上也没有显示到软骨 - 骨结合部，但可以清楚地看到股骨头位于髋臼的中心。图中参考线放

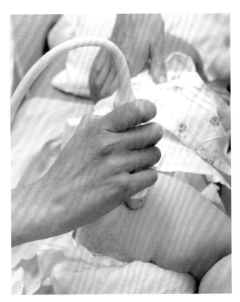

▲ 图 3-46A　婴儿髋关节冠状切面扫查体位

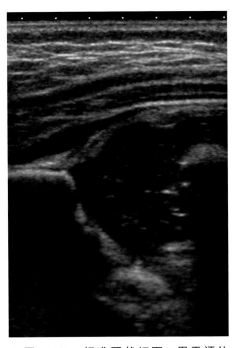

▲ 图 3-46B　标准冠状切面，用于评估髋臼的深度和成熟度，以及股骨头是否位于髋臼中心。股骨头覆盖率可以作为一个指标

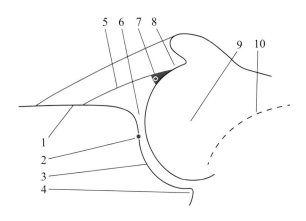

▲ 图 3-46C　婴儿髋关节冠状切面示意。请注意：在此图中，为更好地显示解剖标志，髋臼的曲率被夸大了，关于这些解剖标志的具体说明请参阅正文中的描述

生理性未成熟髋关节。在图 3-49A 中，α 角是 57°，该病例也为 <3 月龄婴儿，所以髋关节分型为 2a 型，属于髋关节发育未成熟而非发育不良。

按照常规超声成像定位的规定，图像中患者方位为患者头部朝向屏幕左侧，但应该注意的是这项技术的创始人 Graf 认为获取的图像中，婴儿头部朝向屏幕上方（类似于骨盆 X 线平片摄影中患者方位）的方位才是最容易被我们的大脑理解的[76]。由于许多设备的显示器不兼容横向显示，Graf 建议的次佳方位为婴儿头部朝向屏幕右侧的图像方位，图 3-47B 和 3-49A 和 B 的图像就是这样扫查的，而图 3-46B 和 3-48A 至 C 的图像则是按常规方位扫查的。

在图 3-49B 中，因为股骨头是偏心型，无法引出参考线和测量角度。在这种情况下，建议对 DDH 进行的初始治疗是将婴儿置于外展矫形器中。例如，Pavlik 支具，它可以将双腿保持外展以保持股骨头在髋臼内的位置并促进其正常发育（图 3-49C）。在此治疗期间每隔一段时间进行一次随访检查，以评估 α 角的变化，监测股骨头在髋臼内的位置和稳定性。

三十五、颞下颌关节概述

颞下颌关节（TMJ）是在下颌头（髁突）和颞骨下颌窝之间形成的滑膜髁状关节（图 3-50）。嘴张开时，下颌关节头与下颌窝的前部相连，称为关节结节。关节囊上方附着于关节面边缘，下方附着于下颌颈。关节囊横向加强，形成外侧韧带或颞下颌

置正确，α 角为 69°，属于 Graf 1 型，为正常发育的髋关节。在图 3-48B 中，骨顶线（线 2）已经穿过骨顶而不是靠在骨上，测得 α 角为 51°，远低于正常值范围，属于 2b 型髋关节，由于婴儿超过 3 月龄，所以存在轻度髋关节发育不良。图 3-48C 所示髋关节，α 角也为 51°，此例婴儿 <3 月龄，所以为 2a 型，即

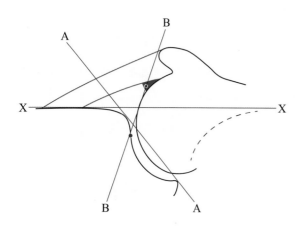

▲ 图 3–47A　婴儿髋关节冠状切面，显示用于计算发育性发育不良分型中角度的参考线，详见正文中的描述

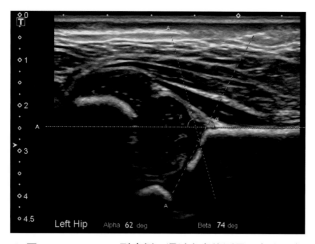

▲ 图 3–47B　Graf 1 型病例，通过参考线测量 α 角和 β 角

α 角	β 角	分型
60 及以上	<55	1
50～59	55～77	2a
50～59	55～77	2b
43～49	<77	2c
43～49	>77	D
<43		3 或 4

▲ 图 3–47C　通过 α 角和 β 角对髋关节进行 Graf 分型

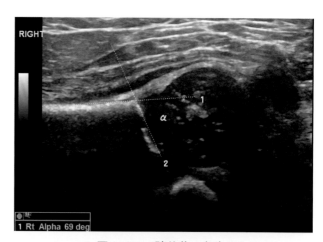

▲ 图 3–48A　髋关节 α 角为 69°

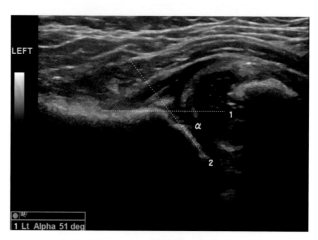

▲ 图 3–48B　髋关节 α 角为 51°

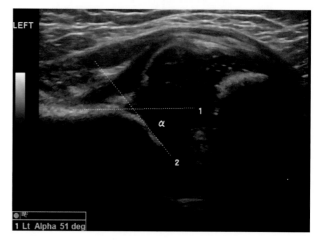

▲ 图 3–48C　髋关节 α 角为 51°

韧带。其内有一个关节间盘（半月板），将关节分为上下两个腔。它附着在关节囊的周边并位于下颌头上方，向前突向关节结节。许多小肌肉结合在一起产生下颌骨的凹陷、抬高、突出、收缩和横向运动。

这些动作很复杂，张开嘴巴的动作会导致下颌头向下和向前移动。过度运动会导致关节结节上的下颌头向前脱位。关节的血供来自颈外动脉的颞支和上颌支。

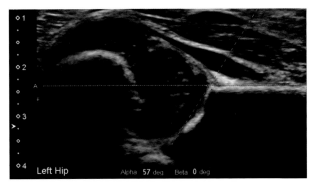

▲ 图 3-49A　髋关节 α 角为 57°

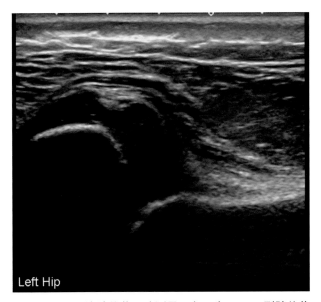

▲ 图 3-49B　该髋关节无法测量 α 角，为 Graf 4 型髋关节

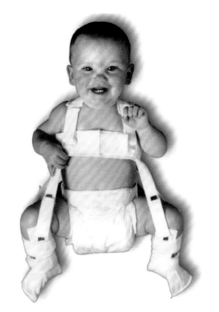

▲ 图 3-49C　使用 Pavlik 支具的患儿，该支具将股骨头固定在髋臼内

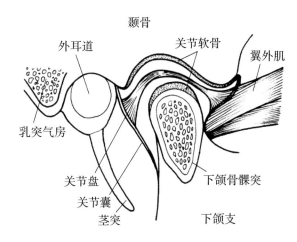

▲ 图 3-50　颞下颌关节（矢状切面）

（一）适应证

错位、脱位、骨性异常或损伤引起的关节疼痛和功能障碍。

（二）推荐成像方式

使用 X 线平片可显示关节的骨质结构，需分别在张口位和闭口位采用足端倾斜 25° 进行侧位摄影成像。此外，还可辅以头侧倾斜 10° 的后前位（PA）或足侧倾斜 35° 额枕位摄影成像，需包括张口位和闭口位。

也可使用断层成像，通过 X 射线管线性或多方向移动，使用 5°～10° 曝光角度（小角度体层摄影术），或可行下颌的曲面体层摄影（OPG/OPT）。也可以使用 CT，但更推荐使用关节造影，因为联合透视可以观察关节的运动以及任何存在的病症情况。MR 可将更清晰地显示关节的软组织结构。

三十六、颞下颌关节 MRI

MRI 是颞下颌关节的主要成像方式，其他成像方式起辅助作用。TMJ 功能障碍患者表现为疼痛、咔哒声和（或）活动受限。最常见的原因是由于异常解剖关系导致的机械功能障碍，或其他病症包括类风湿性、银屑病和炎性关节炎，以及较少见的肿瘤、发育障碍或结晶性疾病等。

（一）患者准备

患者无须特殊准备。

（二）成像过程（图 3-51A）

患者仰卧，将 2 个表面线圈分别放置在头部两侧，以颞颌关节为中心，或使用头部相控阵线圈。

患者的头部可用护垫和沙袋支撑帮助固定。将患者移入 MRI 扫描仪，直到颞颌关节位于磁体等中心。首先在闭口位的情况下完成扫描，然后在张口位的情况下重复部分扫描。

（三）扫描序列

1. 常规序列

(1) 多平面定位像。

(2) T_1 自旋回波序列 / 快速自旋回波序列或质子密度斜矢状位。

(3) T_2 快速自旋回波序列脂肪抑制 /T_2 梯度回波序列斜矢状位。

2. 备选序列

(1) T_1 自旋回波序列 / 快速自旋回波序列或质子密度冠状位。

(2) T_1 自旋回波序列 / 快速自旋回波序列斜矢状位（对比增强）。

（四）图像分析（图 3-51B 至 D）

TMJ 关节盘是位于下颌髁突上部和颞骨之间的双凹纤维软骨。在 T_1/PD/T_2 加权图像上呈低信号。MRI 可显示关节盘及其相关结构的解剖位置。关节盘的后带通常位于 12 点位置，但存在一些正常的解剖变异。TMJ 功能障碍最常见的原因是关节盘内部排列紊乱。为了明确诊断，需在张口位和闭口位分别成像，以显示关节盘及其相关结构的运动，包

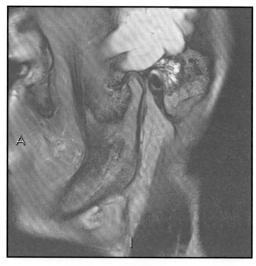

▲ 图 3-51B　PD 脂肪抑制斜矢状位图像

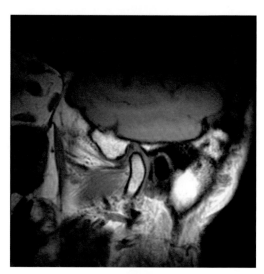

▲ 图 3-51C　闭口位 T_1 加权自旋回波斜矢状位图像

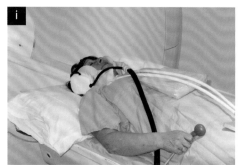

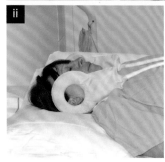

▲ 图 3-51A　使用专用表面线圈的患者定位，使用（ⅰ）和未使用（ⅱ）护耳

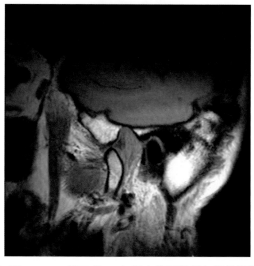

▲ 图 3-51D　张口位 T_1 加权自旋回波斜矢状位图像

括关节盘的前带和后带。让患者配合逐渐张开嘴时，可进行动态成像。然后可以在电影循环中观看图像。虽然前移位是最常见的关节盘异常移位，但仍需要矢状位和冠状位 MRI 来诊断其他类型的关节盘移位。关节功能障碍的其他征象包括关节盘形状改变、大量关节积液、关节盘后层破裂、翼外肌附着点增厚和骨关节炎改变[78, 79]。

三十七、颞下颌关节 CT

虽然 MRI 是首选的检查方法，但在有禁忌证或不可用的情况下，CT 是一种可行的替代方法[80, 81]。

（一）适应证

常见的适应证包括先天性和发育性 TMJ 紊乱、外伤、骨关节炎、强直、癌症和内部关节盘紊乱[80-82]。

（二）患者准备

去除任何可能引起伪影的配饰物品（如珠宝或假牙等）。

（三）患者体位和成像方式（图 3–52A）

患者仰卧在检查床上，头部靠在头托上，双臂放身体两边。由轴位、冠状位和矢状位的激光灯辅助定位，以确保患者位于扫描仪的中心轴上。眶耳基线与轴位定位灯对齐平行，患者头部正中矢状面垂直于台面，与矢状位定位灯重合。为了确保颅骨的对称位置，外耳道必须与头托等距离，瞳孔间线与扫描平面平行。使用辅助扣带固定头部。将患者移入机架直到扫描参考点位于两侧关节联合水平。

（四）成像过程

采集侧位定位像用于 TMJ 扫描的定位。64 层CT 的常规扫描方案：准直 0.6mm，层厚 / 层间距2mm/2mm，0.7mm/0.6mm 轴位重建，两边 TMJ 均重建 2mm 冠状斜角（平行于下颌髁突长轴）和 2mm矢状位斜角（垂直于下颌髁突长轴）MPR。如需要，可行 3D SSD 重建。

（五）图像分析（图 3–52B 至 D）

图像诊断包括关节盘紊乱、关节炎改变、软组织病变，以及是否有骨折。

（六）辐射防护 / 剂量

低剂量技术：自动曝光控制（mA）及迭代重建。

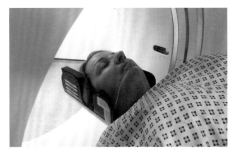

▲ 图 3–52A　颞下颌关节（TMJ）CT 定位

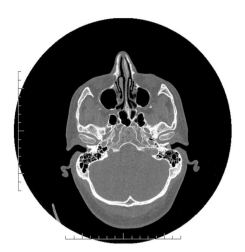

▲ 图 3–52B　TMJ 横断面

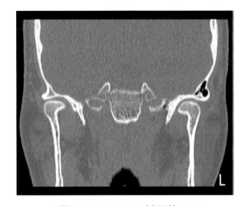

▲ 图 3–52C　TMJ 斜冠状 MPR

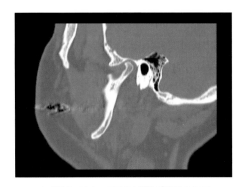

▲ 图 3–52D　TMJ 斜矢状面 MPR

三十八、骨骼肌系统放射性核素显像

放射性核素显像可用于检查骨骼和骨髓。骨扫描是诊断与成人和儿童的病变、创伤或感染相关的骨生理变化和正常血供变化的最敏感方法之一。在大多数情况下，通过观察放射性核素显像剂的活度增加、缺乏或摄取减少来检测疾病。

常规成像过程通常为先通过静脉注射放射性核素显像剂。例如，^{99m}Tc 标记的 MDP(亚甲基二膦酸盐)或 ^{99m}Tc 标记的 HDP（氧化膦酸盐），因为它们在骨骼中的摄取率很高。待静脉注射后 2～4h 后行全身正位和后位扫描，以显示全身骨骼。图 3-53A 所示为正常的全身显像，图 3-53B 所示为转移瘤全身显像。

当检查可疑骨骼区域的血运或感染时需采用三相骨显像[83]。顾名思义，这个过程分为 3 个时相。

- 时相 1：血流相。包括在静脉注射放射性核素显像剂后立即进行动态成像，以检查感兴趣区的血流灌注情况。该时相中观察到的任何活度增高可验证感染区域的过度血管化（图 3-54A）。
- 时相 2：血池相。在注射对比剂后 2～5min 达到平衡期，需采集一张软组织的静态图像，以显示所有区域的活性摄取差异。感染区域将显示血池活度增高（图 3-54B）。
- 时相 3：骨相。由注射后 2～4h 采集的静态图像组成。感染区域将表现为摄取增高。

（一）临床适应证[84]（常规骨显像）

- 转移瘤，通常来自乳腺癌、前列腺和肺的原发肿瘤。
- 良性骨肿瘤（如骨样骨瘤）。
- 恶性原发骨肿瘤（如骨肉瘤）的分期评估。
- 创伤和运动损伤，包括应力性骨折、胫骨夹板综合征，以及诊断与舟状骨和髋关节相关损伤造成的未移位骨折。
- 与骨软化、骨质疏松症和甲状旁腺功能亢进相关的代谢性骨病。
- Paget 病、类风湿性关节炎和骨性关节炎。
- 特殊情况下的非意外损伤。

（二）临床适应证（三相骨显像）

- 与假体松动相关的骨感染（如髋或膝关节）。
- 感染性疾病（如骨髓炎、脊柱炎、椎间盘炎等）。
- 血管疾病，包括与梗死和应力性骨折相关的镰状细胞疾病的诊断。

（三）患者准备

检查前，在常规准备的基础上还有如下要求。

- 充分水化，患者应定期排尿，在扫描前排空膀胱。
- 从注射放射性核素显像剂到扫描延迟 2.5～3h。

注意事项：对于已知或疑似妊娠的患者，必须首先进行临床风险 - 效益决策评估，以考虑患者在本检查的收益是否大于可能造成的伤害风险。在注射对比剂后的 24h 内（至少 4h），应停止母乳喂养，如可能，应挤出母乳丢弃[84]。

（四）患者体位和成像方式

患者仰卧于显像床。前位和后位显像时探头均需与显像床平行。前位显像时探头应尽可能靠近患

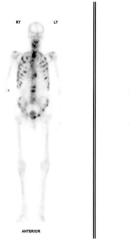
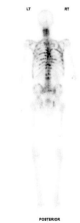

▲ 图 3-53A　正常全身骨扫描

▲ 图 3-53B　转移瘤全身骨扫描

者身体表面，后位显像时探头尽可能靠近显像床。图 3-53C 显示了三相骨显像中第 1 时相的患者位置。

（五）放射性核素显像剂与成像参数

放射性核素显像剂	成像参数
^{99m}Tc-MDP 平面为 600MBq SPECT 为 800MBq	• 能峰 140keV，窗宽 10% • 全身显像 　– 低能高分辨（LEHR）准直器 　– 256×1024 矩阵 • 动态显像 　– 低能通用（LEGP）准直器 　– 64×64 矩阵 　– 1s/ 帧共 180 帧 • 血池相显像 　– 低能通用（LEGP）准直器 　– 64×64 矩阵 　– 每步（帧）60s • 静态 / 局部显像 　– 低能高分辨（LEHR）准直器 　– 256×256 矩阵 　– 500K 计数每张图 • SPECT 　– 360° 圆形轨迹采集 60～120 帧 　– 64×64×16 矩阵

（六）成像过程[85]

1. 全身静态显像

对于全身静态扫描，患者仰卧于显像床，探头

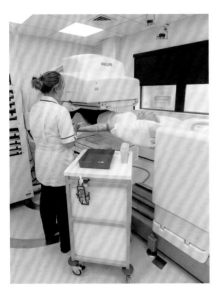

▲ 图 3-53C　三相骨显像的患者定位

的中心最初定位于颅骨顶点开始扫描。多种设备可以进行此类成像程序。双探头设备可同步进行前位和后位扫描。其中患者身体上下方各一探头，每个探头同时从头移动到脚，以实现同步前位和后位显像。或也可探头保持固定不动，而移动显像床进行全身显像。当探头到达脚部位置时停止扫描。

2. 静态 / 局部显像

对于静态局部扫描，探头在患者上方进行前位显像，而位于显像床下方进行后位显像。有时候可能需要患者笔直坐立于探头前进行显像。达到特定数量的计数或在特定时间段之后，即可停止图像采集。图 3-55A 展示 1 例静态肢体显像的病例，患者笔直坐立并将手腕直接放在探头表面。

3. 针孔准直器

可使用针孔准直器进行静态显像，获取高分辨率图像，其通常用于儿童成像或需要观察较小解剖结构时。获取一张图像需要采集 75～100K 计数[84]。

4. SPECT

单光子发射计算机体层摄影（SPECT）可生成横断面、2D 和 3D 图像。SPECT 可以更有信心和更准确地鉴别和定义解剖 / 病变。SPECT 通常用于复

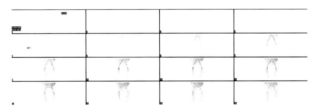

▲ 图 3-54A　第一时相，血流相骨扫描

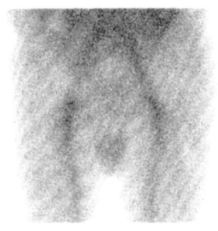

RT　　ANTERIOR BLOODPOOL　　LT

▲ 图 3-54B　血池相骨扫描

杂重叠的解剖结构部位成像（如脊柱和髋部），这些部位难以使用平面显像进行诊断。显像参数应使用探头厂家推荐的参数。图 3-55B 显示了患者进行骨盆 SPECT 扫描时的体位。在图 3-55C 中，显示了病变的存在、位置和范围，可准确进行解剖定位。

5. SPECT 融合显像

SPECT-CT 的应用需考虑相关的辐射负担和危害，特别是在儿童中的应用。CT 参数需根据患者年龄和体重指数（BMI）个体化设置。例如，CT 扫描只用于衰减校正，低至管电压 80kV 和管电流 10mA 以下的参数组合即可满足儿童的衰减校正[86]。

图 3-55C 显示了 CT 的 3D 骨骼图像和病变。SPECT-CT 可以在 3 个成像平面上进行更清晰的显示。

（七）图像分析

准确的图像分析依赖于充分了解显像剂分布的正常范围，这有助于鉴别正常/正常变异和明显病变。所有图像都需要在患者离开科室之前进行审阅，如图像不理想则需要重复检查。进一步的动态或血池显像需要额外注射显像剂，因此需要慎重考虑。建议在患者离开科室前完成其他相关的 CR/DR 摄影检查，以减少患者额外就诊的需要[83]。建议使用结构化报告，包括适应证、技术、检查诊断描述（包括阳性和阴性结果）、与前次骨扫描检查或其他影像学检查的相关性、结论和进一步评估的建议[83]。

三十九、¹⁸F- 氟化钠（NaF）PET-CT 骨显像

¹⁸F-NaF 骨显像是用于检测骨骼异常的另一种扫描技术，如确定骨转移的程度，特别是定位和评估病变的扩散[87]。¹⁸F-NaF 的摄取原理与 ⁹⁹ᵐTc-MDP 和其他核医学（NM）骨显像显像剂相似。由于 ¹⁸F-NaF 的蛋白结合量最低，所以有更高的首过骨摄取率，所以可在注射后 60min 开始成像，而 ⁹⁹ᵐTc-MDP 则需要 3~4h。同时该技术在软组织中的血液清除更快，所以在图像质量方面优于传统的 NM 骨显像。但在编写此书时，由于常规 NM 显像剂与 PET 显像剂之间的成本差异很大，使得 ¹⁸F-NaF PET 成为不被普遍接受的检查选择。PET-CT 融合系统的使用大大提高了 ¹⁸F-NaF 显像技术的特异性，因为可结合检查中 CT 部分图像，同时对病灶进行特征分析和解剖

定位。图 3-56A 显示了患者全身骨扫描的定位。图 3-56B 显示了骨转移病例的典型 ¹⁸F-NaF 图像。

（一）患者准备和成像过程

对于 ¹⁸F-NaF PET 检查，鼓励患者大量饮水，扫描前后 1h 分别饮水约 250ml。这将有助于改善图像质量，并可通过尿液排泄来减少辐射暴露。患者不需要禁食，可以照常服用处方药。根据扫描方案和

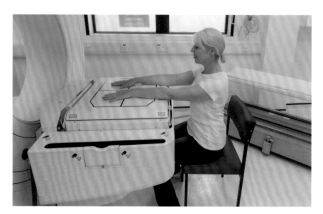

▲ 图 3-55A　静态肢体显像

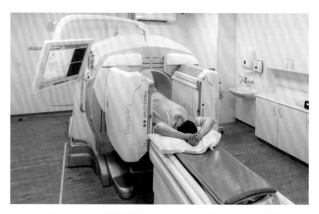

▲ 图 3-55B　进行骨盆 SPECT 扫描时的患者体位

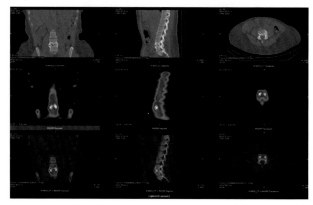

▲ 图 3-55C　腰椎 SPECT-CT 显像

各医疗中心从业人员的实践规范，通常 ^{18}F-NaF 检查的显像剂使用剂量在 185～370MBq 的范围内。显像剂通过静脉注射。

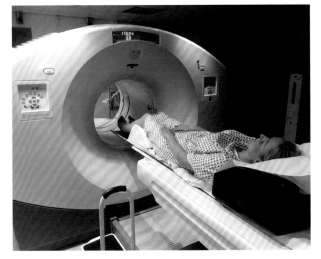

▲ 图 3-56A　^{18}F-NaF 全身显像患者定位

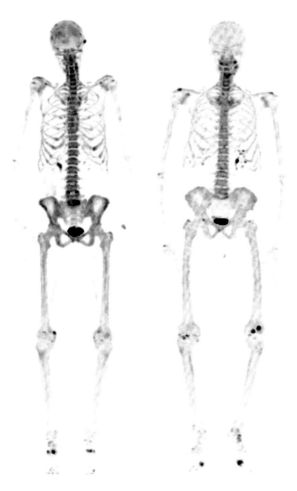

▲ 图 3-56B　典型 ^{18}F-NaF 图像示意

（二）成像参数

图像的获取时间 45～120min。通常在注射对比剂 60min 时扫描，其中肢体显像为 90min 后。患者全身扫描定位时，建议其手臂伸展到腹部上方，以避免截断伪影。因为如果患者的手臂在他们身边并且在视野之外，就会出现截断伪影。图 3-56A 显示了标准摆位方式，手臂通常用柔软的臂带固定在腹部（图中省略了臂带）。

（三）图像分析

^{18}F-NaF 通常分布在整个骨骼系统中。其中，泌尿道中的浓聚程度取决于肾功能、水化情况和摄取时间。几乎所有可导致新骨形成的因素都可能使 ^{18}F-NaF 的浓聚程度增高。任何程度的 ^{18}F-NaF 摄取明显高于或低于邻近骨骼的摄取，或相应对侧区域的摄取，都表明骨骼重塑的改变[87]。

四十、肌肉骨骼系统超声引导下关节介入治疗

肌肉骨骼系统 – 超声引导下关节介入治疗

关节腔内和关节周围注射类固醇和局部麻醉通常用于缓解疼痛或炎症治疗，历史上也曾通过触诊解剖标志进行"盲法"注射，临床效果各异[88]。超声设备的实用、便捷的优点使得超声引导下注射类固醇治疗的临床应用逐年增多，其优势及为达到更好的成像效果的必备要求如下。

- 由于肥胖或病理等因素导致定位困难，无法摸到或盲穿困难的关节（如髋关节或跗骨关节），超声可使解剖可视化，从而有助于准确放置穿刺针，包括放置的深度。
- 在针的放置过程中确保避免损伤肌腱、血管和神经。
- 确保穿刺针位置绝对准确，即使没有症状的改善，也不会出现注射位置错误的情况。

1. 适应证

- 进行固醇类注射：减轻疼痛，促进康复训练。
- 如果康复治疗和其他药物治疗不成功，可以用于缓解疼痛。
- 作为等待手术患者暂时的疼痛缓解方式。
- 作为非手术患者的止痛措施。
- 缓解类风湿性关节炎等疾病的关节炎症。

关节腔内和关节周围疼痛可由多种因素引起。有些病变是一般性的，可影响任何关节（如炎性关节病）。有些则是特定于某些关节或区域内的病变。

- 肩关节：疼痛通常由撞击过程引起疼痛，可注射至肩峰下滑囊。
- 肘关节：通常由"网球肘"或"高尔夫球肘"引起的疼痛，可分别注射至伸肌总腱或屈肌总腱。
- 腕关节：通常由 Quervain 腱鞘炎引起的疼痛，可注射至第一腔室伸肌腱腱鞘。
- 髋关节：通常由转子滑囊炎引起的疼痛，可注射至转子滑囊区域。

2. 检查前准备

患者不需要特殊准备，但签写知情同意书和告知检查禁忌证是至关重要的。知情同意书应包括以下内容。

- 对病情性质的解释。
- 治疗细节和使用药物的性质。
- 可能的风险和不良反应以及可能的疗效。

应妥善管理皮质类固醇和局部麻醉，并了解每种药物的不良反应和禁忌证。大多数科室根据当地规程都制订了相关注意事项和禁忌证。常见的禁忌证包括对任何药物过敏或局部和全身感染。是否采用无菌介入同样取决于当地的相应指南，简单的消毒技术与使用无菌探头套的无菌技术是有区别的。

3. 成像过程

风湿科越来越流行使用超声引导下向适当的目标直接注射类固醇，而影像科通常是在常规检查后根据检查结果决定是否需要注射。介入治疗的成功与否很大程度上依赖于操作者的水平：

- 超声设备设置，便于最佳观察兴趣区。需要了解超声波的物理特性和控件功能。
- 识别需穿刺的解剖结构及需要避免的解剖结构。采用灰阶超声成像、彩色血流和能量多普勒成像，以确保在穿刺针放置过程中避免误入任何血管结构。
- 具有良好的手眼协调能力，以便准确、有效地引导穿刺针就位。

准确安全地放置穿刺针要求操作者能够看到穿刺针从皮肤穿刺点到达目标，理想的做法是在给药期间一直保持可视化，以确保麻醉药适当渗透。在

其他肌骨系统应用流程中使用了一种类似线性阵列的探头。一些探头配有穿刺套件，具有引导穿刺针的功能，但不常用。

4. 图像分析

在图 3-57A 中，患者坐位，超声医生站于患者身后进行肩峰下滑囊内无菌注射。临床上，这种方式比完全无菌的操作更常见。一般不使用针导技术，这也是更常见的程序。为了获得最佳的视觉效果，穿刺针应尽可能与皮肤表面平行，以保证产生超声声束所致的镜面反射。在图 3-57A 和 B 中，通过镜面反射可以清楚地看到针的位置和长度。这种方式适合更小、更浅的结构，对于更深的区域（如髋关节的转子滑囊或肩关节的肩峰下滑囊），由于角度陡峭，镜面反射易受到影响。所以手眼协调对于保持探针的可视性极其重要。

5. 超声引导下的抽吸术

超声引导下进行抽吸时，使用的原则与引导类固醇注射完全相同，但进针到位后不给药，而是抽液。就像类固醇注射在广泛使用超声之前也是"盲法"穿刺一样也取得了不同程度的成功[89]。利用超声可以确诊肿胀、疼痛的关节内的积液，也可以识别积液的位置或滑膜增生等并发症。临床上，对病变关节抽吸最大量的液体是有益的，且已证实使用超声引导下抽吸优于"盲法"抽吸。Sibbet 等（2009）[90]研究发现，超声引导下抽吸与"盲法"抽吸相比，吸出的液体量存在巨大差异。

四十一、骨密度测量：双能 X 线吸收法（DXA）

世界卫生组织（WHO）[91]已确定轴向 DXA 扫描为评估骨质疏松症最合适的技术。DXA 使用了两种 X 线能量，骨骼和软组织吸收的能量不同。该技术用于测量骨密度（BMD）的适用范围包括腰椎（图 3-58A）、股骨颈、前臂和全身扫描，可提供身体成分信息。这项技术被认为是测量骨密度的"金标准"。DXA 的具体适应证如图 3-58B 所示。目前该技术已经取代了双光子吸收法（DPA）。设备制造商通过使用不同的方法来获得峰值能量。X 线管可以设置 2 个 kVp 值（100kVp 和 140kVp）的脉冲，或稀土"K"边缘滤波器可以塑造宽光谱从 X 线管变成 2 个狭窄的能带。例如，铈滤光器在 38keV 和 70keV 产生 2

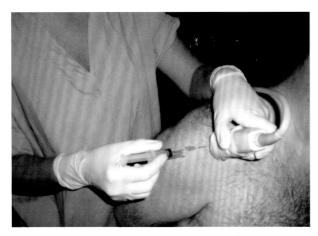

▲ 图 3-57A　肩关节肩峰下滑囊注射患者体位

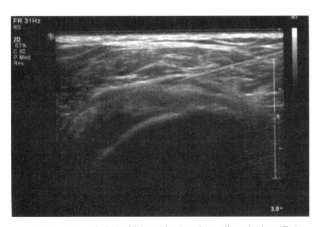

▲ 图 3-57B　穿刺针斜向下穿过三角肌进入肩峰下滑囊

个峰值（图 3-58C 和 D）。与 X 线管耦合的探头系统允许每一种能量传输的光子单独进行计算。骨密度测量实际上是测量骨骼部位的骨矿物质含量（BMC）和骨骼的面积大小。

$$BMC（g）/Area（cm^2）=BMD（g/cm^2）$$

这 2 个光子能量相对衰减造成的差异校正了覆盖的软组织，并允许在光束中估算骨矿物质的质量。X 线管位于检查床下方，而探测器系统位于患者上方。X 线照射中所有矿物质都能增加测量值。因此，腰椎或髋部的主动脉钙化和退行性改变都会导致骨密度值的偏差。

（一）图像分析

由制造商提供的计算机软件能够在最小的操作干预下分析扫描数据。在扫描过程中，探测器系统在每个采样点记录光子数量并计算骨密度。即从总数中减去软组织密度就可以得到骨密度值。

（二）禁忌证

双侧髋关节假体患者不适合进行髋关节 DXA 扫描，只需要进行脊柱和（或）前臂等周边扫描。如果患者有多个椎体楔型骨折，就很难获得准确的腰椎骨密度值，因为至少需要有 2 个正常的椎体才能进行分析。DXA 扫描也不适用于在扫描期间不能保持静止的患者。

（三）后前位 / 前后位腰椎扫描

1. 后前位扫描规范

患者平卧于检查床中间，髂前上棘与桌面等距，患者手臂置于两侧。为减少腰椎前凸，保证椎间隙与检查床成直角，在膝关节垫上 90° 支撑垫达到 60°～70° 的角度弯曲（图 3-59A）。定位扫描，定位激光以患者的中线为中心，髂前上棘，作为扫描的起始位置，包括所有 L_5，（带骶骨勺）到 T_{12} 的一半，以便识别需要分析的椎体。一旦观察到 T_{12}，就可以停止扫描，以减少患者的辐射剂量。从起始位置开始，继续向头侧扫描，覆盖 20～24cm 的距离，包括腰椎区域。扫描时间是 15～80s。患者必须保持静止，以确保扫描图像没有运动。扫描图像应包括 3～4 个相邻的椎骨（L_1～L_4），而不是选择单个椎体来评估脊柱的骨密度。这样可以更精确地测量脊柱的骨密度，并提高精确度（图 3-59B）。在定位椎体时需注意，因为据报道只有不到 2% 的人有过渡性脊椎（6 节腰椎）[93]。脊柱退行性变化可能会错误地提高骨密度，DXA 报告中应包含对这些结果的一般性陈述。

2. 图像分析

L_1～L_4 椎体通过识别和定义感兴趣区（ROI），视野可以包括脊柱两侧等量软组织。椎体不应旋转，应在扫描时用水平位置线标注椎骨间隙。除横突和肋骨外，骨测图应与脊柱区域相匹配。有骨赘的椎体应尽可能排除，以确保更准确的分析。

（四）股骨颈

1. 单髋扫描程序

患者仰卧在检查床中间，确保髂前上棘与桌面等距，双臂交叉置于胸部。髋关节外展以移动小转子从骨盆坐骨向内侧旋转 25°，使股骨颈平行于检查床。这样保证大转子向前旋转，小转子向后旋转，股骨长轴平行于手术台长轴，避免正常股骨颈前倾

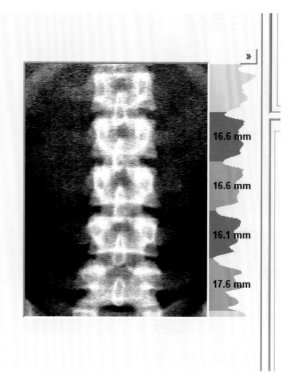

▲ 图 3-58A　DXA 腰椎扫描图

- 存在风险因素
- 雌激素缺乏症。
- 皮质类固醇治疗。
- 母系髋部骨折病史
- 体重指数低（BMI <19kg/m²）。
- 继发性骨质疏松症相关疾病。
- 影像学报告显示骨质减少。
- 椎体骨折的影像学证据。
- 先前脆性骨折。
- 身高下降，脊柱后凸。
- 2013 年国家骨质疏松指南组 [92]

▲ 图 3-58B　DXA 的适应证

导致股骨颈显示不清，能提供足够范围的骨骼（图 3-60A）。放置定位器固定支撑患者的双足，以保持在扫描期间所需的位置。使用定位激光，扫描臂位于耻骨联合下边界下 2cm 处的股骨中心。从这个起点开始，扫描继续覆盖头侧的最大距离 200mm。患者需保持静止，正常呼吸。尽管手术可以在任何时候停止，但扫描必须从小转子下方至少 2cm 开始到小转子上方至少 3cm 为止，为准确测量提供足够的覆盖范围（图 3-60B）。扫描时间视所使用的设备及配套软件而定。一般扫描时间是 15～60s。

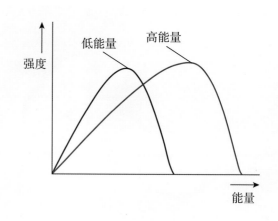

▲ 图 3-58C　X 线在骨密度测量中的应用开关管电压 HOLOGIC

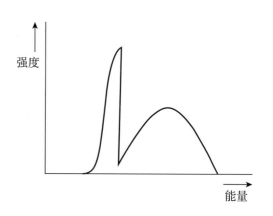

▲ 图 3-58D　X 线在骨密度测量中的应用 k 边缘过滤（月）

2. 图像分析

股骨近端扫描，测量股骨颈和整个髋关节两个区域，确保感兴趣区 ROI 的准确定位和骨骼图的准确叠加。ROI 应该是到大转子的 5 条横向线，股骨头内侧有 5 条线，股骨头上方有 5 条线，小转子下缘下方有 10 条线。股骨颈和全髋关节是最易骨折的两个部位要求测量值准确无误（图 3-60C）。平均骨密度的校准通常基于股骨上段的数据库，称为国家健康和营养检查调查（NHANES）数据库。股骨颈骨密度值被广泛用于 FRAX（Fracture Risk Assesment Tool，骨折风险评估工具）工具去预估未来 10 年发生骨折的概率 [94]。

3. 双髋关节扫描

为进行对比，可进行双髋关节扫描而不做单髋扫描。这样对于后期进行全髋关节假体置换的患者，仍可保留一个能够进行扫描的股骨部位。

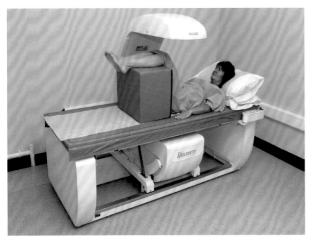

▲ 图 3-59A 患者脊柱 DXA 扫描体位照片

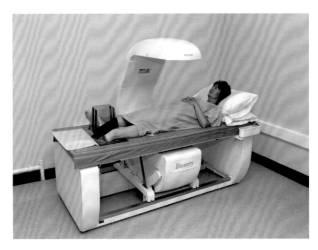

▲ 图 3-60A 在 DXA 扫描仪上进行双髋关节成像

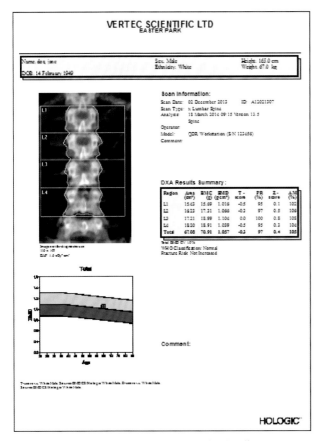

▲ 图 3-59B DXA 腰椎 T 评分图像

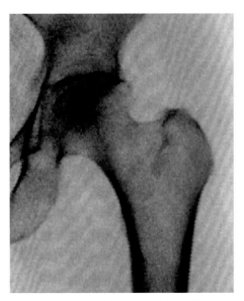

▲ 图 3-60B 左髋倒置图显示小转子

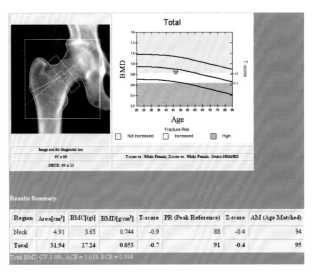

▲ 图 3-60C 右髋 T- 评分图

四十二、骨密度测量：椎体骨折评估（VFA）

（一）骨质疏松性椎体骨折

椎体骨折是骨质疏松症的一个重要指标，可以独立于 BMD 预测未来的骨折。椎体骨量减少 10%，椎体骨折的风险增加一倍[95]。70% 的椎体骨折是未确诊的，只有在有畸形变的情况下才能确诊[96]。增加有效的诊断工具将提高对椎体骨折的检测，便于对患者进行靶向治疗干预[95]（图 3-61A，图 3-67B）。X 线摄影成本低，可操作性高，可用于记住检查。当怀疑有病理性骨折时，X 线检查是首选的影像学方法，并被认为是金标准。

（二）推荐成像方法

(1) CR/DDR。

(2) CT。

(3) MRI。

(4) VFA/ 即时椎体评估（IVA）。

风扇阵列扫描仪用于评估胸椎和腰椎，在前后位（AP）和侧位摄影中可观察到 $L_4 \sim T_4$。这种技术在脊柱成像侧位摄影中，能评估每个椎体大小和形态（图 3-61B）。该技术也被称为即时椎体评估（IVA）、双能椎体评估（DVA）或椎体骨折评估（VFA）。

（三）图像分析

通过评估椎体的形状，对脊柱侧位摄影进行形态测量和定量评估，从而确定椎体骨折[97]。每节椎骨 6 点测量法可对前、中、后面的高度提供明确诊断[98]（图 3-67A）。与脊柱 X 线摄影相比，VFA 具有成本低、辐射剂量低、可与 DXA 扫描配合进行的优点。VFA 在检测椎体骨折时比脊柱 X 线平片具有良好的敏感性和特异性（图 3-61C）。

（四）禁忌证

VFA 对 T_7 以上的胸椎节段显示不清。然而，骨折最常见于 $T_{11} \sim L_4$。VFA 不能用于确定病因，如果需要明确病因，应进一步行脊柱 X 线检查。脊柱手术内固定和不能仰卧的患者不应进行 VFA，因为图像质量会严重降低。

四十三、骨密度测量：双能 X 线吸收法（DXA）全身扫描

由于安全性、测量速度和无创性，DXA 正成为

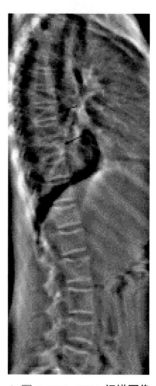

▲ 图 3-61B　VFA 扫描图像

项目	女	男
患者年龄	>70 岁	>80 岁
身高萎缩	≥4cm（1.5 英寸）	≥4cm（1.5 英寸）

- 当 T-score < -1.0 时，出现以下一种或多种情况。
- 自述但未记录既往椎体骨折
- 每天 5mg 强的松或相当剂量的糖皮质激素治疗≥3 个月
- 如果发现≥1 椎体骨折，则 DXA 诊断骨质疏松会改变临床管理
- 脊柱曲度异常
- 女性 60～69 岁或男性 70～79 岁，非椎体骨折，慢性系统性疾病，雄激素阻断疗法

▲ 图 3-61A　VFA- 骨质减少的临床指征[99]

项目	X 线	VFA
辐射剂量	1800～2000μSv	30～50μSv
成本	更高	较低
分辨率	更高	较低
可视化	T_7 以上	T_7 及以下
倾斜	LS 常见	更少的视差效应
自动化的形态测量学	不—除非是数码的	选择
速度	非常快，使用 DR 几乎同时曝光	快速：10s 至 2min

▲ 图 3-61C　脊柱 X 线平片与 VFA 比较[99]

评估和测量骨和身体成分变化的一种方法。DXA 全身扫描最初是一种平滑铅笔光束的扫描。DXA 全身扫描最初是准直 X 线呈铅笔型光束在一个单一检测器中直线扫描。一项技术进步是引进了带有多个探测器的扇形光束的密度计，这种密度计能够扫描重量达 225kg 的检测对象。这导致了更快的扫描时间，更高的精度和空间分辨率，改进了骨边缘检测，但 X 线剂量仅稍微增加。全身扫描时，身体的任何部分都应位于扫描仪选项卡规定的边界线之内。患者仰卧在检查床中间，手臂平放在身体两侧，最好手掌向下，确保手指 / 拇指不接触大腿外侧，但在扫描机架的横向扫描范围内。患者头部应位于边界线上方 2cm 以内。患者脚后跟应分开，脚掌内旋，脚趾不重叠。在整个扫描过程中患者必须保持不动。根据所选的 DXA 模型，扇型光束，成像时间为 3min 或 7min（图 3-62A）。

（一）禁忌证

对于受试者的身高和体重有表格和软件的限制，患者需要符合密度计的横向扫描宽度。因此，该技术不适用于病态肥胖人群。在新模型中采用反射技术（从一侧到另一侧的镜像数据）和陶瓷探测器，可以更好地观察 BMI 较高的患者。

（二）图像分析

全身软件能提供骨骼和身体成分分析。骨密度（BMD）、骨矿物质含量（BMC）和面积值的等信息被导出。软件设置边缘，将整个身体扫描划范围分为手臂、腿、肋骨、骨盆和脊柱这 5 个子区域，并导出每个区域的 3 个组织参数（图 3-62B）。该分析最初将身体划分为骨骼和软组织质量，提供了可以与体重称相媲美的体重估计值。身体成分分析将软组织质量分为脂肪、肌肉质量和脂肪百分比，用于整个身体和区域分析（图 3-62C）。此外，在 L_4 水平的机体和女性脂肪区域和器官周围的内脏脂肪组织也被导出。

目前正在减重方案、儿童生长、运动研究、老化和营养干预研究中对这一技术进行进一步研究。与全身扫描相比，研究探索了半身扫描的准确性。研究表明，在减肥前后，肥胖个体使用 DXA 对身体成分的半身估计和全身成分的评估之间均有很高的一致性。

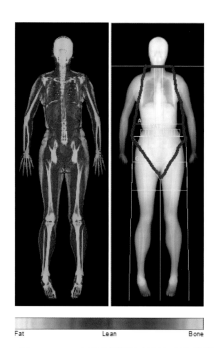

▲ 图 3-62A 全身扫描显示身体成分分析

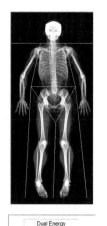

▲ 图 3-62B 全身扫描显示骨密度结果

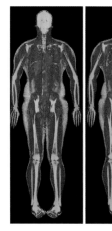
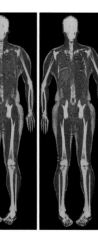
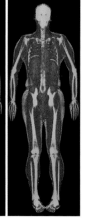

▲ 图 3-62C 减肥组脂肪与体重消瘦随时间的变化

四十四、骨密度测量的辐射剂量因素

DXA 的曝光因素（如 mAs 和 kVp）是固定的，不能人为操纵，可以改变狭窄的扇形光束穿过患者的速度，来补偿不同体型的患者的辐射剂量。

在 Hologic 生产的扫描仪中有 3 个扫描模式选项："Express" 是速度最快、剂量最低；"Fast array" 是中间；"Array" 是较慢的，每个扫描部位的剂量也更高（图 3-63A）。

准确度和精密度

准确度是指设备获得反映被测量 "真实" 值的结果的能力。精度是测量在同一天（短期精度）或几个月（长期精度）在同一个体或水模重复测量时获得的值的变化（通常视为标准。骨密度测量主要是一种定量测量技术，为了产生准确的可重复的结果，精密度和准确度是必不可少的 [99]。在抗骨吸收治疗期间监测骨密度对确保治疗依从性和最大限度地提高治疗效果至关重要。抗吸收治疗通常要求至少 5 年。确保治疗依从性和反应的最常见和实用的方法是使用 DXA 重复 BMD 测量方法。然而，也可以使用骨转换标记物去测量。随访扫描间隔取决于转诊原因。例如，芳香酶抑制剂患者每 2 年随访一次，抗吸收治疗开始患者每 5 年随访一次。

所有制造商都提供专用于设备的 "水模"，并应用于日常质量测试，以确保精度、精度和正确的校准设置。有些扫描不允许操作员在这些测试完成之前开始扫描（图 3-63B）。任何部位的骨密度值在不同厂家的设备上是不一样的。这是因为设备是用略微不同的标准和软件校准的。因此，随访扫描必须在相同的扫描仪上执行，以便有两组结果的准确比较。专业的扫描操作人员提高并最大化了精度和准确性。为提高准确性，并确保从后续扫描获得可比性的结果，最重要的是要控制尽可能多的变量。

四十五、骨密度测定 - 定量计算机断层扫描（QCT）

QCT 使用常规 CT 扫描仪和校准水模，通常由许多杆组成，每个杆的体积骨密度不同。骨矿物质含量（BMC）通常以 "克（g）" 为单位，但用 QCT 或 pQCT（外周 QCT）定量时以 "毫克（mg）" 计量。骨头的长度以 cm 为单位，面积以 cm² 为单位。在 QCT 和 pQCT 中，测量的是体积而不是面积所以这表示为 cm³。骨密度（BMD）计算如下。

扫描程序	扫描模式	有效剂量（μSv）
脊柱后前位 DXA	Express	5
	Fast array	7
	Array	14
髋关节 DXA	Express	1.5
	Fast array	2
	Array	4
全身扫描	3 min A	3
	7 min W	8
单能量 VFA	后前位	7
	侧位	5
胸部 X 线扫描		20
脊柱侧位 X 线扫描		600
1 天的自然背景		8

▲ 图 3-63A **Hologic 扫描仪不同扫描模式的辐射剂量剖面图比较**

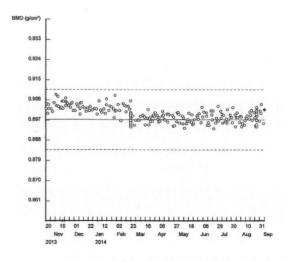

▲ 图 3-63B **质量控制图示意**

$$BMD（mg/cm^3）=BMC（mg）/Volume（cm^3）$$

由于 CT 衰减值依赖于能量，并且容易产生误差，必须选择一个固定的 kVp，并且必须使用由不同密度的骨矿物质等效材料（通常是羟基磷灰石钙）组成的校准体模来校正 X 线输出的轻微变化。由于 CT 衰减值在扫描场中会发生变化，因此需要一个一致的工作台高度，以保持椎骨和体模在扫描场中的相同位置。这一水平必须被记录和选择在后续的检查。然而，与 DXA 扫描相比，QCT 作为骨矿物质评估方法存在成本问题。这一相关成本促使 pQCT 系统的发展，用于分别测量桡骨远端和胫骨近端骨小梁和皮质骨成分的体积密度。pQCT 本身给患者的剂量比脊髓 QCT 低。脊髓 QCT 的有效剂量约为 60μSv，远远大于 DXA 的剂量。典型 pQCT 检查的有效剂量与脊髓 DXA（<2μSv）相当。因此，pQCT 常用于儿科的详细评估[100, 101]。

（一）患者体位和成像方式

校准体模置于检查床的中央，患者胸腰区与体模相邻，膝关节弯曲超过 60°，可使用支撑垫来减少腰椎弯曲，手臂抬高出扫描野。将患者移至扫描仪，使扫描参考点位于剑突胸骨水平，床升高至预定的高度。

（二）成像过程

前后和横向扫描，从参考点上方 5cm 至其下方 2.5cm 处。前后位（AP）摄影用于评估存在的脊柱侧弯。侧位摄影，从 $T_{12} \sim L_3$ 处每个椎节规定一个 10mm 的节段。必须注意确保该横断面位于椎体的中点，平行于椎体终板。为了减少辐射剂量，我们降低了相关的扫描条件。常规扫描方案：80kVp，70mA，扫描时间 2s。所有扫描都是在暂停到期时进行的。总检查时间约为 15min。

（三）图像分析（图 3-64A 至 D，图 3-65A）

一个椭圆形 ROI 放于椎体上，只包括骨小梁，排除皮质和椎基底静脉的入口点。测量每个校准物质的衰减值，并将骨小梁的 ROI 转换为 BMD 评分作回归线。QCT 还提供了一个三维 / 体积骨密度测量和骨皮质和骨小梁的空间分辨率。其测量的准确性可能会受到骨髓脂肪的影响，而骨髓脂肪会随着年龄的增长而增加。

腰椎 QCT 可以在标准的 CT 扫描仪上使用适当

的软件进行应用，而 pQCT 是在专业的小口径 CT 扫描仪上进行的，与常规 CT 相比辐射剂量较低，测量结果相对准确，能提供骨体积测量，也能提供骨皮质和骨小梁的测量。后者对代谢和年龄相关的变化最为敏感，因此 QCT 是测量随时间变化的最佳方法。QCT 能够测量骨密度，区别于退行性变化，如钙化和退行性疾病。

（四）定量超声（图 3-65B）

定量超声（QUS）利用高频声波来测量骨骼吸收了多少声音（宽带超声衰减［BUA］, dB/MHZ）或声音通过骨骼传播的距离称为速度（m/s）。然而，该技术不能应用于所有骨骼部位，通常仅限于跟骨（脚跟），并提示骨质疏松和骨折的风险，特别是髋关节。超声系统的成本明显低于 DXA 和 QCT，由于无电离辐射，可以在医院以外的环境和社区中使用。当前的治疗阈值不能使用 QUS 的结果，这个阈值是基于轴向 DXA 扫描仪获得的 T 分数。虽然对于这项技术的应用没有可靠的治疗和诊断定义的阈值测量，但它可以用于对社区内的大量筛查人群或那些不能去医院就诊的人群进行分类。

（五）四肢 DXA（图 3-65C 和 D）

可以使用 DXA 扫描仪扫描前臂、小腿和跟骨等四肢骨骼部位。这些区域在预测骨折方面比诊断骨质疏松症更好，在 65 岁以上的女性中，相关性为 70%～80%。前臂扫描可用于双侧髋关节假体患者和评估与原发性甲状旁腺功能亢进相关的骨改变。除了甲状旁腺切除术后，外周部位的骨密度评估不适合监测治疗反应的变化。

四十六、骨密度测量：处理与治疗

对于已确诊的骨质疏松症，有几种治疗方法，大多数是通过减缓破骨细胞的活性来破坏旧骨（图 3-66A）。这种治疗即抗吸收药物治疗（如磷酸盐）。双膦酸盐被认为是骨质疏松患者的一线治疗，但由于复杂的给药方法和胃肠道不耐受等因素，其依从性较差。阿仑膦酸钠具有广泛的抗骨折疗效，其成本低，已成为大多数病例的一线治疗。Ⅳ 型双膦酸盐解决了既往双膦酸盐胃肠道不耐受等问题，但给药方法仍有限制。有些疗法会刺激产生新的骨细胞。药物治疗的主要目的是降低骨折的风险，改善骨密

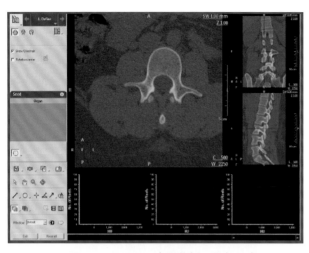

▲ 图 3-64A　QCT 应用分析工具包示意

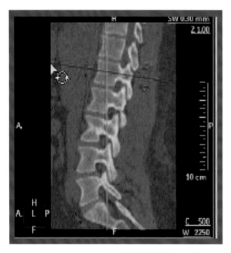

▲ 图 3-64B　感兴趣区的选择示意

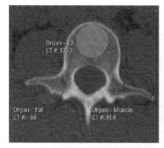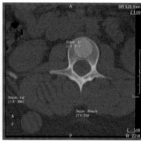

▲ 图 3-64C　感兴趣区勾勒在椎体的中心、脂肪和肌肉上

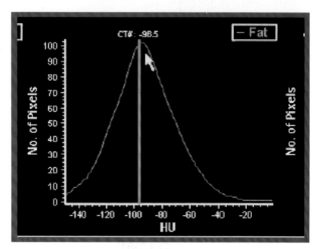

▲ 图 3-64D　用直线与曲线表示最大 HU 的示意

度。地诺单抗（Denosumab）、雷洛昔芬和甲状旁腺激素肽也是已获批准用于治疗骨质疏松症的药物（图3-66B）。所有这些干预措施都已被证明可以降低椎体和非椎体骨折的风险，同时患者也需要补充钙和维生素 D，但在一个治疗方案之前，应评估患者维生素 D 的状态，因为只有缺乏维生素 D 的患者才需要补充。高成本的甲状旁腺激素肽不宜在高风险疾病使用，特别是椎体骨折。特立帕肽用于治疗绝经后女性骨质疏松症和骨折风险显著增加的男性。在绝经后女性中使用特立帕肽表明椎体和非椎体骨折的发生率显著降低。特立帕肽也是一种经许可与糖皮质激素治疗骨质疏松症的治疗药物。

为了维持骨骼健康，可以选择钙和维生素 D 作为一种辅助治疗。建议在决定治疗方案之前测量患者的维生素 D 水平。应提供生活方式建议，以确保

患者了解每日充足的膳食钙和维生素 D。充足且安全的阳光照射对促进骨骼健康也十分重要性。维生素 D 主要是在皮肤中合成的，但对于老年人来说这个过程效率更低，饮食摄入更重要。

激素替代疗法（HRT）可以提供一些骨骼保护，特别是对绝经后的女性，循环雌激素水平下降，导致骨质流失加速。HRT 可以抵消这种情况，而当治疗停止时骨质流失会再次发生。激素替代疗法有很多不良反应，使用时间越长，这些不良反应往往会改善，因此建议至少坚持治疗 3 个月。激素替代疗法有一些严重的不良反应，这些应该在做出治疗决定之前告知患者。雷奈酸锶是严重骨质疏松症的一种限制性治疗方法，也是绝经后女性和男性风险较高骨折的一种治疗方法。然而，对于缺血性心脏病、外周动脉疾病、脑血管疾病或不受控制高血压的患者不应考虑。它的合成代谢物促进骨重塑，同时减缓骨重吸收的过程。锶与钙的结构相似在肠道吸收，作用于骨骼，通过肾脏排出。雷奈酸锶是唯一被证明可以预防 80 岁以上女性椎体骨折的治疗方法。雷奈酸锶是一种口服的悬浮液，不良反应包括腹泻和头痛。

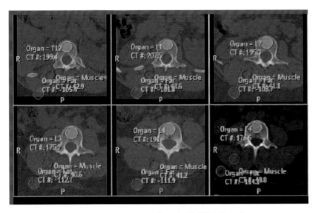

▲ 图 3-65A　骨密度测量结果示意

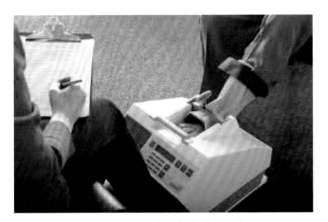

▲ 图 3-65B　定量超声装置示意

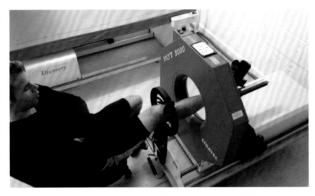

▲ 图 3-65C　pQCT 设备用于测量小腿骨密度

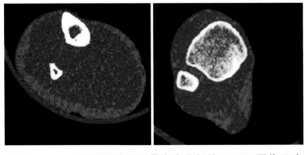

▲ 图 3-65D　用于下肢周围骨密度分析的 pQCT 图像示意

过量的 RANK 配体会增加骨吸收，导致骨质疏松

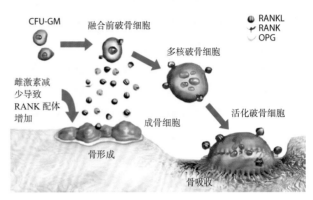

▲ 图 3-66A　**RANK 配体与骨吸收的相互作用示意**
由 Amgen 提供，改编自 Boyle WJ et al., *Nature* 2003;423: 337-42.

地诺单抗结合 PANK 配体并抑制破骨细胞的
形成、功能和存活

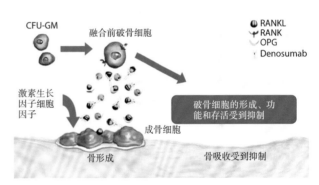

▲ 图 3-66B　**地诺单抗（Denosumab）与 RANK 配体相互作用示意**
由 Amgen 提供，改编自 Boyle WJ et al., *Nature* 2003;423: 337-42.

　　地诺单抗（Denosumab）是一种单克隆抗体，可减少破骨细胞活性，从而减少骨破裂。与其他治疗方法相比，不良反应较少。其被推荐作为绝经后女性骨折风险增加的骨质疏松性脆性骨折的二级预防的替代治疗，这些女性对其他治疗方案（如磷酸盐）不耐受。地诺单抗（Denosumab）一次皮下注射 60mg，每 6 个月注射一次，是初级护理的理想治疗方法。对于那些有胃肠道禁忌证，吸收不良并发症或口服双膦酸盐有不良反应的那些患者，它特别有用。无肾脏毒性，对肾功能不全的患者也很有用。与所有其他治疗一样，需要评估患者的维生素 D 状态，如果维生素 D 不足，则需要实施补充方案。

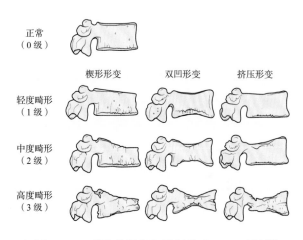

▲ 图 3-67A　椎体骨折半定量分型（Genant 法）[98]

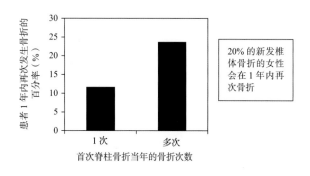

▲ 图 3-67B　骨折后第二年发生新的椎体骨折的风险图[102]

四十七、骨密度测量：FRAX 评估工具

FRAX 评估工具（骨折风险评估工具）由 WHO 研发[91]，用于评估患者的骨折风险。它是基于个体患者模型，包含综合临床危险因素和股骨颈 BMD（图 3-68A）。FRAX 模型是通过研究来自欧洲、北美、亚洲和澳大利亚的人群队列开发的。FRAX 算法给出了 10 年的骨折概率。输出值是 10 年髋部骨折的概率和 10 年主要部位骨质疏松性骨折（脊柱、髋部、肩部或腕部）的概率。这些测量仅限于绝经后的白人女性和 40～90 岁的患者（图 3-68B）。

该工具可在 www.shef.ac.uk/FRAX 上使用[94]，允许临床医生根据已知的病史（有无 BMD 测量）评估骨折风险。单独使用临床危险因素可能提供的阳性预测力较弱，但它可将患者分为 3 个 FRAX 组。

- 低风险者，必要时可在 5 年内重新评估。
- 可以考虑治疗的高危人群。
- 中度风险患者，需要进行 DXA 治疗以改善其风险。重要的是，要排除骨质疏松的继发性原因（如肝

病、吸收不良和内分泌状况）。FRAX 不适用于已经接受骨保护治疗和类固醇治疗的患者（图 3-68C）。

DXA 扫描报告

在进行 DXA 报告之前，必须评估图像是否存在可能影响记录 BMD 的伪影或退行性改变、椎体骨折或金属伪影。在老年患者中，如果存在广泛的退变，脊柱的诊断价值可能受限，因为这可能错误地提高该部位的骨密度值。当报告髋部 DXA 扫描时，应评估图像是否正确旋转和腿的外展，应正确放置标准股骨 ROI。如果是后续扫描，应仔细检查之前的扫描结果和图像，以确保患者的位置和 ROI 放置是一致的。有统计学意义的骨密度变化脊椎或髋部骨密度至少要达到 4.5%。

报告结构 / 模板

每个 DXA 报告都应该从患者的人口统计信息开始，包括患者的姓名、出生日期、性别和种族等。如果患者是女性，还需要记录绝经史，因为提前绝经的患者（年龄 < 45 岁）特别容易患骨质疏松症。种族是一个重要因素。例如，白人和亚洲女性比非洲和西班牙女性患骨质疏松症的风险更高。必须准确记录患者的身高和体重，因为低 BMI 被认为是低骨密度和未来骨折风险的另一个危险因素[103]。体重的巨大变化可能导致随访骨密度测量的基线之间的重大差异。使用 FRAX 评估工具（图 3-68A）也需要进行这些测量。

高度下降或后凸的可能表明是隐性的椎体骨折。为了比较检查结果和监测治疗过程中发生的变化，需要查看以前的扫描。为了保持高度的准确性和精度，记录 DXA 扫描仪的制造商和型号是很重要的。

由于其在临床实践中的广泛应用和其广泛可用的能力，FRAX 被认为是在个人基础上提供治疗建议的事实标准。它通常被合并到 DXA 报告中，以便临床医生可以使用评估工具咨询他们的患者。为了获得骨折概率，临床医生需要进行髋关节骨密度测量。完成这些信息后，临床医生可以选择计算并预测骨质疏松性骨折和髋部骨折的概率。这可以结合患者其他细节，如其他临床风险因素，来预测患者未来维持可预防的骨质疏松性骨折的可能性。

使用 FRAX 时，有许多限制因素需要考虑。例如，类固醇治疗的剂量和持续时间，长期接受高剂

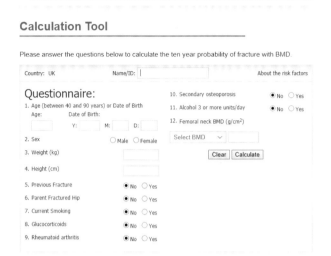

▲ 图 3-68A　FRAX 评估工具[91]

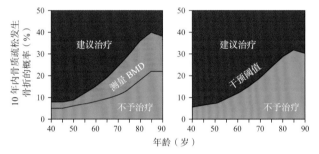

▲ 图 3-68B　英国骨质疏松指南学组（NOGG）处理阈值图解[92]

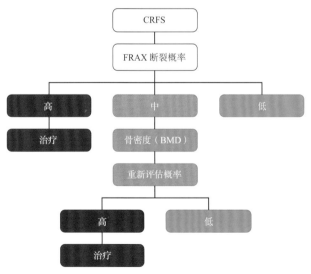

▲ 图 3-68C　断裂概率风险阈值[92]

Figures reproduced with permission of the National Osteoporosis Guideline Group (NOGG), with thanks to Prof Juliet Compston.

量类固醇治疗的患者比间歇接受低剂量类固醇治疗的患者骨折风险更高。DXA 报告有不同的国家指南可供参考。糖皮质激素性骨质疏松症的干预应借鉴当地的治疗建议。多发椎体骨折是骨质疏松症的一个强有力的指标，也是后期脆性骨折的指标之一。一些该数据库提供了基于股骨颈 BMD 测量的治疗建议；如果脊柱骨密度低于股骨颈，则没有治疗建议。

四十八、骨密度测量：图像和数据评估 / 评价

（一）扫描解释

在使用 FRAX 评估工具时，必须有记录全髋关节和股骨颈的 BMD 测量值。WHO 标准[91]采用了最低的全髋关节、股骨颈或腰椎 T 评分测量，因此患者可以归入诊断类别之一。这应该在 DXA 报告的正文中说明。为了避免歧义，应该避免主观的量化，如"明显骨质疏松"或"中度骨质减少"。像"这对于这个年龄的患者来说是一个重要的发现"这样的标准描述是可以接受的，因为它意味着这些发现有实际的相关性，结果可能会影响治疗管理和建议。在适当的地方，使用根据脊柱和髋部评分是否表明骨密度正常、骨质减少或骨质疏松，推荐 3 种标准报告中的 1 种。报告应以文本评论结束，以提供额外的解释和建议。

对于骨密度正常者，可提供健康的生活方式建议，以减低未来骨量减少的风险。那些属于骨质疏松类别的患者通常有明确的治疗指南，这些指南可以针对每个患者进行调整。属于骨质减少的患者很有挑战性，需要在个人基础上进行临床判断，并考虑任何其他临床风险因素。英国国家卫生保健优化研究所（NICE）目前尚未就骨质减少患者的管理提供任何指导，在没有 T 评分＞-2.5 的情况下，治疗的疗效证据很弱。因此，骨密度测量并不能单独被承认，必须具备临床相关性。

因为一些治疗的不良反应，一部分人担心的这是过度治疗所致。虽然没有明确的建议治疗的长度标准，5 年通常被认为是合适的。由于很多研究报道了长期治疗（如二膦酸盐）可能引起的不良反应，因此这一建议目前仍在审查。任何推荐的特定药物治疗必须符合用药许可，这在考虑患者治疗用药时非常重要。FRAX 评估工具包含了来自英国骨质疏松指南学组（NOGG）的建议[92]，其中提供了对评估工具

的评分解释和管理建议（图 3-68B）。

（二）用于评估骨折概率的风险因素

- 年龄。
- 性别。
- 体重指数低（≤19kg/m²）。
- 既往脆性骨折，特别是髋关节、腕关节和脊柱包括形态脊椎骨折。
- 父母有髋部骨折病史。
- 正在接受糖皮质激素治疗（任何剂量，口服 3 个月或以上）。
- 目前吸烟。
- 每天摄入 3 个或更多乙醇。
- 骨质疏松的次要原因包括以下几点。
  - 风湿性关节炎。
  - 闭经。
  - 未治疗的男性性腺功能减退症。
  - 器官移植。
  - 1 型糖尿病。
  - 吸收不良，如克罗恩氏病。
  - 甲状腺功能亢进。
  - 慢性肝病。
  - 慢性阻塞性肺疾病。
  - 某些情况，如神经性厌食症。
  - 长时间不动。
  - 抗惊厥药物。
  - 芳香化酶抑制剂。
  - 跌倒。

上述骨折概率的风险因素来自 NOGG 2013[92]。

1. 临床危险因素

临床危险因素分析必须考虑到扫描结果，以评估患者发展为骨质疏松症的可能性。一些危险因素独立于骨密度增加骨折风险，而另一些则通过与低骨密度相关而增加骨折风险。既往病史和治疗很重要（如患者是否正在服用芳香化酶乳腺癌抑制剂治疗或患者接受皮质类固醇治疗超过 3 个月，这些都是重要的临床因素并可归因于低骨密度）。患者健康问卷可用于记录有关吸烟和饮酒的信息。吸烟影响破骨细胞活性和成骨细胞的产生还能降低骨密度。确定患者吸烟的时间是很重要的。过量饮酒会影响骨量的峰值，特别是年轻的患者经常超过卫生署建议的

男性和女性每周饮酒限量。在饮食中摄入钙对保持骨骼健康很重要。确定膳食钙的摄入量是很重要的，不管是否耐受，有必要去补充钙和维生素 D。母亲骨质疏松病史或母方 / 父方髋部骨折是低骨量和未来骨折风险的重要预测因素（图 3-69）。

转诊信息中应包括其他相关医疗信息［如患者是否患有慢性阻塞性肺病（COPD）、糖尿病或其他疾病肾损伤］。有这种情况的患者可能行动受限或需要长期居家卧床，可以补充钙和维生素 D。负重运动有助于保持骨骼健康。帕金森症、既往卒中或多发性硬化症等情况需要进一步调查，并进行跌倒风险评估，特别是对于年龄＞75 岁的骨质疏松患者。

2. 评估次要原因

必要时，可建议进一步的临床研究排除其他可能导致骨质疏松的情况。试验的范围将取决于疾病的严重程度、出现症状时的年龄以及有无骨折（图 3-70A）。

（三）治疗指南

临床信息对于最终确定哪些指南适用于哪些患者是至关重要的（图 3-70A）。前文已阐述骨质疏松症的治疗是基于 T 评分阈值，以及考虑独立的危险因素。治疗指南是各大专业组织（其中一些列在下面）提供的，其中包括有关治疗的建议，临床可结合患者个体的实际情况制订出以患者为中心的整体治疗方法和骨骼健康管理。指南发布机构举例如下。

- 英国皇家医学院（The Royal College of Physicians）。
- 英国国家骨质疏松协会（NOS）。
- 英国国家卫生保健优化研究所（NICE）。
- 苏格兰校际指南网络（SIGN）。
- 英国骨质疏松指南学组（NOGG）。
- 糖皮质激素引起的骨质疏松症的管理（英国皇家

骨折的独立临床危险因素	低 BMD 的临床适应证
父母有髋部骨折史	低体重指数（BMI）（<22kg/m²）
每天乙醇摄入量≥4 个单位	长时间不动
类风湿性关节炎	未经处理的过早绝经
	身体状况（如患克罗恩病、强直性脊柱炎）

▲ 图 3-69　低骨密度临床危险因素及临床指征

医学院）。

- 乳腺癌治疗诱导性骨量丢失管理指南（英国专家组）。
- 与慢性肝病相关的骨质疏松症的管理指导（Collier，Ninkovic，Compston）。
- 国际临床密度测量学会（ISCD）。
- 英国国家骨质疏松症基金会。

最终的治疗决定取决于临床医生及患者的实际情况。

非典型性股骨骨折

在骨质疏松和骨健康领域，使用双膦酸盐治疗骨质疏松症患者因低骨密度导致的骨折方面已得到广泛认可。美国骨矿物研究学会（ASBMR）最近的研究[105]表明，长期双磷酸盐治疗与非典型股骨骨折风险增加有关（图 3–70C）。然而，这并不意味着不再使用这种治疗方式来治疗骨质疏松症；据估计，每一例长期双磷酸盐治疗导致的非典型性股骨骨折发生的同时，也至少有 30 个椎体和 5 个髋部的骨折将得到预防[106]。现在认为对已接受双磷酸盐治疗 10 年的患者进行整个股骨单能量扫描，以确定任何皮质反应（图 3–70B 和 C）。如果在放射学上偶然发现非典型股骨骨折，必须对对侧进行影像学检查，建议患者停止服用二磷酸盐，并建议转诊骨科。

（四）重新扫描的建议

报告应该对重新扫描建议提出一些建议，这可能涉及不同国家的治疗指南或地区的相关标准。可以使用这样的短语来描述；例如，"除非出现新的危险因素，否则不能重新扫描"。但是，个别案例有所差异；例如，芳香化酶抑制剂患者有不同的标准重

新扫描建议。许多患者无法坚持治疗或误解长期治疗的必要性，转诊时应提醒临床医生确保患者配合用药和坚持治疗。如前所述，精度和准确性对于确保重复和可比的骨密度测量非常重要。由于椎体富含代谢活性小梁骨，脊柱被认为是监测治疗反应的最佳位置。图 3–71 为双磷酸盐长期治疗提供了指导。

（五）小结

临床信息与 DXA 扫描在骨质疏松的明确诊断中起着重要作用。这些信息对临床决策至关重要。最终是否进行干预取决于临床医生的决定，因此医生必须对骨科诊疗领域的专业知识有充分的了解，并在骨骼健康方面有充分的知识背景和经验。然而，任何一种治疗方案均应征得患者的同意。

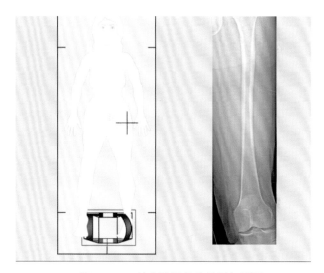

▲ 图 3–70B 整个股骨的单能量扫描图

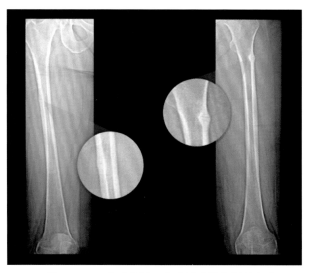

▲ 图 3–70C 皮质骨折，非典型股骨骨折的征兆

- 血检：全血细胞计数、红细胞沉降率或 C 反应蛋白、血清钙、白蛋白、肌酐、磷酸盐、碱性磷酸酶、肝脏转氨酶
- 甲状腺功能测试
- 蛋白质免疫电泳和尿液 Bence-Jones 蛋白检测
- 血清睾酮、性激素结合球蛋白（男性）检测
- 甲状旁腺激素检测
- 血清催乳素（女性）检测
- 促卵泡激素检测
- Luteinising 激素检测

▲ 图 3–70A 低骨密度的临床调查（NOGG，2014）[104]

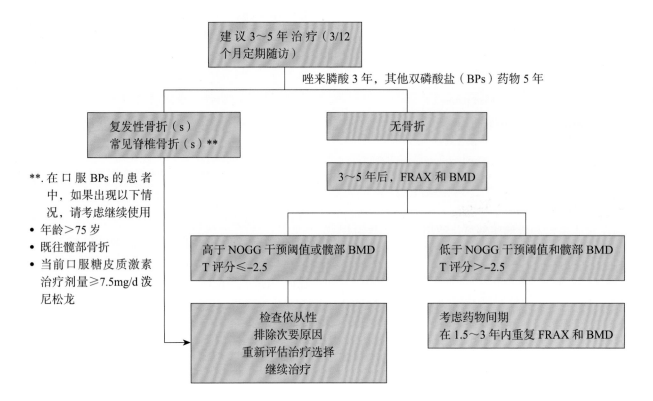

▲ 图 3-71　双磷酸盐（BPs）长期治疗的指导意见

courtesy of Juliet Compston, Chair of NOGG, adapted.

第 4 章　呼吸系统
Respiratory system

一、咽、喉和气管：成像指南及临床成像路径

（一）成像技术

对于咽部、口腔和喉部都不太容易进行检查。临床上，可以在直接或间接视觉下用手电筒和镜子进行检查。必要时，需要影像学检查来发现深部异常或表面异常的深层延伸。

咽、喉部 X 线平片：在现代影像学中的应用价值有限。如果患者在呛咳后出现吞咽困难，侧位 X 线平片可用于检查和定位不透明的异物（如鸡骨头），但在大多数其他临床情况下，需要准确性更高的检查，CT 技术在这种情况下可能会被逐渐广泛应用。

对比增强荧光透视检查：对喉部肿块或吞咽困难的患者非常有价值。咽神经症（Globus）的主要症状是在没有肿块或肿胀的情况下感觉喉咙有哽噎感。吞钡可用于排除器质性病变，或显示不协调的蠕动收缩，这有时是造成这种症状的原因。吞钡检查可显示结构异常（如咽部憩室、狭窄或肿瘤），若临床怀疑有肿瘤，内镜检查仍然是首选的检查方法。

钡剂检查可用于评估神经系统疾病（如卒中）引起的吞咽困难。患者吞服添加了钡剂的黏稠不透明物质（如面包），通过影像学检查来观察物质流动的过程，协助语言治疗师对患者进行康复治疗。

在荧光透视和对比剂的帮助下进行咽部充气试验，可用于评估患者喉切除术后的发音困难，这项工作也是与语言治疗师一起合作进行的。

超声成像：随着高分辨率换能器的出现，超声已经成为检查颈部肿块的主要手段。超声对淋巴结的检测灵敏度高于临床触诊，并能提示恶性肿瘤的可能性。它也可以区分淋巴结与其他颈部肿块，如唾液腺肿瘤。最重要的是，可以对可疑的淋巴结进行超声引导下细针抽吸活检（FNA），以确定恶性肿瘤的诊断和疾病分期。但是超声在评估气管方面作用较小。

CT：是检查颈部结构异常和疑似喉部恶性肿瘤的主要影像学手段之一。通过 CT 能够区分真假声带，并能（通过矢状位和冠状位 MPR）显示声门上、声门下间隙及其相互关系。这对声门下、声门和声门上肿瘤的分期很重要。

声门是包含真声带的空间，声门上包含假声带和会厌等其他结构，声门下是紧靠真声带下方的气管区域。小的喉部肿瘤可能在 CT 上看不到（因此需要进行临床评估），但当能看到肿瘤时，可以确定其大小，确定可能的起源部位，并评估其对邻近间隙的局部侵犯。CT 还可以检查延伸至咽外的病变（尽管甲状腺软骨的侵犯很难准确评估）和颈部淋巴结转移。

MRI：在解剖学定义方面与 CT 具有相似的优势，但其独具的优势是软组织的对比度分辨率更高。它也可以直接获得矢状位和冠状位图像，但图像质量可能会因吞咽伪影而降低，特别是神经紧张或病情严重的患者。在某些恶性肿瘤病例中，常用这两种方法进行综合评估。增强 MRI 上可以很好地显示淋巴结病变，这有助于区分受累淋巴结。此外，MRI 也有助于评估 CT 难以发现的术后颈部广泛瘢痕组织增生和病灶复发。

核医学成像：PET 主要用于颈部肿瘤的分期和复发的评估，其他核医学成像技术在影像学中应用较少。

（二）疾病 / 适用条件及路径

上消化道的吞咽困难将在后文中详细讨论（详见第 5 章）。

大多数的喉咙痛是由病毒或细菌感染引起的，不需要影像学检查。如果喉咙痛持续 2 周及以上，特别是与持续发热或白细胞计数升高有关，尽管大多数病例仍可通过临床检查得到充分处理，但仍可

能需要影像学检查来辅助检测、评估咽后脓肿。口腔或咽部疼痛很少是由于恶性肿瘤引起的，但如果临床发现或怀疑有占位性病变，可通过 CT 和（或）MRI 检查进一步评估和分期。

声音嘶哑或音质的改变可能是喉部恶性肿瘤或喉返神经麻痹导致声带松弛的迹象。最初的耳、鼻、喉（ENT）检查是对喉部进行局部肿瘤检查。如果显示其中一条声带麻痹，则可诊断为喉返神经麻痹。原因可能很多，其中一些是无法通过影像学证实的，但任何沿着神经走行生长的肿块都可能是病因。

薄层 CT 可用于颅底、喉部和颈椎沿线的神经病变检查。迷走神经在颈动脉鞘内走行，左侧喉返神经从迷走神经分支穿过主动脉弓，右侧穿过锁骨下动脉，然后再次上升到喉部。因此，CT 扫描应该从颅底延伸至主动脉弓下方。

虽然颈部肿块大部分是良性，但仍有可能让患者产生一定的心理负担。首要的是排除恶性肿瘤的可能性，特别是腮腺的局部肿瘤和其附近的肿瘤（如鼻咽癌），以及引起的淋巴结肿大，或淋巴瘤。初筛临床检查将确认是否存在肿块及其数量，并初步判断病因，主要检查口腔和咽部是否有隐匿性肿瘤。

超声通常被用作首选的影像学检查方式，特别是在"一站式"颈部肿块检查中。理想情况下，超声通常可以确定起源器官，并提供可能的病因线索，特别是异常淋巴结。超声引导下的细针抽吸活检（FNA）可以同时进行，提高了病理诊断的效率。

CT 和 MRI 可单独或联合应用于原发性肿瘤的分期和淋巴结病变的检查。如果发现局部原发性肿瘤，应进行胸部 CT 检查，以发现肺转移瘤和肺原发性肿瘤（口咽癌和肺癌都是吸烟相关性肿瘤，首次以咽喉癌表现就诊的患者中发现肺癌的并不少见）。

PET-CT 在检测和确定原发肿瘤的位置和范围、疾病分期方面均有很大的作用。肿瘤治疗后解剖结构变形严重，用 MRI 图像评估病情较为困难时，PET-CT 在评估手术或放疗后复发可能性方面突显出优势。

临床上，气喘和咳嗽很常见，通常是由于肺部疾病（如哮喘）引起的，但也有少数是由于气管狭窄。有文摘报道，原发性气管腺样囊性癌是一种罕见的肿瘤，由于患者疑似患有哮喘长期接受无效的治疗，因此通常确诊较晚。气管狭窄也是插管的并发症之一。CT 和 3D 重建有助于明确气管狭窄的原因和范围，并协助制订手术计划。

二、咽

喉切除术后发声

咽的消化功能将在后文中详细介绍（详见第 5 章）。本章中只阐述其在喉切除术后发声的作用。

在正常情况下，空气从肺部通过声带刺激振动，从而产生声音（图 4-1）。这种声音由舌头、牙齿、嘴唇和软硬腭来产生语言。然而，在喉切除术后，声音恢复通常是通过外科声音恢复（SVR）来实现的。SVR 使患者能够通过气管和食道之间的语音假体将呼出的空气从肺部排出。然后，这些空气进入重建的咽部，进入振动段（也称为咽 - 食管段）来刺激声音。类似用喉头发出的声音一样，这种声音通过舌头、牙齿、嘴唇和软硬腭被塑造成语言（图 4-2A）。然而，有些患者在发出喉音时遇到困难。为了确定是否为解剖学或生理学上的原因，我们进行了电视透视吞咽。与"空气吹入试验"相结合，这有助于空气穿过鼻腔后通过导管进入重建的咽部。空气注入评估振动段的张力。喉部发声困难可能是由于振动段的低张力或高张力、痉挛和狭窄[1]。

三、咽钡吞气实验

（一）适应证

评估喉切除术前或术后的手术声音重建。对患者的评估分为两个步骤：首先是电视透视吞咽，其次是充气试验。

选择单一的对比技术，不需要特殊的患者准备。需要带有数字记录、录像和录音的荧光透视设备，来记录和回放检查的整个动态过程。对于那些在透视过程中无法独自站立的患者，在透视时需要准备一个符合特殊体位的椅子用于患者倚靠。

（二）成像过程

1. 电视透视吞咽

颈部的侧位摄影图像是在患者在侧斜位站立或坐立的情况下获得的（图 4-2B）。使患者头部和颈部的正中矢状面平行于位于颈部区域上方的影像接收器 / 增强器输入面。下颌抬高，肩膀压低，以最大限度地观察颈部。患者被要求吞下钡剂，在此过程中，在 X 线透视下，动态实时图像被数字化记录下来。

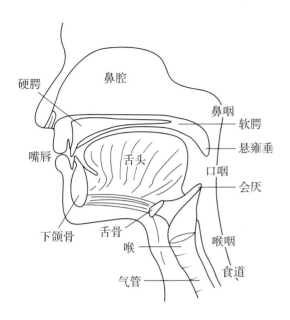

▲ 图 4-1　咽部矢状面示意

然后重复这个过程，利用不同浓度钡剂的吞咽状况来评估吞咽功能。如果患者有语音假体[2, 3]，则指导他们尝试发声，记录产生声音的振动段和充满空气的食道的图像。

2. 充气试验

通过充气实验独立评估患者的咽 – 食管段引导空气进入食管的能力[4-7]。试验前，在患者喉部切口附近的颈部固定一个不透明的标记物作为定位标志。

在咽部涂上钡剂后，用一根硅胶导管（带有一个不透光的尖端和两个相对的侧孔）通过鼻和重建的咽部，使其尖端位于上食道与造口水平相对的位置，以 X 线标记物作为引导（图 4–2C）。当气流通过导管时，患者尝试发出喉音，获取咽部的动态图像，以大约 0.5L/min 的通气速率开始，逐渐提高到 4L/min。

（三）对比剂及注射参数

用量	浓度	方式
70～150ml	钡剂、低黏度、高密度	口服

四、喉部：解剖特征

喉是发声器官，位于舌根和气管之间，颈的上前部、口咽前面。成人喉部相当于第 4 和第 6 颈椎之间的水平。喉由九块软骨组成，其中最大的 3 块是甲状软骨、环状软骨和会厌软骨（图 4–3A 和 B）。

充满空气的喉腔被真声带分为两部分，真声带在中线由一个狭窄的三角形裂缝（声门嵴）分开。声音的形成通过声带振动时声带靠近但不接触而产生。当喉腔完全打开或关闭时，声带不能振动。当声带开始闭合和振动时，言语在呼气的过程中产生。当声带开始打开不再振动时，言语在吸气阶段停止。

（一）推荐成像方式

X 线平片摄影仅限于显示充满空气的喉部，在异物定位或显示充满空气的喉腔时可用。如果有条件，可采用断层融合成像技术。

喉部可以使用许多成像技术进行检查，包括荧光透视、CT、MRI、断层摄影术和喉镜检查。其中，CT 和断层扫描是最常见的检查方式。

临床体格检查喉部和喉镜检查可以显示黏膜表面的病变，这是任何影像学技术都无法显示的，同时还可以对可疑病变进行活检。

（二）适应证

语言障碍、肿瘤和先天畸形。

五、喉部 CT

多排 CT（MDCT）在喉部疾病的诊断、分期和治疗计划中具有重要的作用。MPR 和容积再现图像有助于在不同的平面上进行关系评估[8-10]。

（一）适应证

在怀疑或复发的喉部和下咽肿瘤的病例中，MDCT 可作为内镜检查和内镜活检的辅助手段。喉部肿瘤大多数是鳞状细胞癌，但一些不太常见的肿瘤（如软骨肉瘤、淋巴瘤和脂肪瘤）也可以评估[8]。非肿瘤适应证可能包括囊肿、脓肿、炎症过程和钝挫伤[8, 9]。

（二）患者准备

除摘除扫描范围内任何含金属的首饰或义齿等外，无须特定的患者准备。

（三）患者体位和成像方式（图 4-4A）

患者仰卧在检查床上，双臂置于患者身侧。颈部伸展并由透光垫支撑。头部沿头足轴对齐，以便于对称结构的比较。正中矢状面垂直于桌面，冠状面平行于桌面。在轴位、冠状位和矢状位激光的辅

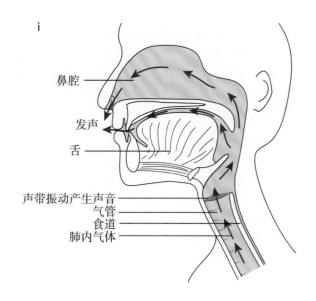

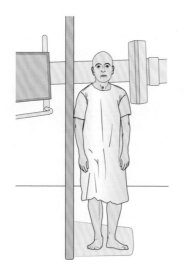

▲ 图 4-2B　吞咽透视时患者体位

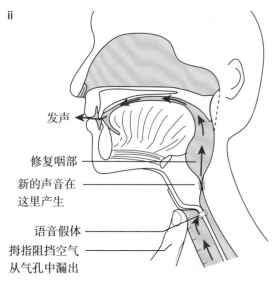

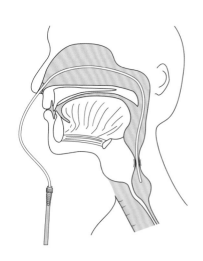

▲ 图 4-2C　显示硅胶导管尖端位置的示意

▲ 图 4-2A　正常（ⅰ）和手术发声（ⅱ）的比较。共振腔放大声音，通过舌、牙齿、嘴唇和软腭协同发声

助下定位，以确保患者位于扫描仪的中轴线上。将患者移动到扫描仪的机架上，直到扫描参考点位于胸骨切迹水平。

（四）成像过程

从参考点上方 12cm 至下方 12cm 开始进行侧位摄影扫描，以包括颅底到胸骨 - 锁骨切迹。通过右肘前窝静脉注射对比剂。常规扫描方案：准直 1.2mm，从颅底至颈部底部断层采集，层厚 / 层间距 5mm/5mm，并使机架倾斜，使扫描平面与舌骨平行，2mm/1mm 轴位重建，3mm 冠状位 MPR；可选的重建还包括 3D

容积再现。在安静呼吸时获得图像，改良的 Valsalva 操作或发声时的采集可用来打开梨状窝。

（五）图像分析（图 4-4B 至 D）

将轴位图像以堆栈或电影模式与冠状 /MPR 和容积再现图像（可选）一起查看，也可使用虚拟内镜软件查看图像。图像可以在软组织和骨骼窗口条件下查看。如果是肿瘤，检查图像可用来评估肿瘤的位置、范围、扩散以及淋巴结的累及情况。

（六）对比剂及注射参数

用量	浓度	速率
100ml	300mgI/ml	2.5ml/s

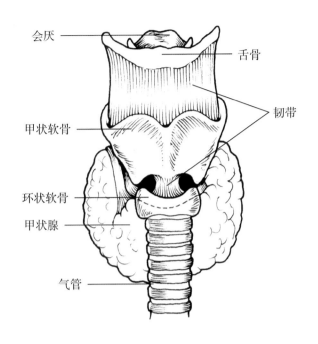

▲ 图 4-3A　喉部前面观

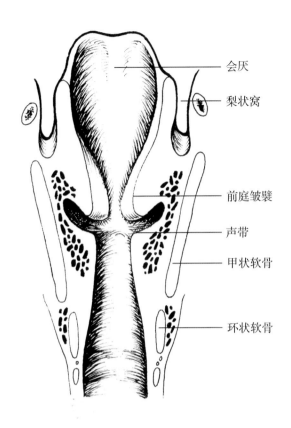

▲ 图 4-3B　喉部背面观（冠状面示意）

（七）辐射防护 / 剂量

剂量减少技术：自动曝光控制（mA）和迭代重建。

预期 DRL：每次完整检查 DLP 836.54mGy·cm。

六、喉部断层摄影（断层融合）

喉部断层摄影（断层融合）通常是在没有 CT 的情况下进行的，一般使用 CR 图像检测器或在 DDR 检测器的视野内获取断层图像。由于喉部的空气和软组织固有的高对比度，当结合更高千伏电压时，采用 1mm 层厚显示声带肿瘤。检查前无须特殊的患者准备，患者的体位可以通过喉部进行一系列前后位（AP）摄影；如有必要，还可以进行侧位摄影。

（一）适应证

包括声带在内的喉部肿瘤。

（二）成像过程（图 4-5A）

- 患者仰卧在检查床上，躯干和头部的正中矢状面与手术台的中线成直角。
- 患者置于检查床上，垂直中心线在甲状软骨隆起下方 1cm 处。

（三）枢轴高度

从距皮肤表面 0.5cm 深到距皮肤表面 4cm 深。

（四）断层运动

- 随着 X 线管从足部向头部方向以线性纵向 20° 移动，有助于避免人的面部骨骼与喉部骨骼的图像重叠。
- 由于该区域具有固有的高对比度，因此可以使用高 kVp（90kVp），以减少线性伪影。
- 可在患者安静呼吸时或在患者发出"e"音时进行断层扫描，以显示由于病变导致的声带异常运动（图 4-5B）。

注：根据所选的扫描方案，使用断层合成技术获得图像的体积数据集［如 *Clark Positioning in Radiography*（第 13 版）书中所述］。

七、喉部 MRI

（一）适应证

在大多数机构中，CT 是喉部的主要成像方式，而 MRI 的作用仅限于解决问题。MRI 是评估鼻咽部

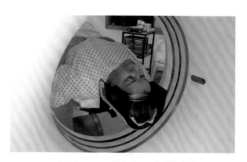

▲ 图 4-4A　喉部 CT 扫描定位

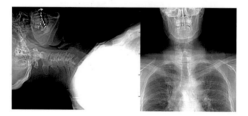

▲ 图 4-4B　喉部侧位和正位摄影图像

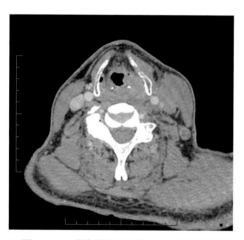

▲ 图 4-4C　喉部增强扫描显示左侧声带肿胀

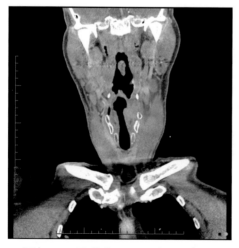

▲ 图 4-4D　冠状位 MPR，在外伤的情况下，可用以评估软组织损伤和骨折

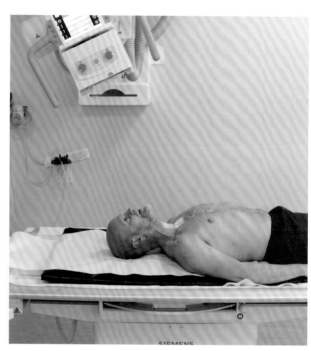

▲ 图 4-5A　使用电动和电子控制 X 线管的断层摄影装置

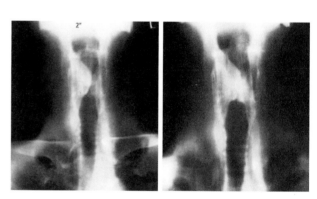

▲ 图 4-5B　断层摄片显示右侧喉部有肿块

和口咽部肿瘤的主要影像学方法；后一部分的成像将在第 5 章中介绍。从鼻咽部以上至喉部以下的所有软组织肿瘤的影像学检查方案基本相同。鼻咽肿瘤可延伸至颅骨穹窿和颅内，也可进行脑部成像。

（二）患者准备

无须特定的患者准备。

（三）成像过程（图 4-6A）

患者仰卧位，头先进置于检查床上，正中矢状面垂直于检查床中心。将头颈部相控阵线圈放置在感兴趣区上，将患者移入磁体内，使颈部处于等中心处。指导患者停止快速吞咽并保持头部和颈部不动。这对于部分患者来说是很难做到的，因此患者的舒适度是这种检查必须要考虑的。线圈包绕待检部位，解释检查流程以获得患者的依从性很重要。

（四）常规序列

(1) 多平面定位。

(2) 冠状位短时反转恢复序列（STIR）快速自旋回波序列（TSE）。

(3) 冠状位 T_1 快速自旋回波序列。

(4) 轴位 T_2 快速自旋回波序列有或无脂肪抑制。

(5) 轴位 T_1 快速自旋回波序列。

(6) 轴位 T_1 快速自旋回波序列增强扫描 + 脂肪抑制。

(7) 冠状位 T_1 快速自旋回波序列增强扫描。

（五）附加序列

(1) 矢状位 T_2 快速自旋回波序列。

(2) 轴位弥散加权成像（DWI）。

(3) 3D T_1 轴位（用于鼻咽癌的脑部评估）。

（六）图像分析（图 4-6B 和 C）

冠状位图像提供了颈部结构的解剖学概况，包括从颅底到胸腔入口的淋巴结，是显示鼻咽和喉部病变的最佳方位[11]。

在 STIR 图像上，下颌骨和颅底皮质内包括骨髓在内的脂肪组织呈低信号，高信号的病变更为明显。典型的肿瘤在 T_1 加权图像上表现为低到中等信号，在 T_2 加权图像上表现为中到高信号。注入钆对比剂后，T_1 加权序列结合脂肪抑制（FS）显示增强病变最优，有助于检测到肿瘤进展和骨或软骨侵犯。

喉部鳞状细胞癌（SCC）横断面成像的作用是评估肿瘤黏膜下延伸、肿瘤边缘加深和淋巴结受累[12]。鼻咽癌（NPC）是鼻咽最常见（70%）的原发性恶性肿瘤，MRI 检查可评估咽旁肿瘤的范围及对鼻窦、颅底和颈部淋巴结的侵犯。

弥散加权成像（DWI）可以在区分肿瘤和相关水肿方面发挥作用，它可以改善对会厌旁间隙侵犯的评估[13]。在颅底区域，虽然 DWI 受磁敏感伪影的影响，但仍有助于区分鼻咽癌和淋巴瘤[14]。

（七）对比剂及注射参数

用量	浓度	速率
相当于 0.1mmol/kg		手动推注

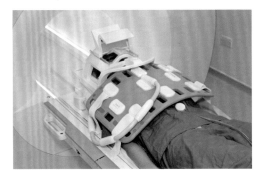

▲ 图 4-6A　准备扫描线圈

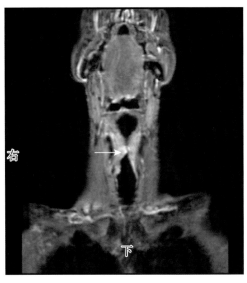

▲ 图 4-6B　注入对比剂后 T_1 冠状位图像，右侧声带良性无强化小息肉样肿块（箭）

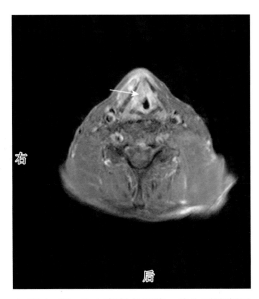

▲ 图 4-6C　T_1 加权轴位图像，注入对比剂后结合脂肪抑制，无强化病变导致右声带局灶性隆起（箭）。切除后活检证实为良性病变

八、气管

气管是一根长约 10cm，直径约 2cm 的软骨和肌膜管。它由 16～20 个不完整的软骨环组成，从喉部的环状软骨向下，通过颈部和胸部，在分叉处分为两个主支气管，称为隆突，向肺部供气。从第六颈椎水平开始，到第 5 胸椎水平结束。在颈部，它前面与甲状腺峡部相关，侧面与甲状腺侧叶和颈总动脉相连。在胸腔它位于上纵隔，在前纵隔的后方和食管的前方。

右主支气管长约为 2.5cm。在第五胸椎水平处进入右肺，比左主支气管短、宽、垂直。由于这种垂直方向，吸入了异物后，异物更容易卡在右主支气管而不是左主支气管。

左主支气管长约 5cm，在第六胸椎处进入左肺，比右主支气管窄且长（图 4-7）。

推荐的成像过程

平片采用穿透良好的前后位（AP）和侧位摄影（包括胸上气管的侧胸入口摄影）显示正常的充气气管，这将使气管偏离甲状腺或其他纵隔肿块而显示得更为清晰。对气管的进一步评估可以通过断层扫描进行，但是首选的是薄层 CT 的 MPR 重建技术。CT 还提供了虚拟支气管镜检查的可能性，这有助于显示支气管内的异常。

九、气管 CT

多平面重建与评估气管形态、管腔和解剖关系的能力相结合，是多排 CT（MDCT）成为首选的无创检查方式的原因[15, 16]。

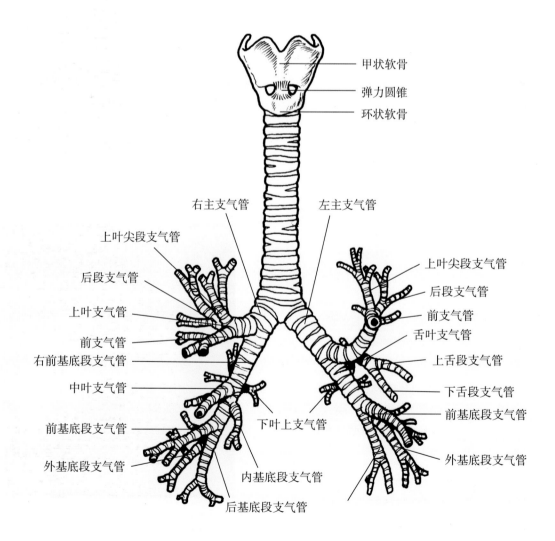

甲状软骨
弹力圆锥
环状软骨
右主支气管
左主支气管
上叶尖段支气管
上叶尖段支气管
后段支气管
后段支气管
上叶支气管
前支气管
前支气管
舌叶支气管
右前基底段支气管
上舌段支气管
中叶支气管
下舌段支气管
前基底段支气管
前基底段支气管
下叶上支气管
外基底段支气管
外基底段支气管
内基底段支气管
后基底段支气管

▲ 图 4-7　气管和支气管树前面观

（一）适应证

气管疾病（如气管软化症和剑鞘样气管），原发性和继发性肿瘤性病变，创伤[15-17]。

（二）患者准备

感兴趣区没有潜在的异物，扫描前进行呼吸训练。

（三）患者体位和成像方式（图 4-8A）

患者仰卧在检查床上，双臂屈曲、举过头顶。如需观察颈部气管，则手臂放在身侧。正中矢状面垂直于床面，冠状面平行于床面。通过轴位、冠状位和矢状位激光辅助定位，以确保患者位于检查床的中轴线上。将患者移入扫描仪机架，直至扫描参考点位于胸骨切迹水平。

（四）成像过程

对颈部气管进行后前位（PA）摄影扫描，从胸骨切迹上方 12cm 至胸骨切迹下方 12cm。

对于胸段气管，后前位（PA）摄影扫描，从胸骨切迹上方 4cm 至胸骨切迹下方 2.5cm，包括肺尖和膈肌，在一次屏息中获得图像。

静脉注射对比剂是通过右肘前窝的静脉置管进行的。常规扫描方案：准直 0.6mm，从肺尖至横膈，层厚 / 层间距 8mm/8mm（根据临床适应证确定非增强 / 增强），1.5mm/0.7mm 轴位重建，5mm 冠状位 MPR；还可生成气管的 3D 容积再现图像。

常规的肺部随访扫描方案：准直 0.6mm，层厚 / 层间距 5mm/5mm（未增强），1.5mm/0.7mm 轴位重建，3mm 冠状位 MPR。在怀疑气管软化的情况下，可以屏息状态下重复扫描。

（五）图像分析（图 4-8B 至 D）

使用适当的窗宽设置，在堆栈或电影模式下查看轴位图像以及冠状面和矢状面 MPR。评估气管壁和管腔的完整性，并记录任何气管肿块或外部压迫。该检查图像也可被用来确定任何肺结节、胸壁和纵隔肿块、积液或其他异常。

（六）对比剂及注射参数

用量	浓度	速率
75ml	300mgI/ml	3ml/s
延迟 60s		

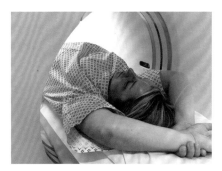

▲ 图 4-8A　气管 CT 扫描定位

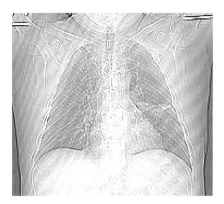

▲ 图 4-8B　气管定位像

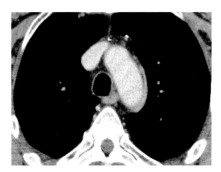

▲ 图 4-8C　增强扫描气管横断面显示正常气管

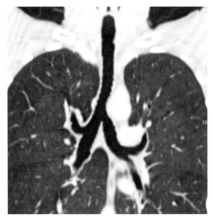

▲ 图 4-8D　气管 MPR 冠状位图像

（七）辐射防护／剂量

剂量减少技术：自动曝光控制（mA）和迭代重建。

预期 DRL：每次完整检查 DLP 为 657.06mGy·cm。

十、气管断层摄影（断层融合）

断层摄影（断层融合）通常是在没有 CT 的情况下进行的，一般使用 CR 图像检测器或在 DDR 检测器的视野内获取断层图像。使用直线运动的断层扫描来显示与气管相关的异常。通过这种方法，单次屏气技术即可显示气管的完整范围。检查前无须特殊的患者准备，将患者放置在适合断层扫描的检查床上，以便进行一系列前后位（AP）摄影。

参考胸部侧位 X 线检查（图 4-9B）有助于确定断层扫描的枢轴高度，该高度是从躯干后部皮肤表面到气管中心处测量的，并通过观察气管在胸腔中相对于后胸壁的角度，来确定躯干必须升高的量，以使胸廓与图像接收器平行。

（一）适应证

寻找气管阻塞的原因。

（二）患者体位和成像方式（图 4-9A）

患者仰卧于检查床上，正中矢状面与检查床中线成直角，抬高躯干使气管与图像接收器平行。垂直的中心射线穿过环状软骨和胸骨角的中间。

（三）中心轴高度

胸骨上切迹 4～5cm 深。

（四）成像过程（图 4-9C）

线性横向运动，仅在专用断层摄影设备上可用，使用 10° 曝光角，5.5mm 层厚，可以避免脊柱引起的条形伪影。如果不可用，则使用纵向移动。

对于横向移动，X 线管被移动其起始位置，可在胸腔的左侧或右侧，并且以与脊柱成直角的角度穿过患者。断层摄影需要 24cm×30cm 的 CR 成像板，该成像板纵向放置在暗盒托盘中，中心轴高度设置为距胸骨上切迹 4～5cm 深。复查 X 线片以评估是否需要进一步高于或低于这一水平的断层照片。较薄的层厚可以在不同的层次上使用较大的角度或适应复杂的大角度运动。

可根据所选的扫描方案，使用断层融合技术获得图像的体积数据集［如 Clark Positioning in Radiography（第 13 版）书中所述］。

十一、肺：成像指南及临床成像路径

（一）成像技术

1. 胸部 X 线平片

胸部 X 线平片是研究许多胸部问题的起点。这是一种相对低剂量的检查，如果进行高质量的检查，可以提供许多重要的信息。有关技术和变化的完整描述，请参见 Clark Positioning in Radiography（第 13 版）。

2. CT

CT 扫描是胸部疾病最常用的影像学检查方法。因为支气管树和肺泡中存在的空气，使得肺部的解剖和病理显示得更为精细，特别是当使用非常薄的准直和锐利的重建滤波器，选择高分辨率（HRCT）算法时。高分辨计算机断层摄影（HRCT）通常以序列扫描的方式进行，以 5mm 或 10mm 的增量获取单个 1mm 截面，从而不完全采集肺部样本。在需要三维重建的情况下（如术前评估气肿性肺大疱），可以使用体积或螺旋采集的类似参数，但这可能会降低单个层面的图像质量。HRCT 最常见的用途是诊断支气管扩张症，以及诊断和随访间质性肺纤维化。呼气期 HRCT 有助于评估支气管疾病中的空气潴留，尤其是在俯卧位阐明不确定毛玻璃阴影的性质。

双能 CT 为灌注成像等先进技术提供了可能性，但目前尚未应用到临床一线实践中。

低剂量、薄层（1mm）CT 用于既往 CT 发现的肺结节的随访。对于一开始不能归类为良性的肺结节，以及不适合通过正电子发射体层摄影（PET-CT）、活检或切除进行评估的肺结节，应根据现行指南进行随访[18-19]。

CT 分期采用 1 或 2mm 准直配合 IV 期对比增强［静脉期，通过上腔静脉（SVC）的密集对比，使胸膜增强最大化和纵隔伪影最小化］用于肿块的诊断和癌症的分期。MPR 功能有助于评估困难区域（如肺上沟或膈肌）。三维腔内重建（虚拟支气管镜）在病变的发现和定性方面不如纤维支气管镜准确，但能够检查阻塞或狭窄远端的支气管树，并评估气道异常的长度。它可以在吸气和呼气时用来显示影响气道僵硬的疾病中气道口径的变化。

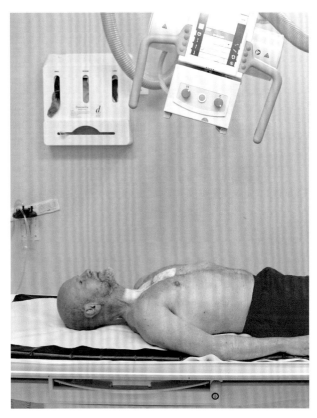

▲ 图 4-9A　使用电动和电子控制 X 线管的断层摄影装置

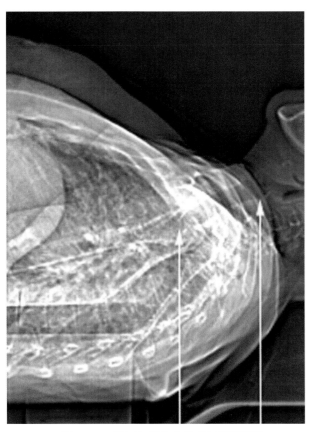

▲ 图 4-9B　显示气管角度的断层摄影图像

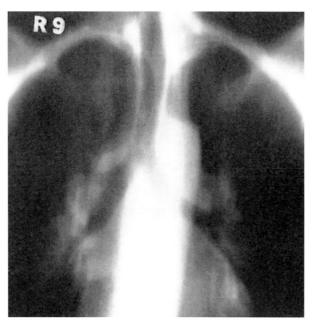

▲ 图 4-9C　正常气管及分叉的前后位（AP）断层摄影

　　薄层（1mm）动脉期增强 CT 获取肺动脉造影图像（CTPA）是检测肺栓塞（PEs）最广泛使用的方法[20, 21]，在美国和英国也被越来越多的使用。与通气 / 灌注（V/Q）扫描相比，它具有更高的敏感性和特异性，但对于检测小的亚节段 PEs 是否有帮助或是否存在过度诊断，仍有待证实。

　　CT 引导可以在胸腔（肺或纵隔）活检时准确地放置针，并且与目前很少使用的透视引导相比，可以对更小和更集中的病变进行活检。任何接受支气管镜检查的患者都应进行 CT 检查，以确保正确执行和定位手术。例如，在进行支气管镜检查的同时，可以进行经支气管针吸活检术（TBNA），以显示隆突下淋巴结病变。

3. MRI

　　由于肺组织的物理性质，MRI 在胸部评估中的作用不及 CT，因为肺组织主要是空气，因此质子数非常低。MRI 对评估腋下、胸壁、臂丛神经（上沟肿瘤）、纵隔和膈肌的恶性侵犯方面很有价值，特别是当 CT 结果不确定时。但与 CT 相比，MRI 能更好地显示和分析病变内部，因此在评估良性纵隔病变（如可疑的支气管囊肿）时通常更有优势。MRI 在 V/Q 研究（肺 – 肺通气 / 灌注）中的应用前景广阔。

4. 超声

　　超声在评估胸腔积液方面非常有用，能够检测到微量的液体，当然也可以检测到任何明显的积液。超声能够比 CT 更准确地显示分隔、腔隙和碎屑，是引导液体抽吸和引流管插入的主要工具。它也可用于指导累及胸壁的可疑恶性肿块的活检，尤其是有胸外成分的部位。

急诊和胸外科医生在创伤超声重点评估（FAST）和其他最新扩展方案的聚焦评估下经常使用超声，以协助胸膜积液、气胸和心脏病等疾病的诊断[22]。

内镜超声可通过食道或支气管进行［如支气管内超声（EBUS）］。这些技术正越来越多地被用于 CT 或 PET 检查提示的复杂中央病变和纵隔淋巴结的细胞学取样。

5. 核医学检查

核医学检查在非恶性肺部疾病中主要局限于 PEs 的通气 / 灌注（V/Q）扫描。然而，由于结果不确定率相对较高，尤其是在存在既往肺部疾病的情况下，核医学检查正被薄层准直 CT 逐渐取代，但它对那些不确定结果的风险较低且辐射剂量较低的年轻和妊娠期患者仍然有用。

通气 / 灌注（V/Q）单光子发射体层摄影（SPECT）比平面成像具有更高的灵敏度、特异性和准确性，且不确定率较低。SPECT 提供了显示和分析数据的新方法（如参数 V/Q 比值图像）。与 CTPA 相比，SPECT 具有更高的灵敏度，更低的辐射剂量，且无对比剂相关的并发症。通过混合扫描仪也可以进行 V/Q SPECT 与 CT 的联合检查，以进一步提高诊断准确性。在有复杂情况的疑似肺栓塞的患者中［如合并慢性阻塞性肺疾病（COPD）、心力衰竭、肺炎和肿瘤等疾病的患者］，V/Q SPECT 仍具有诊断价值[23, 24]。

核医学检查在胸部恶性疾病的评估中有着举足轻重的作用。锝骨扫描是检测和随访转移瘤的主要工具。PET-CT 对肺癌（包括小细胞癌）的诊断，尤其是分期诊断具有重要意义。事实上，肺癌是 PET-CT 的主要转诊指征之一。具体而言，英国国家卫生保健优化研究所（NICE）指南（2011；25）建议对于那些被认为有可能治愈的患者，使用 PET-CT 进行纵隔淋巴结分期。例如，CT 提示低风险的纵隔恶性淋巴结（<1cm），或有中纵隔转移可能性的患者（CT 显示淋巴结直径 1~2cm），以及需要通过 PET-CT 检查确认是否有远处转移的患者[25]。PET-CT 可以用来

定位组织活检最容易到达的区域，这意味着可以定位纵隔淋巴结，以便支气管内超声（EBUS）辅助下活检或外科纵隔镜活检。它对于评估疑似肺癌复发，尤其是放疗或化疗后的复发也很有价值，并有助于胸膜恶性肿瘤的分期。

直径 >8mm 的孤立性实性肺结节[18]的特征是肺 PET-CT 成像的另一个关键参考指标，包括可能无法通过活检或 CT 随访进行适当评估的肺上叶的小结节[26]。这将有助于确定进一步积极干预或后续行动的必要性。

6. 透视

透视在现代胸部影像学中的作用不大。在怀疑瘫痪或膈肌膨出的情况下，它可以用来评估膈肌的运动（筛查膈肌），但这也可以通过超声检查来完成，并且避免辐射暴露。支气管造影是一种有创且不愉快的检查，包括在透视控制下将对比剂吸入肺部，以获得支气管树的图像，主要用于诊断支气管扩张；高分辨 CT（HRCT）的出现使得支气管造影这项检查已经失去了必要性。

7. 血管造影

目前，血管造影主要用于诊断有疑问或需要介入治疗的极少数疑似 PE 病例，以及在持续或大量咯血中检测出血部位，以便进行栓塞治疗。

（二）疾病 / 症状的表现和途径

咳嗽是呼吸道疾病的常见症状（如急性病毒感染，以及哮喘和肺癌等更严重的疾病）。持续性咳嗽，咳痰，尤其是儿童时期有严重胸部感染史，可由支气管扩张引起。这是一种以前的支气管炎症 / 感染阻塞了支气管壁、支气管壁扩张、纤毛功能失调，导致分泌物清除不良和慢性或复发性感染。由于 HRCT 的出现使得通过影像学检查能够更容易地对其进行诊断。

吸烟者的持续咳嗽通常是肺癌的第一征兆，尤其是在老年人群中，尽管公众对这一事实的认识很低[27]。持续咳嗽超过 2~3 周的吸烟者应进行胸部 X 线摄影（CXR 检查），放射科应具有快速反应机制，以便对任何可疑发现进行 CT 检查，因为诊断延迟与生存率低有关[28]。

呼吸困难或呼吸短促有许多潜在的原因，包括心脏和呼吸系统疾病等。在临床评估后，CXR 通常

会给出首先检查哪个器官系统的线索。如果怀疑有呼吸系统疾病，生理肺功能检查将提供更多信息，进一步的影像学检查可能包括 HRCT 以检测或排除肺纤维化和肺气肿，或 CTPA 和（或）HRCT 用于慢性血栓栓塞性疾病。慢性心力衰竭通常可通过其他方法进行诊断，但在疑难病例中可通过 HRCT 进行诊断。

喘息是哮喘和慢性支气管炎的常见表现，通常不需要轴位成像。如果诊断有疑问或有非典型特征，可进行 HRCT 排除其他疾病（如隐匿性支气管扩张症或支气管肺曲霉菌病）。

咯血是肺癌的高危症状，但也有许多无害或良性的原因。必须首先通过仔细的询问病史和检查来排除来自鼻子、牙齿或咽部的血液。如果 PA 上有任何可疑区域，进行侧位 CXR 检查是一个良好的初步检查，但如果病史令人信服，特别是吸烟者，则通常需要进行 CT 检查以排除恶性肿瘤。如果临床因素（患者年龄、病史、CXR、其他因素）提示可能存在动静脉畸形（AVM），则需要进行动脉期扫描，MPR/3D 重建有助于确诊。支气管扩张可导致咯血，如果病史或 CXR 提示可能需要行 HRCT 检查；吸烟者也可能需要 CT 分期来排除恶性肿瘤。

任何恶性肿瘤都可能导致体重减轻，但肺癌进展到足以导致体重减轻的程度时，通常可以在 CXR 检查中看到。在这种情况下，将进行胸部 CT 分期。如果没有关于病因的临床或实验室线索，通常会进行腹部 CT 检查，在这种情况下，也可以对胸部进行扫描。

诸如高钙血症之类的生化紊乱可由肺癌和其他癌症引起，它可以继发于广泛的骨转移或激素介导。原因不明的抗利尿激素分泌不当综合征（SIADH）常由肺癌引起。无论哪种情况，如果怀疑肺癌是病因，都需要进行 CXR 检查和（或）CT 分期。

上腔静脉阻塞是肺癌的一种罕见表现，可导致上肢或上臂肿胀、颈部静脉扩张、搏动减少。这是由于纵隔梗阻，需要 CT 分期以明确原因。

慢性阻塞性肺病是一种由吸烟相关疾病引起的复杂症状。大多数病例除 CXR 检查外无须其他影像学检查，但在肺减容手术或肺移植术前，可能需要横断面影像学检查来评估患者。HRCT 有助于明确诊断（如 . 肺气肿），容积采集将有助于显示疾病的分布。为了排除恶性肿瘤，尤其是潜在的移植患者，可能需要进行 CT 造影分期。

异常的 CXR 不是一种症状，但对于许多患者来说，这是进一步研究其癌症疗程的起点。异常的 CXR 可能是由于此次检查的疾病所致，也可能是在其他的检查中偶然发现（包括麻醉前的筛查等）。

在放射科，应该有一种快速检查可疑恶性肿瘤异常 CXR 的方法，以尽量减少误诊。越来越多的医院开设"一站式"诊所，患者在 1 天内入住，首先接受 CT 检查，然后在同一天进行进一步的检查 [包括支气管镜检查和肺活检（如有必要）]。结果应在几天内提供，以便在多学科综合治疗团队（MDT）会议上讨论。必要时，该系统还应允许在 MDT 之前快速获取 PET-CT。如果一站式诊所无法实现，另一种"快速通道"可能包括由报告 CXR 的放射科医生对患者进行 CT 检查，并在不久后进行快速门诊会诊；这需要强有力的保障措施，以确保患者在道路的所有阶段都能得到适当的信息 [28]。如何实现这一目标有各种各样的模式，这些模式是根据当地的需要和资源制订的。

十二、肺部：解剖特征

肺是呼吸器官，位于胸腔内，由右肺和左肺两个不同的结构组成。两肺呈圆锥形，被称为胸膜的浆膜覆盖。每个肺位于胸膜腔内，由包含心脏和大血管的纵隔与另一个肺分隔开。右肺略大于左肺，有上、中、下肺叶。右肺较左肺短而宽，部分是因为肝脏右叶的大部分向上压迫膈肌的右侧，部分是因为中线稍偏左侧的心脏。左肺分为上叶和下叶。左肺的前缘是心脏切迹，它与心脏的左心室相接触。由于心脏位于左侧，因此左肺没有中叶。舌叶与左肺上叶之间并没有胸膜裂，因此在解剖学上舌叶是左肺上叶的一部分。副叶可存在于任一肺中，由副裂与相邻肺分开。

主支气管从肺的根部进入每个肺，在肺门进入肺后，主支气管分开形成支气管树。与各肺相关的肺动脉和肺静脉也位于根部，被胸膜包围。肺动脉分为许多分支，伴随着支气管树将全身静脉血输送到与肺泡相关的肺毛细血管。肺静脉将含氧血液从肺泡回流到心脏的左心房。每个肺被分成若干段（10 或 8）。每个节段进一步细分为构成肺实质的小叶。

小叶大小不一，由小叶间的结缔组织紧密相连。每个小叶由细支气管的分支和末梢气囊（称为肺泡）和肺动脉、肺毛细血管和肺静脉的细小分支组成（图 4-10A 至 C）。

十三、肺部 CT 标准胸部检查方案

尽管 X 线是胸部疾病的一线检查方式，但是多排 CT（MDCT）因其能以较短的采集时间提供大组织体积的具有良好的空间分辨率的图像（软组织和骨结构），在胸部检查中具有关键作用。此外，MDCT 有助于生成各向同性的多平面重建和三维容积再现图像，进而提高诊断能力[29-31]。

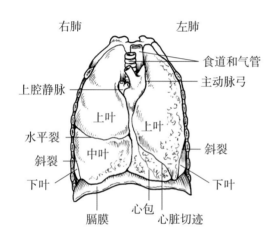

▲ 图 4-10A　肺和心包前面观示意

（一）适应证

胸腔内评估胸膜、肺和纵隔的良恶性肿瘤、积液、气管软化和胸段气管肿块。

（二）患者准备

感兴趣区没有潜在的异物，扫描前进行呼吸训练。

（三）患者体位和成像方式（图 4-11A）

患者仰卧于检查床上，双臂屈曲、举过头顶。正中矢状面垂直于床面，冠状面平行于床面。通过轴位、冠状位和矢状位激光辅助定位，以确保患者位于检查床的中心轴上。将患者移入扫描仪的机架，直到扫描参考点位于胸骨切迹的水平。

（四）成像过程

进行后前位（PA）摄影扫描，从胸骨切迹上方 5cm 至胸骨切迹下方 28cm，包括肺尖和膈肌。静脉注射对比剂是通过右肘前窝的静脉置管进行的。典型的肺部筛查扫描方案：准直 0.6mm，从肺尖至横膈，层厚 / 层间距 8mm/8mm（根据临床适应证确定非增强 / 增强），1.5mm/0.7mm 轴位重建，采用 MPR 和 MIP 用于结节评估，还可生成气管的 3D 容积再现图像。图像是在一次屏息中获得的。典型的肺部随访扫描方案：准直 0.6mm，层厚 / 层间距 5mm/5mm（未增强），1.5mm/0.7mm 轴位重建，3mm 冠状位

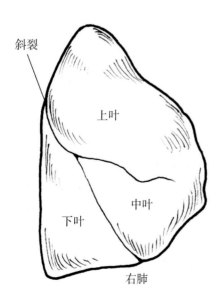

▲ 图 4-10B　右肺侧切面

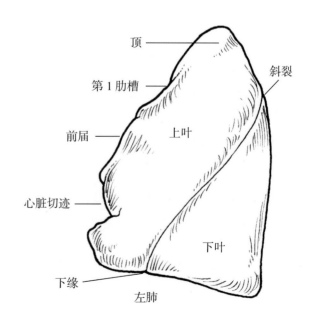

▲ 图 4-10C　左肺侧切面

MPR。在怀疑气管软化的情况下，可以屏息状态下重复扫描。

（五）图像分析（图 4-11B 至 D）

使用适当的窗宽设置，在堆栈或电影模式下查看轴位图像及冠状位 MPR 图像，以确定肺结节的部位 / 范围、气管壁和管腔的完整性、胸壁和纵隔肿块以及积液。

（六）对比剂及注射参数

用量	浓度	速率
75ml	300mgI/ml	3ml/s
延迟 25s		

（七）辐射防护 / 剂量

低剂量技术：自动曝光控制（mA）和迭代重建。

预计 DRL：每个序列 $CTDI_{vol}$ 为 12mGy，每次完整检查 DLP 为 610mGy・cm。

十四、肺部高分辨率 CT 扫描方案

高分辨率 CT（HRCT）结合了亚毫米光束准直、薄层采集和高空间分辨率算法来生成肺实质的详细图像。扫描方案各不相同，但主要包括交叉间隙的不连续采集、体积采集或两种技术的组合[32, 33]。

（一）适应证

弥漫性肺病的鉴别、特征性支气管扩张和肺气肿的评估和描述；胸膜疾病、斑块和肺局灶性肿块的诊断和鉴别。

（二）患者准备

确保感兴趣区内无潜在的异物，并在扫描前进行呼吸训练。

（三）患者体位和成像方式（图 4-12A 和 B）

患者仰卧在检查床上，双臂屈曲、举过头顶。在疑似肺间质性疾病的病例中，患者可以俯卧位进行扫描。正中矢状面调整至垂直于床面，冠状面平行于床面。在轴位、冠状位和矢状位激光辅助下定位，以确保患者位于扫描仪的中轴线上。将患者移入扫描仪的机架，直到扫描参考点位于胸骨切迹的水平。

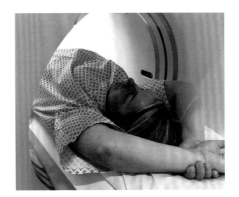

▲ 图 4-11A　CT 标准肺定位（仰卧位扫描）

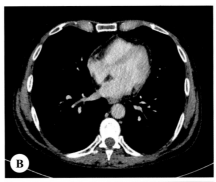

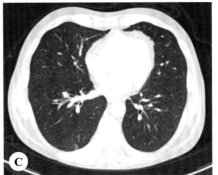

▲ 图 4-11B 和 C　为同一位置的软组织窗及肺窗的对照

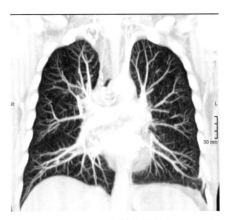

▲ 图 4-11D　同一病例的冠状位 MPR 与 MIP 对照，有助于鉴别结节与血管

（四）成像过程

进行后前位（PA）扫描，从胸骨切迹上方 5cm 至胸骨切迹下方 28cm，包括肺尖和膈肌。常规扫描方案：准直 0.6mm，层厚 / 层间距 1mm/10mm，根据患者的情况，通过单次或多次屏气（吸气）采集图像。图像采集范围从肺尖到横膈。

常规扫描方案：准直 0.6mm，层厚 / 层间距 1.25mm/1.25mm，1.5mm/0.7mm 轴位重建，单次屏气采集图像。在某些病例中，从隆突顶部到纵隔底部，呼气时采集图像。

在疑似肺间质性疾病的病例中，患者可以俯卧位获取图像。常规扫描方案：准直 0.6mm，层厚 / 层间距 1mm/20mm，根据患者的病情，从隆突顶部到纵隔底部进行单次或多次屏气采集图像。

（五）图像分析（图 4-12C 和 D）

使用适当的窗宽设置，在堆栈或电影模式下查看轴位图像及冠状位 MPR。检查图像以确定肺结节的位置 / 范围，气管壁和管腔的完整性，胸壁和纵隔肿块以及积液。

非连续采集技术是不可能实现 MPRs/MIPs 的。

预计 DRL：$CTDI_{vol}$ 序列（mGy）4mGy。每次完整检查 DLP 140mGy·cm。

十五、CT 肺动脉造影（CTPA）

多排 CT（MDCT）的亚毫米各向同性空间分辨率和亚秒级数据采集，有助于肺血管的详细成像[34]。与 MRI 造影相比，CTPA 在患者监测方面的挑战性也较小[35]。

（一）适应证

MDCT 肺动脉造影是目前公认的诊断肺栓塞的无创检查方法。此外，CTPA 还可用于支气管前动脉栓塞和胸部恶性肿瘤的诊断[34, 36]。

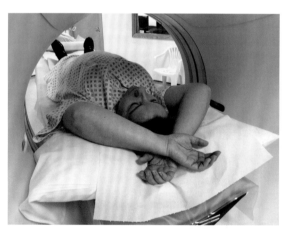

▲ 图 4-12A　肺部高分辨率 CT 扫描（仰卧位）

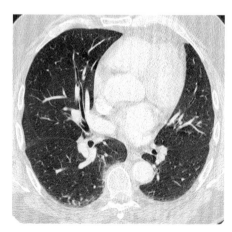

▲ 图 4-12C　肺窗轴位图像（断层扫描）

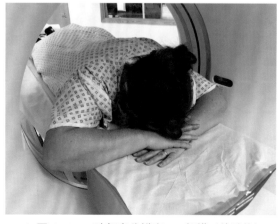

▲ 图 4-12B　肺部高分辨率 CT 扫描（俯卧位）

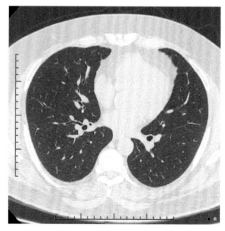

▲ 图 4-12D　肺窗轴位图像（容积扫描）

（二）患者准备

确保感兴趣区内无潜在的异物，并在扫描前进行呼吸训练。

（三）患者体位和成像方式

患者仰卧在检查床上，双臂屈曲、举过头顶。正中矢状面调整至垂直于床面，冠状面平行于床面。在轴位、冠状位和矢状位激光辅助下定位，以确保患者位于扫描仪的中轴线上。将患者移入扫描仪的机架，直到扫描参考点位于胸骨切迹的水平。

（四）成像过程

进行后前位（PA）摄影扫描，从胸骨切迹上方 5cm 至胸骨切迹下方 28cm，包括肺尖和膈肌。静脉注射对比剂是通过右肘前窝的静脉置管进行的。对比剂的时间是通过使用预先设定的增强阈值，在肺动脉主干水平进行团注追踪来确定的。常规扫描方案：准直 1.2mm，层厚 / 层间距 5mm/5mm，1.5mm/1mm（纵隔）、1mm/10mm（肺）轴位重建，16mm/5mm 冠状位 CTA MIP。在复杂的先天性或获得性血管畸形的病例下，可以生成可选的 3D 容积再现图像。图像是在单次屏气时从颅底开始采集的。

（五）图像分析（图 4–13A 至 D）

使用适当的窗宽设置，在堆栈或电影模式下查看轴位图像以及冠状面 MPR。回顾图像以确定肺栓塞的部位 / 范围和其他病理学特征。

（六）对比剂及注射参数

用量	浓度	速率
50ml	350mgI/ml	5ml/s
50ml	生理盐水	5ml/s

（七）辐射防护 / 剂量

低剂量技术：自动曝光控制（mA）和迭代重建。

预计 DRL：每个序列 $CTDI_{vol}$ 为 13mGy，每次完整检查 DLP 为 440mGy·cm。

十六、肺部 MRI

MRI 在呼吸系统中的作用受到质子缺乏和肺内磁场均匀性的限制，肺组织在磁共振成像中几乎"不可见"。研究人员已经利用稀有气体的同位素对肺进

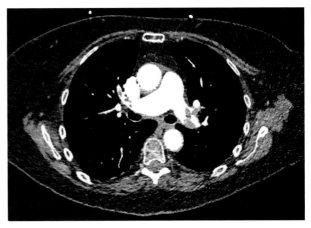

▲ 图 4–13A　CTPA 轴位图像显示双侧肺栓塞

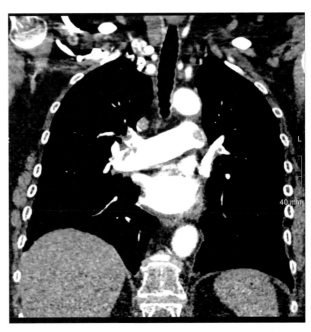

▲ 图 4–13B　冠状位 MPR 图像显示双侧肺栓塞

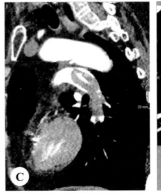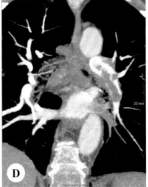

▲ 图 4–13C 和 D　CTPA 矢状位（C）和冠状位（D）图像显示左侧栓子的范围

行了 MRI 扫描，以评估肺功能，这在未来可能会具有较高的临床应用价值。

（一）适应证

目前 MRI 在呼吸系统中的主要应用是原发性支气管肿瘤成像，这种肿瘤可出现在肺尖胸膜沟（3～5%）。例如，Pancoast 肿瘤[37]。MRI 的作用是评估局部肿瘤扩展到肺胸膜、臂丛、锁骨下血管、椎间孔和椎管的情况。

（二）患者准备

患者无须特殊准备。

（三）成像过程（图 4-14A）

患者仰卧位，使用相控阵线圈成像能实现胸部以上和颈部下方的高分辨率成像。患者进入磁共振扫描仪，胸腔中心应位于磁体等中心处。使用钆对比剂获得增强图像。

（四）序列

(1) 多平面定位。

(2) 短时反转恢复序列或 T_2 快速自旋回波序列脂肪抑制（冠状位和轴位）。

(3) T_2 快速自旋回波序列 / 快速自旋回波序列 TSE/FSE（矢状位和轴位）。

(4) T_1 SE 冠状位动脉造影前后对比。

（五）图像分析（图 4-14B 至 D）

在所有序列上，肿瘤都比肺野信号高。与肌肉相比，肿瘤在 T_1 加权图像上呈低 – 中信号，在 T_2 加

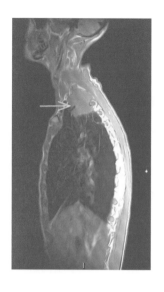

◀ 图 4-14B　T_1 加权矢状位图像显示右上叶 Pancoast 肿瘤（箭）

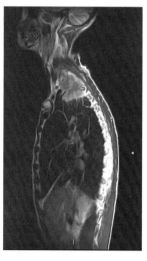

◀ 图 4-14C　T_2 加权矢状位图像显示右肺尖部 Pancoast 肿瘤

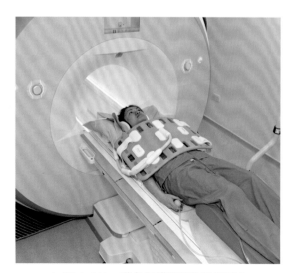

▲ 图 4-14A　准备扫描肺部的线圈固定

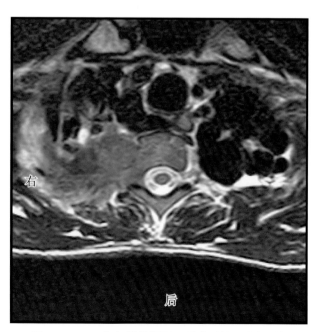

▲ 图 4-14D　T_2 加权轴位图显示肿瘤延伸至右侧椎间孔

权图像上呈高信号，由于出血或坏死区域，肿瘤通常不均匀。T_1 和 T_2 加权图像提供了高分辨率的局部解剖，多平面成像显示肿瘤与周围解剖的关系。冠状位最能显示与锁骨下血管的关系。STIR 成像显示臂丛神经呈高信号，周围脂肪组织呈低信号。增强成像可以帮助明确肿瘤的边缘，以辅助手术计划。

（六）对比剂及注射参数

用量	浓度	速率
相当于 0.1mmol/kg		手动推注

十七、肺 – 肺通气 / 灌注（V/Q）扫描

V/Q 一词常在要求肺灌注扫描时使用。数学方程中，使用字母 V 和 Q 来计算空气流量（通气）和血液流量（灌注）。虽然 V/Q 是常用术语，但一些指南和综述文章引用了 V/P 扫描（通气和灌注扫描）。为了保持一致性，全文都使用了 V/Q。平面 V/Q 扫描常用于 PE 的研究，但众所周知，它具有局限性。SPECT 通过生成 3D 成像克服了一些限制。V/Q SPECT 比平面显像具有更高的灵敏度、特异性和准确性，不确定率较低。SPECT 提供了显示和分析数据的新方法，如 V/Q 比值图像。与 CTPA 相比，SPECT 具有更高的敏感性，更低的辐射剂量，更高的研究理想度，没有对比剂相关并发症[38, 39]。与平面成像相比，SPECT 肺显像能更准确地确定单个节段灌注缺损的大小和位置。融合成像（如 SPECT-CT）有助于提高诊断准确性。平面局部成像在年轻和妊娠期患者中也可有效减少辐射剂量。

（一）适应证

肺 V/Q 闪烁显像在确诊诊断肺栓塞（PE）方面已经超过 50 年了。该检查有助于在术前做定量分析鉴别肺功能。

（二）患者准备

为了减少假阴性，研究前应该进行近期的"明确的"CXR 检查。D- 二聚体测试结果、深静脉血栓形成（DVT）的临床史也应考虑[40]，同时复查 Wells 评分。

（三）患者体位和成像方式

常规方法是先进行通气扫描，再进行灌注扫描。
- 获得前位、后位、前斜位、后斜位和左侧位、

右侧位的静态图像。
- 使用高分辨率准直器进行静态扫描。

（四）通气扫描

- 吸入放射性气体或气溶胶。
- 用放射性标记物或柔性铅条标记下肋缘和剑胸骨的位置。

（五）灌注扫描

- 静脉注射 ^{99m}Tc 标记的大聚白蛋白（MAA）、锡或硫胶体于肘正中静脉。

（六）成像过程

患者仰卧于检查床上（图 4–15A）。对于前后位（AP）视图，双探头应与检查床平行放置，并尽可能靠近患者胸部表面。通过旋转相机进入后部和左右侧位获得更多图像。标准平面检查包括 8 个通气投影和 8 个灌注投影。
- 前位、后位侧位。
- 前斜位和后斜位。

灌注图像显示在通气图像的上方（图 4–15B）。

（七）图像分析

平面成像

V/Q 诊断时，应同时结合 X 线胸片。肺部解剖分段图也是有用的。图像最好在工作站使用专用的软件进行查看，允许自动或手动的通气 / 灌注数据的图像共配准和所有正交平面上查看图像[41]。V/Q 分析通常基于 EANM 指南进行。该指南建议，如果 V/Q 至少有 1 个片段或 2 个亚片段不匹配符合肺血管解剖结构，则报告为 PE 阳性。图 4–15B 所示为正常病例，PE 概率低；图 4–16B 所示为异常肺通气 / 灌注对比图像，患者通气正常，但灌注不匹配，PE 发生率高。

十八、肺通气 / 灌注（V/Q）与 V/Q-SPECT

（一）EANM 标准报告[42]

V/Q SPECT 及 V/Q 平面成像对 PE 的诊断推荐参考以下标准进行。

如果有以下情况，诊断为无 PE。
- 正常灌注模式符合肺的解剖边界。
- 匹配或反向不匹配的 V/Q 缺陷的大小、形状或数量与不匹配区域均符合。

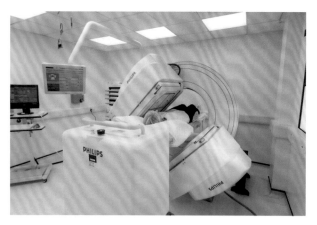

▲ 图 4-15A　双斜位肺扫描，患者体位

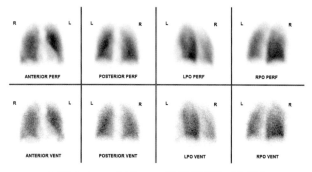

▲ 图 4-15B　正常 V/Q 肺通气灌注对比图像

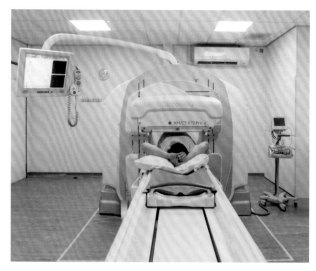

▲ 图 4-16A　V/Q-SPECT 检查，患者体位

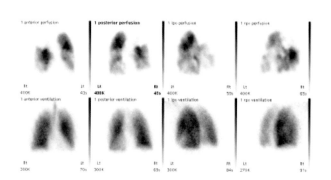

▲ 图 4-16B　V/Q 异常肺通气 / 灌注对比图像，提示肺栓塞发生率高

- V/Q 不匹配区域没有达到至少 1 个节段或 2 个亚节段的肺解剖区。

  如果有以下情况，诊断为 PE。

- 符合肺血管解剖结构的至少 1 个节段或 2 个亚段的 V/Q 不匹配。

  如果有以下情况，则不能明确 PE 诊断。

- 非典型疾病的多重 V/Q 异常。

（二）V/Q-SPECT

V/Q-SPECT 和 SPECT-CT 有多种检查方案，应参考最新的文献和相关指南[38-40, 43]。不应经常变动采集方案，以确保研究之间的一致性。对于双重采集患者，不存在上述问题。灌注和通气扫描可同时进行。

（三）患者体位和成像方式

检查时患者应脱去可能造成伪影的衣物（如带有金属纽扣的衣物），内衣可以保留。患者平卧于检查床上，双臂抬起并并拢置于头顶（图 4-16A）。患者舒适是避免运动伪影的关键，膝关节支撑也可能有帮助。双探头与患者平行放置，并尽可能靠近。为了提高图像质量，可使用呼吸门控。

（四）放射性核素显像剂与成像参数

放射性核素显像剂	成像参数（使用不同的扫描仪会有所变化）
- 灌注成像	- 低能高分辨准直器
- 100～200MBq	- 能峰：140 keV20% 窗宽 99mTc
- 99mTc-MAA	- 81mKr 为 190 keV
- 通气成像	- 64×64 矩阵
- 133Xe 或 81mKr 气体	- 放大系数 1.2
- 30～50MBq 气溶胶	- 60 个投影，每次投影 40s
- 99mTc-DTPA/Tc 气体	

十九、肺通气 / 灌注（V/Q）-SPECT

（一）SPECT 成像过程

1. 通气

使用惰性气体 81mKr 和 133Xe 有多种选择，有助于更准确地代表区域通气功能，但仅限于某些区域的成像。更常用的是 ^{99m}Tc 标记的微粒气溶胶，包括以下两种。

- ^{99m}Tc- 二乙三胺五乙酸（^{99m}Tc-DTPA）。
- ^{99m}Tc-Tc 气体。

2. 灌注

通常用 ^{99m}Tc-MAA 或胶体进行评估，剂量取决于通气显像所用的显像剂。嘱患者用力咳嗽并多次深呼吸，在 3～5 个呼吸周期后缓慢注射 ^{99m}Tc-MAA，患者仰卧。注意不要通过含有过滤器的留置管路或端口进行注射（如化疗路径）。双探头伽马相机成像旋转超过 180°。每个 SPECT 探头旋转超过 180°，获得 64 个投影的数据，通气 10s/ 投影，灌注 5s/ 投影，使用低能通用（LEGP）准直器，矩阵 64×64[43]。

（二）图像分析（图 4-17A 至 C）

V/Q-SPECT

推荐迭代重建，同时读取轴位、冠状位和矢状位投影的通气 / 灌注图像，以及 3D 可旋转图像。V/Q 比值图像也可以作为一个选项显示。V/Q 比值图像提高了小灌注缺损的检测、分类及定位能力。V/Q 比值图像显示在图像的底部一行（图 4-17A 至 C）[45]。所有图像最好在工作站使用专用的软件包进行阅览，该软件允许自动或手动的通气 / 灌注数据的图像配准，并显示每个正交平面的图像[41]。

（三）放射性核素显像剂与成像参数（SPECT）

放射性核素显像剂	采集参数 （使用不同扫描仪会有所变化）
灌注成像	• 低能高分辨准直器
• 100～200MBq	• 能峰：140keV，20% 窗宽，^{99m}Tc
• ^{99m}Tc-MAA	
通气成像	• ^{81m}Kr，190keV
^{133}Xe 或 ^{81m}Kr 气体	• 64×64 矩阵

30～50MBq 气溶胶；^{99m}Tc-DTPA/ 锝气体

二十、肺部 SPECT

（一）SPECT-CT（图 4-18）

SPECT-CT 支持同时采集 V/Q-SPECT-CT。CT 扫描可以作为低剂量 CT 进行衰减校正并提供解剖定位，平扫或增强（CTPA）多层 CT 扫描也可以用于诊断。

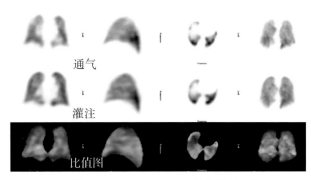

▲ 图 4-17A　V/Q-SPECT 扫描显示正常

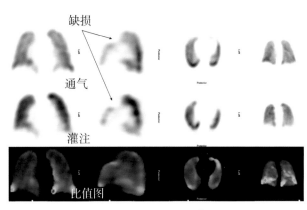

▲ 图 4-17B　V/Q-SPECT 提示无 PE

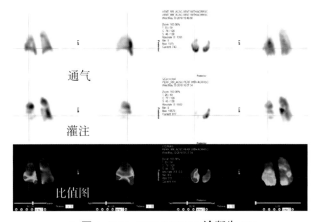

▲ 图 4-17C　V/Q-SPECT 诊断为 PE

（二）V/Q SPECT-CT

SPECT-CT 扫描仪提供的解剖细节可以与功能数据相结合。V/Q 不匹配可能是由于 PE 以外的原因（如放疗引起的改变、肺气肿和肿瘤或纵隔腺病等条件造成的外部血管压迫）。SPECT-CT 也可以帮助特征匹配的变化，由于非栓塞病因，如肺炎、脓肿、胸膜或心包积液、恶性肿瘤和肺梗死。因此，融合 SPECT-CT 成像通过表征潜在灌注缺陷的原因，有可

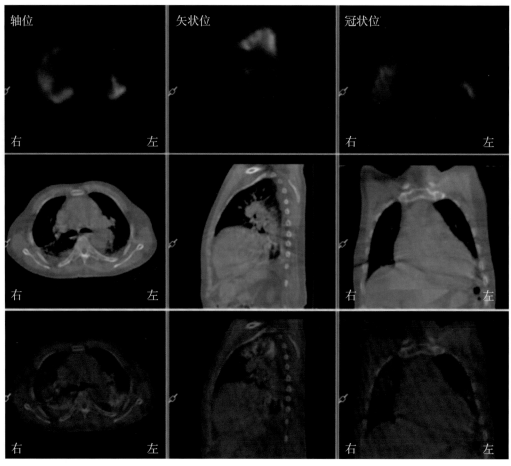

▲ 图 4-18　SPECT-CT 显示左肺上叶明显缺损，提示肺栓塞（PE）

能增加 V/Q 扫描的特异性。V/Q SPECT-CT 提供了一种检测 PE 的高灵敏度和特异性的单一成像的潜在价值，它的另一优势是能够识别各种其他可以解释的胸痛和呼吸困难疾病[38, 46]。

（三）CT

在自由呼吸[43] 条件下进行低剂量 CT 扫描，不进行造影增强。

CT 扫描参数

采集参数（不同的扫描仪会不同）
110～140kV，20mAs
旋转时间 0.5s，螺距 0.813
512×512 矩阵
60 个投影，每次投影 40s

（四）小结

- 如果 V/Q 不匹配至少有 1 个节段或 2 个亚节段符合肺动脉血管解剖，则报告 PE。

- 如果有符合肺部解剖边界的正常灌注模式，则报告无 PE。匹配或反向不匹配的 V/Q 缺陷的大小、形状或数量与不匹配区域均符合。

- 如果有多个 V/Q 异常，而不是典型的特定疾病，则无法诊断是否具有 PE。

注：有许多肺部成像指南，值得全面阅读借鉴，应认真考虑专业指南中建议的一些方案。

二十一、肺部 PET-CT

（一）适应证

肺癌是 PET-CT 的关键转诊指征之一。NICE 2019 指南推荐 PET-CT 用于接受根治性治疗的非小细胞肺癌（NSCLC）患者的分期。它在纵隔淋巴结分期方面有特殊的价值，适用于被认为可能适合接受治疗的患者，CT 上<1cm 的低概率纵隔恶性淋巴结，在纵隔转移（CT 显示结节直径 1～2cm）中等风险的患者和确认远处转移的患者[47, 48]。除 NSCLC 外，

孤立性肺结节的特征是肺 PET-CT 的另一个关键影像学检查转诊指标，特别是在活检失败或上叶小结节不能适当评估的情况下。活检或 CT 随访 PET-CT 肺显像的最终关键转诊指征是怀疑疾病复发、小细胞肺癌类型分期，胸膜恶性肿瘤和特定患者的化疗 / 放疗治疗。

（二）患者准备

需要一个标准的全身 ^{18}F-FDG PET-CT 成像程序（详见第 1 章）。患者在预约前需要禁食 6h（可饮水）。注射 ^{18}F-FDG，在摄取期的 60min 内，患者需要保持放松。如果是糖尿病患者，通常禁食 4h。

成像前患者需要排空膀胱，然后平卧于检查床上，双臂抬起并固定。扫描视野将从眼眶下延伸到大腿中部。图 4-19A 展示了肺扫描患者的典型体位，利用放射治疗计划床和相关的固定手臂支持。使用放疗计划床获取图像的优点是允许放疗团队在需要时对 PET-CT 图像进行后期评估，通过放疗规划软件对患者的体位进行假设，并将 PET-CT 集成到放疗规划平台中，以便在必要时进行后续放疗治疗。

（三）成像过程

低剂量 CT 采集用于 PET 衰减校正。图像采集是在平静呼吸状态下进行避免随后的误配伪像，也可在屏气状态下采集。

在大多数现代 PET 系统上，PET 采集通常采用 3D 模式，卧位状态下 PET 系统发射扫描采集 2～3min。给药剂量通常为 3.5MBq/kg。

（四）图像分析

在图像分析中，正常分布表现为大脑（灰质）和泌尿系统摄取显著，因为注射量的大约 30% 将分布在这些区域。肺、纵隔和肝脏摄取也会低，心肌和胃肠道分布变化明显。在图 4-19B 中，CT 图像上空泡性肺病变显示清晰，未见强化。然而，PET 的功能成分显示空泡病变壁的高细胞活性。融合 PET-CT 增强了 CT 解剖和 PET 功能。最后，MIP 图像显示了病变局部纵隔淋巴结摄取。

孤立肺结节（SPN）是 PET-CT 肺成像的关键转诊指标。典型的 SPN 可在 CT 成像中提取（图 4-20A），对于在 CT 上显示的直径在 8～10mm 的

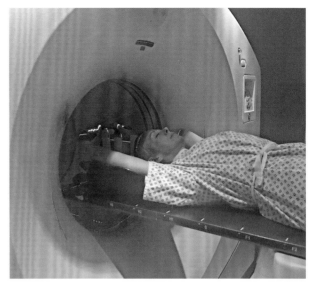

▲ 图 4-19A　利用放射治疗规划床和相关的固定手臂支持进行肺部扫描的患者体位

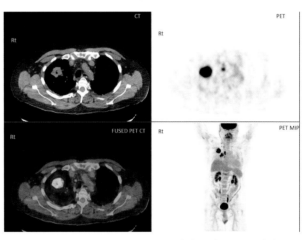

▲ 图 4-19B　PET-CT 显示肺癌患者空洞性肺病变

较小结节，可使用 PET-CT 成像来表征结节（图 4-20B），并确定其是否为 FDG 摄取（FDG-avid）。对于略大的结节和活检失败的病例，特别是病灶位肺上叶时，PET-CT 是有价值的[49]。

呼吸系统 PET-CT 成像还可用于胸膜成像。PET-CT 对于胸膜增厚和可疑胸膜恶性肿瘤患者的活检具有特别的指导价值（图 4-20C）。对于需要手术或根治性放疗的患者，PET-CT 对于在组织学证实的间皮瘤中排除胸外病变也具有价值（图 4-20D）。

二十二、肺血管造影及介入治疗

血管造影最好使用带有大图像 DDR 检测器 / 增强器（如 40cm）的专用血管造影 C 臂设备（图 4-21A）。

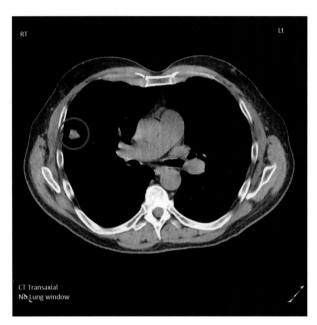

▲ 图 4-20A　CT 肺：孤立性肺结节

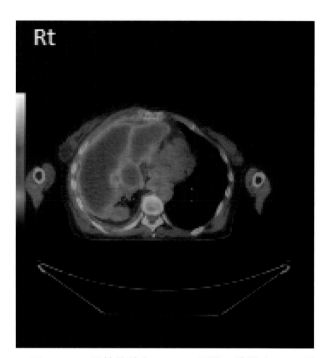

▲ 图 4-20C　经轴位融合 PET-CT 图像，胸膜内 FDG 摄取增高

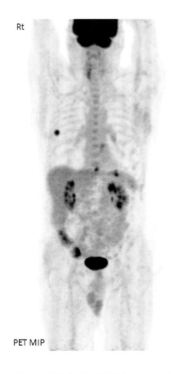

◀ 图 4-20B　PET MIP 证实图 4-20A 中所示的孤立肺结节是 FDG-avid

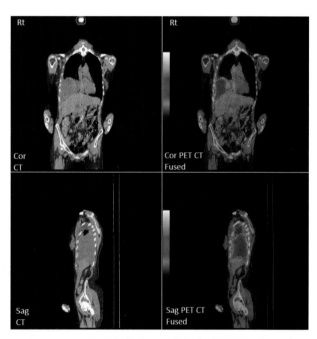

▲ 图 4-20D　PET 矢状位和冠状位胸膜内 FDG 摄取增高

数字减影血管造影（DSA）的优点是可以引导更小的导管用于介入手术，从而可以缩短术后护理时间。

（一）支气管动脉栓塞

1. 适应证

该手术的主要适应证是慢性化脓性或炎性肺部疾病（如囊性纤维化、支气管扩张和结核）患者的大量咯血。这些患者可能出现明显的支气管动脉肥厚，并分流至肺动脉的外周分支。

出血被认为是由机体调节后的肺动脉压力增大引起的。栓塞引起出血的血管可能成功地治疗咯血发作，但由于潜在的疾病仍未找到，患者可能会反复出血，并返回血管造影科进行重复操作。对大咯血患者的初步评估通常会选择支气管镜和（或）CT成像。

2. 成像过程（图 4-21A 至 E）

患者仰卧，行右侧股总动脉逆行穿刺。导管的选择取决于操作者的自主选择，但应该采用非侧孔的导管进行栓塞术。需要一根微导管来选择性地插入较小的支气管血管并进行选择性栓塞。可能需要高辐射剂量的透视检查，来确保栓塞过程中的图像质量，从而保证栓塞手术成功。

在患者第一次就诊时，可以进行胸主动脉造影，创建有用的血管路线图。患者仰卧于检查床中央，头放在枕头上。DDR 探测器 / 影像增强器面与检查床平行，并在所需的水平面置于透视检查控制下。如果使用 C 臂系统操作，图像接收器在透视检查后立即旋转到图像采集之前的位置。

对于以前做过血管造影和介入治疗的患者，可立即选择性插管。栓塞前进行选择性支气管动脉造影，以确定是否有可能与脊髓动脉相通。当血管造影显示不透明时，很容易识别，因为它们有典型的"发夹弯曲"。在任何一个手术中都可以治疗多条血管。栓塞通常使用颗粒剂，如聚乙烯醇（PVA）颗粒或无刺激性的微球。

3. 成像参数

图像采集	采集时间	图像总数
2 帧 / 秒	3～4s	6～8

高分辨率胸主动脉造影可能需要 3～4 帧 / 秒

4. 对比剂注射方案

用量	浓度	速率
5ml	270～320mgI/ml	手动推注

（二）肺动脉介入治疗

1. 适应证

肺溶栓是在患者发生肺栓塞（通常是左右肺动脉主干内）导致严重的心肺功能损害时进行的。通常是通过给外周静脉注射大量纤溶剂来完成。对于有溶栓出血危险或静脉溶栓不充分的患者，可以考虑导管引导溶栓。

2. 成像过程（图 4-22A 至 C）

使用 C 臂 DDR 系统对患者和设备进行定位，与支气管动脉栓塞术相似。通道通常经股静脉进入。有角度的猪尾状导管进入主肺动脉。肺血管造影是通过手注射对比剂进行的，右心压（20mmHg）明显升高的患者进行高压泵注射可引起心脏骤停。血管造影可确定血栓的位置。将猪尾管依次置入左、右肺动脉并快速旋转，以浸蚀血栓并将其栓塞到周围的肺动脉分支，可导致右心压的降低和肺部灌注的改善。开始使用经血管造影导管的低剂量输液进行溶栓。可以通过一系列肺动脉血管造影或测量右心压力的改善来监测溶栓的进程。

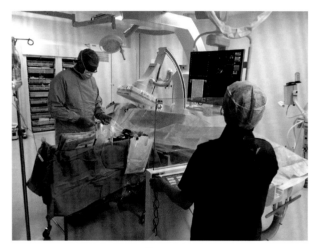

▲ 图 4-21A　血管造影介入手术准备室

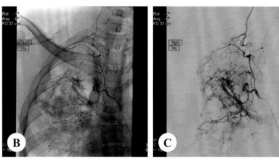

▲ 图 4-21B 和 C　栓塞前异常支气管动脉的原始（B）和减影（C）图像

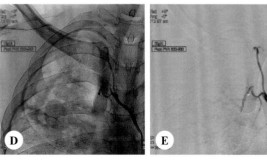

▲ 图 4-21D 和 E　栓塞后的原始（D）和减影（E）图像显示异常血管现在被阻断

3. 成像参数

图像采集	采集时间	总帧数
3～6 帧 / 秒	3～4s	9～24
高分辨率胸主动脉造影可能需要 3～4 帧 / 秒		

4. 对比剂注射方案

用量	浓度	速率
5ml	270～320mgI/ml	手动推注

二十三、肺部超声

虽然常规超声检查肺野通常是没有价值的，因为超声不能穿透含空气的结构，但当液体或肿块占据胸膜时，超声可用于评估病变。在这些情况下，相比传统的放射摄影，超声有以下优点，即无辐射、实时动态成像和便携性，可在必要和紧急情况下使用。

（一）适应证

- 区分胸膜肿块和积液，因为在 X 线胸片上局部积液袋可能被误认为肿块。如图 4-23A 所示，超声可区分实变和积液[51]。
- 评估膈肌偏移，其优点是无电离辐射。
- 在紧急情况下进行胸部评估，以诊断急性气胸和血胸。在诊断外伤性胸部损伤[52]所致的气胸时，超声已被证明与胸部 X 线摄影具有同等的准确性。
- 确定皮肤表面放置胸腔引流液的最佳入口点。
- 当病因不明时，作为胸腔穿刺或组织活检的引导，以获取样本进行实验室分析。英国胸科协会（BTS）指南建议所有胸腔穿刺或组织活检均在超声引导下进行[53]。

（二）患者准备

患者无须特殊准备，脱衣扫查时应注意保护患者隐私。如有感染或开放性伤口，或需进行介入性操作（如引流管插入），则应解决控制感染问题。如果可能，应在操作前获得最近的胸片，以帮助病变定位。

（三）成像过程

患者最初应保持直立坐位，最好是在无背凳上，以便能从各个方位进行检查（图 4-23B）。在这个位

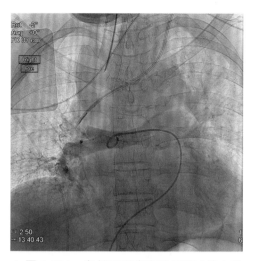

▲ 图 4-22A 急性不适患者双侧肺动脉血栓形成的原始图像

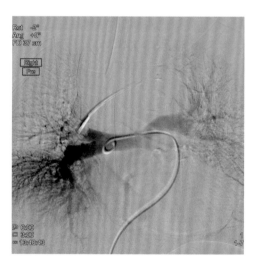

▲ 图 4-22B 减影后的图像，干预前肺动脉血栓形成

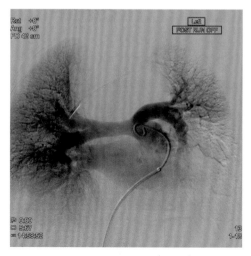

▲ 图 4-22C 减影后的图像，经溶栓和血栓吸收已经恢复了大部分肺动脉血流

置，任何自由流体都将聚集在膈肌上面，在那里更容易看到。这是检查胸部后位的最佳体位，而胸部前侧和侧位可以在侧卧位进行评估（图 4-23C）。将患者的手臂举过头顶可增加肋骨间距，便于患者以直立或卧位进行扫描[54]。在任何情况下，体位应该满足病理部位容易接近，患者必须足够舒适以保证在任何操作期间不得移动。

最好使用小巧的探头，方便进入肋骨之间，同时可使肺野和横膈成像。在胸部超声检查中虽然分辨率不是最重要的，所选择的频率应根据所探查的深度尽可能高，最佳频率为 2.5～7.5MHz[55]。

由于胸腔积液通常聚集在膈肌上方的胸膜隐窝中，其向后比向前下降得更远，因此使用胸膜隐窝可以更好地观察胸腔后方的积液。探头放置于胸腔后方靠近中线与肺下叶和膈相对应的肋间隙处，并沿着肋间隙移动，以便从后方和侧面检查胸膜（图 4-23B）。探头移到更高的下一个肋间隙，重复以上过程追踪积液或其他病变。在这个过程中，要求患者深呼吸后屏住呼吸。

患者取侧卧位，以便进行侧面和前面扫查（图 4-23C）。从前面可以将右肝和脾作为透声窗，观察左右底部和膈穹窿，对观察膈肌的移位可能有用。探头放置在前腹壁上的肋软骨和躯干两侧的胸腔下方。超声探头向头侧倾斜，使用横切面、矢状面和斜切面的组合获得多个视图。患者应深呼吸，在深呼吸过程中，可以在超声显示器上直观地评估运动程度。M 型有助于显示和记录塌陷肺的运动。

气胸可以通过以下 3 种超声特征来诊断（Hew 和 Tay，2016；56）。

- 在呼吸过程中没有出现"肺滑动"征。
- B 线缺失，相当于胸部 X 线平片上的 Kerley B 线。
- 存在"肺点"，仅部分可见，因为它是气胸肺滑动区及无滑动区之间的过渡点。

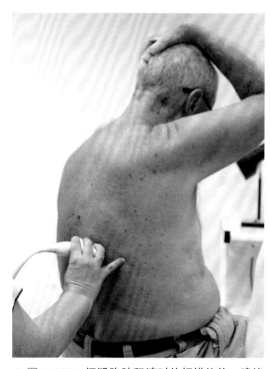

▲ 图 4-23B　怀疑胸腔积液时的扫描体位。建议采用背部扫查，探头放置于靠近中线从膈肌上方一点的肋间隙

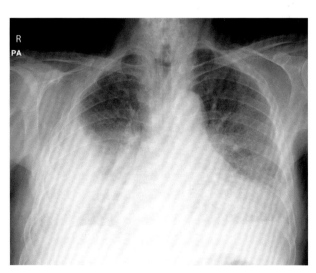

▲ 图 4-23A　X 线胸片提示右侧胸腔积液可能

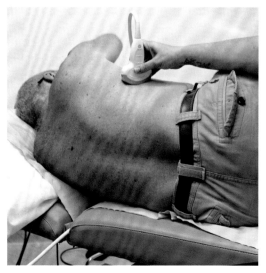

▲ 图 4-23C　患者左侧卧位，从其侧面扫查右肺

（四）图像分析

图 4-24A 显示左肺实变伴胸腔积液和腹水，该患者的 X 线胸片诊断与超声诊断相似，这再次证明了超声在鉴别诊断病理过程中的作用。在同一患者（图 4-24A）中，图 4-24B 显示了通常被肺部空气散射所掩盖的胸部解剖结构。这是由于肺实变和胸膜外积液，两者都能很好地传递声波，心脏流出道和肺动脉干的分叉清晰可见。

二十四、肺 – 计算机断层扫描虚拟支气管镜检查（VBCT）

气管支气管树是包括慢性阻塞性肺病（COPD）和肺癌在内的几种常见性疾病的发病部位。VBCT 曾被视为光支气管镜检查的辅助手段，现在被广泛视为首选检查。在 CT 中，这是 MDCT 技术进步的结果。例如，各向同性体素、"飞越"图像和三维软件的应用[57, 58]。VBCT 是一种后处理技术，可生成气管支气管树的三维腔内再现[59]。

（一）适应证

怀疑气管狭窄，评估支架通畅和气道阻塞（恶性肿瘤或血管起源）。

（二）患者准备

感兴趣区无潜在的异物，并在检查前进行呼吸训练。

（三）患者体位和成像方式

患者仰卧于检查床上，双臂屈曲、举过头顶。正中矢状面调整垂直于床面，冠状面平行于床面。通过轴位、冠状位和矢状位激光辅助定位，以确保患者位于检查床的中心轴上。将患者移入扫描仪的机架，直到扫描参考点位于胸骨切迹的水平。

（四）成像过程

进行后前位（PA）摄影扫描，从胸骨切迹上方 5cm 至胸骨切迹下方 28cm，包括肺和膈肌的顶端。在疑似气道阻塞的情况下，通过右肘前窝的静脉置管注射对比剂。常规扫描方案：准直 0.6mm，从肺尖至横膈，层厚/层间距 8mm/8mm（根据临床适应证确定非增强/增强），0.75mm/0.5mm 轴位 MPR，3mm 冠状位 MPR。

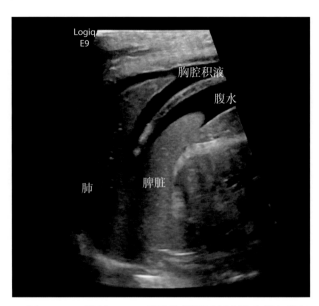

▲ 图 4-24A　使用 9MHz 线阵换能器显示左胸底部矢状切面，比通常使用的频率要高，可在不影响检查深度的情况下显示更好的细节

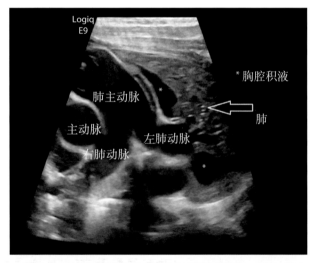

▲ 图 4-24B　由于胸腔积液能很好地传递声波，因此其有助于显示心脏流出道

在一次吸气屏息中获得图像，生成三维容积再现图像。对于一些临床适应证（如气管支气管软化症），在吸气和呼气时采集图像，以评估狭窄和气道塌陷。

（五）图像分析（图 4-25A 至 F）

使用适当的窗宽设置，在堆栈或电影模式下查看轴位图像及冠状位 MPR 图像。通过图像后处理在专用工作站上将 2D 图像与 3D 腔内（"透视"）图像相结合进行阅片。

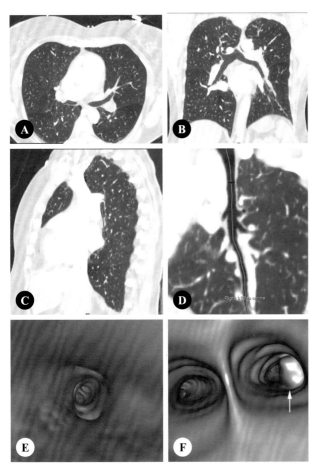

▲ 图 4–25A 至 F　**VBCT** 图像集，轴位（**A**）、冠状位 **MPR**（**B**）、矢状位 **MPR**（**C**）规划图像，通过右支气管勾勒出斜位 **MPR**"飞越"图像路径（**D**），以及彩色"飞越"图像（**E**）；通过气管分叉的 **VBCT** 图像（**F**）显示左侧主支气管息肉（箭）

（图 4–25A 至 F 由 Phillips Healthcare 提供）

（六）对比剂及注射参数

用量	浓度	速率
100ml	300mgI/ml	3ml/s
延迟 25s 或 45s 静脉评估		

（七）辐射防护 / 剂量

低剂量技术：自动曝光控制（mA）和迭代重建。由于空气和软组织之间的天然高对比度，可以减少剂量。

预计 DRL：每个序列 $CTDI_{vol}$ 为 12mGy，每次完整检查 DLP 为 610mGy·cm。

第5章 胃肠道及唾液腺
Gastrointestinal tract and salivary glands

一、唾液腺：成像指南及临床成像路径

（一）成像技术

口腔内的唾液是启动消化过程的必要条件，也是口腔黏膜的重要润滑剂。影像学在评估口腔干燥患者和进食前疼痛患者的唾液腺疾病程度方面具有一定的作用。重要的是，临床医生需要获取一个完整的病史，以便于为患者开出最相关的检查。可根据具体情况选择各种医学影像学检查。例如，超声、CT、MRI和造影检查等，以及放射性核素唾液检查。

1. X线平片

对于腮腺区域，其后前位及侧位X线平片在现代影像学中的价值有限，仅限于判断是否存在阳性结石，同时可作为唾液腺造影前的对照片。

2. 唾液腺造影

唾液腺造影检查技术可结合对照X线平片和造影后成像，在注射对比剂前后通过透视进行唾液腺造影成像。使用数字减影技术获得最佳图像。

唾液腺造影可用于评估唾液腺导管系统的精细解剖结构，而CT和MRI成像不能提供相同的精细解剖细节。这项技术可以区分慢性唾液腺炎，自身免疫性疾病和唾液腺疾病。然而，对于自身免疫性唾液腺炎来讲，自身免疫抗体（SS-A和SS-B）的存在可以进行准确诊断，而无须进行唾液腺造影。

对于那些出现慢性复发性唾液腺炎的患者，临床医生应该对患者进行全面的病史询问，回顾患者出现的临床症状和持续时间。由于造影检查需要使用碘对比剂来显示腺体结构，因此需要明确患者是否存在碘过敏。待接受检查的腺体不能存在任何的急性炎症，如果存在，应进行适当的抗生素治疗，待病情好转后再做造影检查。

3. 超声检查

现代超声设备具有高空间分辨率，从而可获得高清晰度的图像。由于超声可辅助细针抽吸活检（FNA）和针芯活检的开展，因此其已成为评估头颈部肿块的至关重要的检查手段。其在大多数主要的临床医疗中心都很容易获得，超声不仅无电离辐射，而且可以通过使用彩色多普勒来识别血管。超声能够区分腺体内和腺体外的病变，同时也可以对病变进行FNA活检。更重要的是，超声在鉴别小病灶方面比CT更敏感。更先进的超声设备能够识别直径≥2mm的结石。超声检查的不足之处在于，对识别局限于腮腺深叶的病变存在一定的困难，这可能会影响检查结果。在这种情况下，应酌情进一步做CT或MRI检查，以明确该病灶的性质。

4. CT

CT技术可用于诊断与唾液腺本身和腺体外部结构有关的肿胀。CT检查的优势是可以对病变组织进行三维成像，还可明确唾液腺是否存在钙化，以及疾病的程度，同时能够区分蜂窝织炎和脓肿的形成。CT还能够鉴别舌骨上颈部特定腔室的病变，并可辨别病变是囊内还是囊外。已经证实，CT对唾液腺肿瘤的检测具有很高的敏感性。此外，使用静脉注射对比剂将能够突出腺体内的病变。

然而，这项检查技术存在一些缺点。例如，腺内导管的精细解剖结构没有得到很好的成像，不能提供有关唾液腺的功能信息，而且该检查使患者接受较高的辐射剂量。不透射线的牙齿修复体产生的伪影也可能会导致图像质量下降。为了克服这些问题，使用增加角度的冠状位扫描可以提高诊断准确性。值得关注的是，唾液腺良性病变和低级别恶性病变病灶边缘均较光滑，因此在鉴别二者时会存在一定的困难。

5. MRI

MRI的优点是无电离辐射，并且不依赖使用静脉注射对比剂或需要唾液腺导管插管。据报道，MR

唾液腺造影成像优于超声成像。T_1 和 T_2 加权成像的使用有助于区分正常与异常的唾液腺组织，因其可清晰显示病灶边缘，故还有助于区分良性与恶性肿瘤。此外，该技术可以采用许多不依赖对比剂使用的成像序列，动态对比增强已被证明可对不同病变进行鉴别。虽然 MR 唾液腺造影成像可以评估腺体的功能状态，但在不使用对比剂的情况下该检查技术在鉴别肿块与囊肿方面存在问题。在辨别是否存在唾液腺钙化方面，超声或 CT 是主要的成像方式。

6. 核医学成像（唾液腺造影）

放射性核素显像提供的解剖细节相对较差，但其却可提供丰富的功能信息，并可检测亚临床腺体受累。同位素被腺体捕获，可用于成像，并可在外部刺激后获得进一步的图像。放射性核素显像的优点是患者的辐射剂量低，并且由检查引起的并发症很少。动态扫描用于评估生理障碍情况，而静态扫描则确定腮腺和颌下腺的大小、形状和位置。唾液腺的核素摄取通常认为是在使用 ^{99m}Tc 高锝酸盐的核素扫描和使用其他放射性核素显像剂（如甲氧基异丁基异腈）的核素扫描中被偶然发现的。

（二）疾病／适用条件及路径

核医学成像（唾液腺造影）的适用条件可分为以下几类。

- 急性或慢性炎症。
- 由唾液腺结石引起的继发于导管阻塞的炎性阻塞。
- 囊性病变。
- 良性或恶性占位性病变。

1. 急性唾液腺炎

急性唾液腺炎是由于唾液腺结石或导管结构狭窄导致导管阻塞的结果。这些患者通常有反复疼痛性肿胀的病史，可伴有或不伴有脓液。这种情况最常见于腮腺，可影响一侧或两侧的腺体。有研究显示，新生儿和老年人更易患这种疾病。对患者的检查通常显示有局部淋巴结病，患者会发热，最常见的细菌病原体是金黄色葡萄球菌。患者表现为不同的临床表现，包括单侧局部脓肿、化脓和（或）蜂窝织炎。急性疾病需要适当的抗生素治疗，一旦病情好转，患者应进一步行唾液腺造影成像检查。

2. 唾液腺结石

唾液腺结石是导致唾液腺疾病最常见的原因，2005 年英国人群的患病率为 1.2%。慢性复发性唾液腺炎是由上升性导管感染引起腺体导管结构的改变，表现为导管狭窄和扩张。放射性不透明结石在腺体内可见，但更常见于颌下腺中。与颌下腺相比，只有 10% 的腮腺结石呈放射性不透明。

反复发作的阻塞性唾液腺炎患者，唾液腺外观有许多改变。这些变化是疾病过程的特征。

- 存在唾液盐酸。
- 腺体密度增加。
- 导管扩张伴狭窄。

唾液腺造影成像技术可显示以上唾液管系统及唾液腺解剖结构的细微变化。

3. 青少年复发性腮腺炎

虽然与阻塞性唾液腺肿大无关，但青少年复发性腮腺炎也表现为腺体肿大，并可伴有疼痛、发热和不适。这种情况往往表现出其他症状，如黏液脓性唾液和受影响的腺体唾液流量明显减少。通常发病年龄在 3～6 岁，青春期后绝大多数会自愈。该病的可能病因包括腺体内复发性炎症改变、过敏和免疫缺陷，但对于真正的原因目前尚无共识。唾液腺造影检查可见唾液腺肿大合并导管改变；超声显示为低回声区，且超声检查已被建议作为该病的长期随访方法。

4. 自身免疫性唾液腺炎

这种情况是自身免疫过程的结果，发生在腮腺的次级导管结构内。在这种情况下，往往累及到一些其他相关的器官（如泪腺）。然而，干燥综合征（Sjögren 综合征）的血清学特异性广泛用于评估 SS-A 和 SS-B 在自身免疫性唾液腺炎诊断中的应用。

5. 唾液增多症

这种情况见于唾液腺组织的非炎症性和非肿瘤性肿大。唾液增多症的表现为双侧腮腺肿胀，在营养不良、肥胖、妊娠、酒精中毒和甲状腺疾病等其他疾病中也有发现。

6. 唾液腺肿瘤

在某些情况下，接受唾液腺造影的患者可能不知道腺体可能存在恶性肿瘤。肿瘤的典型表现有以下几种情况。

- 肿瘤周围的导管扩张。

- 导管明显位移。
- 断端形态不规则的导管。
- 腺体结构内的不规则对比度。
- 许多充盈缺损伴有广泛的导管移位。

7. 其他唾液腺造影指征

例如，脸颊穿透性损伤后，由于腮腺导管撕裂导致的涎瘘。

8. 炎性唾液腺病

炎性唾液腺病最常见的症状是进食后唾液腺迅速肿胀。疼痛可以是急性或慢性的，肿胀的程度可以是全身性的、反复的或散在的。腮腺造影可区分阻塞性唾液腺炎、自身免疫性唾液腺炎和唾液腺增生。出现口干症状的患者，必要时也应进行唾液腺造影，口干的存在可能是多种原因的结果，包括自身免疫性疾病、药物治疗和既往放疗史。

此外，还应明确患者是否曾接受过唾液造影检查。如果是，医院 PACS 系统上是否有可供查阅的相关图像。以前的图像可以很好地回答临床问题，而无须进一步成像；还可以帮助临床医生通过与同期图像进行比较来确定病灶改变的程度。查阅既往检查图像可能会很大程度上影响医生决定是否开具唾液腺造影检查或其他更合适的检查。

9. 唾液腺结石症

唾液腺结石症涎石常导致唾液排出受阻，并继发感染。有反复唾液腺肿大病史的患者最有可能患有阻塞性唾液腺炎。

唾液腺结石症更常见于男性患者，不同研究其发病率报道各异。1999 年，在英国进行的一项研究报告显示，唾液腺结石症的发病率为 59/100 万，高峰发病年龄为 30～60 岁[1]。

阻塞性唾液腺炎有多种原因。

- 腺体内有结石。
- 导管内有纤维黏液栓塞。
- 导管狭窄。
- 异物的存在。

在一些患者中，导管结构本身的非典型解剖变异可导致阻塞性唾液腺炎。对患者的初步检查可能仅限于超声检查或超声检查与受累腺体的唾液腺造影相结合。超声对结石的检测具有较高的灵敏度、特异性和准确性。这两种技术都能使临床医生能够准确地检测唾液腺结石的存在，并且都突出了腺体导管结构中存在的任何显著变化。

10. 慢性唾液腺结石症患者活动性结石的治疗方法

唾液腺结石症的传统治疗方法是将结石放置在邻近导管开口的位置，并将其取出。然而，该技术已经使用了很多年，当与腮腺和颌下腺的透视控制相结合时，可以去除结石。球囊导管成形术已成为一种既可扩张腮腺又可扩张颌下腺的技术，这种技术是由唾液腺的长期慢性炎症性疾病引起的。

当患者出现急性炎症时，临床医生不应进行唾液腺造影检查；在这种情况下，应为患者进行适当的抗生素治疗，并在炎症消退后再次进行唾液腺造影。在某些情况下，初步的检查可能会突出肿块病变的存在，此时应立即进行进一步的高级成像以明确病灶性质。怀疑有肿块病变性质的患者的成像方式包括 CT 和（或）MRI，后者是怀疑肿块病变性质时首选成像方式，超声作为辅助检查。然而，唾液腺恶性肿瘤是罕见的。

二、唾液腺—唾液腺造影

（一）解剖

有 3 对唾液腺：腮腺、颌下腺和舌下腺。它们位于口腔附近，分泌唾液，唾液中含有一种叫作唾液淀粉酶的消化酶，帮助消化（图 5-1）。

腮腺是最大的唾液腺，位于耳前下方及颧弓下方。腮腺导管（Stenson 导管）长约 5cm，向前穿过咬肌开口，于脸颊内侧的一个小乳头的表面与第二上磨牙相对。下颌下腺成对排列，位于颈部两侧，构成下颌骨内侧边缘、下颌骨和舌骨之间的软组织的一部分。下颌下导管（Wharton 导管）长约 5cm，向前、中、上延伸，位于口底黏膜下方，在舌系带底部的小乳头处开口。舌下腺是唾液腺中最小的，位于口腔底部的前部，在舌骨肌的表面。腺体通过多个导管（Rivinus 导管）直接分泌到口腔中，这些导管可能在舌系带相邻打开，或连接形成一个导管（Bartholin 导管），进入颌下腺导管。

（二）唾液腺造影

唾液腺造影是在注入对比剂后对腮腺和颌下腺及其导管进行的放射学检查。然而，由于舌下腺导管的解剖结构，唾液腺造影不能对其进行成像。理想情况下，应使用配备数字减影功能的 C 臂遥控 X

线透视装置，使用 17cm（最小图像 / 最大放大倍数）大小的探测器和 512×512 矩阵。

如果没有可用的 X 线透视设备，则可使用用于拍摄对照平片的常规 X 线摄影设备或 X 线全景摄影机。在此之前，需要使用常规 X 线摄影设备拍摄对比剂注射前的对照性平片，这部分内容会在后文中提及。临床医生应对每个唾液腺进行临床检查，且应包括以下几方面。

- 检查导管开口，以确保没有脓性分泌物。
- 触诊唾液腺区域，以寻找淋巴结病变的证据。

如果脓液或局部腺病明显，则应开适当的抗生素，并在炎症发作完全消失后，重新安排患者进行唾液腺造影检查。

（三）成像过程

使用适当大小的导管进入被检查的唾液腺的开口，并将对比剂缓慢地注入腺体。大多数患者通常能很好地耐受这种检查。对于颌下腺和腮腺，识别腺体的开口对于某些患者来说是一个挑战，尤其是那些有反复发作炎症病史的患者。在这些情况下，使用促唾液分泌剂（通常是柠檬汁）促使腺体分泌唾液，有助于识别导管开口。如果患者既往有炎症史，则可能需要使用扩张器，以扩大孔口，使套管能够正确定位。随后在荧光镜控制下注射 0.2～0.5ml 水溶性碘对比剂（300mg/ml），以显示腺体的结构，而不使被检查的唾液腺过度充盈。必要时，采集静态图像，可以的话，对骨骼结构和空气空间进行后处理减影，以增强图像质量。通过动态曝光序列可对

腮腺和颌下腺以 1 帧 / 秒的速度进行扫描。对比剂的注入由操作人员控制，以确保腺体没有过度充盈。

腮腺和颌下腺造影应获取以下图像。

- 腮腺：拔管后出现排空的侧位和后前位图像。
- 颌下腺：对比剂填充和排空前后的侧位图像。

唾液腺造影成像过程需要以下设备（图 5-2B）。

- Rabinov 唾液腺造影导管的完整范围为 0.012～0.032 英寸（图 5-2A）。大口径的导管通常保留在 Stenson 导管上，但对于因慢性感染而开口缩小的患者，通常使用全套导管。不同口径的全套泪道扩张器（直径范围 0000 至 0）。
- 5ml 或 10ml 一次性注射器。
- 柠檬浓缩液。
- 移动式高强度灯。
- 碘化对比剂。
- 放大环。

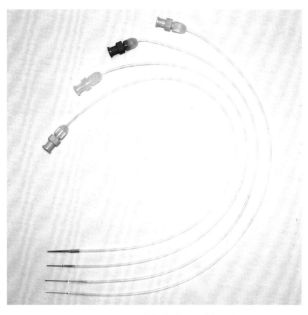

▲ 图 5-2A 唾液腺造影导管示意

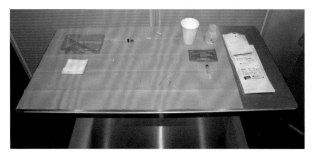

▲ 图 5-2B 唾液腺造影使用的托盘示意

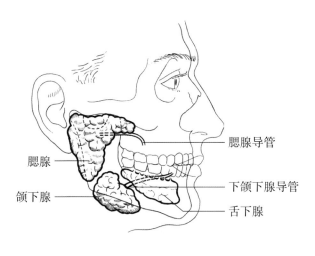

腮腺

颌下腺

腮腺导管

下颌下腺导管

舌下腺

▲ 图 5-1 唾液腺和导管侧面观

- 棉卷和口腔拭子。

对比剂及注射参数

用量	浓度	速率
0.2～0.5ml	300mgI/ml	手动推注

三、唾液腺造影：腮腺

（一）图像控制

下颌骨的标准放射学图像是通过患侧的后前位、侧位和侧斜位摄影获得的。可以通过在患者直立状态下采用 CR 盒定位技术来辅助获取图像，或可使用垂直滤线栅直接数字探测器检查患者。唾液腺造影可以通过数字减影荧光透视单独进行，然后通过荧光透视获得对照图像。

（二）后前位摄影（图 5-3A 和 B）

后前位摄影可提供了腺体的轮廓图像。然而，对于儿童或患者仰卧位的前后位摄影可能更容易获取。调整射线曝光参数以显示包含腺体的浅表软组织。

1. 患者体位及成像方式

如有必要，患者面对垂直滤线栅，坐或俯卧在带有滤线栅的检查床上。投照双侧腺体，患者的鼻子和前额与滤线栅的中线接触，然后调整头部位置，使听眶线和正中矢状面与滤线栅成直角。18cm×24cm 的 CR 盒纵向放置在滤线栅中，中心位于下颌角水平；或使头部位于图像接收器中心的感兴趣区内以获得被检查侧的锥形摄影。

2. X 线束的方向和位置

准直水平光束垂直于图像接收器，并以下颌骨角度水平的中线为中心，或以被检查侧为中心。

（三）侧斜位摄影（图 5-3C 和 D）

腮腺在侧斜位摄影图像中显示非常清晰。图像采集是在不使用滤线栅的情况下进行的。

1. 患者的体位和成像方式

最初患者坐直，背靠滤线栅，允许颈部向患侧横向移动，直到顶骨区域与探测器接触。在这个体位下，患者的躯干稍微旋转，对侧肩膀抬高。将头部调整到侧位，使正中矢状面平行，眶间线垂直于探测器。

18cm×24cm CR 盒纵向放置在暗盒固定器中，定位为包括整个下颌骨，其下边缘低于下颌骨下边缘 2cm。

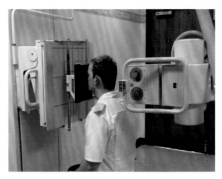
▲ 图 5-3A　左腮腺后前位摄影定位

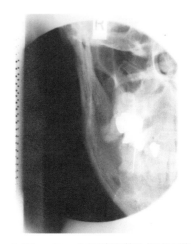
▲ 图 5-3B　右腮腺后前位摄影图像

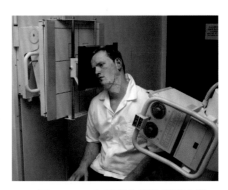
▲ 图 5-3C　右腮腺左斜位摄影定位

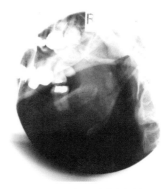
▲ 图 5-3D　右腮腺左斜位摄影图像

2. X 线束的方向和位置

准直水平光束向头侧的角度为 25°，中心线位于远离探测器的下颌骨角下方 1cm 处。

（四）侧位摄影（对照）（图 5-4A 和 B）

这是一种替代侧斜位摄影的方法，下颌骨的角度相互遮挡。腮腺位于下颌骨和颈椎之间。患者的体位类似于侧斜摄影所描述的体位，或患者也可以侧位直立。

1. 患者体位及成像方式

颈部稍微向前延伸，以尽可能显示下颌骨和颈椎之间的腮腺。18cm×24cm 的 CR 盒纵向放置在暗盒固定器中，并定位到相关解剖区域，其下边缘低于下颌骨下缘 2cm。

2. X 线束的方向和位置

准直的水平中心线位于下颌角的中心。

（五）唾液腺造影（图 5-4C 和 D）

使用 C 臂透视系统，在注射对比剂后立即获得后前位和侧位摄影图像。侧斜位图像也可能是必要的，以确保主要结构未被骨骼遮挡。导管插管成功后立即获取图像。该过程通常由放射技师在远程控制台上进行，而放射科医生则负责注射对比剂。

后前位摄影

当检查床位于水平时，C 臂透视系统移动到垂直位置。患者仰卧并位于检查床的中心位置，患者的头部靠近检查床的头部位置。使用一个透 X 线的小垫子将患者的头部向上抬起，使眼眶线和正中矢状面垂直于检查床。注射对比剂前，使用检查床的移动控制装置将图像接收器立即定位在面部上方，并

将患者定位，以便感兴趣区位于探测器的中心。使用脉冲荧光透视对患者的位置进行微调，光束准直到感兴趣区并保持最后的图像。根据所在地区相关规范获取对比剂填充阶段的静态图像或动态图像，以演示导管的填充和排空。

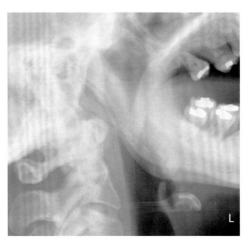

▲ 图 5-4B　右侧腮腺的侧位摄影图像

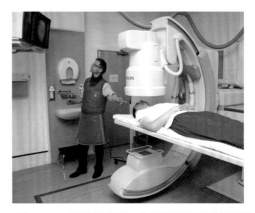

▲ 图 5-4C　唾液腺造影：右侧腮腺的后前位图像

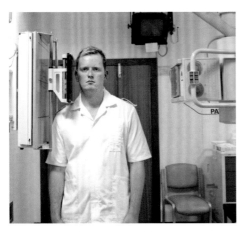

▲ 图 5-4A　右侧腮腺侧位摄影的定位

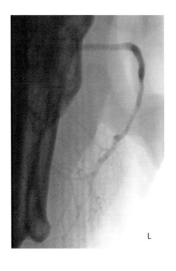

◀ 图 5-4D　中年男性左腮腺的正常唾液腺造影图像

（六）侧位摄影 – 唾液腺造影图像（图 5–5B）

患者保持仰卧，与后前位摄影所描述的位置相同，听眶线和正中矢状面垂直于检查床。C 臂旋转90° 使图像接收器的表面与受检侧相邻并平行于矢状面（图 5–5A）。使用脉冲荧光透视镜对患者的位置进行微调，光束准直到感兴趣区，并应用最后的图像保持。根据所在地区相关规范获取静态图像或动态图像，以显示导管的填充和排空。

（七）后前位和侧斜位摄影 – 唾液腺造影图像（图 5–5C 和 D）

可以从前后位和侧位旋转患者的头部，以便更清楚地显示那些被骨结构遮挡的导管；或患者头部保持静止，将 C 臂进行相应的倾斜。

四、唾液腺造影：颌下腺

（一）图像控制

标准图像是使用下上（咬合）、下上（咬合）且头部倾斜远离患侧、下颌骨的侧位和侧斜位摄影获得的。侧位时将舌头压低，使腺体不与骨头重叠。下上（咬合）摄影对于显示位于下颌下管前部的结石是必要的。标准正射影像（OPG/OPT）图像也可显示导管内的结石（图 5–6C）。对于唾液腺造影，侧位和（或）侧位斜位摄影如腮腺所述。

（二）下上（咬合）摄影 1

最好使用专用牙科设备获取咬合图像（图 5–6B）。

1. 患者的体位和成像方式（图 5–6A）

患者坐着，颈部充分伸展并由头枕支撑。将咬合片放在两腭之间，放在被检查的一侧，远至口腔

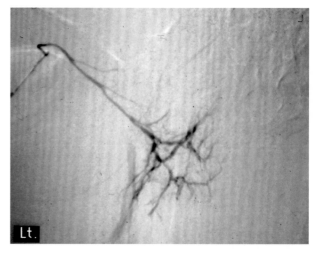

▲ 图 5–5B　正常腮腺的侧位图像：数字减影技术

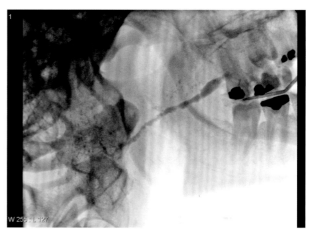

▲ 图 5–5C　右侧腮腺的侧斜位图像，提示干燥综合征

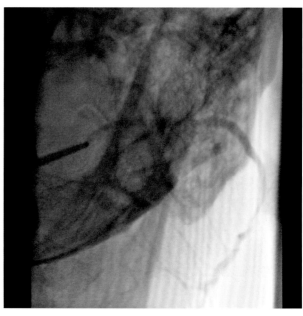

▲ 图 5–5D　左侧正常腮腺的前后斜位图像

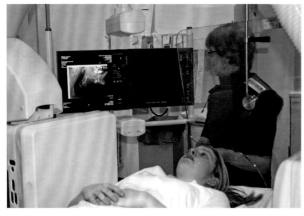

▲ 图 5–5A　侧位图像的采集：腮腺

后部，轻轻地夹在牙齿之间。

2. X 线束的方向和位置

以下颌下方为中心，轴位线束垂直于图像探测器。

（三）下上（咬合）摄影 2

对于在常规摄影中隐藏在下颌牙齿阴影中的颌下腺导管内小结石，颌下腺造影可能是必要的。

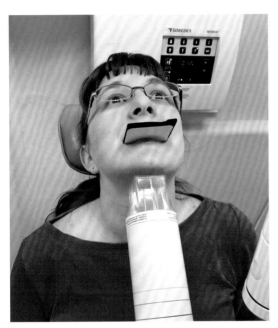

▲ 图 5-6A 下上（咬合）图像的定位

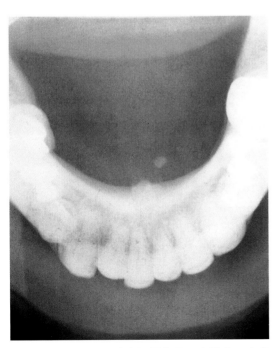

▲ 图 5-6B 下上（咬合）图像显示中线有 1 个离散的唾液腺结石，靠近左侧下颌下管口

1. 患者体位及成像方式

患者体位与"下上（咬合）摄影 1"中所述相似，但下颌抬高，头部转向远离患侧。咬合片沿对角线放置在口腔中，长边沿着患侧的下颌放置，薄膜轻轻地夹在牙齿之间。

2. X 线束的方向和位置

以下颌角上方为中心，中心线束垂直于图像探测器。

（四）侧位摄影：图像控制

对于标准侧位摄影，用压舌板或患者手指将舌头充分压下，使口底软组织低于下颌骨水平（图 5-7A）。导管后部的 2/3 或腺体都将在图像中清晰可见。

1. 患者体位及成像方式

患者侧身站立，患侧靠着垂直滤线栅。双脚稍分开，保持舒适站姿。将头部调整到侧位，使正中矢状面平行，眶耳线垂直于图像接收器。用压舌板或患者的手指将患者的舌头充分压下，使口底软组织低于下颌骨水平。将 18cm×24cm 的 CR 盒纵向放置在暗盒固定器中，并将其定位为包括整个下颌骨，其下边缘低于下颌骨下边缘 2cm（图 5-7F）。

2. X 线束的方向和位置

准直的水平中心射线指向离图像接收器较远的下颌骨角度下方 2.5cm 处。

（五）唾液腺造影检查术（图 5-7B 至 E）

颌下腺造影最好使用 C 臂荧光透视系统，结合腮腺的侧位、侧斜位和后前位摄影。采集到的图像显示主导管覆盖在下颌骨体上，腺体位于下颌骨角下方和舌骨上方的间隙中。

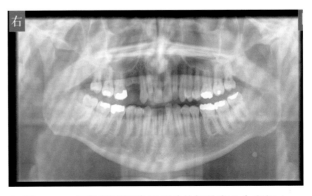

▲ 图 5-6C 正位造影图像显示腺体门处有 1 个直径 4mm 的结石，阻挡了对比剂的逆行流动

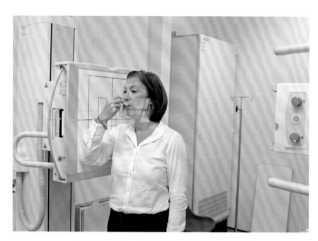

▲ 图 5-7A　颌下腺的侧位摄影体位

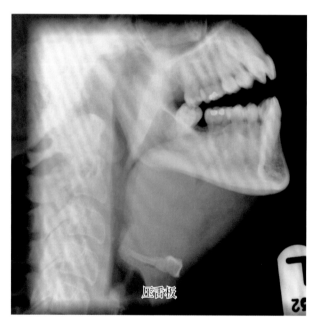

压舌板

▲ 图 5-7B　颌下腺造影的侧位图像采集

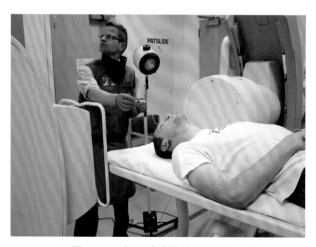

▲ 图 5-7C　颌下腺造影的侧位摄影体位

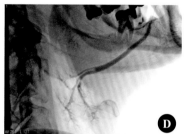

◀ 图 5-7D 和 E　带副舌下支的正常颌下腺的侧斜位（D）和后前位（E）造影图像

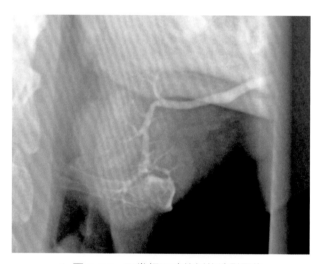

▲ 图 5-7F　正常颌下腺的侧位造影图像

五、唾液腺超声

唾液腺主要有 3 对：腮腺、颌下腺和舌下腺。腮腺和颌下腺呈三角形，分别位于下颌骨后窝和下颌骨体下。舌下腺位于构成口底的舌骨肌的深处。唾液腺是浅表结构，尤其适用于高频超声成像。

超声是评估唾液腺的首选方法，具有安全、无创、耐受性好等优点[2]，有助于鉴别诊断唾液腺疾病，可评估病灶大小和回声纹理，以及定位肿块、确定病变的性质，确认或排除新生血管，确定结石的存在和位置，并评估任何导管扩张。超声也可用于引导细针穿刺活检的组织学或细胞学病变。在某些情况下，如果腺体或病变延伸至腮腺的深叶或被下颌骨的声影所遮蔽，仅用超声无法观察到腺体或病变。在这些情况下，以及在具有超声恶性特征的病变中，使用 CT 或 MRI 进一步成像可以评估更深的结构和任何病变浸润的程度[3]。

（一）适应证

唾液腺超声检查适用于以下情况。

- 腺体或颈部可触及的肿块。
- 患者有口干症状。
- 患者有腺体疼痛症状。
- 触诊发现下颌骨或舌下的结石。结石会阻塞导管，引起感染和肿胀。
- 腮腺炎或其他疾病，包括口腔或牙齿感染。
- 既往 X 线摄影、CT 或唾液腺造影检查发现异常。
- 超声引导下进行注射、抽吸或活检。
- 监测干燥综合征向淋巴瘤病变进展。

（二）患者准备

医生向患者解释超声检查的过程，并要求患者松开且取下颈部的衣物和首饰。将纸巾放在患者胸部和肩部，以避免耦合凝胶弄脏衣物。患者以仰卧位躺在检查床上，肩下垫一条毛巾，头放在枕头的顶部，以使颈部伸展（图 5-8A）；也可不使用枕头（图 5-8B）。在颈部涂上中等黏度的室温耦合凝胶有利于超声波束的传输。

（三）成像过程

使用 10～12.5MHz 线性阵列传感器，至少在 2 个垂直平面（纵向和横向）上评估每个腺体。

图 5-8A 显示了从颌下扫查的舌下腺和颌下腺，图 5-8B 则显示了偏侧位扫查的颌下腺。腮腺位于后上方。头部可以稍微转向另一侧，以便更好地侧向扫查。首先获得 B 型超声图像以评估腺体的大小、回声结构和是否存在任何病变，评估导管是否存在结石和任何扩张。然后，以彩色多普勒评估腺体内的血管和任何病变。对侧的唾液腺也进行扫描用于比较，对两侧的整个颈部进行检查，评估周围的解剖结构（包括颈部淋巴结）。检查完成后，去除凝胶，清洁换能器，并向患者提供超声检查报告。报告中包括回声、位置、两个平面测量的大小、形状和边界等关于病变的记录，还应提及腺体或病变内是否存在血供增多。

（四）图像分析

与周围肌肉相比，唾液腺在超声图像上通常表现为具有不同回声的均质结构，这取决于腺体内的脂肪组织含量。图 5-8C 显示了颌下腺的正常超声特征；呈三角形，与周围肌肉相比，实质稍亮或高回声。导管未显示，因为正常的非扩张导管在超声上不可见。彩色多普勒显示，面部动静脉位于腺体后方或腺体内（图 5-8D）。

唾液腺结石主要见于颌下腺而非其他唾液腺[4]。结石的超声表现为线样或点状强高回声伴后方声影（图 5-9A）。判断结石的位置很重要，因为这决定了治疗方法的选择；唾液腺扫描存在许多误区，应注意区分解剖结构[5]。在图 5-9A 中，结石似乎位于实质内，未显示导管扩张。扩张的导管应显示为管状低回声血管，并应使用彩色多普勒加以确认，以区分其与血管。

超声能显示唾液腺肿块并能区分囊性和实性肿块。囊性肿块边界清楚，内部无回声，后部有声增强，内部无血管。实性病变通常界限清楚，有内部回声，后部声增强很少或没有。大多数实体性病变是唾液腺肿瘤，而且往往是良性的。图 5-9B 显示了腮腺内边界清楚的实性低回声肿块，图 5-9C 的彩色多普勒图像则显示了其内部血管。

六、唾液腺—计算机断层摄影

（一）适应证

唾液腺超声检查是公认的首选的一线检查方法。然而，在急性炎症（唾液腺炎）的病例中，CT 常常被用来诊断和显示脓肿的形成。超声也有助于显示腮腺和颌下腺的大而深的病变或被下颌骨遮挡的病变[6, 7]。在怀疑结石（涎石症）的情况下，CT 是评估复杂病例或 MRI 禁忌证患者的有效备选检查手段[6, 7]，但 CT 在这方面的主要挑战是来自牙科汞合金 / 牙科修复体的 X 线束硬化伪影。在这种情况下，可以倾斜机架，避开产生伪影的牙科汞合金 / 牙科修复体来对其进行扫描，从而减小 X 线束硬化伪影的干扰。CT 在该区域的局限性在于不能区分良性与恶性肿瘤，因为两者的 CT 值相似。

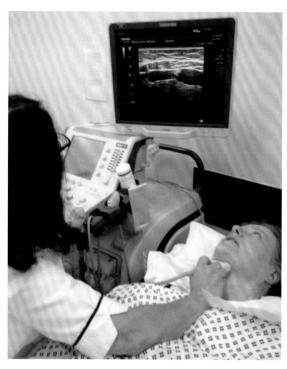

▲ 图 5-8A　舌下腺扫查示意

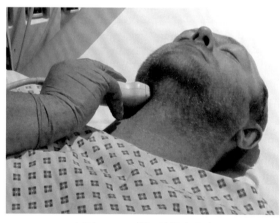

▲ 图 5-8B　颌下腺扫查示意

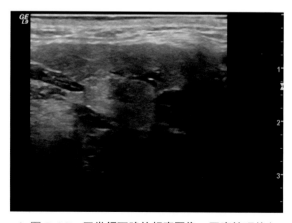

▲ 图 5-8C　正常颌下腺的超声图像，回声纹理均匀

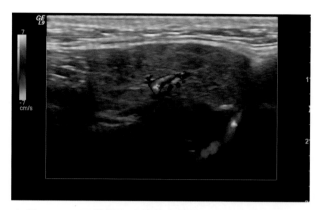

▲ 图 5-8D　正常颌下腺的超声图像，彩色多普勒显示腺体内的动脉血供及后方的面动脉

（二）患者体位和成像方式

患者仰卧在检查床上，头部靠在头部支架上。通过冠状位和矢状位激光辅助定位。人类学基线应平行于扫描平面，正中矢状面应垂直于扫描平面。将患者放置在扫描仪中，以便扫描参考点处于人类学基线水平。

（三）成像过程

进行后前位或侧位摄影扫描，并由此确定从眶底到环状软骨的扫描范围。扫描所覆盖的解剖区域将由实际临床情况决定。例如，如果怀疑有恶性肿瘤，将包括颈部检查以评估淋巴结疾病。常规扫描方案：准直 0.6mm，层厚 / 层间距 3mm/3mm，1.5mm/1mm 轴位重建（软组织和骨），2mm 冠状位 / 矢状位 MPR。可以采集增强前（检测结石）和增强后（增强模式）图像。

（四）图像分析（图 5-10A 至 D）

回顾分析轴位图像和冠状位 MPR 图像，以评估唾液腺的对称性和清晰度、局部病理强化和淋巴结的大小。

（五）对比剂及注射参数

用量	浓度	速率
75ml	300mgI/ml	3ml/s

（六）辐射防护 / 剂量

低剂量技术：自动曝光控制（mA）和迭代重建。

预计 DRL：单次检查 DLP 836.54mGy·cm。

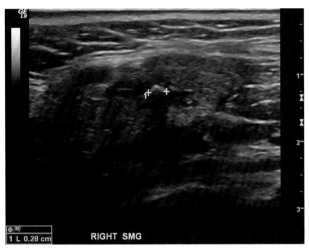

▲ 图 5-9A　颌下腺超声图像，可见一直径 **28mm** 的强回声区，后方有声影，提示腺体内有结石

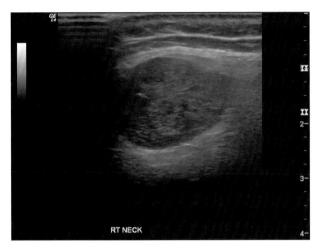

▲ 图 5-9B　腮腺超声图像，可见一边缘清楚的实性低回声肿块，后方回声稍增强，肿块内无钙化

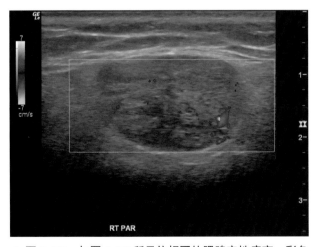

▲ 图 5-9C　与图 **5-9B** 所示位相同的腮腺实性病变，彩色多普勒显示病变内部血管

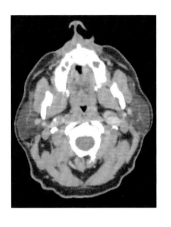

◀ 图 5-10A　轴位图像显示正常腮腺

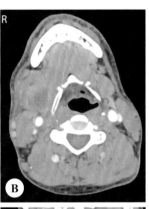

◀ 图 5-10B 至 **D**　轴位（**B**）和冠状位（**C**）图像（同一患者）显示右侧颌下腺脓肿，以及轴位（**D**）图像显示下颌下腺结石

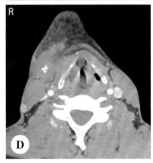

七、唾液腺放射性核素显像

（一）适应证

放射性核素显像提供的解剖结构细节相对较差。然而，功能信息可以检测亚临床病变。同位素被捕获在腺体中，然后可以在外部刺激后用进一步的图像进行成像。放射性核素显像具有患者受辐射

照射剂量低的优点，而且由检查引起的并发症也很少见。动态扫描用于评估生理障碍，而静态扫描则确定腮腺和颌下腺的大小、形状和位置。唾液腺放射性核素摄取通常被认为是在使用 ^{99m}Tc 高氯酸盐（^{99m}TcO4$^-$）的核素扫描和其他扫描核素扫描（如甲氧基异丁基异腈）中的偶然发现。

（二）患者体位和成像方式

在常规头颈部正位检查时，患者坐在伽马照相机前面或仰卧在检查床上（图 5-11A）。探头应尽可能靠近患者的面部，并位于下颌骨的中心。

（三）成像程序

理想情况下，使用小视场伽马相机。使用高灵敏度通用准直器进行动态扫描，并将其缩放到感兴趣区，同时将患者置于准备开始检查的位置。

^{99m}TcO4$^-$ 经肘正中静脉注射。图像采集在注入完成立即开始，按 30 秒 / 帧采集 60 帧。15min 后，让患者饮用柠檬汁（或向患者的舌头上滴入柠檬酸）来促进唾液分泌，在腺体分泌过程中继续采集图像。注射显像剂后 25min，也可进行前位、右位和左位静态图像采集，以评估腺体的大小、形状、位置和残留活性。可在腮腺和颌下腺周围绘制时间 - 活度曲线，以获得半定量数据。

（四）图像分析（图 5-11B 和 C）

一般来说，食物经食道运输的时间是 6～15s。柠檬汁刺激后 10min，唾液腺应无明显分泌。图 5-11C 显示了柠檬汁刺激后 10min 的唾液腺分泌情况，右侧腮腺不分泌。这在时间曲线分析图中得到了证明。

（五）放射性核素显像剂与成像参数

放射性核素显像剂	采集参数
75 MBq ^{99m}TcO4$^-$	64×64 矩阵高灵敏度通用准直器
	60 帧, 30 秒 / 帧, 15min 后行柠檬汁酸刺激

八、唾液腺 MRI

（一）适应证

当患者出现面部肿胀或腺体增大时，MRI 可用于观察颈部唾液腺。与 CT 相比，MRI 具有软组

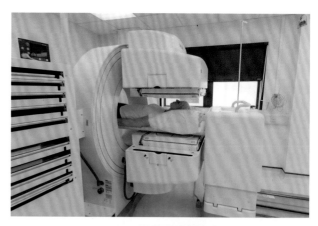

▲ 图 5-11A 唾液腺显像的患者体位

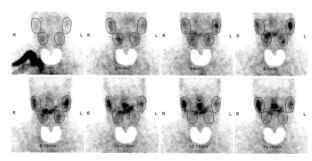

▲ 图 5-11B 动态唾液腺继续采集图像

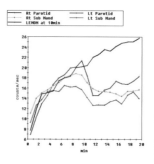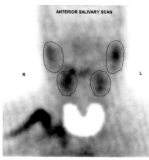

▲ 图 5-11C 动态唾液腺造影图像分析，显示柠檬汁刺激后 10min 唾液腺分泌，右侧腮腺不分泌。这在时间曲线分析图中得到了证明

织分辨力强、多平面成像能力、无射线硬化伪影和电离辐射等优点，为良恶性肿瘤的诊断提供了方便。良性肿块包括多形性腺瘤和 Warthin 瘤（双侧 10%～15%），这是腮腺最常见的肿瘤[8]。恶性肿瘤包括黏液表皮样癌、未分化癌、腺癌和鳞状细胞癌[9]。MRI 可用于恶性唾液腺肿瘤的分期，辅助制订手术和放疗计划。MRI 的 T_2^* 加权序列可用来显示液体和唾液管，但不是检查唾液腺结石的首选手段。

（二）患者准备

患者无须特殊准备。

（三）成像过程

患者仰卧位。头颈部相控阵线圈置于感兴趣区上方。嘱患者停止快速吞咽并保持头部和颈部不动，虽然这对于一些患者来说是很难做到的。使用钆对比剂后，可获得增强图像。

1. 常规序列

(1) 多平面定位图。

(2) 冠状位短时间反转恢复脂肪抑制快速自旋回波序列。

(3) 冠状位 T_1 快速自旋回波序列。

(4) 脂肪抑制和无脂肪抑制的轴位 T_2 快速自旋回波。

(5) 轴位 T_1 自旋回波序列。

(6) 增强后的脂肪抑制轴位 T_1 快速自旋回波。

(7) 增强后冠状位 T_1 快速自旋回波。

2. 补充序列

轴位扩散加权成像。

（四）图像分析（图 5–12A 至 C）

冠状位图像提供了颈部结构的解剖学概况，包括从眼眶到 T_2/T_3 椎体水平的淋巴结。在 STIR 图像上，包括骨髓在内的下颌骨皮质和颅底的等脂肪组织呈低信号，使得强化的病变更为明显。T_2 加权图像已被证明是良性肿瘤的合理可靠的预测指标[9]。T_2 加权图像上的高信号肿块更可能是良性的，而恶性肿块通常是低至中等信号强度。然而，当仅依赖 T_2 加权图像特征时，误诊率约为 25%[9]。

正常唾液腺在 T_1 加权图像上呈中或高信号，与低信号肿瘤形成典型对比，可以显示肿瘤的范围、边缘和浸润情况。钆对比剂增强后，T_1 加权序列结合脂肪抑制序列可在冠状位和轴位显示增强的病灶，以及可能出现在神经周围（神经周围侵犯）、进入骨和脑膜的扩散。通过扩散加权成像（DWI）特征有助于鉴别良恶性病变[10]。

（五）对比剂及注射参数

用量	浓度	速率
相当于 0.1mmol/kg	—	手动推注

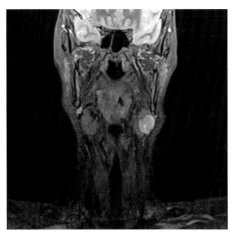

▲ 图 5–12A 左下颌下腺呈高信号的良性多形性腺瘤的 STIR 冠状位图像

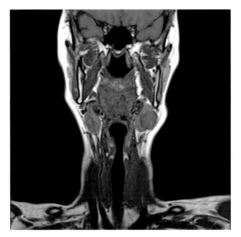

▲ 图 5–12B T_1 加权冠状位图像呈低信号的腺瘤与正常唾液腺的中间信号强度对比

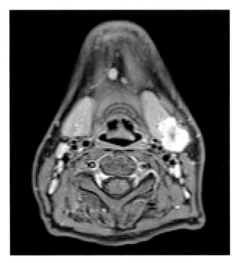

▲ 图 5–12C 静脉注射磁共振对比剂后，脂肪抑制 T_1 加权图像显示强化的腺瘤，以及中心无强化的囊性成分

九、胃肠道：成像指南及临床成像路径

（一）成像技术

传统的胃肠道成像技术是基于气钡双对比研究，通常使用钡制剂作为阳性对比剂。这项技术仍在广泛使用，但正逐渐被内镜或其他成像技术（CT、PET-CT、MRI 和超声）所取代。胃镜的日益普及降低了传统钡餐的临床需求，CT 技术的进步也使得低张十二指肠造影等方法也基本上已经被淘汰。上消化道钡剂检查仍可用于内镜检查有问题或失败的病例，但最常与言语和语言治疗师合作用于咽和上食道吞咽评估。

近年来，随着大多数十二指肠溃疡的病因（幽门螺杆菌）被发现，疾病谱也发生了变化，通过简单的呼吸测试就可以诊断，并进行药物治疗。传统的小肠检查一直很困难，传统的钡剂追踪提供的信息有限，而插管和钡剂灌肠虽然全面但是存在有创性的。这两种方法都有一个缺点，那就是给在大龄儿童和年轻患者群体造成了高剂量的辐射。胶囊内镜检查和 MR/CT 小肠造影的出现已经彻底改变了这一领域，传统的胃肠道 X 线检查即将成为历史。

如果结肠镜检查不合适或无法完成，在英国 CT 结肠造影（CTC）被认为是结肠的主要成像方式。在乙状结肠镜、结肠镜和 CTC 检查受限的情况下，仍可使用双对比钡灌肠（DCBE）。然而，DCBE 不再被认为是有明显下消化道症状患者的一线检查。排粪造影在动态评估排便障碍方面仍然有用。

血管造影传统上用于寻找急性内镜阴性胃肠道出血患者的出血点，而核医学研究用于非急性的出血。在这种情况下，快速采集对比剂 CT 血管造影通常可以提供必要的信息，但介入性血管造影在控制出血方面仍然至关重要（如栓塞病变血管）。

超声检查越来越多地被应用于胃肠道成像，但在胃肠道疾病导致壁厚增加和蠕动减少时，由于气体量受限，会影响超声诊断。但是，超声作为一种便捷快速的胃肠道成像手段仍具有非常高的价值，尤其是在急性情况下。同时，超声检查也非常适用于儿童和新生儿，可有效避免放射检查的辐射，在诊断阑尾炎、肠梗阻、肠套叠、肠扭转或坏死性小肠结肠炎（NEC），以及克罗恩病等疾病的诊断及监测方面具有优势。

总之，传统的钡研究正越来越多地被提供更精确信息的其他模式所取代，通常是在较低的辐射剂量下。透视将继续在上下消化道症状的动态评估中发挥作用。

（二）疾病／临床表现及成像路径

随着现代诊断工具的广泛使用，为每位患者选择合适的检测方法可能是一个挑战。有一些工具可以帮助决策过程，包括英国皇家放射科医师学院的"充分利用临床放射学服务（Making the Best Use of Clinical Radiology Services）"和"医学地图（Map of Medicine）"。英国国家卫生保健优化研究所（NICE）也为一些常见的疾病提供指导。这些注释仅用于一般指导[11-13]。

当患者存在下颈部的高度吞咽困难（吞咽困难）可能是由咽囊或上食道狭窄引起的，但最常见的原因是咽肌肉组织的运动障碍（不协调的收缩）。内镜检查评估，特别是纤维内镜下吞咽评估（FEES），如果临床上可行的话，可以首先排除恶性肿瘤。视频荧光透视吞咽研究可以评估与运动相关的障碍和误吸的风险，对于与言语和语言治疗师一起评估吞咽非常有用。

位于下胸区的吞咽困难通常是由良性疾病引起的［如裂孔疝／狭窄或老年食管（年龄相关的运动障碍）］。内镜检查是经常必要的，因为放射学检查不可能可靠的排除癌症。如果发现内镜无法通过的狭窄，可通过吞钡来评估狭窄的性质和长度。如果狭窄在组织学上被证实是肿瘤性的，在有临床指征的情况下，钡剂吞咽在评估支架植入的适用性方面是有价值的。如果怀疑是恶性肿瘤，CT 检查可以提供完整的分期情况。

食道穿孔可能是自发性的，通常是在呕吐之后，或是由于固体物体导致的穿孔（如内镜检查时造成的穿孔）。在 CT 扫描前立即吞咽水溶性对比剂有助于显示渗漏的部位和大小，也有助于显示积液的大小和范围、周围解剖结构和胸膜侵犯等。

消化不良，可能出现不明症状（如胃灼热、饭后腹胀、恶心、呕吐和上腹部不适）。对于此类患者，影像学检查往往是不必要的，但如果有恶性的特征（如体重减轻，或年龄超过 55 岁的患者经治疗后症状依然存在），此时应选择进行影像学检查。可

进行内镜检查以排除恶性肿瘤。如果发现反流，内镜检查还可以评估黏膜炎症的程度，并检测并发症，如 Barrett 食管（癌前病变）。吞咽钡剂可以显示裂孔疝的大小，如果存在裂孔疝，可见反流，但黏膜炎症只有在严重时才被发现，也无法发现 Barrett 食管和许多其他的癌前病变。

食管癌的诊断和分期涉及复杂的过程。即使最初是通过吞钡或 CT 检查诊断的，最终确诊仍需要进行内镜检查，因为需要进行组织学检查。分期需要评估局部浸润、淋巴结受累和远处转移，包括腹部淋巴结和腹膜侵犯。对于局部浸润，内镜超声比 CT 对早期可手术病变更为准确。CT 可发现大结节和远处转移，通常是首选的成像方式。PET-CT 对受累淋巴结比 CT 更敏感，如果 CT 没有显示其他病变部位，可以进行 PET-CT 检查。如果 CT 显示是阴性的，则需要腹腔镜检查，以排除腹膜扩散。

许多临床表现为上腹部 / 右上腹疼痛的患者，如果临床上怀疑胃或十二指肠病变（溃疡或恶性肿瘤），则首先进行内镜检查。如果认为更可能是胆道起源，首选检查通常是超声，必要时进行 CT、MR/ 磁共振胰胆管造影（MRCP）或内镜逆行胰胆管造影（ERCP）。

常规 CT 有时被认为成像不清晰，但它可以发现大的胃和胰腺肿瘤。即使不采用器官特异性方案，CT 也能扫描胃和胰腺肿瘤并提供"不太准确"的分期信息。CT 通常不能诊断非复杂性溃疡病变。

呕血不是放射学诊断征象。X 线平片和 CT 所能提供的信息很少，急诊内镜检查是金标准。在适当的情况下，介入放射学可能在止血方面发挥作用。当血液变成黑色经过直肠排出体外时（黑便症），需要检查上消化道是否有溃疡或恶性肿瘤。

持续或反复腹泻、腹痛、腹胀、发热、乏力等症状可提示克罗恩病（尤其是年轻人）、腹腔疾病和细菌过度生长综合征等小肠疾病。目前，血清学检测是 NICE 推荐诊断乳糜泻的首选检查方法，必要时可通过内镜活检确诊。进行 MRI 检查能很好地诊断小肠克罗恩病（包括并发症评估），可获得显示小肠的高质量图像且没有辐射风险。经典的小肠荧光成像（简单的小肠造影或结合液体扩张技术）现在应用有限。小肠（和大肠）的超声检查在克罗恩病的评估中被证明是有用的，包括检测肠壁增厚和狭窄。

腹痛、腹泻 / 便秘、排气和腹胀等症状通常是由肠易激综合征引起的，这是一种临床诊断。如果有非典型特征或迟发，可能需要结肠镜或 CTC 等其他检查来排除更严重的疾病。

老年人排便习惯的改变意味着排便频率的改变，或出现便秘和（或）腹泻。如果这不能用生活方式的改变来解释，特别是与贫血或体重减轻等"警示"症状相关的持续性松散粪便，可能提示结肠恶性肿瘤。

主要的检查方法是乙状结肠镜或结肠镜检查。对于拒绝这些检查的患者，或检查范围无法通过盲肠的患者，可以用钡灌肠来完成检查，但这将越来越多地被 CTC 所取代。对于那些甚至不适合做这些检查的老年患者，以及即将接受外科治疗的老年患者，标准的腹部 CT 检查方案将发现大的肿瘤并进行分期，并警告可能即将发生梗阻的风险。然而，它不是排除恶性肿瘤的主要诊断工具，因为它不能检测所有的癌症，并且会漏诊许多息肉。腹部和胸部的 CT 被用作术前确诊癌症的常规分期检查。MRI 可用于肛肠癌的局部分期，但在结肠的其他部位不常用。

肛门直肠问题可以通过有限的内镜（直肠镜或乙状结肠镜）直接检查，通常不需要成像支持。肛管癌的 CT 分期与其他结肠恶性肿瘤相同。瘘管现在可以通过磁共振成像得到很好的显示，所有这些异常复杂的分支现在都可以被显示出来，以辅助制订手术计划；传统的荧光透视技术已不再适用。常规排粪造影是一种动态荧光透视检查，可以提供非常有用的功能信息。排粪造影检查方式也可用于 MRI，即 MRI 排粪造影。

有急腹症症状的患者越来越多地首选 CT 检查。CT 可以在急性情况下检测和评估大量腹腔内问题，包括憩室疾病、阑尾炎、肠梗阻、穿孔和肠缺血。

肠梗阻是外科急症。在传统的外科手术中，患者通常直接接受外科治疗。现代外科实践要求 CT 获得更多关于梗阻性质和部位的信息，特别是如果保守治疗是一种选择，并排除其他诊断。在使用 CT 的情况下，有充分的证据表明，尽早（入院当天）进行检查可缩短恢复时间。

不明原因和意外的体重减轻是潜在恶性肿瘤的一个主要警告信号，需要根据其他症状进行最准确的检测恶性病变，如有上消化道症状的食管胃十二指肠镜检查（OGD）、直肠出血的乙状结肠镜检查、与严重背痛相关的胰腺 CT 或没有明确症状提示起源器官的胸部，腹部和盆腔 CT。

缺铁性贫血可由多种原因引起，包括饮食和非胃肠道原因引起的失血。当怀疑胃肠道出血时，内镜检查是主要检查。对于不适合内镜检查的患者，可以按照上述"排便习惯的改变"中的描述使用平扫 CT（或钡灌肠）。然而，除了选择性血管造影外，结肠镜检查是唯一能发现血管发育不良的检查方法——异常黏膜血管斑块提示出血可能。当小肠血管发育不良被认为是贫血的原因时，胶囊内镜检查是有价值的。

十、胃肠道：咽和食管

（一）咽

咽部是一个复杂的解剖结构，是通向消化道和呼吸道的通道。它对呼吸、吞咽（吞咽）和语言有重要作用（图 5-13A）。

咽部是一根约 12.5cm 长的骨骼肌管，从颅底（CV1）延伸到环状软骨（CV6）的下缘，与食管相连。它位于颈椎椎体和相关筋膜的前面，鼻腔、口腔和喉的后面，颈部肌肉、甲状腺和颈动脉鞘的内侧。它有 3 层结构：内黏膜层、中央纤维层和外收缩肌层，当收缩时，它们将食物推送到食道。咽部可分为 3 个部分：鼻咽、口咽和喉咽（下咽）。鼻咽通过鼻孔与鼻道相通，而口咽则向前与口腔相通。喉咽与喉部的三角形入口前方相通，喉部在吞咽时被会厌软骨封闭。在咽部也可以看到的解剖结构包括成对的梨状窝和会厌谿，以及环咽肌的凹陷，形成上食道括约肌（UOS）。

（二）食管

食管是一条长约 23cm 的肌性管道，从 UOS 开始，经上纵隔和后纵隔下降，紧靠椎前软组织。它通过膈肌进入腹腔，在食管胃交界处（TV11）与胃相连，并由食管下括约肌（LOS）保护。食管可分为咽（颈）、胸和腹 3 个部分，放射学上通常称为食管的上、中、下部。当食管穿过颈、胸、腹腔时，其关系、循环、神经支配和淋巴引流也随之改变。食管上的各种外部压迹常见，包括主动脉弓（TV4）、左主支气管（TV5-6）和膈肌通道（TV10）。食管

有四层：外层纤维外膜、肌层、黏膜下层和黏膜层。肌层上部为骨骼肌（上 1/3），下为平滑肌（图 5-13B）。

（三）推荐的透视成像方式

- 吞钡。
- 水溶性对比剂吞服。
- 视频透视吞咽造影检查（VFSS）。

十一、咽和食管：吞钡检查

钡制剂是最常用的对比剂，透视检查咽部和食管。钡剂吞咽检查是一种简单、安全、有效的检查方法，特别是用于确定高或低吞咽困难的病因。在食管检查中采用单对比技术和双对比技术。双对比剂可改善精细黏膜细节的可视性，但单对比剂仍用

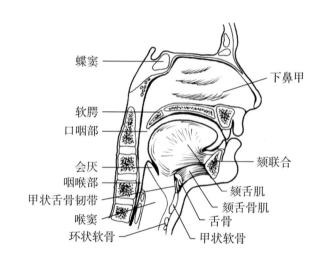

▲ 图 5-13A　咽部正中矢状切面

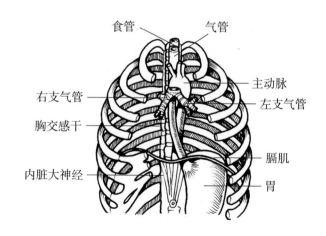

▲ 图 5-13B　食管及周围结构的前视图

于压迫、移位和运动障碍。在双重造影检查中获得良好的黏膜扩张是很重要的，因为细微的病变可能会被遗漏。如果没有充分扩张，则必须重复吞咽。全面检查包括检查咽部、食管、食管胃交界处和胃底，检查有无反流和明显异常的食管运动。

（一）适应证

吞钡检查最常见的临床指征是高位（咽）或低位（食管／食管–胃）吞咽困难。吞咽障碍就是"吞咽困难"。吞咽困难的良性原因包括咽袋、环咽突出、咽蹼、纤维性狭窄、贲门失弛缓症或胃疝等。吞咽钡剂可诊断吞咽困难的恶性病变，包括咽、食管、胃食管和胃底肿瘤。

（二）禁忌证

食管炎或其他食管–胃部炎症症状最好通过内镜检查，其优点是能直视黏膜，并能在需要时进行活检或干预。如果怀疑食管穿孔导致纵隔、胸膜或腹膜腔渗漏，则必须使用水溶性对比剂。

（三）成像过程

在实践中，患者的精准定位和图像中心定位都是在透视控制下实现的。使用 C 臂或床上 X 线管遥控透视装置（图 5-14）或配备有大型图像采集接收器的常规床下透视装置进行该过程。理想情况下，如前所述，选择配备有低剂量和快速图像采集功能的 C 臂装置。

进行定位以获取远离气管的食管图像，以区分吸入的钡剂和与可能的气管食管瘘相关的钡剂（图5-15C）。如果钡剂在呼吸道内，咳嗽会覆盖气管壁，因此很难排除瘘管。在获取图像之前，患者摄入一口钡，并在荧光镜控制下观察钡进入胃的情况。这是为了避免在出现梗阻时过量摄入钡剂。将图像接收器放置在尽可能靠近患者的位置，适当准直辐射场，选择脉冲荧光透视（3 帧／秒）和其他低剂量，以尽量减少辐射剂量。

十二、咽和食管：颈部食管（吞钡）

（一）侧位摄影（图 5-15A 和 D）

患者体位和图像接收器的位置

在直立姿势下，患者旋转 90° 使正中矢状面平行于检查床和成像接收器。下颌略微抬高，肩膀下沉，

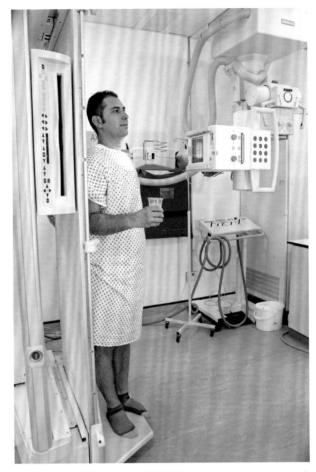

▲ 图 5-14　使用床上 X 线管遥控荧光透视装置进行的成像过程

以便最大限度地观察肩膀上方的软组织。在透视控制下调整 C 臂 X 线管组件，并获取显示钡剂通过的图像，颈部食管位于图像接收器的中心，图像接收器的位置尽可能靠近患者。如果咽部影像学检查选择有限，则侧位摄影提供了最多的放射信息。

（二）后前位摄影（图 5-15B 和 E）

患者体位和图像接收器的位置

与侧位摄影互补，此摄影将显示食管轮廓的任何不对称或对比剂腔内通过时的不对称；这可能是由外在压迫引起的（如甲状腺肿）。患者旋转 90° 面向图像接收器，调整到位。X 线束横向平行，水平中心线位于第 5 颈椎水平。

（三）右前斜摄影–颈部（图 5-15C 和 F）

1. 患者体位和图像接收器的位置

在透视控制下，患者从直立后前位向左侧旋转20°～30°，右侧远离影像探测器，直到食道从脊柱中

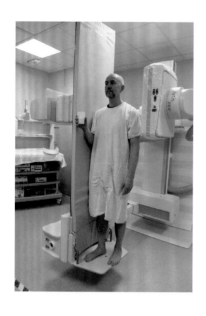

◀ 图 5–15A　患者侧位摄影的定位

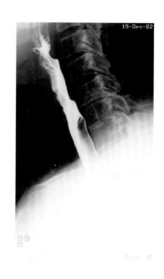

◀ 图 5–15D　咽的侧位图像

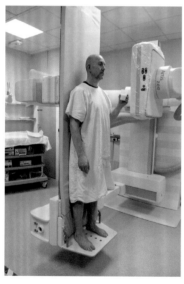

◀ 图 5–15B　患者后前位摄影的定位

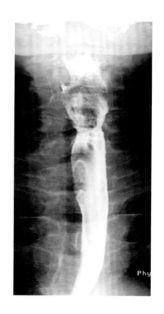

◀ 图 5–15E　咽的后前位图像

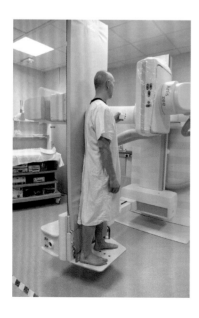

◀ 图 5–15C　患者右前斜位摄影的定位

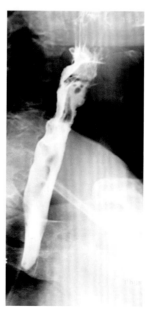

◀ 图 5–15F　咽的右前斜位图像

分离出来清晰显示。使用水平中心射线通过横向准直的 X 线束调整图像接收器，从而对整个咽食管进行成像（如果出现异常需要考虑选其他倾斜角度）。

2. 成像过程

以至少 3 帧 / 秒的速度获取一系列图像，以获得通过感兴趣区的对比剂流动情况。

（四）对比剂

CO$_2$ 浸渍钡（如 Baritop）		
用量	浓度	给药途径
70～100ml	100% w/v	口服

十三、咽和食管：胸部食管（吞钡）

（一）右前斜摄影（图 5-15C，图 5-16A 和 E）

1. 患者体位和图像接收器的位置

患者处于直立后前位，在透视监控下向左侧旋转 20°～30°，将右侧抬起、远离检查床、贴近影像探测器，直到投照时食管与脊柱分离并清晰显示。

2. 成像过程

利用准直图像场大小使成像范围内食管长度最大化，获得重叠的单个图像，以显示整个扩张的食管和胃食管交界处。图像采集的时间和图像接收器位置的精确控制是关键。根据经验，扩张食管的成像可以一次完成。如果有问题，那么 3 次单独的吞咽以显示近端，中食管和食管胃交界处的重叠图像也可以提供相同的信息。

（二）胃食管反流

当检查床倾斜至仰卧位，钡剂在胃底，患者右转 10°，使钡剂于胃食管连接处留驻时进行检查。检查是否有反流有很多方法，包括令患者抬腿，嘱其咳嗽。只有在需要记录反流的情况下才需要成像。

（三）侧面摄影：胃底（图 5-16B 和 C）

胃底检查是吞钡造影的一个组成部分，因为胃底病变可以表现为吞咽困难。患者从仰卧位转向左侧，然后俯卧，再转向右侧；使得胃底有钡剂覆盖。随着胃左侧抬高，胃底排出的钡将被气体取代并扩张。充气胃底的放大摄影及其与左半膈肌穹顶的关系可能有助于更详细的成像。

（四）左后斜摄影：胃底（图 5-16D，图 5-17A）

当检查床水平且患者俯卧时，身体左侧抬起、靠近影像接收器。调整这个位置可以显示上胃体和下胃底。选择合适的倾斜角度，使气体位于胃底且钡剂停留于胃体中份。

十四、咽和食管：胃（吞钡）

（一）食管运动

一个简单的检查食管运动的方法是在检查床水平的情况下，将患者放置在食管右前斜位摄影的位置。从仰卧位置开始，患者向左侧旋转 20°～30°，右侧向图像接收器抬起，直到食管从脊柱中分离并清晰显示。患者在吞咽一口钡剂后，应张大嘴巴。这一动作可抑制吞咽反射，使钡剂通过食管时第一次蠕动波和第二次蠕动波在荧光透视镜下可见，并可观察到通过缓慢。

（二）直立位胃部前后位摄影（图 5-17B 和 C）

1. 患者体位和图像接收器的位置

患者仰卧，透视床调整至立位。整个胃的直立后前位摄影图像将显示胃底，并记录和确认是否出现胃排空。充气胃底的放大摄影及其与左半膈肌穹顶的关系可能有助于更详细的成像。

2. 对比剂

CO$_2$ 浸渍钡		
用量	浓度	给药途径
70～100ml	100% w/v	口服

3. 辐射防护 / 剂量

应注意避免不必要的额外照射，回放和最后的图像保存应在合适的时机进行。

预期 DRL：吞钡 - 钡或水，每次检查 DAP 为 7.5Gy·cm^2，每次检查透视时间 2.1min。吞钡 - 视频，每次检查 DAP 为 3.4Gy·cm^2，每次检查透视时间 3.5min。

十五、咽和食管：上消化道水溶性对比检查

如果由于食管撕裂（Mallory-Weiss 综合征）或吻合口漏，对比剂有可能漏入纵隔，则必须使用非离子水溶性口服对比剂；由于纵隔内可能形成肉芽

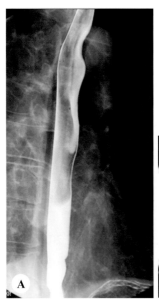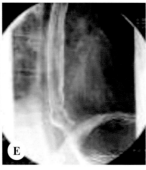

▲ 图 5-16A 和 E　右前斜位的图像

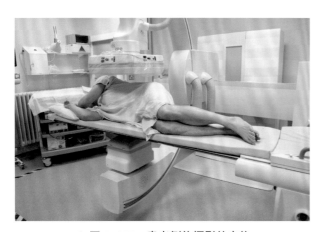

▲ 图 5-16B　患者侧位摄影的定位

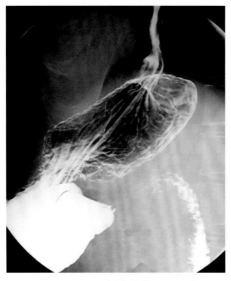

▲ 图 5-16C　侧位图像显示胃底

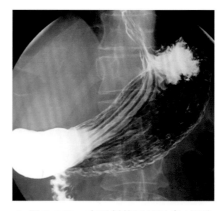

▲ 图 5-16D　左后斜位显示胃底 / 胃体

肿，因此不应使用钡剂。使用水溶性对比剂的其他情况是术后检查和胃束带复查。如果有可能会发生吸入，则不得使用高渗对比剂（如泛影葡胺），因为它们会引起严重的支气管刺激和肺水肿。

（一）适应证

适用于胃镜检查失败、禁忌或拒绝检查的患者，以及怀疑胃出口梗阻（如幽门狭窄、恶性肿瘤）和可能的穿孔或术后复查的一部分患者。

（二）禁忌证

呕血患者，以及可能会进行 CT 检查的住院患者。

（三）患者准备

患者在检查前应连续 4h 口腔清洁。如果有胃梗阻，可能需要在病房里插入一根 Ryles 管，然后排空胃。

十六、咽和食管：食管水溶性对比剂检查（图 5-18A 和 B）

需要进行食道水溶性造影检查的患者可能严重不适。为了确定撕裂的部位，对比剂应根据食管管腔的各个方面进行显示。转动患者或将其头部向上倾斜可能比保持其位置和围绕患者旋转透视 C 臂提供更多信息。

（一）成像过程

应该提供抽吸和呕吐管。患者仰卧，在患者耐受范围内检查床向上倾斜。感兴趣区的定位图像具有一定价值。如果患者不能吞咽，可将 8F 细孔管插入食道并注入对比剂，同时至少以 3 帧 / 秒进行成像。如果患者能够吞咽，可能有必要转向侧位，以便进

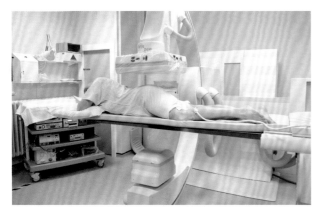

▲ 图 5-17A 患者俯卧斜位定位

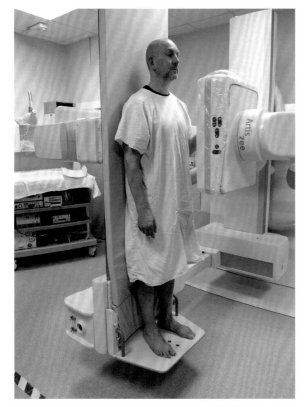

▲ 图 5-17B 胃底直立后前位图像

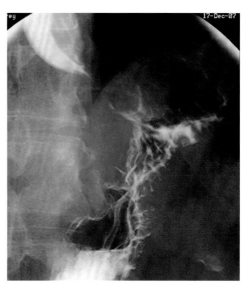

▲ 图 5-17C 直立位胃底前后位（译者注：此处原文为"后前位"，似有误，应为"前后位"。）图像提示胃底癌

一步吞咽或冲洗对比剂，使对比剂依附于前壁。患者可能无法从仰卧位转向。在许多情况下，将检查床头向上倾斜的程度取决于患者的耐受能力。

急性发作症状的水溶性造影检查通常需要插入细口径管，以便在可能的渗漏部位注入对比剂。

（二）对比剂

用量	浓度	给药途径
50～100ml	200mgI/ml	口服

十七、咽和食道：视频透视吞咽造影检查（VFSS）

VFSS 是标准吞钡检查的改进，用于评估和治疗高度吞咽困难（口咽吞咽障碍）。VFSS 常被描述为评估吞咽困难的"金标准"[14, 15]，提供吞咽功能和口咽结构的评估。在许多医院，VFSS 由放射技师或放射科医师与语言治疗师共同完成，他们还将很好地完成患者的持续护理和指导。不安全的吞咽（吸入肺部）或无效的吞咽可能导致死亡、肺炎、脱水、营养不良和与不适和吃喝困难有关的心理问题。VFSS 提供了一个客观的基线，可以作为未来检查的基础条件或衡量标准用于比较，从而制订更好的诊疗策略。在确定吞咽无效的情况下，言语和语言治疗师可能会在患者吞咽时对其进行一系列不同的体位调整（如头部倾斜和下颌收拢）和进食调整（如双吞咽）。如果这些调整都不成功，吞咽才被认为是不安全的。因此，放射学团队不应过早地停止该程序，而应提供足够的时间，使这些管理策略能够在透视室中进行尝试和测试。

（一）适应证

吞咽功能障碍可以发生在每个年龄段，并有各种病因。正常的衰老过程会导致吞咽恶化，包括咀嚼不良和吞咽"触发点"延迟，但吸入（进入喉和气道）始终被认为是不正常的。对于许多医院来说，

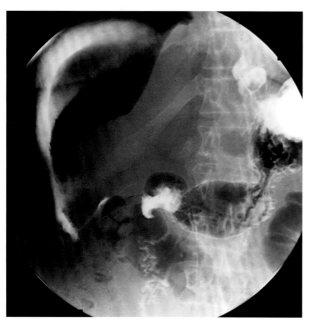

▲ 图 5-18A　对比剂从十二指肠漏入结肠旁沟

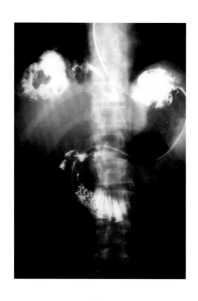

◀ 图 5-18B　医源性撕裂，十二指肠镜检查导致穿孔。此外，发现十二指肠溃疡

急性吞咽功能障碍最常见的根本原因是卒中，但慢性吞咽问题与一系列其他疾病有关，包括头颈部疾病（如口腔、口咽和喉部肿瘤）、神经系统疾病（如卒中、多发性硬化症、运动神经元疾病（MND）和帕金森病）、头部损伤和其他疾病（如心理 / 功能性疾病或药物不良反应）。儿科患者可能会被转介调查不良吸吮反应，脑瘫和腭裂。任何年龄段的学习障碍患者也常常表现为不良的饮食行为。

（二）成像过程

VFSS 过程中，患者可站位或坐位（可能是在一个特别改装的荧光透视椅）。透视开始于侧位，因为

它最有可能显示少量吸入。当患者吞咽不同浓度的食物时，荧光透视将试图捕捉吞咽的口腔准备、口腔和咽部阶段 – 对比剂通常与不同的食物增稠剂或食物（如饼干和面包）混合，形成稀液体、浓液体（酸奶 / 蜂蜜）和固体（布丁 / 饼干）食物。吞咽稀薄的液体可能不安全，但增稠的液体是安全的，反之亦然，因此需要都尝试一下。进行动态荧光透视时，脉冲频率设置高于吞钡（每秒 15 个或 30 个脉冲）。这是为了使瞬态病理（如渗透和吸入）被捕获，视情况获取静态图像摄影。

1. 侧位摄影：颈部

定位与图 5-15A 所示颈部食管（吞钡）侧位摄影相同，光束经过准直，包括面部前方和所有咽部结构。虽然近距离准直可降低图像亮度和患者剂量，但重要的是不要准直太近，因为吞咽是一个动态过程，不稳定的患者在吞咽过程中可能会轻微移动。侧位 VFSS 断面图显示了吞咽的咽部阶段（图 5-19A）。对比剂聚集在咽部而不是流入食管。会厌软骨尚未封闭喉入口，对比剂从气管前部滴下这就是吸入。

2. 前位摄影：颈部

定位与图 5-15B 所示颈部食管（吞钡）后前位摄影相同。侧位摄影通常会提供关于吞咽过程最有用的信息。然而，通过后前位摄影（图 5-19B）可检查无效吞咽中是否存在任何"偏侧缺陷"。例如，卒中后患者可能只能使用一侧吞咽肌肉。

十八、咽和食管 CT

（一）适应证

CT 在评估食管方面的主要作用是评估纵隔疾病导致的外源性狭窄的程度，以及手术和（或）放疗前食管癌的初始 TNM 分期[16]。CT 通过显示肿瘤和邻近结构之间的脂肪间隙，特别有助于排除侵犯出食管（T 分期）的肿瘤。如果 CT 显示局部病变或转移到肝脏（M 分期）或纵隔淋巴结（N 分期），则无须进一步分期，因为姑息治疗是唯一的选择[17]。此外，CT 还可用于检测和确定炎性疾病、贲门失弛缓症（无蠕动）、食管静脉曲张和穿孔[18]。

（二）患者准备

患者的准备策略确实各不相同，但通常的做法是要求患者在检查前 6h 禁食。口服对比剂用于勾勒

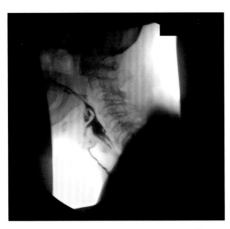

▲ 图 5-19A　颈部侧位 VFSS 图像

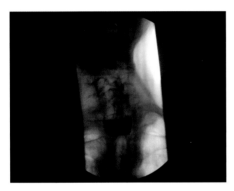

▲ 图 5-19B　颈部后前 VFSS 图像显示咽囊内的空气 / 液体水平

和扩张胃，包括 500～1000ml 水或稀释的泛影葡胺（氨基三唑钠 100mg/ml，氨基三唑葡甲胺 660mg/ml）和在某些情况下与 10ml 柠檬酸一起服用的 Carbex(碳酸氢钠，二甲基硅氧烷)。

（三）患者体位和成像方式

患者仰卧在检查床上，双臂举过头顶。通过轴位、冠状位和矢状位激光辅助定位，以确保患者位于扫描仪的中心轴上。将患者移入扫描仪机架，直到扫描参考点位于舌骨水平。

（四）成像过程

后前位摄影预扫描从胸骨切迹上方 5cm 至胸骨切迹下方 28cm，包括肺尖和膈顶。静脉注射对比剂通过右肘窝的插管注入。常规扫描方案：准直 0.6mm，层厚 / 层间距 8mm/8mm，2mm/1.5mm 轴位重建，5mm 冠状位 MPR。注射对比剂后 60～65s 采集图像。

低剂量技术：自动曝光控制（mA）和迭代重建。

（五）图像分析（图 5-20A 至 D）

在 T 分期中，回顾轴位图像以评估食管壁、周围外膜（结缔组织）、浆膜（平滑膜）、脂肪平面和邻近器官的浸润深度。

N 分期包含对淋巴结大小的评估，这是一个挑战，因为淋巴结可能因感染或炎症过程而增大，而亚厘米级淋巴结也可能有转移。M 分期需要对肝脏和邻近器官进行评估。

（六）对比剂及注射参数

用量	浓度	速率
75ml	300mgI/ml	3ml/s

十九、咽和食管 MRI

（一）适应证

MRI 是评价颈部肿瘤的主要影像学方法，与 CT 相比 MRI 具有组织分辨力强、多平面成像能力强、无电离辐射、金属硬化伪影少等优点。MRI 是对整个咽部和口腔成像的首选方式。大多数口腔癌是鳞状细胞癌，深度浸润是常见的[19]。活检将用于确认肿瘤的组织学，因此影像学检查可用于确定肿瘤的大小、位置和浸润情况。

MRI 的作用包括以下几方面。

- 显示肿瘤的范围和周围软组织的侵犯（如舌头和口底）。
- 显示下颌骨和上颌骨的骨侵犯。
- 颈部淋巴结转移。
- 辅助制订手术计划。

口咽部淋巴管丰富，颈部淋巴结可评估疾病的转移情况。口咽癌颈淋巴结受累的发生率约为 65%，且因原发肿瘤的部位而异[20]。手术切除或放疗后，颈部解剖结构可能发生扭曲，在这种情况下，MRI 以其软组织的优越性而优于 CT。

（二）患者准备

患者无须特殊准备。

（三）成像过程

患者仰卧头部放置在检查床上，正中矢状面垂直于检查床中心。将头颈联合相控阵线圈放置在感兴趣区上方，将患者移入磁体中，使颈部处于等中

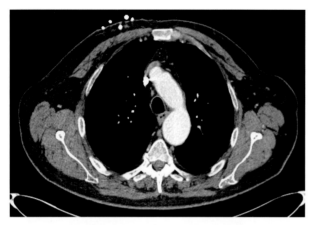

▲ 图 5-20A　正常上食管轴位图像

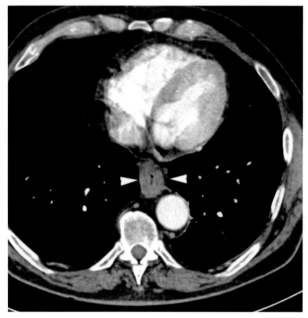

▲ 图 5-20B　轴位缩放图像显示下食道肿瘤导致的同心壁增厚

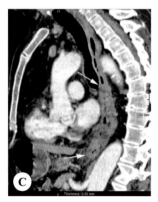
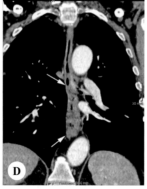

▲ 图 5-20C 和 D　矢状位 MPR（C）图像和冠状位 MPR（D）图像显示正常的上食管和下食管肿瘤（箭）

心处。患者被告知停止快速吞咽，并保持头部和颈部静止不动。这对于一些患者来说是很难做到的，患者的舒适度和速度对这种检查是必不可少的。线圈覆盖成像区域，解释检查过程对获得患者的依从性很重要。使用钆对比剂获得增强前后的图像。

（四）常规序列

(1) 多平面定位像。

(2) 冠状位短时反转恢复序列快速自旋回波序列。

(3) 冠状位 T_1 自旋回波序列。

(4) 轴位 T_2 快速自旋回波序列，有或无脂肪抑制。

(5) 轴位 T_1 快速自旋回波序列。

(6) 增强后轴位 T_1 快速自旋回波序列。

(7) 增强冠状位 T_1 快速自旋回波序列。

（五）补充序列

(1) 矢状位 T_2 快速自旋回波序列。

(2) 轴位扩散加权成像。

（六）图像分析（图 5-21A 至 C）

冠状位图像提供了颈部结构的解剖学概况，包括从颅底到胸腔入口的淋巴结，是显示舌头、口底和腭部病变的最佳平面[19]。在短时间反转恢复脂肪抑制序列图像上，脂肪组织、骨髓、下颌骨皮质和颅底呈现低信号，因而强化的病变更为明显。口咽癌在 T_1 加权图像上表现为典型的低至中信号，在 T_2 加权图像上表现为中至高信号。

钆对比剂增强后的 T_1 加权序列结合脂肪抑制技术显示强化病变优势最大：可以检测到肿瘤的扩展和骨侵犯。扩散加权成像在评估肿瘤治疗反应[19]和区分良恶性淋巴结、淋巴瘤与癌[21]方面的应用正在迅速发展。

（七）对比剂及注射参数

用量	浓度	速率
相当于 0.1mmol/kg		手动推注

二十、咽和食管放射性核素显像：食管转运和反流试验

胃食管成像是一种非侵入性地评估食管运动和反流情况的检查技术。食管转运和反流试验能够定量评估食管排空和检测食管运动功能障碍。这项试

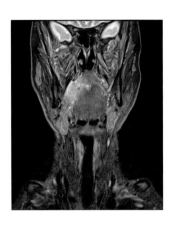

◀ 图 5–21A 左扁桃体高信号癌灶的 **STIR** 冠状位图像

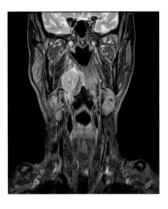

◀ 图 5–21B 短时间反转恢复脂肪抑制序列冠状位图像显示高信号肿瘤延伸至舌根部

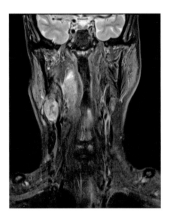

◀ 图 5–21C 短时间反转恢复脂肪抑制序列冠状位图像显示同侧淋巴结肿大，提示疾病局部扩散

验可能比吞咽钡剂检查更准确，并且在无症状患者中可能产生反流。这项试验通常与反流试验联合进行于传输试验之后。为确保胃排空，患者从前一天午夜开始禁食，并在测试前 4h 禁止吸烟。

（一）适应证

食道炎、吞咽困难、咽痛和非心源性胸痛。

（二）患者体位和成像方式

患者通常仰卧，但当食道清除时间延长时，患者可以采用直立坐位。获取前视图，伽马照相机与检查床平行，定位包括食道和胃底。头部略微倾斜旋转。

（三）成像过程 – 传输时间[22]

患者被安置在伽马照相机下，并用未标记的水进行练习吞咽，以增强练习效果。选用低能通用准直器。在患者即将吞下一口显像剂时，启动包括 120×0.25 秒 / 帧的图像采集方案，持续 30s。患者被要求在图像采集过程中尝试吞咽动作约 3 次，以帮助食管运动。如果发现有传输延迟，则在患者仰卧的情况下进行最后 3 次吞咽动作。

使用该软件包，将所有帧相加以形成一幅图像。感兴趣区被勾画在上、中、下食道和胃的周围，以产生时间 – 活动曲线，从数据中又可产生一个功能图像，反映出显像剂从口腔移动到胃的过程。

（四）反流试验

这项试验可以单独进行，或传输试验后存在临床指征时也可以进行，以评估胃充满 500ml 合适的标记饮料后任何反流发作的频率和持续时间。在测试前，鼓励患者多喝果汁来充盈胃，并清洁肠道。患者仰卧时的图像采集时间长达 40min，每 20s 采集一帧图像。通过绘制感兴趣区生成时间 – 活动曲线，可以检测到所有的胃和食管的反流。可使用患者腹部周围放置的压力袖带进行试验。通过以 20mmHg 的步幅将压力从 0 增加到 100mmHg，并在每个阶段获取图像，食道活动度增加后可以检测到反流情况。

（五）放射性核素显像剂与成像参数

放射性核素显像剂	采集参数
转运试验：15ml 水中 10MBq 的 $^{99m}TcO_4^-$ / 每次吞咽胶体 回流试验：20MBq 的 $^{99m}TcO_4^-$	128×128 矩阵低能通用准直器
转运试验	120×0.25 秒/帧，周期 30s
回流试验	20 秒 / 帧

（六）图像分析（图 5–22）

正常情况下应无反流。

二十一、咽和食管 PET-CT

（一）适应证

肿瘤是 PET-CT 中最常见的检查群体。通常，头

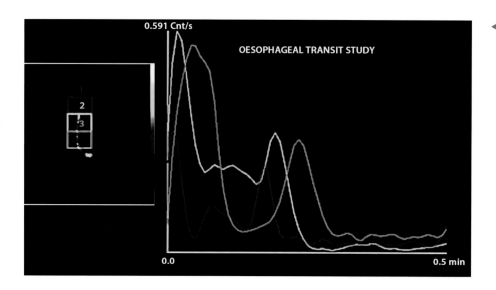

◀ 图 5-22　食管转运试验实例

颈部和食道肿瘤是其中两种常见的类别。PET-CT 的目的是协助 TNM 分期过程，或在必要时作为放化疗评估反应的一部分。通常情况下，将进行基线检查和放化疗后扫描。FDG 摄取减少 55%～59% 是术后良好预后的预测指标。PET-CT 也有助于放疗计划和复发的检测。

（二）患者准备

大多数食管成像过程，需要常规全身 ^{18}F-FDG PET-CT 成像程序。患者需在检查前 6h 内禁食，只饮水。向患者注射约 3.5MBq/kg 的 ^{18}F-FDG，患者休息 60min 作为吸收期。在对食管成像时，可使用水（200ml）作为 CT 图像采集前的阴性对比剂（在患者准备定位进行扫描时饮水）。在图像采集之前，患者需要排空膀胱。然后，患者仰卧在检查床上，手臂抬起并固定。当成像聚焦于头部和颈部，即咽部时，手臂伸展并穿过腹部放置，在适当的手臂支撑下支撑和固定（图 5-23A）。扫描视野从颅骨顶点延伸到大腿中部。

（三）成像过程

低剂量 CT 采集用于 PET 信号校正。为了避免后续的误配准伪影，图像采集是在轻柔呼吸的情况下进行的，这种伪影可能会在 CT 扫描患者屏息时发生。在大多数现代 PET 系统中，PET 采集通常以 3D 模式进行，每个检查床位置的发射扫描采集时间在 2～3min。

（四）图像分析

在图像分析中，正态分布表现为大脑（灰质）和泌尿系统的显著摄取，大约 30% 的注射液由泌尿系统排出。肺、纵隔和肝脏摄取量低，心肌和胃肠道分布不一。头部和颈部区域也应考虑正常变异。淋巴和腺体组织可能会显示，即唾液腺摄取；此外，如果没有进行正确的准备，也可以看到正常的肌肉摄取；即患者阅读时的眼部肌肉摄取；当患者在摄取期间说话时喉部肌肉 / 声带摄取；当患者咀嚼时咬肌的吸收。图 5-23B 和 C 展示了在进一步治疗前需要进行分期评估的食管癌患者的多平面视图。食管病变的 ^{18}F-FDG 的摄取在长度上增加，但没有明显的远处病变。

二十二、胃肠道：胃和十二指肠

胃是一个相对可活动的结构，其容量为 1000～1500ml，体表定位于上腹部、脐部和左季肋区。胃近端（胃底）位于左侧横膈下并通过贲门与食道延续。中心部分是胃体，而远端是胃腔的出口即胃窦，通过幽门管与十二指肠相延续。胃内侧短的曲线称之为胃小弯，胃侧方长的曲线称之为胃大弯。

十二指肠是小肠的第一部分，其包绕胰头形成一个 25cm 长的 C 形曲线。十二指肠可分为 4 个部分，在十二指肠空肠曲处与空肠相延续。十二指肠降段在其内侧壁的壶腹接受胆汁和胰液（图 5-24A 至 C）。

推荐的透视成像方式

- 气钡双重对比钡餐造影。
- 水溶性对比剂检查。
- 低张十二指肠造影。

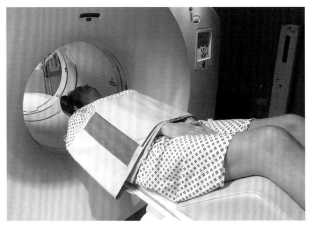

▲ 图 5-23A　患者全身 PET-CT 的体位，包括头部和颈部

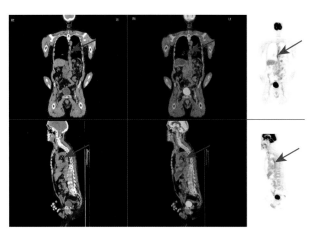

▲ 图 5-23C　冠状位和矢状位 PET、CT 和融合图像（箭）显示食管摄取明显

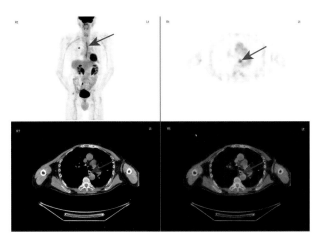

▲ 图 5-23B　在 PET 的 MIP 图像和轴位 PET 图像、CT 图像，以及融合图像中，可见明显的食管摄取（箭）

二十三、胃肠道—双对比钡餐造影

钡餐造影不再作为消化不良（与进食有关的上腹部疼痛）的首选检查方式，且其临床应用受到一定限制。这是由于胃镜技术可以对胃部进行病理活检、寻找出血点、观察黏膜的轻度炎症改变以及进行介入治疗。在护士、放射技师和内镜医师的广泛传播和普及下，内镜技术的使用更加广泛。自 1983 年发现幽门螺旋杆菌后，消化性溃疡的发病率大幅度下降，幽门螺杆菌可以进行检测并及时治疗，则不需使用双重对比钡餐或胃镜检查。

（一）适应证

• 如果胃镜检查失败或患者拒绝行胃镜检查。
• 可能存在的胃出口梗阻（包括幽门狭窄或恶性肿瘤）。
• 作为术后评估的一部分。内镜检查失败或不推

荐使用胃镜检查的消化不良。

（二）禁忌证

呕血和有可能要行 CT 检查的住院患者。注意：如果对比剂有可能渗入腹膜腔，则必须使用水溶性对比剂。

（三）患者准备

患者需要在检查之前空腹 4h 以上。如果存在胃部梗阻，需要先在病房内为患者插入胃管来排空胃内容物。

（四）辐射防护 / 剂量

预期 DRL：钡餐造影检查，每次检查 DAP 为 $12Gy \cdot cm^2$，每次检查的透视时间 2.6min。

二十四、胃和十二指肠双对比钡餐造影

除了内镜检查失败或患者拒绝内镜检查，胃造影图像将根据具体的临床问题进行调整。为了获得最佳的检查结果而采取的多种摄影体位及摄片顺序会对检查的细节产生影响。理想情况下，钡餐检查应该使用 C 臂或床上型 X 线管远程遥控透视设备，或传统的床下型 X 线管装置。双对比钡餐检查技术要求钡剂和气体相互作用，以使得整个胃和十二指肠球部可以通过双重对比造影清楚地显示出来。

（一）成像过程

患者平躺在检查床上，用肘部支撑使身体转向左侧卧位，在这个体位下患者摄入产气粉、柠檬酸及高密度的钡剂。为使钡剂存留在胃底，患者转成

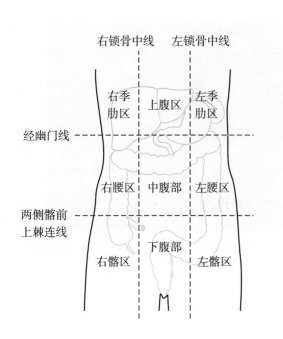

▲ 图 5-24A 胃和主要器官的腹部分区

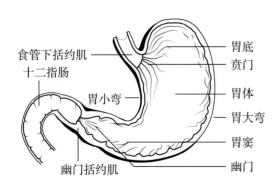

▲ 图 5-24B 胃大体解剖

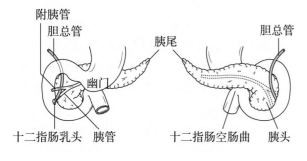

▲ 图 5-24C 十二指肠大体解剖

仰卧位而非坐立位。此时，为患者静脉注入一种低张力药物［如丁溴东莨菪碱（Buscopan）］，用于抑制蠕动并松弛胃平滑肌，使得胃黏膜得到良好的扩张。随后，嘱平躺在检查床上的患者从仰卧位向右侧旋

转 270°，直到其身体左侧躺于检查床上（左侧卧位），从而使钡剂能够涂抹胃黏膜表面，且使钡剂在涂抹胃黏膜之后回流到胃底部。在透视装置的帮助下使用C 型臂系统按以下顺序采集静态摄影体位图像。

1. 右前斜位摄影（图 5-25B）

患者从左侧卧位向后旋转大约 45°，探测器位于患者右前腹壁上方，显示最佳的胃窦部气钡双重对比相。

2. 后前位摄影（图 5-25A 和 C）

患者仰卧位时，钡剂仍然存留在胃底，气体使胃体部及近端胃窦膨胀并显影。

3. 左侧位摄影

患者右侧紧贴床面，将检查床倾斜抬高，直到胃底内的钡剂全部排出，进入胃窦和十二指肠。保持检查床倾斜角度不变，此时气体取代钡剂扩张胃底，从而获得胃底的侧位图像。

4. 左前斜位摄影（图 5-26A）

该摄影体位将胃体和胃底区分开。患者从右侧卧位向后缓慢旋转约 45°，以促进气体膨胀此区域。双对比相的最佳采集时机是胃体与胃底内的气体和钡剂交换之前。

5. 衬垫压迫下的十二指肠祥（图 5-26B）

将检查床倾斜直至水平。嘱患者转向左侧，使钡剂通过十二指肠，与此同时，胃体和胃窦部的钡剂排空至胃底部。嘱患者进一步旋转至俯卧位，使钡能够涂抹十二指肠前壁，同时使胃内气体进入十二指肠。当患者转到俯卧时，在患者上腹部与检查床之间放置一个衬垫，以减少胃在十二指肠上的重叠。

6. 十二指肠球部（图 5-26C）

保持 C 臂透视系统检查床水平，嘱患者转向左侧，使钡剂反流至胃底，同时气体扩张远端胃窦并进入十二指肠球部。将患者置于以下 4 种摄影体位时，可获得十二指肠球部的 4 种静态影像。

- 右侧卧位。
- 右前斜位（锐角和钝角）。
- 后前位（仰卧）。
- 左前斜位。

假如患者转动体位导致十二指肠球部内气体流失，而使球部扩张不良，则嘱患者再次向左旋转以使十二指肠球部再次膨胀。

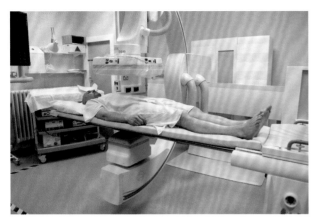

▲ 图 5–25A　显示胃体部的患者体位及设备位置

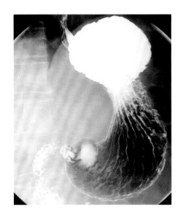

◀ 图 5–25B　右前斜位胃窦及胃体

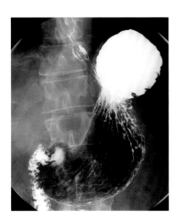

◀ 图 5–25C　胃的仰卧后前位图像，并可见食管裂孔疝

7. 胃食管反流

保持检查床水平且患者处于仰卧位，同时钡剂存留于胃底，嘱患者向右旋转 10°，此时钡剂流向胃 – 食管连接处。有多种检查技术可以检查是否存在反流，包括将患者双腿从床面抬高和嘱患者咳嗽。只有证实存在反流时才需要采集静态图像。

8. 站立位成像

将检查床倾斜至垂直位置，在透视下嘱患者转向斜位，同时采集胃和十二指肠的静态图像。

9. 站立位十二指肠球部（图 5–26D）

左前斜位及右前斜位摄影，以显示扩张的十二指肠球顶部。

10. 站立前后位胃的整体像

该体位展示气体充盈下扩张的胃底，同时观察胃的排空是否迅速。

食管显像和食管蠕动能力的评估应在胃部检查之后，以防止胃部在进行双对比造影之前承受额外的钡剂负担。嘱患者在吞下一大口钡剂混合物后立即张大口腔，因为这样可以抑制吞咽反射，从而可以观察到食管第一蠕动波和第二蠕动波。

（二）对比剂

名称	用量	浓度	给药途径
高密度钡剂	60ml	100% w/v	口服
Carbex	1 包	2.8g	口服
柠檬酸	10ml	1.0g	口服
丁溴东莨菪碱（Buscopan）	1ml	20mg	静脉注射

二十五、胃和十二指肠低张力十二指肠造影

十二指肠的特殊成像对于评价由胰腺炎、十二指肠癌、十二指肠息肉、克罗恩病或肠系膜上血管束综合征（SMVBS）引起的十二指肠相应影像学表现、管腔狭窄和黏膜异常有较大价值（图 5–27A 和 B）。该检查可以实现最佳的十二指肠扩张效果，管腔具有良好的双对比细节，同时不会有口服钡剂造影的不利方面，即十二指肠被钡剂涂抹的胃部遮挡，使其无法被观察。该检查在透视下进行，使用的是与气钡双重对比钡餐造影类似的设备。

（一）适应证

评估十二指肠狭窄的性质和程度。

（二）禁忌证

对比剂有可能漏入腹膜腔；住院患者有可能需要行 CT 检查。

（三）患者准备

患者需要在检查之前空腹 4h 以上。如果存在胃

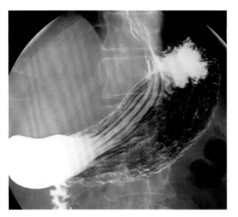

▲ 图 5–26A　左前斜位胃体和胃窦

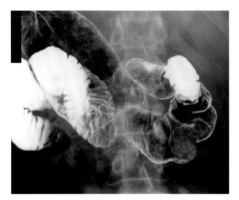

▲ 图 5–26B　衬垫压迫十二指肠袢，显示位于十二指肠降部 / 水平部的腺瘤

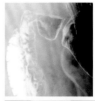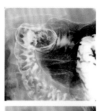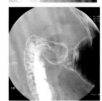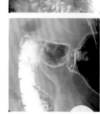

▲ 图 5–26C　仰卧位十二指肠球部图像

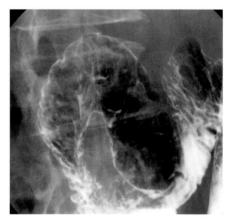

▲ 图 5–26D　直立位十二指肠球部成像

部梗阻，需要先在病房内为患者插入胃管来排空胃内容物。

（四）成像过程

保持 C 臂透视系统检查床水平，患者仰卧位，将一根细孔管插管至十二指肠降部，并注入钡剂，使钡剂到达十二指肠空肠曲，然后嘱患者旋转 360°以确保十二指肠腔的各个壁均被钡剂覆盖。为患者静脉注射低张力药物，用于松弛十二指肠的肌肉，使得十二指肠得到良好的扩张，同时尽可能减少肠道的蠕动。用小型气泵将空气经管道缓慢注入十二指肠，使肠腔扩张。按照以下顺序采集静态图像。

- 右前斜位：在十二指肠近端气体的最佳膨胀状态。
- 后前位（仰卧）：十二指肠袢中部的图像。
- 左前斜位：用于显示十二指肠远端与十二指肠空肠曲。
- 附加成像：根据鉴别诊断的需求。

（五）对比剂

名称 / 用量	浓度	给药途径
70～150ml 钡剂	100%w/v	经鼻胃管
空气	—	泵 / 注射器
丁溴东莨菪碱（Buscopan）1ml	20mg	静脉注射

二十六、胃和十二指肠水溶性造影检查

当可能存在胃或十二指肠穿孔时不可以使用钡剂；钡不具有水溶性，可以在腹膜中产生沉积物，从而导致腹膜炎、脓肿和钡剂肉芽肿。

（一）适应证

胃十二指肠检查需要使用低张低渗性对比剂的情况包括 Nissen 氏胃底折叠术及胃束带手术术后渗漏或阻塞，以及相关的穿孔。低张低渗性水溶性对比剂也应用于相关的胃肠道介入手术（如支架置入术）。

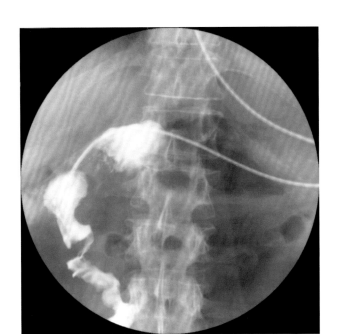

▲ 图 5-27A　插管后仰卧位充盈相显示十二指肠降段狭窄

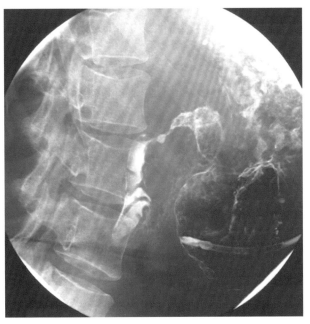

▲ 图 5-27B　十二指肠降段溃疡伴炎性狭窄

（二）成像过程

需要进行胃和十二指肠水溶性对比剂检查的患者，往往身体非常不适。为了确定破裂的部位，应从各个角度观察胃和十二指肠腔内的对比剂。使患者转动体位或检查床向上倾斜拍摄图像比患者保持不动而旋转 C 臂拍摄图像能获得更多的肠道信息。同时还应准备吸管和呕吐碗。

患者取仰卧位，检查床向上倾斜，在患者耐受

范围内嘱患者吞咽对比剂做好准备。如果患者不能吞咽，可经食道将一根 8F 宽的细孔管经食道插入患者胃部，并在透视观察下注入对比剂。胃和十二指肠的静态图像（图 5-28A 和 B）可能会受限于患者的具体情况，但是理想状态下应包含以下成像。

- 后前位（仰卧位）。
- 左前斜位、右前斜位。
- 左侧位、右侧位。
- 左后斜位、右后斜位（如果可能的话嘱患者俯卧）。

（三）注意

- 患者可能不能从仰卧位进行翻转。在许多情况下，检查床向上倾斜的程度取决于患者的耐受能力。
- 用于急性疾病检查的水溶性对比剂，通常需要插入一根细孔管，以便在可能的泄漏处注入对比剂。
- 由于疾病或穿孔等急性发作的胃排空迟缓，患者可能需要做胃肠减压准备，抽取有可能增加呕吐风险和导致对比剂稀释的滞留液。

（四）对比剂及注射参数

用量	浓度	速率
50～100ml	200mgI/ml	经鼻 / 胃管

二十七、胃和十二指肠：胃束带成像

胃束带手术成为越来越多的病态肥胖的一种治疗方法。该束带是一种硅胶材质的可注水的环形装置，通过腹腔镜将其放置在胃 - 食管连接处的远端。束带管腔的直径通过注水或放水来调节其松紧程度。束带的狭窄程度将决定食物的通过速度，从而产生早期的饱腹感。确保患者的体重和透视检查床的承重极限相匹配。如果患者的重量超过设备承重极限，可能需要拆除透视床的脚踏板。由于胃束带术患者的体重过大，导致检查床和影像接收器之间的空间相对不足，因此传统的床下型透视检查床装置可能并不合适，而 C 臂成像装置或床上型 X 线管透视装置则会提供足够的空间。一般来讲，胃束带术后的首次复查是在术后的 24h，第二次复查是在第 6 至第 8 周，第三次是在术后 1 年，其余额外的复查视具体情况而定。

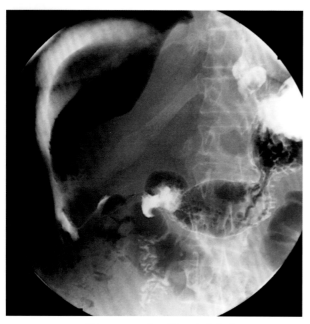

▲ 图 5-28A　十二指肠溃疡穿孔

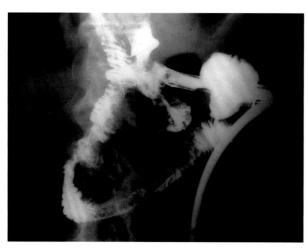

▲ 图 5-28B　胃切除术后的吻合口瘘

（一）适应证

在英国国家卫生保健优化研究所（NICE）指南中，外科减重手术是病态肥胖症（BMI≥40kg/m²）的一种治疗方案。

（二）禁忌证

- 存在感染或炎症性疾病，如食道炎症或克罗恩病。
- 高出血风险（如静脉曲张）。
- 存在禁忌手术的并发症或既往损伤病史。
- 先天性或后天的消化道异常。
- 高血压、胰腺炎、肝硬化。
- 未满 18 周岁。

- 妊娠。
- 接受长期类固醇治疗。
- 吸毒或酒精依赖。
- 不遵医嘱或难以配合、饮食不规律、耐受性差、对束带过敏。
- 相关家族史（如硬皮病）。

（三）并发症

早期并发症：束带异位、穿孔。

迟发并发症：束带滑脱、束带腐蚀胃壁并向腔内侵犯、食管扩张、导管断裂、胃纤维性狭窄。

（四）成像过程（图 5-29A 至 C）

检查床直立时，腹部前后位或后前位摄影是显示胃束带位置的最佳方式。如果临床提示存在并发症，那么加照斜位和侧位图像是非常有必要的。

在透视下，嘱患者摄入水溶性对比剂，对比剂从食道进入被束带束缚的胃腔。通过增加或减少束带内的生理盐水的量来调整胃束带的松紧程度，从而控制胃的容积。该操作流程是当患者仰卧位时倾斜检查床，经皮下出口用注射器向内注入或吸出生理盐水。

当胃束带疑似移位或有可能发生并发症时，标准情况下，患者应在站立状态下背靠检查床，行前后位或后前位摄影，斜位或侧位图像通常只是在需要突出显示某种特殊异常情况下才进行拍摄。

（五）对比剂及注射参数

用量	浓度	速率
50～100ml	200mgI/ml	口服

二十八、胃和十二指肠 CT 检查

（一）适应证

在胃部疾病的诊断中，CT 被证实是除钡餐造影和内镜检查之外的一项非常有价值的辅助检查方式。CT 常用于检测和显示胃部肿瘤，如淋巴瘤和平滑肌肉瘤，也包括胃转移瘤。CT 还可用来进行胃癌的 TNM 分期和良性肿瘤的诊断，还有各种各样的胃炎、胃溃疡和静脉曲张的诊断[23, 24]。多排探测器技术使 CT 越来越多地使用仿真内镜技术为耐受性较差和创伤性的内镜检查提供了一种可行的替代方法[25]。由

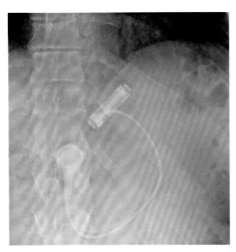

▲ 图 5-29A　图像显示位于适当位置的胃束带、导管和端口

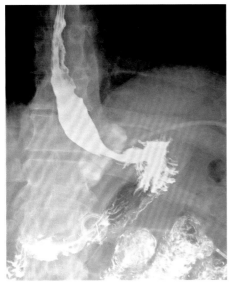

▲ 图 5-29B　吞咽对比剂后，显示胃束带有足够的束缚力

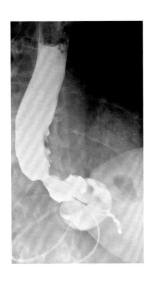

◀ 图 5-29C　胃束带过度束缚导致胃腔几乎完全梗阻

于 CT 仿真内镜无法评估病变的深度，因此其必须同时行 MPR 成像[26]。

在评价十二指肠创伤性损伤、原发感染性或炎性十二指肠病变、胰腺炎十二指肠受累、十二指肠发育异常和十二指肠肿瘤等方面具有非常重大的意义[27]。

（二）患者准备

患者检查准备各不相同，但均需在检查前空腹 6h 以上。口服对比剂用来勾画出胃的轮廓同时膨胀胃腔，对比剂包含 500～1000ml 水或稀释的泛影葡胺（泛影酸钠 100mg/ml，泛影葡胺 660mg/ml），而在某些情况下，需摄入 Carbex 颗粒（碳酸氢钠、二甲基硅油）搭配 10ml 柠檬酸。对于胃壁的评估来讲，胃腔的充分膨胀至关重要，尤其是胃底和胃窦。患者处于右后斜位时，十二指肠球部和降部的对比剂充盈状态最佳。

*TNM 分期：T 代表原发性胃癌的大小以及它侵入邻近组织的程度，N 代表淋巴结转移的程度，M 代表转移扩散的程度。

（三）成像过程（图 5-30A）

对腹部进行定位扫描，据此设定后续扫描范围，并分为两个时相。

- 第一时相（动脉期）：从肺尖到胃底部。
- 第二时相（门静脉期）：从右侧膈肌顶部到整个肝脏。

注射碘对比剂 20～30s 后，获得动脉期图像，60～70s 后获得门静脉期图像，以确保肝脏获得最佳增强效果。标准的扫描参数为准直器宽度：1.2mm，采集层厚 8mm/8mm，轴位重建厚度 1.5mm/1mm（软组织窗），冠状位 MPR 5mm。动脉期和静脉期扫描时嘱患者屏气。胃的 MPR 显示多采用冠状位，而十二指肠的 MPR 显示多采用斜位。

（四）图像分析（图 5-30B 和 C，图 5-31A 至 C）

在 T 分期中，轴位图像和冠状位 MPR 图像用来评估胃壁的浸润深度、动脉血管的包绕情况、浆膜的浸润、脂肪层的浸润和邻近器官的受累。N 分期包括对淋巴结大小的评价，但难度较大，因为感染或炎症也有可能导致淋巴结肿大，而亚厘米级的淋巴结却有可能是淋巴结转移。M 分期需要评估肝脏

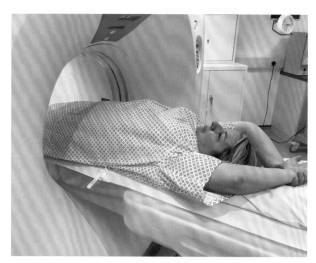

▲ 图 5-30A 对患者定位行胃 CT 扫描

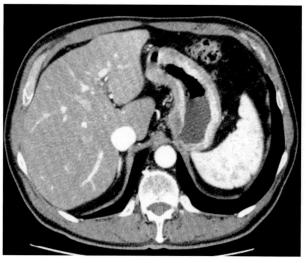

▲ 图 5-30C 轴位图像显示皮革胃

（六）辐射防护 / 剂量

低剂量技术：自动曝光控制（mA）和迭代重建。

预计 DRL：CT 胸部 / 腹部增强，每次完整检查 DLP 为 839.75mGy·cm。

二十九、胃和十二指肠放射性核素显像：胃排空显像

胃排空成像有多种成像方案，最佳的选择是回顾最新推荐的成像指南。放射性核素显像提供了一种通过放射性同位素标记的液体、固体或半固体食物来研究胃排空的好方法。当研究液体的排空时，需要准备 ^{99m}Tc 胶体标记的热牛奶或果汁。若研究的是固体食物时，需要准备 ^{99m}Tc 胶体标记的炒鸡蛋或麸皮。半固体食物是由 ^{99m}Tc 胶体标记的牛奶和食品的混合物，也可由粥或汤制备而成。为了同时研究固体和液体的胃排空，需要将固体和液体食物的成分用具有不同特征能量的不同放射性核素进行标记。

患者需要在检查前 4h 禁止饮食、禁止吸烟，因为吸烟会促进胃排空，同时停用促进胃蠕动或排空的药物。使用液体、半固体或固体食物、液体和固体食物的组合进行成像，可以选择使用许多成像程序中的一种进行。通常使用普通的动态采集，但是测量的排空率可能会不准确，因为随着胃排空，腹部的衰减效应会发生变化。这种效应对于像 ^{99m}Tc 这种低能量放射性核素来说是非常显著的。

动态采集可以应用衰减校正以补偿不断变化的

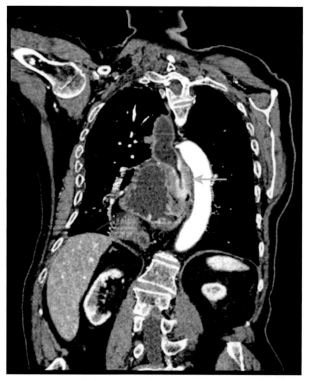

▲ 图 5-30B 冠状位 MPR 显示一例食管癌（上方黄色箭）患者的食管裂孔疝（下方红色箭）

及其邻近器官的情况。CT 仿真内镜图像是在专用的后处理工作站上由轴位图像重建而成。2D 图像与 3D 图像相结合，同时对胃部图像进行分析。

（五）对比剂及注射参数

用量	浓度	速率
75ml	300mgI/ml	3ml/s

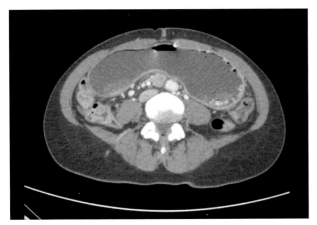

▲ 图 5-31A　轴位 CT 图像，仅静脉内注入对比剂，显示由于胃远端恶性肿瘤阻塞导致胃扩张

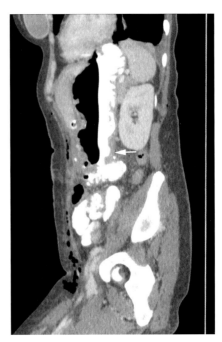

▲ 图 5-31C　胃腔内充盈对比剂矢状位 CT，显示胃后壁恶性溃疡（箭）

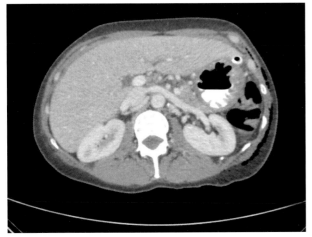

▲ 图 5-31B　胃腔内充盈对比剂的轴位 CT 显示弥漫性胃壁增厚以及邻近淋巴结

衰减。或可以获取多个前后位静态图像进行融合以消除衰减效应。当然，图像可以使用双头照像机进行采集，图 5-32 展示了患者使用双头照相机的体位。

（一）适应证

胃排空研究通常在胃部手术之后进行。症状可能表现为胃瘫、呕吐、腹泻和排空过快（倾倒综合征）。

（二）患者体位和成像方式（图 5-32）

在坐位、站立位或半卧位下对患者进行显像。调整照相机的高度使胃置于视野中央。在诊断倾倒综合征时，患者取俯卧位，以使胃紧贴前腹壁，该体位是迷走神经切断术后的理想体位。

（三）成像过程

患者在伽马相机成像范围内，于用餐期间开始

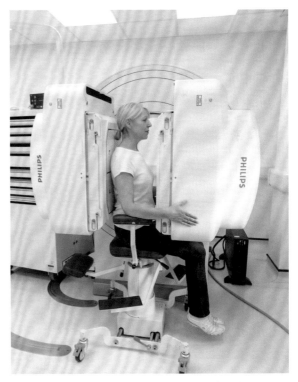

▲ 图 5-32　正在进行中的胃排空检查

成像。双头伽马相机可以同时采集患者前后位的图像，然后确定几何平均值。嘱患者尽可能快且舒适的情况下用餐。患者用餐时开始采集图像，动态图像采集流程分为两个时相。

- 第一时相：快速连续的采集 30 帧图像，每帧图像以 10s 为一个周期。
- 第二时相：每帧图像 1min，持续至 90min，如果中途观察到排空完成则随时停止。

（四）图像分析（图 5-33A 至 D）

本程序的目的是通过使用计算机软件来确定胃排空的半程时间（$t_{1/2}$）。对于动态采集而言，软件汇总了胃感兴趣区内和衰减校正以后的所有帧频的图像，在可能的情况下，绘制一个胃排空曲线，用于测绘相对于时间的光子量计数。胃排空速率受食物的体积、热量值和成分的影响，对于结果的可比性来讲，需要建立一个固定的显像技术和正常的数值范围。例如，对于由粥类食物，$t_{1/2}$ 值 <30min 属于异常增快，而 $t_{1/2}$ 值 >60min 高度提示异常，如果 $t_{1/2}$ 值 ≥90min 则确定异常。

（五）放射性核素显像剂与成像参数

放射性核素显像剂	成像参数
液体 / 类型 热牛奶中的 $^{99m}TcO_4^-$ 锡胶体 10MBq	矩阵 128×128 低能型通用准直器 30s 每帧采集 5min 1min 每帧采集 90min
固体和半固体 试验餐中的 ^{99m}Tc 标记的锡胶体 当两个时相同时进行时可使用 $^{113m}In-DTPA$	

三十、胃和十二指肠放射性核素显像：呼气试验

（一）呼气试验 [28, 29]

^{13}C- 尿素呼气试验是检测胃幽门螺旋杆菌感染的最敏感的方法。它利用了幽门螺旋杆菌代谢过程的原理，幽门螺旋杆菌会将尿素分解成脲酶和二氧化碳（CO_2），然后将其呼出。一旦放射性物质标记的 CO_2 被检测到，则感染诊断成立。

（二）适应证

用于检测胃幽门螺旋杆菌的存在和患有消化性溃疡的患者。

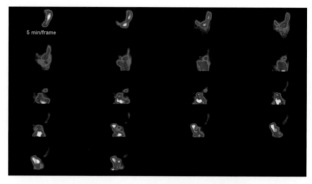

▲ 图 5-33A　正常的胃排空显像

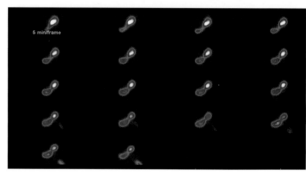

▲ 图 5-33B　异常的胃排空显像

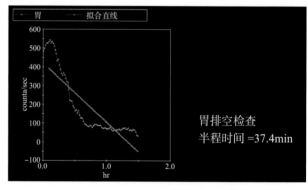

▲ 图 5-33C　正常的胃排空曲线

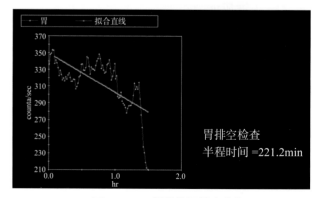

▲ 图 5-33D　异常的胃排空曲线

（三）检查过程

患者必须停用多种药物（如抗生素和抑酸剂），且需禁食 6h。患者通过胶囊或液体摄入 ^{13}C 或 ^{14}C 标记的尿素，被标记的尿素通过细菌所在的胃上皮细胞的黏膜凝胶层扩散。幽门螺旋杆菌通过脲酶将摄入的尿素分解成氨和放射性标记的二氧化碳。患者呼出二氧化碳并将其采集，采集到的样品在闪烁计数器或红外分光光度计中测量，从而测量出放射性标记的二氧化碳的量。这是一种对脲酶活性和幽门螺旋杆菌存在的间接证据。图 5-34A 显示了收集呼气试验的全过程。

（四）放射性核素显像剂

以胶囊形式存在的 ^{14}C-尿素含有 1mg 尿素，标记有 37kBq（1μCi）^{14}C。^{14}C 是一个纯 β 发射器，物理半衰期超过 5000 年。

^{13}C 是一种稳定的碳同位素。

应注意以下方面。

- 患者在检查前禁食 6h，但也有一些研究不建议这样做。
- 检查前患者应停用抑酸药物（碱式水杨酸铋）14天，或停用抗生素 28 天。
- 避免摄入含有 ^{13}C 的食物。
- 一些临床医生认为，牙斑块中的幽门螺旋杆菌会影响检测结果。

1. 呼气采集时间

在摄入显像剂之前采集一个基线样本，30min 后再次采集。柠檬酸也可以作为测试餐。

2. 临界值

感染者和未感染者之间的区别是基于 5% 的临界值。如果使用 ROC 曲线的话，这个值可能还会降低。图 5-34B 显示了呼气试验呈阳性的结果[30]。

放射性核素显像剂	成像参数
^{13}C 或 ^{14}C 胶囊或液体	采集并活度计数 当颜色改变时表示检查结果呈阳性

三十一、胃和十二指肠 PET-CT

（一）适应证

胃和十二指肠疾病的患者行 PET-CT 并不常见。

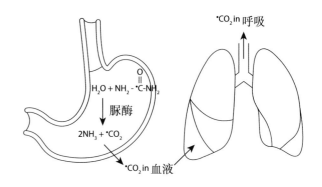

▲ 图 5-34A　为呼气试验收集 $^{13}CO_2$ 的过程

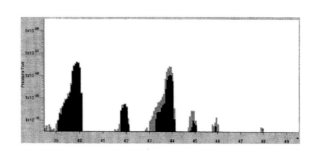

▲ 图 5-34B　质谱仪显示检查结果为阳性的示意

然而，PET-CT 对胃癌或胃肠道间质瘤中的诊断具有重要意义。行 PET-CT 检查的目的是协助对这些肿瘤进行 TNM 分期，同样 PET-CT 对化疗疗效的评价亦十分重要。

（二）患者准备

需要按照标准的全身 ^{18}F-FDG PET-CT 成像程序进行，患者需禁食 6h，只有在开始检查前才可饮水。向患者注射大约 3.5MBq/kg 的 ^{18}F-FDG，并嘱其休息 60min 待药物充分吸收。患者需饮水 800ml 来扩张患者的胃腔、舒展胃壁，以更加有利于疾病的显示，并在随后的 CT 扫描中作为阴性对比剂。在检查开始前患者需排空膀胱，嘱患者仰卧于检查床，举起双臂并保持姿势不动，扫描范围从眼眶到大腿中部。

（三）成像过程（图 5-35A）

为了 PET 的衰减校正，CT 扫描为低剂量扫描。图像采集时嘱患者均匀呼吸，以避免由屏气造成的图像错误配准伪影。目前的 PET 图像大多数是在现代化 PET 系统上的 3D 采集模式，每 2～3min 采集一次断层图像。

（四）图像分析（图 5-35B）

在图像分析中，正常情况下大脑（灰质）和泌尿系统会对显像剂显著摄取，分别约为注射量的 30%。因为心肌和胃肠道显像剂分布的多样性，使得肺部、纵隔及肝脏为低摄取。

三十二、小肠钡剂成像

小肠长 6.5m，直径 2~4cm，分为 3 部分：十二指肠（25cm）、空肠（2.5m）、回肠（4m）。十二指肠围绕胰头形成一个 C 形环状结构，其在屈氏韧带水平十二指肠空肠曲处与空肠相延续。空肠位于十二指肠和回肠之间，位于胃的下方和结肠所围成的框圈内的中心区。大部分回肠位于骨盆内，特别是当膀胱空虚时。回肠末端是小肠最远的部分，穿过右侧髂窝经回盲瓣进入大肠的盲肠。

小肠造影推荐方案如下。

- 钡剂吞服检查（BaFT）：方案 1。
- 小肠钡剂吞服造影（BaFT）：方案 2。
- 小肠灌肠（SBE）。
- 甲基纤维素行小肠灌肠。
- 气钡双重造影。
- 顺行回肠造口灌肠。
- 逆行回肠造口灌肠。
- 口服泛影葡胺造影。

（一）适应证

克罗恩病或其病情恶化可能是小肠钡剂成像最常见的适应证。肠道粘连引起的梗阻也是其适应证。Meckel 憩室临床症状常常为不明原因的贫血，胃镜和结肠镜检查往往显示正常，而小肠造影用来显示 Meckel 憩室非常有价值。水溶性对比剂检查仅限于确定肠梗阻为完全性还是不完全性，以此来帮助决定是否手术。

（二）禁忌证

如果疑似或证实存在穿孔或远端结肠的梗阻，则不宜进行小肠钡餐检查，也要避免短期内与其他放射学检查相冲突，小肠内的钡剂会干扰其他影像学检查（如 CT）。由小肠运动功能障碍导致的小肠运动过缓时，应慎重考虑使用小肠插管技术。

（三）患者准备

检查前 24h，患者应进流质饮食，并服用一袋泻

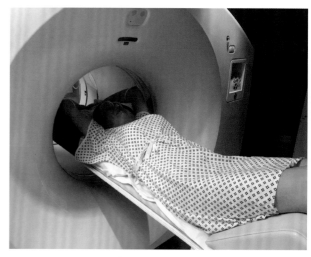

▲ 图 5-35A　常规全身 PET-CT 扫描的患者体位

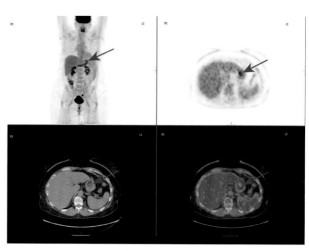

▲ 图 5-35B　PET-CT 断层图像显示胃肠道间质瘤患者胃壁（箭）高度摄取 ^{18}F-FDG

药，如匹可硫酸钠，患者检查前 4h 禁止饮食。如果存在胃部梗阻，患者需在病房内插入胃肠减压管将胃液引流。某些药物（如镇静药物、精神安定剂和抗痉挛药物）应停止服用，因其会抑制肠道蠕动。

BaFT 和 SBE 是小肠造影的两种独立检查方式。通常采用单对比剂造影。与 SBE 不同的是，BaFT 不需要患者插管，因此创伤性较小，且耗时短。此外，BaFT 耗费放射科医生时间短，占用透视室面积较小。目前广泛认为 SBE 是小肠检查的最佳影像学检查技术，而且与其他小肠造影的方法相比被认为是金标准。然而，近年来发展起来的 CT 和 MR 肠道造影和灌肠技术正在挑战其地位。MR 作为一种没有辐射的检查方法，正逐渐成为长期监测大龄儿童和青壮年的成像选择。

其他的小肠造影检查技术包括为治疗造口旁疝

或远端小肠病变进行的逆行回肠造口灌肠和对识别回肠直肠吻合术后的小肠粘连有价值的经直肠小肠灌肠。口服泛影葡胺造影的价值仅限于确定小肠梗阻是完全性还是不完全性。

三十三、小肠钡剂吞服造影（BaFT）

BaFT 有两种推荐方案。

- 方案 1：最简单但不是最有效的，因其只是对检查床上的患者腹部行连续的有限的透视图像采集，该技术检查时间短，节省人力，但它对病变的敏感性和特异性也相对低。

- 方案 2：一种基于透视的 BaFT 技术，更细致，更加耗费人力。该项目检查时间更长且对透视检查的依赖性更强（图 5-36A）。

适用于两种 BaFT 检查的对比剂溶液包括一种 100% w/v 二氧化碳饱和的钡剂、水、泛影葡胺、Carbex（碳酸氢钠）。

（一）方案 1（图 5-36B 至 E）

1. 成像过程

首先嘱患者口服 600ml 钡剂溶液，然后嘱患者右侧卧位，以使胃内对比剂尽快流入小肠。患者处于俯卧位时，采集一系列的腹部后前位图像，直至钡剂到达回肠末端。高 kVp 技术增加了可分辨的密度范围，同时降低了曝光时间、减少患者的受照剂量。在患者摄入钡剂 15min 后拍摄第一张图像，如果观察到胃迅速排空，则再追加 100ml 钡剂。随后每 20min 拍摄一张图像，直至 1h。之后每 30min 拍摄一张图像。一旦观察到钡剂到达回肠末端，透视下对右侧髂窝区进行触诊压迫并结束检查。在检查过程中的任何阶段发现异常，透视下的压迫检查都是必要的。检查时间的长短因患者而异，具体取决于对比剂到达盲肠所需的时间。

2. 患者体位和影像接收器的位置

患者俯卧于 X 线检查床上，使得正中矢状面垂直于检查床和 DDR 探测器；如果使用 CR 设备，则将 35cm×43cm 的 CR 成像板纵向放置在暗盒托盘中。成像范围自横膈至耻骨联合下缘。

3. X 射线束的方向和位置

一开始中心线要穿过肋下缘，随着观察范围下移，中心线逐渐调整至刚好低于髂嵴水平。

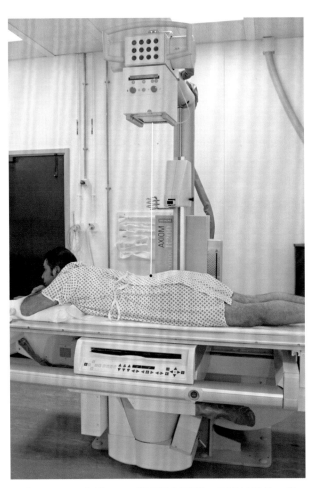

▲ 图 5-36A　使用 DDR 荧光透视装置，患者俯卧位，焦-物距（FRD）已增大，以显示全腹部的完整图像

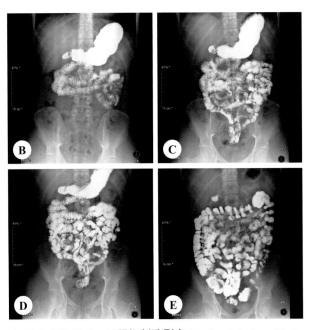

▲ 图 5-36B 至 E　口服钡剂造影在 10min、20min、40min 和 1h20min 时的图像

（二）方案 2

该检查需使用配备有大视野影像接收器的 C 臂数字透视系统来进行。

1. 成像过程

首先嘱患者口服 600ml 钡剂溶液，然后右侧卧位于检查床上，以有利于胃排空。整个检查过程中患者始终躺在检查床上，当钡剂通过小肠时，间断对腹部进行透视。使用压迫器对小肠进行触诊、压迫和分离重叠的肠管，从而改善小肠袢的显示效果（图 5-37A 至 C）。发现小肠异常病变时，即时拍摄静态图像（图 5-37D），剩余静态影像则在适当的时间对近端、中段、远端小肠的特定影像进行拍摄即可，嘱患者仰卧于检查床上，全腹部静态图像的采集包括以下摄影体位。

（1）后前位：患者多数情况下仰卧于检查床，后前位摄影展示十二指肠袢和十二指肠 – 空肠曲。

（2）左前斜位（图 5-37A）：该摄影体位下图像左上象限可充分显示近端空肠的肠袢。嘱患者从仰卧位向右旋转，身体左侧抬高，朝向影像接收器，最佳旋转度数取决于近端小肠充分显示时的角度。

（3）右前斜位：该体位下的回肠末端影像会补充此区域的后前位图像，而且在许多情况下可将回肠末端与升结肠分离开以避免二者影像重叠。嘱患者从仰卧位向左侧旋转，其身体右侧朝向影像接收器，最佳旋转度数取决于末端回肠充分显示时的角度。

2. 对比剂

名称	用量	浓度	给药途径
硫酸钡	300ml	100% w/v	口服
与以下物质混合	—	—	口服
水	400ml	—	口服
泛影葡胺	10ml	—	口服
Carbex	16.8g（6 包）	—	口服

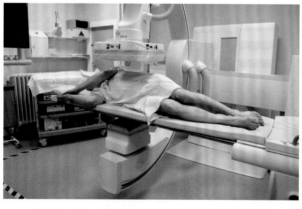

▲ 图 5-37A　患者处于左前斜位时采集静态图像

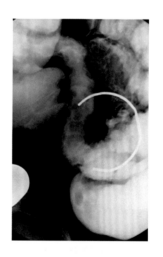

◀ 图 5-37C　压迫器有助于显示回肠末端的克罗恩病

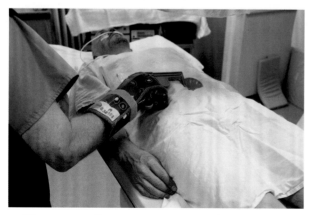

▲ 图 5-37B　压迫器压迫小肠肠袢，以改善获得的小肠图像质量

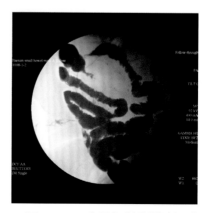

▲ 图 5-37D　小肠钡剂造影透视成像显示小肠肠腔狭窄和肠壁增厚

三十四、小肠单对比剂小肠灌肠造影（SBE）

SBE 检查是在透视下经鼻肠通路插入细孔管（通常为 8F 或 10F）至十二指肠 – 空肠曲处的检查技术。当存在小肠运动障碍致肠蠕动缓慢时，应考虑使用插管技术。SBE 检查对小肠狭窄、黏膜异常，尤其是克罗恩病（图 5-39B）具有较高的灵敏度、特异度、阳性预测值及阴性预测值。

（一）适应证

与 BaFT 的适应证相同。

（二）成像过程

检查床处于水平位置，嘱患者右侧卧位，在插入小肠灌肠管之前，对鼻孔喷洒局部麻醉剂。当插管至胃体后，嘱患者从右侧卧位转成仰卧位，以便插管进入胃窦，嘱患者再转向右前斜位，经插管注入气体打开幽门并使十二指肠球部扩张。为了使导管到达十二指肠水平部，嘱患者仰卧位，继续向前插管至十二指肠 – 空肠曲处（图 5-39A）。

用 1500ml 水稀释 300ml 的碳酸钡，从而得到检查所需的低密度钡混悬液（约 20% w/v）。钡剂经置管注射进入体内，或理想情况下，使用灌肠泵装置经置管以 100～110ml/min 的速率灌入小肠内。通常情况下，钡剂到达结肠的时间＜35min（图 5-38A）。最佳成像结果要显示钡剂通过扩张的小肠到达结肠。对于钡剂的透视观察，球管应对准感兴趣区。虽然透视机需要频繁地拍摄全部扩张的小肠的形态，但是也需要适当的间歇来减少患者接受的辐射剂量。放射工作人员戴上铅手套来操纵压迫器，通过对小肠的充分触诊来分开重叠的小肠肠祥（图 5-39A 和 B）。在适当的时间拍摄重叠的静态图像以记录整个扩张的小肠，尤其是回肠末端，同时用 C 臂透视系统进行以下体位的摄影。

- 后前位：主要拍摄患者仰卧位时小肠的最佳图像（图 5-38B）。
- 左前斜位：在此摄影体位下，左上象限会显示充分打开的近端空肠的肠祥（图 5-38C）。
- 右前斜位：这个体位下的回肠末端影像会补充此区域的前后位图像，而且在许多情况下可将回肠末端与近段升结肠的影像分离开。

（三）对比剂及注射参数

名称	用量	浓度	速率
钡剂	300ml	100% w/v	—
与水混合	1500ml	20%w/v	100～110ml/min

三十五、小肠灌肠造影：不同技术

（一）甲基纤维素小肠灌肠

通过灌注 160～200ml 80～100% w/v 的硫酸钡混悬液，随后灌入 2000ml 的 0.5% 甲基纤维素水溶液，可产生超低密度双重对比效果。虽然该技术具有可以清晰地显示小肠黏膜细节的优点，但是其显著缺点是增加了透视时间和患者受照剂量。注入的液体会使患者腹胀、恶心和腹泻。在肠道内，如果甲基纤维素走行于钡剂之前，该检查的质量将大打折扣，尤其回肠末端存在克罗恩病时。

（二）小肠灌肠气钡双重对比法

作为 SBE 的一部分，空气灌注只对近端小肠有作用，对于盆腔内的远端小肠，肠管重叠比较严重，图像质量欠佳，诊断价值有限，因此气钡双重造影价值有限，而且有可能造成患者的急性腹部绞痛。

（三）顺行回肠造口小肠灌肠（图 5-40A）

传统的小肠灌肠造影可以在已知的没有小肠破裂的回肠造口的患者进行。小肠的准备不需要进行清肠处理。嘱患者仰卧位，在造口部位固定一个回形针以帮助确定造口的位置。观察造口和造口近端的肠道时，嘱患者转向右侧。通过这种方式，可以很好地确定造口近端狭窄或造口旁疝。

（四）逆行回肠造口小肠灌肠（图 5-40B）

嘱患者仰卧于检查床。在造口袋的中央打开一个小的口子，以便接纳排出的钡剂。经造口插入一根长 140cm 管腔为亲水涂层的 8F 细孔套管进入小肠肠腔，操作过程要尽可能地小心，同时尽量确保导丝先进。与顺行 SBE 检查相似，向导管内注入少量稀钡，在间断透视下可以确定导管的位置。

使用静脉注射肌肉松弛药可以使小肠肠壁更好地扩张并尽可能减少肠道蠕动。此外，肌张力减低有助于插管过程中降低管尖扎破肠壁的风险。不同于顺行小肠造影中的肠蠕动促使钡剂通过，在该

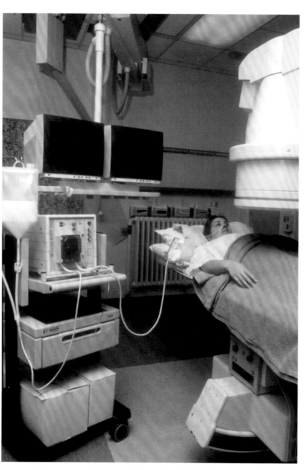

▲ 图 5-38A 用小肠灌肠泵向患者体内注入对比剂

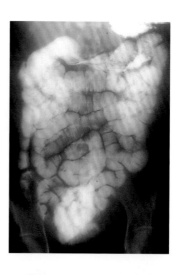

◀ 图 5-38B 灌注后的小肠全貌

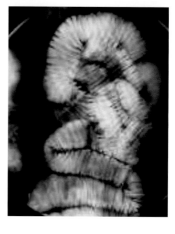

◀ 图 5-38C 钡剂灌注后近端小肠的左前斜位图像

检查中，肌张力减低会停止肠道蠕动并阻止钡剂逆行。在英国，最常用的肌肉松弛药是丁溴东莨菪碱（Buscopan），其主要禁忌证是心绞痛。

由于正常情况下小肠肠袢存在重叠，双对比造影不如钡剂灌肠令人满意。如果需要，造口袋内的钡剂可以用吸力装置排出。

如果怀疑在结肠切除术后和回肠直肠吻合术后的盆腔内小肠粘连，气钡双重对比造影对于逆行 SBE 具有裨益（图 5-40C）。在静脉注射肌肉松弛药后，双对比灌肠的诀窍是经直肠向内注入低密度钡剂，在这种情况下，气体有助于黏膜细节的清晰显示。

（五）口服水溶性对比剂（泛影葡胺）造影

水溶性对比剂对小肠黏膜细节的显示欠佳。然而该技术相对安全，能鉴别小肠梗阻是完全性还是不完全性，从而指导临床医师选择手术干预还是保守治疗。检查前 6h，嘱患者在病房内口服 100ml 被稀释的高渗泛影葡胺对比剂。此过程需要在护理监督下进行，以防患者将对比剂误吸入气道。如果患者行动方便，嘱患者右侧卧位侧躺以帮助胃排空。目前认为该对比剂会加快小肠蠕动。

（六）成像过程

口服对比剂 6h 后，拍摄标准的仰卧位的前后位图像，放射医师需要关注的信息是对比剂是否到达结肠。假如对比剂已经到达结肠，那么认为该患者是不完全梗阻。

三十六、小肠 MRI

小肠 MRI 已成为一种常规、安全和广泛使用的小肠影像检查技术。在很多研究中心，它已经取代了传统的小肠钡餐检查，在越来越多的情况下成为小肠成像的首选方法。MR 小肠造影的常规方案是在 MR 小肠造影前服用事先准备的对比剂，可以使小肠达到良好的扩张度。与插管注入对比剂相比，MR 小肠造影可以提高患者的耐受性。MR 小肠造影可以具

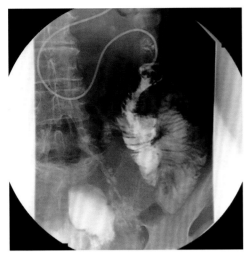

▲ 图 5-39A　插管至十二指肠 - 空肠曲，钡剂造影显示肿瘤导致的肠套叠

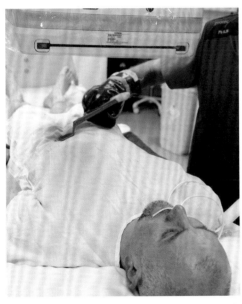

▲ 图 5-39B　以注射器注入对比剂，触诊患者右髂窝区

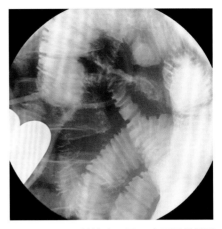

▲ 图 5-39C　触诊小肠显示小肠星状粘连

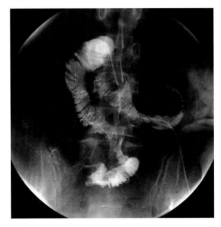

▲ 图 5-39D　空肠造口插管显示远端空肠狭窄

有良好的软组织分辨率，以及对小肠和肠壁外结构的显示。MR 可以多平面成像且无电离辐射，因此年轻患者选择其作为连续随访复查的检查方式[31, 32]。

（一）适应证

- 克罗恩病及其随访。
- 术后粘连。
- 乳糜泻。
- 放射性小肠炎。
- 息肉病综合征。
- 小肠癌。

（二）患者准备

目前，有很多肠道准备药物可以使用，最常见的是聚乙二醇和甘露醇。这些药物都不会被吸收，并且具有高渗透性，确保在肠道中保留以使肠道有较好的扩张。这些肠道准备药物的 T_2 弛豫时间与水类似，虽然口感欠佳但是可以用果汁饮料来进行调和。其起效时间为 40~50min，可能有轻微的促排泄作用。儿童可能无法饮用这些肠道准备药物，但可以将其替换为 500~1000ml 的纯水用作肠道准备。

- 患者禁食 6~12h。
- 在 25~30min 内以恒定速率饮完 1L 肠道准备制剂。
- 患者口服完肠道准备制剂后 30~35min 开始采集图像。
- 为患者预先扎留置针建立静脉通路，使用高压注射器泵入钆对比剂。

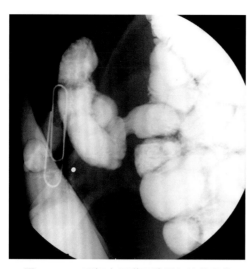

▲ 图 5-40A　顺行小肠灌肠造影切线位图像显示回肠造口术后切口旁疝,当患者仰卧位时用回形针标记造口位置

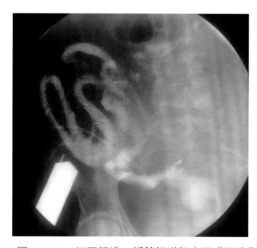

▲ 图 5-40B　经回肠造口插管行逆行小肠灌肠造影

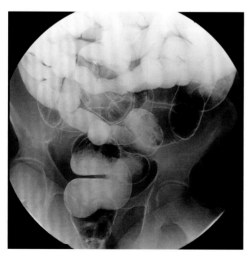

▲ 图 5-40C　结肠次全切除术后逆行双对比小肠灌肠造影

(三)成像过程(图 5-41A)

患者俯卧或仰卧位,并使用围绕腹部的相控阵体线圈进行成像。俯卧位有利于肠袢的分离,并减少需要成像的肠道容积。

患者正中矢状面垂直于床中央,将检查床和患者移入磁体内,中心线位于两侧髂前上棘连线。

(四)对比剂及注射参数

用量	浓度	速率
约 0.1mmol/kg		2ml/s

(五)序列(需在患者屏气状态下完成扫描)

- 多平面定位像。
- 冠状位和轴位平衡稳态自由进动序列。
- 冠状位和轴位 T_2 加权半傅里叶快速自旋回波 / 单次激发快速自旋回波序列。
- 冠状位 T_2 加权半傅里叶快速自旋回波脂肪抑制序列。
- 冠状位 T_1 3D 扰相梯度回波脂肪抑制序列平扫和立即增强扫描。
- 轴位 T_1 3D 扰相梯度回波脂肪抑制序列平扫和立即动态增强扫描。
- 轴位扩散加权成像。

(六)对比剂及注射参数

在检查开始前和(或)注射对比剂前给予丁溴东莨菪碱(Buscopan)(10mg)。

钆对比剂注射量为 0.1mmol/kg,注射速率为 2ml/s。

(七)图像分析(图 5-41B 至 D,图 5-42A 至 D)

在规定的时间内均匀地摄入肠道准备溶液来实现最佳的肠道扩张。患有严重克罗恩病或肠道结构改变的患者其肠道内通过时间可能会大幅缩短,在这些情况下,可能需要减少肠道准备制剂的量和口服肠道准备制剂的次数。

平衡稳态自由进动序列和 T_2 加权半傅里叶快速自旋回波 / 单次激发快速自旋回波序列是在注射钆对比剂前扫描,用来显示肠道的解剖结构信息(如扩张度和淋巴结肿大)。平衡稳态自由进动序列显示了在 T_2 加权半傅里叶快速自旋回波 / 单次激发快速自

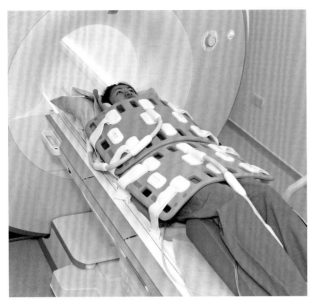

▲ 图 5–41A　相控阵体线圈中的患者

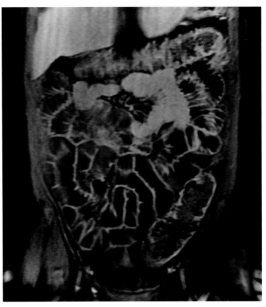

▲ 图 5–41D　增强前的冠状位 T₁ 3D 梯度回波脂肪抑制序列图像

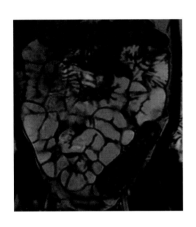

◀ 图 5–41B　冠状位平衡稳态自由进动序列图像显示肠管扩张和管腔周围正常的黑线边界

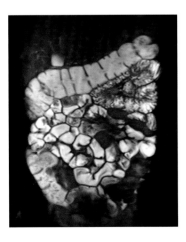

◀ 图 5–41C　冠状位 T₂ 加权半傅里叶快速自旋回波脂肪抑制图像（未显示管腔周围的黑色边界）显示肠系膜水肿

半傅里叶快速自旋回波 / 单次激发快速自旋回波序列易出现肠腔内流动伪影。

丁溴东莨菪碱（Buscopan）的使用可以减少或暂停肠道的蠕动从而显著提高图像质量，但受时间因素影响，某些研究中心选择通过在对比剂注射之前立即给药从而优化增强以后的图像。平扫 T₁ 3D 梯度回波脂肪抑制序列为动态增强后的图像提供了参照，可以显示肠壁的强化、肠系膜血管的扩张、结节等。窦道和瘘管等肠壁外疾病也可以作为小肠 MRI 检查的一部分，但需要确保会阴部下方的扫描视野足够大。DWI 用于显示水分子扩散受限的活动性肠道炎症性疾病[33]。

三十七、小肠超声检查

腹痛和非特异性胃肠道症状的首选检查方法是超声检查。熟悉肠道病变的超声表现对于做出正确的诊断以及对患者进行进一步的分类处理非常重要。

（一）适应证

超声检查对下述情况具有独特的价值。

- 急性阑尾炎的诊断（图 5–43B）。
- 对幽门狭窄和肠套叠的诊断，特别是儿童患者（图 5–43C）。
- 新生儿坏死性小肠结肠炎（NEC）的诊断，将在后文中详细叙述。

旋回波序列成像中不能显示的管腔特征性黑色轮廓。T₂ 加权半傅里叶快速自旋回波 / 单次激发快速自旋回波非脂肪抑制序列能显示肠壁增厚及肠壁内溃疡，T₂ 脂肪抑制序列能够鉴别水肿和脂肪浸润。但 T₂ 加权

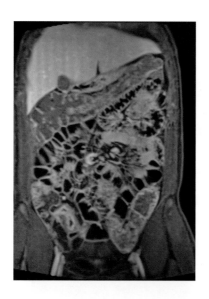

◀ 图 5-42A 增强后的冠状位 3D 梯度回波脂肪抑制序列图像

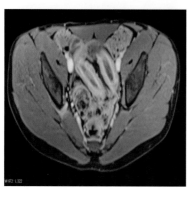

◀ 图 5-42B 增强后的轴位 3D 梯度回波脂肪抑制序列图像

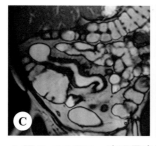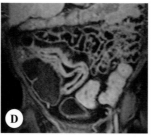

▲ 图 5-42C 和 D 克罗恩病的稳态自由进动序列图像（C）和增强后的 T_1 3D 梯度回波 FS 图像（D）显示异常的回肠末端

- 克罗恩病患者腹部并发症的筛查、评估和检测，以及术后随访（图 5-44A 和 B）。

（二）成像过程

小肠的超声检查通常是在腹腔实质脏器探查之后。由于肠道内容物或脂肪组织的存在导致超声波传播困难，一个小半径的凸阵探头通过小的接触点可以提供更好的探查路径。超声医师应选择具有足够穿透力的最高频率声波，依据人体的体质，通常

在 4～7MHz。该探头可以对胃肠道进行完整的探查，而且通常足以进行一些诊断。随后可以使用更高频率（7～13MHz）的线阵探头，线阵探头可以提高图像分辨率，但其在人体内的穿透深度有限。超声医师对临床病史的询问应直接从患者处获得，同时对腹部和盆腔的脏器进行超声检查，因此超声检查可以视作临床检查的延伸，且可以根据临床具体情况制订特定的超声检查方案。

检查通常从右髂窝区开始，寻找位于右下腹大肠的盲端盲肠。扫查沿着整个右半结肠进行，直到到达位于盆腔内的直肠 - 乙状结肠区域。根据临床症状在右下腹区探查阑尾和末端回肠，接下来对腹部和盆腔进行从上至下的连续扫查来探查小肠（图 5-43A）。扫查肠道时应采用分级加压方式，正常肠道很容易被压缩，可以看到肠道蠕动，并且可以看到肠腔内气体的移动；反之，增厚的异常肠道相对僵硬，不易被压缩。使用能量多普勒和超声造影（CEUS）检查增厚的肠管，可能显示血流量增加，可能提示急性炎症病变。同时，这些辅助检查手段对于肠道肿块的血流灌注评估也有一定的帮助。在经腹超声检查中，高位小肠梗阻时，超声很容易识别扩张的充满液体的小肠肠袢。

（三）图像分析

正常小肠肠壁厚度≤4mm。在超声检查下，正常小肠肠壁表现为明暗相间的多层图像，称为肠壁分层或"肠道特征（gut signature）"，这些分层分别对应于不同的肠壁组织学结构。与肠道相关的疾病通常会导致肠壁的异常增厚，从而形成可识别的疾病影像表现。超声检查对可能的病因的判断是基于对增厚肠壁的定位、范围和增厚程度，以及肠壁的增厚是偏心还是向心、肠壁分层结构是完整还是被破坏等信息来进行的[34, 35]。

图 5-43B 和 C 分别显示的是阑尾炎和肠套叠，如图所示，二者具有典型的影像学表现。扫查时根据盲端可以鉴别出阑尾。图 5-44A 和 B 展示了超声探查到的一长段完整的肠管，提示其肠壁炎症或缺血性增厚。在该病例中，肠壁的增厚是由于克罗恩病的炎性病变导致的。相反，肿瘤性病变累及的肠管长度往往较短，而且其增厚的肠壁表现为不对称的、不规则的、偏心或环状的。图 5-44C 显示了肿瘤对肠壁各层的破坏。这些是常规判断依据，但并

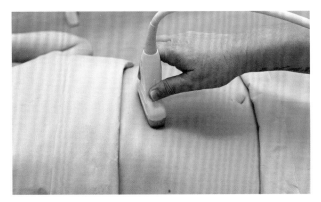

▲ 图 5-43A　图像显示超声探头位于患者上腹部，用来探查近端小肠

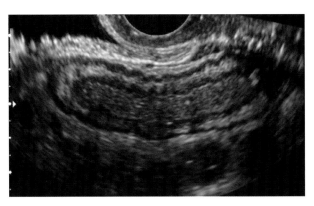

▲ 图 5-44A　克罗恩病。小肠节段性炎性水肿，显示肠壁对称性增厚且肠壁层次结构完整（纵切面）。横切面见图 **5-44B**

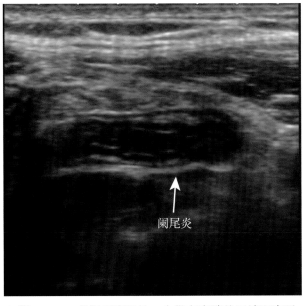

阑尾炎

▲ 图 5-43B　起源于盲肠的一个带有盲端的压迫不变形、管壁增厚的管状结构可诊断急性阑尾炎

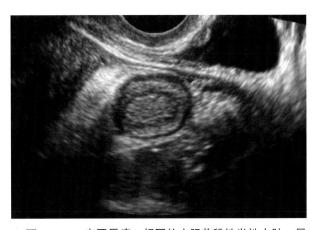

▲ 图 5-44B　克罗恩病。相同的小肠节段性炎性水肿，显示肠壁对称性增厚，壁层次结构完整（横切面）

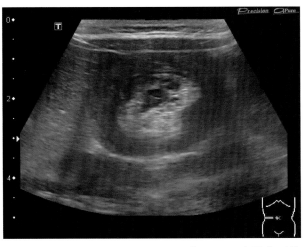

▲ 图 5-43C　右侧腹部的横切面图像显示肠套叠典型的"肠管内肠管"的表现

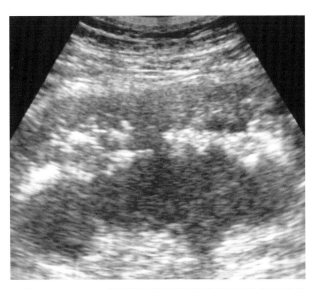

▲ 图 5-44C　一小段结肠不规则环形增厚且肠壁分层结构破坏提示为结肠癌

不绝对。例如，由于乙状结肠憩室炎引起的肠壁增厚与肿瘤表现类似。

对肠壁外结构变化的显示，尤其是肠周脂肪，可能提示潜在的肠道病变。发炎水肿的脂肪表现为典型的强回声，且形似肿块，这使得异常的肠道更加明显。其他一些异常征象还包括淋巴结增大、积液、血管内血流量增加等。

三十八、新生儿肠道超声检查

近年来随着新生儿护理的发展，早产儿和一般条件较差的足月儿的存活率大大提高。因此，影响新生儿发病率和死亡率的关键因素由呼吸系统疾病向胃肠道相关疾病转变。由于新生儿的体型较小，因此超声可以探查到其腹部的整个深度。与其他腹部检查方法相比，超声检查具有无创性、无辐射、可以在床旁进行等优势[36]。超声检查还能对腹部进行功能的评估，而这是常规放射检查所不能的[37]。

（一）适应证

新生儿腹部超声检查可用于对先天性和后天性疾病的探查。先天性异常通常表现为梗阻性病变，在新生儿出生后不久即出现症状（如肠扭转）。虽然一些疾病可能在产前检查中被发现，仍需要在新生儿出生后进行确诊和进一步评估。后天性疾病通常与早产及其相关并发症有关，最严重的是新生儿坏死性小肠结肠炎（NEC）。

（二）患者准备

在检查新生儿时最重要的就是手部卫生。在对新生儿进行检查前后，应用不含乙醇的清洁剂浸泡过的湿巾清洁超声探头及线缆。无须对患儿进行特殊准备，但是新生儿很容易感冒，因此在检查过程中应尽可能地注意对新生儿的保暖。耦合剂应事先加热，避免对新生儿的寒冷刺激。

超声医师可以很容易地在婴儿床或恒温箱中对新生儿进行检查。检查前，与新生儿医护人员进行良好的沟通将有助于避免安全隐患同时也可以获得更加良好的成像。例如，非维持生命的医疗措施可能需要短暂的暂停以便进行超声检查。

（三）成像过程

新生儿超声检查时，应注意观察其腹腔内的所有器官，同时进行图像的存储和记录。涂抹耦合剂，选择频率至少为 7.5MHz 的线阵探头轻轻放在新生儿上腹部并按照一定的顺序对腹部脏器进行探查（图 5-45A）。对特殊结构或出于诊断需要可能有必要进行额外的探查（如幽门管狭窄）。受最初的临床检查需求或临床疑问、患者年龄、病变征象以及超声医师的判断等因素的影响，也可能需要进行其他的探查。肠道内气体干扰超声成像，但大多数情况下可以通过探头的缓慢加压来避开[38]。病变处必须存档记录两个切面的图像。

（四）图像分析

图 5-45B 显示了正常的新生儿肠道，而图 5-45C 则显示了形态不规则、明显增厚、分界不清的肠壁，超声表现为不均质回声伴点状强回声。这些征象提示肠道炎性病变（如 NEC）。

三十九、小肠 CT：小肠造影和灌肠

（一）适应证

小肠 CT 适用于中晚期克罗恩病、小肠癌和小肠梗阻。用 CT 评估小肠有 3 种方式：①口服阳性对比剂行标准腹部 CT 扫描，其缺点是观察黏膜增强的效果不理想，检测胃肠道出血的敏感性一般[39]；②静脉注射对比剂且口服大量的中性 / 阴性对比剂（通常是水），在肠壁增强扫描时用来扩张肠道，患者对该检查的耐受性是该检查使用的一个限制因素；③小肠灌肠检查，该检查利用鼻 - 空肠管向小肠内注入阳性 / 中性对比剂。该检查用时比较长，患者不适感强，并且会增加患者的辐射剂量[40]。因其为有创检查，目前该检查很少使用。

（二）患者准备

以上 3 种检查方式均需在检查前空腹 8～12h。在这 3 种检查方式中，对比剂的使用并不相同：①标准腹部成像要求在检查前 60min 口服 600～800ml 泛影葡胺（泛影酸钠 100mg/ml，泛影葡胺 660mg/ml），在扫描前再次口服 200ml 泛影葡胺；② 1350ml 超低 w/v 的山梨醇钡剂溶液；山梨醇是一种不可吸收的糖醇，可促进肠腔扩张并限制水在整个小肠的吸收，每间隔 15min 口服 450ml 该溶液，扫描前口服最后的 150～200ml；③在透视下插入鼻 - 空肠管，然后注入 800～1000ml 中性或阳性对比剂。如果存在肠

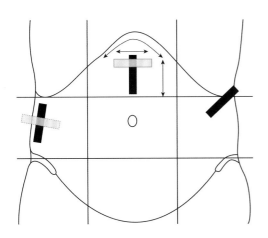

▲ 图 5-45A　黑色和灰色矩形框代表的是腹部检查时的超声探头位置，而探头的移动用来获得不同切面的图像

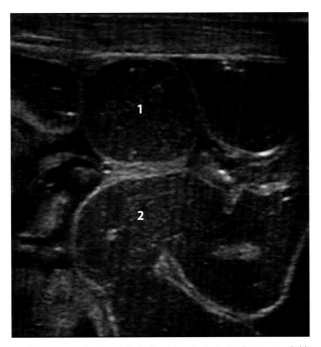

▲ 图 5-45B　横切面（1）和纵切面（2）图像显示正常情况下轻微扩张的充满大便的肠管。需要注意的是，规则、正常厚度且分界清楚的肠壁超声表现为均质回声

破裂风险，则禁止使用稀钡溶液，需改用水和泛影葡胺。在以上 3 种检查方法中，均可以静脉注入抗肠管蠕动药物。

（三）患者体位和成像方式

患者仰卧于检查床，双臂举过头顶。通过轴位、冠状位和矢状位激光线的辅助定位，以确保患者处于 CT 的中心轴上。将患者移床至 CT 的机架内，直到定位线位于胸骨中部水平。

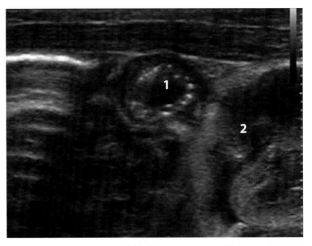

▲ 图 5-45C　小肠肠管的横切面（1）和纵切面（2）图像。虽然小肠肠管也是轻微扩张，但其肠壁超声表现与图 5-45B 明显不同

（四）成像过程

对腹部进行扫描，扫描范围包括横膈至耻骨联合。双期扫描（动脉期和门静脉期）分别在延迟 30s 和 70s 时采集，可以在肠道扩张的状态下清晰地观察肠道。扫描参数：准直 1.2mm，层厚 / 层间距 8mm/8mm，重建层厚 / 层间距，2mm/1.5mm 轴位（软组织窗），冠状位 MPR 2mm。在两期扫描过程中，均要求患者屏气。

（五）图像分析（图 5-46A 至 D）

动态观察轴位和冠状位的 MPR 图像，以判断增厚肠壁强化的方式及肠腔狭窄。

（六）对比剂及注射参数

用量	浓度	速率
100ml	300mgI/ml	4ml/s

（七）辐射防护 / 剂量

低剂量技术：自动曝光控制（mA）和迭代重建。
预计 DRL：每次完整检查 DLP 为 831.95mGy·cm。

四十、胃肠道血管造影和介入治疗

血管造影通过导管选择性插入胃、小肠和大肠的供血动脉以显示其血液供应，包括腹腔干、肠系膜上动脉和肠系膜下动脉。虽然血管的起始和分支变异很大，但下述内容是最常见的血管解剖结构。

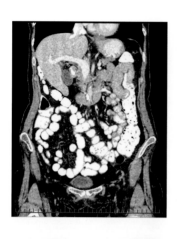

◀ 图 5-46A 肠腔内充满阳性对比剂的正常腹部冠状位 CT 图像

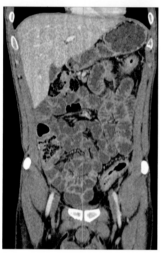

◀ 图 5-46B 使用水作为对比剂的 CT 冠状位 MPR 小肠造影图像

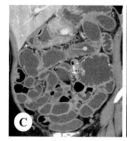
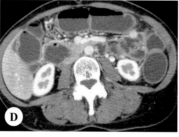

▲ 图 5-46C 和 D CT 冠状位 MPR（C）和轴位（D）小肠造影图像显示空肠中小的腺瘤性息肉

腹腔干起源于腹主动脉前方，横膈下方（大约在 T_{12} 与 L_1 椎体交界处）。腹腔干发出 1～2cm 后，分为胃左动脉、肝总动脉和脾动脉。腹腔干的分支供应肝脏、脾脏、胰腺、胃和近端十二指肠（壶腹水平）的血液。

肠系膜上动脉从腹腔干下方约 1cm 处的腹主动脉前方发出，供应十二指肠壶腹以远、整个小肠、盲肠、升结肠和近端 2/3 横结肠的血液。肠系膜下动脉比肠系膜上动脉细小，起自腹主动脉分叉上方

3～4cm 处，供应远端 1/3 横结肠、降结肠、乙状结肠和直肠的血液。

血管造影最好使用专用的 C 臂血管造影设备，配备有大图像 DDR 探测器 / 增强器（如 40cm），并采用非离子型水溶性对比剂。

（一）适应证

血管造影主要用于胃肠道出血的诊断及其栓塞治疗。肠系膜血管近端狭窄引起的肠系膜缺血，通常采用支架置入术治疗。

（二）成像过程

在对合适的动脉进行选择性插管前，可以进行主动脉造影。使用 Seldinger 技术穿刺植入直导管或猪尾导管(4F 至 5F)。在透视下观察导管头端的位置，直至其到达腹腔干正上方（约 T_{12} 椎体水平）。给予 20～40mg 丁溴东莨菪碱（Buscopan）可减少肠蠕动。使用压力注射器注射对比剂，显影相应位置的图像，选择一张图像用作"路径图"来指导进一步的导管插管。如果怀疑有动脉痉挛，可以通过导管注入抗痉挛剂［如硝酸甘油（硝基）］，从而松弛动脉管壁，减少或消除痉挛。使用预先成形的导管向腹腔干、肠系膜上动脉、肠系膜下动脉选择性注入对比剂，该导管的形状取决于局部解剖结构。常用的导管包括 Sidewinder 导管和 Cobra 导管。

1. 患者体位及成像方式

患者仰卧于检查床中央。如果进行选择性肠系膜下动脉造影，X 线管和平板探测器在透视控制下定位在经幽门平面或更低的水平。

2. X 射线束的方向和位置

如果进行腹腔干和肠系膜上动脉造影，后前位 X 线束的中心线位于肋下缘水平。如果进行肠系膜下动脉造影，后前位 X 线束的中心线位于经髂嵴水平。

（三）成像过程（图 5-47A 至 D，图 5-48A 至 H）

成像序列依赖于透视时观察到的血流速度，以及检查项目是观察动脉血流还是动脉和静脉血流。如果需要观察静脉血流的图像，采用多蒙片技术。这需要设置 8s 的对比剂注射延迟时间。在静呼吸期间以 2 帧 / 秒的速度开始图像采集，直到动脉期晚期，然后在门静脉期降低为 1 帧 / 秒。该技术提供了呼吸周期不同阶段的 16 幅非对比图像，每一幅图

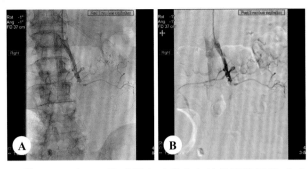

▲ 图 5-47A 和 B 肠系膜上动脉内血栓的原始图像（A）及对应的减影图像（B）显示血栓抽吸术对于恢复肠系膜上动脉血流无效

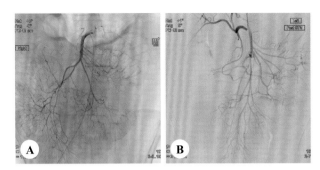

▲ 图 5-48A 和 B 肠系膜上动脉的原始图像（A）及对应的减影图像（B）

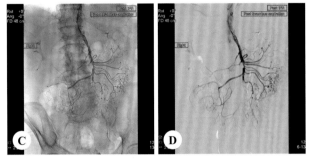

▲ 图 5-47C 和 D 原始图像（D）及对应的减影图像（D）显示了溶栓药物 tPA（组织纤溶酶原激活剂）如何改善肠系膜上动脉的血流

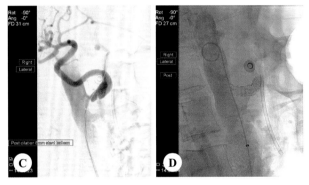

▲ 图 5-48C 和 D 支架置入术前的肠系膜上动脉狭窄侧位减影图像（C），以及支架置入术后的原始图像（D）

像都可以选择作为蒙片，以提供最佳的减影图像。如果患者无法屏气，也可能需要多重蒙片。如果数字减影设施不可用，通常选择较长的低频率的图像序列。采集的图像应该包括动脉的早期、中期和晚期，以及实质期和静脉期。由于呼吸和肠蠕动导致的运动伪影，通常需要再次设置蒙片来优化每幅图像。

（四）成像参数

可将以下方案视为指南。

1. 腹腔干成像

图像采集	持续时间	图像总数
2 帧 / 秒	4～6s	8～12
注射延迟 2s		

2. 对比剂及注射参数

用量	浓度	速率
20～25ml	270～320mgI/ml	4～6ml/s

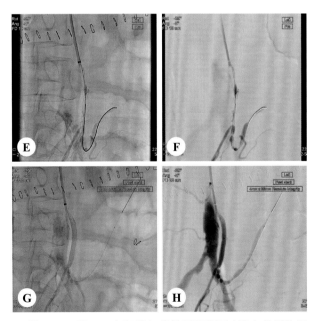

▲ 图 5-48E 至 H 支架置入术前肠系膜下动脉右前斜位原始图像（E）。肠系膜下动脉右前斜位减影图像（F）显示血管内血流不畅。右前斜位原始图像（G）显示管腔内置入支架。支架置入术后的右前斜位减影图像（H）显示肠系膜下动脉内血流改善

3. 肠系膜上动脉造影

图像采集	持续时间	图像总数
2 帧 / 秒	4~6s	8~12
	注射延迟 2s	

4. 对比剂及注射参数

用量	浓度	速率
20~25ml	270~320mgI/ml	4~6ml/s

5. 肠系膜下动脉造影

图像采集	持续时间	图像总数
2 帧 / 秒	6s	6~12
	注射延迟 2s	

6. 对比剂及注射参数

用量	浓度	速率
8~12ml	270~320mgI/ml	2~3ml/s

（五）介入治疗流程

由于血管造影放射学检查技术的发展，经导管介入治疗技术已经成熟可行。

患者可能已经行过某些无创性动脉成像（CTA 或 MRA）来诊断出血或缺血的位置和原因。CTA 和 MRA 技术详见第 9 章。在大多数情况下，使用标准诊断导管进行首次血管造影。

如果需要介入治疗，为了适应不同血管的插管以及经导管传送治疗装置，需采用动脉导管鞘或管腔较大的引导导管或小的微导管。

通过球囊扩张狭窄的血管（血管成形术）并放置支架来治疗血管缺血性病变。出血可以通过血管栓塞来治疗，在某些情况下，肿瘤也可以通过栓塞其血液供应来进行治疗。一般来讲，栓塞剂是一种柔性的金属弹簧或颗粒。注入到病灶的弹簧圈或颗粒的数量、大小和类型完全取决于病变区域的病因、位置和血流情况。

（六）成像过程（图 5-49A 至 G）

在进行诊断时，操作过程包括控制透视和血管造影，这些程序可能非常复杂和耗时，因此放射科技师也需要把控对比剂的剂量限制，同时也要比平时更加关注对患者、操作人员和其他工作人员的辐射受照剂量。通过改变数字透视的曝光次数、注意准直器的使用以及在 C 臂和操作员之间放置铅防护罩来控制放射剂量。适当的横截面成像模式有助于引导血管造影手术的进行，减少了手术时间同时也有助于减少患者和工作人员的辐射暴露。

四十一、小肠放射性核素显像：Meckel 憩室

Meckel 憩室是胃肠道最常见的先天性异常，在人群中的发生率约为 2%。因其可能含有异位胃黏膜并可能引起出血，因此其常常在早期就被诊断出来。向静脉内注射能够同时被胃摄取的放射性核素 ^{99m}Tc 后，Meckel 憩室就能够被追踪定位。

标准情况下，患者需要在检查前禁食 4h，但如果是紧急情况的话则无须禁食。在某些科室，给予西咪替丁等药阻止高锝酸盐释放入胃腔或肠道，从而增加胃黏膜对高锝酸盐的摄取并减少肠道蠕动，以增强影像的对比视觉效果。

（一）适应证

异位胃黏膜显像可用来定位寻找导致不明原因胃肠道出血的 Meckel 憩室内的异位胃黏膜。Meckel 憩室导致的出血通常发生在儿童[41]。如果患者正处于活动性出血期，则应选择胃肠道出血显像替代异位胃黏膜显像。

（二）患者体位和成像方式

患者常采用仰卧位。通过与检查床平行的伽马相机对患者下腹部和骨盆进行摄影获得前位图像（图 5-50A）。如果临床高度怀疑存在病变，而平面图像表现为正常，SPECT 显像能够提供更加准确的位置信息。SPECT-CT 能够帮助定位异位胃黏膜，当然该检查也存在一定的假阳性。假阳性的情况常常发生在肾脏异位和炎症性肠病中，当然这仅仅是假阳性情况的一小部分。

（三）成像过程

在一个使用低能量、高分辨率（LEHR）准直器的大视野相机上采集图像。开始成像前，患者仰卧于伽马相机下方的检查床上。静脉注入放射性核素显像剂后，立即开始采集图像。前位动态血流图像

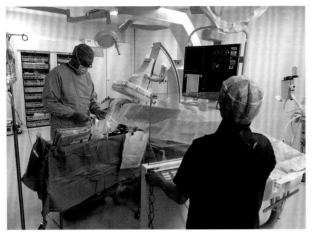

▲ 图 5-49A　为胃肠道血管造影准备介入手术室

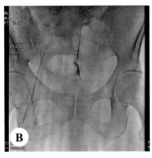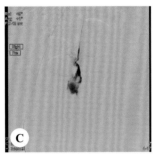

▲ 图 5-49B 和 C　原始图像（B）及对应的减影图像（C）显示需要栓塞的肠系膜下动脉（IMA）出血

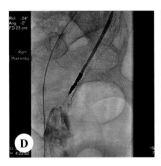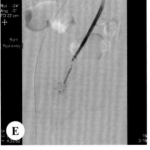

▲ 图 5-49D 和 E　原始图像（D）显示肠系膜下动脉栓塞后紧密排列的弹簧圈。栓塞后的减影图像（E）显示弹簧圈堵塞出血口

以 1～5 秒 / 帧进行采集 1min，然后以 30～60s 一帧图像的采集速率进行采集，至少采集 30～45min。如果早期的图像表现为阴性，则可以延长采集至60min。对于被膀胱遮挡的活动性 Meckel 憩室，排空膀胱后采集后位图像和右侧位图像对其诊断有帮助。

（四）图像分析（图 5-50B）

异位胃黏膜可以表现为一个与正常胃黏膜同时出现的局灶性的放射性摄取区域，该影像报告应该

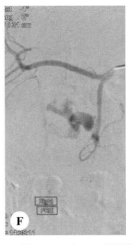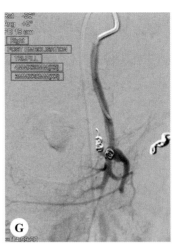

▲ 图 5-49F 和 G　需要栓塞治疗的胃十二指肠动脉出血的减影图像（F）；以及管腔内弹簧圈栓塞后出血得到控制的减影图像（G）

包括以下几方面。

- 胃黏膜出现的时间，异位胃黏膜出现的时间（如早于或晚于胃黏膜及与胃活动的对应关系）。
- 异位胃黏膜的位置及其特征。例如，大小、形态（局灶形、圆形、长方形或弥漫形等）、移动性（如果存在）。

该影像报告还需要明确该检查是正常、异常或不确定，以及是否存在干扰因素。

（五）放射性核素显像剂与成像参数

放射性核素显像剂	成像参数
200MBq $^{99m}TcO_4^-$ 儿童按体重调整剂量	窗宽 20%，窗位中心在 140keV 矩阵 128×128 低能量高分辨率准直器
	每 5min 采集一幅图像，采集 30～45min

四十二、小肠和胃肠道放射性核素显像：消化道出血

该检查为无创性检查，具体操作流程包括向患者血管内注入适量的放射性核素显像剂，然后在一段时间内追踪并探测到胃肠道的任何出血点。当然，该时间取决于出血的速度。在体内或体外用锝标记自体红细胞，如果采用体内的标记方法，需进行两次注射。首先向患者静脉注射亚锡焦磷酸盐，以便使体内红细胞负载亚锡离子。经过 20～30min，

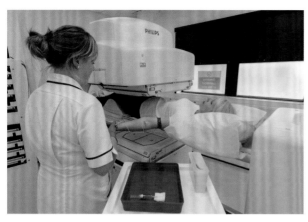

▲ 图 5-50A　**Meckel** 憩室动态扫描的患者体位

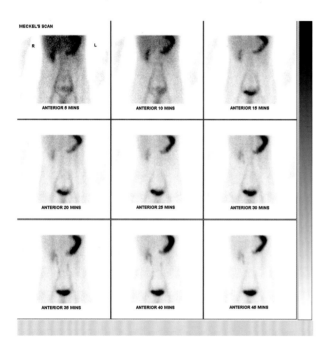

▲ 图 5-50B　正常情况下，每 5min 采集一幅图像，采集 **45min**

$^{99m}TcO_4^-$ 被注射入血液与红细胞中的亚锡离子结合。这种标记方法可以立即进行图像的采集，当患者表现为消化道出血时，最好采用该检查。

（一）适应证

该检查适用于为具有明显胃肠道出血症状的患者寻找活动性出血点，但并不适用于慢性隐匿性胃肠道出血的患者。核医学显像最适合于识别出血速度为每分钟 0.1～0.4ml 的缓慢出血。

（二）患者体位和成像方式

患者仰卧，采集其前位图像。为了定位任意的出血点，也可以采集侧位图像。

（三）成像过程

患者仰卧于伽马相机下方的检查床上。静脉注入放射性核素显像剂后，立即开始采集图像。在开始的 1min，每 5s 采集一帧图像，从而显示降主动脉及其主要血管，以及任何有大出血的血流迹象（图 5-51A）。图 5-51B 展示了每间隔 6min 采集一帧时长 5min 的动态图像，最长采集时间为 60min。10～20 秒 / 帧的帧频更适合对出血点的定位。如果没有找到出血点，可以在注射药物后 24h 进一步采集图像（图 5-51C）。

（四）放射性核素显像剂与成像参数

放射性核素显像剂	成像参数
在静脉注射 $^{99m}TcO_4^-$ 前 20min 静脉注射 20μg/kg 亚锡盐	矩阵 128×128 低能量通用准直器 5 秒 / 帧，持续 60s
300～1000 MBq $^{99m}TcO_4^-$ 标记的红细胞	每 5min 采集一幅静态图像，采集 60min，每幅图像可获得 500～1000K 计数

（五）图像分析（图 5-51A 至 C）

胃肠道出血显像的关键诊断依据是在正常的血池解剖结构外见到活动性的放射性核素显影。

四十三、胃肠道：结肠和直肠

（一）解剖

大肠从盲肠到肛门长约 1.5m，直径 3～9cm，包围着小肠，位置相对固定。盲肠位于右侧髂窝，通过回盲瓣延续于末端回肠，向上延伸为升结肠，在肝曲下方然后急转向左形成横结肠。横结肠横跨腹部，在脾曲处向下旋转，延续为降结肠。乙状结肠的肠管沿着盆腔后壁呈不同程度的环形下行，在乙状结肠直肠连接部与直肠续接。直肠长 13cm，是大肠的一个膨大部分，与肛管和肛门相连。大肠呈现囊袋状结构称为结肠袋，其具有减慢消化物通过的功能。由于肠管横行于腹部的不同部位，导致大肠的关系复杂而多变（图 5-52A 至 C）。

（二）肠成像

自 20 世纪的第一个 10 年以来，钡灌肠是结肠和直肠的主要放射学检查，最初是单对比剂，后来是

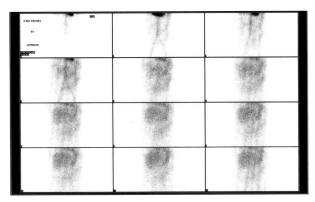

▲ 图 5-51A　胃肠道出血成像。动态采集 5 秒 / 帧，采集 1min

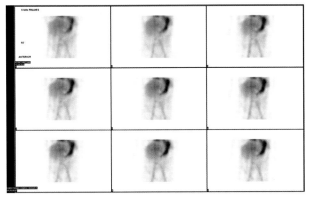

▲ 图 5-51B　胃肠道出血成像。每隔 6min 采集一帧时长 5min 的动态图像

结肠双对比造影（DCBE）。DCBE 被视为结肠镜检查的补充，后者具有直接观察黏膜和干预治疗（如息肉切除术）的优势。虽然 DCBE 对息肉和结直肠肿瘤有很高的敏感性，但它确实需要良好的肠道准备、患者的配合包括可以在检查床上翻身的能力。然而，结肠的 CT 结肠造影（CTC）成像以其更广泛的诊断能力和更小的创伤性，已经取代了 DCBE，除非无法进行 CT 检查。

动态的排粪造影检查，虽然对于患者来说可能是不体面的，但它对结直肠外科医生识别盆底异常的价值是独一无二的。

（三）透视成像程序

- 结肠双对比造影。
- 单对比钡灌肠。
- 水溶性对比剂灌肠。
- 结肠造口灌肠。
- 排粪造影。

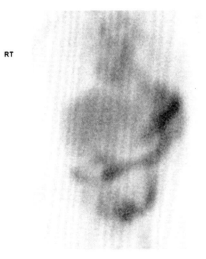

24HR ANTERIOR

▲ 图 5-51C　胃肠出血成像。注射后 24h 采集一帧时长 10min 图像

四十四、结肠和直肠：结肠双对比造影（DCBE）

（一）适应证

- 贫血。
- 排便习惯的改变，伴或不伴有直肠出血。

（二）禁忌证

- CTC 已取代 DCBE 并且必须 CT 是适用的。
- 行动不便和严重的合并症。
- 结肠炎的症状。
- 肠梗阻的症状。
- 有肠穿孔迹象。

（三）并发症

- 由于过度吹入空气或 CO_2 而造成的穿孔。
- 心脑血管事件。
- 直肠穿孔。
- DCBE 并发症发生率为 1：3900～1：2500，死亡率约为 1：44900，风险通常比结肠镜检查低很多。

（四）患者准备

肠道中对比剂涂抹不良或有粪便残留可能会掩盖病变或形成病变伪像，为患者进行 DCBE 或排粪造影时，必须考虑患者对肠道清洁耐受能力，包括饮食控制和泻药（如柠檬酸镁或匹克硫酸钠）的结合。合并有心绞痛、严重肾功能损害等病症或行动不便也会影响患者的依从性，此时应考虑其他影像学检查。

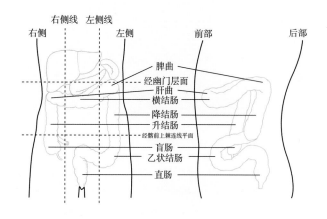

▲ 图 5–52A　大肠前位和侧位示意

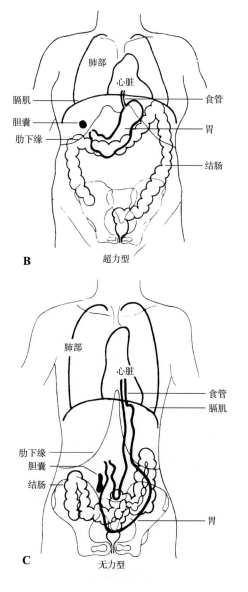

▲ 图 5–52B 和 C　大肠及周围组织器官示意

准备好钡剂灌肠时，患者必须核对和了解以下事项。

- 患者个人信息。
- 饮食控制和泻药依从性及成功与否。
- 禁忌证和并发症。
- 保护关节和易破损皮肤的要求。如果需要，应在患者躺着检查床之前立即进行保护。

应对检查进行详细说明，并解答患者疑问。当患者躺在坚硬的床面上移动到各个位置时，可给患者戴上肘垫，确保其穿着舒适，并减少皮肤受损的风险。

（五）直肠插管与灌注技术

患者左侧卧位，插入直肠导管。对于女性患者，必须注意避免插入阴道。

嘱患者仰卧在水平检查床上，静脉注射肌肉松弛药。注射的目的是放松肠壁的肌肉，使肠管扩张良好，从而减少皱襞的突出，减少蠕动。在英国，最常见的药物是 20mg/ml 丁溴东莨菪碱（Buscopan）。其主要禁忌证是控制不佳的心绞痛。肌肉松弛可以减少钡剂的聚集和蠕动，并使钡剂流至更多的黏膜表面。此外，减少了因气体膨胀引起的结肠不适。

然后嘱患者转向左侧至俯卧位，直到易于灌注钡剂。最常见的灌注方法是将钡装在袋子中，并悬挂到一个输液架上，输液架可根据需要升高或降低，以利用静水压力控制流速。间歇透视用于监测钡剂向横结肠流动。为了用钡覆盖左半结肠的后壁，患者应向左转，直到仰卧，然后反转动作。一旦当患者转为俯卧，直肠和乙状结肠内灌注的钡剂将会排出，患者再次转向左侧时注入气体，至下一页所述的第一个摄影体位时拍摄一系列静态图像。

（六）空气或二氧化碳双重对比

CO_2 溶解得更快，尽管黏膜涂层相同，但据报道 CO_2 的不适感较小。

空气可以提供更好的膨胀，然而空气膨胀导致绞痛的风险更大。

（七）检查后护理

通过保持钡袋密封与导管锁定，并在检查期间原位锁定，控制钡剂和气体，使钡和空气在检查结束时排出；松开锁夹后，远端结肠和直肠立即减压。当 Buscopan 药效开始消退时，这还具有降低绞痛风险的作用。当患者感到舒服时，取出导管，将患者护送至卫生间，并穿好衣服。如果检查过程中有钡剂被患者排出，应在离开检查床前对患者进行清洁。如有必要，应提供衬垫以降低衣服被钡剂污染的风险。建议患者恢复正常饮食，并告知其在短暂的一段时间内大便是灰色的情况。

（八）成像设备

具有大型图像探测器的 C 臂透视系统优于使用传统的荧光透视设备。与传统的床下型和床上型荧光透视系统的限制相比，这在图像采集方面有更大的灵活性，而不需要将患者移离检查床，并有助于患者俯卧位时向头侧倾斜角度图像的投照。

（九）成像过程

在患者俯卧位成功施用钡液和空气或 CO_2 后，使用荧光透视获得以下摄影体位的图像，以确保患者处于显示结肠特定节段的最佳位置。使用 C 臂成像系统进行成像，包括以下体位。

1. 右前斜位（图 5-53A 和 B）

用于显示直肠、乙状结肠和远端降结肠。患者先仰卧，然后右侧抬高约 30° 时获取图像，图像接收器位于感兴趣区的前腹壁上方。

注意：将患者转向左侧，然后俯卧，可确保钡剂从直肠排出，然后用空气重新充气。

2. 前后位：向头端倾斜 30°（图 5-53C 至 E）

用于显示直肠和乙状结肠。患者俯卧在检查床上，X 线管位于床下，射线成 30° 朝向患者头的方向，探测器位于感兴趣区的上方。

3. 左后斜位

从俯卧位置，左侧朝着图像接收器抬高大约 30°。该位置是右前斜位的镜像，在第一个体位中被钡剂充填的部分在此镜像图像中被空气代替。

4. 左侧卧位（图 5-54A 和 B）

这是直肠和直肠前间隙的最佳图像。使患者进一步从左侧后斜摄影所采用的位置向后转，左侧进一步抬高，直到变成右侧卧位，保持右侧卧位，将图像接收器置于左侧骨盆上方。

注意事项如下。

- 患者的转动有助于钡剂通过肝曲并进入升结肠。
- 透视用于确认足够钡剂已覆盖升结肠。
- 嘱患者旋转，使其左侧倾斜抬起，并且检查床

朝上倾斜。该位置将使钡剂从降结肠中排出并被气体替代。可以根据需要通过吹气装置（空气）或泵（CO_2）添加空气或二氧化碳。

5. 左前斜位

这种体位有助于观察结肠脾曲、远端横结肠和降结肠。患者背对检查床，左侧朝向图像接收器抬高约 30°，检查床头朝上倾斜，直到可以看到空气代替了聚集的钡。

注意事项：向上倾斜床头将使钡剂向下流入盲肠，此时横结肠的成像可能会更佳。在检查床置于水平的情况下，将患者转到左侧然后俯卧，即可覆盖盲肠和升结肠。以这种方式转动将使钡剂覆盖升结肠的内侧和前侧，并溢出到横结肠中，继而由气体代替。

6. 后前位（右侧卧位）（图 5-54C 和 D）

C 臂成像是在侧卧位获得最佳的双对比度成像的理想选择，否则腹部的卧位摄影将使用床上型 X 线管拍摄。C 臂旋转到位后，患者转向右侧卧位，面对 DDR 成像接收器，此时透视检查可以得到最佳体位。将患者转到适当的位置将使气体和钡在降结肠、乙状结肠和直肠的侧壁、升结肠和盲肠的内侧壁相混和，并由气体使之膨胀。

7. 右前斜位

该体位有助于"打开"结肠肝曲。当患者仰卧时，检查床向上倾斜，直到可以看到空气代替混合的钡剂，然后患者右转，朝着图像接收器抬起大约 30°。气体使肝曲扩张，残余钡剂落入盲肠。阑尾、回肠末端或回肠瓣膜的显示证明对比剂到达盲肠。

8. 后前位（患者仰卧）和盲肠斜位（图 5-55C）

除非有禁忌，否则应用触诊勺触诊来获取图像，分离重叠的肠道并压迫盲肠，以提供显示不佳区域的额外信息。

9. 前后位（左侧卧位）（图 5-55A 和 B）

仰卧检查台时，患者转向左侧卧面向 X 线管，图像接收器紧靠后腹壁。该图显示了升结肠和盲肠的侧壁、结肠肝曲及横结肠的上壁和下壁、降结肠的内壁、乙状结肠和直肠，其轮廓由钡剂勾勒，且由气体扩张。透视检查可以确认是否需要排出钡剂或添加额外气体。

10. 后前位（仰卧位）（图 5-55D）

患者仰卧，获取患者腹部的静态图像，以大致

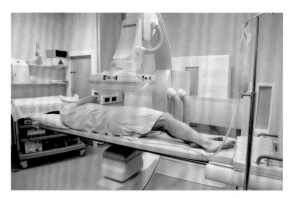

▲ 图 5-53A　右前斜位成像的患者体位

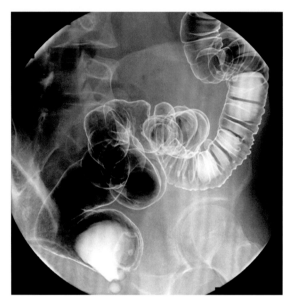

▲ 图 5-53B　右前斜位图像

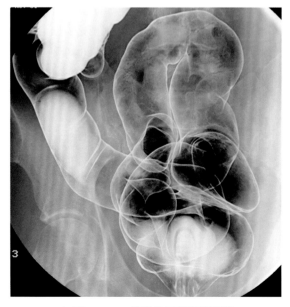

▲ 图 5-53C　俯卧位乙状结肠图像

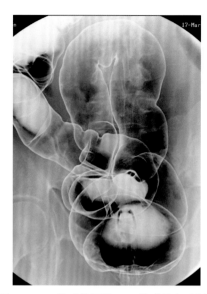

▲ 图 5-53D　俯卧位图像，X 线球管向头侧倾斜

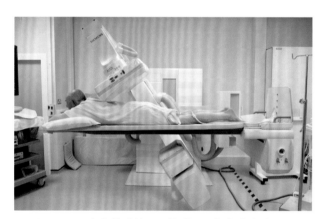

▲ 图 5-53E　患者俯卧位，X 线成 30° 朝向患者头向方向，以便观察直肠和乙状结肠

评估检查过程。使用 C 臂透视，可能需要采集两个重叠图像。在仰卧的情况下对下腹部进行成像，以使气体双重对比剂转移到下腹部。上腹部成像时，检查床向头部倾斜，使空气（或二氧化碳）转移到上腹部。图 5-55E 显示了带蒂息肉。

（十）对比剂

对比剂 / 药物	用量	浓度	给药途径
高浓度钡剂		103% w/v	口服
混合物			
水	550ml		
空气或 CO_2		按需要	压气式
丁溴东莨菪碱	1ml	20mg	静脉内

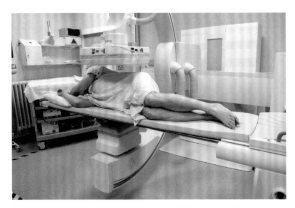

▲ 图 5-54A　左外侧直肠成像的患者位置

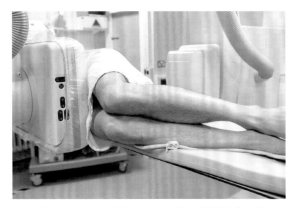

▲ 图 5-54C　后前位（右侧卧位）摄影的患者体位

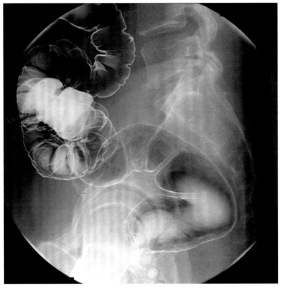

▲ 图 5-54B　图 5-54A 相应的直肠图像

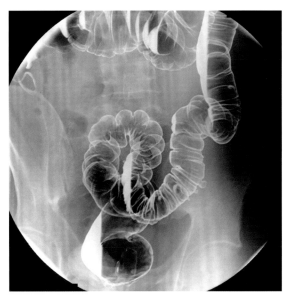

▲ 图 5-54D　图 5-54C 相应的图像

虽然黏膜覆盖相同，但二氧化碳溶解得更快，据报道二氧化碳的不适感较少。空气可以提供更好的膨胀，然而空气膨胀导致绞痛的风险更大。

（十一）辐射防护 / 剂量

预计 DRL：钡灌肠（或水溶性），每次检查 DAP 为 21Gy·cm²，每次检查的透视时间 2.6min。

四十五、结肠和直肠：单对比剂灌肠（SCBE）

（一）适应证

对于应该行 DCBE 检查而由于身体虚弱不能移动而不能够实现完整 DCBE 检查所需的俯卧或转动的患者，CT 是其结肠和直肠的首选成像方式。然而，如果无法进行 CT 检查，SCBE 在显示病变大体特征方面仍具有一定价值（图 5-56A 至 C）。

（二）禁忌证

与结肠双对比造影（DCBE）的禁忌证相同。

（三）患者准备

与 DCBE 的患者准备相同。

（四）成像过程

注射肌肉松弛药（如 Buscopan）后，这种平滑肌肌肉松弛药可有效放松结肠和直肠的肌肉，抑制蠕动并实现最佳的肠道扩张。患者转为左侧位，小心地将润滑导管插入直肠后，向直肠注入稀释的低密度钡剂溶液，直至肝曲。使用 C 臂透视系统，按照与 DCBE 成像序列类似的方式，当钡剂在结肠周围流动后使用 C 臂透视系统，按照与 DCBE 成像序

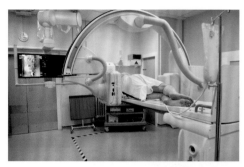

▲ 图 5-55A　前后位（左侧卧位）摄影的患者体位

列类似的方式获得以下静态图像摄影。

- 左侧位：直肠。
- 后前位（仰卧位）：降结肠。
- 右前斜位：直肠、乙状结肠。
- 前后位（俯卧位）：乙状结肠、直肠。
- 后前位（仰卧位）：乙状结肠、直肠。
- 左前斜位：脾曲和远端横结肠。

注入肝曲的钡剂的量通常应足以在不进一步注入的情况下的操作并覆盖升结肠。

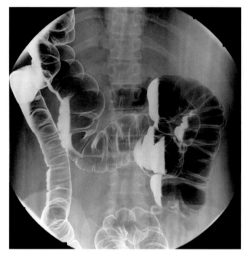

▲ 图 5-55B　图 5-55A 相应的图像

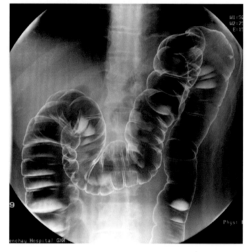

▲ 图 5-55D　后前位（仰卧位）上腹部图像

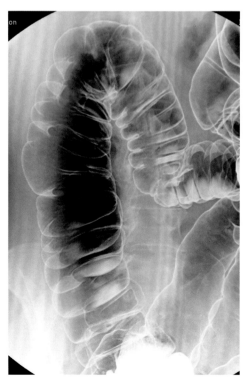

▲ 图 5-55C　结肠肝曲的图像

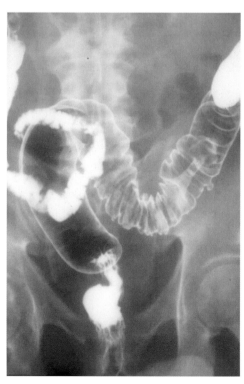

▲ 图 5-55E　图像显示带蒂息肉

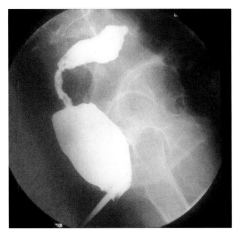

▲ 图 5-56A　直肠乙状结肠癌 SCBE 图像

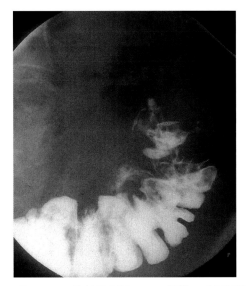

▲ 图 5-56B　降结肠梗阻 SCBE 图像，病因不明

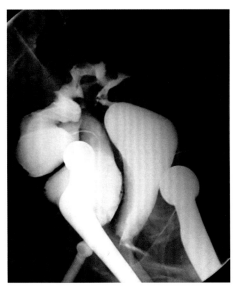

▲ 图 5-56C　结肠阴道瘘侧位 SCBE 图像

注意：患者俯卧，右侧抬高，从直肠和乙状结肠排出钡剂，泵入少量空气将有助于升结肠和盲肠的充盈。进一步的成像包括以下方位。

- 右前斜位：近端横结肠、肝曲和升结肠。
- 盲肠后前位（仰卧位）和前斜位：分离重叠的肠道并压迫盲肠，以提供显示不佳区域的额外信息。患者仰卧，常规前后摄影概览图像被用于覆盖整个腹部。

（五）对比剂

对比剂 / 药物	用量	浓度	给药途径
高浓度钡剂		103% w/v	口服
混合物			
水	550ml		
丁溴东莨菪碱	1ml	20mg	静脉内

四十六、结肠和直肠：水溶性对比剂灌肠

（一）适应证（图 5-57A 至 C）

- 术后检查吻合口的完整性和通畅性（如前切术后）。
- 全直肠结肠切除术和回肠前扭转功能障碍的造口。
- 判断肠梗阻。
- 作为结肠直肠支架手术的一部分。

（二）禁忌证

无绝对禁忌证。

（三）患者准备

如果肠道功能不全，则无须准备。功能失调的肠道可能受益于磷酸盐灌肠。

（四）成像过程

检查前，患者仰卧位，静脉注射 Buscopan（一种平滑肌肌肉松弛药），使肠道扩张至最大容量。

为了检查吻合术的可行性，患者从仰卧位转到左侧，然后将柔软的 16F 导管小心插入直肠，在透视控制下将水溶性对比剂注入感兴趣的解剖部位。如要检查肠梗阻或堵塞，可使用润滑的钡灌肠尖针。

成像的目的是使对比剂涂抹于肠腔各个肠壁。然而，如果存在功能障碍的造口，由于患者不适，应避免患者完全旋前。

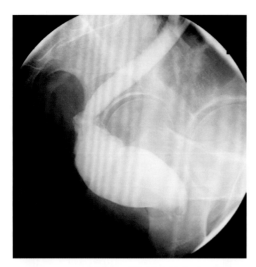

▲ 图 5-57A　水溶性对比剂灌肠术后正常表现

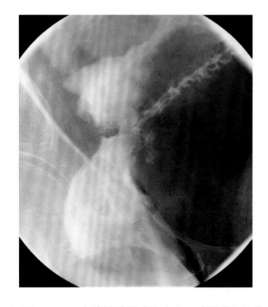

▲ 图 5-57B　水溶性造影确认吻合口破裂进入脓腔

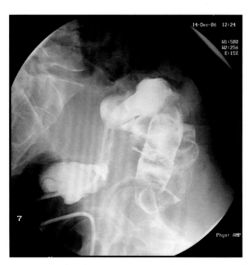

▲ 图 5-57C　乙状结肠支架置入术过程中显示的肠腔狭窄

使用 C 臂透视系统，借助透视法获取一系列静态图像摄影。

- 左侧位。
- 右前斜位。
- 后前位（仰卧位）。
- 左前斜位。
- 右侧位。

（五）对比剂

对比剂 / 药物	用量	浓度	给药途径
泛影葡胺	400ml	760mg/ml（370mgI/ml）	口服
（氨基三磷酸钠和氨基三磷酸葡胺的混合物）			
丁溴东莨菪碱	1ml	20mg	静脉内

四十七、结肠和直肠：结肠造口灌肠

与传统的床下型 X 线管透视设备相比，使用 C 臂透视系统可获得最佳成像。

（一）适应证

通常在急性梗阻手术后进行，以确定结肠造口功能障碍患者手术部位近端结肠的正常性（或其他）。

（二）患者准备

患者应该在造影前 24h 补充液体，并且禁食 4h。

（三）成像过程（图 5-58A 至 C）

检查前，患者仰卧位，静脉注射 Buscopan（一种平滑肌肌肉松弛药），使肠道扩张至最大容量。在结肠造口袋上做一个 2cm 的切口，但不移除。通过狭缝将一根 10F 导管（如 Law Ⅱ MerckSorono）插入造口。该管可以通过脾曲，往往远至升结肠。由于造口没有括约肌控制，保留的结肠造瘘口袋能够容纳排出的钡剂。

患者右侧卧位，注入钡剂以填充右侧结肠。将患者仰卧位，然后向左旋转，使钡剂充满横结肠，然后再进行抽吸。为了防止空气通过造口排出，患者可以躺在左侧，右侧抬高，这样可以将空气保持在升结肠中。保持这一位置，然后 C 臂可以围绕患者旋转，X 线管面向患者，图像接收器通过荧光透视定位在患者后腹壁附近，以获得所需的位置。

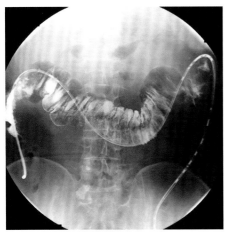

▲ 图 5-58A　插管至肝曲

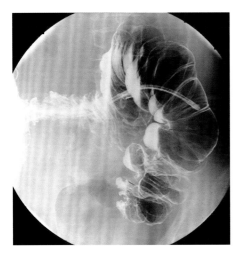

▲ 图 5-58B　左侧卧位图像

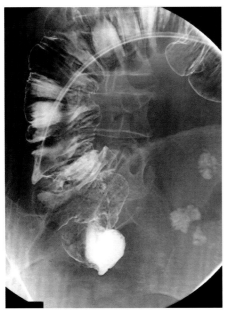

▲ 图 5-58C　升结肠图像

　　为了获得双重对比，患者转向左侧。与 DCBE 一样，使用气泵通过管注入空气。在这个位置，空气将移动到右侧结肠并使其扩张。在透视的帮助下，从处于右侧卧位的患者开始，在升结肠中膨胀的空气中，获得了许多后前位和前斜位静态图像。请注意横结肠位于升结肠的前面，当患者仰卧时，注入的空气将迁移到横结肠。通过让患者仰卧，然后抬起他们的左侧，当空气进入结肠的每个部分到达造口部位时，获得静态图像。如有必要，可以用抽吸导管移除在检查期间漏出的钡剂。

（四）对比剂

对比剂 / 药物	用量	浓度	给药途径
高浓度钡剂 混合物		103% w/v	
水	550ml		
空气或 CO_2	按需要		压气式
丁溴东莨菪碱	1ml	20mg	静脉注射

四十八、结肠和直肠：排粪造影

　　排粪造影最好使用遥控 C 臂透视系统，因为这将保护患者的隐私。放置一个经过特别调整的便盆或便桶，使患者能够相对于图像接收器侧坐。

（一）适应证

　　患者主要是有排便障碍综合征症状的女性，患者排便困难。排粪造影提供盆底的动态成像，以评估排便的解剖结构和动力学。它可以为临床决策提供重要参考。例如，是选择手术还是保守治疗更合适。

（二）禁忌证

- 不能显示直肠或直肠对比造影显示不佳。
- 患者行动不便。
- 静脉注射对比剂过敏。
- 如果需要膀胱导管插入术，则存在相关感染或尿道损伤的风险。
- 禁止在妊娠期间进行直肠造影。此外，妊娠和分娩会对盆底产生影响，可能会改变骨盆的结构和功能。

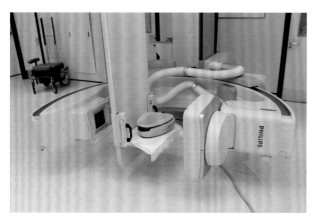

▲ 图 5-59A　使用放置在检查床脚平台上的一次性便盆的成像程序示意

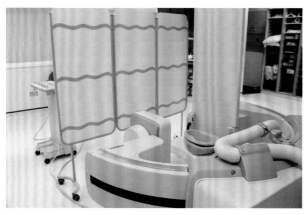

▲ 图 5-59B　排粪造影时放置可移动的屏风

（三）患者准备（图 5-59A 和 B）

无须肠道准备。使用的房间必须提供完整的隐私保护，并有一个带卫生间设施的套房。

为了获得知情同意和患者的信心，必须在检查前留出时间和私密空间来讨论检查流程，并确保在检查期间提供最大的隐私保护。这个复杂的程序包含口服对比剂、直肠对比剂、阴道对比剂和偶尔膀胱对比剂的施用。在成像前 1h，患者需服用 100ml 稀释钡（用 200ml 水稀释的高密度钡）。钡餐将在检查过程中显示盆腔小肠，以确定可能的肠腔。

该检查从检查床处于水平位置开始。绝大多数患者是女性，对于这些患者，将涂有 2～3ml 钡的卫生棉条插入阴道以识别阴道顶端。在排空阴道期间，对比剂将显示膀胱的任何位移或直肠阴道间隙是否增宽，以及它是否在耻骨尾骨线以下脱垂。直肠插管后，患者在左侧卧位施用钡剂（约 150ml 水，1.5～2 勺麦芽粉和 30ml 硫酸钡）。

（四）辐射防护 / 剂量

预计 DRL：每次检查的 DAP 为 $14Gy \cdot cm^2$，每次检查的透视时间 1.3min。

（五）成像过程（图 5-60A 至 C）

进行分阶段的图像采集。

第一阶段：在成像检查床置于水平的情况下，患者转向右侧卧位，图像接收器位于左侧骨盆区域，并且在肛门括约肌静息、提肛和用力排便的情况下获取骨盆的静态左侧摄影图像。调整成像视野以包括耻骨联合和尾骨。

第二阶段：在患者从检查床上站起之后，将设备重新调整到垂直位置，移除脚架，将便盆 / 马桶装置放置在图像接收器和 X 线管之间的位置。这使得患者能够以直立的侧卧位坐在图像接收器的侧面。为了保护患者隐私，患者视线远离 X 线控制屏幕，图像接收器位于右侧骨盆区域。

右侧，直立位：在患者坐在便盆上的同时以 1 帧 / 秒的速度获取连续图像，同时尽可能快速和完全地排便钡剂。

排空后，直立，右侧位：摄影图像在括约肌静息时获得，然后再次在肌肉紧绷和拉紧的情况下获得。这个阶段通常不需要使用便盆。

注意：如果怀疑膀胱腔膨出，膀胱造影（静脉注射或导管插入术）可能是有价值的，但这应根据具体情况来决定。

（六）对比剂

对比剂	用量	浓度	给药途径
Baritop	100ml	100% w/v	
混合物			
水	200ml		口服
钡剂	30ml		灌肠
混合 1.5～2.0 勺麦芽粉，30ml 钡和 150ml 水，通过 50ml 膀胱冲洗器注入直肠			
非离子碘对比剂	40mg		静脉注射或通过膀胱导管

注意事项如下。

- 肠腔可能只有在排泄后才明显。当患者躺在水平检查床上，排泄后的右侧位图像在 15min 延

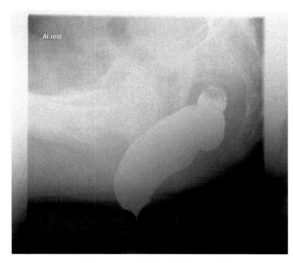

▲ 图 5-60A　排泄前的直肠图像

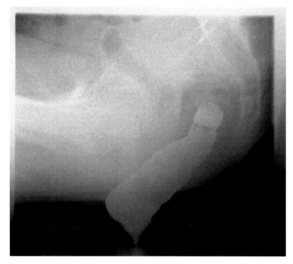

▲ 图 5-60B　在排空过程中获取的直肠图像示意，显示直肠排空和前位脱肛

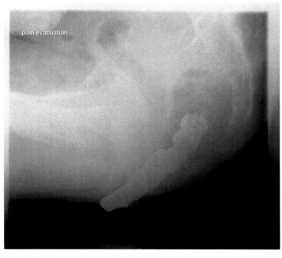

▲ 图 5-60C　排泄后获取的直肠图像示意

迟后拍摄。

- 膀胱造影（静脉注射或导管插入术）是有价值的，但应根据具体情况决定。

四十九、结肠和直肠：腹部和盆腔 CT

（一）适应证

腹部和盆腔 CT 可用于肠梗阻原因诊断，包括肿瘤、结肠扭转、狭窄或憩室炎等[42]。CT 也可能适用于许多其他情况，请参阅相关成像指南。

（二）患者准备

患者的准备方式有所不同，但通常的做法是要求患者在检查前 8～12h 内不要进食固体食物或药物和（或）使用结肠清洁剂。口服对比剂用于勾勒结肠轮廓，该对比剂可能包括检查前 12h 和检查前 30～90min 服用 500～800ml 水或稀释的泛影葡胺（氨基三唑钠 100mg/ml，氨基三唑葡胺 660mg/ml）。也可以静脉注射抗蠕动剂，并通过直肠管注射阴性对比剂（CO_2）。

（三）患者体位和成像方式

患者俯卧在检查床上，双臂举过头顶。轴位、冠状位和矢状位激光有助于定位，以确保患者位于扫描仪的中心轴上。将患者移入扫描仪的机架，直到扫描基线处于 T_8 水平。

（四）成像过程（图 5-61A）

对腹部和盆腔进行定位扫描，并由此确定从膈顶到耻骨联合的扫描范围。检查扫描以确保整个结肠的扩张。如果结肠没有完全扩张，更多的 CO_2 可能会通过直肠管引入。常规扫描方案：准直 1.2mm，层厚 / 层间距 8mm/8mm，重建层厚 / 层间距 2mm/1.5mm，5mm 冠状位 MPR。静脉注射碘化对比剂（75ml），扫描延迟 65s。于患者屏气状态下进行扫描。MPR 可以在冠状位和矢状位重建，以帮助结肠癌的分期，也可以重建三维腔内图像。

低剂量技术：自动曝光控制（mA）和迭代重建。

（五）图像分析（图 5-61B 和 C）

轴位图像（动脉期）与 MPR 图像相结合进行评估。除了结肠壁浸润深度（T 分期）和局部淋巴结受累（N 分期）之外，还评估狭窄的位置和程度。静脉期图像可用于评估转移扩散（M 分期）。

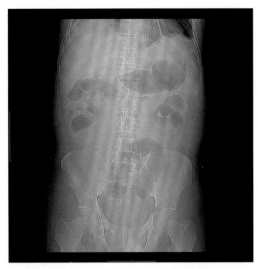

▲ 图 5-61A　腹部定位扫描

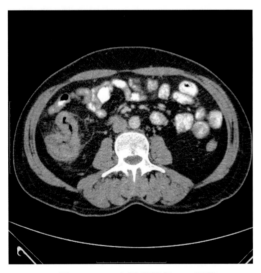

▲ 图 5-61B　盲肠癌轴位 CT 图像

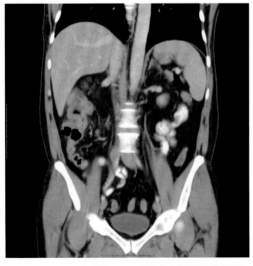

▲ 图 5-61C　与图 5-61B 相对应的冠状位图像

（六）对比剂及注射参数

用量	浓度	速率
75ml	300mgI/ml	3ml/s

预计 DRL：每次完整检查 DLP 为 831.95mGy·cm。

五十、结肠和直肠：CT 结肠造影（CTC）

（一）适应证

CT 结肠造影（CTC）用于辅助结肠镜或在结肠镜检查不成功或不完整的情况下使用。此检查已取代传统的 DCBE。CTC 有助于评估结肠和直肠黏膜是否有息肉和癌[43]。图 5-62A 显示了典型的 CTC 检查室设置。

（二）患者准备

良好的肠道和饮食准备对于 CTC 至关重要。与许多肠道检查（钡剂灌肠和结肠镜检查）一样，其目的是清除肠道以确保可以获得最高质量的成像。粪便的影像可能类似于腔内肿块或病变，并可能妨碍对息肉或结肠癌的有效显示。在考虑肠道准备时，可采用粪便标记或非粪便标记技术。

粪便标记：当肠道内的粪便残渣没有完全排出时，目的是使用一种标记剂（如钡或含碘对比剂）来标记粪便，使其在随后的扫描中更容易识别为残渣液体或物质。选择对比剂也有助于疾病的诊断（图 5-62B）。

非粪便标记：一种更有效的完全排空肠道的技术。然而，如若流体和物质残留且未标记，这可能会给图像分析过程中的影像诊断带来挑战。目前倾向于使用粪便标记法。

饮食准备：要求患者在检查前进行 2～3 天的低渣饮食，并在检查前 1 天服用泻药。可通过要求患者在 CTC 检查前服用水溶性碘对比剂或低浓度硫酸钡混悬液来标记残余肠液。

（三）患者体位和成像方式

在检查床上，患者先俯卧，然后仰卧，双臂举过头顶，进行双重扫描。双定位有助于促进空气上升，并根据患者的体位扩张肠道。此外，这有助于区分液体、粪便和息肉。横结肠最好在患者仰卧位显示，直肠最好在俯卧位显示。使用柔软的直肠导管为患者的直肠插管。第一次扫描可能需要球囊导管，这将有助

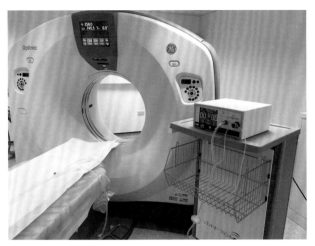

▲ 图 5–62A　CTC 检查室配有自动二氧化碳注入器

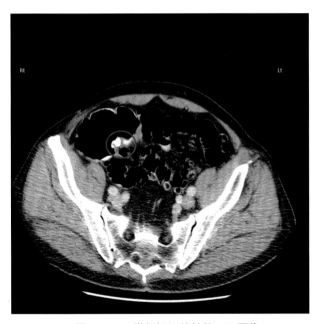

▲ 图 5–62B　粪便标记的轴位 CT 图像

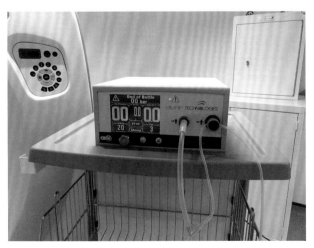

▲ 图 5–62C　自动 CO_2 泵入器

于确保导管保持原位，同时将 CO_2 气体引入肠道。

（四）成像过程

成像方案将由放射科医师根据实际情况确定，成像可能包括以下内容。

1. 扫描方案一

- 从膈肌到耻骨联合的侧位和前后位仰卧定位扫描，以确认最佳的结肠扩张。图 5–63A 展示了最佳的结肠扩张。
- 患者仰卧位，扫描范围从膈肌以上至直肠，使用 75ml 静脉注射对比剂（延迟 60s）。也可于屏气呼吸时进行扫描，在这种情况下，扫描应从最高弯曲处到直肠。

2. 扫描方案二

- 从最高弯曲处到直肠进行侧位和后前位俯卧扫描，以确认最佳的结肠扩张。注入额外的 500ml 二氧化碳。
- 患者俯卧位，扫描范围从结肠的最高弯曲上方直至直肠。
- 对于在扫描方案一和方案二中都发现有肠道塌陷区域的患者，以及活动能力下降的患者，也可以采取右侧卧位进行扫描。

典型的扫描参数：准直 1.2mm，层厚 / 层间距 8mm/8mm，重建 2mm/1mm 轴位图像（软组织窗），5mm 冠状 MPR 和 VR 图像。通过 CTC 三维管腔 "飞越" 图像和虚拟肠道图像，医师将快速评估完整个肠道，如图 5–63B 和 C 所示。

注意：当采用双扫描程序时，建议至少一个螺旋序列是低剂量的，通常是平扫序列。

当患者仍在检查床上时，应仔细观察获得的所有影像资料，以确认是否有任何病变需要进一步成像，即用静脉注射对比剂进行胸部、腹部、盆腔分期扫描。图像必须由有资质的医生审查，以评估是否有任何大的病变或结肠穿孔。

如果有明显的穿孔，应视为医疗紧急情况，并遵循当地的处置流程。

图 5–64A 和 B 显示了为回顾观察而创建的标准数据集和 CTC 患者档案。当医生对得到的图像感到满意时，可以移除导管并将患者护送到卫生间，让患者排出残留的 CO_2。术后患者需要在科室留观 30min，并在注射对比剂后饮水进行水化治疗。

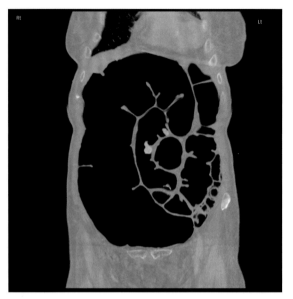

▲ 图 5-63A　冠状 CT 结肠成像仰卧位前后摄影显示结肠扩张

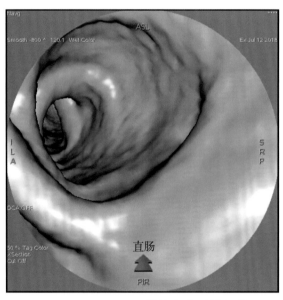

▲ 图 5-63B　CTC 三维管腔"飞越"图像

（五）图像分析

图像的后期处理是在一个专门的工作站上进行的。二维图像（图 5-64A 至 C）与三维管腔"飞越"图像（图 5-63B 和 C）一并查看。

（六）对比剂及注射参数

用量	浓度	速率
75ml	300mgI/ml	3ml/s
CO_2	2～5L	20mmHg

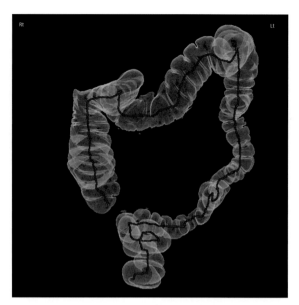

▲ 图 5-63C　CTC 虚拟肠道图像

（七）辐射防护

低剂量技术：自动曝光控制（mA）和迭代重建，俯卧位扫描可减低 mAs。例如，俯卧位扫描推荐 60mAs，与仰卧位扫描的 155mAs 相比，明显减低。

预计 DRL：每个序列 $CTDI_{vol}$ 为 11mGy，每次完整检查 DLP 为 950mGy·cm。

（八）后续护理

当确认患者健康状况可以离开科室时，重要的是告知患者他们将如何获得结果，并确保他们能够获得护理指导。虽然很少见，但仍要强调 Buscopan（丁溴东莨菪碱）注射液可能的不良反应，包括眼睛发红和检查后的疼痛。如果患者有腹痛或直肠出血，应立即就医[45]。

五十一、结肠和直肠：PET-CT

（一）适应证

当确认结直肠癌时，作为 CT 的辅助手段，PET-CT 通常用于肿瘤显像。最常用的临床指征如下。

- TNM 分期。
- 在手术切除之前评估转移性疾病的程度。
- 骶椎前肿块治疗后的评估。
- 放化疗后直肠癌的再分期。
- 当癌胚抗原（CEA）上升而其他断层扫描结果为阴性或不确定时，检测 / 确认复发。

还有一些与腹部有关的非肿瘤疾病需要行 PET-

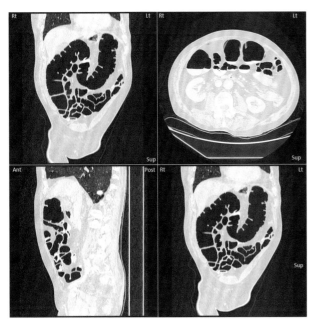

▲ 图 5-64A　图像数据采集，并存档。患者仰卧位，使用肺窗扫描，以加强对肠道内空气的显影

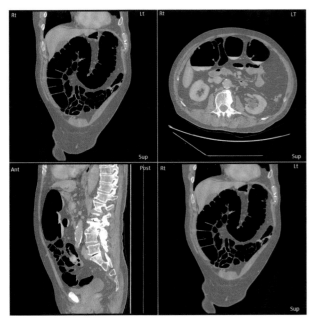

▲ 图 5-64B　图像数据采集，并存档。患者仰卧位，使用软组织窗

CT，常见的是评估不明原因发热（PUO）。PET-CT 用于帮助确定腹部感染的根本原因，即脓肿、腰部脓肿、炎症性结肠炎、急性憩室炎和阑尾炎。这将在第 13 章有详细介绍。

（二）患者准备

评估结肠和直肠需要一个标准的全身 ^{18}F-FDG

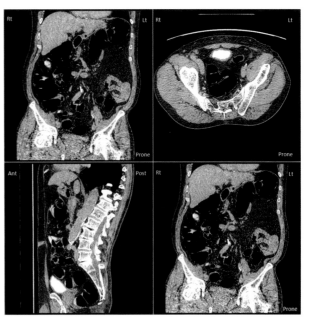

▲ 图 5-64C　患者俯卧位，使用低剂量图像采集

PET-CT 成像程序。在预约之前，患者需要禁食 6h，只饮水。给患者注射大约每千克体重 3.5MBq 的 ^{18}F-FDG，并要求患者在 60min 的注射吸收时间内放松。在采集图像之前，要求患者排空膀胱。然后患者仰卧在检查床上，手臂抬起并固定。扫描视野将从眼眶底部延伸到大腿中部。

（三）成像过程

为了校正 PET 的衰减，采取了低剂量的 CT 采集。图像采集是在平稳的呼吸状态下进行的，以避免随后的错配伪影，因为在 CT 扫描时屏气可能会引入错位。在大多数现代 PET 系统上，PET 采集通常以 3D 模式采集，每 2～3min 采集一次断层图像。图 5-65A 和 B 显示了结肠直肠图像数据采集，4 期结肠癌伴大网膜、腹膜复发和卵巢转移。

（四）图像分析（5-65A 和 B）

在图像分析中，正常的分布将表现为大脑（灰质）和泌尿系统的显著摄取，分别约占注射量的 30%。肺部、纵隔和肝脏的摄取量低，心肌和消化道的分布情况不一。注意：在某些情况下，服用二甲双胍（片剂）的糖尿病患者会有明显的大肠 FDG 分布。

五十二、结肠和直肠：MRI（瘘管造影）

肛瘘是在肛门附近的皮肤上开口的异常通道，

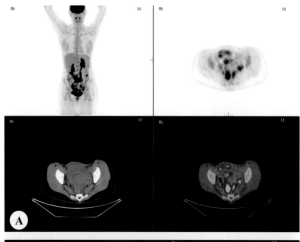

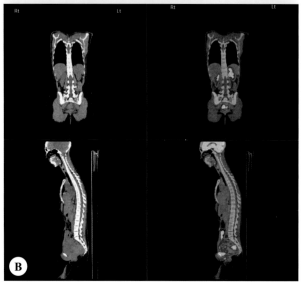

▲ 图 5-65A 和 B　结肠直肠图像数据采集，4 期结肠癌伴大网膜、腹膜复发和卵巢转移

通常由肛门腺的局部脓肿引起。肛门直肠瘘管通过手术治疗，在复杂或复发的瘘管病例中，MRI 用于显示瘘管的走向和肛门周围的解剖结构，继发性瘘管和脓肿形成可延伸至盆腔软组织。

（一）适应证

- 显示瘘管和肛门括约肌之间的关系，以便外科医生能够最好地评估如何保持大便自控能力。
- 对于不经治疗可能导致复发的继发性窦道或脓肿进行检查。

（二）患者准备

患者应在成像前清空膀胱，以减少运动伪影。

（三）成像过程（图 5-66A）

患者仰卧位，使用相控阵线圈以提供盆底和骨盆内容物的高分辨率成像。患者被移入磁场中，使耻骨联合处于视野正中。使用钆基对比剂获得增强前后的图像。

序列

(1) 多平面定位像。

(2) T_2 快速自旋回波序列，高分辨率冠状位和轴位。

(3) 短时间反转恢复序列或 T_2 快速自旋回波序列结合脂肪抑制，冠状位和轴位。

(4) T_1 梯度回波屏气序列或 T_1 自旋回波序列结合脂肪抑制，平扫和增强。

（四）图像分析（图 5-66B 和 C）

高分辨率 T_2 加权成像提供解剖细节，高信号来自于窦道内或相关脓肿的强化液体，低信号来自于周围的纤维壁。脂肪抑制 T_2 加权成像或 STIR 对高信号的液体和窦道内炎症变化高度敏感，而周围软组织的信号被抑制（低信号）。T_1 加权序列可能有助于区分 MR 对比剂强化显示的炎症组织和未增强的肠道内液体。轴位图像显示了主肠道的位置和内部开口的径向位置，而冠状位图像显示了内部开口的高度、肠道的延伸以及与骨盆底肌肉的关系。

（五）对比剂及注射参数

用量	浓度	速率
相当于 0.1mmol/kg		手动推注

五十三、结肠和直肠：MRI（直肠）

（一）适应证

MRI 的作用是提供直肠和肛门癌的局部分期。治疗方法是手术切除肿瘤，并辅以术前（新辅助化疗）放化疗。多平面 MRI 用于定位肿瘤并评估肿瘤范围，包括扩散到肠壁外（壁外）和壁外静脉和淋巴结的浸润。对于手术计划的制订，MRI 可以测量肿瘤到直肠系膜筋膜的最小距离和评估肿瘤切除边缘。

还会进行胸部、腹部和盆腔的增强 CT，以检查疾病的远处扩散。MRI 随访是为了评估肿瘤对辅助化疗的反应和评估疾病复发[48]。

（二）患者准备

患者在成像前应排空膀胱，抗蠕动药物有助于

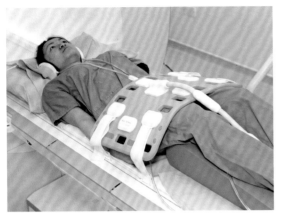

▲ 图 5-66A　患者线圈定位

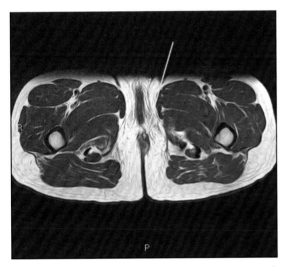

▲ 图 5-66B　T_2WI 轴位图像，瘘管内有高信号液体，且肛管 1 点钟位置出现低信号（箭）

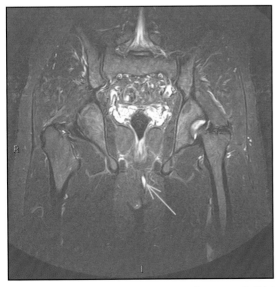

▲ 图 5-66C　骨盆的冠状位 STIR 图像可见一个从低位肛管延伸的、5cm 长的、呈高信号的瘘管（箭）

减少运动伪影。

（三）成像过程（图 5-66A）

患者取仰卧位，使用相控阵线圈进行成像，以提供盆底和盆腔内容物的高清晰度成像。患者被移入磁场，使髂前上棘处于视野中心位置。

序列

(1) 多平面定位像。

(2) T_2 快速自旋回波序列，矢状位延伸至骨盆侧壁。

(3) T_2 快速自旋回波序列，轴位。

(4) T_2 快速自旋回波序列，冠状位；可显示低位直肠和肛门肿瘤。

(5) T_1 或 T_2 轴位和冠状位大视野成像，可显示淋巴结以评估远处扩散。

(6) 扩散加权成像，可用于直肠癌复发和肛门肿瘤。

（四）图像分析（图 5-67A 至 E）

在矢状位、斜轴位和斜冠状位上进行层厚≤3mm 的高分辨率成像。首先进行矢状位成像，以确定肿瘤的位置，确定肿瘤的长度以及肿瘤与肛门边缘之间的距离。为了最好地显示肿瘤的延伸，在斜轴位上进行高分辨率成像，层厚≤3mm，以便显示肿瘤的横断面和垂直于直肠的长轴。冠状位成像可与斜轴位成直角进行，也可用于低位直肠和肛门肿瘤，以显示肿瘤与盆底肌肉和肛门括约肌的关系[48]。为了评估淋巴结转移，要进行覆盖整个盆腔的大视野成像。也可以进行冠状位大视野成像来评估主动脉旁淋巴结和腹膜后区域。

大多数肿瘤是中等信号强度的环状或半环状肿块，随着肿瘤的进展形成中央溃疡部分。息肉状肿块具有低信号强度的茎和突入肠腔的肿瘤块，它们的恶性程度往往低于其他直肠肿瘤。另一组是黏液性肿瘤，在 T_2 加权图像上信号强度非常高，是由肿瘤细胞分泌的黏液引起的。在肛管肿瘤中最常见的是癌，可能来自鳞状、移行上皮、黏膜或腺上皮，但也包括淋巴瘤和黑色素瘤[49, 50]。

五十四、结肠和直肠：MRI（排粪造影）

MRI 排粪造影（MRD）可用于显示盆底功能障碍和辅助临床治疗方案。与 X 线直肠造影相比，

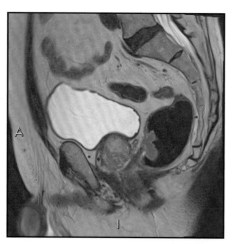

▲ 图 5-67A　T₂ 加权矢状位图像显示直肠下段 3cm 管腔内病变，距肛门边缘 6cm

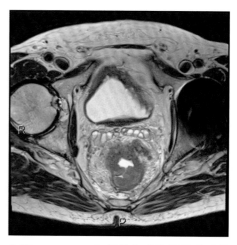

▲ 图 5-67D　T₂ 加权横向成像显示直肠前壁广泛受损和淋巴结受累

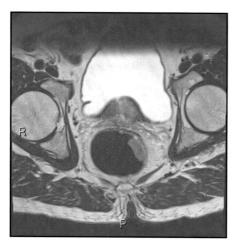

▲ 图 5-67B　T₂ 加权轴位成像显示病变位于 12 点钟至 3 点钟方向的位置未突破肠壁，周围直肠系膜无淋巴结异常

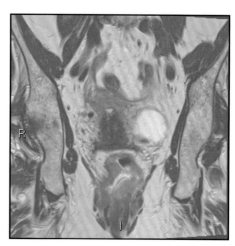

▲ 图 5-67E　晚期低位直肠癌的 T₂ 加权冠状图像，肿瘤延伸至肛管右侧并侵犯右侧的提肛肌

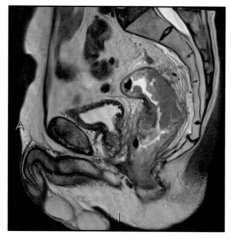

▲ 图 5-67C　矢状位 T₂ 加权图像显示距肛门 8cm 处有一约 6cm 全环周侵犯的直肠中段肿瘤

MRI 显示盆腔器官和 3 个盆腔的支持结构（均可累及）且无电离辐射。如果有条件的话，MRD 可以在开放的磁体中以坐姿进行，但更多的是在传统的 MR 系统中以仰卧姿势进行。这是 MRI 技术的一个缺点，因为一些患者可能觉得在这种姿势下很难有效地提肛，一些研究结果显示，MRI 与 X 线直肠造影相比敏感性更低。然而，MRI 对多数情况的判断是有价值的，已经被用来显示异常脱垂、直肠癌、直肠 - 直肠肠套叠、肠梗阻和会阴部痉挛 [51, 52]。

（一）患者准备

虽然有些中心建议使用泻药制剂，但也可以不用特殊的制剂。首先要求患者侧卧，然后用一个小的柔性 Foley 导管将 150～250ml 的超声凝胶导入直肠。

（二）成像过程（图 5–68A）

要求患者夹紧臀部以留存住凝胶，并转为仰卧位，正中矢状面垂直于检查床的中心。在臀部下放置一个灌肠环。在骨盆周围覆盖一个相控阵体线圈，以提供盆底和盆腔内容物的高分辨率成像，并将患者移入磁体，使髂前上棘处于视野中心位置。首先在患者静息时进行 3 个平面的解剖学成像。然后在静息、提肛、用力排便时进行快速成像。

序列

(1) 多平面定位像。

(2)T_2 快速自旋回波序列，矢状位。

(3)T_2 快速自旋回波序列，轴位和冠状位。

(4) 单次激发快速自旋回波序列 / 平衡梯度回波序列，矢状位；提肛以抬高盆底并保持静止。

(5) 动态单次激发快速自旋回波序列 / 平衡梯度回波序列，矢状位；排便时在正中矢状面单层扫描。

(6) 单次激发快速自旋回波序列 / 平衡梯度回波序列，矢状位；用力排便时成像。

如果患者不能完全排空肠道，则重复该过程；然后患者如厕完全排空肠道并返回扫描仪进行最后的成像序列。

（三）图像分析（图 5–68B 至 D，图 5–69A 至 C）

影像报告基于对多个解剖平面的分析，以及在上述动作期间盆腔结构的运动。在 T_2 加权图像上，超声凝胶是高信号，与来自肠壁和盆底肌肉的低信号形成对比。盆腔器官在 T_2 加权图像上有很好的清晰度，因此可以显示排便时所有盆腔结构的关系。静止时、排便时和用力时盆腔解剖结构的位置与耻

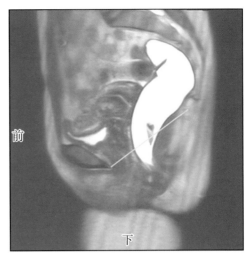

▲ 图 5–68B　静息态矢状 T_2 加权图像，高信号凝胶填充直肠，黄色为 PCL 线

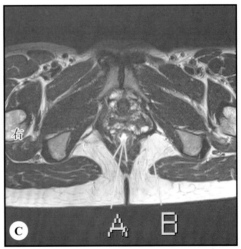

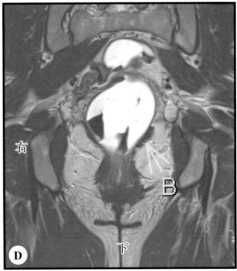

▲ 图 5–68C 和 D　轴位（C）和冠状位（D）图像显示了直肠和肛管（A）与盆底提肛肌（B）的关系

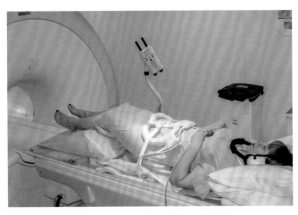

▲ 图 5–68A　患者就位准备检查

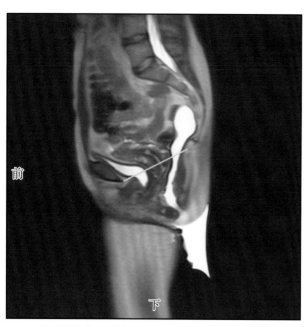

▲ 图 5-69A 在排空过程中矢状位 T_2 加权图像显示膀胱、子宫和直肠异常脱垂至耻骨 – 尾骨线（黄色）以下的异常下降

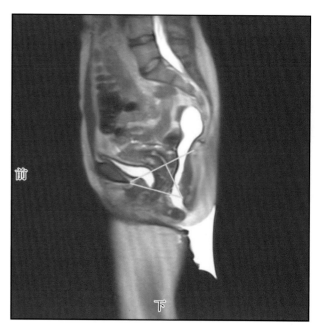

▲ 图 5-69C 图像显示了 H 线和 M 线在排便过程中的变化，以及盆底异常的程度

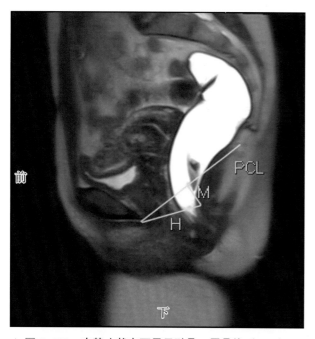

▲ 图 5-69B 在静止状态下显示耻骨 – 尾骨线（PCL）、H 和 M 线。静止状态下，未提示盆底肌无力

骨尾骨线（PCL）进行比较，耻骨尾骨线是从耻骨联合的下缘到尾骨的最后一个关节的连线。其他重要的解剖线还有 H 线，即骨盆底孔的前后径；以及 M 线，即 H 线后缘到 PCL。还要测量提肛肌和 PCL 的角度。这些线和角度的异常表明盆底薄弱和功能障碍。盆腔器官在 PCL 以下的运动是异常的，表明盆

底肌无力[51, 52]。

五十五、胃肠道：超声内镜（EUS）

经腹超声检查是一种成熟的成像方式，但由于产生的图像质量与声波穿透深度之间的反比关系，对深层结构的观察效果不佳，尤其是对于体型较大的患者而言，因此受到限制。此外，图像会受到肠道和气体、骨骼或其他结构的干扰。最近，技术的发展使小型超声换能器被纳入内镜，可以观察毗邻上消化道和下消化道的深层结构，并对肠壁本身进行成像。由于只需要很小的穿透深度，高频超声可以提供高的图像分辨率。与传统（光学）内镜相比，它的最大优势是能够在肠道表面以外成像，从而能够评估肿瘤的深度和侵袭性。

（一）适应证

超声内镜检查可以提供纵隔肿块、腹膜后淋巴结肿大和胰腺的详细成像。可以识别传统超声可能遗漏的胆囊中的小结石以及远端胆管内的小结石，该区域经常被腹部的肠气遮蔽。肠壁各层的高分辨率成像是可能的，可以评估能在检查中探及的胃肠道（食道、胃、十二指肠、直肠和肛门）肿瘤浸润深度。从而优化肿瘤分期并指导治疗。

通过在超声引导下将细针穿过肠壁并进入邻近

结构以诊断肿瘤或其他病变，可以对小的或以前难以接近的结构进行细针抽吸细胞学检查（FNAC）。除了通过影像学和（或）FNAC 进行诊断外，EUS 还可用于引导囊肿和脓肿的引流以及针对慢性疼痛进行腹膜后神经阻滞。EUS 也正在开发中以促进靶向化疗药物的传递，从而可以更直接地将载药微珠传递至肝脏。这有助于弥漫性肝转移患者的治疗，而且全身不良反应较少[53]。

（二）患者准备

接受上消化道超声内镜检查的患者在检查前要禁食 4h，检查在轻度镇静下进行，根据所进行的检查方式，需要 15~60min。囊肿的引流需要抗生素预防感染。经直肠超声需要磷酸盐灌肠以清洁直肠和乙状结肠，很少需要镇静。患者通常在科室留观 1~2h 后回家。

（三）成像过程

存在两种基本的扫查方法。机械旋转或径向换能器产生一个垂直于内镜长轴的 360° 图像。凸相控阵扫描仪产生一个平行于示波器轴的扇形图像（100°~120°）。虽然后者的定位比较困难，但由于针尖在整个移动过程中可以被观察和跟踪，所以 FNAC 比较容易[54]。这两种类型的超声内镜都有向前倾斜的观察系统，可以在内镜下看到肠道以及超声图像。带超声探头的内镜顶端的球囊充水以提供一个声窗，产生更清晰的图像。换能器的工作频率为 7.5~12MHz，而传统超声的频率为 2.5~5MHz，图像分辨率明显提高。有效的图像范围可达 12cm。

彩色多普勒有助于区分血管并明确解剖结构。通过食道进行成像以获得纵隔和食管壁的视图，通过胃对肝脏、脾脏、肾脏、肾上腺、腹膜后淋巴结和肿块、胰腺体部和尾部，以及胃壁本身进行成像。通过十二指肠获得胰头、胆囊和胆管的详细图像。经直肠或经肛门 EUS 对肠息肉，盆腔的结构和肛门括约肌进行成像。

（四）图像分析

图 5-70 和图 5-71 是使用环形阵列换能器获得的，产生一个 360° 的图像，实质上是紧靠换能器周围的解剖结构的横断面，换能器位于图像的中央黑色区域。

图 5-70A 是从十二指肠球部获得的图像，显示了正常的胆管系统。图 5-70B 是一个类似的切面图像，显示结石位于胆总管，尽管未显示实际测量值，但在图像的左上部分可以清楚地看到胆管扩张。结石产生的声影，也就是图像左侧的无回声（黑色）区域。

图 5-71A 所示为肿瘤突破结肠壁处的结肠横切面，图像左侧可以看到完整的结肠壁层，而在图像右侧肿瘤突破了结肠壁，这是一个 T₃ 期或 Ⅲ 期的肿瘤。

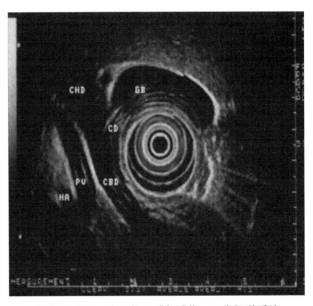

▲ 图 5-70A　十二指肠球部成像，正常胆道系统
CBD. 胆总管；CD. 胆囊管；CHD. 肝总管；GB. 胆囊；HA. 肝动脉；PV. 门静脉

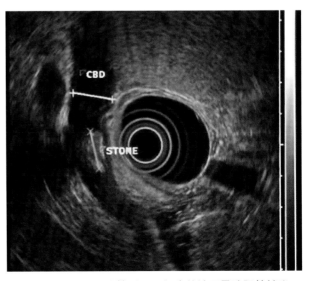

▲ 图 5-70B　胆总管（CBD）中的结石导致胆管扩张

图 5-71B 是由微凸阵列换能器产生的图像，表现为基本的扇形。这已被用来可视化地引导穿刺针到达胰腺假性囊肿抽吸的最佳位置，以便进行内容物化验和缓解症状。

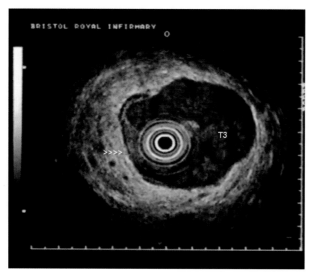

▲ 图 5-71A　结肠逆行内镜超声检查，显示肿瘤突破结肠壁

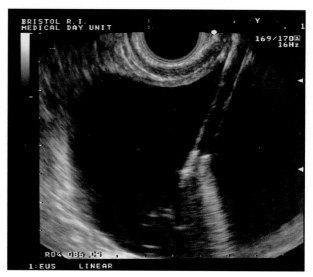

▲ 图 5-71B　胰腺假性囊肿引流；抽吸前在黑色（无回声）区域内可以清楚地看到针尖

第6章 肝脏、胆系、胰腺和脾
Liver and biliary system, pancreas and spleen

一、成像指南及临床成像路径

成像技术

1.肝、胆囊、胆管

(1)超声（US）：一种相对快速和简单的评估上腹部实体脏器的影像检查方法，其应用前提是有良好的透声窗，以便超声波的传导。当脂肪或气体介入会干扰超声波的传导，使其应用受到限制。超声通常对囊肿的特征显示较好，可以高度提示血管瘤（典型的是界限清晰、均匀的强回声）。转移瘤和其他病变可以通过超声探查到，但比 CT 或 MRI 的敏感性低，因此 CT 通常是已确诊癌症患者筛查转移的首选检查方法。CT 还可以评估不适宜超声检查的部位（如骨和肺）的转移性疾病。

超声非常适合作为胆囊病变的首诊检查方法，是检测胆结石以及评估肝内、外胆管扩张的最敏感的方法之一。在评估胆管下段和胰头时，超声不如 CT 和 MR 胰胆管成像（MRCP）敏感。但超声内镜检查（EUS）可以显示其他影像检查阴性的胆管小结石和胰头肿瘤。EUS 和术中超声也可以提高胰腺癌分期的准确性。

在检测弥漫性肝病和广泛的异常改变如肝炎时，超声不及 CT 或 MRI 敏感，但英国国家卫生保健优化研究所（NICE）指南建议将其用于监测与乙型肝炎相关的肝硬化。超声弹性成像也可用于评估肝纤维化。

使用微泡对比剂的超声造影（CEUS）可用于肝肿块的发现和诊断，特别是肝硬化患者，也可以评估消融治疗的效果、术前和术中手术规划以及肝移植术前及术后并发症的评估（特别是血管）。CEUS 在许多医院都不做常规使用，但可适用于常规超声不能明确诊断的情况。在创伤超声重点评估（FAST）中，经过适当训练的急诊科临床医生可使用它来探查腹腔积液（积血），因其可以迅速、便捷进行检查，合理应用超声检查有助于严重外伤患者的管理。超声还可以探查心包积液和胸膜腔积液。全腹超声也可以显示肝、脾、肾的撕裂和血肿，但在严重的创伤中，通常需要 CT 检查对整个腹部、盆腔、包括骨骼进行更完整的评估，这是超声所无法提供的。

术中超声是外科手术室环境下的专业领域，也是外科手术的一部分。通过在手术过程中进行超声检查，探头可以直接放置在器官上，可进行高频、高分辨率成像。术中超声通常用于移植手术和转移瘤切除术中探查转移灶。

(2)CT：CT 扫描是转移性肝肿瘤检测、分期和随访的常规方法，比非增强超声更准确，也可通过一次检查评估所有可能的疾病部位。超声和 MRI 都不能在一次检查中评估所有软组织、肺和骨骼。尽管 CT 不及 MRI 检查那样可具有针对性地使用不同对比剂检测肝脏的不同特征，但 CT 也可用于评估可能的原发性肝脏肿瘤，特别是在慢性肝炎和肝硬化等高危肝病患者中。

CT 还可显示胆道扩张，并常常可显示超声无法显示的病因。如胆总管（CBD）远端结石和胰头肿块。严重的胆囊炎很难通过超声进行评估，而 CT 可以显示炎症的程度，包括肝脏受累的程度。在罕见的胆囊癌中，分期也需要依靠 CT。然而，超声在普通患者检测胆结石时更敏感，是首选检查方法；MRCP 在肝外胆管评估时比 CT 更准确。

在急诊，CT 可以检测和显示肝脏挫裂伤和血肿，以及肝脏和膈下脓肿引起的急性脓毒症。CT 可以作为急诊首选检查方法，因透声窗的限制，超声在急诊中应用受到一定限制。

CT 平扫敏感性低，单时相增强扫描的最佳技术是门静脉期增强 CT，利用窄窗宽观察以提高病变检出率。采用三期增强 CT，包括平扫、动脉期和门静脉期增强可以检测到动脉期高强化病变（某些原发性和转移性肿瘤），并可区分增强和钙化。它可以明确诊断某些病变，如血管瘤，通常表现为典型的动态增强模式。

与对比剂管理相关的图像采集时间取决于是否需要在动脉早期（仅用于动脉解剖学）、动脉晚期（用于富血管肿瘤检测/定性诊断）或门静脉阶段（用于随访成像和乏血管肿瘤成像）进行成像。自动测量主动脉增强的方法（团注跟踪）很有帮助。

(3) MRI：MR 肝脏扫描使用不同的对比剂来获得细胞外液增强、肝巨噬细胞（Kupffer 细胞）增强、肝胆系统联合增强。平扫 T_1 和 T_2 加权脉冲序列与增强序列互为补充。特殊脉冲序列因制造商的不同而异。扩散加权成像有助于病变的检测和定性诊断。

细胞外对比剂是在整个细胞外间隙自由分布的钆化合物。钆通过缩短 T_1 弛豫时间获得增强效果。一个钆原子将缩短相邻几个水质子的弛豫时间，这种放大效应会在相对较低剂量的钆下产生强烈的增强效果。使用这类对比剂的适应证：病变的检测、病变的定性诊断和血管系统的评估。

肝细胞特异性对比剂可被肝细胞摄取，使肝组织获得 T_1 增强，可用于提高转移瘤的检出和定性诊断。常用药剂包括钆塞酸（Primovist，普美显）和钆贝酸（Multihance，莫迪司）。

网状内皮系统对比剂是超顺磁性氧化铁（SPIO）颗粒，由静脉输液后肝（和脾脏）窦状细胞内的肝巨噬细胞（Kupffer 细胞）进行吞噬。它们会导致肝组织而非实质肿块的 T_2 信号强度下降，因为大多数肝肿瘤（良性或恶性）缺乏库普弗细胞。这将产生负向的对比效果，增加病变的显著性。但局灶性结节性增生（FNH）例外，它可能"暗"到与正常肝脏相似的信号程度，甚至更低的信号强度。使用这类对比剂的适应证：检测肝细胞癌（HCC），特别是在钆对比剂显像可能不确定的肝硬化中；检测转移；FNH 的诊断。较新的纳米颗粒正在开发中，可能会提高灵敏性和特异性。

肝胆系统对比剂以钆为基础，被功能肝细胞摄取，然后排入胆汁。因此，它们可使正常肝脏，一些含肝细胞肿瘤和胆道树获得增强效果。75% 的 HCC、FNH 和肝腺瘤可以表现为肝胆特异性对比剂增强。相反，不包含肝细胞的肿瘤，如转移瘤，不

会增强，并呈阴性对比。也有一些通过胰腺摄取，已被用于评估局灶性胰腺病变。主要适应证包括：显示肝肿瘤的特征、转移瘤的检测和随访（尤其是结肠癌）以及常规成像无法评价的胆汁泄漏。

扩散加权成像在病变检测中具有较高的灵敏度。这也被用于评估肿瘤治疗反应和肝纤维化、肝硬化的诊断。

(4) ERCP/MRCP：传统的肝外胆管成像试验是内镜逆行胰胆管造影（ERCP）。通过一个特殊的内镜进入十二指肠，并通过壶腹插管至胆总管远端，逆行注入碘对比剂，使胆道系统成像，然后通过透视观察胆道系统。这项技术可以非常准确地显示胆道解剖结构，并准确地检测结石和狭窄（良性和恶性）。同时也可以在施行过程中提取结石和（或）支架置入，但 ERCP 属侵入性技术，可能会有显著的并发症，包括胆管穿孔和感染（胆管炎）。

磁共振胰胆管水成像（MRCP）是 ERCP 相对快速和安全的替代技术，尽管它不能同时进行治疗干预。MRCP 使用重 T_2 加权序列对胆囊和胆管树中胆汁的水样信号成像，结石显示为"充盈缺损"。其与 ERCP 具有相似的敏感性和特异性，由于其安全性，通常在 ERCP 之前使用，除非超声或 CT 已经充分证明存在胆道病变，此时可直接行 ERCP 明确用于治疗干预。

肝胆系统介入诊疗技术详见后文（关于 TIPSS、门静脉栓塞、ERCP 的叙述）。

(5) 核医学（NM）：在现代肝胆疾病的研究中，NM 技术并不常用。胆囊收缩力的 NM 动态评估（胆闪烁显像）可用于诊断胆道运动功能障碍，在这种情况下，由于收缩力紊乱，在没有结石的情况下，胆囊会产生疼痛，这在静态成像（如超声或 CT）上无法显示。

羟基去油酸乙酯（HIDA）扫描可用于胆囊切除术后胆漏的检查。

PET-CT 不是肝脏的主要成像方法，但用于其他部位恶性肿瘤进行临床分期时，对肝转移瘤具有较高的敏感性。

(6) 透视引导下的肝脏和胆道检查：尽管高质量、横断面和三维成像的发展减少了对单纯诊断性经皮穿刺胆管造影（PTC）的需求，但在无创成像和 ERCP 失败的情况下仍可以使用 PTC。对于内镜不能

成功建立胆道引流的患者（一般为恶性肿瘤，偶尔也可见于胆系结石），PTC 是重要的介入性操作。据报道，其并发症发生率为 2%～45%，其中恶性胆道梗阻的并发症发生率最高。

2. 胰腺

胰腺是上腹超声检查的常规部位，尽管胃、十二指肠和横结肠腔内的气体往往会干扰超声波传播，导致视野不完整，但通过饮水充盈消化道、旋转患者体位、吸气和直立扫描等技术可以提高检查成功率。在胰腺炎等急性炎症性情况下，观察效果较差。

CT 是进行胰腺初始评估的最佳成像技术，对可疑的疾病可采用不同扫描方案进行检查。胰腺 CT 检查包含在常规腹部 CT 扫描方案中，平扫 CT 可检测钙化和结石等潜在的致病因素。动脉期扫描可用于显示胰腺坏死或评估胰腺癌的血管侵犯，偶尔可检出动脉期增强的内分泌肿瘤。

MRI 显示胰腺较好，但在重症胰腺炎急诊患者中，其可行性和检查的便捷性不高，对于这部分患者 CT 仍是主要检查方法。与 CT 相比，MRI 软组织对比度有所改善，因此可用于胰腺癌的分期，并用于解决问题的情况。MRI 在检测和评估胰腺的内分泌肿瘤，如胰岛素瘤方面特别有价值，其性能显著优于 CT。胰腺 MRI 和 DWI 成像是一种不断发展的成像技术。

MRCP 详见前文。

胰腺血管造影是一种特殊检查，可用于考虑行根治性手术的胰腺癌患者的术前评估，但多排螺旋 CT 通常可以获得足够的用于术前评估的图像。血管造影在胰腺内分泌肿瘤的检测和术前评估中仍然能够发挥作用，特别是当与静脉血结合来测量激素水平（如胰岛素瘤中的局部胰岛素水平）时。

3. 脾脏

少数累及脾的疾病需要专门针对脾脏进行影像学检查。一般的脾肿大可见于各种疾病中，包括淋巴瘤和血液系统疾病，可以很容易地通过超声探查。淋巴瘤可累及许多其他器官，包括腹膜后和盆腔淋巴结，全面评估需要行 CT 扫描。超声可探查到外伤性脾血肿或脾破裂，对肝脏和肾脏类似的损伤以及腹腔内出血也有应用价值。

脾周围区域的检查请参见第 13 章。

4. 疾病 / 适用条件及路径

(1) 上腹疼痛：可能有很多原因，而且相关疾病通常难以准确定位，因此需要影像检查来确定潜在的病因。如果表现为消化不良相关症状，可怀疑上消化道疾病并按第 5 章所述进行检查。位于右上象限（RUQ）的疼痛可能是由于胆囊疾病——急性胆绞痛或慢性胆囊炎引起的。在这种情况下，超声由于对胆囊结石和炎症方面的高敏感性和特异性，可作为首选的初步检查方法。如果在 CBD 的下端有结石，由于气体覆盖超声可能很难显示，但通常可显示 CBD 或肝内胆管有无扩张，促使进一步检查（如 MRCP）。

上腹部疼痛或背部疼痛可能是胰腺癌的表现，虽然超声通常被气体阻碍而难以显示病变，但在透声窗良好的情况下有可能显示肿瘤，如果临床高度怀疑，或超声难以明确诊断时，CT 是更好的检查方法。即使超声明确提示肿瘤，仍需要通过 CT 进行肿瘤分期。在怀疑胰腺炎引起的急性腹痛的情况下，超声评估往往不能满足诊断，CT 是首选检查方法。

(2) 急性疼痛性黄疸：最常见的原因是由结石引起的腔内梗阻，超声检查通常是首选。进行性黄疸可由胰腺癌或胆管癌（胆管癌）引起，如果与体重减轻和厌食等其他提示性症状相关，则可首选 CT 检查。

(3) 无痛性黄疸：可为阻塞性或非阻塞性，可通过血清肝功能测试（LFTs）来确定。阻塞性黄疸可遵循前文中已经讨论过的程序来处理，根据临床怀疑的结石或肿瘤（胰腺癌或胆管癌）的可能性，首选超声或 CT 检查。

导致非阻塞性黄疸的原因有很多，包括肝炎（感染性、自身免疫性、药物相关性和其他原因）和肝硬化等。通常需要影像学检查排除阻塞和肿瘤，但并非必要（如病史为急性病毒性肝炎）。

肝脏肿瘤（原发性或继发性）可表现为无痛性进行性黄疸，但通常与其他症状有关。影像学用于确认 / 排除肿瘤和帮助显示病灶特征，通常首选超声检查，但如果临床高度怀疑肿瘤，可直接行 CT 检查。接下来的检查将与肝肿块的路径相同（见下文）。

(4) 上腹部肿块（肝肿块）：可由触诊检查到，或因其他症状行超声检查时偶然发现。如果肝缘可触及，但不能确定是否为异常时，超声是很好的首选检查方法，如果没有明显的异常，可以避免进行进一步检查。如果超声检查存在异常或模棱两可时，或肝脏明确存在异常，特别是在高危患者中，如肝硬化或慢性肝炎，CT 是最合适的检查方法。如技术部分所述，超声对筛查肝癌的高危患者（乙型肝炎和肝硬化）也很有价值。

MRI 也可用于检查和评估肝脏肿块，但通常是作为其他模式不能明确诊断时的二线、三线检查方法，通常。如上述技术部分所述，有一系列对比剂用于表征局灶性肝肿块。

超声引导下活检是一种比使用其他方法来获得组织诊断更简单的方法，通常在 MDT 讨论之后施行。

（5）脾肿大：可通过超声检查证实。如果有明确的脾肿大，一线检查是非放射性的，重点是发生骨髓增生性疾病的可能性。如果这些检查提示淋巴瘤，则需要进行 CT 分期。

（6）上腹部肿块（性质待定）:CT 可作为首选检查，因为它在以下方面优于超声，如明确肿块是否真实存在的病变，以及明确肿块的定位和来源，包括肝、脾脏、胰腺、肠道和其他组织。

（7）血清肝功能测试（LFTs）异常：可由于其他原因行血液检测时偶然发现。异常可能是相对良性的（如遗传性体制性肝功能不良）。具体情况需根据临床情况来确定，包括患者的年龄和其他医疗状况等。超声或 CT 可能是首选的检查方法。

（8）不明原因消瘦 / 厌食：评估将从仔细的临床评估和血液检测开始。饮食的评估和血清甲状腺素的测量，以排除甲状腺功能亢进。如果体重减轻显著且仍然原因不明，尤其是老年人，则需要行腹部影像检查，CT 由于检查范围覆盖全腹，可作为首选的检查方法。

（9）腹部创伤：可在急诊室进行初步快速超声扫查，以探查腹部内出血。常规超声还可以显示肝、脾和肾脏的实质性损伤，并显示实质内或包膜下血肿。在严重的钝性损伤的情况下，CT 更有价值，可更清楚地显示任何器官损伤，评估整个腹部，包括血管、椎弓根和骨盆结构，并可以评估骨骼损伤。表浅的穿透伤（如刀伤、枪伤）可以通过临床评估管理，但如果对损伤深度有任何疑问或腹腔有明显的穿透，需要行 CT 检查观察穿透深度和评估内部损伤。

二、肝脏

肝脏是体内最大的腺体，重约 1.5kg，位于膈肌下方，占据右季肋区的大部分、有一部分越过中线延伸至左季肋区。其被镰状韧带分为左、右叶，而后每一叶进一步被分成段。肝右叶比左叶大得多，进一步可分为右叶、尾状叶和方叶。各种管道进出肝脏的肝门裂位于后表面。这些管道包括门静脉（输送来自胃、小肠和大肠、胰腺和脾脏的血液）、肝动脉（通常来自腹腔干）、交感神经和副交感神经纤维、左右肝管（将胆汁从肝脏运送到胆囊）和淋巴管（图 6-1A 和 B）。

推荐成像方式

引言中已对本章进行了全面概述，现对所用序列总结如下。

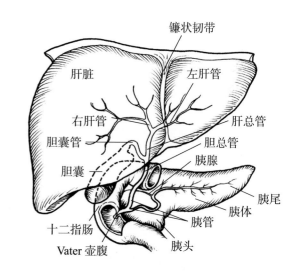

▲ 图 6-1A　肝脏和胰腺前面观

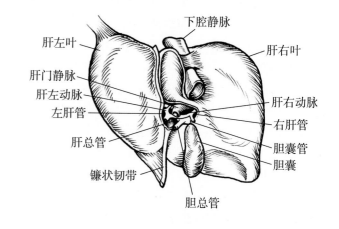

▲ 图 6-1B　肝脏下面观

- X 线平片在肝脏检查中价值不大。X 线平片可能显示肝脏体积增大和钙化，但难以与胆道结石、肾结石或肋软骨钙化区分开来。肝脏的结构和位置需要多模态成像方式结合来显示。

- 超声是一种有效的首选检查方法，可对囊性和实性病变进行区分。多普勒超声对于显示肝脏血管非常实用。此外，超声也被用于引导局灶性病变的穿刺活检和弥漫性肝病的检查。

- CT，尤其是增强扫描，广泛应用于局灶性和弥漫性肝病的诊断中，在评估门静脉通畅性方面发挥着重要作用。在超声的结果不确定时通常被作为进一步检查方法。

- 随着肝胆特异性对比剂的发展，MRI 技术在肝脏成像中发挥着越来越重要的作用。

- 近年来，随着超声、CT 和 MRI 技术的进步，血管造影因其具有侵袭性而使用频率有所降低。然而，选择性腹腔干造影仍被用于显示肝内血管病变，并可与 CT 结合用于 CT 血管造影研究。

- ^{99m}Tc 胶体显像可用于评价网状内皮系统细胞的功能。

三、胆囊和胆道

胆囊是一个中空的梨形结构，位于肝脏下缘的前下方，内含肝脏产生的胆汁。胆囊分为底部、体部、颈部，通常长 7~10cm，于胆囊底部水平宽约 3cm，容量为 30~50ml。胆囊颈部通过 Heister 瓣与胆囊管相连。胆汁由肝脏分泌进入胆道系统，汇集于左右肝管，左右肝管汇合形成肝总管。胆囊管与肝总管汇合构成胆总管，于十二指肠第一段后方沿胰头外侧缘靠近十二指肠第二段内侧壁，最终与胰管在 Vater 壶腹（肝胰壶腹）汇合并通过 Oddie 括约肌处的一个小乳头排入十二指肠（图 6–2A）。

胆囊的大小、位置和形态都有相当大的变化（图 6–2B）。胆囊在大多数情况下接近肝脏下缘。然而，它的位置变化可从第 11 肋水平至骶 1 椎体水平，从侧腹壁至脊柱，偶尔可位于左腹部。同样，其深度可从椎体前缘水平至前腹壁范围内变化。胆囊的位置也应考虑体位变化，特别是在老年人中。

结肠肝曲经常覆盖在胆囊上，可能导致胆囊与气体和粪便重叠。充分显示胆囊与胆管可能需要更换患者体位及其他技术。

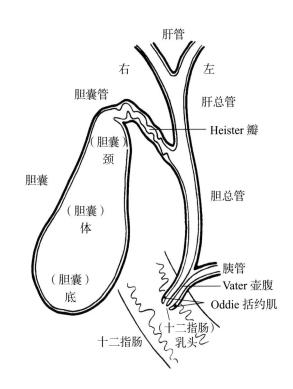

▲ 图 6–2A　胆囊和胆管正面观

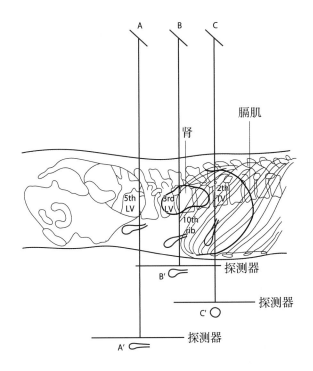

▲ 图 6–2B　根据受试者体型与球管位置不同的胆囊位置变化

A′、B′、C′ 显示根据受试者的体型投射胆囊的不同形状。影像探测器通过 3 种位置对不同水平加以区分。LV. 腰椎；TV. 胸椎；5th LV. 第五腰椎；3rd LV. 第三腰椎；12th TV. 第十二胸椎；10th tib. 第十肋

患者的体型是决定胆囊位置的最重要因素。在正力型与虚弱患者中，胆囊呈梨形位于右腹部第三腰椎水平，距棘突约 5cm 处。在超力型中，胆囊横置呈圆形，位于第 1 腰椎水平并靠近侧腹壁。在负力型中，胆囊被拉长，位于近中线第四或第五腰椎水平。

四、肝胆系统超声

超声由于其无创性是大部分腹部疾病的首选检查方法，这意味着它更容易被接受也更容易操作，是一种极佳的用于诊断和监测各种病情的肝脏成像技术。与 CT 和 MRI 等其他成像方式相比，其性价比相对较高。

（一）适应证

肝脏和胆道超声最常见的适应证是高脂肪食物不耐受、右上腹疼痛、肝功能紊乱与黄疸。肝脏超声也可以在发现身体其他部位的疾病后进行，以检查转移性病变或应用疾病治疗药物后的肝脏状况。

（二）患者准备

理想情况下，检查前患者应空腹 6h 或更长时间，以确保胆囊处于自然状态，并尽量避免肠道内容物遮挡探查区域。只允许摄入少量水或其他透明液体以补充水分而不填满胃腔。与患者的交流可获得第一手详细病史，并有助于患者放松。移除探测区衣物并涂抹耦合剂。

（三）成像过程

首先，患者取仰卧位，令超声医师能够从剑突正下方的纵切面开始进行探查，并使用 3～7MHz 的凸阵探头从中线轻轻扫过两侧，可显示肝左叶与主动脉及其相关结构，以及右叶和右肾（图 6-3A）。还应在左后斜位进行探查，即右侧部半抬高（图 6-3B），这对胆道系统结构的成像非常有用，侧卧位通常亦有用。这种转体会改变相对于肋骨的位置，使器官更容易被探查到。采用呼吸配合进一步辅助，吸气后屏气时图像固定，肝脏下移远离肋骨以便显示后部。尽一切可能确保肝脏整体均被探查是至关重要的。屏气可减少运动伪影并能够更准确地测量和评估回声特征。

病变与正常肝组织呈现相似的回声特征（等回声）时很难分辨，多普勒研究有助于评估肝脏特征。如第 2 章所述，肝脏超声造影也有助于评估回声特征。转移瘤通常具有血流特征的改变使对比剂能更清晰地勾勒出其轮廓[1]。大部分情况下，超声造影可使患者免于进行 CT 或 MRI 扫描[2]。在慢性肝病中，弹性成像现被推荐用于诊断和监测肝脏变化，在某些情况下也可能代替肝活检[3,4]。

（四）图像分析

每个结构都应在两个垂直平面上成像，以减少漏诊风险并且更容易消除伪影。肝脏大小、轮廓和回声质地均应探查。

肝大（肝脏增大）最佳征象为下缘的锐利边缘消失（图 6-3C）。肝脏大小的测量因个人体型而异，目前的指南显示尚未建立可靠且可重复的超声测量方法[5]。因此，在实践中，评估肝脏大小应始终结合临床和其他影像学检查结果。肝大通常提示病理性改变。

肝脏回声通常呈相对均匀的中等回声（图 6-3D）。普遍回声增强可能提示为病理状态，通常是肝硬化或脂肪浸润，而局灶性病变可能为囊肿、各种肿瘤，包括转移性疾病或其他增殖性病变。评估肝脏轮廓平滑与否有助于诊断；明显不平坦的或"结节状"的轮廓提示病理性改变。探头应朝向头部以观察肝脏的上部，包括肝静脉与下腔静脉的汇合处（图 6-4A）。

肝脏偶尔可见单发转移瘤；在这种情况下如果定位到特定肝段，即 Couinaud 分段，对于外科及其他诊疗计划是非常有帮助的。

经验丰富的操作者超声定位可以同磁共振成像一样准确[6]。图 6-4B 显示了整个肝脏弥漫性转移性病变的不规则回声结构特征。

对于黄疸患者，胆道系统的评估可以区分阻塞性和非阻塞性黄疸。在图 6-4C 中，胆囊表现为充满液体的（图像上暗区）结构，但胆囊内还存在几个圆形强回声光团，代表胆囊结石。结石会阻碍声波通过而产生后方声影。超声检出胆囊结石是上腹部或右上腹疼痛最常见的结果之一。胆囊结石进入胆管系统是导致阻塞性黄疸的可能病因之一，最终导致胆管扩张。标准测量位置位于肝门处肝动脉走行于肝总管前方水平（图 6-4D）。

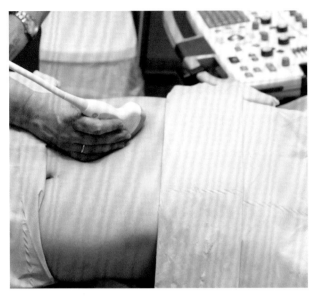

▲ 图 6-3A　患者仰卧位，探头置于胸腔下，以观察肝脏的上部

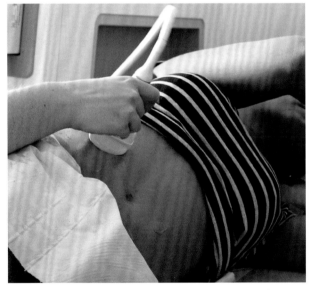

▲ 图 6-3B　患者左后斜位，有利于观察肝和胆道系统

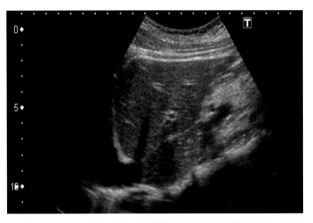

▲ 图 6-3C　正中矢状切面超声检查可显示肝左叶，肝脏边缘锐利可见。这是评估肝脏大小的标准之一；如果肝脏增大，其边缘圆钝

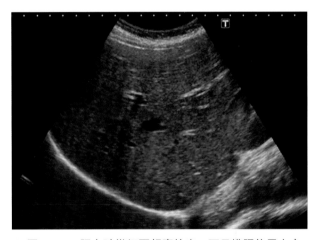

▲ 图 6-3D　肝右叶纵切面超声检查，可见横膈位于上方，肾上极亦可见。回声特征明显改变可能提示为病变

五、门静脉血栓超声检查

使用 B 型超声、频谱及彩色多普勒超声评估门静脉是上腹部检查的一部分。门静脉作为重要的肝脏供血血管可受到肝硬化等弥漫性肝病的影响。在重症肝病病例中，门静脉可能发生血栓，可行门静脉内支架置入术。

（一）适应证

门静脉应在常规上腹部检查时进行评估；在肝病患者或移植后患者中变得尤为重要。

（二）患者准备

准备工作与上腹部超声检查相同。理想情况下，门静脉直径因最后一餐的时间而异[7]，患者应于检查前禁食 4～6h。检查应获得患者的知情同意，在整个检查过程中保护患者隐私并给予充分的指导。使用频谱多普勒时给出提醒非常重要，因为评估血管时产生的噪声可能会使患者感到惊慌。

（三）成像过程

患者于仰卧位、斜卧或卧位，使用凸阵频率 2.5～5MHz 换能器，在 B 型超声模式下可进行门静脉测量和评估。门静脉直径的测量应在门静脉水平穿过显示器的情况下进行。门静脉评估不仅测量前后径，还可评估内部回声，提示血栓形成[8]。评估门静脉内血流的最佳方式是患者卧位右侧抬高。从右侧肋间探查，以确保良好的多普勒角（＜60°）。应同时使用频谱和彩色多普勒来确定门静脉内的血流方向；频谱多普勒图像还可以评估血管内的血流速度，并确定是否存在与门静脉系统疾病相关的频谱改变。

（四）图像分析

门静脉的内径应＜16mm，且内部无回声。正常频谱多普勒波形显示整个心动周期前向血流，多普勒波形略有起伏（图 6-5A）。彩色多普勒显示血流方向朝向探头（图 6-5B）。血流方向的判断需参考图像上的彩色量程，这取决于设备的设置。门静脉高压时，常见于肝硬化等慢性肝病患者，门静脉可出现血流减少甚至反向。频谱多普勒上表现为速度减低

或反向，如显示为轴下方的频谱（图 6-5C）。彩色多普勒再次确认血流方向，虽然此图像中省略了色标，本例蓝色表示离肝。在得出关于血流方向的结论之前，确保彩色量程设置准确至关重要。

六、肝脏 CT

尽管超声是首选检查且在复杂病例中使用肝特异性对比剂进行磁共振成像非常有效，但 CT 应用广泛并且具有较高的诊断准确性[9]。多期扫描可用来评估和补充肝脏的病理学改变。

（一）适应证

肝脏扫描最常见的适应证包括肝肿瘤（如肝细胞癌）、良性血管性肝肿瘤（如肝腺瘤）和富血供转移

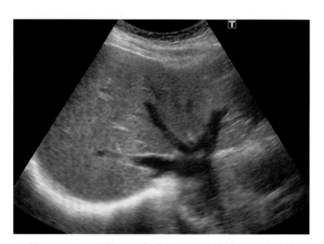

▲ 图 6-4A 肝脏横断面超声，可见肝静脉入下腔静脉的汇入口

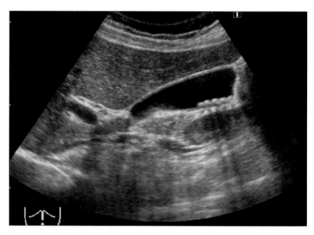

▲ 图 6-4C 经过肝脏的切面，超声显示胆囊结石，病灶为强回声伴后方声影

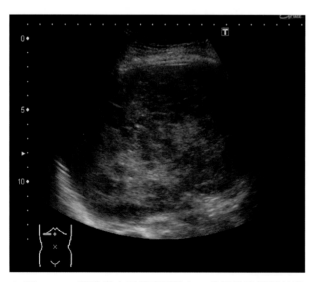

▲ 图 6-4B 肝脏增大且回声不均匀，典型的弥漫性转移性病变

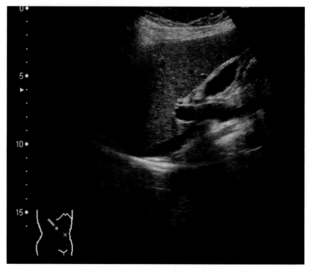

▲ 图 6-4D 肝门切面显示门静脉及其前方的肝总管。成人测量肝总管直径＞6mm 表明可能存在梗阻，应进一步评估

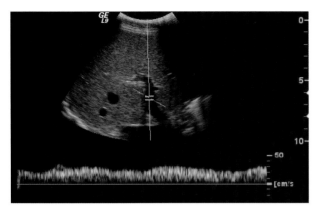

▲ 图 6-5A　门静脉正常二维和频谱多普勒图像。频谱取自于取样容积，即二维图像中的两条小的平行线

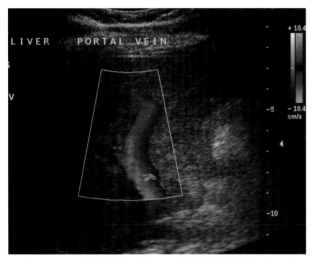

▲ 图 6-5B　正常的门静脉彩色多普勒图像表现为前向（入肝方向）血流。红色血流信号与图像右侧标尺相关，表示血流朝向探头方向

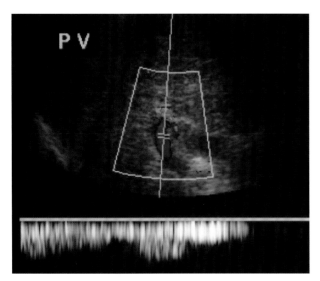

▲ 图 6-5C　肝硬化患者门静脉反向（离肝方向）血流

瘤[10] 及较少应用的进一步评估胆囊病变[11]。

（二）患者准备

扫描前 30min 嘱患者饮水 600ml。水作为上消化道对比剂，有助于血管 / 三维重建，减少肠道对比增强引起的伪影。

（三）患者体位和成像方式（图 6-6）

患者仰卧在检查床上，双臂举过头顶。通过轴位、冠状位和矢状位激光辅助定位，确保患者位于扫描架的中轴线上。将患者移入扫描架，定位点位于胸骨中部。

（四）成像过程

肝脏多期相扫描旨在通过参考采集时间和引入静脉对比剂后产生的血管和实质强化来实现对肝脏可疑病变的扫描。此外，各期的采集间隔与容积覆盖率有关，因此时长可根据探测器 / 通道配置和选择而变化。平扫亦可识别肝内区域性钙化，显示出血或辅助进一步区分乏血供病变。后通过多期增强扫描获得图像（填充 / 廓清）。

第一期是肝动脉血流入的结果，紧随其后由门静脉延迟注入血流。由于采集时间是检查成功的关键，因此必须使用自动注射泵与团注追踪技术。

在单排 CT 中，在对比剂注射后 20~50s 的单期扫描（动脉期为主）中捕获动脉和门静脉血流入。多排 CT 可在早期或"纯"动脉期（注射后 5~10s）和动脉 / 门静脉流入期（注射后 20~30s）获得图像；这些检查有助于评估血供丰富的转移瘤和血管解剖[10]。肝实质期（门静脉期）是最佳的实质强化

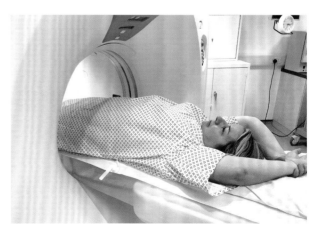

▲ 图 6-6　肝脏 CT 扫描定位

期（注射后 65s）。动脉晚期 / 门静脉期和肝实质期适用于可疑富血供病变、一般肝脏检查及肝外疾病检测[10]。延迟扫描（约 5min）仍然存在争议，但可用于肝硬化病例。

对腹部进行定位像扫描，确定扫描范围，从膈肌到肝脏底部进行平扫及动脉期扫描。对于肝实质（门静脉）期，扫描范围是从膈肌顶部到耻骨联合。

常规扫描方案：准直 1.2mm，层厚 / 间距 10mm/10mm（平扫），5mm/5mm（动脉期）和 8mm/8mm（门静脉期），2mm/1.5mm 重建轴位（软组织窗），5mm 冠状位 MPR。

扫描是在屏气时进行，各期扫描之间存在间歇。

七、肝脏 –CT（多期相）

（一）图像分析（图 6–7A 至 D）

轴位与冠状位多平面重建在堆栈或动态模式下浏览。最大密度投影（MIP）用于评估血管解剖结构。浏览图像以识别出血的存在、局灶性病变及其相关的增强模式、肝脏疾病与肝外疾病，使用 TNM 分期系统进行分类。

- 肿瘤根据其大小与位置被分为 $T_1 \sim T_4$ 期，T_x 表明无法评估原发性肝肿瘤，T_0 表示没有。
- 原发性肿瘤的证据。
- 区域淋巴结根据受累程度与累及范围分为 $N_1 \sim N_3$ 期。
- 由肝脏至身体其他部位的转移被归类为 M_1，M_0 则表明未发生转移。

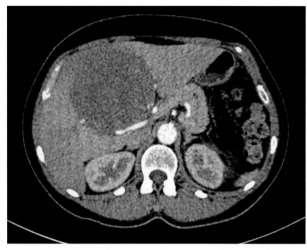

▲ 图 6–7B　轴位 CT 动脉期增强扫描显示巨大肝细胞癌

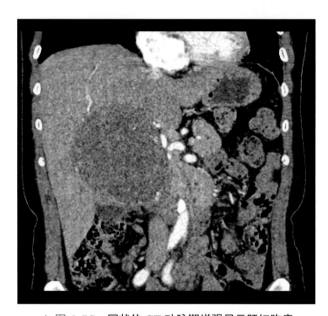

▲ 图 6–7C　冠状位 CT 动脉期增强显示肝细胞癌

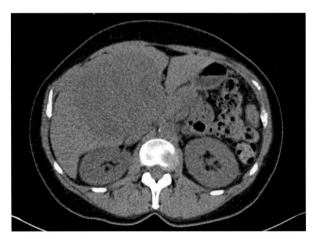

▲ 图 6–7A　多期相轴位 CT 肝脏平扫显示低密度肝细胞癌

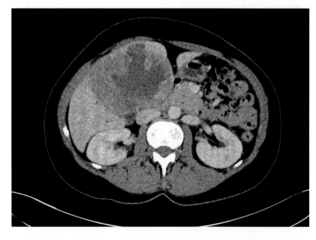

▲ 图 6–7D　轴位 CT 门静脉期增强在肝细胞癌中显示外周强化

（二）对比剂及注射参数

用量	浓度	速率
75ml	300mgI/ml	3ml/s
根据扫描期相数延迟 10s/25s/65s		

（三）辐射防护 / 剂量

低剂量技术：自动曝光控制（mA）和断层迭代重建。

预计 DRL：每个序列 $CTDI_{vol}$ 为 14mGy，每次完整检查 DLP 为 910mGy·cm。

当较多鉴别诊断需要考虑、怀疑胆囊炎的并发症时以及超声受到肠道内气体和身体状况限制时，可采用 CT 来评估胆囊与胆道以区分梗阻性和非梗阻性黄疸。

（四）适应证

最常见的适应证包括：急、慢性胆囊炎、梗阻性黄疸和胆囊癌[12]。

（五）患者准备

扫描前 30min 嘱患者饮水 600ml。水作为上消化道对比剂，有助于血管 / 三维重组，减少肠道对比增强引起的伪影。

八、胆囊和胆道 CT

当较多鉴别诊断需要考虑时、怀疑胆囊炎的并发症时以及超声受到肠道内气体和身体状况限制时，可采用 CT 来评估胆囊与胆道以区分梗阻性和非梗阻性黄疸。

（一）适应证

最常见的适应证包括急、慢性胆囊炎、梗阻性黄疸和胆囊癌[12]。

（二）患者准备

扫描前 30min 嘱患者饮水 600ml。水作为上消化道对比剂，有助于血管 / 三维重组，减少肠道对比增强引起的伪影。

（三）患者的体位与成像方式

患者仰卧在检查床上，双臂举过头顶。通过轴位、冠状位和矢状位激光辅助定位，确保患者位于扫描架的中轴线上。将患者移入扫描架，定位点位于胸骨中部。

（四）成像程序

与 CT 肝扫描方案相似，对腹部进行定位像扫描，并由此规定扫描范围，从膈肌到肝脏底部进行平扫及动脉期扫描。先平扫，随后进行动脉期和门静脉期扫描。对于肝实质（门静脉）期，扫描范围是从膈肌顶部到耻骨联合。

常规扫描方案：准直1.2mm，层厚/层间距10mm/10mm（平扫），5mm/5mm（动脉期）和 8mm/8mm（门静脉期），2mm/1.5mm 轴位重建（软组织窗），5mm 冠状位 MPR。

扫描在屏气状态下进行，各期采集间期暂停。

（五）图像分析（图 6-8A 至 C）

轴位与冠状位多平面重建在堆栈或动态模式下浏览。最大密度投影（MIP）的产生用来评估血管解剖结构。浏览图像以识别结石、梗阻、炎症及胆囊扩张 / 壁增厚 / 腔内肿块。

（六）对比剂及注射参数

用量	浓度	速率
75ml	300mgI/ml	3ml/s
根据扫描期相数延迟 25s（动脉期）/65s（门静脉期）		

（七）辐射防护 / 剂量

低剂量技术：自动曝光控制（mA）和断层迭代重建。

预计 DRL：每序列 $CTDI_{vol}$ 为 14mGy，每次完整检查 DLP 为 910mGy·cm。

九、肝 MRI

MRI 的作用是对由其他成像方式检出的病变进行定性或检测疑似恶性肿瘤的肝脏病变。这两种情况下的成像协议通常相同，但所选择的对比剂可能会有所不同。

MRI 的优势是肝脏病变的定性和良恶性病变的鉴别[13]。在疑似恶性肿瘤的情况下，进行肝脏成像，以检测和鉴别疑似原发性或继发性肿瘤，制订手术或化疗计划，评估治疗反应，评估胆管病变状态和高危人群肝肿瘤的筛查。

与 CT 一样，动态增强成像对肝脏 MRI 至关重要。基于细胞外钆对比剂的增强 MRI 可显示肝脏病变的血管灌注。此外，MRI 可以使用肝特异性对比剂增强检查，该对比剂由于其可被肝细胞摄取而提供了额外的诊断信息。这些对比剂以钆为基础，具有肝细胞选择性的特性，给药后会立即增加 T_1 加权图像（T_1WI）的信号强度，显示效果类似细胞外对比剂显示肝脏的血流灌注，随后被正常肝细胞摄取以增加肝脏与病变的对比[14]。

（一）患者准备

患者无须特殊准备。

（二）成像过程（图 6-11A）

患者仰卧位，使用相控阵线圈以获得上腹高分辨率成像。使用高压注射器于静脉注射钆对比剂。向患者解释屏气流程非常必要。检查过程中，将患者移入磁体，感兴趣区位于磁体等中心处。

（三）序列

(1) 多平面定位像。

(2) 稳态梯度回波序列，冠状位。

(3) 稳态梯度回波序列，轴位。

(4) 屏气 T_1 3D 扰相梯度回波序列，同 - 反相位对比。

(5) T_2 加权半傅里叶快速自旋回波（HASTE）序列，轴位。

(6) 屏气结合脂肪抑制 T_1 3D 扰相梯度回波序列动态增强平扫、动脉期和门静脉期（对于急性胰腺炎或肿瘤）。

(7) DWI。

(8) 屏气结合脂肪抑制 T_1 3D 扰相梯度回波序列，延迟时间取决于所使用的对比剂。

（四）图像分析（图 6-9A 至 C，图 6-10A 至 C）

正常肝脏在 T_2 加权成像上为低至中等信号强度，在 T_1 加权成像上为中等信号强度。肝脏病变可能与正常肝脏信号相似，但在 T_2 加权图像上经常显示信号强度增加。

1. 同相位和反相位成像

肝脏脂肪变可被误认位病变或掩盖肝脏病变。在反相位成像中，脂肪和水存在于同一个体素内，

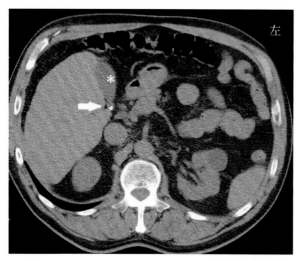

▲ 图 6-8A 轴位图像显示胆囊结石（箭）在胆囊内（*）

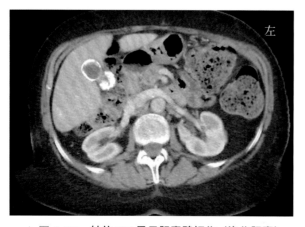

▲ 图 6-8B 轴位 CT 显示胆囊壁钙化（瓷化胆囊）

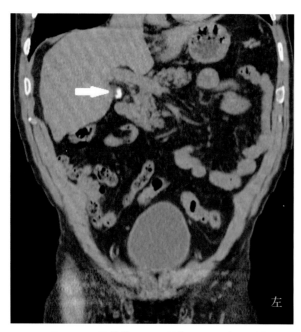

▲ 图 6-8C 冠状位 MPR 图像显示胆结石（箭）

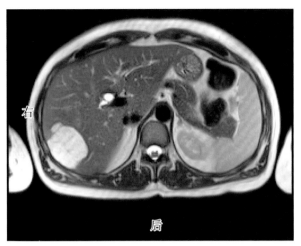

▲ 图 6-9A　T_2 加权快速序列图像，典型的高信号，边界光滑的良性病变

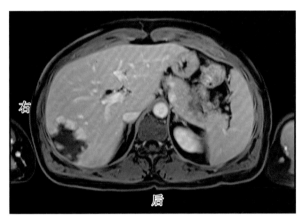

▲ 图 6-9B　脂肪抑制 T_1 加权扰相梯度回波动态增强显示典型的周围增强、随着时间的推移逐渐填充的血管瘤

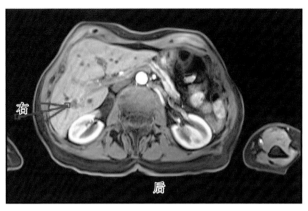

▲ 图 6-9C　脂肪抑制 T_1 加权扰相梯度回波动态增强显示转移性病变动脉期的外周强化（箭）

而脂肪和水的磁化相位则相反，导致 MR 信号被抵消。肝脏中脂肪沉积的增加会导致反相位成像时的信号强度降低。与同相位成像的比较表明，信号损失是由脂肪浸润引起的，而局灶性乏脂肪区域保持信号强度不变。

2. 动态增强成像

肝脏的血液供应不同于其他器官，因为肝动脉供血占 20%～25%，而门静脉供血占剩下的 75%～80%。血液通过肝静脉回流入下腔静脉（IVC）。

动脉期成像：注射后 15%～20s，与正常肝脏相比，主要由肝动脉供血的病变（如 HCC 和 FNH）可被检测为信号强度增加。

3. 门静脉期成像

注射后 40～70s，肝组织和乏血供病变之间的对比度最大。对比剂注射后 10min 延迟成像可显示某些类型肝脏病变的延迟强化，有助于定性。

4. 肝脏特异性对比剂成像

使用肝脏特异性对比剂可以提高正常和异常组织之间的对比度，帮助鉴别诊断，因为恶性肿瘤中缺乏有功能的肝细胞。在良性肝细胞病变中，可以使用肝脏特异性对比剂[14] 进行动态增强成像。15～20min 后，FNH 比周围组织有更大程度的增强。没有对比剂摄取的病变很可能是腺瘤。腺瘤因有恶变的可能性，需要随访观察。由于腺瘤可以是富血供的，因此活检不是一个好的选择。

5. 扩散加权图像（DWI）

DWI 可提高良性和恶性病变[15] 的检出和鉴别诊断能力。

（五）肝脏病变 MRI 表现

肝脏病变的特征在于其 MR 信号、形态和对比度增强[14]。

1. 肝细胞癌（HCC）

肝硬化患者有发展为 HCC 的倾向，可能出现单发或多发病变。其在平扫 T_1 加权图像上信号强度不同，在 T_2 加权图像上进展期 HCC 通常显示为高信号。增强后的 HCC 通常在动脉期表现为明显强化，并快速廓清，在门静脉期显示为低信号。

2. 血管瘤

血管瘤是肝脏最常见的良性病变。典型的 MR 表现为病灶呈圆形、T_1 低信号、T_2 高信号。增强早期可见外周强化，然后病变的信号强度逐渐增加到与肝静脉和下腔静脉相同的水平。病变渐进性充填，这可能需要 30s 至 15min。

3. 转移瘤

表现多样，通常为多发，也可为单发。多数具有同质性内部结构，但边界不清。平扫信号强度因病变内坏死、粘蛋白或出血而有所不同。对比增强特征取决于原发性病变。

- 结肠、肺、前列腺和膀胱癌是典型的乏血供病变，在门静脉期增强明显。
- 胰岛细胞、肾细胞和黑色素瘤通常是富血供的，在动脉期增强比较明显。

4. 肝囊肿

单纯性囊肿在肝脏中很常见，大小不同（但通常为<1cm），呈圆形、单房或多房状，边缘清晰。T_2加权图像信号很高，T_1加权图像上信号很低。增强后囊肿即使在延迟期也没有明显强化。

5. FNH

通常于 T_1 和 T_2 加权图像上与正常肝脏相比呈等信号。FNH 可能在动脉期明显强化，然后迅速与肝脏信号趋于一致。

肝特异性对比剂对诊断 FHN 很有价值。

（六）对比剂及注射参数

用量	浓度	速率
在注射钆之前，可行小剂量测试计算动脉峰值时间		
细胞外钆对比剂 0.1mmol/kg		4ml/s，追加 20ml 生理盐水
肝特异性钆对比剂	25μmol/kg	1ml/s，追加 20ml 生理盐水

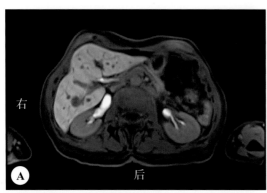

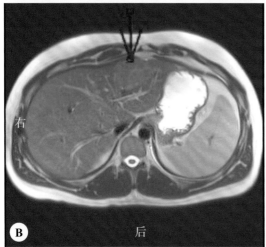

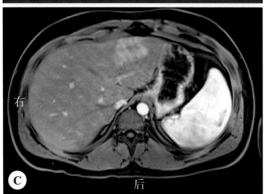

▲ 图 6-10A 至 C　延迟期成像

转移性病变没有摄取肝脏特异性对比剂（A）。T_2 加权半傅里叶快速自旋回波（HASTE）序列（B），局灶性结节性增生（FNH）具有等信号的特征（箭）。增强后，FNH 在脂肪抑制动态增强 T_1 加权扰相梯度回波动脉期显示明显强化（C）

十、磁共振胰胆管水成像（MRCP）

MRCP 提供了 ERCP 的非侵入性替代方案，可显示胆管树和胰管。

（一）适应证

最常见的临床适应证是检查阻塞性黄疸患者体内超声无法识别的胆结石（胆总管结石）。其他适应证包括肝移植术前的胆道解剖学评估和手术后的胆道并发症以及胆道狭窄的显示，这些可能由良性和恶性原因引起。

（二）患者准备

患者可以在检查前禁食 4～6h，以减少胃和十二指肠内的液体分泌，这些会掩盖导管的解剖结构。口服阴性对比剂可用于降低胃和十二指肠的信号强度，包括天然果汁（菠萝、蓝莓）或专用药物。

（三）检查程序（图 6-11A）

患者仰卧，上腹部覆盖相控阵体线圈，将患者置于磁体内，使感兴趣区位于磁体等中心处。

（四）成像序列

获得肝脏和胰腺的 T_2 加权图像，以排除可能影响胆管或胰管[16] 的病变。T_2^* 加权图像被用于显示胆管树和胰管。用于 T_2 加权图像和 T_2^* 加权图像的脉冲序列随厂商和扫描仪软件的不同而不同，但通常是基于快速自旋回波序列的修改。此外，可以使用稳态梯度回波和 3D 序列，并通过屏气或呼吸触发的方法减少呼吸运动。

（五）图像分析（图 6-11B 和 C，图 6-12A 至 C）

T_2^* 加权图像显示胰腺和胆管内的高信号液体，同时最小程度接收周围解剖结构的回波信号。胆囊切除术后肝外胆管直径不超过 7mm 或 10mm，胰管直径≤3mm[16]。与高信号胆道或胰液相比，导管内的结石显示为低信号充盈缺损。

胰泌素 MRCP

可以通过使用一种合成形式的胰腺分泌激素来促进胰管成像，它可以刺激胰液的产生，并在长达 10min 内增加胰管的直径。在上述准备的基础上，行单层厚层块屏气 T_2^* 加权序列，并在静脉注射胰泌素过程中每分钟重复扫描，持续 10min。该方法提高了胰管完整性、异常、狭窄、瘘管或与假性囊肿相通等征象的显示。胰腺功能和 Oddie 括约肌功能障碍可通过 T_2 高信号胰液充盈十二指肠来进行评估[17]。

十一、肝脏、胆囊和胆道核医学检查

肝脏的放射性核素显像往往是超声、MRI 和 CT 的补充技术。它可为肝硬化提供有用的功能信息，并确定疾病是肝脏和脾脏内的局灶性疾病还是弥漫性疾病。^{99m}Tc 标记的硫或锡胶体扫描用于评估网状内皮系统细胞的功能。注射肝、脾和骨髓网状内皮细胞快速吞噬的 ^{99m}Tc 胶体后进行肝脾成像。

对于胆囊的研究，^{99m}Tc 标记的亚胺二乙酸化合物（^{99m}Tc-HIDA）可对胆系功能进行定量研究。静脉注射后，它们被迅速从血池中清除并排入胆汁。在图像采集过程中，肝脏可以发挥正常功能使胆囊充盈。进食脂肪餐后，胆囊排空，随后小肠充盈，可通过生成时间 – 活动曲线图来分析胆囊充盈和排空功能。

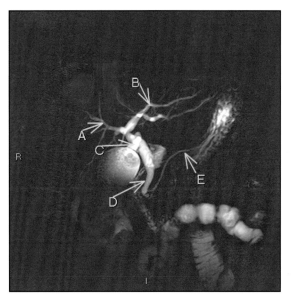

▲ 图 6-11B　胆道解剖学冠状位 T_2 加权图像
A. 右肝管；B. 左肝管；C. 胆囊管；D. 胆总管；E. 胰管

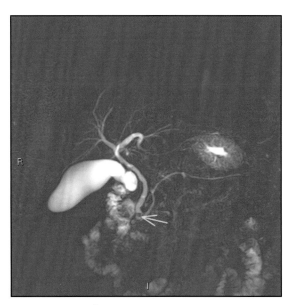

▲ 图 6-11C　T_2^* 加权冠状位胆道解剖图像显示 CBD 远端的结石（箭）

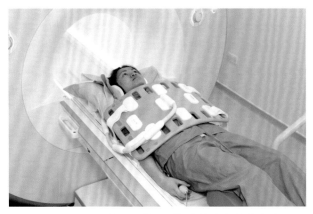

▲ 图 6-11A　将线圈放置到相应检查部位的患者

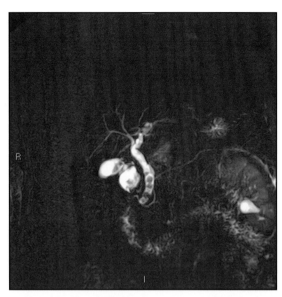

▲ 图 6-12A　T_2^* 加权冠状位 MRCP 图像显示 CBD 的多发结石

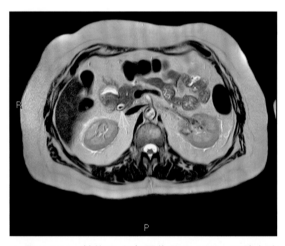

▲ 图 6-12B　轴位 T_2 加权图像显示 CBD，远端为结石（箭）

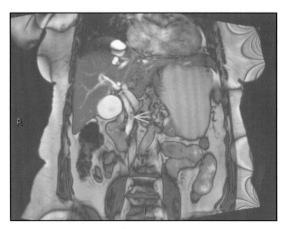

▲ 图 6-12C　冠状为稳态梯度回波序列显示 CBD 胆汁呈高信号，结石呈低信号（箭）

（一）适应证

急性胆囊炎的诊断、胆囊功能评估，以及胆道渗漏（辅助手术或介入治疗）、胆道闭锁和胆汁反流的诊断。羟基去油酸乙酯（HIDA）扫描对后续的肝移植很有价值。

（二）患者的准备工作

患者需要在检查前禁食 4～6h。

（三）患者体位与成像模式（图 6-13A）

患者仰卧位，相机与检查床平行。收集前位动态图像，因此必须使用胆道系统的表面标记来定位患者。

（四）成像过程

- 在采集图像前需让肝脏和胆道系统位于相机下以获得动态图像。
- 采用高分辨率的准直器。
- 将放射性药物经正中静脉注射。
- 注射显像剂后 60～90min 的时间内，连续获取 3min/帧的图像。
- 在 30min 时，如果胆囊已经充盈，就给患者提供脂肪餐或喝杯牛奶（图 6-13B 和 C）。

（五）放射性核素显像剂与成像参数

放射性核素显像剂	成像参数
75～150MBq	3min/帧，20 帧
^{99m}Tc-HIDA	能峰：140keV，20% 窗宽

（六）图像分析（图 6-13B 和 C，图 6-14）

回顾所获得的图像后，可生成复合图像，在肝脏、胆囊和小肠周围绘制感兴趣区。随后生成时间 - 活动曲线来定量评价肝胆功能。

相关的临床结果支持，注射显像剂 60min 后胆囊不显影提示急性胆囊炎。注射后 3h 内的延迟显影提示慢性胆囊炎。

胆囊、胆管和肠道的延迟显影或不显影提示梗阻性黄疸或弥漫性肝疾病。

胆汁反流可以通过观察胃中是否显影（存在活性）来诊断。

十二、肝血管造影和介入治疗

（一）肝脏血管解剖

正常肝脏的血液供应来自肝动脉和门静脉，他们分别向肝细胞提供 20%～25% 和 75%～80% 的血液。

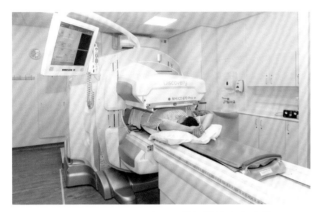

▲ 图 6–13A　肝、脾、胆道扫描的患者定位

肝总动脉（CHA）是腹腔干的三大分支之一（起源于 T_{12}/L_1 椎间盘水平的主动脉）。胃十二指肠动脉从 CHA 分支后成为肝动脉，然后分为肝右动脉（RHA）和肝左动脉（LHA），分别供应肝脏各叶。肝动脉的解剖结构差异很大。这种"典型"的肝动脉结构在大约 60% 的患者中可见。CHA 和 RHA/LHA 的起源也有相当大的变化。由肠系膜上动脉和胃左动脉引起的替代或副 RHA 和 LHA 是最常见的变异。

门静脉主干由脾静脉与胰头后面的肠系膜上静脉的汇合形成，然后行经肝门，分为左右门静脉分支。

肝静脉将血液从肝脏导入下腔静脉，下腔静脉位于下腔静脉与右心房交界处的下方。有三支肝静脉（右、中、左）引流肝脏的大部分区域。尾状叶有自己的引流途径，经由几条静脉直接汇入下腔静脉（IVC）。

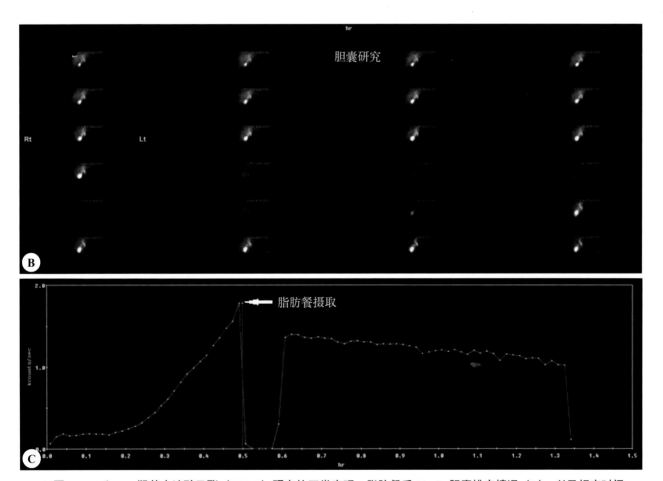

▲ 图 6–13B 和 C　羟基去油酸乙酯（HIDA）研究的正常表现，脂肪餐后 30min 胆囊排空情况（B），以及相应时间曲线分析（TCA）显示胆囊清除情况

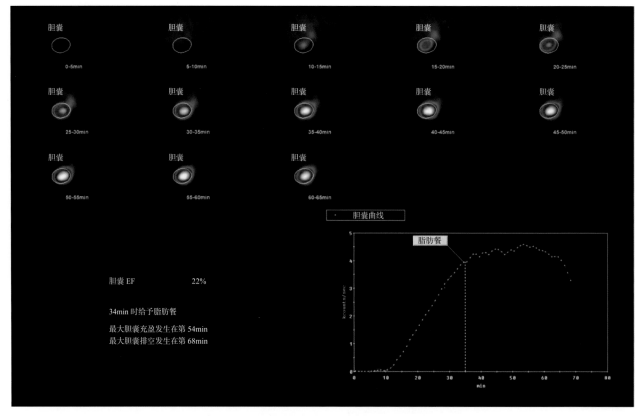

▲ 图 6-14　HIDA 检查的异常表现，胆囊在大约 68min 后才排空

（二）成像过程（图 6-15A 至 D）

肝动脉的血管造影使用选择性导管（Simmonds 或 Cobra）进行，最初放置于腹腔干起始处。患者的定位和成像方式与第 5 章中描述的胃肠道技术相似。

如果需要进行动脉造影，则使用多层蒙片技术将采集时间延长到静脉期，并在动脉期结束时将帧率降低到 1 帧/秒。之后，对 CHA 进行选择性导管检查，以提高 RHA 和 LHA 分支的显示。

（三）肝动脉造影

采集频率	持续时间	采集总数
2	3～4s	6～8
注射延迟 2s		

（四）对比剂及注射参数

用量	浓度	速率
16～20ml	270～320mgI/ml	4ml/s

门静脉可以通过动脉造影间接成像，或直接经皮穿刺进行门静脉成像。

（五）肝脏的血管介入

1. 经颈静脉肝内门静脉分流术（TIPSS）（图 6-16A 至 C）

肝硬化可导致门静脉压力增加（门静脉高压），这可能导致腹水或静脉曲张出血。TIPSS 将血液从门静脉直接分流到肝静脉，绕过肝脏，以降低门静脉压力。TIPSS 通过颈静脉途径进行，将导管插入肝静脉的极远端分支，并注入对比剂，通过肝脏回流，使门静脉显影。通常使用二氧化碳（CO_2）作为对比剂，因为它比碘化对比剂更容易回流，能更好地显示门静脉。二氧化碳血管造影需要一个单独的系统来安全地注入气体而不引入空气，并需要特定的软件来获取和对图像进行后处理。采集的图像用于引导穿刺针从肝静脉进入门静脉。一旦成功穿刺门静脉，就可在门静脉和肝静脉之间的肝脏通道上置入支架。

2. 肝肿瘤的介入治疗

与正常肝组织相比，肝脏肿瘤的血液供应主要

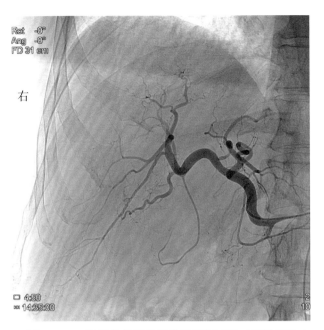

▲ 图 6-15A 栓塞前的原始图像显示肝动脉对肝肿瘤的血液供应

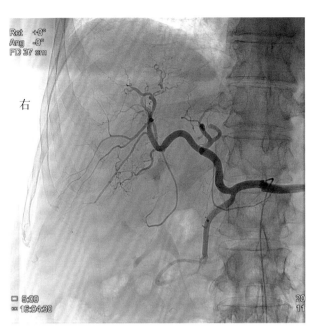

▲ 图 6-15C 原始图像显示肿瘤的血液供应是如何被化疗药物洗脱微球选择性栓塞的

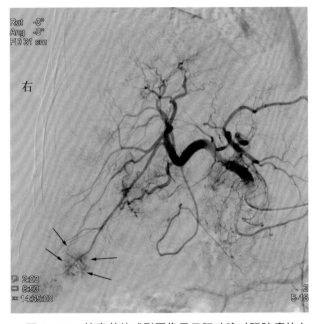

▲ 图 6-15B 栓塞前的减影图像显示肝动脉对肝肿瘤的血液供应

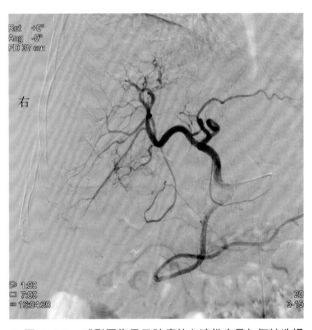

▲ 图 6-15D 减影图像显示肿瘤的血液供应是如何被选择性栓塞的，以及其余的肝脏血液供应

来自肝动脉。任何通过肝动脉进行的治疗对肝脏肿瘤的影响都要比周围正常肝脏的影响大得多。这是肝动脉化疗栓塞（TACE）和选择性内放射治疗（SIRT）治疗肝癌的基础。TACE 将化疗药物以高剂量封入特殊的微球中，用于治疗肝癌。SIRT 使用钇微球对肝癌进行高剂量辐射。在这两种方法中，微球要么选择性地进入肝动脉，要么非选择性地进入整个叶或

整个肝脏。为了防止这些治疗可能产生的严重不良反应，需要小心确保微球不会被输送到不供应肝素的肝动脉分支。射频和冷冻消融技术可以用于治疗肝脏中的单个肿瘤，包括转移，而无须进行手术。

3. 门静脉栓塞（PVE）（图 6-16D）

一旦外科手术后没有足够的肝脏储备，会出现肝脏衰竭的风险，所以在进行肝脏大部分切除术前

会进行 PVE。最常见的情况是，在扩大的右肝切除术之前进行右肝 PVE。该手术包括在超声引导下通过肝脏直接进入门静脉。进行静脉造影以勾勒出门静脉的解剖结构；通常需要正位和右前斜位摄影以最佳地显示出门静脉分叉。然后使用微球、弹簧圈或胶体对门静脉右支进行栓塞。门静脉右支栓塞后的结果是所有的门静脉血流转移至肝脏的左叶，这导致左叶增大（肥大），右叶在 4～6 周的时间内缩

小（萎缩）。一旦左叶增大到足以负荷手术，患者就可以接受肝脏切除手术，以减少术后肝衰竭的风险。

十三、内镜逆行胰胆管造影（ERCP）

ERCP 是通过纤维内镜对 Vater 壶腹乳头插管后的胆管和（或）胰管进行的影像学检查。除了通过直接注射对比剂促进胆管和胰管的对比检查外，它还提供了进行活检的机会和潜在的治疗技术，即清除胆总管结石、碎石术和球囊拖网胆道支架置入术。检查在透视引导下进行。

（一）适应证

胆囊切除术前后疑似有胆道或胰腺疾病的患者，

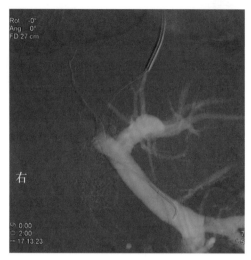

▲ 图 6-16A 二氧化碳门静脉造影显示肝右静脉和门静脉右支之间建立的一个通道

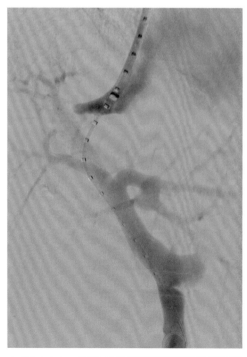

▲ 图 6-16B 测量用的猪尾导管用于选择正确尺寸的 TIPSS 支架

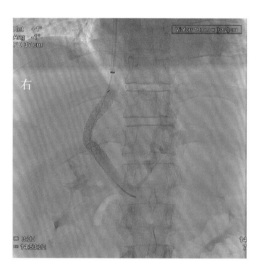

▲ 图 6-16C 支架置入后的 TIPSS 静脉造影显示血流通过 TIPSS，门静脉分支充盈减少

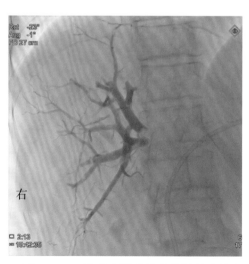

▲ 图 6-16D 栓塞后门静脉成像显示胶体和碘化油（一种油基对比剂）阻塞了门静脉分支

包括梗阻性黄疸。

（二）禁忌证

食管狭窄和幽门狭窄是禁忌证，因为可能使检查非常困难。

（三）患者准备

检查前患者需禁食 6h，必须进行凝血筛查（凝血功能需在正常范围内）并签署知情同意书。根据需要给予镇静，造影过程中可以静脉给予肌肉松弛药。

（四）成像过程（图 6-17A 至 C）

该造影最好在影像科内使用带有 DDR 探测器或影像增强器的远程遥控倾斜透视 C 臂系统进行。患者左侧卧于透视台上。纤维内镜经口腔进入胃和十二指肠。当内镜的尖端到达十二指肠的降段时，可以确定 Vater 壶腹的乳头。然后患者可以翻身以协助选择性的胆管插管，并通过内镜引入充满对比剂的导管，经由壶腹乳头进入胆管的下端。在透视引导下缓慢注入对比剂，并在导管填充过程中根据需要获取图像，以显示胆道和任何病变或结石。在治疗过程中，根据需要获取进一步的图像。

（五）护理

1. 逆行胰胆管造影：造影完成后禁食、禁水 1~1.5h，然后开始清淡饮食。每 15min 观察一次血压和脉搏，直到镇静恢复。

2. 括约肌切开术：禁食、禁水 1~1.5h，如果患者已经恢复，先小口饮水，然后可自由饮水，接着清淡饮食。第一个小时内每 15min 观察一次血压和脉搏，随后 2h 内每 30min 观察一次，接下来 4h 内每小时观察一次。

（六）对比剂及注射参数

用量	浓度	速率
20~60ml	300mgI/ml	手动推注

对比剂用生理盐水稀释浓度至 50%。在治疗过程中可以追加对比剂用量。

十四、经皮肝穿刺胆管造影（PTC）

PTC 是直接经皮将对比剂注入其中一支肝管来检查胆道系统的放射学检查。然而，MRCP 由于其

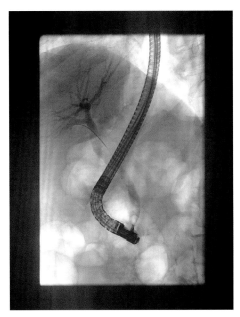

▲ 图 6-17A　ERCP 图像显示胆道充盈

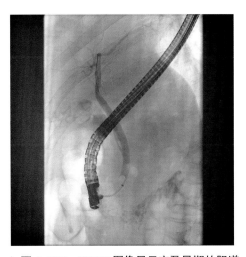

▲ 图 6-17B　ERCP 图像显示充盈早期的胆道

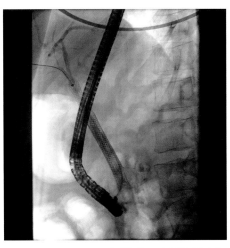

▲ 图 6-17C　ERCP 图像显示金属胆道支架

无创性是胆道系统首选的成像方式。PTC 目前很少用于诊断，仅常用于引流、支架置入和活检。最好在影像科使用带 DDR 探测器或影像增强器的透视 C 臂系统进行该操作，其过程和腹部血管造影相似。

（一）适应证

当无法行 MRI 检查或有禁忌证时，PTC 可用于区分肝外梗阻性胆道梗阻和肝内胆汁淤积，并在术前评估病变范围，也可用于促进胆管内部或外部引流、胆道支架置入及活检。

（二）禁忌证

凝血功能异常的患者禁忌该检查。

（三）患者准备

检查前患者需禁食 6～8h，并于检查前 24h 开始服用预防性抗生素，检查后继续服用 3 天。如果凝血酶原时间过长，则对患者进行凝血观察并给予维生素 K。按需使用镇静药物。

（四）成像过程

由于并发症的高风险，特别是在胆道梗阻的情况下，应在手术前预防性使用抗生素[18, 19]。患者仰卧在检查床上。可获取对照（后前位）图像以确定是否存在气体阴影或阳性结石。在透视引导下确定注射部位，并在皮肤表面做好标记。该检查应严格在无菌条件下进行。右上腹皮肤表面消毒，覆无菌巾。在注射部位进行局部麻醉。穿刺过程中指示患者屏气配合，可以降低呼吸运动造成肝实质受损的风险。将千叶针插入肝脏，套管针/探针撤出，患者可以缓慢呼吸。

在千叶针上装有注射器和延长管，将针慢慢抽出，直到胆汁通过导管吸入。在透视监控下注射水溶性对比剂，并在胆道显影时获取图像。对比剂的用量取决于胆道扩张的程度。检查结束时，抽出对比剂和胆汁，以降低胆道内压，然后取下针头。

于患者仰卧位时加照后前位图像。如果需要，通过旋转 C 臂系统获取斜位和侧位图像。最后，在穿刺部位敷无菌敷料。在不存在导管扩张的情况下，当针被缓慢抽出时，可通过逐渐注入对比剂来定位针尖在导管中的位置。

治疗程序包括胆道引流，直至对梗阻实施更持久的解决方案，以及对恶性胆道狭窄置入支架，以进行姑息治疗（图 6-18A 和 B）。

（五）护理

造影完成后，需检查确认有无出血、胆汁渗漏或腹膜炎迹象。必须观察 48h，在 4h 内每 15min 检查一次体温和血压，然后在接下来的 24h 内每 4h 检查一次。支架置入后，连续 3 天服用抗生素。

（六）对比剂及注射参数

用量	浓度	速率
每次注射 20ml	140～180mgI/ml	手动推注

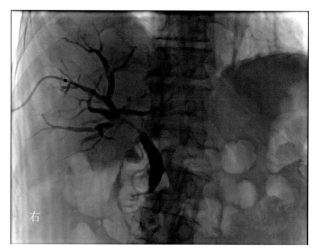

▲ 图 6-18A　PTC 图像显示肝门狭窄及原位内/外引流

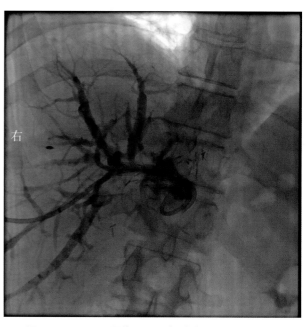

▲ 图 6-18B　PTC 图像显示肝门狭窄及原位内/外引流

十五、术后胆道造影（T 管）

T 管胆道造影是术后胆道造影检查。开腹手术时在胆总管内放置 T 形管，7～10 天后进行胆管造影。T 形管也可用于术后胆汁引流。如果过多的胆汁通过 T 形管排出，则表明胆汁没有自然引流到十二指肠。

随着外科医生越来越多地选择一期闭合胆管，T 管胆道造影现在并不太常用，而当术后原位留置导管时，通常是与腹腔镜手术更相关的 Foley 导管。在胆囊部分切除术的情况下（保留胆囊的残余），将 Foley 导管留在原位，通过该导管注射对比剂。选用低浓度对比剂，避免小结石被对比剂遮挡。检查使用带有 DDR 探测器或影像增强器的远程遥控倾斜透视 C 臂系统，在透视下进行。

（一）适应证

确认胆管通畅，评估胆汁是否能自然引流至十二指肠。

（二）患者体位和成像方式

患者仰卧位，观察对比剂的排泄，直到它进入十二指肠。必要时将患者旋转 20° 至右后斜位，以显示 CBD 与十二指肠的交界处，并使摄影避开椎体和肠襻。或旋转 C 臂，通过透视评估所需的最佳摄影。可能还需要将患者倾斜到 Trendelenburg 体位（屈氏体位，头低足高位），以显示肝内管道是否充盈。

（三）成像过程（图 6-19A 至 C）

在注射对比剂之前，先获得一张对照图像。应注意避免注入气泡，以免与阴性结石形成的充盈缺损相混淆。抬高并扣击 T 形管有助于避免引入气泡。

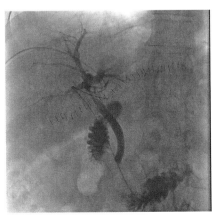

▲ 图 6-19A 开放性胆囊切除术后经典 T 管胆管造影

如有必要，可以吸出胆汁，然后在透视下通过蝶形针将对比剂注入管腔。在早期充盈阶段和观察到对比剂自然流入十二指肠后，由操作者择机获取图像以显示整个胆道树。

（四）对比剂及注射参数

用量	浓度	速率
每次注射 20ml	140～180mgI/ml	手动推注

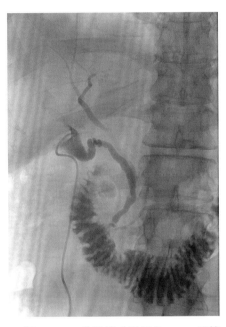

▲ 图 6-19B 腹腔镜术后原位 Foley 导管胆道造影

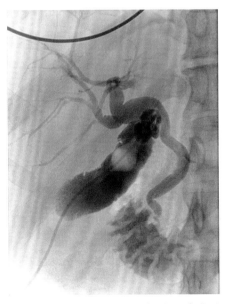

▲ 图 6-19C 腹腔镜胆囊部分切除术后原位 Foley 导管引流

（五）辐射防护 / 剂量

预期 DRL：每次检查的 DAP 为 $14Gy \cdot cm^2$，每次检查的透视时间 1.3min。

十六、胰腺

胰腺是腹膜后器官，位于上腹部和左季肋区。长 12～15cm，其组成包括位于十二指肠弯曲处的宽胰头、位于胃后方的胰体及到达脾脏附近的胰尾。其后方关系包括主动脉和下腔静脉（图 6-20A 和 B）。腺体由小叶构成，小叶壁上排列着分泌细胞。它们通过一系列的导管引流到主胰管，主胰管贯穿胰腺全长，于壶腹部与胆管连接，通过 Oddie 括约肌控制的乳头进入十二指肠的降段。

胰腺内分泌组织的集合称为胰岛（朗格汉斯岛），遍布于整个胰腺。它们分泌胰岛素和胰高血糖素，直接进入血液。胰腺接受脾动脉和肠系膜动脉血液供应，并通过胰静脉和脾静脉引流。

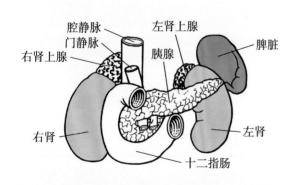

▲ 图 6-20A　胰腺与周围组织器官的解剖结构关系

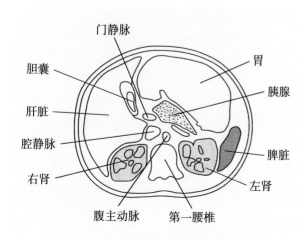

▲ 图 6-20B　L_1 椎体水平的胰腺横断面解剖

成像方式

- 腹部 X 线平片不能显示胰腺。超声和 CT 可进行胰腺成像。

- 超声可以提供胰腺结构及脉管系统的详细信息。然而，在肥胖患者或胃肠气体过多的患者中，胰腺整体尤其是胰尾可能无法显示。

- CT 可多期增强成像，是急性胰腺炎和疑似肿瘤的首选检查方式。

- ERCP 可以很好地显示胰管及其主要分支，在怀疑慢性胰腺炎或计划采取介入治疗时，ERCP 也有所帮助。

- 血管造影可在手术前进行，或用来显示较小的内分泌肿瘤。

- 随着呼吸门控技术的出现，胰腺 MRI 可在 CT 检查基础上提供有用的信息。

十七、胰腺 CT 成像

尽管腹部超声通常是一线检查，但它常常受到肠道气体覆盖、大体重和胰腺活动性的限制。CT 可以克服其中一些限制。EUS 可作为 CT 和 MRI 的辅助检查，MRCP 因其出色的软组织分辨率而成为 CT 的补充检查[20]。

（一）适应证

多排螺旋 CT 可用于胰腺病变的初步诊断、分期和术后随访。也可以用来确诊急性和慢性胰腺炎。

（二）患者准备

检查前口服对比剂对显示胰头和十二指肠大乳头很有必要。因此，在扫描前 30min 嘱患者饮水1000ml。以水作为上消化道对比剂，有助于进行血管 /3D 重组，减少胃内滞留液体产生的伪影。

（三）患者体位和成像方式

患者仰卧在检查床上，双臂举过头顶。通过轴位、冠状位和矢状位激光线辅助定位，以确保患者位于扫描仪的中心轴上。将患者移入扫描仪机架，直至扫描参考点位于胸骨中部。

（四）成像过程（图 6-21A 和 B）

动脉早期对胰腺的评估价值不大[21]。对比剂注射 40s 和 65s 后，胰腺分别在实质期和门静脉期达到最大强化。虽然胰腺实质期时，病变与实质的密度差异最大，但肠系膜上动脉或门静脉并非总是在此期充盈。

门静脉期对检测是否有血管侵犯和肝转移价值不大。腹部定位像扫描范围从横膈至肝脏底部，进行预扫描，以帮助胰腺定位。动脉晚期扫描范围包括整个胰腺，门静脉期的扫描范围是从膈肌顶部到耻骨联合。

常规扫描方案：准直 1.2mm，层厚 / 层间距 3mm/3mm（平扫），5mm/5mm（动脉期）和 8mm/8mm（门静脉期），2mm/1.5mm 轴位重建（软组织窗），5mm 冠状位 MPR。

在屏气时进行采集，两次采集之间暂停。

（五）图像解析

轴位图像与冠状位 MPR 和（或）曲面重建（CPR）一起以堆栈或电影模式观看。MIP 图像可用于评价血

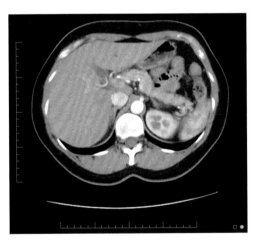

▲ 图 6-21A 胰腺动脉晚期

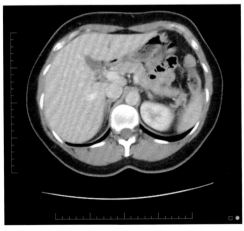

▲ 图 6-21B 胰腺门静脉期

管解剖。回顾这些图像，以确定是否存在炎症、局灶性病变及其相关的增强模式和胰腺外疾病，并使用 TNM 分期系统进行分类。

（六）辐射防护 / 剂量

低剂量技术：自动曝光控制（mA）和迭代重建。

预计 DRL：每次完整检查 DLP 为 960.80mGy·cm。

（七）对比剂及注射参数

对比剂用量	对比剂浓度	速率
75ml	300mgI/ml	3ml/s
	延迟 40s 和 65s	

十八、胰腺 MRI

MRI 在胰腺成像中的作用仅次于 CT。CT 是胰腺病变的首选检查方式：急性胰腺炎和胰腺癌。在这一领域，MRI 与 CT 相比没有什么优势，对于可能需要或高度依赖通氧的急性病患者，其实用性更为有限。

（一）适应证

MRI 可在 CT 表现不明确，或有碘对比剂或电离辐射禁忌证时用于胰腺肿瘤的检查和定性[22]。MRI 可在经皮穿刺引流前鉴别液体和固体炎性聚集[23]。

（二）患者准备

患者无须特殊准备。静脉套管针连接高压注射器，用于注射钆对比剂。

（三）成像过程（图 6-11A）

患者仰卧位，使用相控阵线圈以提供高分辨率成像。向患者解释检查过程，包括屏气的口令。摆放线圈，使感兴趣区位于等中心处。

（四）序列

(1) 多平面定位像。

(2) 肝脏和胰腺 T_2 快速自旋回波序列（轴位）。

(3) 屏气脂肪抑制 3D T_1 扰相梯度回波序列平扫。

(4) 脂肪抑制动态增强 3D T_1 屏气扰相梯度回波序列动脉期和门静脉期（急性胰腺炎或肿瘤）。

(5) 脂肪抑制 T_2 快速自旋回波序列冠状位（急性

或慢性胰腺炎）。

（五）图像解析（图 6-22A 至 C）

胰腺 T_2 加权图像呈低至中等信号，病变呈等信号或高信号。在脂肪抑制 T_1 加权图像上，胰腺是腹部信号强度最高的器官。胰腺癌和胰腺炎时 T_1 信号低于正常胰腺，正常胰腺组织增强信号高于肿瘤组织或坏死组织。约 90% 的胰腺肿瘤是胰腺腺癌。MRI 上不常见肿瘤的 T_2 加权图像表现和强化特点有助于确定胰腺肿瘤的特征。在胰腺炎时经常形成假性囊肿。假性囊肿是由脂肪坏死、肉芽组织形成和包裹胰腺分泌物的纤维囊形成的，MRI 在显示假性囊肿复杂的内部结构方面优于 CT[23]。MRI 可以确定炎性病变中的实性成分和液性成分，从而指导哪些病变适合经皮穿刺引流。此外，MRCP 可用于确诊胆总管结石（急性胰腺炎的病因之一）或检查胰管[24]。

（六）对比剂及注射参数

用量	浓度	速率
相当于 0.1mmol/kg		2.5ml/s

十九、胰腺超声成像

超声常常被用作胰腺的一线检查，因为可以同时评估肝脏和胆道，以寻找胰腺病变的任何并发症，如胆道扩张。其他检查如 CT、MRCP 或 EUS 可用作超声检查的补充。

（一）适应证

出现上腹痛、恶心呕吐、黄疸或血液检测结果异常（如淀粉酶和脂肪酶、C 反应蛋白或 LFT 异常）的患者，应进行胰腺和胆道超声扫查。胰腺的超声检查通常包括在整个上腹部检查中，因为有许多复杂的并发症与周围脏器相关。

（二）患者准备

胰腺检查患者无须特殊准备。然而，在检查过程中因为并发症的原因，有必要评估胆囊和胆道，所以最好是在禁食 4～6h 后进行检查。按常规，检查应该得到患者同意，包括需要解释超声评估胰腺的局限性。胰腺病变患者通常需要进一步影像学检查（如 CT），这一点应该在检查前向患者解释清楚。去除检查区域的衣物时，应注意保护患者隐私和尊严，

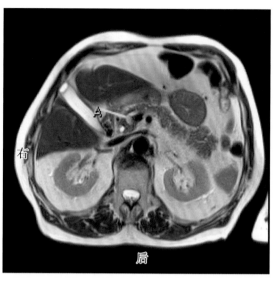

▲ 图 6-22A　T_2 加权单次快速自旋回波胰腺轴位图像显示近端胰管扩张（A）

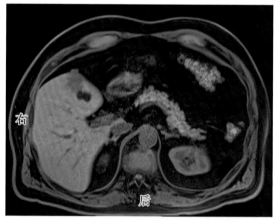

▲ 图 6-22B　T_1 加权毁损梯度回波，通过胰腺体部和尾部抑制脂肪，其信号强度通常高于肝脏和肾脏

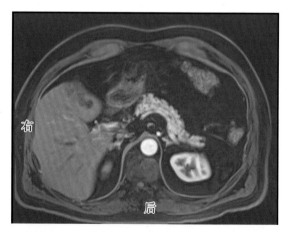

▲ 图 6-22C　增强后的脂肪抑制动态 T_1 加权破坏梯度回波序列图像显示胰腺正常实质强化（与图 6-22B 相同平面）

并在该区域涂抹耦合剂。

（三）成像过程

建议在检查开始时，在肠气上升遮挡胰腺和上腹部之前，先对胰腺进行扫查。患者仰卧位，将2.5～5 MHz的凸阵探头放置在剑突水平的中线位置（图6-23A）。通常需要轻微向足侧倾斜，以便更好地显示胰腺，利用肝左叶作为透声窗。胰腺位于脾静脉上方，利用脾静脉和肠系膜上动脉作为定位标志（图6-23B）。通常胰头和胰体比胰尾更容易显示（图6-23C）。可能需要将探头稍微向左倾斜，才能显示胰尾。

探头横向扫查胰腺，以显示胰腺的整个长度。评估胰腺的形状、大小、轮廓和回声特征；然后将探头旋转90°，变成纵切面，从右到左缓慢地扫过，将显示从头部到尾部的胰腺横断面。

在某些情况下，胰腺的探查可能很困难，但有一些技术可以帮助克服这一问题。可以使用Valsalva技术，将患者腹部推向探头，或直立扫查也可能会有所帮助。如果胰腺因为肠气遮挡而显示不清，可以请患者喝一杯水，最好是已经静置了一段时间，里面没有气泡的水。胃腔充盈后，将起到透声窗的作用，可以帮助显示胰腺[25]。结合饮水和直立扫查往往可以成功完成检查。

（四）图像解析

正常胰腺通常为逗号形状，胰头略大于胰尾（图6-23B）。在年轻患者中，胰腺稍暗（低回声）或与肝脏回声相似。随着年龄的增长，胰腺脂肪沉积越来越明显，因此回声（高回声）变得更亮。许多上腹部器官都有包膜。胰腺是腹膜后结构，没有包膜，所以轮廓可能不太清晰。

胰腺内常可见胰管，尤其是当探头与胰管成90°时。胰管前后径不应超过2mm。如果发现胰腺内有病变，检查肝内外胆管是否扩张很重要，如果怀疑是胰腺炎，应检查上腹是否有胰腺假性囊肿。

胰腺的两种主要疾病是胰腺炎和癌。急性胰腺炎的超声表现可能是正常的，在其他情况下，胰腺可以增大，回声减低。回声减低可为局灶性或弥漫性分布于整个胰腺。作为炎症过程的一部分，胰酶常常漏入腹膜后间隙，导致假性囊肿（图6-24A）。这些胰腺假性囊肿是腹膜后积液的积聚，因此形状很不规则。通常液体呈无回声（黑色）。在慢性炎症

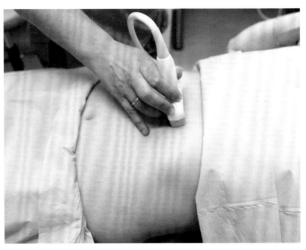

▲ 图 6-23A 探头定位于剑突水平的中线位置以观察胰腺

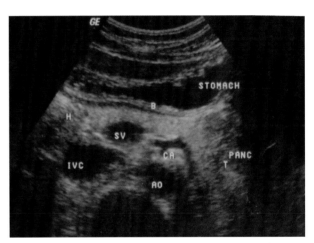

▲ 图 6-23B 上腹部横切面显示胰腺

AO. 主动脉；B. 胰体；CA. 腹腔干；H. 胰头；IVC. 下腔静脉；SV. 脾静脉；T. 胰尾

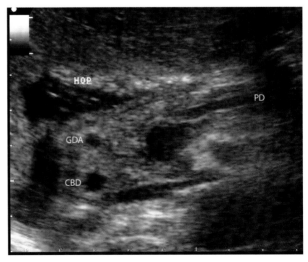

▲ 图 6-23C 上腹部横切面显示胰头（HOP）处的胆总管（CBD）和胃十二指肠动脉（GDA），以及胰管（PD）

中，胰腺回声粗糙，可能含有钙化区域（图 6-24B）。由于胰腺炎通常与胆结石有关，对胆囊和胆道的全面评估是检查的重要部分。

胰腺癌最常见的类型是腺癌，大多数病例位于胰头（图 6-24C）。肿块通常呈低回声（比周围组织暗），轮廓不规则，彩色或能量多普勒显示血管增多。如果肿块位于胰头，则可能导致梗阻，从而导致胰管（>2mm）、胆总管（>6mm）、肝内胆管和胆囊扩张。

如果在胰腺中发现可疑病变，则必须彻底检查肝脏是否有转移，腹部是否有腹水和淋巴结病变。尽管胰腺超声检查的最新进展克服了该器官成像中的一些问题，但大多数可疑胰腺病变的患者会安排 CT 或 MRI 做进一步检查。

二十、脾脏

脾脏主要位于左季肋区，位于胃底和膈肌后方（图 6-25）。脾脏呈椭圆形，其大小和重量随年龄和个体变化有很大的差异。脾脏与膈肌上缘关系密切，表面有胃、肾、胰腺和结肠压迹。脾门位于脏面，穿行管道结构包括脾动脉、脾静脉、淋巴管和神经。脾脏的脏器表面被腹膜覆盖，腹膜下有一层纤维弹性囊。脾脏大部分由淋巴组织和毛细血管组成，其功能是作为储存血液和破坏红细胞的器官。

成像方式

以下将对脾脏相关的影像学检查进行介绍。

腹部 X 线平片不能显示脾脏。然而，脾脏出血导致的液体平面可通过胸部和腹部的立位和仰卧位的 X 线照片来显示。

超声广泛适用于临床，可详细显示脾解剖，是诊断脾血肿，裂伤和其他肿块（如肿瘤）的可选手段。然而，超声有其局限性，因为肋骨阴影、肠内气体和肺内空气的干扰可能会妨碍结构的显示。外伤后可能很难进行脾脏检查，因为患者该检查区域可能会剧烈疼痛。

CT 和 MRI 能够以类似肝脏的方式显示该器官。在许多医疗机构，CT 是首选的急性腹部创伤的影像检查方法。

对肝脏进行放射性核素显像可以显示脾脏。标记后的变性红细胞可在核素检查中被脾脏摄取。

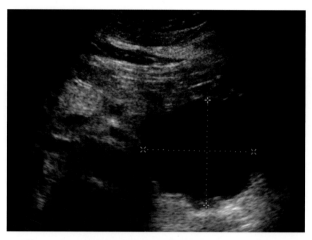

▲ 图 6-24A　继发于胰腺炎的胰腺假性囊肿，超声测量其直径为 7cm

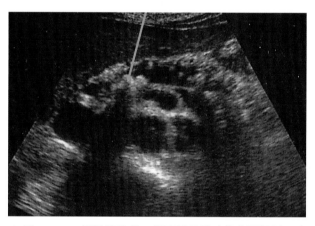

▲ 图 6-24B　慢性胰腺炎，超声显示胰腺轮廓不规则，胰管扩张、内有钙化（箭）

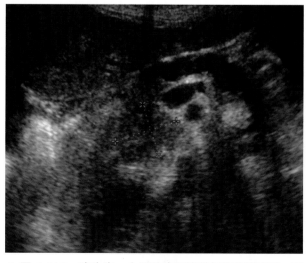

▲ 图 6-24C　胰头癌，由于肿瘤压迫引起的胰管扩张，直径约 2.5cm，胰腺实质超声显示不清

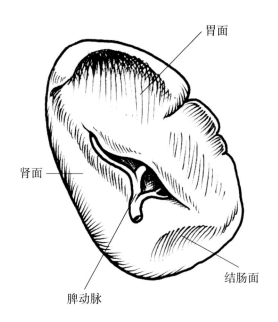

胃面

肾面

脾动脉

结肠面

▲ 图 6-25　脾脏解剖示意（脏面观）

二十一、脾脏 CT

脾脏受到广泛的病理学影响。通常通过包括 CT 和 MRI 在内的集体成像策略进行评估。虽然平片显示脾损伤是外伤所致，但 CT 是首选检查方法。结合静脉造影，CT 具有鉴别脾实质和血肿的能力。CT 还有一个额外的优点，就是可以同时对其他腹部器官进行成像，以排除进一步的损伤。

（一）适应证

多排螺旋 CT 可用于诊断先天性异常、良性病变（如囊肿或脓肿）、恶性病变（如淋巴瘤）、浸润性病变（如脾结核），以及创伤、脾破裂、脾梗死和脾增生后的评估[27, 28]。

（二）患者准备

患者无须特殊准备。虽然不是常规检查，但在其他腹部器官需要评估的情况下，可以在扫描前 30min 嘱患者饮水 600ml。水作为上消化道对比剂，有助于血管 /3D 重组，减少对比剂增强肠道的伪影。

（三）患者体位和成像方式

患者仰卧在检查床上，双臂举过头顶。通过轴位、冠状位和矢状位激光辅助定位，以确保患者位于扫描仪的中心轴上。将患者移入扫描仪机架，直到扫描参考点位于胸骨中部。

（四）成像过程

对腹部进行扫描。平扫的扫描范围为：从横膈至肝脏底部。静脉注射对比剂后，扫描范围从膈肌顶部到耻骨联合，在门静脉期获得图像。常规扫描方案：准直 2.5mm，层厚 / 层间距 3mm/3mm（平扫），5mm/5mm（增强），2mm/1.5mm 轴位重建（软组织窗），必要时行 5mm 冠状位和矢状位 MPR。于患者屏气状态下进行扫描。

（五）图像解析（图 6-26A 至 C）

轴位图像与冠状位 / 矢状位 MPR 和（或）CPR 一起以堆栈或电影模式查看。MIP 可用于评价血管解剖。回顾这些图像，以确定是否存在炎症、局灶性病变及其相关的增强模式。创伤导致的损伤采用美国创伤外科协会（AAST）脾损伤分级系统进行分级。

（六）对比剂及注射参数

用量	浓度	速率
75ml	300mgI/ml	3ml/s
延迟 80s		

（七）辐射防护 / 剂量

低剂量技术：自动曝光控制（mA）和迭代重建。
预计 DRL：每个序列 CTDI$_{vol}$ 为 15mGy・cm，每次完整检查 DLP 为 745mGy・cm。

二十二、脾脏超声成像

脾脏超声检查是整个腹部检查的一部分。脾局灶性病变少见，脾肿大更常见。扫查脾脏时，膈肌通常清晰可见，膈肌上下可见胸腔积液或腹水，该方法对创伤病例尤其有用，需要快速诊断以确定是否存在游离液体，以帮助确定治疗方案。

（一）适应证

检查时触及脾脏肿大的患者，或不明原因贫血、疲劳、白细胞增多和感染的患者，需要进行脾脏超声检查。脾肿大常见于 HIV 和 AIDS、门静脉高压及相关肝病患者。在这些病例中，脾脏将作为整个上腹部检查的一部分进行评估。进行脾脏超声检查的一个常见特定指征是在外伤病例中，临床医生需要知道是否有游离腹腔积液或脾脏本身破裂的迹象。

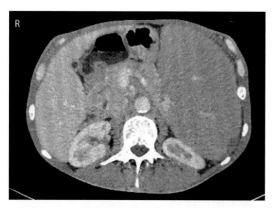

▲ 图 6-26A　轴位图像显示淋巴瘤引起的巨脾，已压迫肾脏

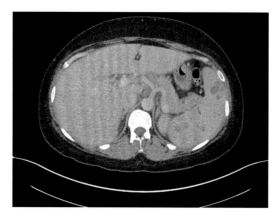

▲ 图 6-26B　轴位图像显示多个低密度病灶与脾脓肿一致

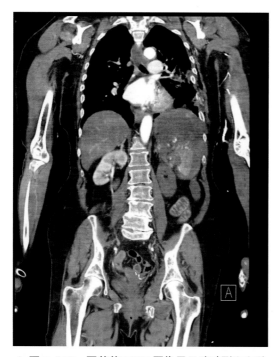

▲ 图 6-26C　冠状位 MPR 图像显示脾破裂和血肿

（二）患者准备

　　脾脏超声检查患者无须特殊准备。但是，如果同时对胆道系统进行评估，患者应在检查前禁食4～6h。与任何检查一样，重要的是为患者充分解释检查后获取知情同意，包括检查的局限性和备选方案。在检查过程中，必须维护患者的尊严，并作出明确的解释。检查结束时使用纸巾擦拭耦合剂，以防止患者的衣物污损。

（三）成像过程

　　患者仰卧在检查床上，选择 3.5～5MHz 的凸阵探头，沿左侧肋间隙放置，定位脾脏。脾脏位于左肾的上方，在某些情况下可能看似较高。如果脾脏在仰卧位难以探查，嘱患者右侧卧位可能有助于定位脾脏（图 6-27A），这对于超声医生来说也更符合人体工程学。在检查过程中，患者应平静呼吸，而不是深吸气。因为深吸气时横膈的运动会使脾脏在肋骨下进一步抬高。

　　一旦脾脏位于纵切面上，除了检查横膈的运动外，还必须通过观察形状、大小、轮廓和回声进行全方位扫查。应从脾脏的上极到下极进行测量，以评估脾脏长度（图 6-27B）。脾脏也应在横切面进行扫查，仔细寻找任何可疑病灶。多普勒还可用于评估局部病变的血管分布，或在创伤或梗死时无血供状态。

（四）图像解析

　　正常脾脏轮廓光滑，内为均匀的中等回声（图6-27B）。正常脾脏在其长轴上可达 12～13cm。脾门处常可见脾血管。副脾或脾小叶很常见，表现为单发或多发的小而圆的脾组织（图 6-27C），一般无临床意义，与脾脏的胚胎发育有关[29]。

　　当脾脏长度超过 13cm 时，为明显脾肿大。当出现脾肿大时，脾脏下极通常呈钝圆形（图 6-28A，图6-27B）。

　　在发生创伤的情况下，尤其是在急症抢救室，观察左上象限是否有游离液体很重要（图 6-28B）。脾脏回声的局灶性改变，可能提示实质性损伤。脾脏损伤的表现取决于损伤后扫查的时间，以及是钝性损伤还是穿透性损伤，如刺伤[30]。正常平滑均匀的回声通常出现改变，可能是高回声（比周围脾组织亮）或低回声（比周围脾组织暗）。

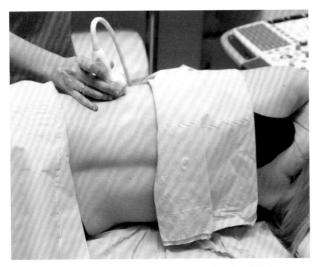

▲ 图 6–27A　脾脏纵切面超声扫查的探头位置

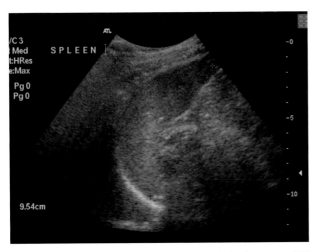

▲ 图 6–27B　正常脾脏，超声测量显示长径为 **9.5cm**（属正常范围）

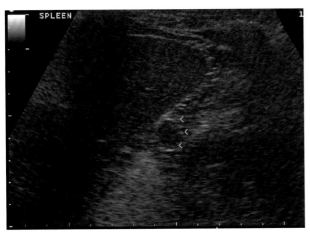

▲ 图 6–27C　副脾，在下缘下方呈圆形，较为常见，可为多发

脾脏的局灶性病变虽然不常见，但也可以发现。单纯囊肿表现为无回声（无内部回声）、圆形、边界清楚的结构，伴有后方回声增强（图 6–28C）。发烧和感染的患者，脾脏可能有脓肿。脓肿通常是不均质的（混合回声），并可能出现内部气体样回声。超声可以用来引导脓肿的穿刺引流。对抗生素治疗或引流术后的随访也有帮助。

低回声病变可能见于淋巴瘤患者（图 6–28D），也可能是其他部位原发肿瘤的继发转移，特别是卵巢起源的妇科肿瘤、乳腺癌、肺癌和结直肠癌。高回声病变可提示血管瘤，其外观与肝脏血管瘤相似。脾内楔形低回声病变，彩色多普勒或能量多普勒均无血流迹象显示，可能提示脾梗死。

二十三、脾脏放射性核素显像

放射性核素显像可以提供肝硬化背景下肝、脾有价值的功能信息，明确是否为局灶性病变。SPECT-CT 肝脏和脾脏显像虽然不是常规检查，但可以评估脾或小脾（也称为副脾）– 与脾脏分离的小结节状脾组织。

^{99m}Tc 标记的硫或锡胶体扫描用于评估网状内皮系统细胞的功能。注射 ^{99m}Tc 胶体后进行肝脾显像，该胶体可被肝、脾和骨髓的网状内皮细胞迅速吞噬。通常在注射后 10～15min 开始成像。

（一）适应证

可用于检测上述器官的网状内皮细胞的功能异常，以及评估肝、脾的大小和形状。

（二）患者准备

患者无须特殊准备。

（三）患者体位和成像方式（图 6–13A）

患者仰卧于检查床上。对于前视图和后视图，探头平行于检查床放置，并尽可能靠近患者上腹部的表面。将相机旋转到右侧和左侧位置可获得进一步的视图。

（四）成像过程

- 静态图像通常在注射后 10～15min 内，从前、后、右和左侧位获得。
- 高分辨率准直器用于静态扫描。
- 经肘正中静脉注射 ^{99m}Tc 标记的锡或硫胶体。

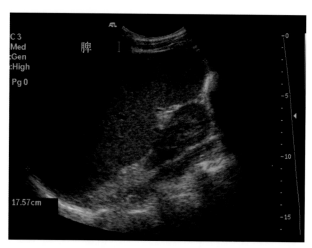

▲ 图 6-28A　脾肿大，脾脏全长约 **18cm**。超声显示图像右侧脾下缘圆顿，这是脾肿大的另一个标志

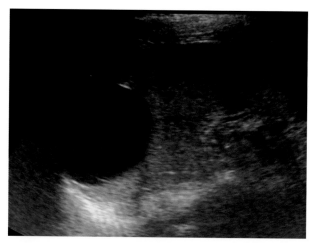

▲ 图 6-28C　脾囊肿，超声图像显示一边界清晰的圆形区域，透声好，内部无回声，后方回声增强

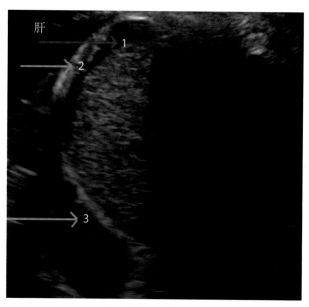

▲ 图 6-28B　腹部钝性伤导致膈肌（**2**）下方积液（**1**），膈肌上方胸腔积液（**3**）

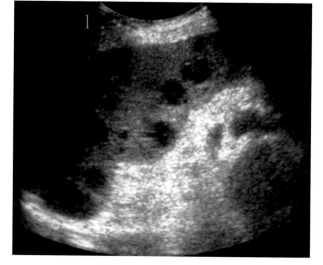

▲ 图 6-28D　淋巴瘤超声图像

- 用放射性标记物或软铅条标记下肋缘和下胸骨的位置。

　　SPECT-CT 也可用于显示脾组织的存在和位置（图 6-29A 至 C）。

（五）图像解析（图 6-29A 至 C）

　　应注意肝和脾的大小和形状，以及肝、脾和骨髓中的相对活性。在预设窗口设置下，骨髓通常不可见。如果脾脏和骨髓的相对活度增加，则提示异常。

（六）放射性核素显像剂与成像参数

放射性核素显像剂	成像参数
150～220MBq	500K 计数
^{99m}Tc 标记的硫胶体	140keV，20% 窗宽

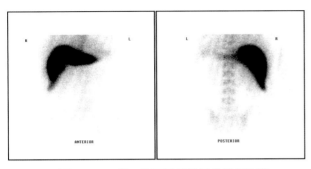

▲ 图 6–29A　肝、脾可见脊柱异常核素浓聚

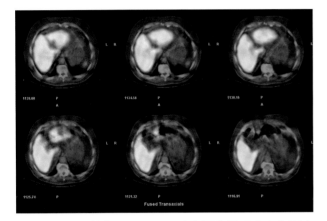

▲ 图 6–29B　轴位 SPECT-CT 融合图像显示左上象限内的软组织病变核素明显浓聚，提示副脾

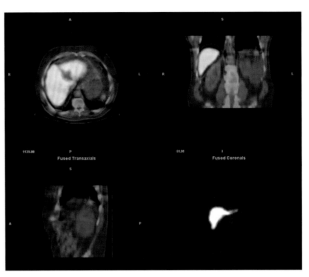

▲ 图 6–29C　多平面 SPECT-CT 显示肝脏和骨髓核素浓聚。左上象限内的软组织病变显示核素明显浓聚，提示副脾

第 7 章　泌尿系统
Urinary system

一、成像指南及临床成像路径

（一）成像技术

现代泌尿系统疾病的研究离不开影像学，且所涉及的内容广泛。本章将着重介绍最常见、最重要的疾病，以及与之相关的关键成像技术。

腹部平片曾是诊断和评价尿路结石的主要依据，但近年来已被平扫 CT 所取代。不过，其对已确诊的尿路结石仍有一定的追踪价值。与 CT 检查相比，它的优点是辐射剂量低（0.01mSv vs. 5mSv）。静脉尿路造影曾是评价肾积水和肾结石的首选影像学检查方法，但其需要使用对比剂且有电离辐射，因此存在一定的风险。目前，该检查已被超声、多期相 CT 检查和磁共振尿路造影（MRU）等新方法所取代。

超声是一种能快速、安全评估肾功能损害患者的初步检查方法，可用于评估肾脏大小和皮质厚度，排除尿路梗阻。CT 则是对上尿路移行细胞癌（TCC）最敏感的检查方法，能广泛应用于尿路结石和血尿的评估，其对肾细胞癌和不明原因肾肿块的分期及随访也具有重要意义。核医学检查在评估肾功能方面发挥着至关重要的作用，尤其是在儿科领域。MRI 是诊断盆腔癌症（如前列腺癌和膀胱癌）的重要手段，对盆腔疾病的诊断比 CT 更准确，同时对肾血管的评估也具有重要价值。

尿路症状一般分为 3 类：①尿相关，如血尿、排尿困难、尿频等；②肿块，可触及或偶然发现（如 CT 检查发现）；③疼痛相关，如结石、感染等。

不同病变的病理与症状之间多有重叠。例如，肿瘤和结石患者均可表现为血尿，而感染和结石患者均可伴有疼痛症状。目前，有多种影像学检查技术可用于评估尿路疾病。

1. 灰阶超声

灰阶超声具有安全、便捷及诊断信息丰富等特点，是泌尿系统疾病早期诊断中最常用的成像技术。其优点包括：价格便宜、可行床旁操作、无电离辐射、无须静脉对比剂、可实时引导穿刺活检等。

上尿路梗阻通常是可逆的，除非肾脏因反向压力而受损。因此，对于不明病因的急性肾损伤患者，若怀疑合并脓毒症，需要在 4～6h 内行超声检查；如未合并脓毒症，则应在 24h 内行超声检查（NIB 指南）。在大多数患者中，超声可检出肾积水，并确定其原因[1]。

超声在评估肾脏大小、形状、显示血管及肾脏内部结构方面具有重要价值，对肾脏集合系统的轻微扩张及肿块的诊断具有良好的敏感性。内镜（经直肠）超声被广泛用于前列腺疾病（包括癌症）的诊断，并引导活检。

超声有助于鉴别单纯良性囊肿、复杂性囊肿或实性肿瘤，提供详细的病变内部分隔信息。但若超声检查无法对病变定性，而病变的钙化、疤痕和强化模式等更多细节可能有助于定性诊断时，则推荐使用 CT。超声也可用于多囊肾病的筛查和诊断。

对于抗菌治疗后未能完全缓解的肾盂肾炎患者，应考虑行超声检查，以排除梗阻、肾或肾周脓肿、肾盂肾炎其他并发症。

不可逆性肾脏疾病也可通过超声来评估。回声增强是一种非特异性的发现，可见于众多弥漫性肾脏疾病。

2. 多普勒超声

多普勒超声可用于评估肾血管的血流，包括肾静脉血栓形成、梗塞和肾动脉狭窄。使用以下公式，可计算阻力指数（RI）。

RI=（收缩期峰值速度 – 舒张末期速度）/ 收缩期峰值速度。

正常阻力指数为 RI<70%。较高的 RI 可能表明肾内疾病或动脉硬化，也可能提示急性肾小管坏死、

移植肾排斥反应或尿液流出受阻[2]。输尿管梗阻引起的高 RI 可作为输尿管结石的间接征象。RI＞90% 可确定为异常，提示可能发生肾动脉狭窄；肾体积缩小合并高 RI 的患者提示预后较差。

3. CT

相对于超声检查，通过 CT 可发现病变的更多细节，可对超声阴性的可疑病例进一步评估。在大多数情况下，CT 可用于区分超声无法鉴别的肿瘤性病变和单纯囊肿。

平扫的 CT 尿路成像（CT-KUB）是目前临床诊断肾结石的金标准，可用于检测 X 线检查无法发现的结石（其可能原因为：结石的化学成分导致可被 X 线穿透，或结石体积小、或骨骼与结石重叠导致的观察受限）。当患者腹痛、但排除病因为肾绞痛时，CT-KUB 通常能提供替代诊断（如检测到盲肠后位阑尾的炎症）。

CT 尿路造影方案是目前评估上尿路移行细胞癌（TCC）的金标准，应包含延迟期肾盏、输尿管和膀胱成像。该检查方案的敏感性高于其他非侵入性成像。因此，其为严重血尿患者的重要影像学检查[3]。

CT 还可用于评估未定性的肾肿块（包括前文涉及的囊肿）、肾细胞癌分期以及诊断肾静脉血栓。

双能 CT（DECT）可极大提高对多囊肾合并恶性肿瘤患者的诊断效能。同时，由于其可省略真实平扫，从而能够进一步降低辐射剂量。

4. MRI

与 CT 或超声相比，MRI 能提供多序列、多平面（如轴位、矢状位及冠状位）的图像，便于更清晰地观察到内部结构、并根据病变特征做出更精确的定性诊断。因此，MRI 更具有优势。如有需要，可静脉注射钆对比剂，用于肾脏等实体结构的观察。每个器官的强化特征不同，且注射对比剂后，图像采集的延迟时间也会影响器官的强化表现。不同医疗机构采用的成像序列可能略有不同。一般情况下，在使用钆对比剂之前，采用 T_2WI 和 T_1WI 扫描肾脏，而后行动态增强 T_1WI。在 T_2WI 上，液体表现为高信号；冠状位 T_2WI 能很好地显示整个输尿管和膀胱。增强前后的 T_1WI 图像对比，有助于显示肾脏病变及其定性诊断。

MRI 是评估盆腔恶性肿瘤并对其进行分期的基础成像方式，尤其是对于前列腺癌 / 膀胱癌的局部分期、对周围组织浸润（"T"分期）及局部淋巴结状态（"N"分期）的评估。CT 检查更适合于上尿路疾病或并发症的诊断，及远处转移性扩散（M 期）的评估。因此，必要时可将 MRI 与 CT 联合应用。

与肾静脉造影及 CT 相同，MRI 也是评价肾静脉血栓形成的金标准。对于可疑肾细胞癌的患者，当 CT 和超声无法确诊、或患者有 X 线对比剂使用禁忌时，可选择 MRI。

功能磁共振成像（fMRI）作为一种新的成像技术，可提供除解剖学信息外的生理学信息，包括肾血流量和肾小球滤过率（GFR）等。

对于中、重度肾病患者，特别是需要透析的患者，增强 MRI 使用的钆对比剂可能诱发严重的不可逆疾病（肾源性系统纤维化）[2]。放射科医生必须意识到这一点，只有在患者不能通过其他方法诊断疾病时，与临床医生协商并充分评估风险后，才可使用钆对比剂。

5. 腹部 X 线平片

腹部 X 线平片在可疑肾脏疾病的患者中并不常用，但其可用于观察肾脏、输尿管和膀胱的边界是否模糊，同时也作为常规成像在增强静脉尿路造影前进行。此外，腹部平片对肾结石的诊断也有所帮助，可检出成分中含钙、半胱氨酸和鸟粪石（磷酸铵镁）的结石，但对于射线可透性尿酸结石则可能漏诊。此外，部分结石虽然射线不可穿透，但由于其体积较小、或与骨结构重叠，亦可能被漏诊。在上述这些情况下，多排 CT（MDCT）是首选的成像方式。

6. 静脉尿路造影（IVU）

IVU 曾经是上尿路成像的首选方式，但目前 CT 已逐步取代 IVU 成为一线影像学检查。通过 IVU 检查可获得肾盏解剖、肾脏大小及形状等方面的信息。

IVU 可提供如下信息：①肾功能的相关信息；②评估任何程度的输尿管梗阻；③在输尿管内引流术或经皮造瘘引流术前提供肾脏功能情况，如肾脏显影延迟或无功能；④定位结石；⑤诊断集合系统和输尿管的解剖异常，而这些异常对进一步治疗结石、检测集合系统或输尿管肿瘤有直接影响；⑥发现集合系统或输尿管肿瘤；⑦显示肾脏实质；⑧显示集合系统的充盈和排泄；⑨监测肾盏系统及输尿管的移行细胞肿瘤等。但目前 IVU 在临床实际已被 CT 取代，因为 CT 具有更高的敏感性和更短的检查时间，且可良好显示肾周浸润、淋巴结病变、血供等情况。

7. 逆行肾盂造影及顺行肾盂造影

尽管已越来越多地被超声和 CT 所取代，但相比于 CT，逆行肾盂造影及顺行肾盂造影可更详细地显示肾盂及输尿管，诊断尿路梗阻。然而，当患者的病史高度提示梗阻（已知盆腔恶性肿瘤患者出现不明原因的急性肾衰竭伴尿液轻微沉淀），但超声或 CT 未能显示肾积水（由于可能的输尿管包裹）时，可选择 IVU。如其他成像方式无法诊断，输尿管镜检查（选择性插管和输尿管内镜检查）可用于确认上尿路移行细胞癌，并通过镜检取活检，从而获得细胞学诊断确认。

8. 膀胱造影及尿道造影

膀胱造影及尿道造影用于膀胱和尿道检查，可在放射性核素检查后无创性进行，并可用于检测膀胱输尿管反流（VUR）。

9. 放射性核素显像

放射性核素显像可用于检测 VUR 或瘢痕，评估单侧肾功能、血管分布和尿液排泄，并确认组织有无功能。^{99m} 锝 – 二巯基琥珀酸（^{99m}Tc-DMSA）非常敏感，有时可与超声联合使用。

10. 肾动脉造影

肾动脉造影通常仅限于诊断肾动脉狭窄，偶尔也用于诊断困难的占位性病变（肾动脉狭窄也可通过 CT 或 MRA 进行侵袭性较小的诊断）。在无法手术的肾肿瘤患者中，肾动脉造影亦可联合肾动脉栓塞术使用，以控制出血。当患者发生创伤后严重出血时（如肾活检后），肾动脉造影亦可与超选择性栓塞联合使用。在介入性手术中，如肾造瘘管插入术、经皮肾镜取石术（PCNL）和碎石术，通常使用透视或超声检查。

11. 经直肠超声（TRUS）引导下活检

前列腺 TRUS 检查可提供前列腺的细节，并用于多种病变的诊断及引导活检，以评估可能的恶性肿瘤。

（二）疾病／适用条件及路径

多种泌尿系统疾病的表现有很大程度的重叠。例如，血尿的原因包括尿路结石、感染、肾肿瘤、肾盂、输尿管或膀胱的移行细胞瘤及前列腺肥大引起的静脉充血。没有任何一种单一的检查手段或扫描序列可诊断所有的病因。对于血尿及其他复合型症状，应结合临床情况来选择合适的影像学检查。此外，对于某些情况，需要进行多种检查。

1. 下尿路症状（LUTS）

LUTS 包括排尿困难、尿频、夜尿症及尿无力。最常见的原因是前列腺良性肿大，可通过临床检查（包括前列腺直肠指检）进行检测和评估。通常不需要影像学检查，但超声可用于排除继发性肾积水，并评估排尿后膀胱内残余尿量。

血清前列腺特异性抗原（PSA）水平在前列腺良性肥大中会升高，但在前列腺癌中通常更高。如怀疑前列腺癌，TRUS 和活检是主要的确诊方法。考虑对患者进行根治性治疗时，通常会通过 MRI 进行详细的分期。必要时可通过 CT 评估淋巴结和更远处的扩散。放射性核素骨扫描可用于检测骨转移（骨为最常见的转移部位）。

2. 血尿

血尿的原因多样，包括许多与泌尿道本身无关的因素（如出血性体质）。首先通过尿检确认是否存在血尿十分重要。例如，阴道出血也可表现为"血尿"。

引起血尿的泌尿学原因包括感染、结石和上下尿路肿瘤。因此，如要检测每个年龄组的所有重要因素，同时使患者不用承受过度检查和（或）辐射负担，那么检查路径的制订会非常复杂。

一站式血尿门诊的初步检查通常是通过腹部平片来检查射线不可穿透的结石，超声检查用于上尿路肿瘤或梗阻，膀胱镜检查用于膀胱黏膜疾病（如其他方法可能无法探测的小肿瘤）。

如有必要，可根据风险因素进行进一步分析。例如，血尿是肉眼血尿还是镜下血尿（仅在蘸取试纸或尿液显微镜下检测），以及包括患者年龄在内的其他指标。根据作者所在地的方案，CT 可能是首选的初始检查，可能包括 CT-KUB（用来对结石进行诊断）及三期 CT 尿路造影（CTU）。三期 CTU 包括 CT 平扫、动脉期肾脏和延迟期（15min）肾脏、输尿管和膀胱成像。低剂量的替代方法为分期 CTU：在平扫 CT 后，对患者注射对比剂，并在延迟期时，再次注射对比剂，使静脉强化，并进行扫描（相当于一次扫描可同时获得静脉期 + 延迟期成像）。

3. 肾绞痛

肾绞痛是一种典型的、突发的剧烈痉挛性疼痛，从肾角向腹股沟放射，是由于输尿管肌肉剧烈收缩，试图将结石（或血块）从肾推进膀胱所致。肾绞痛常伴随血尿。

通过腹部平片可在急性期发现输尿管结石，但前提是结石不透过 X 线且不被骨遮挡。超声可显示上尿道扩张，但提供的信息较少，故不常用于肾绞痛患者。IVU 可显示对比剂的延迟排泄，显示上尿路扩张的程度，并显示结石阻塞的程度。但如果阻塞严重，可能需要进一步延迟数小时的腹部 X 线影像检查才能确诊。目前该疾病最好的检查方法是 CT 平扫，其不仅可显示上尿道梗阻的特征，还可显示结石和梗阻程度。对于尚未确诊的肾绞痛，CT 也可提供替代诊断的线索，而其他检查则不能提供这些线索。

4. 腹部肿块

肾脏肿块患者可无临床症状。如上腹部肿块可被触及（检查者双手一前一后置于受检者上腹部，后手用力上抬，可感受到肿块在两只手之间来回弹跳），则提示肾肿块。

通过超声检查很容易判断腹部肿块是单个较大的肾囊肿还是多个囊肿，是实体肿瘤还是严重的肾积水。此外，超声还可显示慢性梗阻引起的膀胱明显增大，增大的膀胱范围可从骨盆达脐部。根据超声提示，可选择适当的进一步检查。超声亦可显示巨大的卵巢囊肿，部分大囊肿的范围甚至可超出骨盆。如果希望查找盆腔囊性结构的起源或当怀疑有恶性肿瘤时，可使用 CT。

许多肾脏肿块是在超声检查时偶然发现的，需要进一步评估。如果肾脏肿块性质诊断不确定，可使用 CT 进行进一步鉴别。当超声表现为肾癌时，也可用 CT 进行肿瘤分期的评估。

5. 肾功能受损

肾功能损害可表现为模糊的症状，如："不适"。其通常是在检查与之无关联的其他情况时发现的。

在患者水化充分的前提下，超声的初步评估（特别是在急性情况下），可用于排除梗阻[1]。超声还可以评估肾脏的大小和皮质厚度，为慢性病程的判断提供线索，偶尔也会发现多囊肾是肾功能受损的病因之一。肾脏的血管供应情况可通过多普勒超声或

超声造影（CEUS）进行评估，因为这类检查不存在其他对比剂具有的肾毒性问题。如果需行 MRI 血管成像，可以采用相位对比（PC）和时间飞跃（TOF）技术，即可获得无须对比剂的优质图像。

6. 小儿疾病

儿童尿路结构异常的症状之一可表现为反复的尿路感染（UTI），尤其是解剖异常和膀胱输尿管反流（VUR）。超声是一种无辐射的检查，可以提供许多关于尿道结构完整性的有价值的信息。

通常情况下，一份完整的泌尿系统疾病评估需要功能评价，而放射性核素显像是功能评价的基础。

* 二巯基丁二酸（DMSA）扫描用于探测肾脏大小、肾功能分级及瘢痕形成。
* 放射性核素肾图（MAG3 或 DTPA 肾图），可用于确定患者动态肾功能，并有效地估计每个肾的排泄能力。
* 间接的排尿式膀胱尿道造影（MCUG）能用于评估可配合排尿动作的儿童的 VUR。
* 在制订治疗计划时，使用脉冲荧光透视的排尿期膀胱尿道造影（VCUG）常用于评估 VUR 的偏侧化和严重程度，并排除男孩的后尿道瓣膜症。

MR 尿路造影在儿科影像学中将越来越重要，它对异位输尿管开口的评估非常有用。

二、解剖学概述

（一）肾脏与正交平面的关系

对于许多成像应用而言，了解肾脏短轴和长轴与正交平面的关系非常重要。其位置关系如图 7-1A 至 C 所示。

放射学成像已经成为泌尿外科对各类结石及非结石疾病的管理及手术的重要部分。无论是常规的，还是复杂的泌尿外科手术，均可能导致患者的并发症。而对解剖结构和手术过程的全面分析及良好理解，有助于减少并发症和提高成功率。因此，放射技师和放射医生均需参与泌尿外科诊疗流程。泌尿系统从肾脏延伸至尿道口，由肾脏、输尿管、膀胱和尿道组成（图 7-2B）。

（二）肾内集合系统

肾脏由皮质和髓质组成，髓质内含有复杂的过

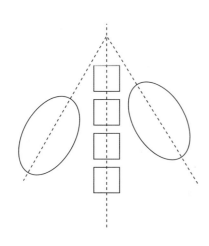

▲ 图 7-1A　肾脏长轴与冠状面（前面）的位置关系

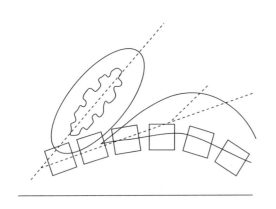

▲ 图 7-1B　肾脏长轴与矢状面（侧面）的位置关系

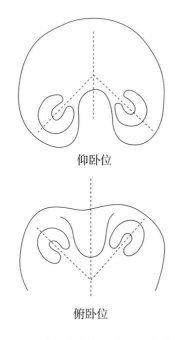

仰卧位

俯卧位

▲ 图 7-1C　肾脏短轴与横断平面的位置关系

滤系统和细小的血管（图 7-2A，图 7-3A 和 B）。尿液经肾小盏流入肾大盏，汇入肾盂，然后通过输尿管流入膀胱。肾脏位于脊柱两侧的腰部，在第 12 胸椎和第 3 腰椎之间，位于腹膜后，被 Gerota 筋膜所包绕。由于个体间的体形差异，其准确的位置略有不同。肾脏长约 10cm，约为第 2 腰椎体高度的 3.7 倍。左肾通常比右肾略长、略窄。右肾通常比左肾略低约 1cm。肾脏的侧面向后旋转。左右肾位置倾斜，上极靠近椎骨，下极较上极更靠前方。

肾内集合系统包括肾盂、肾盏。单个肾盏的尿容量为 2.5～5ml。每个肾脏有 10～15 个肾盏，分为上极、下极和中极 3 个区域，并位于前后方向。这是超声检查时的一个重要考虑因素。上极和下极包含的肾盏结构相对复杂，中极区域的肾盏结构则相对简单。

（三）输尿管

肾集合系统通过输尿管与膀胱相连。输尿管长 25～30cm，常于第二腰椎水平处从肾盂向下延伸，直至盆腔。并且，输尿管走行常临近锥体横突的尖端，并在骨盆侧壁附近向前延伸，最后接近人体中线、终止于输尿管口。左右两个管口在膀胱后壁彼此相距约 2.5cm。输尿管属于腹膜后器官，其肌肉层由纵行肌和环形肌组成。这使它们能够通过蠕动来输送尿液。移行上皮的内层可阻止液体和电解质的吸收。输尿管有 3 个自然狭窄肾盂输尿管移行处（PUJ）、膀胱输尿管连接处（VUJ）和输尿管中段的跨越髂总血管处。结石通常容易阻塞这 3 个狭窄处。

（四）尿道

尿道起始于膀胱颈的尿道内口，距输尿管口 2.5cm。左右输尿管口及尿道内口之间的区域形成一个三角形，称为膀胱三角。尿道全长包括从膀胱颈到尿道外口的距离，是排空膀胱的管道。男性和女性的尿道都可分为几段。由于男性尿道更长（男性为 18～20cm，女性约 4cm）且存在前列腺，因此这些分段的界点在男性中更为突出。男性尿道会穿过膀胱下方的前列腺。

（五）膀胱

膀胱位于盆腔的前部，耻骨联合的后上方，其位置在骨盆内、腹膜外。它的确切位置取决于扩张

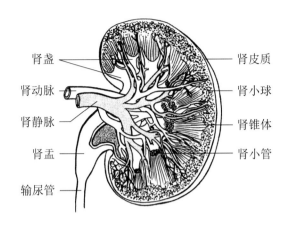

▲ 图 7-2A　左肾冠状面解剖

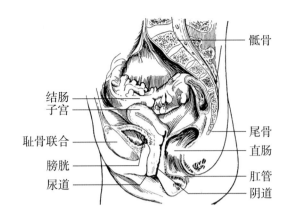

▲ 图 7-3A　女性盆腔正中矢状面解剖

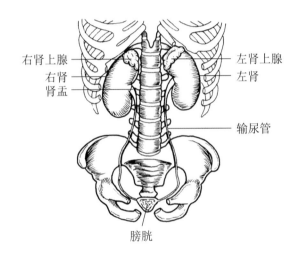

▲ 图 7-2B　泌尿系统前面观

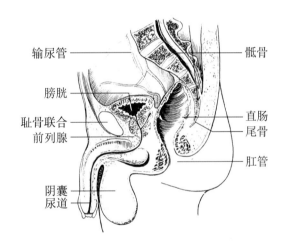

▲ 图 7-3B　男性盆腔正中矢状面解剖

的程度。膀胱充盈时扩张呈卵圆形，膀胱底可上升至骶髂关节水平。膀胱是一个中空的器官，有两个主要功能，即储存尿液和排空尿液。膀胱壁由 3 层组织组成，由内向外分别为黏膜层（移行上皮组织）、肌层（平滑肌纤维构成）和浆膜层。正常情况下，成人可储存 350～500ml 尿液。

三、先天异常

（一）马蹄肾

马蹄肾是最常见的肾脏先天异常，发病率约为 1 : 400。男女比例约 2 : 1。马蹄肾是指两个肾脏的下极或上极（通常为下极，很少发生在上极）融合在一起，形成"马蹄形"的先天肾脏畸形。其融合部分构成峡部。峡部由实质组织带组成，并有自己的血

液供应。然而，在某些情况下，峡部仅为纤维组织。成像过程中需注意的是，融合带会阻碍肾脏的正常旋转，使肾盂的各面均朝前。大多数患者不清楚自己有马蹄肾；但马蹄肾可引起尿路梗阻，因此可能需要治疗。此外，马蹄肾更容易受到钝性创伤，这可能是由于马蹄肾的位置较正常肾脏更靠前（其融合部分位于主动脉和下腔静脉的前面、肠系膜下动脉的后面）。

（二）交叉性异位肾

肾脏位于其对侧的肾窝时，称之为肾脏交叉异位。异位肾常位于正常肾的下侧。在 90% 的病例中，交叉异位肾与对侧正常肾之间存在部分融合，称为交叉融合异位；而在剩下的 10% 病例中，双肾是未融合的，表现为两个独立的肾脏。交叉异位肾可粗

略分为4种：①交叉融合异位肾；②交叉未融合异位肾；③孤立交叉异位肾；④双侧交叉异位肾。这种异常在男性中比在女性中更常见（2∶1），并且左向右交叉异位肾比右向左交叉异位肾更常见（3∶1）。据估计，交叉性融合肾的发病率为1∶1000。

（三）旋转不良

正常的肾脏位于肾窝中，肾盏朝向外侧，肾盂则开口向中线内侧。肾脏旋转不良最常见绕纵轴旋转，表现为肾盂朝前方，也可表现为肾脏肾盂朝向侧面。该异常可发生在单侧或双侧。在IVU上，可见肾盏偏向旁侧；CT则可见为肾盂朝向腹侧。

（四）异位肾

最常见的异位肾是盆腔肾。在大多数情况下，该异常并无临床症状，因此很难判断其发生率。与其他先天异常一样，异位肾也可能引起其他方面的问题。例如，盆腔肾可能引起肾脏积水或膀胱输尿管反流（VUR），临床症状可表现为梗阻引起的疼痛或与反流相关的感染。

（五）胸内肾

胸内肾很罕见，指部分或全部肾穿过横膈进入后纵隔，位置高于第2腰椎水平。该异常多发生在左侧，并且以男性患者多见。

四、肾脏超声

超声已广泛取代IVU，成为肾脏检查的首选成像方式。因为它操作简便、易于获得，并且无电离辐射或碘对比剂使用的风险。

肾脏由于其位置较浅，且其疾病通常表现为肾脏大小、形状和回声的改变，易被超声探查，因此肾脏特别适合超声检查。但常规情况下，输尿管不可见，除非输尿管扩张。

（一）适应证

超声检查可用于腰痛、血尿、肾功能异常、多囊肾家族性疾病筛查、产前发现的肾盂扩张的随访等；还可用于监测已知的肾脏疾病、移植肾的健康状况，并指导活检。

（二）患者准备

患者无须特殊准备，但如果需要同时检查其他上腹部器官可能需要禁食，并且禁食后肾动脉更容易识别。膀胱充盈便于检查膀胱是否有肿瘤、结石或其他情况。在这种情况下，患者应在检查前1h饮水850ml。膀胱充盈过度可能导致肾盂扩张，超声表现为肾积水的假象；如果怀疑这一点，应在排尿后15min对肾脏进行重新扫查。

（三）成像过程

肾脏超声成像应使用2.5～5MHz的凸阵探头，在吸气后屏气的情况下对肾脏进行扫查。该方法便于使肾脏随胸腔扩张向下移动并暂时固定。同时嘱咐患者手臂举过头顶，以便于抬起肋缘下部，并打开肋间隙。肾脏须行纵切面和横切面扫查。测量肾脏双极长度必须纵切面扫查。冠状切面扫查最有利于显示肾盂肾盏系统、输尿管及主要血管。

右肾检查时，患者通常采用左斜卧位。该体位可利用肝脏作为右肾长轴面的声窗，因此有利于右肾的观察（图7-4A）。必要时，可通过肋间隙扫描肾上极，通过肋下缘观察肾下极。在检查左肾时，不建议患者采用仰卧位。因为该体位时，左肾通常被胃和结肠脾区遮挡，难以观察到左肾的矢状面。在观察左肾时，推荐采用右侧卧位行冠状扫查。这也可最大限度地降低超声医师的体力消耗，因为如果患者采用仰卧位，超声医师需要用力拉伸自己的身体，才能获得左肾的图像。脾脏可以作为左肾上极的声窗，而左肾下极的观察则需要更靠后的位置（图7-4B）。

（四）图像分析（图7-4C，图7-5A至D）

图7-4C和图7-5A显示了正常肾脏的超声表现，其形状规则，轮廓光滑。实时扫查可以看到肾脏随着呼吸运动移动。人的肾脏大小大致相同，正常肾脏的长径为9～12cm。如果肾脏长度较正常值相差超过2cm，则可能怀疑肾动脉狭窄[5]。彩色多普勒的血流成像可识别肾动脉，频谱多普勒则可观察其波形，测量收缩期峰值流速。肾动脉狭窄的诊断标准是收缩期峰值速度>200cm/s[6]，并且可以在狭窄远端波形中观察到湍流。

正常肾实质厚度为2.0～2.5cm，其回声与肝脏类似（图7-4C）。慢性肾脏疾病可导致肾脏体积变小、纤维化，超声表现为肾脏回声增强，且肾实质变薄[7]。但老年人的肾脏也可能会出现类似的表现，因为随着年龄的增长，肾实质也会萎缩[8]。肾锥体为

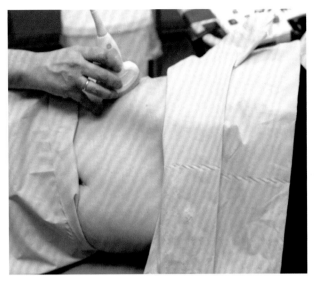

▲ 图 7-4A　超声检查右肾长轴的体位,以肝脏为声窗

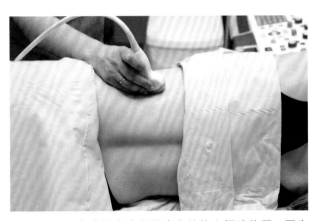

▲ 图 7-4B　超声检查左肾的患者体位和探头位置。因为在大肠中存在气体,因此观察左肾时,探头位置较观察右肾更靠后,尤其是观察左肾下极时

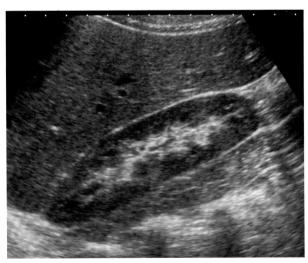

▲ 图 7-4C　正常右肾纵切面超声图像。肝脏可作为右肾超声成像的声窗,也可作为肾脏回声强弱的对照

肾皮质和肾窦之间低回声的三角形区域(图 7-5A)。

由于血管周围包绕有脂肪,肾窦呈高回声(图 7-4C 和图 7-5A 至 D)。肾窦内有肾盏和肾盂等组织结构,除非它们扩张,否则通常看不到这些结构。超声对肾脏阻塞性疾病的检测具有很高的敏感性和特异性。

微小的肾结石可能很难看到,但任何≥2mm 的结石则容易被发现。

肾囊肿易被发现(图 7-5B)。肾囊肿很常见,如果内部无回声且无临床症状,则不具临床意义。但如果肾囊肿内部有回声,就需要进一步检查。长期以来,CT 扫描联合 Bosniak 分类法一直被视为复杂性肾囊性病变分级的金标准。不过近期的研究显示,超声造影(CEUS)也有很高的应用价值。

肾脏的实性病变(图 7-5C 和 D)。图 7-5C 显示了一个可能为肾肿瘤的不均质肿块(实性,混合回声)。图 7-5D 则显示了一个右肾上极的较小高回声肿块,这很可能是血管平滑肌脂肪瘤,其内的高脂肪含量导致了这种典型的高回声表现。能量多普勒可以检查任何可疑的肾脏肿块,也有助于检查移植肾的灌注情况。

肾静脉血栓常发生在新生儿中,也见于肾病综合征的患者。同时,肾静脉血栓也是肾肿瘤的潜在并发症。超声是探查肾静脉血栓的一种快速、无创的检查方法。许多肾脏疾病与发育异常有关[10],因此,当肾脏发育异常时,肾静脉血栓出现的频率更高。

五、膀胱超声

膀胱作为储存尿液的器官,适合超声检查。超声检查尤其适用于膀胱疾病易发的儿童,有助于动态观察评估。

(一)适应证

与膀胱镜检查相比,膀胱超声检查的敏感性较差[11]。尽管如此,膀胱超声检查的适应证仍可包括:疼痛、功能障碍和血尿。腹部和骨盆创伤,无论是钝器伤还是骨折,都可能损伤膀胱;除此之外,膀胱也容易受到穿透性损伤。超声还可用于产前检查或慢性病随访。

(二)患者准备

超声检查膀胱需要患者充盈膀胱,且充盈量为

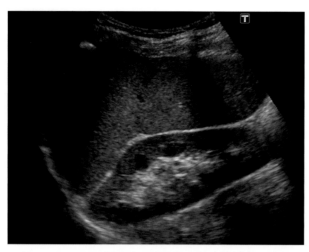

▲ 图 7-5A 正常左肾纵切面超声图像。肾包膜、部分肾锥体及位于中心高回声的含脂肪的肾窦清晰可见

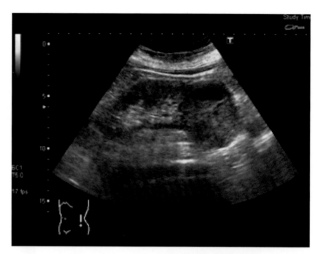

▲ 图 7-5C 左肾下极实性病变超声图像

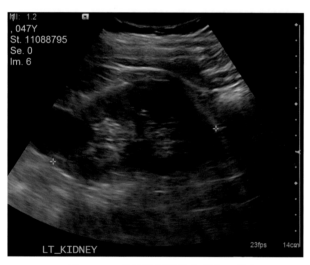

▲ 图 7-5B 单纯性肾囊肿表现为无回声

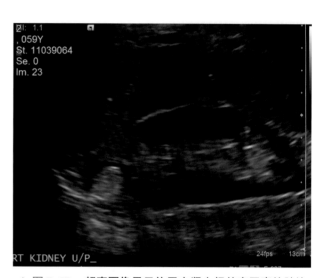

▲ 图 7-5D 超声图像显示位于右肾上极的高回声的肿块

350～500ml。若充盈不足，可能无法完成膀胱显像；而充盈过多，可能会导致假性肾积水。如果同时检查肾脏，最好的做法是先在膀胱充盈状态下扫查膀胱，然后要求患者排尿后再行肾脏扫查。

如果患者有放置导尿管，可在检查前 1h 嘱咐患者饮水，并夹闭导尿管。如果患者有放置导尿管，控制感染尤为重要。

在怀疑患者有尿潴留时，不能嘱咐患者充盈膀胱；除非通过先前扫查，已排除患者尿潴留的可能。

（三）成像过程

使用 2.5～5MHz 的凸阵探头对膀胱进行纵向和横向扫查（图 7-6A 和 B）。

膀胱的正确识别很重要，因为卵巢囊肿和其他

游离的液体区域可能被误认为膀胱，正如膀胱的大憩室可能被误认为卵巢囊肿或其他囊性病变一样。

倾斜探头扫查膀胱三角区，可以显示输尿管下段，将探头向侧面倾斜，显示输尿管口呈小的增厚区域。

（四）图像分析

在膀胱的纵切面图像中，膀胱几乎呈三角形，而在横切面上，膀胱几乎呈长方形（图 7-7A）。膀胱壁及其内部均可被探查。正常膀胱壁轮廓光滑，无凹陷或突起，充盈状态下其厚度为 2～3mm，排尿后可增厚至 5mm。膀胱内液体清亮，无残渣或其他内容物。异常表现可包括膀胱肿瘤、息肉、结石、憩室、膀胱壁增厚（图 7-7B）及异物等。

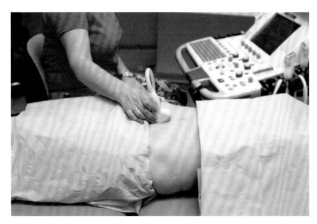

▲ 图 7-6A　膀胱纵切面超声检查的探头位置

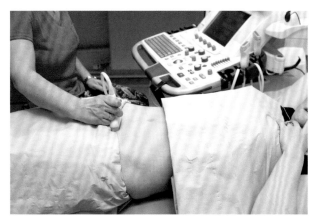

▲ 图 7-6B　膀胱横切面超声检查的探头位置

成年男性的前列腺在膀胱底部、呈圆形有回声的结构。前列腺增大凸进膀胱、使膀胱凹陷的现象在老年男性中并不少见。

膀胱的容积可以通过测量尺寸来计算（图 7-7A）。这种方法对于充盈状态下的正常膀胱是无效的，因为膀胱容量的变化太大，无法建立正常值，除非用于尿潴留和儿童夜尿的情况。然而，膀胱容积可用于定量评估任何排尿后残余量。目前几乎所有的超声设备都有自动容积计算器，只需输入相应的数据就可自动测算。但很难确切地知道各个设备制造商分别采用什么计算公式，但它们通常可能是基于阿基米德计算球体体积的原始公式（$V=4/3\pi r^3$）。如果需要手动计算，可用 Poston 公式（1983；12）。

$$容积 = 0.7H \times D \times W$$

其中，H 代表纵切面的最大直径，D 代表纵切面的深度，W 代表横切面的最大横向直径，所有测量值均以厘米（cm）为单位。

在图 7-7A 中，机器计算容积为 451cm³，而使用 Poston 公式，得到的容积将为 598cm³。这说明了计算结果的可变性。测量膀胱容积最可靠的方法是通过三维超声[13]，但这在许多泌尿外科或普通超声设备中并不具备。然而，要记住的关键点是，计算容积的目的是提示膀胱内是否存在容易引发感染的明显的残余尿，而不是得到一个绝对准确的数字。

图 7-7C 展示了从输尿管口喷出尿液。彩色多普勒很好地显示了尿液从输尿管口进入膀胱的运动。观察尿液的喷射通常不属于检查的一部分，在实时扫查中才能观察到。

六、CT 尿路成像（CTU）

目前肾脏、输尿管和膀胱的主要检查方式是 CTU，并非静脉尿路造影（IVU）[14]。CTU 最主要的缺点是辐射剂量较高，但可通过 CTU 双期扫描方案和迭代重建技术来降低辐射剂量[14, 15]。

（一）适应证

CTU 可用于诊断实质性肿块、肾结石、肉眼血尿及评估膀胱[16, 17]。

（二）患者准备

只需要做好水化，其余无须特殊准备。

（三）患者体位和成像方式

扫描时，患者仰卧在检查床上，双臂举过头顶。通过轴位、冠状位和矢状位激光辅助定位，以确保患者位于扫描仪的中心轴上。患者被移动到扫描机架中，直到扫描参考点处于胸骨中部的位置。

（四）成像过程

平扫范围为从膈肌顶部至耻骨联合。先从肘静脉手动推注 50ml 对比剂，延迟 8～10 min 后，通过高压注射器再注射 50ml。增强扫描范围也是从膈肌顶部到耻骨联合。常规扫描方案：准直 1.2mm，重建图像：①平扫厚层轴位图像，层厚／层间距 5mm/5mm；②平扫薄层轴位图像，层厚／层间距 1.5mm/1mm（软组织窗）；③平扫厚层冠状位图像，层厚 5mm；④增强厚层轴位图像，层厚／层间距 8mm/8mm；⑤增强薄层图像，层厚／层间距 2mm/1.5mm；⑥增强多平面重建（MPR）或最大密度投影（MIP）图像，层厚 5mm。如果发现患者排

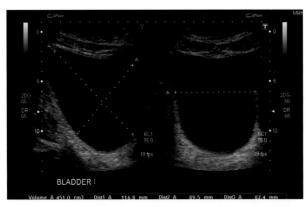

▲ 图 7-7A　正常膀胱充盈状态下的纵切面（左）和横切面（右）超声图像

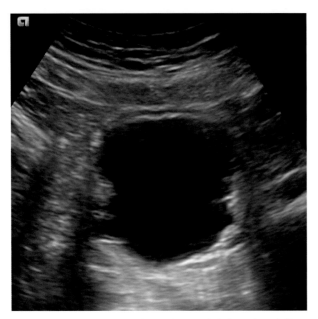

▲ 图 7-7B　膀胱横截面超声图像可见该患者的膀胱壁增厚

泄延迟，则需要推迟成像时间。所有扫描均需在患者屏气状态下进行。

（五）图像解析（图 7-8A 至 E）

轴位图像与冠状位 MPR/MIP 图像可通过"堆栈"（stack）或电影模式进行查看。扫描图像可以用来识别尿路结石、肾实质病变（包括肿块及其增强方式）、上尿路移行细胞癌（TCC）和任何膀胱异常。

（六）辐射防护 / 剂量

低剂量技术：自动曝光控制（mA）和迭代重建算法。

预计 DRL：每个序列 $CTDI_{vol}$ 为 13mGy，每次完整检查 DLP 为 1150mGy·cm。

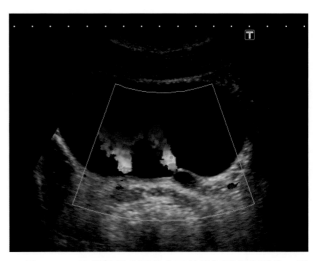

▲ 图 7-7C　正常膀胱充盈状态下的横切面超声图像，膀胱底部可见输尿管喷射，在彩色多普勒上表现为该处彩色信号增强

（七）对比剂及注射参数

剂量	浓度	速率
50ml	300mgI/ml	手动推注
50ml	300mgI/ml	3ml/s
延迟 60s		

七、肾脏 CT

CT 可作为超声和 MRI 的辅助手段。在肾恶性病变伴腹部其余器官转移的情况下，也可作为评价肾实质、形态的主要手段。

（一）适应证

多排螺旋 CT 可用于肾脏恶性肿瘤的诊断、鉴别及分期，良性肾腺瘤的评估，肾移植供体肾的评估和肾动脉狭窄的评价[18]。

（二）患者准备

患者于扫描前 30min 饮水 1L。水作为上消化道对比剂，可减少强化后的肠道伪影，有助于血管及 3D 重建。

（三）患者体位和成像方式

扫描时，患者仰卧在检查床上，双臂举过头顶。通过轴位、冠状位和矢状位激光辅助定位，以确保患者位于扫描仪的中心轴上。患者被移动到扫描机架中，直至扫描参考点处于胸骨中部的位置。

（四）成像过程

标准的肾脏 CT 增强扫描可分为 4 期。在实际操作中，CT 增强扫描的期相数需根据待解决的临床问题来确定。注射对比剂后 20s 扫描动脉早期或血管成像，是肾动脉显影的最佳时相。动脉晚期或皮髓质期通常在注射对比剂后 45~60s 进行，用于评估富血供肿瘤和肾静脉。门静脉期或肾实质期在注射对比剂后 120s 进行，有助于检测实质性肿块和静脉血栓形成。最后一个阶段称为排泄期，在注射对比剂后 3~15min 进行，用于评估肾脏集合系统[19, 20]。

肾脏的增强前平扫范围为从横膈至肾脏下极。静脉注射对比剂后，动脉晚期的扫描范围为膈肌顶部至肾下极，门静脉期和排泄期的扫描范围从膈肌到耻骨联合。

常规扫描方案：准直 1.2mm，平扫及动脉晚期图像层厚 / 层间距 5mm/5mm，静脉期和排泄期图像层厚 / 层间距 8mm/8mm，重建轴位（软组织窗）图像层厚 / 层间距 2mm/1.5mm。肾动脉狭窄病例仅扫描动脉晚期[19, 20]。必要时，可行冠状位 MPR 重建，层厚 5mm。所有扫描在患者屏气状态下进行。

（五）图像解析（图 7-9A 至 C）

轴位图像与冠状位 MPR 图像可通过"堆栈"（stack）或电影模式进行查看。血管的重建可用最大密度投影（MIP）。这些图像可用来发现局部病灶、明确其强化方式、判断肾脏动静脉的通畅程度。

（六）对比剂及注射参数

用量	浓度	速率
75ml	300mgI/ml	3ml/s
延迟 60s/120s/300s		

（七）辐射防护 / 剂量

低剂量技术：自动曝光控制（mA）和迭代重建算法。

预计 DRL：每次完整检查 DLP 为 959.04mGy·cm。

八、磁共振尿路成像（MRU）

磁共振尿路成像（MRU）是一种新兴的泌尿系统成像方式，但并非泌尿道的主要成像方式。由于 MRU 具有非侵入性及无电离辐射的特点，因此适合用于孕妇、儿童及需要反复检查尿路的患者。泌尿系统内的尿液在 T_2^* 加权图像上可呈现出高信号，在无须静脉注射对比剂的前提下即可得到尿路造影图像。静脉注射钆对比剂后的增强 MRI 则可评估泌尿系统的排泄功能，这一点同增强 CT 类似。但该方法仍存在一些挑战：输尿管内对比剂的最佳浓度有待探讨，患者需服用利尿剂以增加尿流量，以及适当的患者选择[21]。

（一）适应证

可疑尿路梗阻的患者，且患者不宜接受电离辐射或碘对比剂过敏。

（二）患者准备

扫描前应嘱咐患者排空膀胱，提高检查的舒适度，防止扫描中断。

（三）成像过程

患者仰卧位，腹盆线圈覆盖从肾脏到膀胱的整个尿路（图 7-10A）。将患者的扫描兴趣区移入磁体等中心处。扫描方案的原则为在合理的时间内获得高质量的图像，同时降低呼吸、输尿管蠕动和尿液流动等运动对图像质量产生的影响。

泌尿系统成像使用的 T_2WI 及 T_2^*WI 序列因磁共振厂商和扫描仪软件而异，但通常采用快速自旋回波序列或其衍生序列［如半傅里叶快速自旋回波（HASTE）序列］。此外，还可使用平衡梯度回波和 3D 序列。我们也可通过屏气或呼吸门控技术来减少呼吸运动伪影。下述 2D 序列已被临床 MR 广泛使用，且每 5~10s 便可获取图像并用电影模式循环显示。

（四）序列

(1) 多平面定位像。

(2) 轴位及冠状位平衡梯度回波序列，范围为覆盖双侧肾脏及输尿管。

(3) 冠状位 HASTE 序列或单次激发快速自旋回波（SSFSE）序列，层厚 40mm，利用上述轴位成像序列进行定位，显示输尿管。

(4) 矢状位或斜矢状位 HASTE/SSFSE 序列，层厚 40mm，在冠状位图像上沿输尿管方向进行定位。

(5) 轴位的 T_2 快速自旋回波（FSE）序列，层厚 3mm，泌尿道狭窄处。

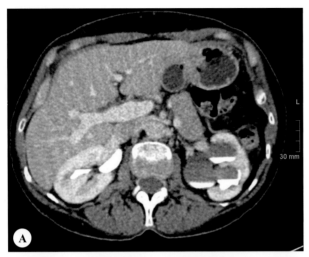

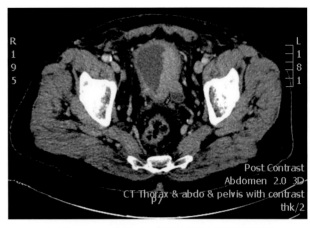

▲ 图 7-8D 轴位 CT 图像显示左侧膀胱壁癌

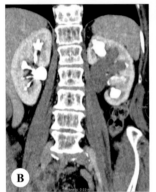
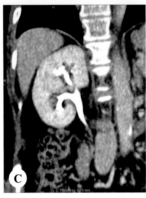

▲ 图 7-8A 至 C 轴位（A）、冠状位（B）和冠状斜位（C）MPR 图像显示右肾盏和右上段输尿管对比剂充盈，左肾积水

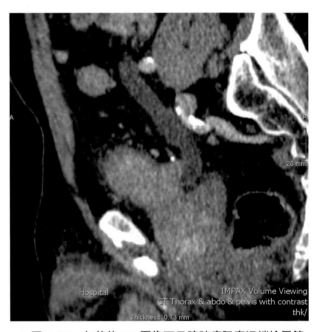

▲ 图 7-8E 矢状位 CT 图像可见膀胱癌阻塞远端输尿管

（五）图像分析（图 7-10B 和 C）

图 7-10B 和 C 所示的 MRU 均依赖泌尿系统内的尿液进行成像。如果尿道狭窄，没有尿液流出，则可表现为狭窄处下端的输尿管不显影。与常规尿路造影相比，MRI 由于空间分辨率较低，因此对钙化和小病灶的检测灵敏度较低。但无须对比剂的 MRI T_2^*WI 能很好地显示集合系统因梗阻而扩张的情况，轻松区分高信号的尿液及周围器官实质。但成像层面内其他含有液体的组织结构也可能覆盖/遮蔽泌尿系统。冠状位 T_2 成像可获得类似于静脉尿路造影效果的图像，非常有用。通常只能观测到有积水的患侧输尿管。矢状位或斜位成像可提供有关输尿管-膀胱连接的信息。狭窄处的 T_2 加权解剖成像表现反应了周围的结构和相关的病理。将各个序列的图像以电影模式循环播放进行浏览，有助于确认输尿管狭窄[21]。

九、肾脏 MRI

（一）适应证

相比 CT，MRI 是次要检查方法，当 CT 诊断不明确或有 CT 禁忌证时，可进行 MRI 检查。当 CT 诊断不明确时，MRI 用于病变定性诊断和指导治疗。当 CT 是患者禁忌证时，可用 MRI 探测病变[22]。

（二）成像过程（图 7-10A）

患者的体位及相控阵线圈的使用同 MRU 扫描（图 7-11A）。采用高压注射器经患者静脉注射钆对比剂。扫描时需要嘱咐患者屏气。应将患者移入磁体等中心处以覆盖感兴趣区。

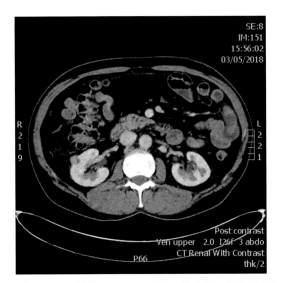

▲ 图 7-9A 轴位 CT 图可见肾右前皮质小肾细胞癌

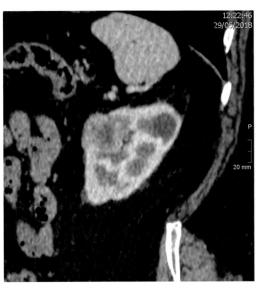

▲ 图 7-9B 局部放大的矢状 CT 图像（与图 7-9A 为同一患者）

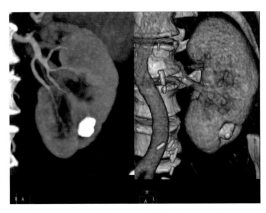

▲ 图 7-9C 冠状位 MPR 图及容积再现（VR）图像可见通畅的肾动脉及肾下极的钙化灶

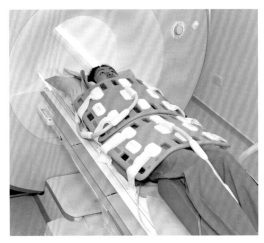

▲ 图 7-10A 泌尿系统成像的线圈摆放

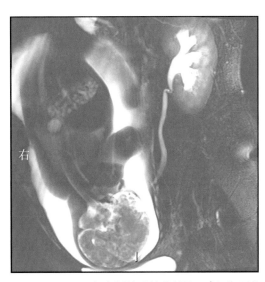

▲ 图 7-10B 孕妇左侧输尿管的斜位 T_2^* 加权图像

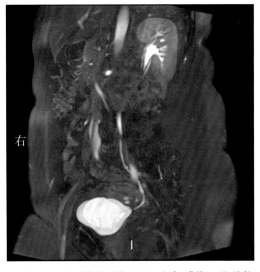

▲ 图 7-10C 增强后的 3D T_1 加权成像 + 脂肪抑制，最大密度投影（MIP）图像显示左侧输尿管

（三）序列

(1) 多平面定位序列。

(2) 冠状位平衡梯度回波 / T_2 加权单次激发快速自旋回波（SSFSE）/ 半傅里叶快速自旋回波（HASTE）序列。

(3) 轴位 T_2 快速自旋回波（FSE/TSE）序列 + 脂肪抑制技术。

(4) 轴位屏气 3D T_1 扰相梯度回波同去相位。

(5) 轴位动态增强扫描（动脉期及肾脏实质期），采用屏气 3D T_1 扰相梯度回波 + 脂肪抑制技术。

(6) 轴位延迟增强扫描（注射对比剂后 5min），采用屏气 3D T_1 扰相梯度回波 + 脂肪抑制技术。

（四）图像分析（图 7-11A 至 E）

肾脏在 T_1WI 和 T_2WI 上呈中等信号，周围有高信号的肾周脂肪。肾盂 - 肾盏系统扩张处所含的尿液，在 T_2WI 上呈高信号，在 T_1WI 上呈低信号。高质量的 T_2 加权成像可检测到肾脏病变［如单纯囊肿（其信号特征同液体）］。复杂性肾囊肿需要与囊性癌鉴别：实性成分在注射对比剂后通常会强化，而囊性成分则无强化。许多实性病变的 T_1 加权图像呈现低信号，但含有脂肪、出血和高蛋白成分的病变则可表现为高信号。肾脏病变的动态强化特征是判断良恶性的重要指标。病变若为肾实质周围的富血供病变，注射对比剂后可见其迅速强化。

实性病变的性质很难通过 CT 和 MRI 来诊断，但是含有脂肪、平滑肌和血管的血管脂肪瘤可以通过使用 MRI 脂肪抑制技术和同反相位成像来探测其脂肪成分，从而进行定性诊断。

在反相位图像中，处于同一体素中的脂肪和水的相位相反，从而导致脂肪的周围呈现出低信号。同反相位成像也可用于探测含铁血黄素，提示病变内出血[23]。

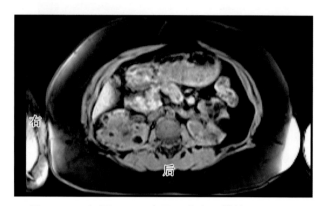

▲ 图 7-11B 与图 7-11A 为同一患者，轴位 T_1WI+ 脂肪抑制技术。双侧肾脏可见多个低信号病变，并证实 AML 病变存在脂肪组织

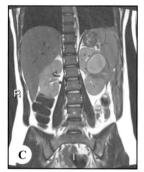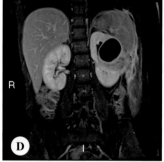

▲ 图 7-11C 和 D T_2WI 上病变显示出高信号（C），但注射对比剂后未见强化（D）。通过扩散加权成像可鉴别肾脓肿与单纯囊肿（图 7-11E）

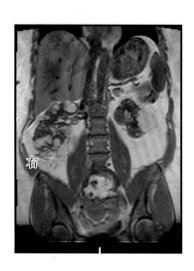

◀ 图 7-11A 血管平滑肌脂肪瘤（AML）的 T_1 加权冠状位图像可见多个含脂肪的病灶，表现为高信号

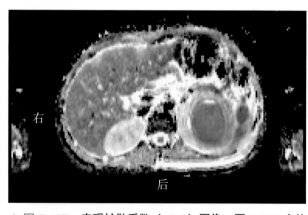

▲ 图 7-11E 表观扩散系数（ADC）图像。图 7-11C 中的病变在 ADC 图上呈现低信号，表明扩散受限，提示该病灶为脓肿，而不是富含液体的单纯囊肿

延迟成像可提高病变的检出率，并可显示肾静脉解剖、血栓和肿瘤对肾周脂肪的浸润[23]。扩散加权成像有助于病变的定性诊断[24]。

（五）对比剂及注射参数

用量	浓度	速率
0.1mmol/kg 钆对比剂		4ml/s
随后注射 20ml 盐水		

十、膀胱 MRI

通过尿液细胞学检查、膀胱镜检查和活检诊断膀胱癌。大多数膀胱肿瘤是浅表性的。CT 或 MRI 仅适用于浸润性癌症患者，可评估肿瘤对膀胱壁及周围盆腔组织的侵袭，同时还可评估淋巴结情况。

（一）适应证

MRI 可用于评估化疗后的治疗效果，并鉴别复发与否[25]。

（二）患者准备

患者无须特殊准备。

（三）成像过程

成像前膀胱应适度充盈。患者仰卧并使用相控阵线圈成像，以获得盆腔脏器的高分辨率成像（图 7-12A）。采用高压注射器经静脉注射钆对比剂。同时应将患者扫描的兴趣区移入磁体等中心处。

（四）序列

(1) 多平面定位像。

(2) 矢状位 T_2WI 快速自旋回波（TSE/FSE）序列，扫描范围包全骨盆侧壁。

(3) 轴位及矢状位 T_2WI 快速自旋回波（TSE/FSE）序列。

(4) 轴位及冠状位 T_1WI 或 T_2 WI，大视野（FOV），扫描范围从肾脏到盆底，以显示肾积水、淋巴结和评估远处转移。

(5) 轴位的动态扫描（平扫及增强后），T_1WI 梯度回波＋脂肪抑制技术。

此外，还可选择扩散加权成像（DWI）。

（五）图像分析（图 7-12B 至 D）

在 T_2 加权图像（T_2WI）上，膀胱壁呈低信号，尿液呈高信号。T_2WI 适用于评估膀胱壁侵犯，表现为呈线性的膀胱壁肌肉（低信号）被肿瘤（低信号／等信号）侵犯并中断。肿瘤和膀胱壁在 T_1 加权成像上通常是等信号的，而膀胱周围的脂肪为高信号。因此，当肿瘤侵犯到膀胱周围脂肪时，可在 T_1WI 上探测到。在动态增强成像上，癌变组织较正常膀胱壁的强化更明显。在 DWI 图像上，肿瘤表现为较正常膀胱壁更高的信号，提示扩散受限，因此 DWI 可能会提高膀胱癌分期的准确性[26]。

（六）对比剂及注射参数

用量	浓度	速率
0.1mmol/kg 钆对比剂		2ml/s

十一、肾血管造影及介入治疗

（一）肾脏血管解剖

肾脏由左右肾动脉供血。肾动脉起源于第一腰椎水平附近的主动脉侧面，位于肠系膜上动脉起点下方（图 7-13B）。每个肾脏通常由单独的一条从主动脉发出的肾动脉供应（图 7-13C），但少数情况下，一些额外的动脉血管直接从主动脉发出并供应部分的肾脏。肾主动脉分为两条或三条分支动脉（肾动脉一级分支），进一步又分为肾段动脉，然后继续分支形成叶间动脉，随后再分为弓状动脉、小叶间动脉，最后小叶间动脉发出入球小动脉，并由入球小动脉供应肾小球。滤过后，血液通过出球小动脉（其分布类似于入球小动脉）离开肾小球，随后依次流入小叶间静脉、弓状静脉和叶间静脉，再经过肾段静脉和肾静脉一级分支，流入肾静脉，最后将血液输送到下腔静脉（IVC）。左肾静脉较长，通常越过腹主动脉的前方汇入下腔静脉，但有时也可以从主动脉后方汇入下腔静脉。

（二）适应证

1. 移植肾

移植肾（图 7-13D）通常位于盆腔内；移植肾的肾动、静脉分别与受者的髂动、静脉吻合，移植肾的输尿管直接与受者的膀胱相连。移植肾患者将定期进行血液检测，以监测移植肾的功能。当移植肾的功能有延迟恢复或退化时，将需要进一步借助

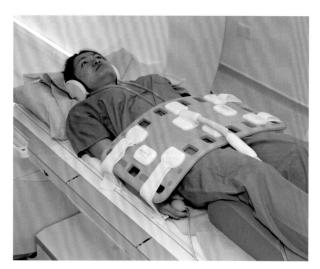

▲ 图 7-12A　膀胱 MRI 扫描的线圈摆放

移植肾活检和（或）影像学评估肾血管（多普勒超声 /MRA+/– 血管成像）的形式来评估。

2. 透析造瘘

部分终末期肾衰竭患者需要血液透析治疗。理想情况下，可通过手术在患者的非优势臂建动静脉内瘘，以此进行血液透析治疗。建立瘘管的常见部位包括腕部的桡动脉与头静脉的连接，或肘部的肱动脉与头静脉或贵要静脉的连接。由于动脉血液较静脉血液压力高，因此当血液从动脉直接流入静脉时，静脉就会动脉化：管腔变大、管壁变厚。在临床上可观测到，通过瘘管的血流呈现明显的"震颤"（嗡嗡声）。大静脉可为大口径的透析针提供长期通道，并允许有效透析所需的持续高血流量。然而，随着时间的推移，血管狭窄仍可能会发生，常见部位在吻合口或针刺部位周围。狭窄可能导致血流量减少，如果此时不采取治疗，则可能导致透析不理想和（或）瘘管血栓形成。针对狭窄的治疗可采用血管成形术。当发生血栓时，如果能早期诊断，可通过溶栓、机械性血栓切除术、血栓抽吸术或球囊血管成形术等方式治疗。此外，隧道式中心静脉导管也为血液透析患者提供了另一条替代通路。在操作困难的情况下，医师可通过 X 线摄影的辅助指导进行导管的插入。

（三）肾血管造影成像过程（图 7-13A，图 7-14A 至 C）

患者仰卧在成像台上，瘘管一侧的手臂放置于一个可透过射线的扶手板上，且必要时、该扶手板

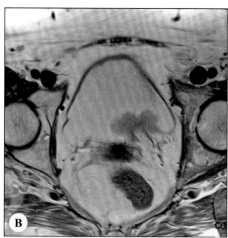

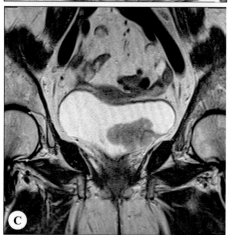

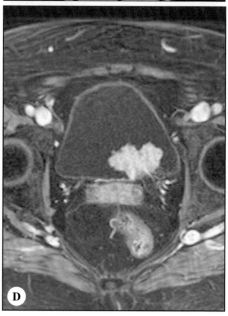

▲ 图 7-12B 至 D　轴位（B）和 T₂WI 冠状位 T₂WI（C），以及轴位 T₁WI 动态增强图像（D）。左侧膀胱输尿管交界处有一个长径约 4.5cm 的息肉状肿瘤块。肿块下方的膀胱壁部分内陷，表明膀胱壁受累，但未见膀胱外病变

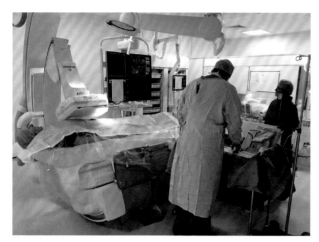

▲ 图 7-13A　肾血管造影的检查室布置

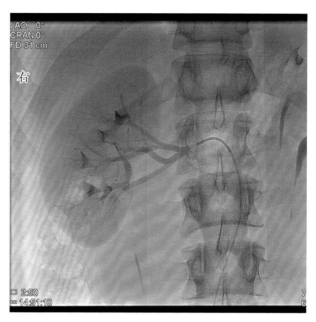

▲ 图 7-13C　DSA 显示右肾的供血动脉

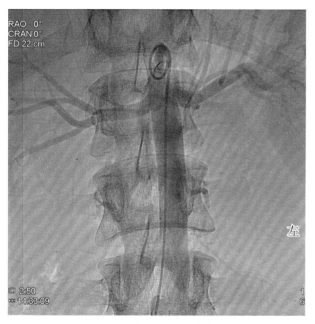

▲ 图 7-13B　腹主动脉及肾动脉 DSA 图像

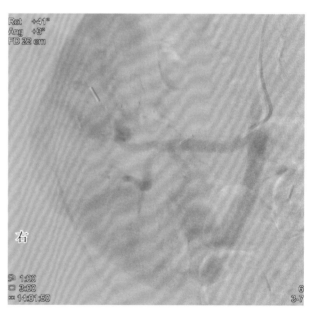

▲ 图 7-13D　DSA 显示位于盆腔内的移植肾

可配合手臂外展。瘘管通常在超声引导下直接穿刺引流静脉，必要时在上臂系上止血带。偶尔也会用到其他通路，如股静脉或颈静脉或环路的动脉侧。摆位时，通常需要前臂旋后以显示瘘管，但也可能需要进行手臂的转动（或改变 C 臂角度）以最佳显示吻合。完整的瘘管影像应包括上臂引流静脉和胸腔中心静脉。由于在 X 线摄影时，中心静脉（锁骨下静脉、头臂静脉、上腔静脉）重叠在肺上，因此，为了减少呼吸带来的运动伪影，摄影应在屏气时进行。纠正血管狭窄的血管成形术会伴随患者的疼痛，因此应考虑镇痛（如吸入止痛气安桃乐或芬太尼）。

（四）肾血管造影成像参数

图像采集	时间	图像总数
2 帧 / 秒	3～4s	5～8 幅

（五）肾血管造影对比剂及注射参数

用量	浓度	速率
5～10ml	270～320mgI/ml	手动推注

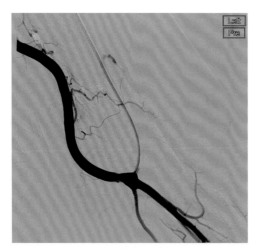

▲ 图 7-14A　在头臂静脉瘘管中实行血管球囊成形术

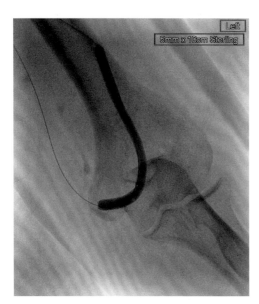

▲ 图 7-14B　血管成形术前，可见透析瘘管处形成的血栓

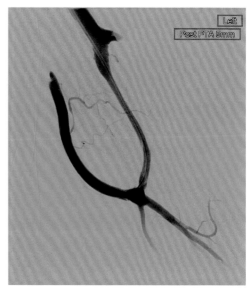

▲ 图 7-14C　血管成形术后，血流通畅

（六）肾血管造影辐射防护 / 剂量

预计 DRL：肾血管造影，每次检查的 DAP 为 48Gy·cm²，每次检查的荧光透视时间 361s。

（七）肾脏血管介入治疗

钝性或穿透性创伤（或医源性损伤）可能导致肾脏出血（图 7-15A 和 B）。

在某些肾细胞癌病例中，当计划进行肾切除术时，可以术前先行肾动脉栓塞，以尽量减少围手术期出血的风险。使用的栓塞剂根据病情有所不同，常用的有聚乙烯醇颗粒、栓塞球、血管堵塞或药物组合。

肾动脉狭窄可由多种情况引起，如纤维肌肉发育不良或动脉粥样硬化疾病。对于移植肾，动脉（图 7-15C 和 D）或静脉通常在吻合口处或其附近形成狭窄。

通过患者的 MRI/CT 图像以及手术过程中获得的 DSA 图像进行测量，可获得狭窄的大小。狭窄处可以采用合适的球囊扩张血管成形术，必要时可使用支架，以维持良好的血流通畅。

（八）肾脏血管介入治疗操作过程（图 7-13A）

对肾动脉进行选择性插管时，可通过股总动脉穿刺进入，并使用如肾双弯（RDC）或 Cobra 等导管。如果手术的目的是栓塞，那么必须选择没有侧孔的导管以防止非靶点栓塞。猪尾型导管可置于肾动脉起点处或正上方，并与注射泵一起使用，以同时观察两条动脉（图 7-13B）。若要对肾动脉进行选择性成像，则可在肾动脉起点使用 RDC 或 Cobra 导管。若想改善视觉效果，则可采用左前斜位 10° 或右前斜位 10° 分别观察左肾或右肾。对于移植肾，有必要对横截面成像进行回顾，以确定最佳进入路径、最合适的导管形状和最佳 C 臂角度，便于观察肾动脉起源。肠道的影像会覆盖在肾动脉上，而丁溴东莨菪碱（Buscopan）可抑制肠道蠕动，从而有助于减少肠道运动伪影带来的干扰。

患者的定位和成像方式与胃肠道血管造影相似（详见第 5 章）。

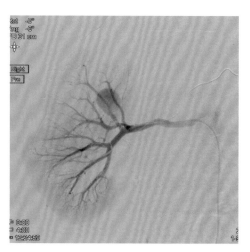

▲ 图 7–15A　外伤性肾动脉假性动脉瘤

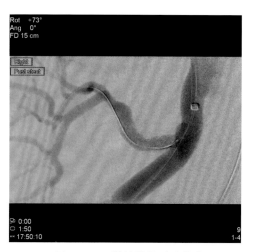

▲ 图 7–15C　移植肾的动脉狭窄

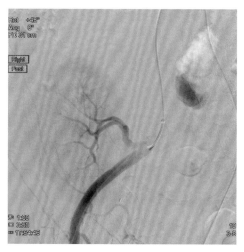

▲ 图 7–15B　肾动脉栓塞后假性动脉瘤

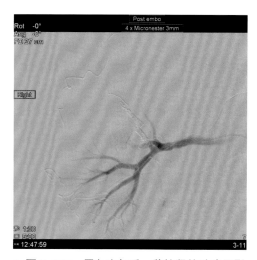

▲ 图 7–15D　置入支架后，移植肾的动脉显影

（九）肾脏血管介入治疗肾动脉成像参数

图像采集	时间	图像总数
2 帧 / 秒	3～4s	6～8 幅

（十）肾脏血管介入治疗对比剂及注射参数

用量	浓度	速率
5～8ml	270～320mgI/ml	手动推注
5～20ml	270～320mgI/ml	10ml/s 高压注射器

十二、放射性核素显像

　　放射性核素显像除了可观察肾脏形态，还用于研究肾脏血供情况、功能和排泄。在给患者注射合适的显像剂进行放射性核素显像后，医师经后处理可得到时间 – 放射活度曲线，从而获取肾功能的定量分析。该曲线图也被称为肾图，可反映注射放射性核素后一定时间内肾脏的放射量。当肾脏功能正常的情况下，可观测到尿液被肾脏排空、通过输尿管排泄至膀胱。膀胱的放射性核素显像是一种间接的、非介入的膀胱造影方法。同时，根据所选择的放射性核素显像剂，还可以获得肾脏的静态图像，以更详细地显示肾实质，计算相对肾功能。数据的获取及图像的生成依赖计算机分析。下面将进一步讲述静态和动态成像。

（一）肾图

　　动态肾显像使用的放射性核素显像剂通过肾小管的分泌或肾小球的滤过，被排泄到尿液中，从而获得肾脏的成像。

在实践中有以下两种使用最广泛的方法。

- 99m 锝 - 二乙三胺五乙酸（^{99m}Tc-DTPA）显像，通过肾小球滤过后排泄到尿液中。
- 99m 锝 - 巯基乙酰三甘氨酸（^{99m}Tc-MAG3）显像，通过肾小管分泌后排泄到尿液中。

与 DTPA 相比，MAG3 的人体器官吸收放射量更低，且能提供更好的图像细节，尤其是在肾功能水平较低的情况下

（二）适应证

肾图可用于可疑梗阻、对 X 线对比剂过敏、肾血流评估、鉴别肾功能或定量评价肾功能，也可用于检查输尿管和肾盂梗阻、膀胱输尿管反流（VUR）和可疑肾血管性高血压。

（三）患者准备

除了常规的患者准备外，还应要求如下。

- 利尿剂应停药 72h。
- 检查前饮水 0.5L。
- 检查前排空膀胱。

（四）患者体位和成像方式（图 7-16A）

患者仰卧在检查床上。探头与检查床平行，并尽可能靠近患者的后面。应使用表面标记物，以确保成像视野包括肾脏顶部及膀胱底部。膝关节可以用垫子支撑以减少患者的不适。

（五）放射性核素显像剂与成像参数

放射性核素显像剂	成像参数
40~200MBq	60 帧，先 1 秒 / 帧，然后 20 秒 / 帧
^{99m}Tc-MAG3 或 ^{99m}Tc-DTPA	能峰：140keV，20% 窗宽

（六）成像过程

采用低能量通用准直器，并将其放置在尽可能靠近患者后表面的位置。然后从肘正中静脉"弹丸式"注射放射性核素显像剂，并获得动态图像。观察的时间需要根据肾功能进行调整。连续图像的采集时间长达 40min：起初 1min 为 1 秒 / 帧，然后 20 秒 / 帧，直到检查完成。

为了区分梗阻和延迟清除，通常使用呋塞米（Lasix）。成人静脉注射呋塞米的推荐剂量率为 0.5mg/kg，最大剂量为 40mg。

（七）图像分析（图 7-16B，图 7-17A 和 B）

采集后应立即查看图像，以确定是否需要重复检查（如患者生理问题、操作人员技术问题等原因均可能需要重复检查）。在定量分析前，可按需移动某些帧的图像对患者的移动进行校正。利用图像处理软件获得时间 - 放射活度曲线。在每个肾脏和膀胱边缘勾画感兴趣区（ROI）。在肾脏之间的区域绘制进一步的 ROI 以确定本底活度。

利用软件去除 ROI 中的本底活度，并计算肾脏及膀胱活度的变化。这些变化曲线可反映肾脏排空和膀胱充盈，提示相对的肾功能。当显像剂从血液中摄取到肾脏时，曲线图开始急剧上升（第一阶段）；曲线的峰值（第二阶段）为肾脏对显像剂的最大摄取

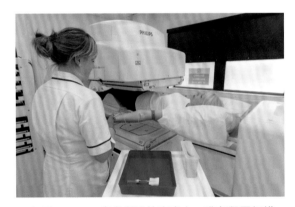

▲ 图 7-16A　患者置于检查床上，准备肾图扫描

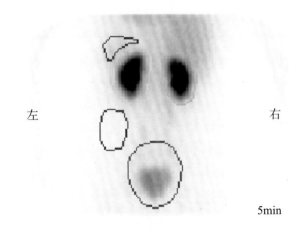

左　　　　　　　　　　右

5min

▲ 图 7-16B　肾图显示肾功能正常

量，出现在肾脏对显像剂的排泄阶段前；曲线中向下的斜坡（第三阶段）显示了显像剂通过输尿管从肾脏到膀胱的排泄过程。

通过对第一阶段进行分析（通常为一个较短的时间范围，如 60~150s），可鉴别肾功能。在这个阶段，显像剂已经完成与血池的混合（即显像剂的血浆浓度不再快速变化），但肾脏尚未开始排出显像剂。

目前，关于呋塞米给药的时间尚无共识，包括以下多种方案。

- 采集前 15min（F - 15）。
- 采集开始（F0）。
- 采集开始后 10min 作为给药的固定时间（F+10、F+15）。
- 采集开始后 20min（F+20）。

十三、放射性核素显像：静态成像

静态显像用 ^{99m}Tc-DMSA（二巯基丁二酸）显示肾实质。它被肾小管吸收、从血液中清除，并在肾皮质中积聚。^{99m}Tc-DMSA 可用于显示肾瘢痕、肾皮质变薄和假性肿瘤。可选择高分辨率准直器以获得最大细节。

（一）适应证

与泌尿道感染（UTI）相关的局灶性肾实质异常病例的检查及随访。

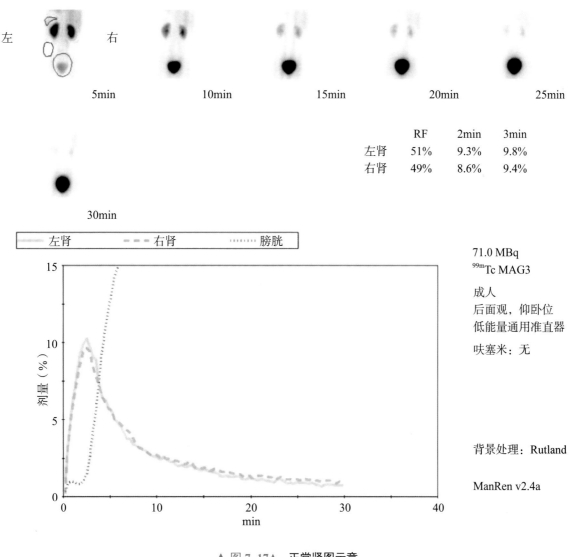

	RF	2min	3min
左肾	51%	9.3%	9.8%
右肾	49%	8.6%	9.4%

71.0 MBq
^{99m}Tc MAG3

成人
后面观，仰卧位
低能量通用准直器
呋塞米：无

背景处理：Rutland

ManRen v2.4a

▲ 图 7-17A　正常肾图示意
RF. 分肾占比

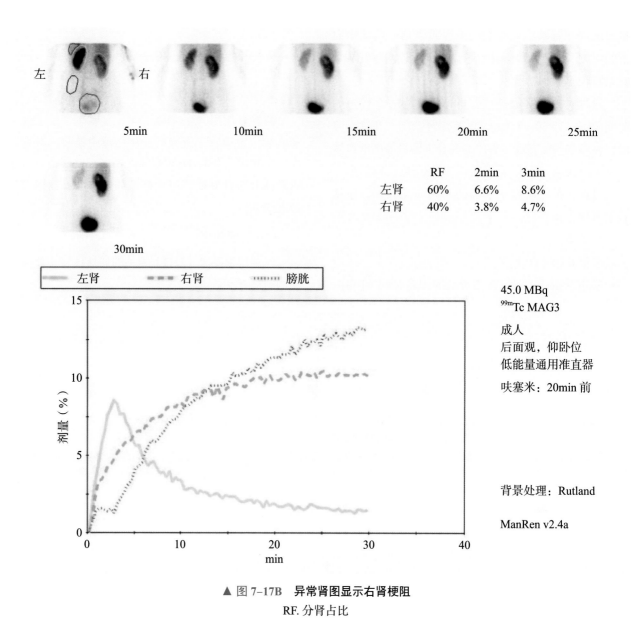

	RF	2min	3min
左肾	60%	6.6%	8.6%
右肾	40%	3.8%	4.7%

45.0 MBq

^{99m}Tc MAG3

成人

后面观，仰卧位

低能量通用准直器

呋塞米：20min 前

背景处理：Rutland

ManRen v2.4a

▲ 图 7-17B　异常肾图显示右肾梗阻

RF. 分肾占比

（二）禁忌证

无。

（三）患者准备

除了常规患者准备，还需注意以下几点。

- 适当地对患者进行水化准备，以降低盆腔内放射性活度的浓聚。

- 小儿注射时在注射部位可使用麻醉膏，以消除疼痛。

- 新生儿通常在喂食后更易睡着。因此，为保证新生儿图像质量、避免运动伪影，最好在喂食后立即成像。

- 必要时，可采用固定患儿、分散其注意力或镇静等方法来辅助患儿制动。

（四）成像过程[27,28]

注射放射性核素显像剂后约 2h，对患者进行成像。新生儿或早产儿由于可能存在肾功能不成熟和低血流量[27]，因此建议在注射后大约 4h 后进行成像。

患者仰卧在检查床上，准直器表面尽可能靠近患者的后部，相机平行于地板。除了后视图，同时也应获得肾区的前视图。若有双探头，可以同时拍摄前、后视图像。将探头从患者下方朝所需方向旋转 30° 进行摄影、或将患者体位调整为斜位，可获得右后斜视图和左后斜视图。对小儿进行检查时，应根据患者大小，使用 1～2 倍的缩放采集。使用垫子固定患儿体位有助于辅助其制动。

另一种方法是在预设时间内以动态模式获取数据，删除有移动的图像并重新排列。关于二巯基丁二酸（DMSA）肾 SPECT 显像在对儿童中的有用性尚未达成共识[28]。

（五）图像分析（图 7-18A 和 B）

定性视觉评估，可用来评估皮质瘢痕和病变。定量评估，可通过计算机分析来获取相对肾功能。后处理技术：①本底减影；②将前后视图中每个肾脏的 ROI 的放射性相加。正常情况下，两个肾脏之间的活性分布为 50%，可接受的标准偏差为 +5%。

相对功能（右肾）= 右肾放射性计数 × 100/ 左右肾脏放射性总数

（六）放射性核素显像剂与成像参数

放射性核素显像剂	成像参数
80MBq	每幅图 300K（矩阵 128×128）
^{99m}Tc-DMSA	能峰 140keV，20% 窗宽

十四、放射性核素显像：排尿性膀胱造影

利用放射性核同位素行肾图成像后、再行排尿性膀胱造影，其本质是一种间接成像的方式。该方法主要用于检测膀胱输尿管反流（VUR），多用于儿童患者。相较于传统排尿膀胱造影，其侵入性更小、且不涉及尿管的插入，因此没有引入感染的风险。

（一）适应证

- 接受过如厕训练的儿童，需要检测 VUR。
- 评估在上尿路扩张患者中，膀胱的充盈及排空对上尿路引流的影响。

（二）禁忌证

无禁忌证，但未接受过如厕训练的儿童可能无法配合完成该检查。

（三）患者准备

除了常规准备之外，还需注意以下事项：检查前预先告知患者检查过程中需要行膀胱区加压，就像排尿一样，但在医生告知可以排尿之前均需要憋尿。

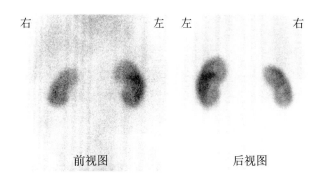

▲ 图 7-18A 注射 ^{99m}Tc-DMSA 后获得的肾脏的前视图和后视图

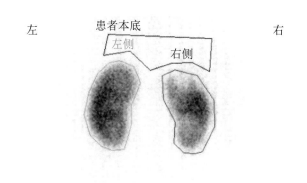

▲ 图 7-18B 在肾脏边缘绘制 ROI ，并去除本底活度

（四）成像过程（图 7-19A）

进行标准肾图检查后，膀胱内会充满含放射性的尿液。然后患者被送回候诊室，并嘱咐饮水。当患者感觉尿意时，会被再次送回摄影室进行成像。

探头处于竖立位置，并配备低能量通用准直器。成像时，虽然男性患者可能更喜欢站立位排尿，但建议患者最好坐在马桶上，因为这样有利于限制移动。伽马相机的成像范围包括肾脏及膀胱。若肾脏已排空，则可以开始摄影。前 20～30 帧是在患者用力排尿、但不是实际排尿的情况下获得的。然后要求患者真正排尿，并在排尿期间采集数据，直到膀胱完全排空，接着再进行 20～30 帧。如果排尿不完全或膀胱中有大量同位素残留，可允许患者回到候诊室补水并重复排尿的过程。

（五）图像分析（图 7-19B）

利用软件将所有已获取的帧相叠加。在肾脏和膀胱边缘绘制 ROI，然后生成时间 – 放射活度曲线。肾脏中的任何明显峰值均提示输尿管反流。在使用电影模式播放时，也可以看到膀胱排空。可通过量化膀胱中的残留量来估计尿潴留量。

（六）放射性核素显像剂与成像参数

放射性核素显像剂	成像参数
肾图的显像剂剂量	在要求时间内每 2s 采集 1 帧，连续动态采集（矩阵 64×64） 能峰 140keV，20% 窗宽（^{99m}Tc）

十五、静脉尿路造影

几十年来，静脉尿路造影（IVU）一直是评价尿路的主要影像学方法。当然，随着成像技术的发展，近年来一些其他成像方法（如超声和 CTU）被越来越多地用于弥补 IVU 在评估尿路疾病方面的局限性。

成人 IVU 的特殊适应证包括术后尿路梗阻或尿漏、尿路上皮肿瘤患者的随访。

常规情况下，IVU 检查需先行腹部准备，但紧急情况下也可放弃腹部准备。IVU 检查的成像设备通常为能够在常规检查床上进行断层扫描的 X 线照相设备。对比剂的注射常采用 19 号针，经肘正中静脉一次性推注温热的（18~20℃）、水溶性的、非离子型、不透 X 线的对比剂，随后再行 IVU 检查尿路。对比剂经肾脏排出，由于含有对比剂的尿液不被 X 线穿透，因此使肾实质以及肾盏、肾盂、输尿管和膀胱可见。许多中心采用腹部压迫法来延迟排尿、促进肾盂/肾盏系统的充盈。

（一）适应证

血尿、可疑移行细胞癌、肾结石、输尿管梗阻、外伤和前列腺疾病。

（二）禁忌证

肾衰竭、骨髓瘤、已知对对比剂敏感且有严重过敏反应的风险。由于对比剂的排泄机制与肌酐类似，因此对于血清肌酐水平高于 200μmol/l 的患者，可能无法满意地排出对比剂。此外，糖尿病患者和肝肾功能严重紊乱的患者也应谨慎使用。

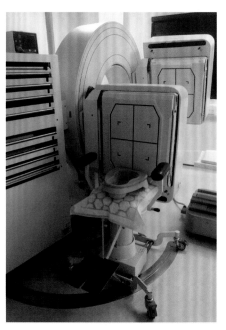

▲ 图 7-19A　利用放射性核素进行排尿性膀胱造影的检查室

（三）对比剂及注射参数

目前的对比剂包括离子型和非离子型，但是它们的排泄机制不同。离子型对比剂主要通过肾小球滤过排出，而非离子型对比剂主要通过近端小管排出。与非离子对比剂相比，离子型对比剂在肾皮质的碘浓度达峰速度要快得多，因此肾脏实质期相第一张图像的采集时间有所不同。对于离子型对比剂，其时间通常为注射对比剂后 1~2min；而对于非离子型对比剂，这个时间常在注射后 4~5min。与高渗离子型对比剂相比，低渗非离子型对比剂的耐受性更好，因此对于有风险的患者（如患有哮喘、糖尿病、过敏、镰状细胞贫血及肾脏或心脏问题的患者）建议使用低渗非离子型对比剂成像。注射的对比剂温度与体温相当，注射的静脉通常是肘正中静脉。该检查常使用 50ml 浓度为 350~370mgI/ml 的非离子对比剂。

（四）患者准备

常规需要行肠道准备，以避免腹部图像受到不透过射线的粪便物质和气体的干扰。常规情况下，要求患者禁食，并服用泻药以排空肠道。肠道准备所用的药物种类及剂量由放射科医生根据患者的情况进行选择。既往试验证明脱水准备会增加对比剂相关的肾毒性，因此不建议采用。检查开始前，还需要求患者排空膀胱。

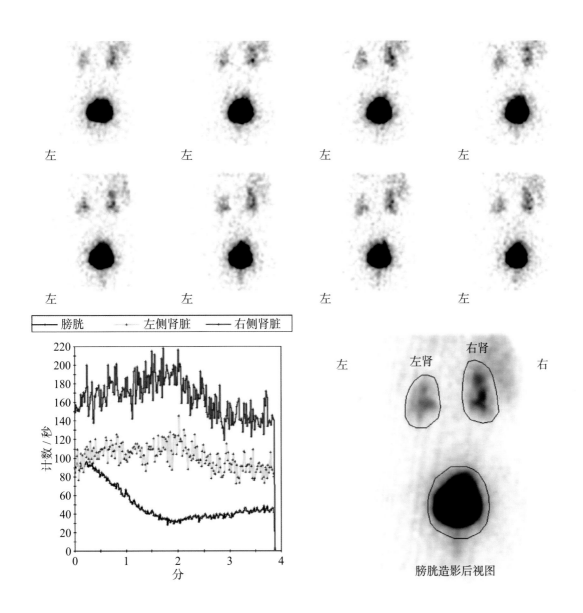

左　　　　　左　　　　　左　　　　　左

左　　　　　左　　　　　左　　　　　左

左　　　　　左肾　　右肾　　右

膀胱造影后视图

▲ 图 7-19B　膀胱排尿异常；当膀胱排空膀胱曲线（蓝色）下降，肾脏（粉红色和黄色）曲线上升，提示反流

（五）辐射防护

常规情况下，应遵守"妊娠规则"，除非紧急情况。

若要观测整个泌尿道，女性的性腺便无法进行射线屏蔽，但男性的睾丸可以通过在大腿上部、耻骨联合下缘下方放置铅箔来保护。

但若图像不包括膀胱和下输尿管时，可以在女性的下腹放置一片铅箔来保护卵巢，从而保护性腺。

1. 图像识别

静脉注射对比剂后，对患者进行图像采集。必须注意每幅图上患者的身份信息、左右标志、每次图像采集的日期和时间等细节。图像的准确计时对检查非常重要，可使用类似时钟的计时设备，并在后处理时使用文本进行标记。

2. 腹部压迫

腹部加压可促进肾盂 - 膀胱系统的充盈。可使用专门设计的器械进行腹部压迫。当其正确放置在前腹壁上方时，在输尿管经过骨盆边缘处可对其进行压迫，从而造成暂时性梗阻，有利于小肾盏的最佳填充。

腹部加压设备应在注射对比剂前完成放置，以便注射对比剂、拍摄第一张图像后可立即使用。肾区造影之后即可放松腹部加压设备，以便于后期显示输尿管和膀胱。使用时应注意：腹部肿块、肾外伤或肾或输尿管结石的患者不能使用；如果患者抱怨疼痛，应停止使用。

使用非离子对比剂的标准成像协议由以下部分组成。

(1) 定位图像：全腹部。

(2) 注射对比剂。

(3) 注射对比剂后 5min，进行肾区成像。

(4) 施加腹部压迫。

(5) 注射对比剂后 10min，再次进行肾区成像。

(6) 解除腹部压迫 20min，进行全腹部成像。

(7) 膀胱局部成像（仅在全腹成像时膀胱未充分充盈的情况下进行）。

(8) 排尿后，进行膀胱成像。

由于必须针对特定的患者和涉及的临床问题量身定制每个 IVU 检查，因此在不同的医院该方案可能有所差异。

男性腹部前后位（AP）的初始图像应包括肾脏、膀胱和前列腺尿道。该图像可作为参考图像，体现对比剂充盈泌尿系统的情况（因为对比剂表现为不透过射线）；该图像也可用作评估腹部准备的有效性。

十六、静脉尿路造影：标准成像方案

在注射对比剂时，从开始摄影像直到检查完成，患者在检查床上静止不动是非常重要的，除非肾功能原因不适合延迟或额外的图像需要患者倾斜或直立。其余的前后位图像按顺序拍摄，以显示肾实质、集合系统、输尿管、充满对比剂的膀胱，以及立即排空后的膀胱。

X 线曝光是在屏气下进行的。静脉尿路造影标准方案的时相需要根据肾脏内对比剂的充盈和排泄情况进行调整。有些患者可能需要采取俯卧位延迟拍摄图像以识别阻塞的位置。对于高血压患者，每隔 1min、3min 和 5min 分别拍摄，用以比较每个肾脏的排泄情况。当对肾脏区域进行成像时，厚层体层摄影术也可作为常规检查，或仅限于肠内容物遮挡的患者。为了明确泌尿系统走行区的可疑病灶，在屏气情况下，加摄患者斜位、直立或仰卧位的图像是有必要的，以确认可疑病灶与尿路的关系。

摄影过程中的图像采集是在直接数字 X 线成像（DDR）探测器 Bucky 系统的视野内进行的，或使用带有移动网格技术的 CR 图像接收器，也可以采用 DDR 透视系统。

（一）前后位腹部泌尿系 X 线平片（图 7-20A 和 B）

在注射对比剂前，获取前后位泌尿系统腹部平片是为了显示尿路情况。

1. 患者体位和成像方式

患者仰卧在检查床上，正中矢状面与检查床面成直角，与检查床中线重合。调整骨盆，使髂前上棘到检查床面的距离相等。如果使用 CR 而不是 DDR，则在暗盒托盘中纵向放置 35cm×43cm 的 CR 成像板，使耻骨联合包含在图像的下部，切记斜射线将投射到耻骨下。图像接收器的中心大约在腋中线下肋缘的水平。

2. X 线束的投射方向和定位

垂直 X 线束直接投射图像接收器中心，腋中线肋下缘水平的正中线上。

（二）注射对比剂后 5min 的前后位成像（图 7-21A）

图 7-21A 是在注射对比剂后 5min 拍摄的，在静脉尿路造影检查的实质期显示肾实质。在获取此图像之后，立即使用压迫器。

1. 患者的体位和成像方式

患者的体位要与获取前后位泌尿系统腹部平片的体位摄影相似。如果使用 CR 而不是 DDR，则在暗盒托盘中横向放置 24cm×30cm 的 CR 成像板，使图像接收器的中心覆盖整个肾脏区域的水平，这个可参考泌尿系统腹部平片来确定。

2. X 线束的投射方向和定位

准直 X 线束直接摄影到正中线预定水平图像接收器的中心。

（三）注射对比剂后 10min 的前后位成像（图 7-21B）

注射后对比剂 10min 后成像的步骤与注射对比剂 5min 后的成像步骤相同。

此图像应显示每个肾脏的肾盂、肾盏和肾盂输尿管连接处（PUJ）最佳充盈的时相。它可以很好地评价集合系统对比剂充盈率差异的比较。与不使用腹部压迫器相比，准确地使用压迫器可使肾小盏得到更好的充盈，这更容易发现肾小盏的小病灶。

（四）注射对比剂后 20～35min 压迫器松解前后位成像（图 7-21C）

注射对比剂 20min 后的成像步骤与前后位泌尿系统腹部平片摄影相同，即在释放压迫器后立即进行曝光。如果认为有必要，可以进行肾脏集合系统的延迟成像。

此图像应显示每个肾脏的肾盂、肾盏以及全段输尿管。膀胱也应充满对比剂。如果膀胱在解除压

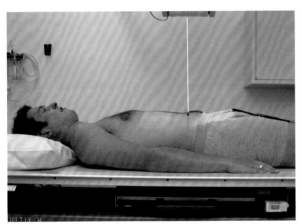

▲ 图 7-20A 使用 CR 暗盒获取患者前后位腹部泌尿系 X 线平片

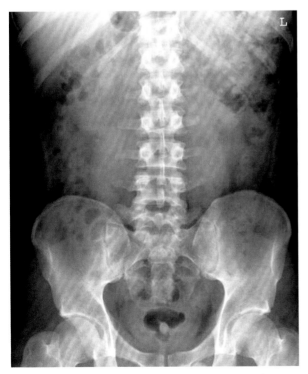

▲ 图 7-20B 腹部泌尿系统前后位 X 线平片

迫后没有得到充分的填充，则可能需要一个相同摄影方式的排尿后全膀胱图像。

注意：可将厚层体层摄影术作为静脉尿路造影常规检查的一部分（图 7-24D）。

（五）排尿后膀胱前后 15° 足侧位成像（图 7-22A 和 B）

图 7-22B 图显示了排尿后膀胱内的液体残留物。

1. 患者的体位和成像方式

患者仰卧于检查床上，正中矢状面与检查床面成直角，与检查床中线重合。调整骨盆，使髂前上棘到检查床面的距离相等。如果使用 CR 而不是 DDR，则在暗盒托盘中纵向放置 18cm×24cm 的 CR 成像板，其下缘在耻骨联合下方 5cm 以确保耻骨联合在摄影范围内。

2. X 线束的投射方向和定位

准直光束应指向足侧 15°，射线中心点位于耻骨联合中线上缘上方 5cm。

（六）对比剂及注射参数

用量	浓度	速率
50ml	350～370mgI/ml	手动推注

（七）辐射防护 / 剂量

通常，静脉尿路造影的有效剂量在 3～5mSv，而 CT 尿路造影的有效剂量可能高达 20mSv。超声检查无电离辐射，因此条件允许的情况下，尽可能选择超声做检查。在一些临床情况下，已经制订了辐射防护指南。指南并不是对临床实践的严格限制，而是良好的临床理念。当然，针对个别患者的特殊需求，也可以根据指南做相应的调整。虽然指南不是绝对的规则，但却有不可忽视的意义，但也没有哪个指南能得到所有人的赞成，因此临床中的任何相关问题均可由放射科医生根据临床实际情况来妥善处理。

需要给患者提供腰部铅橡胶围裙，而辐射束覆盖范围应限制在受接收器大小范围内。

预计 DRL：每次检查的 DAP 为 14Gy·cm²。

十七、静脉尿路造影：特殊摄影体位

在一些病例中，可能需要额外的或改良的投射

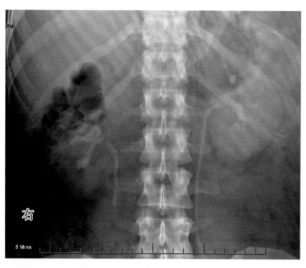

▲ 图 7–21A 使用 CR，注射对比剂后 5min，前后位 IVU X 线图像

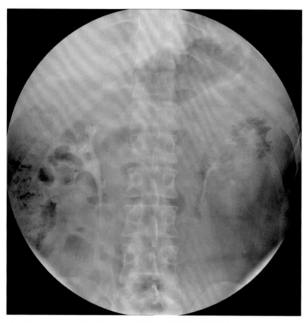

▲ 图 7–21B 使用 DDR 设备，注射对比剂 10min 后的前后位 IVU X 线图像

体位。覆盖于输尿管走行区的异常病灶需要进一步改变投射体位以确定其确切位置。在肾脏充盈延迟或排空延迟的情况下，可在第一次拍摄后、24h 内进行拍摄。此外，一些病例中需要用到俯卧位显示梗阻部位。

（一）后前位（俯卧位）：腹部（图 7–23A 至 C）

该体位用于促进对比剂从肾盂肾盏排入输尿管。在一些病例中其排空时间可持续数小时，此时采用俯卧位可便于显示梗阻的位置。当采用前后位拍摄

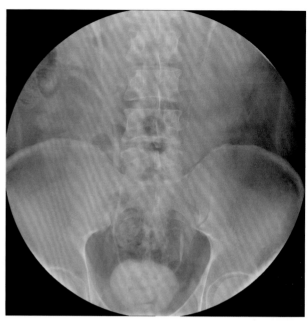

▲ 图 7–21C 使用 DDR 透视系统，注射对比剂 20min 后的前后位 IVU X 线图像，焦 – 物距（FRD）增大以充分覆盖

未能充分显示肾上极时，也可采用俯卧位。在前后位上，肾上极比肾下极处于更深的水平，肾脏和图像有一个轻微的角度。因此，肾脏的长度会些许变短，采取后前位，这种关系就会被反转，以至于肾脏的大小会些许增大。

1. 患者体位和成像方式

患者取俯卧位，中心对齐检查床，调整盆腔，使双侧髂前上棘与床面的距离相等。如果使用的是 CR 而不是 DDR，需要在暗盒托盘中纵向放置 35cm×43cm 的 CR 成像板，使图像接收器位于低位下缘水平中心。曝光时间很重要：患者翻转为俯卧位且深呼吸后，曝光时间约需 30s，这有助于肾脏排空及输尿管充盈。

2. X 线束的投射方向和定位

准直光束 X 线束的投射中心位于肋骨下缘水平中心线。

（二）右后斜位或左后斜位

右后斜位或左后斜位用于显示病灶与肾脏、输尿管以及膀胱之间的病灶关系。在 *Clark Positioning in Radiography*（第 13 版）一书中描述："右后斜位可有效用于区分肾和胆系结石。"基于这些投射体位的图像都可以看到肾脏的轮廓。

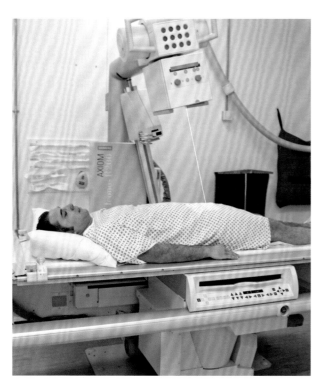

▲ 图 7–22A 使用 DDR 透视系统，排尿后膀胱前后 15° 足侧位成像的患者体位

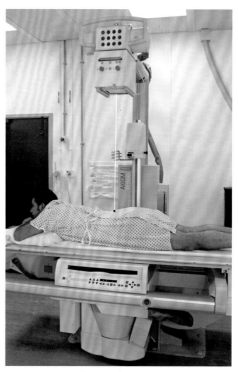

▲ 图 7–23A 患者取俯卧位，使用直接数字 X 线摄影（DDR）。注意：为覆盖全腹部成像，增大了焦–物距（FRD）

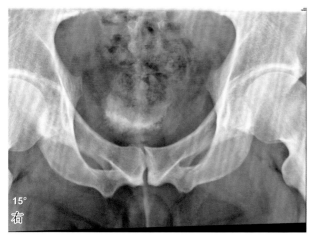

▲ 图 7–22B 排尿后膀胱前后 15° 足侧位静脉尿路造影图像

（三）侧位

侧位可作为斜位的替代选择去确定病灶的相对位置是在肾周或在肾内，肾内的病灶会遮盖或是非常接近椎体，而肾外的病灶通常显示在椎体前方。

（四）前后位 – 吸气

当病灶显示在肾实质内时，可在控制期或造影后 5min 或 10min 采取这个体位摄影，除了曝光是在充分吸气后屏气进行，步骤和其他体位拍摄一致。

（五）体层摄影和体层合成前后位

厚层扫描或体层合成摄影应在造影后 5min 或 10min 时进行，使气体弥散在肾区以显示肾轮廓或肾盂肾盏系统的细节（图 7–24A 至 D）。

1. 患者体位和成像方式

患者仰卧于检查床上，使身体正中矢状面与床面成直角，并且位于检查床正中线上。

2. 摄影步骤

协助患者摆好体位，让肾区被包括在 DDR 探测器中心，如果使用 CR 设备，则在暗盒托盘中横行放置 24cm × 30cm 的 CR 成像板。

选择线性 8°～10° 的体层扫描，使用 8～11cm 的枢轴高度，X 线束旋转垂直入射，其入射位置由已充盈对比剂的肾脏的位置来确定。

Volume Rad 断层融合可能是一种选择。Volume Rad 涉及在使用静止图像接收器进行单次断层扫描期间的一系列 X 射线曝光，然后重建数据，以便可视化从图像接收器表面到成像解剖结构的多个水平面（层面）。Volume Rad 去除重叠 / 覆盖结构，更便于从不同层面中观察解剖结构（图 7–24D）。

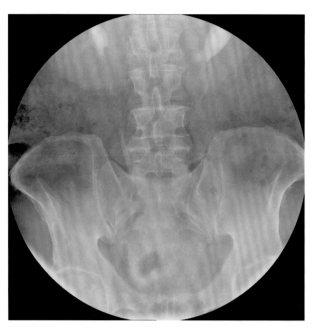

▲ 图 7-23B　对应的俯卧位 DDR 投射图像

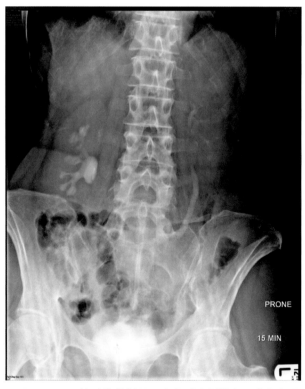

▲ 图 7-23C　俯卧位投射显示左肾对比剂排空及右肾肾盂肾盏对比剂充盈

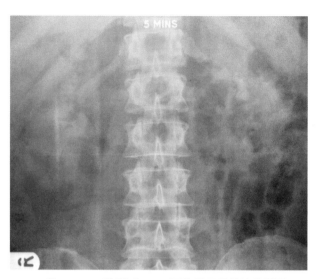

▲ 图 7-24A　造影后 5min 图像显示肠管遮盖肾区

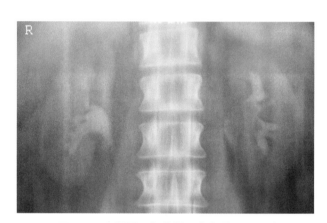

▲ 图 7-24B　肾区无气体影，左肾盂可见一肿块

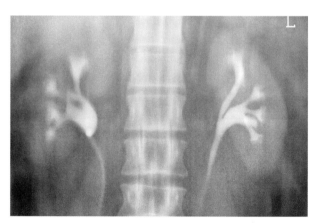

▲ 图 7-24C　厚层扫描（体层摄影）增强了软组织对比

（六）一次性静脉尿路造影 / 紧急静脉尿路造影（图 7-25A 至 C）

如果患者存在肾绞痛的症状且存在肾、输尿管和膀胱的异常 X 线表现，提示患者可能患有输尿管结石，可通过静脉注射对比剂后 10～15min 的影像表现来证实或排除这种情况。

如果图像提示是结石，患者可朝向患侧旋转 15°，观察可疑的病灶是否与肾脏保持相对一致的位

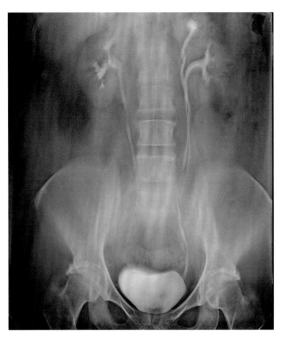

▲ 图 7-24D　静脉尿路造影容积成像（VolumeRad）薄层扫描显示双侧集合尿路系统

置。如果输尿管下端在初始图像上不能够很好的显示，那么排尿后患者朝远离患侧的方向翻转体位则有利于观察。作为替代选择的斜位图像，如果在原始图像上显示为可疑的肾结石，呼气后的腹部 X 线检查是有助于显示病灶的。

肾结石虽然可以移动，但会与肾脏之间保持一个固定的关系，然而覆盖在淋巴结或血管壁上的钙化灶则会单独移动。如果远端输尿管不能够充分显示，可以采用俯卧位。

如果在造影后的初始图像上显示为肾积水或病变显示不清，那么有必要进行延迟成像来显示梗阻的水平。成像时间取决于临床检查的指征和上尿路梗阻的程度。然而，在这个阶段，也可以采取 CT 或超声检查。

成像过程

一次性静脉尿路造影 / 紧急静脉尿路造影的成像技术与腹部泌尿系前后位 X 线平片基本一致，区别在于前者需要在注射对比剂后进行。

注意：患者不需要做特殊准备。

（七）对比剂及注射参数

用量	浓度	速率
50ml	350～370mgI/ml	手动推注

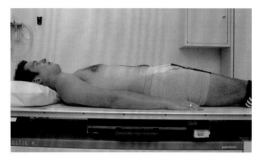

▲ 图 7-25A　静脉注入对比剂 10～15min 的图像。患者仰卧位，于腹部放置 CR 暗盒

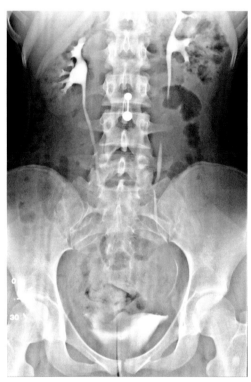

▲ 图 7-25B　注入对比剂后 15min 的图像显示全腹正常表现

十八、CT 肾绞痛（CT-KUB）

肾脏、输尿管和膀胱的 CT 平扫（CT- KUB）是评估疑似急性肾绞痛的标准方案[29, 30]。对于年轻女性患者，在直接行 CT-KUB 检查前，应首先考虑采用超声检查排除是否存在肾积水[30-32]。

（一）适应证

肾 / 输尿管绞痛、泌尿系统结石的随访及不明原因的腰痛。

（二）患者准备

除了充分饮水外，不需要为患者做任何特殊准备。

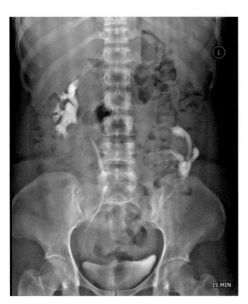

▲ 图 7-25C　注入对比剂后 **15min** 的图像显示右侧肾脏正常，左侧肾脏旋转不良

（三）患者体位和成像方式

患者仰卧在检查床上，双臂举过头顶。通过轴位、冠状位和矢状位激光辅助定位，以确保患者位于扫描仪的中轴。将患者移入扫描仪的机架，直到扫描参考点位于胸骨中部水平。

（四）成像过程

定位像从横膈顶部至耻骨联合的腹部区域。扫描范围是从肾脏上极到耻骨联合。一个经典的扫描方案：准直 1.2mm，采集层厚 1.0mm，3mm 轴位重建和 3mm 冠状位 MPR。在患者屏气状态下进行扫描。

（五）图像分析（图 7-26A 至 C）

轴位图像与冠状位 MPR 图像通过"堆栈"（stack）或电影模式进行查看，以确定肾或输尿管是否存在结石。

（六）辐射防护 / 剂量

低剂量技术：自动曝光控制（kV&mA）和迭代算法对图像进行重建。

预计 DRL：每个序列 $CTDI_{vol}$ 为 10mGy，每次完整检查 DLP 为 460mGy·cm。

十九、逆行肾盂造影

逆行肾盂造影，是一种机械性地充盈的造影过程，利用碘对比剂来显示肾盂、肾盏。这使得无须依赖肾脏排泄对比剂，集合系统及输尿管就能够被观察。通过改变对比剂的使用剂量和浓度，可以控制集合系统的扩张程度和密度高低。先在全身麻醉下进行膀胱镜检查，以便于在受累肾脏一侧找到高密度的输尿管导管。造影可以在手术室中使用移动影像增强器进行，或在膀胱造影术中对输尿管进行置管后将患者送到影像科进行检查。

（一）适应证

观察肾盏和肾盂的解剖结构；检查集合系统内的狭窄或占位性病变。

（二）患者准备

对于膀胱镜检查，患者准备需全身麻醉。

（三）患者体位和成像方式

患者仰卧位，用平行于检查床的影像增强器拍摄肾区和输尿管的后前位摄影图像。

（四）成像过程（图 7-27A 至 D）

透视时，通过输尿管导管注射 5～20ml 对比剂进入患侧肾盂。如果患者术中苏醒诉说腰部有轻微不适，应停止注射对比剂。该成像方式可获得充满对比剂的肾盏和输尿管的常规图像。随后，通过透视将导管抽出，观察对比剂向膀胱内排空情况。当出现任何异常情况时，可进行拍摄记录。

（五）逆行肾盂造影对比剂及注射参数

用量	浓度	速率
5～20ml	150mgI/ml	手动推注

（六）空气逆行性肾盂摄影

空气肾盂造影已经被探索，因为它们可以减少所有在手术室的人的辐射暴露[33]。该操作过程与逆行肾盂造影相同，是在对比剂的帮助下完成的；然而，不采用阳性对比剂，而是通过开放式输尿管导管注入 5～10ml 室内空气。这种技术可以显示集合系统解剖和在穿刺中更好地识别肾盏。

（七）空气逆行性肾盂摄影对比剂及注射参数

用量	浓度	速率
5～10ml	空气	手动推注

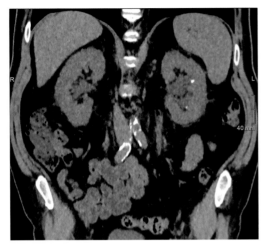

▲ 图 7-26A　冠状位多平面重建图像显示左肾有 2 颗结石

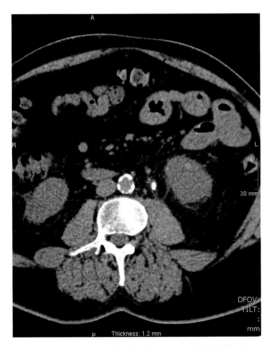

▲ 图 7-26B　左侧输尿管内结石的轴位图像显示结石部位输尿管壁局部轻微肿胀

二十、顺行性肾盂造影

顺行肾盂造影可显示肾盂和肾盏。这需要用细针直接经皮穿刺患侧肾脏，然后将合适的碘对比剂注射到肾盂肾盏系统。该过程是通过使用透视设备和超声或透视结合静脉尿路造影来辅助经皮穿刺。它需进行局部麻醉，使盆腔内容物的取样成为可能。

（一）适应证

当所有其他成像方式都无效时，展示无功能肾脏的肾盏和肾盂的解剖。尿路扩张原因的定位。

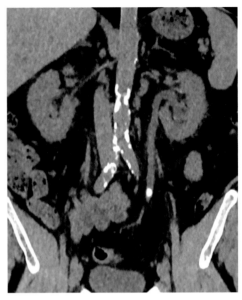

▲ 图 7-26C　冠状位多平面重建图像显示结石阻塞输尿管，近端输尿管和肾盏轻度扩张

（二）禁忌证

未纠正的出血倾向。

（三）成像过程（图 7-28A 至 D）

患者俯卧位或斜卧位，患侧抬高，便于定位和经皮穿刺患肾。对于具有功能的肾脏来说，当使用对比剂观察肾脏集合系统时，可以通过透视和静脉尿路造影完成。而实时超声可用于无功能的肾脏。当穿刺的时候，软导管可以连接到穿刺针上，即可取出尿液样本。

透视时，通过导管注入 5～20ml 对比剂进入肾盂、输尿管，使集合系统和输尿管显影。

患者取俯卧位或斜位，影像增强器平行于检查床，拍摄肾区和输尿管的常规前后位或前斜位摄影图像。患者可以倾斜直立以帮助确定梗阻的位置。检查结束后，如果集合系统存在梗阻，对比剂应进行抽吸。

（四）对比剂及注射参数

用量	浓度	速率
5～20ml	150mgI/ml	手动推注

二十一、膀胱造影

膀胱造影是在膀胱内注入合适的对比剂后对膀胱进行造影的影像学检查技术，这是一个非动态过

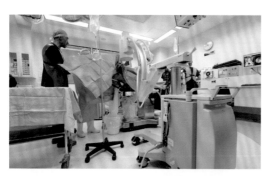

▲ 图 7–27A　逆行肾盂造影的检查室

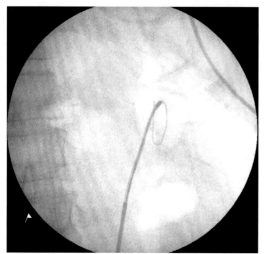

▲ 图 7–27B　逆行肾盂造影 – 高密度导管位于肾盂内

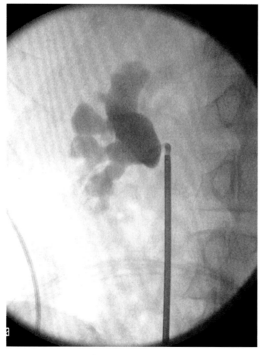

▲ 图 7–27C　逆行肾盂造影显示对比剂经肾盂引流入上段输尿管

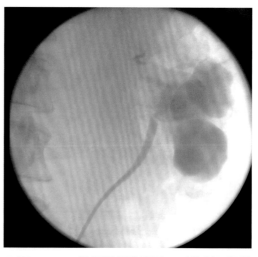

▲ 图 7–27D　逆行肾盂造影显示对比剂经肾盂引流入上段输尿管

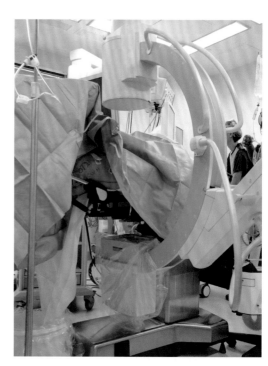

▲ 图 7–28A　顺行肾盂造影检查室

程。该检查过程通常包括膀胱插管、抽取尿液，以及在膀胱充满对比剂后从尿道中取出导尿管；或当膀胱导尿管不能插管时，可以进行耻骨上膀胱穿刺。

选用低碘浓度的有机碘对比剂来显示膀胱内和膀胱周围的细节。对比剂浓度过高可能掩盖膀胱壁内或膀胱壁附近的充盈缺损。对比剂通常在 250ml 无菌瓶中加热至体温。检查使用透视设备结合数字成像设备来方便拍摄膀胱的常规图像。下面描述的检查过程是使用具有远程控制功能的 DDR 透视系统，

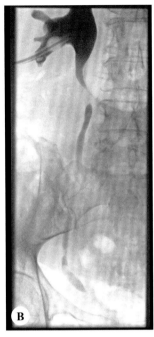 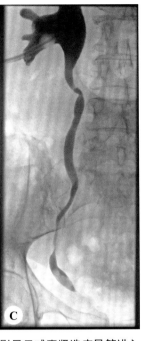

▲ 图 7-28B 和 C　顺行肾盂造影显示球囊肾造瘘导管进入肾下极，并且可见整个输尿管显影

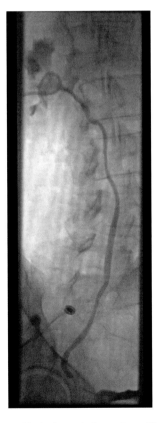

◀ 图 7-28D　另一位患者的肾盂造影图像显示在肾脏下极有一根猪尾导管，并在斜位片中可见输尿管显影

且检查床上配备一个 X 线球管。这样做的优点是可以使中心 X 线束成角度来更好使膀胱显影。

（一）适应证

用于评估可疑的膀胱破裂或低压 VUR，或显示膀胱瘘、炎症或病变，如憩室和肿瘤、创伤和直肠或阴道瘘。先前也用于排尿和尿路成像。

（二）禁忌证

对于可能对碘对比剂敏感的患者应慎重，对尿道的创伤患者可能会妨碍导尿。

（三）患者准备

患者应在接受此项检查前排空膀胱。术前膀胱插管是在严格的无菌条件下进行的。尿道麻醉选用合适的麻醉剂来完成。

（四）成像过程（图 7-29A 和 B）

检查设备采用带有大视野图像接收器且检查床上具有 X 线管的 DDR 透视系统或 C 臂成像系统。使用 Foley 导尿管进行膀胱插管后，从膀胱导出尿液，患者取仰卧位并把导尿管与给药包配套元件相接。在透视条件下，注射 300～400ml 对比剂（20%～30% 重量 / 体积）进入膀胱，直至膀胱充满对比剂。当膀胱充满对比剂后，患者可转动 180° 以确保膀胱内对比剂充分混匀。

获取一系列前后位 / 后前位、左右后斜位和侧位图像来显示膀胱轮廓和膀胱内的充盈缺损。患者的最佳倾斜度可通过参考透视图像来确定。

（五）对比剂及注射参数

用量	浓度	速率
300～400ml	150mgI/ml	灌注

（六）前后位摄影

膀胱前后位摄影是为了显示通过向膀胱腔内注射对比剂使其轻微膨胀时的膀胱轮廓。检查床的足侧应适当地抬高 10° 以使对比剂充分填充膀胱底，这是非常重要的，否则在仰卧位只能看到患者的膀胱后份被对比剂填充。

1. 患者体位和成像方式

患者在检查床上取仰卧位，其正中矢状面与检查床的中心长轴成直角并与之重合。调整骨盆位置使髂前上棘到检查床面等距。如果使用 CR 而不是 DDR，则在暗盒托盘中纵向放置 18cm×24cm 的 CR 成像板，并将暗盒的图像接受器向足侧移位，以使耻骨联合包含在图像的下部。

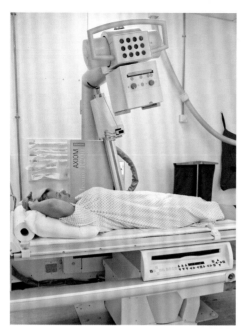

▲ 图 7-29A　膀胱造影患者定位，进行前后位摄影

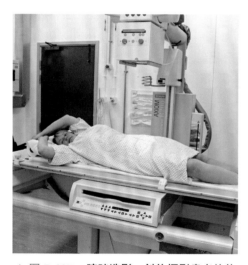

▲ 图 7-29B　膀胱造影，斜位摄影患者体位

2. X 线束的方向和中心线

准直光束沿足侧方向 15°，入射中心位于耻骨联合中线上缘 5cm 处。

（七）左/右后斜位摄影

后斜位摄影显示膀胱外侧壁和膀胱输尿管反流。单侧输尿管的下段，由于输尿管通过下段腰椎进入盆腔，可通过旋转骨盆的角度来显示。抬高患者侧面就可以显示相应一侧输尿管。

1. 患者体位和成像方式

患者取仰卧位，左右两侧依次抬高 30°。在透视

的辅助下找到最佳的旋转角度。髋部和膝关节弯曲，患者支撑在透 X 线束的垫子上。髂前上棘的中点在最靠近检查床的一侧，中心线应该在检查床的中心。如果使用 CR 而不是 DDR，则在暗盒托盘中纵向放置 18cm×24cm 的 CR 成像板。

2. X 线束的方向和中心线

准直光束应垂直于中心线，指向抬高髂前上棘侧的正下方，每侧依次进行检查。图像必须清楚地标明与检查床的接触面。

注意：当使用 DDR 透视系统时，可在远程控制透视下拍摄常规膀胱前后位片以确定最佳的膀胱摄影体位和相关病变的显示（图 7-30A 至 C）。

二十二、排尿性膀胱造影/排尿性膀胱尿道造影/排泄性膀胱尿道造影

排尿性膀胱造影（MCU），也称为排尿性膀胱尿道造影（MCUG）或排泄性膀胱尿道造影（VCUG），用于评估膀胱颈和尿道功能（内外括约肌）的充盈期和排泄期。排泄性膀胱尿道造影可鉴别尿道憩室、尿道梗阻和膀胱输尿管反流。成年女性患者则用于显示膀胱与尿道之间的角度[34, 35]。顾名思义，这种检查主要是评估患者的排尿能力。该检查方法也可用于显示排尿过程中较高压力所致的膀胱输尿管反流，但在较大儿童中，这一检查目前已被间接放射性核素显像排尿性膀胱造影所取代。然而，这项技术仍然用于检查不能配合间接排尿膀胱造影的婴儿和幼儿，除了显示膀胱输尿管反流外，它还提供了一种在排尿过程中膀胱颈和尿道显像的方法。

检查过程采用 X 线透视设备进行膀胱造影。例如，使用可远程控制的 DDR 透视系统，且该系统在检查床上配有 X 线管（图 7-31A）。然而，传统的具有检查床下 X 线管，检查床上方的影像增强器/数字探测器的透视系统在检查幼儿时应是首选，也可能是排泄性膀胱尿道造影的选择，因为图像探测器外壳提供了一定程度的隐私。由于检查过程是动态性自然过程，动态图像使用数字成像设备进行摄影。选用有机碘对比剂，可同时显示膀胱和尿道。

（一）适应证

探讨女性压力性尿失禁、婴幼儿膀胱输尿管反流、男童先天性尿道异常（后尿道瓣膜）及术后评价。

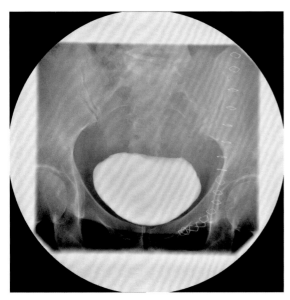

▲ 图 7-30A　膀胱充盈对比剂下的正常 DDR 图像。盆腔左侧可见近期手术残留的皮肤钉

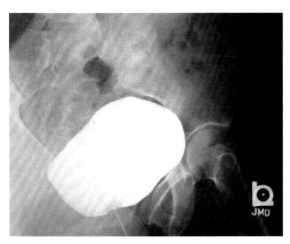

▲ 图 7-30B　膀胱斜位片
图片来源于 Radiologykey.com

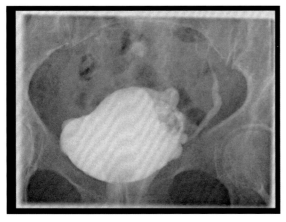

▲ 图 7-30C　DDR 图像显示膀胱左侧体积大且形态不规则的肿瘤，无输尿管梗阻

（二）成像过程

患者仰卧在检查床上，之后进行膀胱插管，膀胱内注满对比剂，检查方法与膀胱造影的方式相似。导管被夹在尿道末端的水平且具有橡胶覆盖的金属夹，这在成像后的图像中显示出来。导管的自由端被固定在大腿上。患者站立，检查床垂直倾斜面向 X 线管，采用前后摄影体位，双腿之间应有一个塑料容器和收集袋以保留尿液。在透视时，对患者进行放松和紧张状态下膀胱和尿道的前后位摄影，患者处在紧张状态是指患者憋尿、没有排尿情况下，使劲排尿。此外，当研究膀胱和尿道之间的角度时，可通过侧位图像进行分析。如果有必要，特别是当观察膀胱和尿道之间的角度时，患者可以坐在一个透 X 线的粪便池上，它位于检查床表面和影像增强器或 X 线管之间。

（三）图像分析（图 7-31B 至 G）

在膀胱内对比剂充盈和排空过程中观察膀胱颈和尿道以评估其功能。

（四）对比剂及注射参数

用量	浓度	速率
250～300ml	150mgI/ml	灌注

（五）辐射防护 / 剂量

预计 DRL：每次检查的 DAP 为 7Gy·cm^2，每次检查的透视时间 1.6min。

对婴儿和幼儿在透视帮助下进行检查，最好使用传统的摄影检查设备。

无论是在影像科还是在儿科病房，膀胱插管应在严格的无菌控制下进行的，这取决于儿童的年龄和科室的流程。如果是在病房内进行膀胱插管，重要的是要将导管（如婴儿鼻胃营养管）固定在孩子的腿上，以防止在检查前导管从膀胱脱出。

二十三、排泄性膀胱造影：儿科

（一）适应证

主要包括产前中度或重度肾盂积水，根据目前英国国家卫生与临床优化研究所指南被确诊为尿路感染，怀疑尿道梗阻，明显的排泄障碍，疑似神经源性膀胱等。

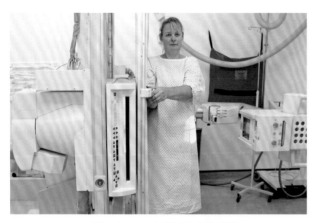

▲ 图 7-31A　膀胱侧位片的体位

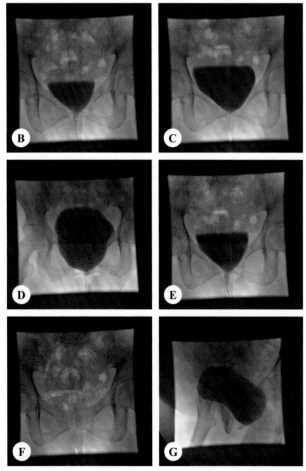

▲ 图 7-31B 至 G　患者直立时获得的膀胱前后位图像。依次为膀胱部分充盈（B）、完全充盈（C）、紧张状态（D）、排泄状态（E）、排空状态（F），以及侧位完全充盈（G）

（二）患者准备

确保儿童身体健康；如为尿路感染患儿需确保尿路感染已得到妥善治疗，且治疗后 3 周以上再行检查。

（三）成像过程（图 7-32A 至 E）

检查开始前，患儿应排空膀胱。

对于婴儿，在透视控制下用温和对比剂充盈膀胱，通过重力作用（50～100cm 高度差）自然引流或缓慢注射，直到自发性排尿发生。少数情况下，需要对患儿进行耻骨上穿刺。

对于幼儿，膀胱需充盈对比剂直至患者诉说不适。注意不可把膀胱充盈太满，粗略估计 1 岁幼儿的对比剂剂量为 40～60ml。

鼓励幼儿排尿可能会很困难，如有可能，应由父母或其他家属陪同鼓励孩子，减轻孩子的忧虑。

在检查过程中，通过透视摄影前后位 / 后前位片来获取完整的尿路图像来显示患者排空时出现膀胱输尿管反流。倾斜片可显示正常输尿管进入膀胱和排除异位输尿管。此外，在排尿期的斜位片或侧位片可显示输尿管和排空的膀胱，延迟期图像可以显示膀胱残尿量及上段尿路的引流情况。

在男性幼儿中，重要的是显示后尿道以排除先天性尿道瓣膜是否存在。

（四）对比剂及注射参数

用量	浓度	速率
1 岁幼儿的对比剂剂量为 40～60ml	75～150mgI/ml	灌注 / 手动推注

（五）辐射防护 / 剂量

必须注意保护性腺。

预计 DRL：每次检查的 DAP，年龄≤1 岁为 0.1Gy・cm^2，1～5 岁为 0.3Gy・cm^2，≥10 岁为 0.4Gy・cm^2。

二十四、尿路造影：男性

对于男性尿道显像，常规 X 线摄影中，最常用的是逆行性尿道造影（RUG）。这些检查方法是最适合显示尿道的管腔内问题，为此通常作为主要的成像方法去检出患者各种尿道异常（如创伤、炎症和狭窄）。尿道造影是利用水溶性物质碘对比剂对男性尿道进行影像检查。逆行性尿道造影在评价尿道管腔异常方面具有优势。逆行性尿道造影和排泄性膀胱尿道造影（VCUG）可以独立进行，但均可以显示全尿路，由于逆行性尿道造影主要用于检查前尿道病变，而排泄性膀胱尿路造影主要用于后尿道评估。

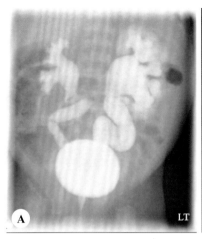
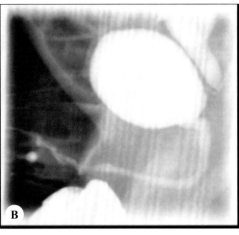
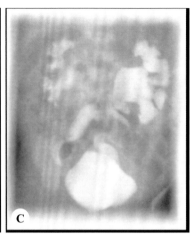

▲ 图 7-32A 至 C　双侧膀胱输尿管反流（A），右侧为 4 级，左侧为全肾内 5 级肾内反流。男性新生儿的正常尿道侧面成像（B），因产前肾积水怀疑有后尿道瓣膜，双侧输尿管积水。睾丸性腺处给予辐射防护。延迟图像（C）用于评估由于肾盂 - 输尿管连接处扭曲后上段尿路引流情况

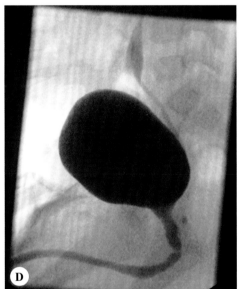
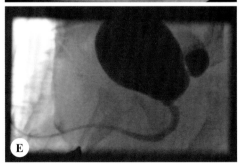

▲ 图 7-32D 和 E　男性患儿，出生 6 天，泌尿道感染和肾盂积水，双侧膀胱输尿管反流 2 级，前尿道和后尿道交界处轻微狭窄，后尿道轻微前凸（D）。经膀胱镜检查确认和切除后尿道瓣膜。男性患儿，7 个月，左侧膀胱输尿管连接处（VUJ）梗阻，尿道侧面成像显示膀胱后份憩室，但尿道正常（E）

逆行填充对比剂进入尿道称为上行性尿道造影。该检查方法使用卡箍式装置封闭阴茎尖端，将对比剂直接注入尿道。往往利用具有橡胶鼻的尿道注射器或小 Foley 球囊导管，在舟状窝处用 1～2ml 盐水将球囊充盈，舟状窝就在尿道口的近端。如上所述，这种方法的缺点是不能充分显示后尿道（前列腺部）。此外，前面已经介绍的经膀胱插管注射对比剂，尿道可能在排尿过程中显示出来。这种方法为下行性尿道造影，伴顺行尿道充盈，也可在某些情况下进行耻骨上膀胱穿刺。

获取充盈对比剂的尿路图像的检查过程，采用的设备是具有床上 X 线管及数字成像的远程控制 DDR 透视系统。

尿路结石嵌顿在尿道内，并且可以在普通成像上显示出来的情况较少见。

（一）适应证

外伤后尿道狭窄、瘘管及破裂且临床提示有必要行逆行尿路造影。此外，逆行尿路造影可用于研究前列腺异常，充盈缺损和生殖系统解剖异常。骨盆外伤后，在行膀胱插管之前，有必要评估尿路损伤。下行性尿路造影可用于显示尿路梗阻部位或男孩先天性尿路瓣膜异常。

（二）禁忌证

过敏体质患者慎用碘对比剂，尿道外伤可能会妨碍插管。

（三）患者准备

如果使用卡箍装置，行尿路造影检查则需麻醉剂，在尿路插管前，注射凝胶或 1% 利多卡因尿道口，通过注射器缓慢注入尿道，对于成人来说，注射剂量可达 11ml。麻醉生效需要等待 3～5min。导尿管润滑后可能会移位。

（四）成像过程

上行性尿道造影（图 7-33A，图 7-34B 至 D），患者在检查床上取仰卧位，利用导尿管或小 Foley 导管（14～16F）引入尿道内，其尖端位于舟状窝内。患者取斜位以显示尿道全程。此外，尽管前后位片显示尿路缩短，但阴茎的前后位片仍需要摄片。使用一根装满对比剂 20ml 注射器，立即注射 6～10ml 对比剂，在透视控制下开始图像采集。如有必要，需要进一步摄片，增加对比剂注射剂量来显示充盈缺损的严重程度。

下行性尿道造影（图 7-33B）（对比剂稀释）如同膀胱造影可以显示膀胱轮廓。患者直立并倾斜 45°，排尿时在透视控制下获得尿道图像。如果患者斜位不到位，尿道根部看起来可能会缩短。

（五）对比剂及注射参数

逆行性对比剂充盈（上行性尿路造影）		
用量	浓度	速率
6～10ml	240mgI/ml	手动推注

（六）左右后斜位摄影（图 7-34A）

患者取仰卧位，这些体位用于上行性尿路造影以显示尿道及膀胱全程。对于下行性尿路造影，患者需要直立体位以帮助排尿。

1. 患者的体位和成像方式

患者仰卧位时，左右两侧抬高 30°。髋关节和膝关节弯曲，抬高侧支撑在透 X 线的垫子上。调整阴茎位置于大腿内侧的软组织上，患者中心相对于检查床的中纵轴重合。精准的患者定位需由透视来辅助。如果使用 CR 而不是 DDR 设备，则在暗盒托盘中纵向放置 18cm×24cm 的 CR 成像板。

2. X 线束的方向和中心线

准直光束的中心刚好在耻骨联合下方。根据患者与检查床的接触面进行图像标记。

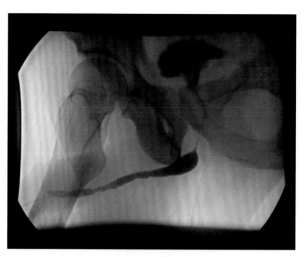

▲ 图 7-33A 上行性尿路造影

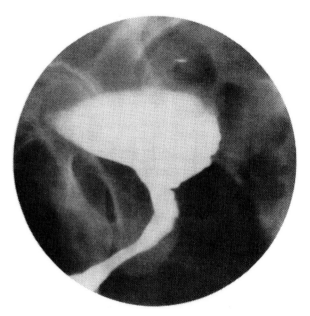

▲ 图 7-33B 下行性尿路造影

（七）前后位摄影

前后位摄影可以弥补斜位摄影。然而，前后位片显示尿道会有一定程度的缩短。

1. 患者的体位和成像方式

患者取半卧位，用一个大的三角形楔形垫或枕头支持背面。调整正中矢状面与检查床的中纵轴重合。使髂前上棘到检查床面等距。两腿分开，阴茎调整到以自然的姿势放在两腿之间。如果使用 CR 而不是 DR，则在暗盒托盘中纵向放置 18cm×24cm 的 CR 成像板。

2. X 线束的方向和中心线

准直 X 线束向头侧偏转 10° 指向耻骨联合上方。

二十五、经皮肾造瘘术

经皮肾造瘘术（PCN）是应用于经皮肾盂及输尿管置管术。经皮肾造瘘术于 1955 年首次报道，经皮肾造瘘术已成为集合系统梗阻后临时引流的一线治疗方法，该方法用于诊断和治疗目的，同时涉及超声和传统透视设备的使用。检查过程与前面描述的顺行肾盂造影类似，但不是使用细针，在肾皮质内开通造瘘口，以便插入引流管或经皮肾造瘘术相关的更大器械。经皮肾造瘘术可为尿动力学研究提供了途径（肾盂压测定）。该技术通常作为一种紧急手术来解除肾集合系统的梗阻，需在无菌条件下进行。

（一）适应证

肾盂及输尿管的解剖评价及缓解肾集合系统的梗阻。逆行性尿路造影失败。在治疗上，对于输尿管梗阻的患者，通过肾脏引流使肾盂减压。它也被用于避开良性或恶性结构，为其他检查提供通道。例如，良性狭窄扩张，顺行性输尿管支架置入，结石取出，肾盂输尿管镜或肾盂内切开术。

（二）禁忌证

除了不合作的患者之外，几乎没有。出血倾向和严重高钾均属于禁忌证。

（三）患者准备

全血细胞计数，凝血功能，血清肌酐试验，血尿素氮（BUN），血清电解质和取尿培养。在手术的开始，所有患者均静脉注射适当的抗生素。在手术之前和过程中应进行镇静。开始之前要行超声检查以了解肾脏的位置和深度及肾积水的严重程度。

在吸气中期，勾画处患肾的轮廓。健肾的位置可能也可使用静脉尿路造影辅助，在此期间肾盂和集合系统呈高密度。

（四）成像程序（图 7-35A 至 D）

患者在检查床上取俯卧或俯卧斜位，患侧面朝上。开始使用 22G 针进行顺行性肾盂造影使肾盂显影，因此有助于评价斜位肾造瘘穿刺的深度和角度。所选穿刺部位应进行局部麻醉。最优穿刺部位位于腋后线偏内的第 12 肋下。利用合适的细针连接在柔性连接管上，在透视控制下引入肾盂。待抽出尿液后，注射 3~5ml 对比剂检查穿刺针位于集合系

统的位置。送尿液样本进行检测。然后，将一根细的、可弯曲的导丝穿过细针进入输尿管，移出细针后，用一个 6.3F 导丝转换接头，套管固定，而后送入细导丝，从肾脏取出。用 0.038 英寸 J 导丝沿套管推进，通过靠近其尖端的侧窗退出，如果可能置于在输尿管内。导丝转换器现已拆除，随后肾造瘘道扩张，应用一个 6F 扩张器、一个 6F 或 8.3F 环肾造术带有加强套管的引流管穿过导向装置线进入肾盂。移除套管和导丝引流环后，通过缝合张力重新形成或排水轴顺时针旋转。引流管连接到一个塑料袋缝合在患者的皮肤上，防止意外移除引流管。

或可使用代替针/导丝转换器，使用一根 18G 套针（Kellett）（0.038 英寸以下），在透视下穿刺肾盂。引入 J 导丝便于膨胀肾造瘘术。

二十六、经皮肾镜取石术（PCNL）

对于有相关解剖学异常的患者（如肾盂输尿管连接处梗阻，流出道狭窄或肾盂憩室），建议采用经皮途径治疗肾脏。与输尿管镜检查或体外碎石术（ESWL）不同，这种方法只用于直径>2cm 的肾盂内结石、直径>1cm 的鹿角形结石和肾下极结石。肥胖症、脊柱侧弯、主动脉瘤或肾动脉瘤的患者或首选经皮肾镜取石术（PCNL）也是其适应证。而且，PCNL 可用于输尿管镜检查失败或 ESWL 或由半胱氨酸或草酸钙组成的结石。成功应用 PCNL 的关键是准确放置肾造瘘管，这样就会有合适的通道可以完全清除结石。因此，泌尿科医生和放射科医生术前应充分讨论放置肾造瘘管的位置，以确保肾造瘘管容易地接近结石。

（一）患者准备

PCNL 是一种通过肾造瘘管来清除肾结石的介入手术，常规在全身麻醉或偶尔在脊髓麻醉下进行。通常这个手术需要 3~4h 来完成。患者进入麻醉状态后，泌尿科医生在患者背部侧面做一个小的纵行切口（1.3cm）与患侧肾重叠。然后，泌尿科医生在皮肤与肾脏间开放一通道，并使用一系列聚四氟乙烯扩张器或探条来扩大这个切口。在最后一个扩张器上套上导管鞘，以确保切口开放。PCNL 的穿刺技术与 PCN 相似，但穿刺点应根据结石的位置进行选择。

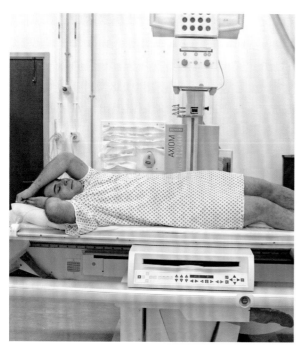

▲ 图 7-34A　右后斜位摄影患者体位

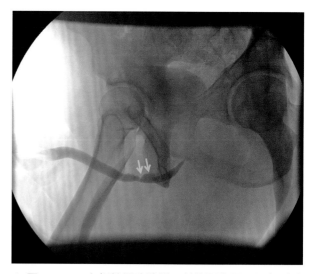

▲ 图 7-34C　上行性尿路造影，斜位图像显示不规则狭窄（箭）

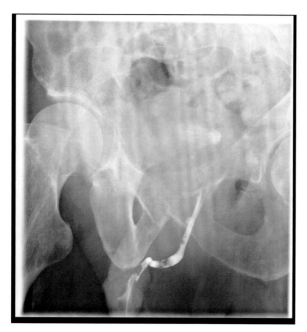

▲ 图 7-34B　上行性尿路造影，斜位图像示意

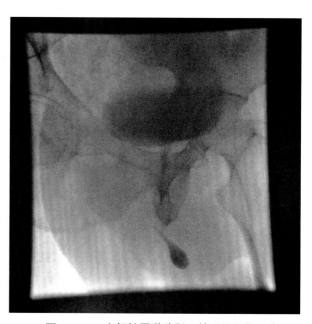

▲ 图 7-34D　上行性尿道造影，前后位图像示意

术前成像包括静脉尿路造影或 CT 平扫。插入肾镜后，泌尿科医生可以尝试直接在内镜下抓取和清除较小的肾结石。较大的结石可被超声波或电动液压探头，或激光碎石机击碎。激光器的优点是可用于所有类型的结石。放置一根导管通过膀胱引流和放置一根肾造瘘管在切口中将尿液从肾脏输送到一个引流袋。24h 后摘除导尿管。肾造瘘管通常患者住

院期间摘除，但也有患者出院后肾造瘘管可能会留在体内。

PCNL 需要使用透视仪，可以在影像科检查室，也可以在手术室中进行。过程中需使用移动影像增强器。

（二）成像过程（图 7-36A 至 C）

患者仰卧在手术台上进行膀胱镜检查，逆行性插管进入患侧肾盂或上段输尿管。通过这个手术有利于将对比剂（150mgI/ml）或二甲基蓝色的溶液注射到肾盂中。然后患者小心地换成俯卧斜位，患侧

朝上。在注射对比剂和二甲基蓝色溶液后集合系统显影，用 18G 针套管刺破下群肾盏的后部。在此过程中，使用 C 臂垂直和倾斜进行成像，以辅助肾脏的定位。

在移除中央针和抽吸尿液、对比剂和二甲基蓝色的混合物，以确保精确定位在集合系统内，以顺行性方式将软导丝及硬导丝进入肾脏。用一些塑料扩张器或扩张器和球囊组合将通道扩张到 30F（约 1cm）。然后将一根 1cm 的鞘套放置在最大的扩张器或扩张球囊上方直接进入肾盂。

使用带有照明的肾镜，可以经导管鞘观察到集合系统，并且便于将结石击碎和去除。在此过程中，

一个冲洗系统被接入肾镜，将从肾盂清除任何结石碎片。应注意，在此过程通过的水与影像增强器不接触。

在手术结束时，将一根 6F 猪尾导管留在肾盂内引流肾内尿液，如果需要检查残留物结石的碎片时可通过注射对比剂来显示。如长时间进行手术，则需要注意 X 线束的准直。

二十七、输尿管支架置入术

在功能上，输尿管支架被用于恢复或保持输尿管通畅。输尿管支架扩张输尿管让尿液经输尿管和周围流动，从而促进碎石的通过。输尿管支架的适应证包括输尿管梗阻。这可能是由于肾炎、肿瘤或腹膜后纤维化所致。对患有输尿管梗阻的患者需要迅速减压，以防止压力损伤肾脏，支架置入也许是一种合适的方法。与其他选择（如经皮肾造瘘术）相比，支架的侵入性更低以及有更小的出血风险。当结石直径较大（直径＞1.5cm）时，为了防止输尿管发生梗阻，尤其在复杂的输尿管镜检查后如果有输尿管炎症的担心，或开放性手术（如妇科手术，直肠乙状结肠或主动脉与髂动脉手术）术前为了帮助识别输尿管，预防性支架可在 ESWL 之前放置。

在支架材料、尺寸、涂层及形态方面，有多个种类可供选择，各类支架的一个共同特征是它们带有多边孔的空心管。支架的近端和远端通常都是卷曲的（如双猪尾导管），有利于减少支架的迁移。

支架放置位置（图 7–37A 至 C）

泌尿科医生通常在手术室内完成输尿管支架置入，需要用透视机来检查支架是否准确定位，通常不用全身麻醉。在透视镜的指导下，确定要插穿的输尿管孔和导丝从输尿管向上推进至肾盂。5F 导管

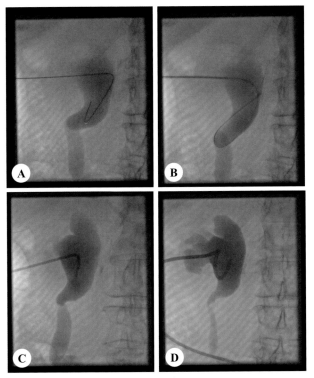

▲ 图 7–35A 至 D　肾造瘘术导丝定位（**A**），扩张器（**B**），造瘘导管定位（**C**），固定猪尾导管（**D**）

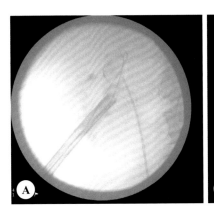
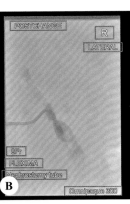
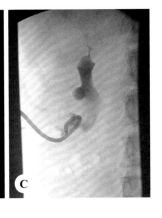

◀ 图 7–36A 至 C　导管鞘位于肾盂（**A**）。图像显示肾造瘘管的位置（**B**），充盈对比剂的肾造瘘管和肾盂（**C**）

套在导丝上进入肾盂，导丝被移除然后执行肾造瘘口摄片，然后更换导丝取下导管。将选定的输尿管支架套在导丝上，用支架推进器向上推进。支架上的不透明标记指示已通过输尿管支架的长度。一旦支架的近端卷曲度在肾盂内，通过支架上的标记和观察到支架远端的标记在膀胱颈部，导丝移除，展开支架。

支架的移除很少需要透视镜检查，除非支架出现了问题。

输尿管解剖结构异常情况下，或输尿管梗阻的性质或严重性阻止输尿管支架的逆行性置入，这个或许可以采用顺行性置入进行。这包括插入导管，类似于肾造瘘术的方法。逆行性插入有利于避免对肾脏的损伤，而顺行性插入可能会出现肾脏受损。

二十八、冲击波体外碎石术（ESWL）

20 世纪早期，肾结石开始被视作为健康问题，肾结石患者的年龄大多在 30～60 岁[39]。近年来，这种全球性的结石发病率正逐渐增高，虽然在大多数情况下不会危及生命，但患者却饱受肾结石引起的剧烈疼痛折磨，甚至需要住院治疗[40-42]。

在 20 世纪的最后几十年中，肾结石的治疗经历了很大的变化。1980 之前，开腹手术是十分常见的。此后随着输尿管镜、经皮肾穿刺术结合 ESWL 的引入，这些方法在肾结石的治疗中发挥了很大作用[43]。

（一）历史沿革

大量实验测试已经证明了体内冲击波的安全性和可重复性。1980 年 2 月，在德国慕尼黑 ESWL 首次进入临床应用。原型机 H M1 是由 Dornier 公司生产的。Chaussy 等（1980；44）研究报道了他们早期对 72 例肾结石患者的早期临床结果。这些患者共接受了 500～1000 例次的冲击波治疗，其中 69 例患者治疗后接受了 X 线检查，8.5% 的患者有残余结石。

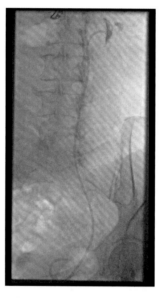

◀ 图 7-37B　支架展开

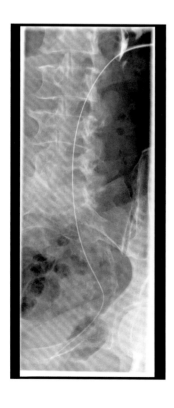

◀ 图 7-37A　导丝定位

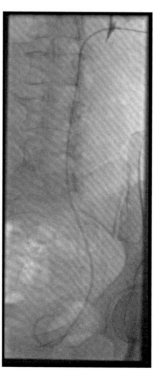

◀ 图 7-37C　支架置入

然而，其中 2 例鹿角状结石和 2 例输尿管结石患者的冲击波治疗都失败了，需要开腹手术。15% 残留碎石的患者出现了肾绞痛症状[43, 45, 46]。

HM3 在 1984 年上市，此后又出现了几代新型碎石机。它们在冲击波的产生和其他方面（如工作台设计）进行了革新。所有的改进都是在努力地提高结石破碎的成功率，降低患者的发病率和提高其易用性。

ESWL 已成为泌尿结石的主要治疗方法。尽管它是可行，但还是存在一些问题。例如，并发症方面的问题，结石碎片通过输尿管导致梗阻问题和组织损伤[43, 45, 47-51]。

Steinstrasse（在德语中意思是"石头路"）这个术语，是指当结石碎片在肾脏中堆积时，前面的碎石片被卡住，导致随后的碎石片被滞留在其后面。粗略估计有大约 2/3 的碎石渣会自行地排出。然而，对于那些不能自行排出碎石的患者，放置造瘘管有助于通过恢复输尿管蠕动促进结石碎片排出。对先前的碎石片反复 ESWL 也能促进结石的排除。如果存在与梗阻相关的感染性病变，行肾造瘘术引流来紧急减压是有必要的[52-58]。

（二）碎石机

碎石机用于 ESWL，主要需要解决 3 方面的问题：超声波发生源、冲击波的聚焦方法，以及冲击波与人体的无衰减介质。除这些之外，使用透视检查或超声检查也是需要的[43, 59]。

（三）超声波发生源

目前主要有 3 种冲击波源：电磁式冲击波源、电动液压式冲击波源和压电式冲击波源（图 7-38A 至 C）。电磁式冲击波源包括一个含有金属膜的冲击管包绕的磁性线圈。当向线圈施加电荷时，线圈金属膜由于其相反电荷而被排斥。这就产生了一个冲击波，该冲击波通过声透镜聚焦。这种类型的发生器需具有较大的皮肤进入区和小焦点，这个与电液压式碎石机相比疼痛较小。

电动液压式冲击波源发生器是最先得到发展的。由单源（电极）在水下放电产生冲击波。电极周围瓦斯爆炸引起水蒸发，这种快速膨胀从原点产生冲击波。然后，通过声学透视镜进行聚焦。

压电式冲击波源发生器由一系列沿着半球型线排列的极化多晶陶瓷元件组成。当高压充电时，这些电压都会同时膨胀。这就产生了冲击波。

为了将冲击波聚焦在结石上，碎石机使用了不同的方法。点源发电机（液电式）使用椭球反射面将冲击波聚焦到结石上。线源发生器使用声透镜聚焦（电磁式）或球面发射聚焦（压电式）。

聚焦体是指冲击波聚焦的区域。一个较大的聚焦体与一个较大的峰压力和更大的结石碎片相关。组织损伤增加的不良反应也随之而来。

（四）物理学原理

冲击波是持续时间约为 5μs 的能量脉冲的短脉冲。有时被称为压缩和拉伸阶段。在液体中，它们影响密度、压力和粒子速度。该波开始时立即跃升至约 40MPa 的峰值正压。这被称为"震动"。这种转换超出能测量值的范围，持续时间<5ns。压力大约在 1μs 之后降到零。随后出现一个负压区域，持续时间约为 3μs，负压峰值在 –10MPa 左右。负压力的幅值小于正压力的峰值，波形的负相位一般不会有冲击，也就是说没有突然转换。与这 5μs 合在一起的脉冲称为冲击波，冲击脉冲或压力脉冲；然而，从技术上讲，它只是一种急剧领先的转变（正压力）即是一种冲击。这种正负波的原理与正负峰之间的时间有关，它可能会影响波的有效性。如果速度过快，第二个正峰值与前一波的负压力同时出现，它们将抵消一些各自的破坏性影响。然而，如果速度太慢，治疗效果就会不理想，因为可能会使患者处于全身麻醉状态下的时间过长。同时也会影响到医院的周转时间，这是一个必要的经济考虑。

（五）聚焦冲击波

耦合

冲击波需要介质来传播。介质可减少衰减，使更多的冲击波达到目标——结石之处。

最初的碎石机将患者浸泡在水浴中，其声学阻抗类似于人体软组织。新一代所谓"干式碎石机"使用一个巨大的充水气球，上面涂上超声凝胶。这种类型的碎石机更方便，对于患者的定位拥有更大的灵活性。然而，一些新型号的碎石机已经回归水浴，患者躺在一个较浅的"浴缸"里而进行碎石治疗。无论使用什么型号的碎石机，原理都是一样的。冲击波应该产生并通过尽可能少的界面传播到肾结石，

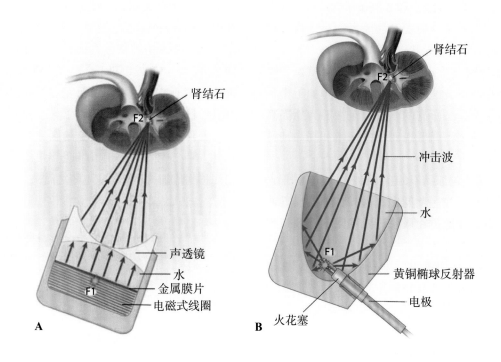

▲ 图 7-38A 和 B　冲击波在身体外部（F1）产生，并集中在体内的肾结石（F2）
分别为电磁式冲击波源（A）和电动液压式冲击波源（B）示意

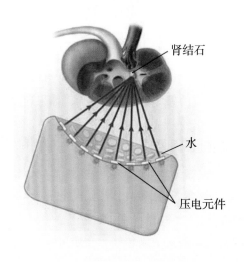

▲ 图 7-38C　压电式冲击波源

当然也不能有空气。

（六）成像

检查是治疗结石的第一步。常采用荧光透视或超声成像检查。荧光透视可以多层面重建来判断结石的位置。同时，可以采用顺行或逆行造影来显示阴性结石。此外，还可以使用超声来检查，超声没有电离辐射并且可以检测出那些能透过 X 线的结石。

（七）预处理

采用体外冲击波碎石术来治疗，应尽可能地减少潜在的风险。首先必须获得患者的知情同意，并标记待治疗的一侧及其位置。治疗前停用抗血小板或抗凝药物（包括阿司匹林），并且记录生化指标（包括凝血酶原时间等）和过敏信息。基线观察和尿液试纸测试。对于尿检白细胞和硝酸盐呈阳性，或存在感染风险高的患者（双 J 管置入或结石较大者），应考虑使用抗生素。

（八）治疗过程

肾结石治疗选择方案时，应综合考虑结石的大小和成分、密度、患者的生活习惯、结石的位置，并充分尊重患者的选择。肾的大结石和嵌顿在上端输尿管的结石均可采用体外冲击波碎石术治疗。体外冲击波碎石是治疗直径＜20mm 结石的首选方法。更大的结石在其他手术禁忌时，可以选择经皮肾镜碎石取石术来治疗。经皮肾镜碎石取石术过程中，石头会被一系列冲击波"粉碎"，导致石头碎裂成更小的碎片，然后随尿液排出体外。"粉碎"过程是撕裂和剪切力、空化、散裂、准静态挤压的结果。

结石治疗通常在患者仰卧时进行。这样有助于麻醉管理。俯卧位用于远端输尿管结石治疗，因为这些地方的结石在仰卧位时可能会被骨盆的骨骼遮挡[64-67]。X 线或超声定位可用来定位石头。碎石机有一个可移动的透视 C 臂，可围绕治疗焦点中心旋转。X 线 C 臂垂直放置用来定位后前位（PA）图像（图 7-39A），将石头放置在 X Y 平面。一旦结石进入目标，X 线通过颅尾 30° 斜位或外侧斜位成像（图 7-39B），这样结石在 Z 水平上被瞄准。不同时代和类型的碎石机可能使用不同的 X 线角度（如侧斜位成像）。X 线定位是建立深度感知的方法，应该保存图像以供后续查阅。

超声治疗可以采用实时完成或脱机完成，实时成像超声传感器放置于设备的治疗头（图 7-39C）。这种内置声探头的主要优点是采用与冲击波相同的入射路径，缺点是传感器上会出现绕射波。另一个问题可能是部分治疗遮蔽。这需要使用高脉冲能量来补充，这样会反过来损害超声探头，或在大多数治疗过程中需要暂时部分移除超声探头。目前，最佳的解决方案尚未确定。

在脱机完成模型中，超声传感器被固定在一个机械臂上，并可围绕焦点进行等中心旋转。由于超声传感器不能随治疗源轴运动，所以操作者必须具有良好的解剖学知识。该系统的优点是可以将超声传感器与机械臂断开，医务人员可以在体外碎石后或体外碎石前对肾脏进行成像，检查是否存在肾盂积水[60]。

这两种超声系统的主要优点是能够在手术过程中对结石进行持续的监测，使操作者在治疗过程中观察结石，并在必要时进行调整。此外，超声系统不像采用透视治疗那样被存在电离辐射的风险。

一些结石内可能含有细菌，从而导致感染，少数情况下医生会给患者开抗生素来预防感染（如结石很大或需要置入一个原位支架时）。

虽然尚不完全明确，但已有报道称接受体外冲击波碎石[43]的患者存在长期高血压的风险。

注意：X 图像应记录患者体外冲击波碎石治疗前及治疗后的情况，以供对比分析。

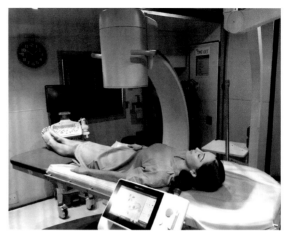

▲ 图 7-39A　垂直移动的透视 C 臂（后前位）

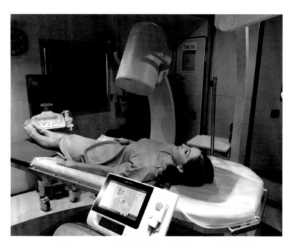

▲ 图 7-39B　移动透视 C 臂，30° 侧斜位

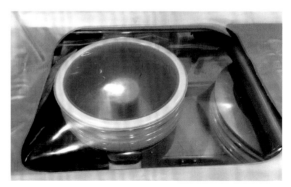

▲ 图 7-39C　实时成像超声传感器放置于 ESWL 设备的治疗头

治疗开始时应将功率设置为低。包括两个原因：①如果患者接受的是有意识的镇静，而不是全身麻醉，高强度冲击可能会惊吓他们并引起疼痛；②高强度冲击也有可能把一块较大的石头打碎成两块或三块较小的石头，这样就很难瞄准目标结石了。一

且治疗已经开始，功率可以逐渐增加（每 500 次冲击增加功率），直到达到治疗功率。治疗的最佳冲击速度仍未确定。最初的治疗功率设定为与患者的心率相匹配，因为冲击波可能导致心律失常，但之后发现这种情况极少发生，因此冲击波不再与心率同步。为了加快治疗速度，可使用更快的冲击率，因为冲击次数越多，碎片越大。在既往的研究中，比较了每分钟 0～120 次冲击治疗的差异，并从这些研究中得出了结论，每分钟 60～70 次冲击可能是最有效的。

虽然极其少见，但 ESWL 确实存在引起心律失常的风险。应密切监测心脏监护仪，必要时可设置冲击波，使其与 r 波或心脏监护仪 [61-66] 相耦合。

治疗过程中，应持续进行直至没有结石残留，或已实施所需的最大次数的冲击。根据使用的机器不同，2000～5000 次冲击为最大范围。

ESWL 主要是日间手术，患者很可能当天就返回家中。医生可能会给他们开一些口服镇痛药和消炎药。患者应在 ESWL 后 4～6 周进行随访，以确保结石消失。CT 是最敏感的成像方式，但 X 线平片或超声检查同样具有可靠性 [43, 67-73]。

（九）并发症

ESWL 是一种非常安全可靠的治疗肾结石的方法，美国泌尿外科协会（AUA）和欧洲泌尿外科协会（EAU）指南提出，对于 >20mm 的肾结石，ESWL 和输尿管镜碎石术的结石排净率基本类似 [39]。因此，手术方法的选择应该听从泌尿科医生的建议。

ESWL 的并发症较少，主要包括以下几种。
- 结石碎片残留在原位，需要重新处理。
- 碎石阻塞输尿管。
- 血尿，任何肾脏手术或介入治疗后都可能发生。
- 感染，是由于一些结石中含有细菌所致，这种情况很少见。如果结石很大或原位有支架，就需要使用抗生素进行预防。
- 高血压，这一点尚不完全清楚，但有报道称接受 ESWL 的患者存在长期高血压 [43]。

注意：应记录患者 ESWL 治疗前后的平片 X 射线图像（图 7-40A 至 C）。

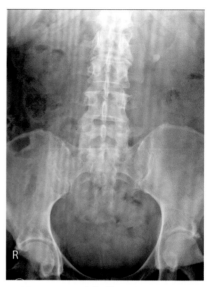

▲ 图 7-40A　腹部前后位（AP）图像显示左侧肾结石

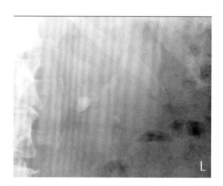

▲ 图 7-40B　左肾区前后位（AP）图像

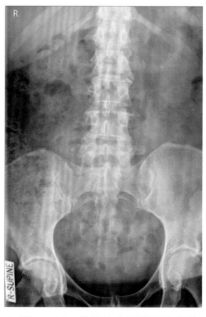

▲ 图 7-40C　体外冲击波碎石治疗后，腹部前后位（AP）图像

第 8A 章　女性生殖系统
Reproductive system–female

一、成像指南及临床成像路径

（一）成像技术

多年以来，超声一直是盆腔影像学检查的主要手段，可在临床检查受限于构成骨盆的骨骼影响的情况下提供有价值的超声诊断信息。经阴道超声（TVUS）的问世，使超声检查的优势显著增强，TVUS 也克服了许多经腹超声检查的不足。与此同时，随着超声探头更接近检查目标器官，超声图像的空间分辨率得以极大提高。

医院急诊科通常采用 CT 来作为初步成像方式评估盆腔症状，尤其在这些症状模糊不清或缺乏特异性时。然而，在女性急性盆腔疼痛的临床诊断中，超声检查往往已经足够。因此，临床实际使用盆腔超声进行检查的频率远远超过 CT。

超声可以检出盆腔炎[1]、子宫及附件的肿块病变、盆腔阑尾炎炎症、结肠或肠系膜区异常，以及其他异常病症。妇科恶性疾病的 CT 分期主要用于评估盆腔外围疾病[2, 3]，MRI 能提供最好的局部分期信息和特征。放射性核素显像在评估女性生殖系统方面的作用有限。PET-CT 作为一种新兴的成像技术，在其他成像的结果不明确时，可提供附加诊断信息。同时，PET-CT 也有助于在进行外科手术或根治性放化疗之前对妇科恶性肿瘤进行再分期。

1. 腹部 X 线平片

由于辐射引起的基因突变风险，应避免对妊娠期和备孕期的患者进行覆盖盆腔区域的 X 线检查。20 世纪末，采用气隙技术的 X 线平片骨盆测量法曾被广泛应用[4]，但后来被低剂量 CT 技术所取代[4]。近年来，由于 MR 骨盆测量法已被证明至少与早期测量方法相当[5, 6]，且就目前所知，其对胎儿的风险最小，因此上述两种基于 X 线进行骨盆测量的方法已经被其取代。

尽管出于其他检查目的所拍摄的 X 线平片偶尔可能会显示一些盆腔病变（如钙化的子宫肌瘤或含脂肪的卵巢肿瘤），但就目前而言，X 线平片在评估女性生殖系统疾病方面并无明显价值。

2. X 线透视

盆腔 X 线透视检查的辐射剂量较大[7]，但它既是尿失禁情况下用于评估盆底的传统方法，也是诊断不孕症时评估输卵管通畅性的常规方法。目前，尽管动态 MRI 的可行性可能受到局部因素的限制，但对于上述两种适应证，超声和 MRI 正在越来越多地成为主要成像方法。不过，在许多医疗机构中，特别是在绝育手术后需要评估输卵管闭塞的情况下，仍经常使用 X 线透视进行子宫输卵管造影（HSG）。

3. 超声

超声对于许多可能因妇科疾病而出现下腹或盆腔症状的患者以及疑似有盆腔肿块的患者，仍然是首选检查。其中，经阴道超声检查（TVUS）的适应证包括[8]成人和青少年的月经不调和异常出血、不孕症的评估和治疗、疑似盆腔感染（原发性或手术后）、宫内节育器（IUCD）的定位以及尿失禁的调查等。在大多数妇科病例中，经阴道超声是经腹超声的正常辅助检查方式。但如果患者拒绝经阴道检查或阴道狭窄导致无法检查，则可能不宜进行经阴道超声。

超声也可用于解释其他成像方式所发现的异常检查结果，并对不确定的异常结果进行跟踪复查。在急症检查中（如异位妊娠），超声是一种很有价值的初始检查工具，与准确的临床病史和人绒毛膜促性腺激素（β-HCG）估算联合进行诊断。

超声在妊娠诊断和监测中的价值也已被证实。在英国，妊娠期间提供两次常规超声扫描。第一次是在妊娠 10～14 周时，以评估分娩日期，并做出较准确的分娩计划，结合颈项透明层（NT）测量结果评估唐氏综合征的风险[9, 10]；第二次扫描则安排在妊娠第 18～20 周时，详细评估胎儿的解剖结构，检查结构异常情况。

尽管目前在卵巢癌筛查方面，尚不认为超声的检查结果是足够可靠或具有足够成本效益的，但已有研究将单独使用超声或将超声作为多模态检查的一部分纳入到卵巢癌筛查程序 [11]。这很可能将有助于评估高风险的女性患者，但其应用价值尚不明确。

4. CT

使用 CT 可以对盆腔器官进行成像，不像超声检查那样有时会面临检查路径的限制，但 CT 的图像质量会因软组织器官周围的一圈密质骨而受到影响，且如果一侧或两侧髋部有骨科金属植入物产生的射线硬化束伪影时，会进一步降低 CT 成像的可行性。然而，近年来去金属伪影（MAR）算法的发展已经显著减轻了伪影干扰。

通过 CT 可以显示年轻女性盆腔内的正常卵巢，但随着患者年龄的增长，卵巢在 CT 图像上就没那么容易显示清楚了。部分病变（如附件肿块和积液）也可以通过 CT 进行显示，但 TVUS [12] 和（或）MRI 对于内部结构细节（有助于准确定性）的显示更佳。与超声相比，在检查盆腔的同时，CT 更容易对腹部（必要时也可对胸部）进行成像，这使得 CT 成为晚期卵巢癌 [3] 和一些广泛性子宫内膜异位症病例的首选成像方式。

超声、CT 和 MRI 在评估盆腔和腹腔恶性卵巢癌的分期方面具有相近的准确性 [13]。然而，CT 因其可行性方面的优势，现在已经成为了卵巢恶性肿瘤分期的标准检查手段 [14, 15]。

CT 也可用于诊断急性盆腔疼痛 [12]，在临床表现尚不明确或提示可能不是妇科原因的情况下，或当超声检查不明确时，均可采用 CT 进行检查。

5. MRI

盆腔骨性环绕是影响早期成像技术显示效果的巨大障碍，虽然超声和 CT 技术的进步在一定程度上有助于克服这一障碍，但是由于盆腔骨性环绕的存在，盆腔始终是一个具有挑战性的成像区域。然而，得益于盆腔的刚性结构能在检查中降低软组织移动的风险，尽管 MRI 图像采集时间较长，但仍有可能获得高质量、无运动伪影的图像。因此，MRI 已成为许多盆腔疾病的基本检查方法，包括前列腺癌、子宫（和宫颈）癌、一些卵巢癌和一些盆腔炎症。

MRI 可用于诊断卵巢癌，但由于 CT 能够快捷有效地对整个腹部和盆腔进行成像，因此 CT 通常才是首选的初步检查方法。然而，MRI 已经成为宫颈癌和子宫内膜癌分期的一个重要手段，并用于评估上述病症复发的可能性 [16]。

对于通常先由超声发现的不确定性附件肿块，增强 MRI 在显示其特征方面要优于 CT。当扫描方案中包括脂肪抑制 T_1 加权图像时，MRI 在确诊子宫内膜异位症方面具有重要作用，并且 MRI 还能用来确定盆腔内病变的范围 [17]。虽然腹腔镜检查是诊断子宫内膜异位症最准确的方法，但采用这种方法仅能观察到表面的子宫内膜异位，还需要辅以带有脂肪抑制 T_1 加权序列的盆腔 MR 成像。

MRI 可用于评估由于产妇骨盆尺寸不足而导致难产（如梗阻性分娩）的风险 [4-6]。

6. 放射性核素显像

锝骨扫描是检测骨转移的一个常规工具，但对于妇科恶性肿瘤而言，这一扫描方式并没有价值，因为通常这类肿瘤并不经常单独转移至骨骼。

PET-CT（和 PET-MRI）已被用于诊断原发性和播散性妇科恶性肿瘤，但由于假阳性率高 [2]，不建议作为卵巢癌的初始检查方式之一。不过 PET-CT 可能对某些晚期和复发性疾病有用 [2, 18]。

PET-CT 在宫颈癌中已被证明是一种有效的主要成像技术 [19]，并可用于诊断复发性疾病 [20]，但对子宫内膜癌的价值尚不明确 [21, 22]。

7. 血管造影

诊断性血管造影目前不用于妇科恶性肿瘤的检查，因为它是一种侵入性的检查方式，特异性低，且辐射剂量大。然而，治疗性血管造影在女性生殖系统疾病诊断中发挥着重要作用。

由英国皇家放射学院、皇家英国妇产科学院发布的联合指南支持以子宫动脉栓塞术治疗有症状的子宫肌瘤，且认为子宫动脉栓塞术相较于外科手术疗法在中短期内至少有同样的疗效，而且其不良反应可能更小 [23]。该治疗技术也得到了英国国家卫生保健优化研究所（NICE）的批准 [24]。

盆腔静脉栓塞术可用于缓解盆腔静脉充血和盆腔静脉反流的症状 [25, 26]，也可用于治疗相对罕见的盆腔动静脉畸形 [27]。

介入栓塞术在处理产后出血方面也很有效 [28]，尽管在 NICE 关于第三产程管理指南中没有特别推荐[29]，但子宫球囊填塞可能同样有效，而且更容易开展[30]。

8. 活检

子宫颈活检是通过外科检查技术进行的，不涉及影像学。同样，子宫内膜组织活检是由外科医生进行的，也不需要影像学。

由于受到骨盆的限制，对盆腔深处的肿块进行活检是很困难的，但如果病变能到达耻骨的上表面或穿过坐骨大切迹，则有可能在 CT 引导下进行活检。对于盆腔内无法触及的肿块，可能需要进行腹腔镜检查。

卵巢癌发病较晚，60%～70% 的患者处于第Ⅲ期或第Ⅳ期[31, 32]，这意味着发病时常伴有腹水或网膜种植。超声是可以用于引导安全抽吸腹水以进行细胞学检查或引导进行网膜活检的有效工具。

（二）疾病/适用条件及路径

1. 女性的急性盆腔疼痛

针对这种症状，全面了解其临床病史非常重要，初始的影像学检查通常是采用经阴道超声（TVUS）来进行的。CT 则应保留用于疑难杂症的诊断。应通过病史问诊和尿液检查，排除下尿路感染的可能。宫外孕应结合临床病史和 β- 绒毛膜促性腺激素（β-HCG）估计，并通过超声进行诊断。超声可能是非特异性的，在轻度病例中仅能查出盆腔腹水症状，而在较严重的感染或卵巢扭转病例中，则能够显示出诊断征象[33]。如果疼痛持续或复发，CT 可用于诊断妇科以外的其他疾病，也有助于诊断生殖系统疾病。

2. 慢性盆腔疼痛（含子宫内膜异位症）

慢性盆腔疼痛可定义为妇女下腹部或盆腔的间歇性或持续性疼痛，持续时间至少 6 个月，不完全是月经或性行为时出现此症状，且与妊娠期无关[34]。慢性盆腔疼痛的发生率为 4%～8%[35]，它是 18% 的子宫切除术和 40% 的妇科腹腔镜手术的指征[36]。

慢性盆腔疼痛可能是由于泌尿系统、胃肠道（肠易激综合征）、肌肉骨骼病症引起的，也可能源于心理原因，或因子宫内膜异位症所致。因此，问清患者的临床病史是至关重要的。如果需要影像学检查，可使用 CT 进行盆腔器官的全面检查。腹腔镜检查可用于诊断子宫内膜异位症，但 MRI 有助于描述某些

盆腔病变的特征，并在术前评估病变的范围[17]。

3. 盆腔肿块

临床发现的盆腔肿块可以通过超声进行初步评估。结合临床病史和血清 CA-125 检测，可以排除膀胱充盈扩张的可能，并有助于诊断盆腔实性和囊性肿块。如果怀疑为卵巢癌，下一步的影像学检查可以选择 CT，以确定病变在腹腔内的范围。但是，如果不能确定为卵巢癌或认为更可能是子宫来源（子宫内膜/宫颈癌）的肿瘤，MRI 可能就是首选检查方式，因为其特异性更高。

其他分期检查（包括 PET-CT 或 PET-MRI）将根据多学科小组临床医生的会诊意见进行。

4. 经阴道出血

产前出血通常会行急诊超声检查，以评估胎盘早剥的可能性。考虑到胎儿流产的风险和后果，仅依靠临床治疗是不够的。严重的产后出血属于需要临床进行处理的产科急症，且可能需要在产房内通过超声的辅助来进行相应处理。CT 可能在检出动脉出血部位，定位盆腔或腹部血肿方面有一定价值[37]。宫缩乏力的治疗可辅之以球囊填塞[30]，如果当地可进行子宫动脉栓塞术，也会有疗效[28]。

如有必要，可在行超声检查前对月经过多和月经间期出血者进行临床评估。选择 MRI 作为进一步的影像学检查，可用于诊断包括子宫肌瘤在内的子宫肿块，但如果初步评估结果不明确，则可选用 CT。如果发现病因，子宫动脉栓塞术是一种非常安全和有效的子宫肌瘤治疗方法[23, 24]。

绝经后出血比绝经前的经阴道出血更有可能是因恶性肿瘤而引起的，在关于超声、CT 和 MRI 的部分已经讨论过影像学检查的可能性范围。

5. 尿失禁

慢性女性尿失禁通常是由于产后盆底肌肉松弛而引起的。影像学应旨在评估盆腔器官、盆底及其支持结构的解剖，并确定动力学异常。

以往习惯使用排空膀胱时的电视 X 线透视技术[38]，尽管经常能够提供有用的动态信息，但图像的分辨率较低，辐射剂量也较大。

近年来，超声已被用于辅助临床评估。而使用阴道内线圈的 MR 成像则能够生成显示盆底和支持结构解剖的高分辨率图像，并显示可能导致尿失禁的任何异常情况[39]。目前动态 MRI 也可用于评估盆

底功能[40]。

6. 不孕不育

导致不孕不育的原因有很多，潜在的问题可能与伴侣双方或一方有关，首先需要进行全面的临床检查，包括激素检测。

影像学检查可用于排除生殖器官解剖相关的问题，并评估输卵管的机械性阻塞[41]。本章概述中已经讨论了子宫肌瘤和子宫内膜异位症的成像检查方式及治疗方法。

输卵管通畅性的评估传统上通过子宫输卵管造影（HSG）来进行，在许多医疗机构中，这一检查仍然是金标准[42]。但是，经子宫注射超声对比剂的超声成像（HyCoSy）在评估原发性不孕症方面的应用越来越普遍，因为该检查方法已经被证明是准确的，且无辐射暴露，并能充分显示子宫形态。然而，评估绝育术后输卵管闭塞的首选方案仍然是子宫输卵管造影（HSG）[43]。

二、卵巢、子宫、阴道——解剖学描述

卵巢是成对器官，位于子宫两侧，毗邻盆腔侧壁。成对的输卵管长约 10cm，连接子宫底的侧缘与卵巢（图 8A-1A）。子宫位于膀胱后方（图 8A-1B）和直肠前方，分为 3 部分：子宫体、子宫颈和子宫底。子宫体包括三层结构。

- 子宫浆膜，覆盖子宫的腹膜。
- 子宫肌层，较厚的肌肉层。
- 子宫内膜，子宫的内层。

子宫颈长约 2.5cm，内口与子宫峡相连，外口通向阴道。

阴道前邻膀胱和尿道，后邻直肠和肛管。

三、卵巢和子宫：超声

超声对生殖器官及可能存在的胎儿没有辐射风险，是最常用的女性盆腔影像学检查方法。通常可采用 3.5MHz 或 5MHz 的凸阵探头经腹部扫查来获取相应图像。而经阴道超声（TVUS）则是用于妇科精准诊断成像的首选方法。该方法有时也称为阴道内或腔内超声检查，需使用高频（7.5MHz）阴道专用探头（图 8A-2A）。由于探头更靠近盆腔器官，经阴道途径能提高图像分辨率。有时，也可以结合使用上述两种技术以确保检查的全面性。

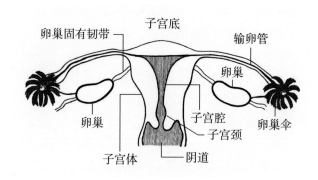

▲ 图 8A-1A 女性生殖器官

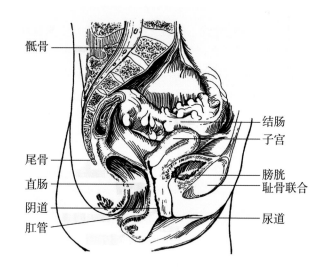

▲ 图 8A-1B 女性盆腔正中矢状面

（一）适应证

女性患者可能因以下情况而进行检查。

- 可触及或疑似的盆腔肿块及肿胀。
- 盆腔疼痛。
- 月经紊乱。
- 定位宫内节育器（IUCD）。
- 怀疑妊娠物滞留。
- 绝经后出血。
- 有显著卵巢癌家族史的患者。

（二）患者准备和护理

采用经腹超声进行盆腔成像时，膀胱充盈非常有必要。借此可抬高子宫、推移肠气、提供观察盆腔结构的透声窗及解剖学参考点。

然而，排空的膀胱则有助于探头贴近子宫，更适合经阴道超声检查。因此，女性患者需要在进行此项检查前排空膀胱。

使用经阴道探头时必须严格执行无菌操作。超声检查医师必须戴手套，且需要确认患者是否对乳胶敏感或过敏，以便在检查时使用非乳胶手套和探头保护套。

作为常规，必须向女性患者充分说明检查流程和技术，并征得患者同意。这在经阴道扫查中尤为重要，因为女性患者可能不知道该检查的私密性。女性患者和超声医师均有权要求在检查时有监督人员在场。

同时应记录完整的病史，包括月经情况，因为子宫内膜和卵巢的外观会随着育龄女性的整个月经周期而变化。同样重要的是要注意记录任何相关的手术史，并询问是否存在任何避孕装置和药物治疗情况，因为某些药物会影响子宫内膜（如他莫昔芬）和卵巢（如克罗米芬）的超声表现。

任何时候都应注重保护患者隐私和尊严。检查完成后，应为女性患者提供纸巾以去除耦合剂，并保障其穿衣时的隐私权。

（三）成像过程（经腹超声）

女性仰卧于检查床上并涂抹耦合剂，将超声探头保持在正中矢状面（初始位置高于耻骨联合），以获取纵断面图像。然后，通过移动探头连续扫描至下腹和盆腔的每一侧以获取旁矢状面图像。

将探头旋转 90°，获取下腹部的横断面图像，从耻骨联合上方开始向头侧移动探头行连续扫查。

一旦确定了感兴趣区，还需要通过额外的倾斜扫描来完成最终检查。

（四）成像过程（经阴道超声）

由于流程的特殊性，必须采取严格的措施来防止交叉污染。在探头插入阴道之前，需要先将超声耦合剂涂在探头上，然后再将其套入无菌保护套中。为防止污染，每次检查后都必须严格按照设备制造商的说明来清洁探头。

女性患者仰卧于检查床上，双足支撑，使下肢处在便于经阴道检查的位置。

将探头轻轻插入阴道，缓慢移动以观察解剖结构。将探头前后倾斜并旋转，以显示子宫长轴，便于评估和测量子宫内膜。然后将探头逆时针旋转 90°，在短轴位上检查子宫。在此位置基础上，探头可倾斜角度扫查附件，识别、测量和评估卵巢。

在 TVUS 中，获取最佳视图的探头方向可能无法与解剖学基准面准确对齐，这可能会在查看图像时造成一些混淆。因此，正确标注图像的方位非常重要。

在使用这两种技术进行妇科超声检查时，需要检查盆腔器官的大小、形态和回声特性，并进行测量。检查附件区是否有积液或有输卵管积水的征象。操作医师必须记录下任何异常的图像，并进行适当的测量。与身体其他部位的检查一样，彩色血流和能量多普勒可用于评估血管分布并协助诊断可疑肿块。

（五）图像分析

由于子宫内膜和卵巢外观的正常周期性变化，随访超声可能有助于确认或排除任何可疑的扫查结果。

图 8A-2B 和 C 是经阴道超声的前倾位子宫纵断面图像，可见中线上的子宫内膜呈强回声。图 8A-2B 显示了正常的子宫；但在图 A8-2C 中，伴随子宫内膜息肉的出现，子宫内膜被光滑的中等回声病变所中断。注入无菌盐水有时有助于描绘腔内结构。例如，勾勒出息肉的轮廓并将其与子宫黏膜下肌瘤或其他病变区分开来。

图 8A-3A 显示了后倾位的子宫，图像右侧的弯曲部是子宫底。在图 8A-3B 和 C 中，子宫底显示在图像的左侧。子宫内膜增厚，其内有一些液性区域，测量厚度为 1.74cm；正常子宫内膜即使在月经前也不应超过 1.5cm，因此提示有子宫内膜增生，需要进一步检查，可能会通过子宫内膜活检来确诊。

图 8A-3B 是经腹超声扫查，前方液性区域是充盈的膀胱，其正下方则是正常的卵巢。卵巢外围的暗区是正在发育的卵泡，其中一个将会释放卵子。

在图 8A-3C 中，卵巢组织被卵巢内宽大的液性区域挤压到外围，此征象可见于多种病因，此病例为卵巢囊肿伴囊内出血。

三维重建对显示盆腔器官特别有用[44]，辅助生殖一节展示了一个该技术用于显示子宫异常的案例。

四、卵巢和子宫：子宫输卵管超声造影（HyCoSy）

子宫输卵管超声造影（HyCoSy）检查是在超声监控下进行的动态诊断性检查，类似于更为传统的

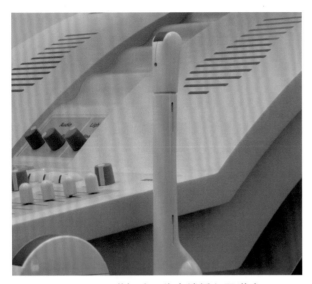

▲ 图 8A-2A　经阴道探头。将尖端插入阴道为 **5~8cm** 进行成像

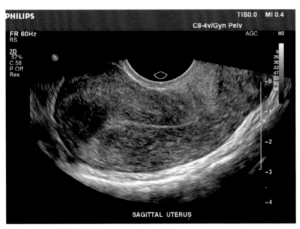

▲ 图 8A-2B　经阴道扫查显示正常子宫和子宫内膜的正中长轴断面。可评估子宫回声特性，并测量其长度和前后径，并可评估和测量子宫内膜从前向后的最大厚度

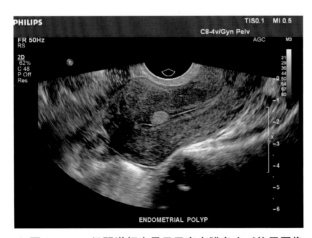

▲ 图 8A-2C　经阴道扫查显示子宫内膜息肉（位于图像中心较亮的椭圆形区域）

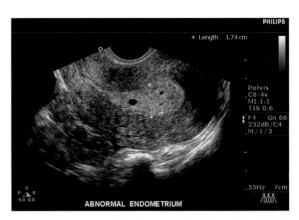

▲ 图 8A-3A　经阴道扫查显示子宫后倾，子宫内膜异常增厚

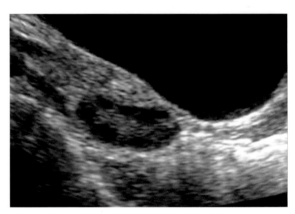

▲ 图 8A-3B　经腹扫查，显示育龄女性的正常卵巢

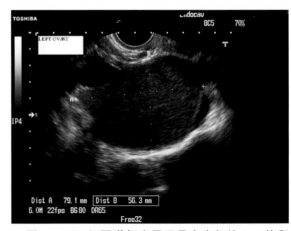

▲ 图 8A-3C　经阴道扫查显示最大直径约 **8cm** 的卵巢囊肿

子宫输卵管造影（HSG）。但 HyCoSy 相较于 HSG 没有辐射风险，且研究显示两种检查方法对妊娠结局的影响相似[45]。成像过程中需要使用特殊的对比剂［如羟乙基纤维素凝胶，一种糖基（半乳糖）溶液］。该项检查是一种有效且耐受性良好的检查方法[46]。

（一）适应证

HyCoSy 被用于许多女性的不孕症检查早期阶段，以显示子宫和卵巢的外观，并评估输卵管的通畅性。子宫畸形、受损或输卵管闭合等异常情况会对成功受精和着床产生不利影响，并可能增加流产的可能性[47]。

（二）患者准备

HyCoSy 属于门诊检查项目。女性患者在进行 HyCoSy 检查之前需要服用镇痛药。理想情况下，该检查应在月经周期的早期阶段进行，并且注意从月经的第一天到检查结束期间应避免同房，因为对比剂对胚胎有毒性，而且对孕早期有生理性风险。有闭经或月经周期不规律的女性应在检查前进行妊娠试验。

（三）成像过程

该检查必须严格执行无菌操作。使用频率为 7.5MHz 的经阴道探头，对处于截石位、下肢由腿托支撑的患者进行初始的标准超声扫查。评估子宫大小和子宫内膜厚度，并描述任何结构异常。观察卵巢大小并确定它们相对于子宫的位置。

HyCoSy 检查中可能观察到的异常情况包括纵隔子宫、双角子宫或双子宫，以及卵巢囊肿、肿块、多囊卵巢和输卵管积水。HyCoSy 通常禁用于输卵管积水以及已知或既往有盆腔炎的患者，因为这些情况下对比剂无法自由流入腹腔，须避免毒性积累。其他禁忌证包括宫颈狭窄（即使可能的话，也会使检查变得非常困难），以及大的盆腔肿块（如大的肌瘤或卵巢肿块，可能会遮挡清晰视野）。

随后取出经阴道探头，并将窥阴器置入阴道以暴露宫颈外口。将球囊导管轻轻插入经过子宫颈，同时观察患者适应程度。一旦导管在子宫内的位置正确，就可以膨胀球囊。然后插入经阴道探头，检查球囊和导管的位置。如果同时使用了引导装置，则将其移除。在此阶段准备含有对比剂的注射器，然后按照使用说明将其连接到导管上。

将对比剂注入子宫腔，仔细操作经阴道探头可以监测和记录对比剂的流动，如果输卵管是通畅的，则可以在管腔内看到对比剂。

移动探头，从子宫处沿输卵管追踪对比剂，显示为一条明亮的回声细线，可以沿着弯曲、曲折或适当笔直的路径走行。除非有堵塞或输卵管痉挛，否则对比剂沿输卵管进行填充的速度会非常快，只需要 5～15s。如果有痉挛的可能，则需要在短时间间隔后重新评估每一侧的情况。

对比剂流向卵巢并包绕卵巢，于此处流入腹腔，显示为临近卵巢的强回声区。

记录完成后，取出探头，释放气囊并取出导管。

注入对比剂和拔除导管后可能会发生血管迷走神经反应，因此建议女性患者不要立即坐起来。但是，检查后很少出现上述反应和感染。

（四）图像分析

HyCoSy 是一种动态检查。在此期间，对比剂通过输卵管可能只需几秒钟，因此图像通常是"实时"查看的。很难通过静态图像捕捉和后续观察来获得令人满意的检查结果，但是仔细观察图像就会发现由存在于对比剂中的多层反射体所产生的非常强的回声（有关原因请参阅第 1 章和第 2 章）。

图 8A–4A 和 B 显示了当对比剂被引入子宫腔时，可以在球囊周围和子宫腔中看到强回声团。

当对比剂进入输卵管（图 8A–4C 和图 8A–5A），两侧输卵管显影。在图 8A–5B 中，当对比剂从输卵管漏斗部扩散到腹膜时，强回声显得更加弥散。发生这种情况则表明这一侧的输卵管通畅。从两侧溢出是最佳的结果，因为一侧发生部分或完全阻塞可能会增加异位妊娠的风险。如果有一定程度的不孕不育，两侧输卵管的清晰可见是很好的征象，提示原因可能来自其他方面。HyCoSy 可以帮助许多处于不孕症检查早期阶段的女性患者确认其子宫、卵巢的正常外观以及输卵管通畅情况[47]。

五、卵巢和子宫：子宫输卵管造影

进行此项检查是为了确定输卵管的通畅性，探查导致宫腔阻塞或畸形的原因。但是，HyCoSy 才是更常用于检查输卵管通畅性的方法（灭菌后输卵管套环闭塞成功的情况除外）。HSG 需要通过宫颈将对比剂注射到宫腔中，最好在影像科使用带有 DDR 探测器或影像增强器的 C 臂 X 线透视系统进行此项检查；但也可在手术室中使用移动 X 线透视设备进行此项检查。

（一）适应证

确认输卵管套环闭塞成功。原发性和继发性不孕症、反复流产、输卵管手术评估和人工授精前。

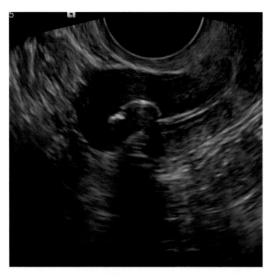

▲ 图 8A-4A 子宫矢状断面图像，可见导管、球囊及初期注入的对比剂

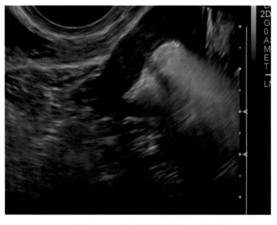

▲ 图 8A-4B 对比剂填充子宫腔

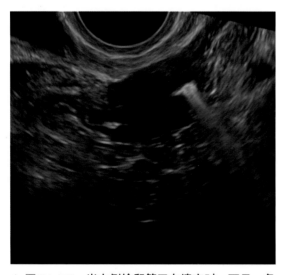

▲ 图 8A-4C 当右侧输卵管正在填充时，可见一条明亮的回声线

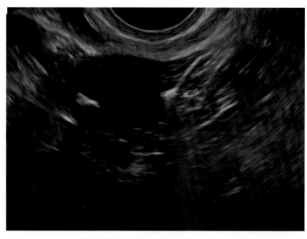

▲ 图 8A-5A 输卵管被对比剂填充时，可见对比剂的强回声

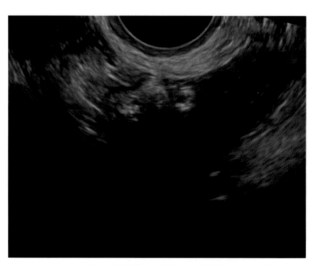

▲ 图 8A-5B 对比剂从输卵管漏斗部扩散到腹膜时，左侧卵巢出现强回声区。此征象表明左侧输卵管通畅

（二）禁忌证

妊娠、脓性分泌物（感染风险增加）、近期流产、扩张术后和射频消融术后，以及无保护性行为。

（三）患者准备

子宫输卵管造影检查在月经周期的第 10～14 天进行，在此期间子宫黏膜恢复，腔内没有血块和子宫内膜碎片。

必须排空膀胱和直肠，如有必要，给予预用药。

任何时候都必须注意安抚患者的紧张情绪，并维护患者隐私和尊严。

（四）成像过程（图 8A-6A 至 D）

患者取截石位。严格执行无菌技术，插入窥器以扩张阴道并置入宫颈接合装置。通过抽吸封闭宫腔。

在造影前先获取对照图像，以确认套环的存在和位置，并确保没有可能被混淆为"溢出"的伪影出现。

在透视控制下注射对比剂，并采集一系列后前位 / 前后位图像，以观察子宫和输卵管。在确定输卵管的通畅性时，最多采集 3 幅图像。

近距离的射线束准直对于最小化辐射剂量至关重要。

（五）图像分析

如检查过程顺畅，第 1 幅 X 线图像可显示子宫腔和输卵管充盈；第 2 幅可显示输卵管溢出；第 3 幅在开始后 20min 拍摄，可显示腹膜腔溢出。

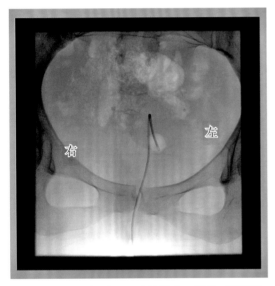

▲ 图 8A-6A　相对不孕症的检查，显示对照图像

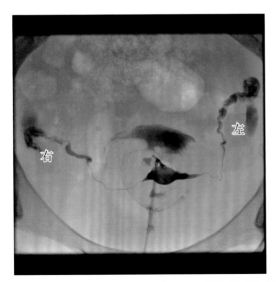

▲ 图 8A-6B　相对不孕症的检查，显示输卵管"溢出"

（六）对比剂及注射参数

用 量	浓 度	速 率
10～20ml	300mgI/ml	手动推注

（七）辐射防护 / 剂量

预计 DRL：每次检查的 DAP 为 2Gy·cm²，每次检查的透视时间 0.7min。

六、卵巢和子宫：CT

（一）适应证

多排 CT 可作为评估非特异性和急性盆腔疼痛的首选成像方法。超声则作为临床高度怀疑卵巢癌时的初始影像诊断方法。CT 可用于辅助评估腹膜受累程度（分期）[48, 49]。MRI 是评估宫颈局部疾病的首选方式，CT 则用于腹部和盆腔疾病的分期[50]。同时，MRI 还用于评估阴道和外阴[51]。

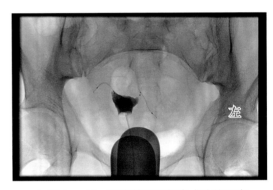

▲ 图 8A-6C　输卵管线圈闭塞成功的示意

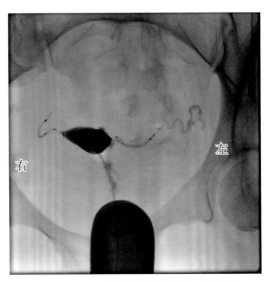

▲ 图 8A-6D　输卵管线圈闭塞失败的示意

（二）患者准备

无须进行专门的患者准备。患者在检查前需要口服 1000ml 水，分别在检查前 60min 口服 600ml，然后在扫描前口服 400ml。利用水作为胃肠道（GI）对比剂。可以插入卫生棉条以勾勒出阴道的轮廓。

（三）患者体位和成像方式

患者仰卧于检查床，双臂举过头顶。通过轴位、冠状位、矢状位方位的激光灯辅助定位，以确保患者位于扫描仪的中轴上。将患者移入扫描仪的机架，使扫描参考点定位于耻骨联合水平。

（四）成像过程

对腹部和盆腔进行定位像扫描。以此确定扫描范围。静脉注射对比剂后，扫描范围从膈肌顶到耻骨联合。常规扫描方案：准直 1.2mm，层厚 / 层间距 8mm/8mm，2mm/1.5mm 轴位重建（软组织窗），如有必要则可重建 5mm 层厚的冠状位和矢状位 MPR。扫描在患者屏气状态下进行。

（五）图像分析（图 8A-7A 至 D）

轴位图像与冠状位 / 矢状位 MPR 图像，以堆栈或电影模式进行查看。MIP 可用于评估血管解剖。

评估大网膜、膈肌下间隙、镰状韧带、胃脾韧带和结肠韧带，以及小肠和大肠的浆膜表面是否存在疾病。

评估腹膜后、膈肌上和心前区的淋巴结。

（六）对比剂及注射参数

用量	浓度	速率
75ml	300mgI/ml	3ml/s
	延迟 65s	

（七）辐射防护 / 剂量

剂量减少技术：自动曝光控制（mA）和迭代重建技术。

预期 DRL：每个序列 $CTDI_{vol}$ 为 15mGy，每次完整检查 DLP 为 745mGy・cm。

七、卵巢：MRI

（一）适应证

超声是卵巢的主要成像方式。如超声发现附件

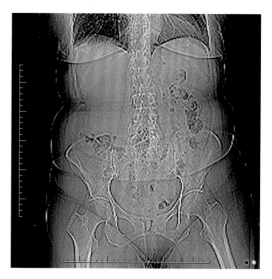

▲ 图 8A-7A　腹部 CT 定位像示意

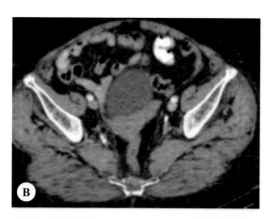

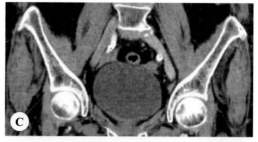

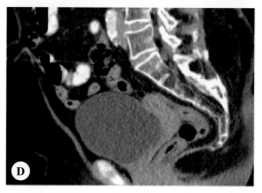

▲ 图 8A-7B 至 D　轴位（B）、冠状位（C）及矢状位（D）图像，显示前倾位子宫

肿块，MRI 的作用则是鉴别肿块良恶性，以决定是否需要行手术治疗[52]。

（二）患者准备

患者在 MRI 检查前禁食 4～6h，以减轻肠道蠕动，应排空膀胱以减少运动伪影。

置入静脉留置针以注射钆对比剂和抗蠕动药物。

丁溴东莨菪碱（10mg）可在检查开始时或在高分辨率成像前给药。

（三）成像过程（图 8A-8A）

患者仰卧，使用相控阵线圈进行成像以保证获得盆底和盆腔内器官的高分辨率图像。将患者移入磁体中，使感兴趣区位于磁体的等中心处。

（四）序列

(1) 多平面定位像。

(2) T_2 快速自旋回波序列，矢状位成像，扫描范围包括盆腔侧壁。

(3) T_2 快速自旋回波序列，轴位高分辨率成像，显示卵巢和相关解剖结构。

(4) T_2 快速自旋回波序列，冠状位高分辨率成像，显示卵巢和相关解剖结构。

(5) T_1 自旋回波 / 快速自旋回波序列，轴位高分辨率成像，显示卵巢和相关解剖结构。

(6) T_1 自旋回波 / 快速自旋回波序列结合脂肪抑制技术，使用或不使用钆对比剂。

(7) T_1 或 T_2 轴位大视野成像，显示淋巴结以评估远处转移。

(8) T_2 快速自旋回波序列，上腹部轴位成像，结合以上序列提供从膈肌到盆底的完整显示。

(9) 轴位 DWI，覆盖肿块。

（五）对比剂及注射参数

用量	浓度	速率
相当于 0.1mmol/kg		手动推注

（六）图像分析（图 8A-8B 和 C，图 8A-9A 至 D）

在 T_2 加权成像中，囊性病变或结构的液体成分显示为高信号强度，而实性病变、结构和隔膜为低或中等信号。

在 T_1 加权成像中，囊性区域是低信号，实性区域是中等信号。在 T_1 加权成像上，病变内的高信号通常代表脂肪或血液，而结合脂肪抑制技术进行再次成像将有助于区分脂肪和血液。

使用对比剂可增强实性部分，以显示病变内的实性和非实性区域。DWI 则能够显示与实性部分相关的扩散受限[53]。

良恶性病变的典型表现如下。

* 高度恶性卵巢肿瘤：显示为复杂囊性病变并包含如隔膜、壁结节、乳头状突起等实性成分，诊断标准包括实性成分较多、壁或隔膜厚度＞3mm、壁结节、坏死、有证据显示浸润盆腔器官或盆腔侧壁、腹膜病变、网膜病变、肠系膜病变、腹水、淋巴结肿大。

* 交界性病变：主要含有囊液；可能含有实性结节或厚隔膜，且对比剂增强后出现强化；但无腹水、淋巴结肿大或病变扩张。

* 良性囊性病变：单房 / 多房囊性肿块，有薄而规则的壁或隔膜。

* 成熟囊性畸胎瘤或皮样瘤囊肿：典型的单纯性囊肿，具有由脂肪、毛发和其他组织组成的实性结节。脂肪组织在 T_1 和 T_2 加权成像上呈高信号。

* 子宫内膜异位症：子宫内膜异位症可能涉及卵巢，在卵巢形成囊性病变，其中包含不同阶段的血液降解产物，导致 T_2 加权成像上呈不同的信号强度，脂肪抑制 T_1 加权成像通常呈高信号强度。

* 原发性卵巢实性病变：大多数恶性病变是囊性腺癌，但其他恶性卵巢肿瘤可能呈实性。例如，Brenner 瘤、生殖细胞异常或颗粒细胞瘤。

* 良性实性病变：纤维瘤和卵泡膜纤维瘤等病变通常表现为实性肿块，在 T_2 加权成像上呈低信号。

八、子宫颈：MRI

（一）适应证

MRI 在宫颈癌中的作用是进行局部分期，在显示宫旁浸润方面比 CT 更为准确。

（二）患者准备

患者在检查前禁食 4～6h，以减轻肠道蠕动。患

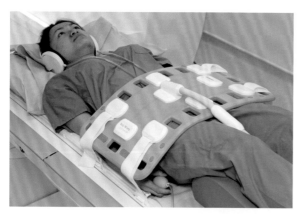

▲ 图 8A-8A 固定好线圈位置，以进行卵巢 MRI 扫描

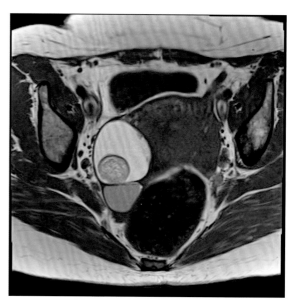

▲ 图 8A-8C 与图 8A-8B 对应的 T_1 加权图像，高信号区仍然保持高信号，提示含有脂肪或蛋白质液体。低信号区显示为中等信号强度，混合信号区则未见变化

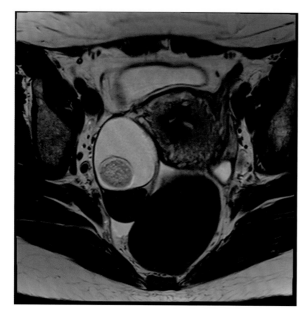

▲ 图 8A-8B 盆腔高分辨率 T_2 加权图像，显示左侧含有高信号卵泡的正常卵巢。右侧是一个壁光滑的异质结构，包含离散的高信号、低信号和混合信号区域

者应排空膀胱以减少运动伪影。可置入静脉留置针以用于注射抗蠕动药物。

（三）成像过程（图 8A-8A）

患者仰卧，使用相控阵线圈进行成像以保证获得盆底和盆腔内器官的高分辨率图像。将患者移入磁体中，使感兴趣区位于磁体等中心处，类似于卵巢 MRI 检查。

（四）序列

(1) 多平面定位像。

(2) T_2 快速自旋回波序列，矢状位成像，扫描范围包括盆腔侧壁。

(3) T_2 快速自旋回波序列，垂直于宫颈管的轴位高分辨率成像。

(4) T_1 或 T_2 轴位大视野成像，显示淋巴结以评估远处转移。

(5) T_2 快速自旋回波序列，上腹部轴位成像，结合以上序列提供从膈肌到盆底的完整显示。

（五）对比剂及注射参数

宫颈癌分期不需要对比剂，因为它不会提高分期的准确性，但适用于术后肿瘤复发。

如果有需要，可经静脉手动推注 0.1mmol/kg 的钆对比剂。

（六）图像分析（图 8A-10A 至 D）

在 T_2 加权成像上，与低信号的宫颈间质相比，宫颈癌的信号强度相对较高。矢状位 T_2 加权成像显示子宫和宫颈的位置及方向。

随后垂直于宫颈管行 T_2 斜轴位成像。

分期取决于肿瘤的大小和位置、向上累及子宫体和向下累及阴道的情况、超出子宫的程度以及淋巴结和盆腔侧壁的受累情况。从膈肌到盆底行 T_1 或 T_2 加权的大视野成像，可以评估是否存在继发性疾病。

注意：MRI 也可用于检查外阴癌和阴道癌。除了上述序列外，在轴位上行短时反转恢复（STIR）序列可能有助于识别外阴肿瘤和腹股沟淋巴结[54]。

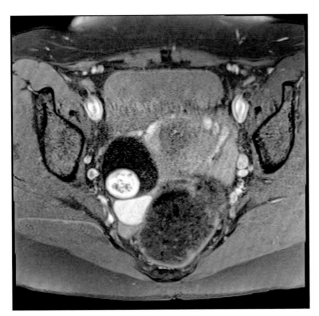

▲ 图 8A–9A 对应的脂肪抑制 T_1 加权图像明确病变前部存在脂肪，证实为成熟的囊性畸胎瘤或皮样瘤

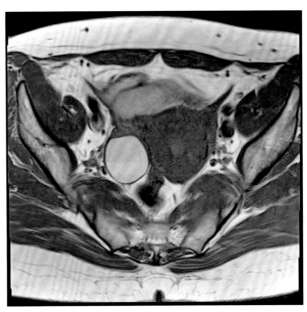

▲ 图 8A–9C 对应的 T_1 加权图像，病变后部高信号区域仍保持高信号，提示为脂肪或蛋白质液体

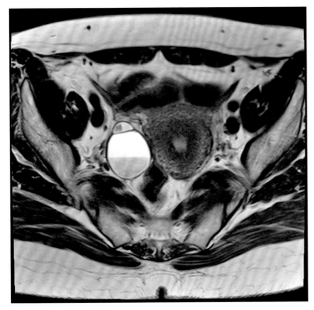

▲ 图 8A–9B 盆腔高分辨率 T_2 加权图像显示了子宫的各层解剖结构，在右侧附件可见一边缘光滑、混合信号的病变。病变主要表现为高信号，其内部信号强度改变的分界线提示为液平面。病变前方还有一薄壁隔膜

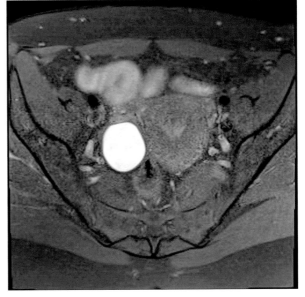

▲ 图 8A–9D 对应的脂肪抑制 T_1 加权图像，证实病变后部没有脂肪，存在蛋白质液体 / 血液，提示为子宫内膜异位瘤

九、子宫内膜 MRI

MRI 的作用是对经宫腔镜检查和活检确诊的子宫内膜癌进行局部分期[55]。

（一）患者准备

患者在 MRI 检查前禁食 4～6h，以减轻肠道蠕动。患者还应排空膀胱，以减少运动伪影。置入静脉留置针以用于注射钆对比剂和抗蠕动药物。

丁溴东莨菪碱（10mg）可在检查开始时或高分辨率成像前给药。

（二）成像过程（图 8A–8A）

患者仰卧，使用相控阵线圈进行成像以保证获

得盆底和盆腔内器官的高分辨率图像。

（三）序列

（1）多平面定位像。

（2）T_2 快速自旋回波序列，矢状位成像，扫描范围包括盆腔侧壁。

（3）T_2 快速自旋回波序列，垂直于宫颈管的轴位高分辨率成像。

（4）T_1 或 T_2 轴位大视野成像，显示淋巴结以评估远处转移。

（5）T_2 快速自旋回波序列，上腹部轴位成像，结合以上序列提供从膈肌到盆底的完整显示。

（6）T_1 3D 脂肪抑制梯度回波序列，轴位和矢状位动态增强成像（包括增强前及增强后成像）。

（四）对比剂及注射参数

以 2ml/s 的速率经静脉注射 0.1mmol/kg 的钆对比剂。

（五）图像分析（图 8A-11A 至 C）

矢状位 T_2 加权成像显示了子宫的位置和方向；子宫的正常解剖结构清晰可见，高信号的子宫内膜和中等信号的子宫肌层被低信号的结合带隔开。子宫内膜癌的信号强度是可变的，并且在 T_2 加权成像

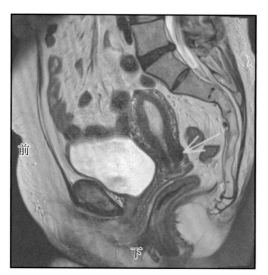

▲ 图 8A-10A　T_2 加权 FSE 矢状位图像显示正常女性盆腔解剖结构与低信号的宫颈基质（箭）

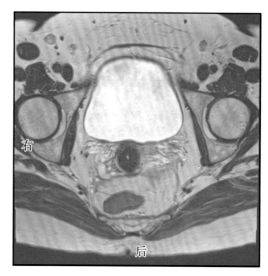

▲ 图 8A-10C　正常病例 T_2 斜轴位图像显示低信号的子宫颈

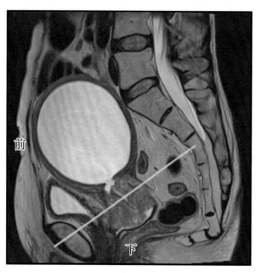

▲ 图 8A-10B　肿瘤堵塞宫颈，T_2 矢状位图像显示斜轴位图像

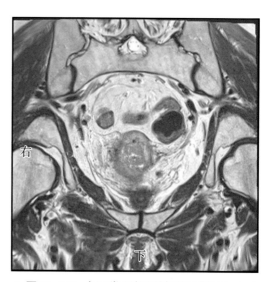

▲ 图 8A-10D　与正常子宫颈的低信号（图 8A-10C）相比，巨块型宫颈癌的肿瘤信号增高

上经常是不均匀的。

随后垂直于宫颈管行 T_2 斜轴位成像。

动态对比增强成像用于显示并比较肿瘤与子宫区域的血管强化差异。交界区早于外肌层强化；通常情况下，肿瘤的强化晚于子宫肌层，但早于子宫内膜[56]。

分期取决于肿瘤侵入子宫各层的深度、超出子宫的程度，以及淋巴结和盆腔侧壁的受累情况。从膈肌到盆底行 T_1 或 T_2 加权的大视野成像，可以评估是否存在继发性疾病。

十、超声辅助生殖

（一）概述

超声是有生育问题女性的首选影像学技术，在子宫和附件病变的诊断和评估、监测其对促性腺激素的反应、取卵和胚胎移植及早期妊娠评估方面均起着至关重要的作用。

如果优先使用超声引导的胚胎移植而不是临床接触方法，则植入和妊娠率会提高[57]，并且子宫血流的多普勒评估可能提供有关子宫内膜容受性、植入失败和早期流产的重要信息[58, 59]。

（二）适应证

- 诊断和评估：子宫异常、肌瘤、子宫内膜息肉、多囊卵巢疾病、卵巢囊肿、子宫内膜异位症、窦卵泡计数、输卵管积水、通过 HyCoSy 评估输卵管通畅性和评估子宫血流量。

- 监测：评估卵巢活动，包括卵泡追踪；监测子宫内膜，评估卵巢过度刺激综合征（OHSS）。
- 治疗：超声在引导取卵和后期胚胎移植方面起着至关重要的作用。
- 妊娠：评估存活率和计算孕周、诊断和管理流产、排除异位妊娠以及确定多胎妊娠的绒毛膜性和羊膜性。

（三）患者准备

第一次就诊时可能需要充盈的膀胱，虽然通常会进行一系列扫查，但是初次经腹超声评估后，后续扫查仅经阴道进行，因此女性应在检查前排空膀胱，以确保自身舒适。

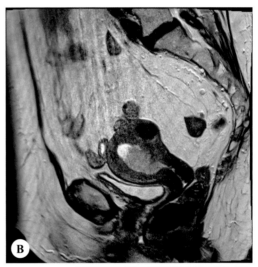

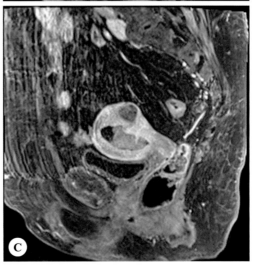

▲ 图 8A-11B 和 C　矢状位 T_2 加权（B）和 T_1 加权动态增强（C）图像显示中等信号的息肉样肿瘤使宫腔扩张至 3cm 宽，未见肌层或宫颈间质浸润。同时显示了低信号的子宫肌瘤

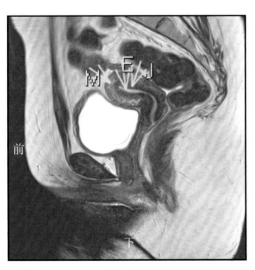

▲ 图 8A-11A　T_2 加权矢状位图像显示了子宫肌层（M）、子宫内膜（E）及子宫的结合带（J）

（四）成像过程

采用标准的经腹和经阴道妇科超声检查技术，以评估子宫和卵巢的结构和功能。扫查通常每天进行以便监测，这通常需要使用 7.5MHz 腔内探头进行经阴道扫查。

确定妊娠后仍可进行常规扫查。

（五）图像分析

图 8A–12A 和 B 所示为同一子宫，部分解剖结构重复。图 8A–12A 的横截面中可以看到两个子宫内膜回声，表明存在两个子宫腔，先天性畸形可能会导致女性生育困难。因为 2D 超声无法可靠地鉴别双角子宫、纵隔子宫和双子宫，所以仅凭图 8A–12A 无法确定准确的子宫形态；双子宫可能与完全纵隔子宫相混淆，双角子宫也会与不完全的纵隔子宫相混淆[60]。由于生殖预后和治疗都是异常特定的，准确的诊断将至关重要。纵隔子宫与自然流产的风险增加有关，纵隔的切除可以改善预后；而双子宫或双角子宫较少出现生殖并发症，手术的一致性在技术上很难实现，术后差异性较大[61]。

既往腹腔镜检查或 MRI 是诊断所必须的，但随着 3D 技术的出现，容积数据的空间处理和多平面视图成为可能（图 8A–12B），这使得先天性子宫畸形的分类更容易[62]。在这种情况下，双子宫颈的显示能够正确诊断为双角双颈型子宫，即子宫角和子宫颈均重复，且两者之间没有关联。

3D 超声是一种比 MRI 侵入性更小、更便捷、更经济的成像方式，并且已被证明具有相当的敏感性和特异性[62]，因此在评估子宫发育异常方面发挥着重要作用。如果 3D 技术与生理盐水对比 HyCoSy 结合使用，还可以更准确地定位子宫肌瘤和子宫内膜息肉[63]。

如图 8A–13A 所示，经阴道超声可以准确地确定辅助生殖周期中发育中卵泡的大小和数量。2D 超声可以通过合适的角度观察每个卵泡并测量其最大直径。两次测量的平均值就是卵泡的实际直径。临床医生通过连续扫查的结果（通常称为"卵泡监测"）来预测触发排卵或取卵的最佳时间。

子宫内膜异位瘤，又称为巧克力囊肿，因为它呈深棕色，是由卵巢中异位子宫内膜组织生长引起的囊肿（图 8A–13B）。治疗可以选择手术或药物，

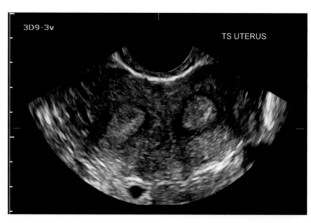

▲ 图 8A–12A　子宫底的横切面，显示两个独立的子宫内膜回声。2D 超声无法可靠地鉴别双角子宫、纵隔子宫和双子宫

经 CARE Fertility，Manchester 许可转载

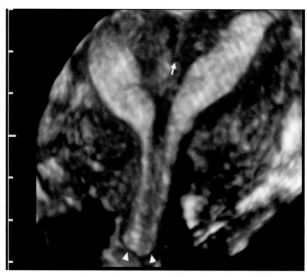

▲ 图 8A–12B　3D 超声检查重建冠状切面，显示宫底轮廓（箭）和双子宫颈（双箭头），可以准确诊断双角双颈子宫

经 CARE Fertility，Manchester 许可转载

治疗的决定通常取决于子宫内膜植入盆腔的程度和并发症，这只能通过腹腔镜检查确定。对于这些女性来说，保证生育能力可能是首要考虑因素。子宫内膜异位瘤只是可以使用超声进行诊断和处理的影响女性生殖能力的众多疾病之一。

十一、血管造影及介入治疗

（一）女性生殖系统的血管解剖

子宫由左右子宫动脉供血，分别从左右髂内动脉的前部分支出来。每个子宫动脉分为一个大的上支，它供应子宫体和子宫底，以及一个较小的阴道

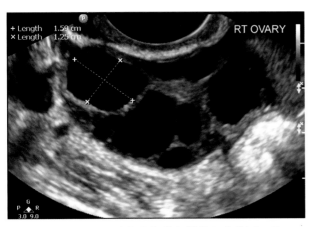

▲ 图 8A–13A 促性腺激素刺激卵巢的卵泡监测，显示了用于卵泡测量的方法

经 CARE Fertility，Manchester 许可转载

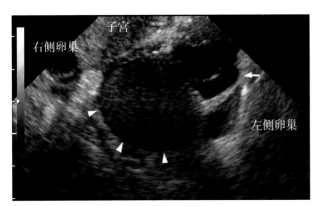

▲ 图 8A–13B 促性腺激素刺激卵巢中的子宫内膜异位症（箭）箭示正常卵泡

经 CARE Fertility，Manchester 许可转载

支，供应子宫颈和阴道。子宫动脉沿子宫外侧缘曲折漫长，最后与卵巢动脉吻合。子宫有相应的静脉引流系统。

卵巢动脉起源于降主动脉的前外侧，位于肾动脉下方和肠系膜下动脉上方。它们在髂血管之前进入盆腔，并在子宫与子宫动脉的卵巢分支吻合。左卵巢静脉引流至左肾静脉，并从那里流向下腔静脉（IVC）。右卵巢静脉通常直接流入下腔静脉，而不是通过右肾静脉。

（二）子宫动脉栓塞术

子宫平滑肌瘤（子宫肌瘤）是女性生殖道最常见的良性肿瘤，影响约 25% 的育龄女性。大多数子宫肌瘤是无症状的，可位于子宫肌壁内的任何位置，甚至可以长到直径 20cm 以上。子宫动脉栓塞术

（UAE）的目的是切断子宫肌瘤的血液供应。肌瘤往往富含血管，因此栓塞会使它们在几个月内逐渐缩小，从而改善症状。

1. 适应证

子宫肌瘤的症状包括月经过多、痛经、尿频（压迫膀胱引起）和盆腔痛或背痛。较大的子宫肌瘤可能会引起腹胀。

子宫肌瘤的诊断是通过影像方式进行的（如超声及 MRI），特别是 MRI 检查，可提供最优的解剖信息，并且还能够评估肌瘤的血管分布和检测其他病理。子宫动脉栓塞术的替代方案包括子宫切除术、子宫肌瘤切除术和使用降低雌激素水平的药物。子宫动脉栓塞术的优势在于无创、子宫保留、无须手术或全身麻醉，恢复时间比子宫切除术快。但是，术后可能会有相当大的疼痛，因此必须事先考虑充分镇痛，可能包括使用扑热息痛、双氯芬酸 / 抗炎栓剂、吗啡和患者控制的吗啡泵；同时，也可以使用抗生素。

2. 成像参数

图像采集	采集时间	图像总数
0.5～2 帧 / 秒	3～4s	2～8
或使用对比透视图像捕捉		

3. 对比剂及注射参数

用量	浓度	速率
5ml	270～320mgI/ml	手动推注
对比剂用肝素化生理盐水 50：50 稀释		

4. 操作过程（图 8A–14A 至 C，图 8A–15A 和 B）

子宫的主要血液供应来自左右子宫动脉，因此子宫肌瘤的治疗需要栓塞双侧动脉。有时，子宫肌瘤也可能从卵巢动脉中获取大量血液；然而，为了避免影响卵巢功能，在初始栓塞过程中并不常规进行卵巢动脉栓塞。

患者仰卧在检查床上，清洁双侧腹股沟。使用 Seldinger 技术逆行穿刺进入右侧股总动脉，插入 4F 或 5F 导管鞘。根据患者血管解剖结构及实际需要，使用弯曲导管（如 RIM、RUC 或 RDC）在主动脉分叉处插入左侧子宫动脉。

可能需要使用一个微导管来达到栓塞的最佳位

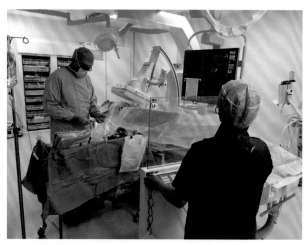

▲ 图 8A-14A　为血管造影介入手术准备成像的全套设备

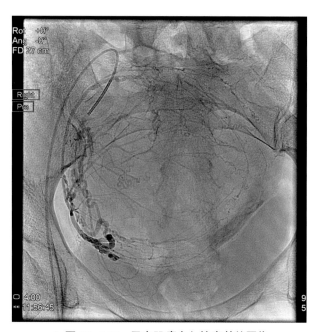

▲ 图 8A-14B　子宫肌瘤介入栓塞前的图像

置。医生要非常小心，以确保栓塞剂不会进入附近的其他血管，避免发生栓塞。同时，可以在图像采集之前注射减少肠蠕动的药物，以减少运动伪影。

最好使用带有大尺寸 DDR 探测器 / 影像增强器（如 40cm）的专用血管造影 C 臂设备进行血管造影。患者仰卧在检查床中央，头部靠在薄枕上。DDR 探测器 / 影像增强器面与检查床平行，并在透视控制下定位于所需水平位置。如果采用 C 臂系统，影像接收器能在图像采集之前随 X 线透视快速旋转到位。数字减影血管造影（DSA）的优点是可以选择更小的导管进行手术，从而可以缩短术后护理时间。

血管造影显示肌瘤的血液供应，可能需要 RAO

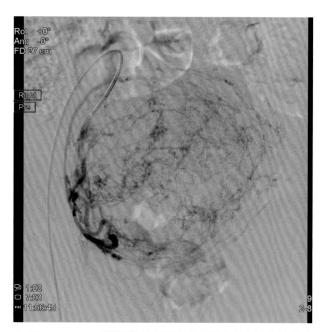

▲ 图 8A-14C　减影图像显示栓塞术前子宫肌瘤的血液供应

或 LAO 角度以实现最佳可视化。

合适的栓塞剂包括聚乙烯醇（PVA）颗粒、温和性微球（通常大小为 300～500μm 和 500～700μm）及明胶海绵。弹簧圈则会妨碍重复栓塞，因此不建议使用。随后，医生继续将导管拉回髂血管分叉处，进入右侧髂内动脉，以便于插入右侧子宫动脉并栓塞右侧肌瘤的血液供应。如果操作者无法从右侧入路对右侧子宫动脉进行插管，则可能需要从左侧穿刺并选择对侧入路进行插管。

5. 辐射防护

由于性腺所在区域位于视野范围内，并且患者通常处于育龄期，因此保持尽可能低的辐射剂量很重要；这可以通过多种方式实现。医生可能会保存对比透视"截图"而不是获取更高剂量的 DSA 图像，并且可以采用较低的帧率获取 DSA 图像。例如，每秒 1 帧或每隔 1s 采集 1 帧。筛选脉冲速率可能会降低（在设备允许的情况下）至每秒 3～4 个脉冲。同样，这取决于当地的指南和医生的选择。此外，应使用严密的准直并进行准确定位。

（三）卵巢静脉栓塞

1. 适应证

主要适应证是盆腔淤血综合征（卵巢静脉反流），由盆腔静脉曲张引起，尤其是卵巢静脉。这是一种痛苦的病症，在多次妊娠的女性中更为常见。如果

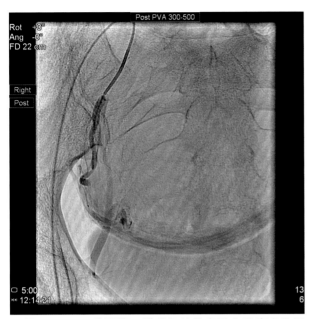

▲ 图 8A–15A　使用聚乙烯醇颗粒栓塞子宫肌瘤后的原始图像

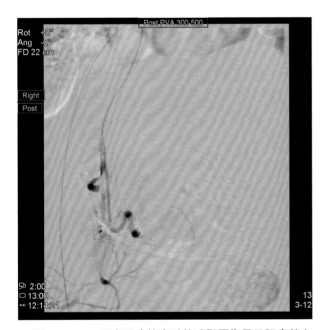

▲ 图 8A–15B　子宫肌瘤栓塞后的减影图像显示阻塞的血管不再供应肌瘤

静脉瓣不能正常工作，那么血液会反流，这种反流会导致盆腔静脉伸展和扩张。大多数病例涉及左侧，来自左肾的血液可沿左侧卵巢静脉回流至盆腔。这会导致外阴静脉曲张，进而可能导致腿部静脉曲张并引起盆腔充血综合征。右侧静脉曲张可由右卵巢静脉功能不全引起，但也可能由功能不全的左静脉经中线反流引起。症状从背部或腰部的钝痛到严重

不适，尤其是在运动或长时间站立后。也可能有泌尿生殖系统症状（如性交痛、痛经和膀胱刺激）。卵巢静脉功能不全也会导致腿部静脉回流问题（如静脉曲张）。盆腔淤血综合征的影像学检查包括通过超声和 MR 静脉造影进行评估，并在需要时辅以导管静脉造影。

2. 操作过程（图 8A-16A 至 E）

使用 C 臂 DDR 系统的患者定位和设备定位类似于子宫动脉栓塞术的定位。

基于操作者的选择，可以选择用于该手术的穿刺部位和方法。根据当地的指南和规范，卵巢静脉栓塞可在局部麻醉下或在清醒镇静下进行。患者仰卧在检查床上，行右侧股静脉或右颈内静脉穿刺，使用超声引导避免不慎刺穿附近的股动脉和颈动脉。插入 4F 或 5F 导管鞘。可以使用前向导管（如 Cobra 或 RDC）通过任一入路进入左肾静脉，然后进入左卵巢静脉。然而，由于右卵巢静脉与 IVC 交界处的角度陡峭，并且很难用对比剂观察该交界处，因此很难插入导管，尤其是从股动脉入路；这种情况可能需要反向弯曲导管或微导管。应根据放射科医师判断，选择性地在卵巢主静脉的 2 个或 3 个尾部分支中进行插管，并使用各类栓塞剂对远端、中端和近端进行栓塞。采用包括明胶海绵颗粒（Gelfoam）、金属弹簧圈或液体硬化剂来作为栓塞剂。

应通过缓慢推注的静脉造影来确认血管已经阻塞。与子宫动脉栓塞术一样，辐射剂量应保持在最小值。

3. 成像参数

图像采集	采集时间	图像总数
0.5～1 帧 / 秒	3～4s	2～8

4. 对比剂及注射参数

用量	浓度	速率
5ml	270～320mgI/ml	手动推注
对比剂用肝素化生理盐水 50 : 50 稀释		

十二、产科超声概述

20 世纪下半叶诊断超声的发展打开了一扇通往未知世界的窗口，彻底改变了孕妇和胎儿的护理。

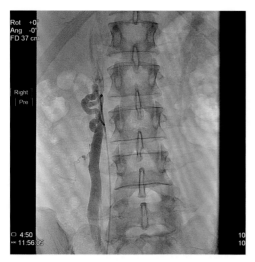

▲ 图 8A-16A 右侧卵巢静脉的原始图像，因其与下腔静脉分叉处的角度而难以插管

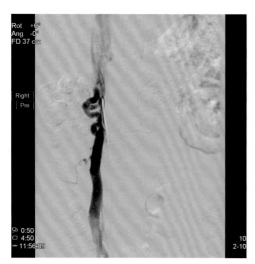

▲ 图 8A-16B 右侧卵巢静脉的减影图像

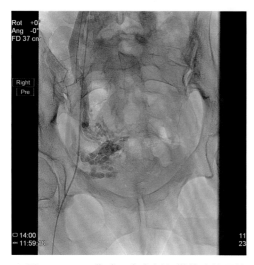

▲ 图 8A-16C 盆腔下方右侧卵巢静脉的原始图像，显示异常血管

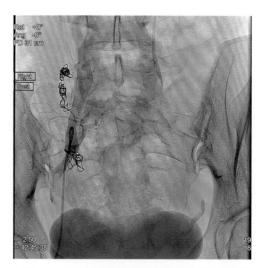

▲ 图 8A-16D 栓塞后右侧卵巢静脉的原始图像

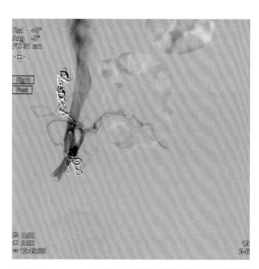

▲ 图 8A-16E 栓塞后右侧卵巢静脉的减影图像

超声是妊娠期筛查、诊断、干预和监测的首选成像方法；经腹和经阴道超声技术均可用于孕早中晚期（图 8A-17A 至 D）。

（一）常规筛查

- 孕 10～14 周扫查，评估分娩时间。
- 孕 18～20 周扫查，检查胎儿发育异常和确定胎盘位置。

（二）对疾病和并发症的检查

- 已知妇科疾病。
- 需要监测的胎儿发育异常和非标准生长模式。
- 介入操作：绒毛膜绒毛取样、羊水穿刺、脐带穿刺术、胎儿输血、分流术放置、膜激光或羊水引流。

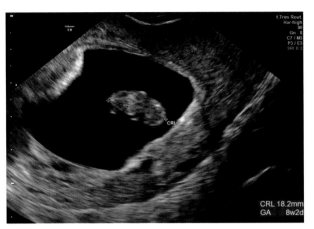

▲ 图 8A-17A　早期妊娠评估：妊娠 8 周时胎儿的超声图像，此例未见异常

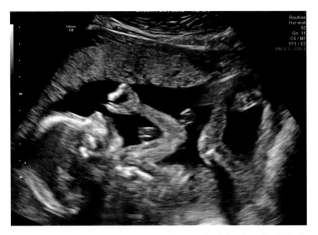

▲ 图 8A-17C　妊娠约 19 周的胎儿，超声扫查图像左上方均匀的灰色区域为胎盘

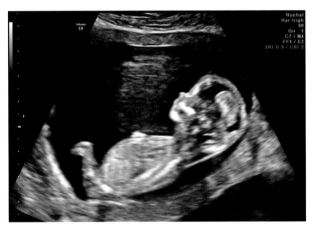

▲ 图 8A-17B　妊娠约 13 周的胎儿。虽然在这个阶段已经成人形，但内部还有许多组织器官有待发育

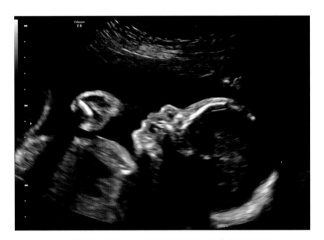

▲ 图 8A-17D　妊娠晚期的胎儿脸部侧面观

- 低位胎盘或前置血管等情况。
- 由胎儿或母体疾病引起的高危妊娠，包括多胎妊娠、既往早产史、妊娠糖尿病、高血压或自身免疫问题（包括 Rh 溶血症）。

（三）急诊扫查

- 妊娠早期剧烈呕吐。
- 不明原因的疼痛和（或）出血。
- 妊娠后期胎动减少。
- 怀疑胎儿生长受限（FGR）。
- 在医院内胎儿无胎心。
- 妊娠晚期胎先露。
- 胎膜自发性破裂。

英国国民保健署胎儿畸形普查项目（NHSFASP）提供两次常规筛查[64]。第 1 次应该在妊娠 11～13+6 周，第 2 次应该在 18～20+6 周。在特定情况下可能会进行较早的孕周计算扫查。例如，要求终止妊娠或存在需要紧急治疗的情况。

胎儿初期测量是为了计算孕周。最好是在顶 - 臀长（CRL）≤84mm 时通过顶臀长进行计算，或在 CRL＞84mm 时通过头围（HC）进行计算[65]。随后可以使用胎儿生物测量，并通过与参考测量范围的图表进行比较来监测生长和发育。尽管以图形化的形式来实现胎儿生长的可视化非常有用，特别是在为个体妊娠定制的生长图表中，但是这不再需要由超声医师亲自完成，因为设备制造商已将所需的标准图表编程到超声仪器中了。

非常规的产科超声扫查，无论是针对并发症还是在紧急情况下，都应根据需要并遵守当地的相关规定。这些可能包括使用多普勒超声来监测子宫、脐带和胎儿大脑中动脉、其他动脉以及静脉导管的血流情况；以及三维扫查和重建，尤其是观察面部裂隙、心脏缺陷和其他复杂的异常。超声助于制订治疗计划，进而大幅改善受影响婴儿的预后。

十三、产科超声：孕早期评估（EPA）

超声作为一种成像工具的适用性在早期妊娠评估中的使用更显著。2D 实时经腹换能器（3.5～5MHz）的使用和高分辨率经阴道换能器（通常为 7.5MHz）的引入已经允许最早在月经后 5～6 周观察发育中的胚胎。任何情况下都推荐经阴道扫查可以更早地识别正常妊娠、失败妊娠和异位妊娠[66, 67]。

（一）适应证

超声，尤其是 TVUS，可在孕早期用于以下情况。

- 确定妊娠的位置以及孕囊和胚胎的数量。
- 评估妊娠的日期。
- 评估早孕是否正常或是否妊娠失败。
- 评估出现疼痛和出血的妊娠情况。

（二）患者准备

经腹扫查子宫和卵巢时，必须充盈膀胱，因为这样可以看到其后方的组织，然后可以进行盆腔的初步扫查。然而，在许多情况下，必须进行经阴道扫查，这需要患者排空膀胱。同时，应始终注意保护女性的隐私和尊严，并关注她们得知妊娠后的情绪反应。

必须向患者完整解释所涉及的检查技术，并获得口头或签字同意。在经腹扫查期间，需要暴露下腹部至耻骨联合。然而，对于经阴道扫查，需要脱掉腰部以下的所有衣服。必须注意确保女性在脱衣服和扫查过程中的隐私和尊严，建议有陪同人员在场。

经阴道超声扫查时，必须在探头上使用合适的一次性保护套，操作员戴上手套；由于探头套和手套通常是乳胶，因此应核对女性是否对乳胶过敏，并在必要时使用乙烯基替代品。在扫查之前将耦合剂涂抹到探头上，以排除超声波束和传感器表面之间的任何空气。还应在保护套的外表面涂上润滑剂。随后，必须根据相关的指南对探头进行消毒。

（三）成像过程

经腹或经阴道扫查都采取仰卧位。进行经腹扫查时，将耦合剂涂在下腹部，探头的长轴放在耻骨联合正中线的上方。

子宫和双侧附件的系统扫查包括纵断位和横断位，可以对整个盆腔区域进行初步评估。然后，使用缩放工具或选定高分辨率视图获得感兴趣区（如早期妊娠囊、发育中的胚胎）的图像，明确或可疑的异位妊娠。

EPA 可能经常会进行经阴道扫查。由于探头更靠近被检查的组织，因此可以使用更高的频率，从而获得更好的分辨率。如果需要经阴道扫查，建议使用垫子将盆腔抬离床面，或也可以使用带有可移动下部的检查床。探头到达目标位置后可以倾斜和旋转，以便观察子宫、卵巢和周围区域。

在妊娠早期应限制使用频谱多普勒和彩色多普勒，尤其是在使用经阴道扫查时，M 模式是一种用于确认胎儿心跳的低能量替代方案[68]。

（四）图像分析

图 8A-18A 显示了位于前倾子宫前方的母体膀胱。在子宫内，子宫底可见一个小的边界清楚的液性区域，为早期妊娠囊。这是妊娠 5～6 周的典型早期妊娠表现，孕囊直径＜10mm。只有在进行经阴道扫查时才能看到妊娠囊内的结构[69]。

图 8A-18B 显示了妊娠 5～6 周的经阴道扫查，孕囊表现为一个边缘是强回声的轮廓分明的环状结构，这被称为蜕膜反应，是早期妊娠囊的典型表现。孕囊内可见卵黄囊为环状结构，是胎盘循环建立之前的主要母胎运输系统，因此强烈提示为正在发育中的妊娠[69, 70]。

图 8A-18C 显示了妊娠 6～7 周的经阴道扫查，在妊娠囊内可见左侧的发育胚胎和右侧的卵黄囊。在这个阶段，通过实时超声可以很容易地看到心脏搏动[71]，胚胎大小在 6～7mm。

图 8A-18D 所示为双胎妊娠的经阴道扫查，此例属于单绒毛膜双胎妊娠，即两个胚胎都在一个孕囊内。双绒毛膜双胎妊娠可见两个独立的妊娠囊，每个妊娠囊包含一个胚胎和卵黄囊。由于单绒毛膜双胞胎在整个妊娠期间出现并发症的风险更大，因此确定绒毛膜性很重要[72]。

图 8A-18E 是经腹扫查图像，显示了子宫位于母体膀胱的后方。在子宫的最高点上方清晰可见一个环状结构，此为异位妊娠。

图 8A–18F 为异位妊娠的经阴道扫查图像，在图像的中央可见右侧卵巢，在图像的左侧可见一环状结构，即为临近卵巢的异位妊娠。有时也会采用"甜圈征"或"百吉饼征"来描述异位妊娠的影像特征[73]。检查盆腔内是否存在液体十分重要，因为这可能是出血的迹象，提示输卵管破裂。

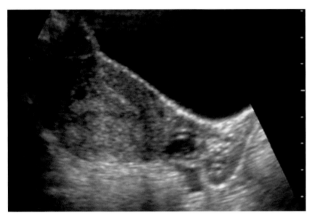

▲ 图 8A–18A　经腹扫查显示位于前方的膀胱和子宫底的早期妊娠囊

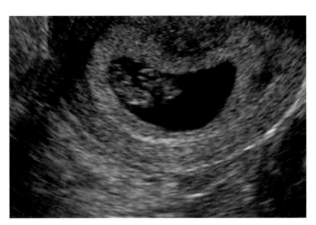

▲ 图 8A–18D　经阴道扫查显示双胞胎妊娠

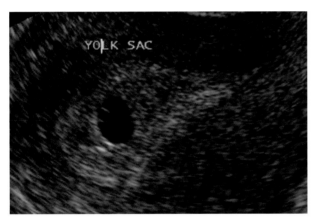

▲ 图 8A–18B　经阴道扫查显示妊娠 5 周以上的妊娠囊，其内含有卵黄囊

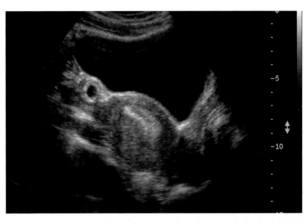

▲ 图 8A–18E　经腹扫查显示子宫和位于子宫底上方的异位妊娠

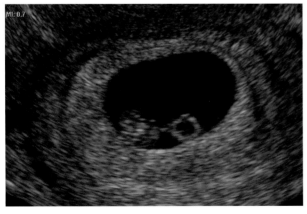

▲ 图 8A–18C　经阴道扫查显示包含胚胎和卵黄囊的妊娠囊

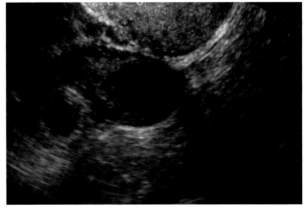

▲ 图 8A–18F　经阴道扫查显示右侧卵巢及其侧方的异位妊娠

十四、产科：妊娠早期的超声检查

超声检查因其低成本、操作便捷、非侵入性及高灵敏度和特异性等优势，成为妊娠期首选的成像方式。英国国民保健署胎儿畸形普查项目（NHSFASP）在规范妊娠早期和中期的超声成像方面取得了很大进展。

（一）适应证

超声在孕早期通常用于以下情况。

- 检查盆腔附件是否有任何相关的妇科问题。
- 胎儿"活力"——检查胎儿生命。
- 确认妊娠部位。
- 计算孕周（估算胎龄），这对于特定产前检查的时间安排和优化分娩时间至关重要。
- 产前筛查，尤其是作为唐氏综合征筛查一部分的颈项透明层厚度（NT）的测量。
- 诊断或排除一些大体结构异常。
- 引导介入性操作。
- 为随后监测胎儿生长建立基线。
- 多胎妊娠的检测和评估。
- 确定绒毛取样的位置。

（二）患者准备

经腹超声检查的准备工作一般是在检查前 1h 饮水 850ml，以充盈膀胱。主要是提供观察盆腔结构的透声窗并排开肠气。

必须向患者详细说明检查过程和检查原因，并记录上次正常月经的日期和任何相关病史。

应始终注意女性的隐私和尊严，并关注她们得知妊娠后的情感变化。通常也会在结束检查后对结果进行简要说明。

检查结束后，应擦去探头上的耦合剂，并根据制造商的说明清洁探头。

（三）成像过程

常规成像方法是经腹 2D 超声，选择搭配 2.5～5MHz 换能器的凸阵探头。也经常会采用配有 7.5MHz 阴道内探头的经阴道超声。因为潜在的热效应会影响易受损伤的胚胎器官的发育，所以应避免在妊娠前 3 个月进行多普勒超声。

进行经腹超声时，需暴露下腹部并涂抹耦合剂。纵断位的扫查需要首先将探头的长轴放在耻骨联合正中线的上方（图 8A-19A）。然后通过滑动探头连续采集下腹部和盆腔图像。随后，将探头旋转 90° 并从耻骨联合上方向头侧滑动以获得下腹部连续的横断位图像（图 8A-19B）。

转动和倾斜探头来采集额外的图像（视情况而定），以观察盆腔内器官并评估任何明显的妇科疾病。超声医师还必须评估妊娠的位置、胎位、心脏搏动、生物测量、与胎龄相关的胎儿结构外观、存活的胎儿数量和羊水量。

妊娠早期准确的胎儿生物测量可作为生长基线，对于任何后续观察、评估和干预（包括优化分娩时间）至关重要。虽然孕早期末可以使用 HC 评估胎龄，但是大部分情况会根据测量顶 - 臀长（CRL）确定胎龄[74]。

如果需要进行唐氏综合征的联合筛查，也会在孕早期超声检查时测量胎儿 NT[75]。出于联合筛查的目的，CRL 和 NT 的测量必须在孕 $11^{+2}\sim14^{+1}$ 周进行，也就是 CRL 介于 45mm～84mm 时[76]。准确测量 CRL 对于确保唐氏综合征筛查结果的准确性至关重要。实验室将综合 NT 测量值与母体血清生化标志物以及其他数据来预估胎儿患唐氏综合征的风险。如果联合筛查结果呈阳性，会被要求进一步进行有创羊水穿刺检查，就是在超声引导下提取一些含有胎儿细胞的羊水进行分析。

无创产前检测是目前正在研究的另一种细胞遗传学检测方法，可以在母体血液样本中检测微量穿过胎盘屏障的胎儿 DNA[77]。

在某些情况下，有可能做到妊娠早期胎儿发育异常的评估，并且 NHSFASP 正在朝着这个方向推进实践，以便在必要时能够进行早期干预。例如，正常胎儿胃的可视化可排除上消化道闭锁，胎儿膀胱中的液体可以评估肾功能。随着影像技术和流程的发展，期望产前筛查会将妊娠中晚期的发育异常筛查提前到妊娠早期。

（四）图像分析

CRL 是胎儿从头顶到臀部的长度。胎儿长度和年龄之间存在高度线性相关性，而且此参数在妊娠早期不太可能受到个体差异的影响。如果测量准确，它是评估胎龄的最准确参数。

理想的断面是胎儿呈水平位时的正中矢状面，使 CRL 与超声波束成 90°。图像可放大以清楚显示从头顶到臀部的整个长度。明确胎儿头顶和臀部的端点，然后使用电子标尺测量未弯曲的长度（图8A–19C）。

NT 为胎儿颈部皮肤和筋膜之间软组织厚度。NT测量值来自于正中矢状切面，胎儿在屏幕上呈水平位（图 8A–20A 和 B）。

十五、产科：妊娠中期的超声检查

经腹实时二维超声是妊娠中期的首选成像方法。

在妊娠中期，可能会对胎儿进行系统检查，包括自身发育异常或先天缺陷。在英国，产前筛查基于英国国民保健署胎儿畸形普查项目（NHSFASP）的标准和指南，符合英国关于有效筛查计划的标准[78]。

（一）适应证

孕中期扫查的主要指征是胎儿异常筛查，通常在妊娠 $18^{+0} \sim 20^{+6}$ 周进行检查，孕周在妊娠早期计算得出[78, 79]。如果前期没有进行计算孕周的检查，则按照 HC 确定胎龄。

妊娠中期检查也用于定位胎儿和脐带，以便进行羊膜穿刺术，进行脐带穿刺术以行诊断或治疗性经皮脐血采样（PUBS）。

（二）患者准备

对于产科经腹超声检查，必须在膀胱充盈的情况下进行检查，这提供了一个透声窗，可以观察盆腔结构并排开肠气。受检者仰卧在检查床上，暴露下腹部并涂抹耦合剂。

在进行扫查之前，应提供书面和口头信息并征得女性的同意。信息必须包括对检查流程的完整解释以及可能的不好结果的含义。

应始终注意女性的隐私和尊严，并关注她们得知妊娠后的情感变化。

（三）成像过程

妊娠中期产科超声主要使用频率范围为 3.5～8MHz 的凸阵探头，以获得最大化的细节信息，初步检查子宫和附件是否有任何明显的妇科疾病，并确定存在的胎儿数量，以及检查胎儿心跳和运动。

首先将探头保持在最初位于耻骨联合上方的正中矢状面来获得纵断位切面图像。然后通过滑动探头连续采集下腹部和盆腔图像。随后，将探头旋转

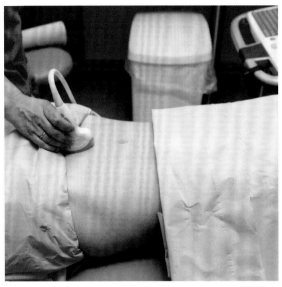

▲ 图 8A–19A　矢状面扫查时的探头位置

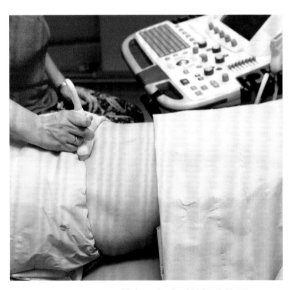

▲ 图 8A–19B　横断面扫查时的探头位置

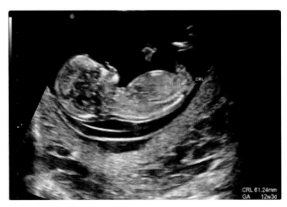

▲ 图 8A–19C　胎儿在妊娠早期末段的顶 – 臀长测量截面和测量值

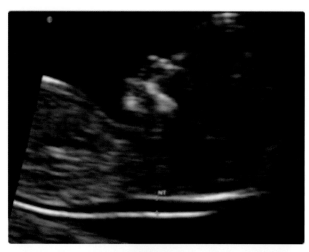

▲ 图 8A-20A 测量颈项透明层厚度（NT）的超声图像，测量最宽部分（低回声的液体区）。务必小心放置标尺，见图 8A-20B

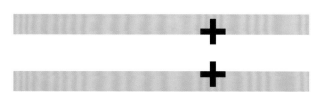

▲ 图 8A-20B NT 测量中正确放置标尺的示意，图中两条蓝色线代表胎儿的组织边界，在图 8A-20A 中显示为白线。测量中应注意将游标卡尺水平线的内边界置于定义 NT 厚度的直线上，卡尺的横标应放置在白线边缘上，使两者融合而横标不易被观察到

90° 并从耻骨联合上方向头侧滑动以获得下腹部（从耻骨联合到子宫底）连续的横断位图像。由此可以观察到胎儿的位置并帮助超声医生确定胎位，包括胎儿面向的方向以及至关重要的胎方位（即枕左前和枕右前）。检查胎儿器官位置十分重要，也就是心脏和腹腔内器官的位置是否正确，以及确保检查两侧的四肢。同时，也需要评估胎盘位置和羊水量。

从妊娠中期开始，超声扫查探头的纵切面和横切面定位应与胎儿一致而非孕妇，以便在两个切面上详细检查胎儿的关键解剖结构。尽管处于这个发育阶段的胎儿运动频繁，但超声医师将能够跟踪运动并保持对胎儿位置和器官位置的敏感性。18～20 周的超声检查是妊娠中最复杂和最关键的检查之一，在这样一个运动频繁的小区域内要进行系统检查，需要超声医师注意力高度集中。如果妊娠是双胞胎或更高级别的多胎妊娠，则必须分别识别和检查每个胎儿，以确保没有遗漏任何部分。

测量并记录胎儿的头围（HC）、腹围（AC）和股骨长度（FL）。将这些值与此孕周的正常值进行比较，以确定胎儿的生长速度，因为生长异常可能预示着后期的发育情况。

一旦感兴趣区被识别、检查和测量，医生通常会向孕妇展示关键图像，并将容易辨识的部分图像制作成"纪念图像"。

（四）图像分析

根据 NHSFASP 指南超声检查的"基础清单"，记录特定的解剖部位（图 8A-21A 至图 8A-23D，经 NHSFASP 许可转载），还包括用于评估胎儿生长和发育的推荐测量值（图 8A-21A 和 C，图 8A-22C，图 8A-23A）。

图 8A-21A 是胎头的横轴位切面，显示了中线回声、透明隔腔、脉络丛和侧脑室（VA）的后角。胎儿大脑内的这些标记是生物测量的标准断面，并且可以看到使用电子卡尺测量胎儿 HC 和 VA 直径。前者用于衡量胎儿的生长和发育，或在未预先评估孕周时计算胎龄，而后者用于评估脑室大小。

图 8A-21C 也是胎头的横轴位切面，为了显示后颅窝，切面在后部区域略低。可以看到电子卡尺测量胎儿小脑直径（TCD）和颈部皱襞（NF）。在这个阶段正常的后颅窝宽度表明目前为止大脑和脊髓发育正常[80]。

图 8A-22A 显示了斜冠状切面中的胎儿嘴唇和鼻尖，可以检查软组织线的连续性。不连续性可能表明唇裂或腭裂，早期整形手术的预后非常好。未能在早期诊断或治疗很可能导致严重的喂养困难，以及后期的面部缺陷[81]。

图 8A-22C 是胎儿腹部的横轴位切面，显示了胃和肝脏。可以看到电子卡尺测量胎儿的腹围。胎儿胃中液体的显示表明胎儿正在进行吞咽动作。

图 8A-23A 和 B 显示了带测量卡尺的股骨长度。此阶段的任何异常都表明可能是一种侏儒症，从而可以进行观察或监测。

图 8A-23C 和 D 是胎儿脊柱的矢状切面，中线完整的皮肤覆盖可以排除开放性神经管缺陷（如脊柱裂）。同时，可以观察到胎儿膀胱和主动脉。由于胎儿膀胱只能由顺行的尿液填充，因此膀胱的显示有助于判断肾功能。

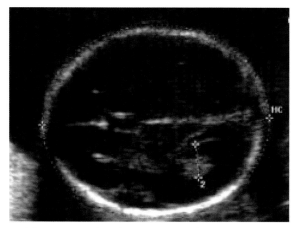

▲ 图 8A-21A　胎儿头围（HC）和脑室（VA）的测量

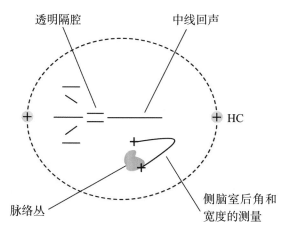

▲ 图 8A-21B　与图 8A-21A 对应的示意显示用于测量的卡尺放置

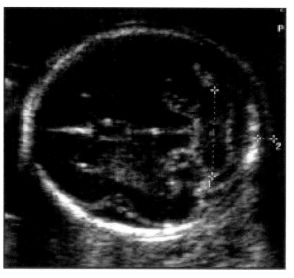

▲ 图 8A-21C　胎儿小脑直径（TCD）和颈部皱襞（NF）测量

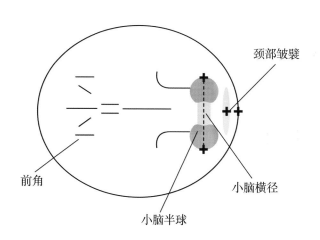

▲ 图 8A-21D　与图 8A-21C 对应的示意显示用于测量的卡尺放置

产前评估期间检查的其他胎儿解剖部位包括四肢、腹部器官和胸部，包括心脏和心脏流出道。具体而言，NHSFASP 建议对以下 11 种情况进行检测，并对这些检测率进行审核[78]。

- 无脑畸形。
- 开放性脊柱裂。
- 唇裂。
- 膈疝。
- 腹裂。
- 脐疝。
- 严重的心脏异常。
- 双肾发育不全。
- 致命的骨骼发育不良。
- Edwards 综合征（18- 三体综合征）
- Patau 综合征（13- 三体综合征）

心脏及其相关结构的检查是一个复杂的过程，在此过程中，超声医师必须非常熟练地获取多个精确的切面。图 8A-24A 和 B 显示了胎儿的四腔心视图，并且在附图中标明解剖细节。心脏在这个阶段只有拇指大小，而且由于许多缺陷相对较小，并且循环会随着出生后的第 1 次呼吸而变化，因此并非所有缺陷都能明显显示。这就是为什么 NHSFASP 建议只要求检查出严重的发育异常，因为还有一些异常只能在出生后才能诊断出来。

如果超声有异常发现，视情况而定，记录更多图像信息，并与孕妇讨论这些情况。通常需要进行随访检查，有时还需要有创检查来获取胎儿细胞以

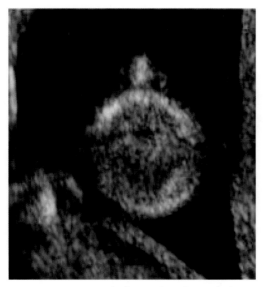

▲ 图 8A-22A　超声显示胎儿嘴唇和鼻尖

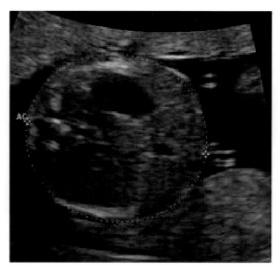

▲ 图 8A-22C　超声测量胎儿腹围（AC）

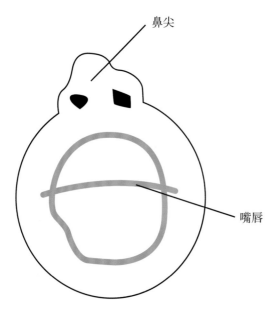

鼻尖

嘴唇

▲ 图 8A-22B　超声检查胎儿嘴唇和鼻尖特征的示意

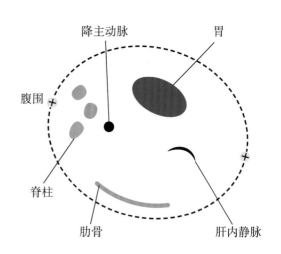

降主动脉　　　胃

腹围

脊柱

肋骨　　　　肝内静脉

▲ 图 8A-22D　超声测量胎儿（AC）腹围的标记和卡尺放置示意

明确诊断。后续不同方案的选择由孕妇本人决定。这些措施从不干预到因可能危及生命的严重异常而终止妊娠，但总的来说，NHSFASP 已包含对大部分异常的检测，从而有助于在早期进行治疗。孕妇可能会继续在当地接受护理治疗，如果需要进一步检查、诊断、监测或干预，可能会被转诊到上级医院。

图 8A-24C 显示了被选为"纪念图像"的胎儿的典型图像。这幅图是胎儿的正中矢状切面，显示了身体和面部的轮廓，在图像的最左侧可以看到胎儿的腿。在胎儿面部的前面可以看到几段脐带。

十六、产科：妊娠后期的超声检查

低风险妊娠后期不常规使用超声检查，但可使用超声评估高危妊娠（如多胎妊娠和有并发症的妊娠）。除了对胎儿进行标准的生物测量，还需评估羊水量、胎盘位置和采用多普勒计算进出胎儿的血流量。

（一）适应证

妊娠后期的超声检查主要评估胎儿的生长和健康状况，特别是在触诊时子宫底测量小于孕周，需要参考既往是否有妊娠问题，或母体是否存在并发症（如高血压、糖尿病、镰状细胞贫血病或肥胖等疾病）的情况下。因此，多胎妊娠在妊娠后期都会进行

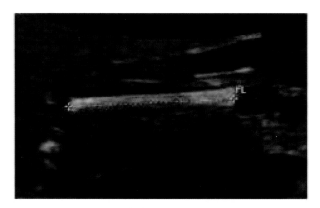

▲ 图 8A–23A　超声测量胎儿股骨长度（FL）

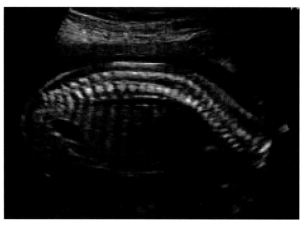

▲ 图 8A–23C　矢状切面超声图像显示胎儿脊柱纵断面

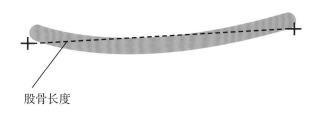

▲ 图 8A–23B　超声测量 FL 的卡尺位置示意

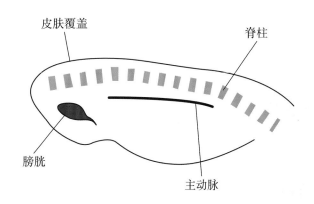

▲ 图 8A–23D　中线上覆盖胎儿纵断位脊柱的皮肤示意

常规的超声检查。已检测到胎儿异常的继续妊娠也需要在妊娠后期进行评估。如果在妊娠中期进行超声扫查时胎盘覆盖了宫颈内口（产道），也会在妊娠后期进行评估；还可将超声扫查用于评估胎儿是否接近足月，或在受伤或流血后确保安全。

在某些情况下，可能会进行一次妊娠后期的超声扫查，而在其他一些情况下，每 2～3 周会进行一次生长发育监测扫查。如果产检显示出有出现并发症的迹象［如胎儿生长受限（FGR）］，则可以进行羊水量评估和使用多普勒超声评估血流量。

（二）患者准备

大多数妊娠后期扫查是经腹超声。由于胎儿被作为声窗的羊水包围，因此无须任何准备。有时需要经阴道超声扫查（TVS），特别是用于胎盘定位或测量宫颈长度。TVS 需要排空膀胱，还需要经患者本人同意、感染控制及注意对患者隐私和尊严进行保护。关注检查结果对情绪的影响至关重要，因为大多数妊娠后期扫查都是针对高危妊娠。扫查结束后擦去耦合剂并向孕妇及家属解释检查结果。

（三）成像过程

通常取仰卧位进行检查，但是随着妊娠的进程可能导致仰卧位低血压，发生在胎儿压迫下腔静脉时，导致低血压出现头晕和昏厥。协助孕妇轻轻转动身体可以缓解症状。

将频率为 2.5～5MHz 的凸阵探头纵向放置在身体中线的耻骨联合上方。首先可以观察到子宫内口，然后是胎位和胎盘位置，并确定它们的相对位置关系。临近预期时，判断胎儿是头位（头朝向下）还是臀位十分重要。臀位的生产相对复杂，助产师需要知道胎儿的哪个部位先出产道。臀位会增加脐带脱垂（导致胎儿供氧减少）的风险。胎盘位置也很重要，因为覆盖内口的前置胎盘需要进行剖腹产手术以防止大出血和新生儿死亡。

妊娠后期需要对胎儿进行详细评估，并且再次检查各解剖结构。对生长发育进行测量，包括 HC、AC 和 FL（图 8A–25A 至 C）。羊水评估可以是主观评估或通过测量羊膜囊内羊水（没有脐带或胎儿的部分）的最大垂直深度来进行评估。

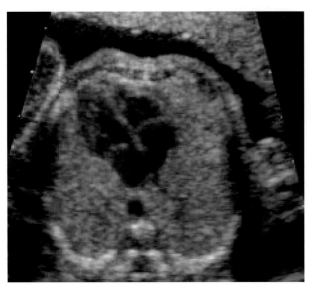

▲ 图 8A-24A　胎儿心脏的四腔心切面

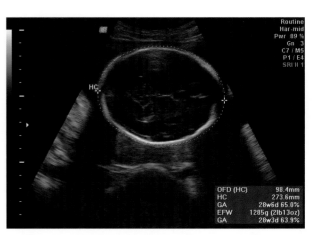

▲ 图 8A-25A　胎儿头部的轴位切面，可见呈椭圆形、完整的颅骨，对称的大脑半球，以及透明隔腔和侧脑室。虚线表示胎儿头围（HC）

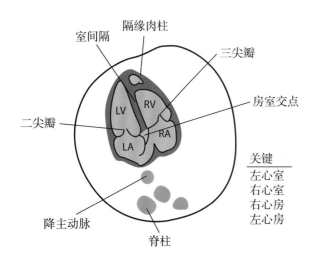

▲ 图 8A-24B　四腔心切面的基本特征示意

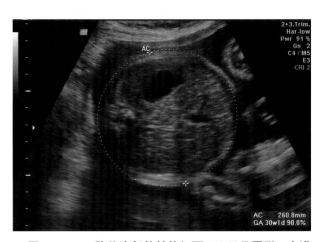

▲ 图 8A-25B　胎儿腹部的轴位切面，可见呈圆形、充满液体的一部分胃和脐静脉的中央部分。虚线表示腹围（AC）

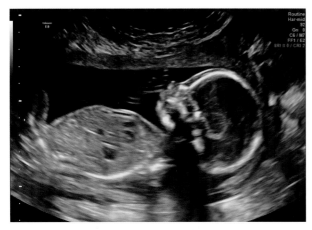

▲ 图 8A-24C　胎儿超声典型"纪念图像"。胎儿约 20 周时的过中线的纵断面视图

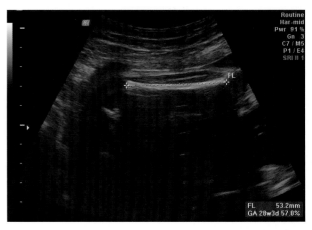

▲ 图 8A-25C　超声测量股骨长度（FL），卡尺放置在股骨的两端，横向显示了股骨全长

（四）图像分析

胎儿测量值被绘制在图表上，以便将个体胎儿的生长曲线与基于人口统计的生长曲线图表相比[82]（图 8A-26A）。每个胎儿都有一个预期的生长潜力，这取决于在妊娠早期进行的基线生长测量和其他因素，如孕妇的身高、体重、种族和既往妊娠的婴儿出生体重。目前常用的个性化生长曲线图表已经考虑到了这些因素。

胎儿生长受限（FGR），即胎儿生长发育低于预期[83]，通过比较 HC 和 AC 的增长，FGR 可分为对称性或非对称性。

如果 HC 和 AC 都低于预期，被称为对称性 FGR，这与许多因素有关，包括染色体异常、孕妇营养不良、吸烟和吸毒等。

如果 AC 增长曲线低于预期，但 HC 正常，则称为不对称性 FGR。这通常是由胎盘功能不全引起的，胎儿试图通过增加大脑、心肌和肾上腺的血液供应来弥补这一缺陷，但减少了其他器官的血液供应。这会导致"脑保护"效应，造成 HC∶AC 增长差异。然而，对称性 FGR 的早期阶段可能会由于生理补偿而出现不对称，而当这些机制失效时，长时间的不对称性 FGR 可能表现为更对称的 FGR，因此这种情况并非十分明确。在任何疑似生长受限情况下，超声医师应同时检查其他明显的伴随征象，包括羊水量（图 8A-26B），因为通常可能与羊水过少（羊水量减少）相关。

多普勒超声可以检查脐动脉血流（图 8A-26C）。正常波形显示整个胎儿心动周期中的单向搏动性血流，表明胎儿心输出量良好。如果心输出量受损或胎盘阻力增加，则舒张末期血流减少、缺失并最终反流。多普勒超声也可以评估其他血管（如大脑中动脉），以确定 FGR 的严重程度和血流的重新分布，该信息用于管理分娩日期[83]。

胎儿体重可以从 HC、AC 和 FL 测量值中估算出来，也有助于分娩管理。在某些情况下，生长可能高于预期（巨大胎儿），而由于分娩大婴儿会导致肩难产等并发症，所以这种情况也需要监测。

十七、产科：胎儿 MRI

（一）适应证

在超声检查结果不明确的情况下，可进行胎儿 MRI 检查，以提供补充超声检查结果的信息。最常见的是针对胎儿大脑进行 MRI 检查（如胼胝体发育不全等），但也可以检查脊柱、胸部、腹部和骨盆的异常。

MRI 在孕 18 周之前对胎儿的诊断价值有限，且由于胎儿大小和胎儿运动的原因而分辨率不高[84]。

随着胎儿的成长，分辨率也会提高，需要根据临床需求来决定磁共振检查的必要性。

（二）患者准备

不需要特定的患者准备。

（三）成像过程

胎儿 MRI 十分具有挑战性。这是由于射频接收线圈位于孕妇的腹部 / 盆腔周围，而不是靠近感兴趣区，即只能使用腹盆线圈进行胎儿的脑成像，而不是像新生儿那样使用专用头部线圈。此外，胎儿运动以及孕妇的呼吸运动和胃肠蠕动也是一个问题。

将孕妇移入磁体中，使感兴趣区位于磁体的等中心。

（四）胎儿大脑检查序列

(1) 多平面定位像。

(2) T_2 加权单次激发快速自旋回波序列或 T_2 加权半傅里叶快速自旋回波序列，在 3 个正交平面均进行成像。

（五）附加序列（取决于病理或异常）

(1) T_1 加权快速梯度回波序列。

(2) 液体抑制反转恢复序列（FLAIR）。

(3) 短反转时间反转恢复序列（STIR）。

(4) 扩散加权成像（DWI）。

（六）图像分析（图 8A-27A 和 B）

由于快速 T_2 加权成像的引入，可在不到 1s 内获取单幅 T_2 加权图像，使胎儿 MRI 成为可能。使用这种技术在 3 个正交平面上获取胎儿图像，可以补充其他序列（如 T_2 FLAIR、T_1 加权、DWI 或 STIR）用于进一步获取组织特征。

分析胎儿图像需要了解正常的胎儿发育及其 MRI 表现。

十八、产科：胎盘 MRI

（一）适应证

MRI 用于检查超声检查信息不足的胎盘异常植

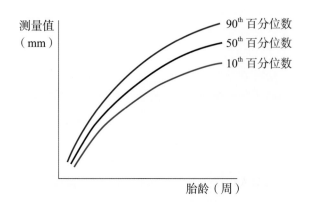

▲ 图 8A–26A 增长图表显示测量的正常范围。测量值高于第 90 百分位数的胎儿相对于胎龄而言较大，而测量值低于第 10 百分位数的胎儿相对于胎龄而言较小

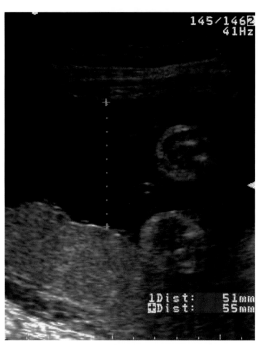

▲ 图 8A–26B 通过测量羊水池最深处来评估羊水量。图中可见胎盘位于后方

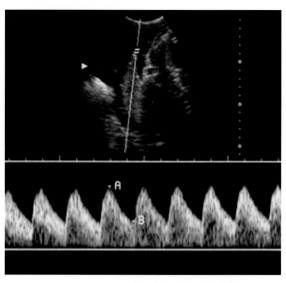

▲ 图 8A–26C 正常脐动脉的多普勒频谱波形
A 点代表收缩期峰值流速，B 点代表舒张末期峰值流速

入。植入可能附着在子宫肌层上（胎盘粘连），进入子宫肌层（胎盘植入）或穿过子宫肌层和子宫浆膜层，并可能侵入毗邻器官（穿透性胎盘植入）。胎盘植入通常发生前次剖宫产的子宫疤痕上，频率随着剖腹产次数的增加而增加[85]。

胎盘植入可能会危及生命，因此影像检查对于子宫切除术和剖腹产的手术计划是必要的。

（二）患者准备

患者无须特殊准备。

（三）成像过程

患者仰卧位，正中矢状面垂直于检查床平面。放置腹部相控阵线圈以覆盖盆腔和腹部。定位线中心为髂前上棘连线的中点。

（四）序列

(1) 多平面定位像。

(2) T_2 加权半傅里叶快速自旋回波（HASTE）序列，在 3 个正交平面均进行成像。

(3) 稳态梯度回波序列，在三个正交平面均进行成像。

（五）附加序列

(1) T_1 轴位脂肪抑制序列，用于评估出血情况。

(2) DWI，用于评估胎盘 – 子宫肌层交界面。

（六）图像分析（图 8A–28A 至 D）

在所有序列中，图像都是使用单激发方法快速获取的，因此对运动不敏感，并且液体在图像中显示为明亮的高信号。

正常胎盘在妊娠早期具有相对均匀的中等信号强度，随着妊娠进展信号变得更加不均匀。胎盘植入的诊断标准包括信号不均匀、单次激发 T_2 加权图像及稳态梯度回波图像上可见胎盘内呈现暗带及胎盘血管杂乱异常排列。在胎盘粘连的病例中，已经证实存在血管异常，即胎盘深处可见直径至少为 6mm 的曲折扩张的血管流空影，且在稳态梯度回波

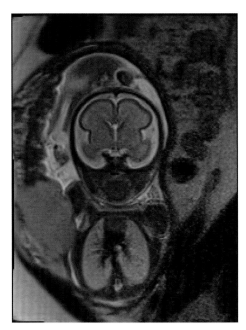

▲ 图 8A-27A　胎儿大脑的冠状位 T_2 加权半傅里叶快速自旋回波（HASTE）序列

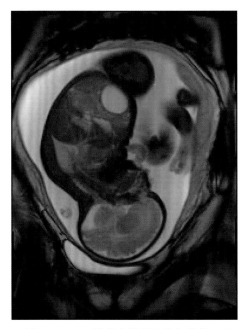

▲ 图 8A-27B　胎儿大脑的正中矢状位 T_2 加权半傅里叶快速自旋回波（HASTE）序列

T_2 像上则表现为相应的高信号[85, 86]。

十九、产科：骨盆测量（内径）

骨盆测量是用于评估女性骨盆内径的技术（图 8A-29A 至 C），有 3 种成像方法：X 线摄影、MRI 和 CT。选择的原则在很大程度上取决于当地的设备

和规定。然而，现在很少进行传统的 X 线摄影。

与所有放射摄影流程一样，必须在获取所需诊断信息的前提下保证辐射剂量处于最低水平。

应当避免使用具有更高辐射剂量的其他放射摄影技术对胎儿进行检查。

对于产生 X 线的摄影技术，在成像之前，应评估每台设备和技术对患者及胎儿产生的剂量。

对于这 3 种成像方法，均可以从以下方面进行估计。

- 骨盆入口横径：在骨盆边缘最宽处的距离。
- 坐骨棘间径：坐骨棘之间的距离。
- 骨盆入口前后径：耻骨联合上部内缘到骶骨岬之间的距离。
- 中平面：自前向后，从耻骨联合内缘的中间到第三骶骨节的中间的前后距离。
- 骨盆出口前后径：耻骨联合的内下缘到骶骨尖之间的距离；或在骶尾骨融合的情况下，到第一尾骨节段的内下缘之间的距离。
- 骨盆斜径（备选）：从一侧的髂耻隆起到另一侧的骶髂关节处的距离。

适应证

头盆不称、臀位、既往剖宫产、身材矮小、骨盆损伤，以及初产妇胎头未衔接。

二十、产科：骨盆测量（MRI）

出于辐射安全考虑，很多临床机构已经取消骨盆测量[87]。可以进行 MRI 骨盆测量，以获得传统的骨盆测量值，其优点是没有电离辐射。

（一）患者体位和成像方式

患者仰卧位，正中矢状面垂直于检查床平面。相控阵体线圈放置在骨盆周围，定位线中心为髂前上棘连线的中点。

（二）序列

(1) 3 个正交平面上的定位像。

(2) T_2 加权快速自旋回波序列，正中矢状位成像。

(3) T_2 加权快速自旋回波序列，位于中央凹水平的轴位成像。

（三）图像分析（图 8A-30A 和 B）

在正中矢状位图像上可测量骨盆入口和骨盆出口的前后直径，在轴位图像可测量最宽处的横向入

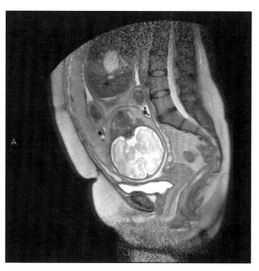

▲ 图 8A–28A　无子宫肌层浸润证据的前胎盘

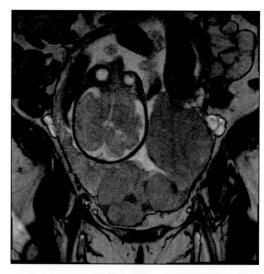

▲ 图 8A–28C　冠状位图像，局灶性膨出，有明显的暗带穿过胎盘实质

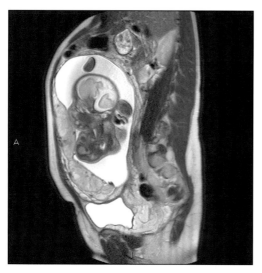

▲ 图 8A–28B　矢状位图像，局灶性膨出，有明显的暗带穿过胎盘实质

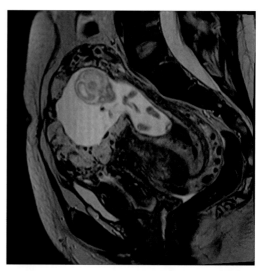

▲ 图 8A–28D　剖宫产瘢痕妊娠，其中妊娠囊被植入剖宫产瘢痕而不是子宫内膜腔内，并伴有胎盘

口和坐骨棘间径。只要系统经过校准，使用这种方法记录的距离就不会放大或缩小。医务人员应进行 2 次测量并记录平均值。

二十一、产科：骨盆测量（CT）

前文中已经介绍了骨盆测量的适应证和测量方法。对于一些特殊的病例，可以进行多排螺旋 CT 检查，同时使用短扫描时间和低剂量 CT 技术，只需提供较少的骨骼结构细节即可[88, 89]。

此外，现代 CT 系统具有获取前后位和侧位摄影扫描的功能，可用于进行适当的测量。准确的患者摆位对于减少放大效应至关重要。同时，需要选择最佳扫描参数以最小化胎儿的辐射剂量。

减少测量误差的方法包括由专人查看图像及进行多次测量等[90]。

（一）患者准备

患者无须特殊准备。

（二）患者体位和成像方式（图 8A–31A）

患者仰卧位，双臂举过头顶。通过轴位、冠状位、矢状位方位的激光灯辅助定位，以确保患者位于扫描仪的中心轴上。定位线中心位于髂嵴连线的中点。

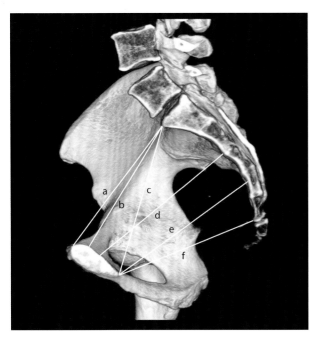

▲ 图 8A–29A　真结合径（a）、产科骨盆入口（b）、对角径（c）的测量，以及盆骨入口前后径（a）、最大（d）和最小（e）直径平面和骨盆出口前后径（f）的测量

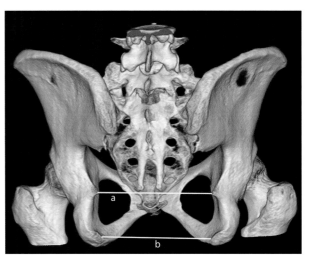

▲ 图 8A–29C　骨盆出口最小直径平面内坐骨棘间径（a）和坐骨结节间径（b）的测量

图片由 Ismail Salk, MD, Associate Professor, Department of Radiology, Faculty of Medicine, Cumhuriyet University, Sivas, Turkey 提供

2. 前后位摄影图像

从侧位摄影图像测量耻骨联合前缘和床面之间的距离，从而计算将骨盆入口移入机架中心所必须的高度调整。

摄影扫描始于参考点上方 3cm，终于参考点下方 28cm，范围包括相关的骨骼结构。

标注参数：120kVp/40mA，120kVp/70mA（大体型受检者）。

3. 轴位摄影图像

如有必要，可获取单张轴位摄影图像。该图像通过前后位摄影图像定位于中央凹平面，用于测量坐骨棘间径。

标准参数：80kVp/40mA，10mm。

（四）图像分析（图 8A–31B 至 D）

使用测距光标进行以下测量。

(1) 侧位摄影图像：入口前后径 / 出口前后径。

(2) 前后位摄影图像：入口横径；坐骨棘间径。

(3) 轴位摄影图像：坐骨棘间径。

（五）辐射防护 / 剂量

剂量减少技术：自动曝光控制（mA）和迭代重建。

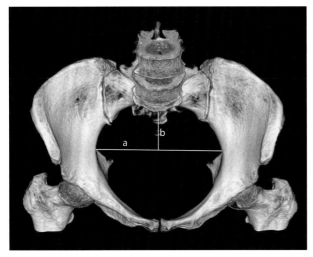

▲ 图 8A–29B　骨盆入口横径（a）和后矢状径（b）的测量

（三）成像过程

1. 侧位摄影图像

侧位摄影扫描始于参考点上方 3cm，终于参考点下方 28cm，范围包括耻骨联合下缘。

标准参数：120kVp/40mA，120kVp/70mA（大体型受检者）。

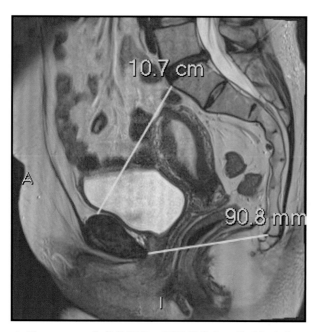

▲ 图 8A–30A　矢状位图像，测量骨盆入口前后径和出口前后径

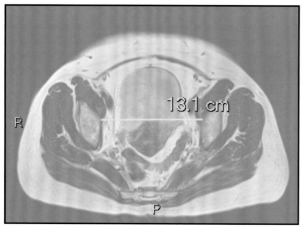

▲ 图 8A–30B　轴位图像，测量坐骨棘间径

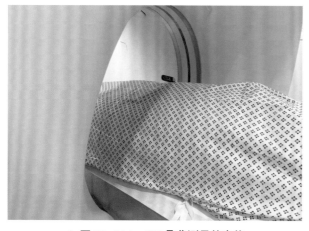

▲ 图 8A–31A　CT 骨盆测量的定位

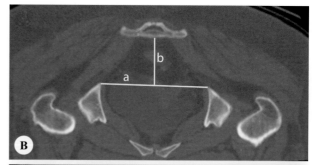

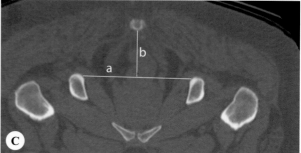

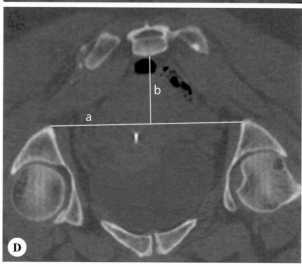

▲ 图 8A–31B 至 D　骨盆冠状位 MPR 图像显示最小直径平面（B）横径（a 线）和后矢状径（b 线），以及骨盆出口（C）和最大直径平面（D）的测量

图片由 Ismail Salk, MD, Associate Professor, Department of Radiology, Faculty of Medicine, Cumhuriyet University, Sivas, Turkey 提供

第 8B 章　男性生殖系统

Reproductive system-male

一、成像指南及临床成像路径

（一）成像技术

阴茎、尿道、阴囊及其内容物都位于腹部和盆腔之外，因此很容易进行高分辨率的超声检查，并适当结合彩色多普勒成像。传统的放射造影仅限于尿道造影的 X 线透视。

CT 和 MRI 在男性生殖系统癌症的分期中起着重要作用，特别是 CT 对前列腺和睾丸恶性肿瘤的一般分期，以及 MRI 对前列腺（以及膀胱）恶性肿瘤的局部分期。MRI 在顽固性勃起功能障碍的检查中可能作用有限。

1. X 线平片

X 线平片可用于检查前列腺癌骨转移，这些转移灶通常为硬化型，其在 X 线影像上的改变可能出现较晚，因此运用放射性核素"锝"进行骨扫描是主要的检查手段[91]。并可用 X 线平片来确诊骨扫描中的不明确区域。

2. X 线透视

多年来，使用碘对比剂的尿路膀胱逆行造影一直是用于检查男性尿道疾病的主要影像检查方法。随着对生理过程理解和外科干预可能性的提高，临床需要更多更详细的影像信息。因此，目前的影像检查项目还应包括动态逆行和排泄性尿道造影[92]。超声则可以提供关于前尿道的补充信息[93]。

3. 超声

对于大多数睾丸出现症状的患者，超声是首选影像检查。而对于有急性阴囊疼痛和肿胀的患者，如果临床高度怀疑为睾丸扭转，可以在没有影像学检查的情况下进行手术探查[94]。但在不确定的情况下，彩色多普勒超声（可能包括能量多普勒成像）则有助于区分睾丸附睾炎（感染）和睾丸扭转[95]。此外，在外伤的情况下，超声则被用于诊断睾丸破裂

和血肿。

慢性阴囊疼痛和（或）肿胀的患者经常受益于超声检查，因其可以诊断慢性睾丸附睾炎、阴囊疝、精索静脉曲张、阴囊积液、附睾囊肿及肿瘤等疾病。

在临床未见明显异常的情况下，行阴囊超声检查是没有临床价值的[96]。

高分辨率超声在评估与尿道狭窄有关的阴茎异常方面具有优势[93]，已被用于阴茎纤维性海绵体炎（Peyronie 病）的成像[97]。

在男性不育症中，超声能够诊断出射精管的阻塞[98]。在评估勃起功能障碍时，超声还能与彩色多普勒超声一起用于评估阴茎结构，更重要的是能够用于评估功能[99]及对治疗性静脉收缩药物的反应性[100]。尽管 MRI 在某些情况下是有用的，但对阴茎血管供应的详细评估最好是通过血管造影来进行。

经直肠超声（TRUS）已被常规应用于临床。在评估可能的前列腺恶性肿瘤时，可用高分辨率的探头仔细检查前列腺结构[101]。TRUS 结合图像引导下的前列腺多点活检，共同构成了用于初步诊断疑似前列腺癌的主要手段。

4. MRI

近年来，MRI 一直被用于前列腺癌的分期[102]。多参数 MRI 已成为前列腺恶性肿瘤局部分期、区域分期及监测的重要工具，尤其在区分 T_2 期癌症和较晚期癌症方面较为突出[103]。

MRI 在引导前列腺活检中的作用越来越大，这是因为有研究表明即使行 TRUS 引导下的多点活检，仍有多达 1/3 的前列腺癌患者无法被检出[103, 104]。

评估阴囊疾病的主要方式是超声，而 MRI 也可用以确诊大多数阴囊病变。但是，当超声不能确定或超声与临床结果明显不一致时，MRI 的作用是有限的[105, 106]。

超声和彩色多普勒成像在阴茎和尿道的成像中

发挥了核心作用，补充了传统 X 线成像技术的信息。MRI 则可以提供等效的信息，并已应用于阴茎疾病的成像[107]，包括阴茎纤维性海绵体炎[108]。而且除了结构成像外，MRI 还可以提供血管成像，用于勃起功能障碍的诊断和治疗前评估[109, 110]。

5. 放射性核素显像

锝骨扫描是前列腺癌转移的标准成像方法，但由于转移灶多为硬化型，且在 X 线平片上出现较晚，因此很难进行评估[91]。由于治疗后会出现闪烁现象，放射性核素骨显像的复查结果不太可靠，而对于这种临床情况，PET-CT 则有望能提高准确性。男性生殖系统的其他恶性肿瘤很少需要专门进行放射性核素骨显像检查。

PET-CT 对阴茎恶性肿瘤的分期有一定作用[111]，但假阴性率是一个限制因素，且仍需密切随访[112]。PET-CT 也被用于研究，以改善睾丸癌主动脉旁淋巴结的成像，但目前鉴于同样的局限性，PET-CT 尚未被批准用于评估治疗后残留的淋巴结肿块[113, 114]。

6. 血管造影

近年来，得益于超声（适当时使用 MRI）对阴茎结构的显示、血管造影[115]对血管状况的显示，以及药物激发技术，勃起功能评估有了明显改善。在适当的情况下，血管造影也能通过提高动脉流入量和（或）减少静脉流出量来恢复功能。尽管 MR 血管造影在某些情况下也是有用的，但传统血管造影仍是"金标准"。

当精索静脉曲张被认为是导致不孕不育的起因时，静脉插管和栓塞是一种有效的手术替代疗法。

7. 活检

经直肠超声（TRUS）引导下的前列腺活检已在前文中关于超声和 MRI 的部分提及。

（二）疾病 / 适用条件及路径

1. 下尿路症状（LUTS）

LUTS 是一个统称，包括启动或维持排尿困难在内的症状及排尿后出现的各种症状[116]。例如，夜尿症、急迫性尿失禁、排尿不畅和滴尿等。男性 LUTS 最常见的病因是良性前列腺增生症（BPH）。据估计，在 65 岁以上的男性中，有 1/3 会出现这些症状。

除非有症状表明患了更严重的疾病（如恶性肿瘤），否则在最初发病时没有必要进行影像学检查[116]。

为了在可疑情况下排除恶性肿瘤，应行 TRUS 检查和多点活检。

如果临床表现因肾功能损害而变得复杂，应行上段尿路超声检查以检测肾积水，并排除其他肾脏疾病。

无并发症的良性前列腺增生症（BPH）通常不需要影像诊断，但借助影像检查能估算尿流率和排尿后膀胱容积[117]，用以评估梗阻的严重程度。此项检查通常在泌尿科进行。

如果临床上认为 LUTS 源于尿道狭窄，超声检查非常有用，但结合动态研究的逆行尿道造影仍然是应用最为广泛的诊断方法。

2. 前列腺癌

前列腺癌可能会在 LUTS 的评估或血尿查因时被发现，或在患有不明原因下背部疼痛、骨痛或体重减轻的老年男性中被发现。尽管前列腺特异性抗原（PSA）属于非特异性检测，但在没有泌尿系统感染的情况下，前列腺癌也可能是导致血液中 PSA 偏高或升高的原因。没有任何影像学检查的敏感性或特异性足以排除前列腺癌，诊断依赖于超声引导下的活检[118]。

对于确诊的前列腺癌病例，MRI 可用于分期、CT 可用于区域淋巴结分期和检出远处转移，放射性同位素骨扫描可用于检出骨转移。在评估疑难病例的骨病方面，PET-CT 具有更高的准确性。

3. 阴囊肿块

阴囊肿块是一种临床非常常见的疾病，且大多数病变为良性，往往不需要进行治疗。通过超声诊断肾积水和附睾囊肿的过程相对快捷、简便，也可以排除被液体病变掩盖的其他病变。超声还可以诊断精索静脉曲张和腹股沟疝，这两种疾病也可能出现类似于阴囊肿块的表现。

4. 睾丸肿瘤

睾丸肿瘤通常发生于 15～50 岁，超声诊断的敏感性接近 100%[113]。睾丸癌的分期涉及病理、血清标志物以及对腹腔淋巴结、胸腔淋巴结、远处转移的 CT 检查。

5. 阴囊或睾丸疼痛

阴囊或睾丸疼痛分为急性疼痛和慢性疼痛，可能与肿胀有关，也可能无关。

• 附睾炎：附睾炎是一种比较常见的疾病，通常是由于感染（与泌尿系感染或性传播疾病有关）引起的。急性或亚急性附睾疼痛和肿胀可能会表现为阴囊肿块。超声可以排除睾丸癌，并通过对附睾肿胀的定位来确诊附睾炎，且经常能显示血供增加。

- 睾丸扭转：睾丸扭转在儿童或青少年中表现为急性发作性疼痛。此病通常较为严重，如果不尽快治疗，可导致睾丸的坏死（功能丧失）。多普勒超声可以确诊睾丸扭转，并排除包括睾丸附件扭转及附睾炎在内的其他疾病。

6. 睾丸创伤

由于患处大多伴有触痛和肿胀，临床上很难对睾丸创伤进行评估。超声能准确评估睾丸的完整性，并能诊断睾丸内血肿和睾丸破裂 [119]，使医生了解急诊手术的必要性。

7. 睾丸缺失

睾丸缺失最常见的原因是睾丸异位，而非真正的缺失。临床检查应确定睾丸并不是简单地在睾提肌作用下缩入腹股沟管内，这种肌肉收缩的目的是通过将睾丸上提以防止损伤，并保持睾丸处于最佳温度。

在胎儿发育过程中，睾丸从位于后腹壁的起始点下降，下降过程可能会在路径上的任何一点被阻止。在 2/3 以上的病例中，睾丸的下降止于腹股沟区，因此超声是定位"缺失"睾丸的最佳初始影像学检查方法。

如果临床检查和超声检查均不成功，可以使用 CT 或 MRI，后者的优点是无电离辐射风险。

重要的是定位并治疗隐睾，减低出现不育症及恶性肿瘤的风险。

8. 男性不育

男性不育的原因有很多，初步评估应排除内分泌因素（包括同化激素的使用）及精子数量、活力方面的因素。

最常见的可逆因素是精索静脉曲张 [98]，可通过彩色多普勒超声进行诊断，并采取手术或静脉栓塞术进行治疗。

射精管梗阻可由超声进行诊断，也可通过 MRI 进行诊断。

9. 勃起功能障碍

勃起功能障碍是一种常见且令人痛苦的疾病。

作为浅表器官，阴茎很容易接受超声检查。超声可以检出尿道异常，并可用于评估阴茎纤维性海绵体炎 [93, 97]。

MRI 也可以作为评估勃起功能障碍的替代方法，而且 MR 血管造影可以获得关于动脉流入和静脉回流的信息。血管造影仍然是评估阴茎血管功能的"金标准"。

二、解剖学

男性生殖系统由以下器官组成（图 8B-1A 和 B，图 8B-2A 和 B）。

- 一对睾丸（位于阴囊内）。
- 一对附睾。
- 一对输精管和精索。
- 一对精囊腺。
- 一对射精管。
- 前列腺。
- 阴茎。

阴囊位于耻骨联合下方、大腿上部前侧及阴茎后方。它包含睾丸、附睾及两条精索的下段部分。

睾丸是男性的生殖腺，通过包含睾丸动脉 / 静脉、淋巴管和输精管的精索悬挂于阴囊中。每个睾丸由 200～300 个睾丸小叶组成，睾丸小叶内有多条曲细精管，小管间是具有分泌功能的间质细胞。曲细精管上升至睾丸上端，结合形成附睾。附睾是弯曲的管腔结构，向下延伸至睾丸下缘，在此处移行为输精管。

输精管自睾丸向上穿过腹股沟管，向内侧上行至膀胱后壁，与来自精囊的排泄管汇合形成射精管。

精囊腺是位于膀胱后部的 2 个囊状器官。它们的下部变窄并与两根短管相连通，这些导管与输精管相连形成射精管，射精管向前下方走行穿入前列腺。

前列腺位于膀胱颈和肛提肌之间，在盆腔内前邻耻骨联合、后邻直肠、包绕尿道起始段。

腺体呈锥形，底部在上。尿道前列腺部垂直穿行其间，成对的射精管自其上部穿入。

腺体通常被划分为 3 个腺体区（中央带、移行带和外周带）和 1 个形成前列腺前部的非腺体区。中央带呈锥形，顶端变窄；移行带包绕后尿道近端；外周带包绕其他区，形成前列腺的后外侧和尖部。

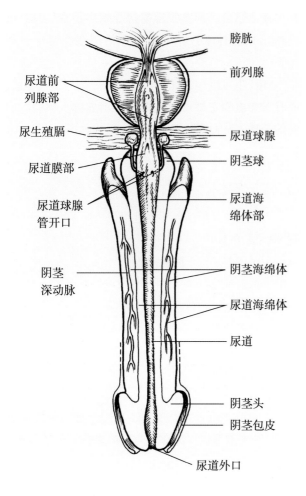

▲ 图 8B-1A　阴茎的内部结构示意

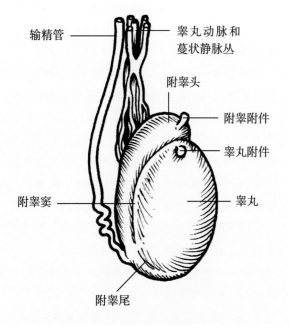

▲ 图 8B-1B　右侧睾丸及附睾外面观

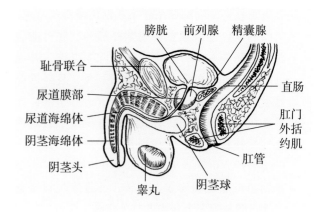

▲ 图 8B-2A　男性盆腔矢状面

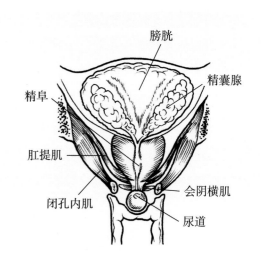

▲ 图 8B-2B　前列腺冠状面

三、前列腺

男性尿道是尿液和精液从男性生殖器官排出的共同通道，长度约为 2cm。起于膀胱的尿道内括约肌，终于阴茎末端。其穿过前列腺后以 90° 穿过会阴，随后向下延伸，被阴茎体包裹。

阴茎由 3 个细长的勃起组织团块、纤维组织及富血供的不随意肌组成。2 个侧柱被称为阴茎海绵体，围绕在被称为尿道海绵体的中柱两侧。

阴茎海绵体在阴茎前端膨大为三角形结构，称为阴茎头，其表面的皮肤反折形成阴茎包皮。

前列腺影像学检查的适应证

疼痛、前列腺疾病（排尿不畅）、尿道分泌物和前列腺炎是进行放射学检查最常见的原因。超声也可作为筛查和诊断前列腺癌的工具。

四、前列腺经直肠超声

超声检查在前列腺、阴囊、睾丸和阴茎的疾病诊断中具有较高的应用价值。

虽然可通过经腹超声检查获得部分诊断信息，但前列腺超声成像通常采用经直肠超声（TRUS）来进行，通过将腔内探头插入直肠来直接对前列腺进行成像。

（一）适应证

血液检测结果异常［如前列腺特异性抗原（PSA）升高］，则提示需要进行前列腺超声检查。PSA 检查是早期发现前列腺癌的重要初筛方法，并可作为前列腺活检的指征[120]。

（二）患者准备

除了需要去除腰部以下的衣物外，无须任何准备即可直接观察男性生殖器官。对于所有私密部位的检查，应注重保护患者的隐私和尊严，对儿童进行检查建议有监护人陪同。

轻度充盈的膀胱有助于通过经腹扫查对前列腺底部进行成像。

虽然受检者仍会有不适感，但 TRUS 是一种能在初次临床直肠指检后进行的相对无痛的检查方法。如果直肠中有大量粪便，则可能需要进行清洁灌肠。

如果检查中要进行组织活检，则需要局部麻醉。

（三）前列腺 TRUS 成像过程

主要有两种类型的经直肠探头，根据构成换能器前端的压电晶片位置差异，而分为"侧扫"式和"端扫"式。末端带有压电晶片的探头能产生与经阴道探头图像形状相似的扇形图像；图像断面取决于探头的角度和方向，因此该技术更有可能用于截石位以保证探头的更大机动性。探头及周围分布的压电晶片形成了类圆形图像，其中心黑色区域代表探头位置。随着探头的推进，可产生解剖结构的连续轴位断面。

由于检查的特殊性，相对容易出现交叉污染。为防止这种情况发生，必须在使用前后立即对探头进行消毒。超声医师必须配戴手套。

为确保良好的图像质量，必须清除探头组件中的所有空气。为此，通过单向阀将装有 50～60ml 蒸馏水的注射器连接到一段连接管上，该连接管的另一端则连接于探头手柄的填充端口。然后缓慢注入蒸馏水，直到蒸馏水通过换能器尖端的出水口流出。

将一次性探头保护套滑动到位，并通过 O 形环固定。然后将蒸馏水注入探头保护套，使空气聚集到入水口周围。通过回抽注射器活塞，空气会被吸入注射器。

重复上述过程数次以确保已经除去所有空气。然后将超声耦合凝胶涂抹于被覆盖探头的顶部。

前列腺 TRUS 检查中，患者通常取左侧卧位，膝关节向上，以便探头插入时最大程度保护直肠组织。当然，也可以谨慎使用截石位。

通过测量，可计算出前列腺的总体积。如果发现不规则增大或局部病变，则可以通过穿刺活检取出组织以进行组织学检测，从而确诊或排除前列腺癌。

（四）图像分析

以下显示的所有图像均使用"端扫"探头，因此图像断面为冠状位，图像顶部表示更高位置的解剖结构，图像底部的黑色半圆则代表位于直肠底部的探头位置。图 8B-3A 显示了正常前列腺的经直肠超声图像，具有均匀的回声特性。位于图像顶部位置的为解剖结构。

图 8B-3B 是类似的断面图像，但在近场区内可见一前列腺肿块。肿块在右侧弹性成像图像中显示更佳，代表由返回声波计算得出的组织相对硬度。

图 8B-4A 和 B 显示了前列腺肿块，该肿块如图 8B-4A 中的箭所指，并在图 8B-4B 中通过由弹性成像获得的组织质地彩图进行了极好的展示。

（五）前列腺活检

有两种活检方法；经直肠（图 8B-4C）和经会阴活检[121]。经直肠活检过程中可能会出血，继而导致败血症，因此需要在活检前一周对患者进行预防性的广谱抗生素用药。经会阴活检能大大降低感染风险。应注意将局部麻醉剂渗入前列腺周围区域以进行经会阴活检[122]。在这两种方法中，核心组织的取检是通过连接到自动触发装置的 18G 活检针来获取的。对于经直肠活检，活检针直接安装在探头上。对于经会阴活检，通过与换能器相连的特殊引导装置进行放置活检针。

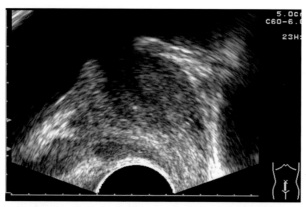

▲ 图 8B-3A　前列腺 **TRUS**，通过"端扫"探头经直肠成像。由于换能器位于下方且指向头侧，图像看起来是倒置的

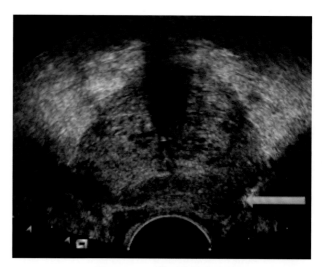

▲ 图 8B-4A　前列腺肿块（箭）

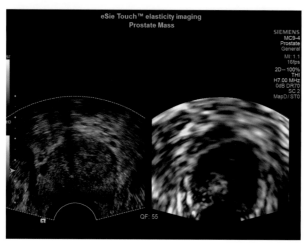

▲ 图 8B-3B　由"端扫"探头经直肠获得的前列腺断面图像，可见前列腺肿块

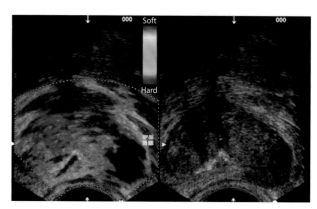

▲ 图 8B-4B　与图 8B-4C 所示为同一前列腺肿块，采用弹性成像生成的彩图

五、前列腺 MRI

MRI 可用于定位肿瘤、评估肿瘤体积和肿瘤范围（包膜外侵犯、精囊腺浸润和淋巴结）等。

（一）适应证

临床确诊前列腺癌后，MRI 的既定作用是对肿瘤进行分期。这些患者可能是根治性治疗（根治性前列腺切除术、根治性放疗或近距离放射治疗）的候选者，且具有前列腺旁局部肿瘤扩散或淋巴结转移的高风险。

对于可触及的前列腺尖肿瘤患者和计划进行定期检查的患者，也推荐进行 MRI 检查[123]。近年来，MRI 已经越来越多地被用于癌症诊断及前列腺活检（多参数 MRI 指导活检）[124]。

（二）患者准备

患者无须特殊准备。

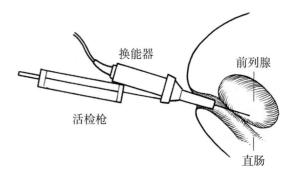

▲ 图 8B-4C　活检针与前列腺的关系示意

患者应在成像前排空膀胱和肠道。

（三）成像过程（图 8B-5A）

患者仰卧于检查床，使用相控阵线圈进行成像以获得盆底和盆腔内器官的高分辨率图像。将患者移入磁体中，使感兴趣区位于磁体等中心处。

（四）序列

(1) 多平面定位像。

(2) T_2 快速自旋回波序列，矢状位成像，扫描范围包括盆腔侧壁。

(3) T_2 快速自旋回波序列，基于前列腺上下长轴角度的斜轴位及斜冠状位成像。

(4) T_1 自旋回波序列，斜轴位成像。

(5) 从肾门到盆底的 T_1 或 T_2 大视野轴位和冠状位成像，显示淋巴结和评估远处转移。

(6) 斜轴位 DWI。

（五）多参数 MRI 附加序列

(1) 磁共振波谱成像。

(2) 动态对比增强成像。

（六）对比剂及注射参数

用量	浓度	速率
相当于 0.1mmol/kg		手动推注

（七）图像分析（图 8B–5B 和 C，图 8B–6A 至 E）

MRI 能够显示前列腺的带区解剖及肿瘤与周围解剖结构（如后外侧神经血管束）的关系。前列腺癌属于典型的腺癌，最常见于外周带（约 70%），约 10% 出现在中央带，约 20% 出现在移行带。在高分辨率 T_2 加权快速自旋回波序列图像上，外周带显示为高信号，伴有较薄的低信号包膜，中央带和移行带则为低信号。肿瘤也显示为低信号，与外周带的高信号可形成对比，但在中央带和移行带内时却识别困难。精囊腺的囊壁信号低、内部信号高，可与低信号的肿瘤侵犯形成对比。

在 T_1 加权图像上，前列腺、精囊腺和肿瘤都显示为等至低信号，而活检后出血可能显示为高信号。

包膜外侵犯在 MRI 上主要表现为神经血管束或前列腺包膜不对称、前列腺直肠角消失和肿瘤包裹神经血管束。同时，MRI 图像也有助于判断是否有精囊腺浸润[125]。

随着针对治疗前列腺内肿瘤疗法的引入，对腺体内肿瘤体积和位置的评估变得更加重要。

包括波谱成像、动态对比增强成像和 DWI 在内的先进 MRI 技术目前已被用于改善肿瘤的定位[124]。

淋巴结和软组织转移在前列腺癌中相对少见，

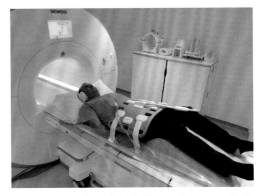

▲ 图 8B–5A　固定好线圈位置，进行 MRI 扫描

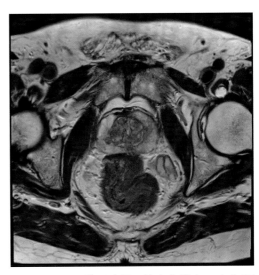

▲ 图 8B–5B　前列腺层面的高分辨率 T_2 加权图像，显示了不均匀低信号的中央带和移行带以及高信号的后侧外周带

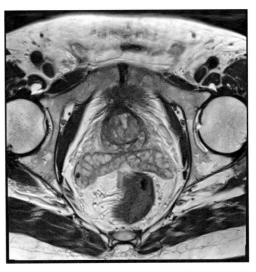

▲ 图 8B–5C　精囊腺层面的高分辨率 T_2 加权图像，显示了精囊腺细长的管状结构和低信号的薄壁

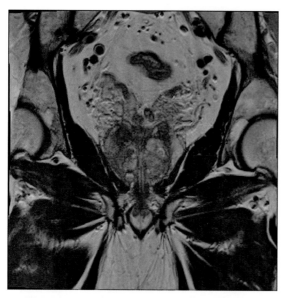

▲ 图 8B-6A 高分辨率 T_2 加权冠状图像显示前列腺尿道中部和下部

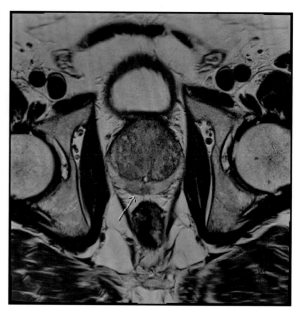

▲ 图 8B-6C 前列腺层面的高分辨率 T_2 加权图像，外周带中央偏右侧（箭）见低信号灶，提示前列腺癌

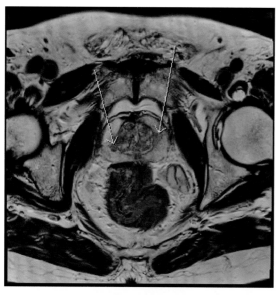

▲ 图 8B-6B 中央带和外周带交界处有两个低信号区，一个在右侧，一个在左侧，疑似前列腺癌（箭）

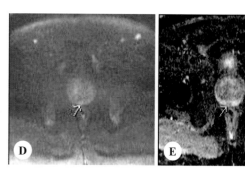

▲ 图 8B-6D 和 E 对应的 DWI 图和 ADC 图，分别显示了 DWI 上高信号和 ADC 上低信号（箭），证实肿瘤内扩散受限

但骨转移较为常见。因此，对于晚期前列腺癌患者常建议行全脊柱 MRI 检查。

六、阴囊和睾丸超声

阴囊位于耻骨联合下方、大腿上部前侧及阴茎后方。阴囊内包含了睾丸、附睾及精索下段（图 8B-7A）。阴囊超声成像在临床相当普遍，因为它是用于评估睾丸及其周围组织疾病的主要成像方法，并且有助于确定睾丸疼痛或肿胀的原因。

（一）适应证

阴囊疼痛或肿胀、可触及的肿块或阴囊区域外伤史[126]。

突然发作的急性阴囊疼痛需要立即引起注意。阴囊疼痛最常见原因是附睾炎，可用抗生素进行治疗。如果不及时治疗，上述情况会导致睾丸脓肿或血供减少。

另一项能通过超声检出的引起剧烈疼痛的原因则是睾丸扭转（内有阴囊供血动脉的精索发生扭转）。扭转发生后需要立即进行手术，以避免对睾丸造成永久性损伤。

超声在男性生殖系统内肿块的定位和评估中具有重要作用。大多数阴囊肿块位于睾丸外，且多为良性（如附睾囊肿），而位于睾丸内的肿块则更有可能是恶性的。

阴囊超声还可以鉴别鞘膜积液、异常血管、腹腔内容物疝入阴囊和微石症。同时，超声还能检出缺失或未降的睾丸。在极少数情况下，睾丸可能无法发育，然而更常见的情况则是未能正常下降。据估计，有 3%～5% 的足月男婴患有隐睾症[127]。诊断上述疾病非常重要，因为如果不及时进行治疗，未来发生不孕症和睾丸癌的可能性会非常高[128]。

（二）患者准备

男性生殖系统超声检查前的患者准备同样适用于此项检查。患者仰卧或半卧于检查床。将一次性治疗巾作为"绑带"或"吊带"放置于大腿和阴囊的后方以托起阴囊，并使其保持合适的形态来进行检查。通常要求患者将阴茎置于上外侧以远离阴囊区域。为保护患者隐私和尊严，可在阴囊上方的区域覆盖手术巾，并在患者的腿部盖上毯子。

（三）成像过程

将加热过的超声耦合剂涂在阴囊皮肤上，然后用 7.5～15MHz 的线阵式换能器轻轻滑过阴囊以进行检查。在阴囊极度增大的情况下，可能需要采用较低的频率进行检查。

要求至少在 2 个平面（矢状面和横断面）上检查整个阴囊及其内部结构。使用 B 模式实时成像技术先检查健侧那一半阴囊，通过系统、有序的扫查，至少在两个平面上观察该区域，从而与患侧进行比较提供参考。随后再以相同的扫查方式对患侧阴囊进行检查。然后进行冠状切面扫查，通过并排显示的方式来识别两侧睾丸的大小和结构差异。在整个检查过程中，评估相关结构的大小、位置和回声特性。如果睾丸大小有显著差异，则可在 3 个平面上进行测量和记录。任何肿块和积液的测量结果也需要进行记录。

彩色血流多普勒可能有助于识别与睾丸癌相关的新生血管形成。能量多普勒能够评估睾丸的血流状态。例如，睾丸血流量显著增加合并鞘膜积液（反应性）可提示患有睾丸炎。能量多普勒可以与频谱多普勒结合来辨别血流是静脉还是动脉。

（四）图像分析

正常睾丸在超声上应呈现质地均匀，务必将双侧睾丸一起成像以进行比较，如图 8B-7B 所示，双侧睾丸具有相似的回声特性，呈中等灰度显示。

在图 8B-7C 中，应用能量多普勒显示睾丸中的正常血管分布。

图 8B-8A 显示了睾丸微石症或微钙化，可见整个睾丸组织中微小的高回声区（明亮区）。这种情况可能与各种染色体畸变有关，也可能与睾丸癌有关。

在图 8B-8B 中，在睾丸周围可见一团液体（表现为无回声或黑色区域）。这是睾丸鞘膜积液，是睾丸肿胀最常见的原因，相当常见[129]。

图 8B-8C 显示了近场睾丸头侧一个直径 7.8mm 的液性区域。这是附睾囊肿，是一种不需要治疗的良性病变。

七、阴囊、睾丸和阴茎 MRI

对于阴囊、睾丸和阴茎的影像学检查，MRI 主要作为超声的辅助工具以解决各种问题。MRI 可用于评估软组织损伤、炎症、感染和外伤。

（一）患者准备

患者无须特殊准备。

（二）成像过程

患者仰卧位，阴囊和阴茎由大腿之间的垫子进行支撑。一些作者建议将阴茎向上弯曲以位于前腹壁并用胶带固定以减少运动[130]。注射 Caverject® 可用于诱导人工勃起，从而提高图像质量。相控阵线圈被置于感兴趣区上方，以提供盆底和阴茎、睾丸和阴囊的高分辨率成像。将患者移入磁体中，使感兴趣区位于磁体等中心处。

（三）序列

(1) 多平面定位像。

(2) T_2 加权快速自旋回波序列，矢状位、轴位和冠状位成像。

(3) T_1 加权自旋回波序列，轴位成像。

(4) 短反转时间反转恢复序列 / 脂肪抑制 T_2 加权快速自旋回波序列，矢状位成像用于外伤检查，轴位成像用于评估软组织肿块或感染。

(5) T_1 加权扰相梯度回波序列，轴位的同相位和反相位成像。

(6) T_1 加权三维脂肪抑制扰相梯度回波序列，轴

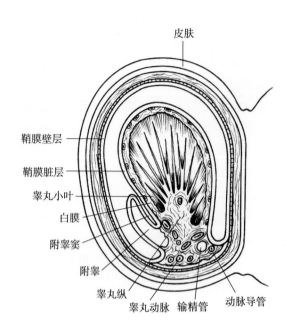

图中标注：皮肤、鞘膜壁层、鞘膜脏层、睾丸小叶、白膜、附睾窦、附睾、睾丸纵、睾丸动脉、输精管、动脉导管

▲ 图 8B-7A　阴囊内部结构示意

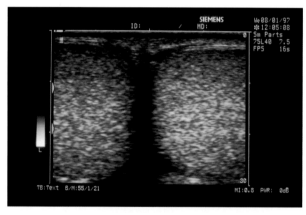

▲ 图 8B-7B　两侧正常睾丸的冠状切面图像

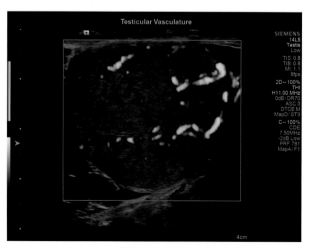

▲ 图 8B-7C　能量多普勒显示睾丸血管分布

位成像，增强前及增强后扫描，以评估软组织肿块或感染。

（7）轴位 DWI，用于评估软组织肿块或感染。

（8）T_1 或 T_2 加权轴位大视野成像，显示淋巴结以在适当位置评估远处转移。

（四）图像分析（图 8B-9A 至 D）

阴茎、阴囊和睾丸的解剖结构可在 3 个正交平面的 T_2 加权图像上显示。在外伤检查中，MRI 能在 T_1 和 T_2 加权图像上显示低信号白膜的破裂及其周围血肿因血液降解产物而产生的不同信号强度。

与身体其他部位的感染评估一样，阴茎、阴囊和睾丸的局灶性脓肿在 T_2 加权图像上表现为高信号，在 T_1 加权图像上表现为低信号，在注射对比剂后表现为周围强化。形成的瘘管在 T_1 加权图像上呈低信号，在 STIR/ 脂肪抑制 T_2 加权图像上呈高信号。MRI 可用于区分良恶性病变（如脂肪瘤和脂肪肉瘤），以及定性其他在 T_1 和 T_2 加权图像上以低信号为主的恶性肿瘤；还可以通过增强后的 T_1 加权图像来评价肿瘤血管分布和强化特征[131]。此外，MRI 能通过大视野的盆腔成像来准确评估肿瘤范围和浸润深度，从而评估盆腔的病变情况。DWI 能够显示部分肿瘤的扩散受限情况[130]。

（五）对比剂及注射参数

用量	浓度	速率
相当于 0.1mmol/kg		2ml/s

八、阴囊、睾丸和阴茎血管造影及介入治疗

（一）睾丸静脉栓塞术

睾丸静脉栓塞术适用于患有精索静脉曲张的男性患者。如同卵巢静脉回流，当静脉瓣不能正常工作时，静脉血会流回睾丸静脉，导致睾丸周围的小静脉扩张，继而导致静脉瘤或精索静脉曲张。

有 10%～20% 的男性患有精索静脉曲张，虽然有些患者没有症状，但有的患者会出现阴囊不适或疼痛，且需要治疗。

症状包括可触及的阴囊静脉扩张，以及患侧睾丸或阴囊的钝痛或拖曳痛。

由于左侧睾丸静脉垂直上行至左肾静脉，因此

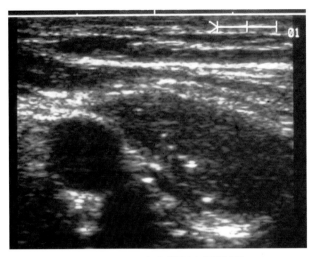

▲ 图 8B-8A　睾丸微石症超声图像

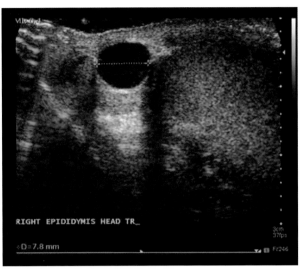

▲ 图 8B-8C　附睾囊肿超声图像

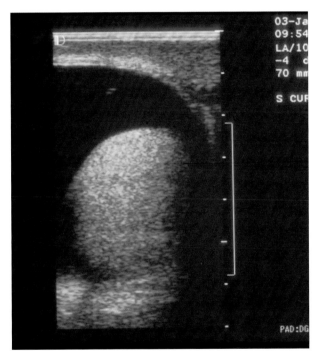

▲ 图 8B-8B　睾丸鞘膜积液超声图像

绝大多数特发性精索静脉曲张发生在左侧。

通常通过超声进行诊断，且应包括对肾脏的评估，以寻找可能导致精索静脉曲张的肾脏病理因素。

（二）适应证

- 可能引起疼痛或不适症状的精索静脉曲张。
- 不孕症或生殖功能降低。
- 手术结扎失败。

（三）成像过程（图 8B-10A 至 E）

最好使用带有大尺寸 DDR 探测器 / 影像增强

器（如 40cm）的专用血管造影 C 臂设备进行血管造影。患者仰卧于检查床的中央，头部靠在薄枕上。DDR 探测器 / 影像增强器面与检查床平行，并在透视控制下定位于所需水平位置。如果采用 C 臂系统，影像接收器能在图像采集之前随 X 线透视快速旋转到位。

数字减影血管造影（DSA）的优点是可以选择较细小的导管进行手术，从而缩短手术后的护理时间。穿刺部位和穿刺方式可根据具体情况由操作者来进行选择。该手术可以在仅局部麻醉或清醒镇静下进行。患者仰卧于 X 线检查床台上，从右股静脉或右颈内静脉进行穿刺，使用超声引导以避免刺穿邻近的股动脉或颈动脉。置入 4F 或 5F 导管鞘。可使用直型导管（如 Cobra 或 RDC）通过上述任一入路进入左肾静脉，然后进入左睾丸静脉。然而，由于右睾丸静脉与下腔静脉的交界处角度很陡，很难借助对比剂看到此交界处，因此右睾丸静脉插管非常困难，特别是经股静脉入路时，可能需要使用反向弯曲导管或微导管。应根据实际情况选择性地在睾丸主静脉的 2 个或 3 个尾静脉分支中进行插管，并使用各类栓塞剂对远端、中端和近端进行栓塞。

可采用包括明胶海绵颗粒（Gelfoam）、金属弹簧圈或液体硬化剂作为栓塞剂。

应通过缓慢推注的静脉造影来确认血管已经阻塞。与子宫动脉栓塞术一样，辐射剂量应保持在最小值。

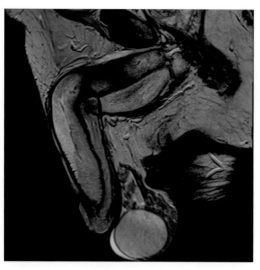

▲ 图 8B-9A　阴茎和阴囊层面的 T_2 加权矢状位图像，显示了从根部到阴茎头的阴茎和阴囊中的睾丸

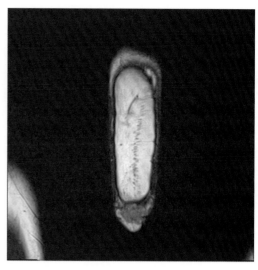

▲ 图 8B-9C　阴茎 T_2 加权冠状位图像，可见阴茎头处的低信号肿瘤

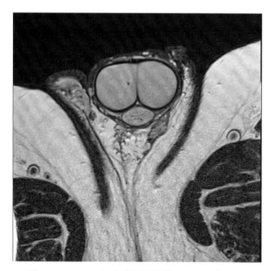

▲ 图 8B-9B　T_2 加权轴位图像显示阴茎的横断面解剖，两侧的阴茎海绵体位于前部，被低信号白膜包围，尿道海绵体位于后部

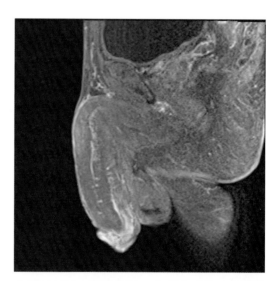

▲ 图 8B-9D　脂肪抑制 T_1 加权矢状位动态增强图像，可见阴茎头肿瘤强化

（四）成像参数

图像采集	采集时间	图像总数
0.5～2 帧 / 秒 或使用对比透视图像捕捉	3～4s	2～8

（五）对比剂及注射参数

用量	浓度	速率
5ml	270～320mgI/ml	手动推注

九、阴茎超声

（一）适应证

阴茎超声可用于检查阴茎尿道狭窄、结石或憩室，也适用于检查阴茎断裂或其他损伤及肿块，但其最常见的用途则是在勃起功能障碍的情况下对阴茎血流进行评估。

（二）患者准备

男性生殖系统超声检查前的患者准备同样适用于此项检查。

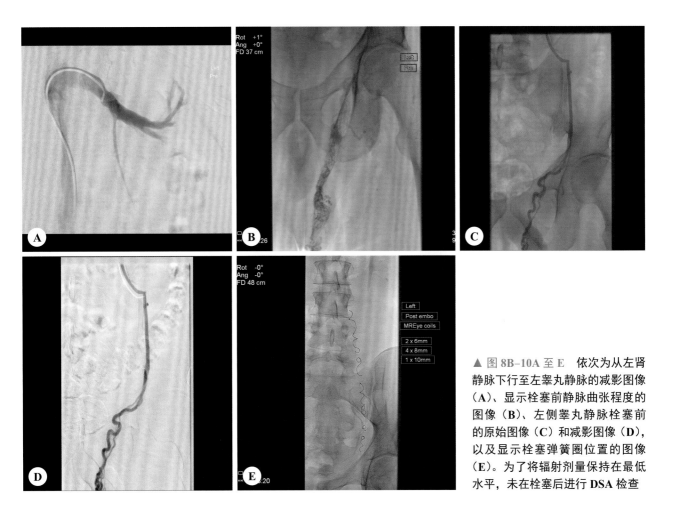

▲ 图 8B-10A 至 E　依次为从左肾静脉下行至左睾丸静脉的减影图像（A）、显示栓塞前静脉曲张程度的图像（B）、左侧睾丸静脉栓塞前的原始图像（C）和减影图像（D），以及显示栓塞弹簧圈位置的图像（E）。为了将辐射剂量保持在最低水平，未在栓塞后进行 DSA 检查

（三）成像过程

阴茎超声最好能使用频率为 7.5～18MHz 的高频线阵式换能器。与其他超声检查一样，阴茎超声应首先进行阴茎的横向和纵向方位扫查，以确定海绵体动脉的深度，并评估斑块、海绵体内病变和尿道疾病。通过扫查可获得沿阴茎长轴、从阴茎根部到阴茎头范围内的横断面视图，以观察位于背侧的两根阴茎海绵体和位于腹侧的尿道海绵体[132]。

采用超声评估勃起功能障碍患者的阴茎血流情况时，需要将血管扩张剂注射到阴茎根部的血管中以诱导勃起。随后，再次获取阴茎海绵体和尿道海绵体的横切面和纵切面图像，并通过多普勒超声来观测血流、检查血流输入和输出情况，从而确定功能障碍是否由流入或流出异常引起。须注意，在阴茎勃起消退前，患者应留在检查科室。

（四）图像分析

图 8B-11A 显示了阴茎创伤后形成的动静脉（AV）瘘，箭示形成于海绵体中的静脉湖的瘘口位置。

图 8B-11B 是创伤后动静脉瘘的三联图像。将多普勒取样容积定位在瘘口处进行追踪的频谱多普勒显示了该处为高速射流。同时，可以在彩色多普勒图像中观察到该处为彩色信号混叠，且流动方向相反；最大流速点用绿色标示。

阴茎异常勃起是指在非刺激条件下引起的阴茎长时间勃起，可能与外伤、基础疾病或某些药物及其他致病因素有关。该疾病常伴有疼痛感和不适感，属于医疗急症，需要立即进行治疗以避免长期性功能障碍和不可逆性梗死。图 8B-11C 显示了阴茎异常勃起后的梗死区域。箭示海绵体内回声减低的区域，彩色流多普勒未检测到血流信号。

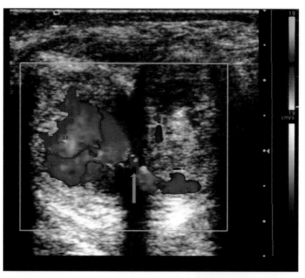

▲ 图 8B-11A 创伤后动静脉瘘超声图像，箭示瘘口

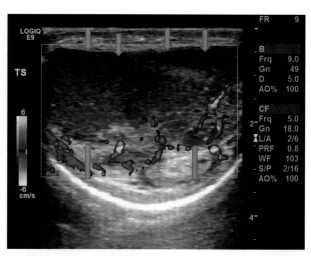

▲ 图 8B-11C 阴茎异常勃起，箭示海绵体内回声减低的区域（梗死区域）

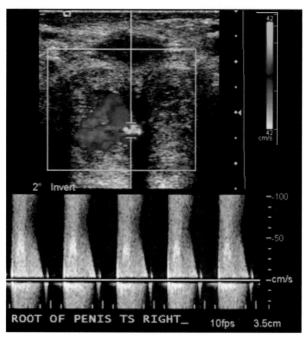

▲ 图 8B-11B 创伤后动静脉瘘的三联图像

第9章 心血管系统
Cardiovascular system

一、成像指南及临床成像路径

（一）成像技术（图 9-1A 至 F）

心脏是一个以可变速率持续跳动的肌肉泵，这种持续的运动给医学成像带来了很大挑战，特别是像 MRI 这样需要采集时间较长的技术，在常规成像序列中，运动伪影会导致图像模糊而失去检查意义。在过去，心脏成像局限于具有快速曝光能力的成像技术［如 X 线平片（或近年来的超快速 CT）］，以及具有运动图像捕获能力的成像方式（如超声心动图和 X 线透视）。

为克服成像困难，实现心脏横断面成像，需要通过药物（如 β 受体阻滞药等）控制心率、采用超快速成像技术或心脏门控来冻结心脏的运动。门控是一种定时扫描采集图像的方法，它与选定的部分心动周期重合，以便每次扫描采集时心脏都处于其心动周期的同一范围，以期消除心脏运动的影响。门控技术要求有较规律的心律，这可能需要用药物控制来辅助实现。这些技术和设备的改进使 CT 和 MRI 成为心脏成像的前沿技术，而且两者都是相对非侵入性的检查。

长期以来，核医学技术在临床中被用于发现由于缺血或梗死而导致受损的心肌区域。

负荷试验（stress testing）是在生理应激状态下对心脏进行成像，可以通过心电图（ECG）监控心脏运动，或应用多巴酚丁胺或腺苷等药物激发来达到生理应激状态，配合实施于超声心动图、核医学、磁共振、PET-CT 和心导管术（血管造影）等检查。

1. 胸部 X 线平片

对于许多有潜在心脏问题的患者来说，胸部 X 线平片仍然能起到初筛的作用，因为它简便易行且辐射剂量低。高质量的后前位胸部 X 线平片可用于评估心脏大小，但前后位及较小焦 – 物距摄影（几何畸变较重）时，胸部 X 线平片对心脏的显示不够准确，体位不正和呼吸配合不佳会影响准确性。一些心脏疾病（如晚期二尖瓣病变致反流）可以通过胸部 X 线平片来诊断，但现在已经很少有患者会发展到晚期才就诊。因此，多数心脏疾病的诊断需要更先进的成像方式。通过胸部 X 线平片还可以对部分肺部疾病进行评估（如肺水肿，特别是在急性肺水肿）。

2. 心导管术（血管造影）

通过穿刺外周动脉（传统为腹股沟处的股动脉，但越来越多的是通过腕部的桡动脉）插入导管，进行各种诊断和介入治疗。动脉是壁厚的高压血管，动脉穿刺有发生局部并发症的风险，如发生动脉夹层和周围血肿。为减少并发症，可在插管期间和术后使用动脉鞘来保护相应动脉。

插入导管后，导管到达升主动脉，然后选择性地放置于主动脉、左心室或冠状动脉。导管的通过有时可能会使斑块受损甚至脱落，从而导致卒中或引发其他并发症。

导管放置在心血管不同部位可以探测相应压力，用来评估瓣膜两侧的压力差，这与瓣膜的狭窄程度相关。还可以通过注入对比剂来判断瓣膜是否关闭不全，以及狭窄的程度，显示心脏收缩强度以及活动受损的区域等。

冠状动脉造影仍然是评估冠状动脉狭窄的金标准，可以与负荷试验（运动或药物激发）相结合，以评估所发现的狭窄是否具有功能性意义。此外，如果造影检查中发现了严重病变，还可以直接进行相应治疗［如血管成形术和（或）支架置入术］。紧急的冠状动脉造影和支架置入术被广泛的用于评估和治疗急性心肌梗死（PCI 技术，直接经皮冠状动脉介入治疗），以尽最大可能阻止梗死事件的进展，保存心肌功能。

通过静脉置管可获得右心的相关信息，且相关并发症的发生率明显低于动脉置管。该技术也可以扩展到治疗方面[如血管成形术和（或）支架置入术]，但不在本章的讨论范畴。

3. 心脏超声（超声心动图）

超声心动图需要具备高质量的视频成像及存储设备、严格的准入许可和出色的彩色多普勒功能，以及小尺寸的探头。这些条件在目前大多数超声设备上都可以满足。在某些情况下，拥有心电门控和跑步机设施，以及必要的临床专业知识是有帮助的。

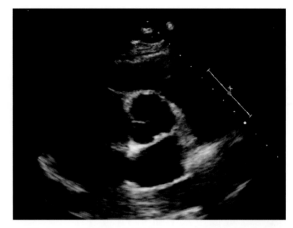

▲ 图 9-1C　超声心动图示意：主动脉瓣水平心脏短轴切面

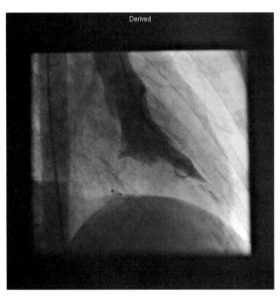

▲ 图 9-1A　右前斜位（RAO）35° 左心室血管造影图像示意

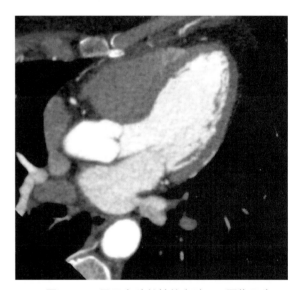

▲ 图 9-1D　显示心脏长轴的心脏 CT 图像示意

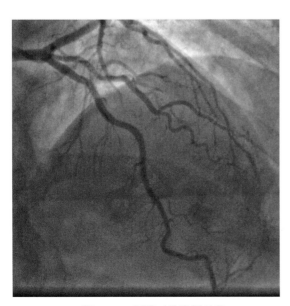

▲ 图 9-1B　冠状动脉造影示意

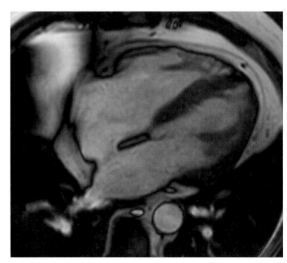

▲ 图 9-1E　心脏 MR 图像示意：通过左、右心室中份的短轴切面

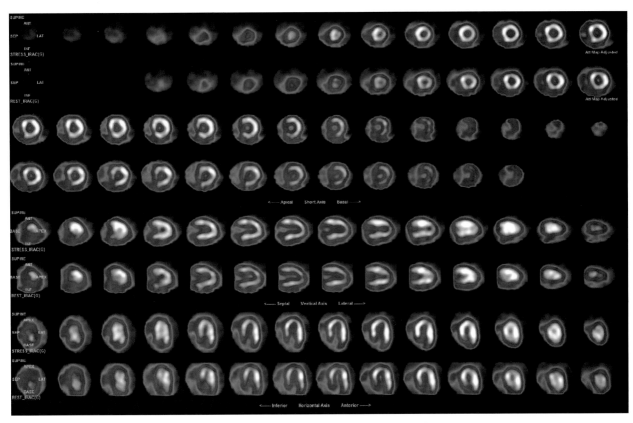

▲ 图 9-1F 正常 SPECT 心肌灌注图像示意

超声心动图能够展示心脏结构的细节信息，包括瓣膜的状态以及功能信息。例如，心肌收缩能力（心输出量和射血分数）和血流通过瓣膜的情况，包括反流（渗漏）的检测和量化。作为非侵入性检查，超声心动图通常可单独或联合其他检查作为疑似心脏病患者的首选检查方法，可用于诊断和评估心力衰竭、心肌病、瓣膜病和儿童先天性心脏病等疾病。血管内超声（IVUS）可与切除取栓术、斑块旋磨消融术等介入技术相结合，以恢复闭塞的冠状动脉管腔通畅性。

4. CT 心脏成像

CT 已成为心脏成像的基本工具。心脏 CT 的最低设备要求是配备适当心脏成像软件的有心脏门控设备的 64 排 CT。冠状动脉造影需要应用高压注射器，以及可供急救用的心脏复苏设施。

冠状动脉钙化积分（CAC）是一种无须对比剂而仅用 CT 平扫来评估冠状动脉钙沉积量的检查[1]，这个指标与近期发生冠状动脉事件的风险程度密切相关，在评估冠心病（CHD）风险方面比运动心电图更为准确，阴性结果或能更有效地排除冠心病，可用于中度风险患者的筛查，英国国家卫生保健优化研究所（NICE）提倡将其用于未确诊冠心病的胸痛患者，这些患者仅凭临床评估无法诊断或排除稳定型心绞痛[2]。当冠状动脉钙化积分为 1~400 时，需要进行 CT 冠状动脉成像检查；当冠状动脉钙化积分＞400 时则推荐做 DSA 血管造影检查。技术标准化可以提高结果的可重复性[3]。

CT 冠状动脉成像（CTCA）是一种增强 CT 检查，可以生成高清晰冠状动脉图像。适应证包括有急性或非急性症状患者的冠心病排查（之前未知），进行非冠状动脉心脏手术前对冠状动脉状态进行评估，负荷试验（ECG、超声、核医学）可疑阳性患者的进一步评估，成人先天性心脏病血管介入治疗（外科或血管内）复发症状的评估及心脏结构和功能的评估。此外，还可用于评估支架和搭桥术后管腔的通畅性。支架的金属伪影会降低评估的准确率，但 64 排及以上 CT 设备及先进重建算法的应用，使得评估准确率大幅提升。

CTCA 的临床适应证还在不断扩大[4, 5]，且其已被证实具有极好的阴性预测价值[6]。如果血管腔的细微结构被管壁钙化和（或）支架所掩盖，心肌灌注成像所反映的功能性改变可作为辅助评估手段。

CTCA 也可用于评估心脏的功能状态，主要参数包括左心室和右心室舒张末期和收缩末期容积、每搏输出量和射血分数，其准确性与 MRI 和超声相当。由于其高空间分辨率和快速图像采集能力，结合日益成熟的后处理分析软件，CTCA 还可用于评估心脏的结构参数，包括心腔容积和肌肉质量、主动脉瓣和主动脉根部结构、心脏静脉解剖，先天性心脏病和心内肿块。此外，CTCA 常用于经导管主动脉瓣置入术（TAVI）术前对主动脉瓣和主动脉根部的评估[7]。

CTCA 通常用于非心源性胸腔内病变的成像，并可用于评估其他成像技术（如超声）怀疑的心包异常［如心包弥漫性增厚和（或）钙化、心包积液等］。

CT 心肌灌注成像虽然可以用来评价冠状动脉狭窄的功能影响，但是线束硬化伪影、运动伪影和重建伪影可能会降低评估的准确性，所以目前这种评估更多的是由核医学或增强 MRI 来评估，结果或更为可靠。肥胖、心律不齐及大量钙化所致的线束硬化伪影均会影响心脏 CT 的成像质量。心脏 CT 增强扫描的辐射剂量比较高[8]，因此在没有合适适应证的情况下应谨慎使用，而超声和 MRI 或为更好的替代性检查。

5. MRI 心脏成像

因其非侵入性和无电离辐射等特点[9]，心脏 MRI 在过去的 20 年里是发展最快的成像领域之一，这一趋势很可能会持续下去并使其越来越成为无创心脏成像的金标准。

通过心脏门控和先进的成像序列，通常在 30min 内就可以获得高质量的图像信息，而对于更复杂的检查可能需要长达 1h。患者肥胖或扫描期间不能配合呼吸（屏气 5～10s）可导致图像质量降低。心律失常可以通过药物控制和软件后处理来减小其影响，但明显的心律失常仍可导致成像失败。许多心脏病患者佩戴有心脏起搏器，这在之前被认为是 MR 检查的绝对禁忌证。然而，目前许多新型起搏器已经允许 MRI 检查。幽闭恐惧症可能难以控制，但大多数患者可以被说服去克服，当然有些时候需要在镇静药物的帮助下才能做到。静脉注射钆对比剂可导致肾源性系统性纤维化（NSF），因此肾功能受损的患者可能不适合增强心脏 MRI。

英国心血管磁共振学会[10]和美国放射医师学会[11]规定了最低的设备要求。其中包括 1.5T（或更高）的场强，具有心脏成像功能，包括心电门控和监护仪，以及射频接收器和梯度场的规格，还规定了必要时和推荐的心脏特定序列，以及软件分析工具。

CMR 有助于评估心脏和血管的结构和功能，包括心肌灌注和存活情况、心肌梗死、局部室壁运动、瓣膜结构和功能、先天性心脏病、心肌炎和心肌病、心脏肿块和心包疾病。但是，CMR 冠状动脉成像的图像质量目前不能与 CT 相提并论，CT 仍是非侵入性冠状动脉成像的首选方式。使用血管扩张剂或负荷药物辅助的负荷 MRI 可评估冠状动脉狭窄的功能及意义。

6. 放射性核素显像

多年以来，唯一可行的替代冠状动脉有创血管造影的方法是使用放射性核素显像进行负荷试验[12, 13]，即在注射基于锝（或铊）的放射性核素显像剂后，患者再受到运动或药物（多巴酚丁胺或腺苷）的激发。理想的成像方式是单光子发射计算机断层扫描（SPECT）[13]，而平面成像并不常用[14]。这些技术可以显示心肌灌注不足的区域，被认为是由于动脉血供减少（冠状动脉狭窄所致）。负荷超声心动图和单光子发射计算机断层扫描 – 心肌灌注成像（SPECT-MPI）具有相似的作用，选择哪种试验方式或取决于当地的可行性和（或）成本效益因素[15]。

SPECT 与 CT 融合技术越来越普及[16]，可以做到放射性核素灌注数据与钙化积分和 CT 血管成像相结合。

随着 CTCA 和相关成像技术的不断进步和广泛应用，放射性核素显像的作用可能会减弱，因为 CT 具有更高的准确性[17]。

与传统的 SPECT-MPI 相比，使用铷 –82（^{82}Rb）和其他显像剂的心脏 PET-CT 有一些优势[18, 19]许多中心正在对其进行评估，尽管成本和可用性可能会限制其推广。

一些经典的和新研发的靶向化疗药物被认为具有潜在的心脏毒性[20]，特别是对一些较脆弱的个体。多门控采集（MUGA）技术有助于评估心室功能，特别是射血分数的放射性核素试验，能在化疗前和后续治疗中对心脏毒性损害进行评估。

7. 介入放射学

心脏介入手术通常由心脏科医生在放射科医生的协助下进行。随着先进的 CT 和 MRI 在介入治疗中的应用，放射科的作用变得越来越重要。

（二）疾病／适用条件及路径

1. 急性胸痛

心肌梗死（MCI）的典型表现是突然发作的中央性胸痛，当伴有典型的心电图特征和（或）血清肌钙蛋白升高时，诊断是明确的，复杂的影像学检查将不适用[21]。胸部 X 线平片可能被要求来评估相关的肺水肿，后前位（PA）摄影可以用来评估心脏大小，心影的增大往往提示有慢性心脏病。此外，胸部 X 线平片还可以用来确认深静脉导管或起搏器的放置位置，并排查气胸等并发症的发生。

伴心电图 ST 段抬高的 MCI（可称为 STEMI）的最佳治疗方法是通过导管技术立即重建冠状动脉血流（PCI 治疗）[22]。如果对突然发作的胸痛的诊断不明确或不太可疑心脏性的，需要鉴别气胸、肺栓塞等，则应进行胸部 X 线检查或在临床评估后进行 CT 检查。

2. 近期发作的稳定胸痛或慢性胸痛

此类患者的诊断可能比较困难，应从临床病史、体格检查和心电图检查开始，如果之后依然不能除外冠心病，再行其他检查。NICE 指南[21] 建议：如果冠心病的可能性为 61%～90%，则首选有创冠状动脉造影；如果冠心病的可能性为 30%～60%，则首选心功能成像；如果冠心病的可能性为 10%～29%，则首选 CT 钙化积分。其中心功能成像可以是 SPECT-MPI、负荷超声心动图、首过对比增强 MRI 灌注成像或负荷诱发室壁运动异常的 MR 成像。这是一个不断发展的领域，有人认为，急性情况下的 CTCA 可能有助于患者的风险分级[23]。

3. 呼吸困难、乏力

不明原因的呼吸困难（呼吸急促）可能是心脏病的征兆，尤其是心力衰竭。如果临床病史和检查不能排除心脏病（如哮喘，一般无须影像学检查），通常会要求拍摄后前位胸部 X 线平片来评估心脏大小，获取心衰的证据，并排查原发性肺部疾病，如恶性肿瘤或肺纤维化，必要时行高分辨率 CT（HRCT）检查。

如果临床评估、心电图或血清脑钠肽（BNP）指向心力衰竭，那么超声心动图通常作为首选影像学检查方法[24]，而心脏 MRI 一般作为疑难病例的进一步检查方法[25]，但有时也被临床医生所首选[25]。根据

初步结果，可能需要心脏 CT 和（或）MRI 进一步评估心肌功能和心脏灌注情况[26]，并评估瓣膜和心包。

4. 心悸、头晕

心律不齐是心悸的常见原因，如果心输出量受到影响，可能会导致头晕。还有许多其他可能的原因，包括心理因素，必须通过仔细询问病史和检查来排除。如果心电图（标准或动态监测）确认有心律失常，可以通过医学手段进行处理，但越来越多地是通过射频消融心脏神经传导通路的异常或故障区域来处理[27]。

影像学检查对于评估个体患者的解剖特征、局部心壁运动和结构非常重要。心壁特征可以在每次干预前后进行评估。超声心动图能够提供一些信息，但 MRI 是最全面的检查方法[28]，可能在预测心律失常高风险患者方面发挥作用[29]。

二、心脏

心脏是一个中空的肌肉器官，它与大血管根部一起被包裹在一个纤维浆液囊（即心包）内。心脏位于中纵隔中线略偏左侧，与膈肌中心腱相连。心脏有 4 个腔，即左心房、右心房和左心室、右心室。心房由房间隔分隔，心室由室间隔分隔。

血液从冠状窦、下腔静脉和上腔静脉进入右心房，并通过三尖瓣进入右心室，然后通过肺动脉瓣进入肺动脉，到达肺部。之后血液经过左、右肺静脉返回心脏，进入左心房，然后经二尖瓣进入左心室，再经主动脉瓣进入主动脉。心肌的血液供应来自主动脉瓣上方的主动脉窦处发出的左、右冠状动脉（图 9-2A 至 C）。

（一）推荐的成像方式

通常用后前位（PA）胸部 X 线平片来评估心脏的形状和大小。在 PA 图像上评估心影宽度与胸廓内径之间的关系，即所谓的心胸比率（CTR），CTR 通常 <1：2，当 CTR>1：2 时，可能提示扩张性心脏病，需要进一步检查。侧位胸部 X 线平片可用于辅助评估。

心脏专科检查方法包括血管造影、超声心动图（使用小探头、二维或三维实时扫描、M 型技术、多普勒技术和血管内技术的专用超声）、放射性核素显像、MRI 和 CT 等。

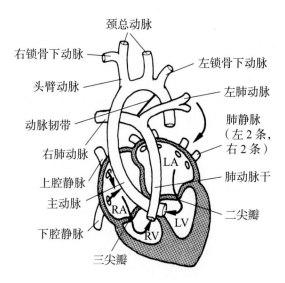

▲ 图 9-2A 心脏血流示意

LA：左心房；LV：左心室；RA：右心房；RV：右心室

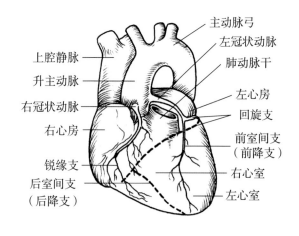

▲ 图 9-2B 冠状动脉循环示意

有几种放射性核素显像技术可以评估心脏疾病和功能，包括灌注和多门控采集（MUGA）扫描等。选择这些方法是为了显示解剖和评估心功能，包括心室壁运动研究、心室容积和心室射血分数的测量等。

在适当的情况下，选择非侵入性的成像方法（如超声心动图或 CMR）进行筛查，可以避免部分血管造影的应用，因为血管造影会带来与电离辐射、对比剂和手术本身相关的风险。虽然心脏 CT 用于筛查已越来越普及，但显然也存在一定的电离辐射。

（二）适应证

心脏影像检查的适应证主要包括缺血性心脏病、瓣膜病、先天性心脏病、大动脉疾病、肿瘤、栓子、

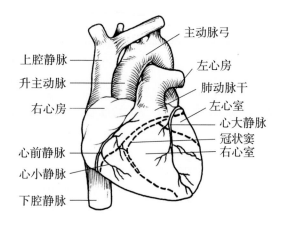

▲ 图 9-2C 冠状静脉循环示意

心肌病和可疑动脉瘤的排查。

三、心脏：血管造影

心脏血管造影是在心导管术后，使用非离子型对比剂显示心腔和心脏大血管的技术。本节主要介绍左心室造影（LVA）。右心室造影类似于 LVA，可用于检查心室发育不良等解剖异常。在对心腔、主动脉和肺动脉等造影时，使用高压注射器注入对比剂，导管压力高达 900psi。而对冠状动脉造影时，是在对冠状动脉选择性插管后，使用手动推注或专门的对比剂注射泵注入对比剂来实施的。

专用等中心血管造影设备（图 9-3A）对于一系列心脏的复杂造影是必要的，使用单平面或偶尔使用双平面探测器成像。动态图像采集 5～30 帧 / 秒（直接数字采集）。这些现代化专业设备还需包含评估心室功能并量化冠状动脉狭窄程度的定量分析工具，但这些因素的重要性都在下降。目前，心室输出量主要通过超声心动图进行测量，IVUS 或光学相干断层扫描（OCT）可用于测量冠状动脉狭窄和分析支架对动脉内膜层的附着情况（图 9-11B）。

使用 20cm 平板探测器，有 17cm、15cm 和 12cm 多个可选视野，以便达到最佳的图像清晰度。另一种放大图像的方法是使用"数字变焦"，但这将降低每幅图像的剂量，但将略微降低图像的分辨率。常规冠状动脉成像使用 10～15 帧 / 秒图像采集，有些医疗机构将其降低至 7.5 帧 / 秒，以减少对患者和工作人员的辐射剂量。在更为复杂和术程较长时，部分过程可降低至 5 帧 / 秒。

目前已不再使用影像增强器和 35mm 电影模式

进行动态采集。

通常是经股动脉逆行插管进入左心，或采用同样的技术经右侧桡动脉进入。通过股静脉入路可进入右心。所有操作时都需要持续监测患者的心电图和血压。对于先天性畸形患者，还要进行血氧含量的检测，并记录心内压力值。可以选用各种特定预制形状的导管，以最大限度地优化对比剂在心内的分布，并方便进行选择性冠状动脉插管（图 9-3B）。

（一）适应证

先天性心脏病、缺血性心脏病、心室功能不全、心脏室壁瘤和心脏瓣膜病等。选择性冠状动脉造影用于显示粥样斑块和管腔闭塞的位置和范围，并在介入过程中监测和评估治疗效果。

（二）禁忌证

在严重的、危及生命的病例中，手术的收益远大于其风险。临床医生将评估已知的对比剂过敏或对比剂肾病（CIN）、高血压、近期 MCI 和心室激惹相关的风险，并在术前给予患者适当的处置。没有绝对的禁忌证，因为在情况严重时，收益远大于风险。

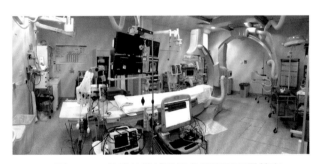

▲ 图 9-3A　典型的带辅助设备的双平面导管室

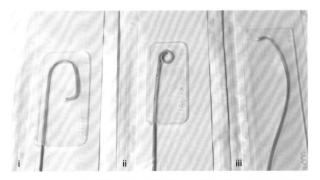

▲ 图 9-3B　用于冠状动脉造影的典型导管（无菌包装）：Judkins 左冠状动脉导管（ⅰ）；用于左心室或主动脉注射的猪尾导管（ⅱ）；Judkins 右冠状动脉导管（ⅲ）

四、心脏：左心室血管造影

该技术用于评估左心室功能、局部室壁运动、二尖瓣和主动脉瓣运动情况。当需要了解更多的室间隔和心室后表面的细节时，通常选择右前斜位摄影，并辅以左前斜位摄影。

（一）患者体位和成像方式（图 9-4A）

患者仰卧在检查床的中央，手臂避开主辐射线束，这有时需要把手臂举过头顶，放在一个枕头或海绵头垫上。大多数设备制造商提供有肘支架。另一种体位是患者将手臂放在身体一侧，肘部轻微弯曲。

首先将成像 C 臂和平板探测器（FPD）一起定位于前胸壁上方，并与检查床平行。然后在透视监控下将 5F 或 6F 尾状导管置入左心室。

X 线束的方向和位置

(1) 右前斜位（RAO）（图 9-4B 和 C）：在进行心脏血管造影时，由于心脏及其心腔、血管倾斜地位于胸腔内，所以很少采用标准 AP、PA 或侧位摄影。患者仰卧在检查床上，胸部靠近 C 臂血管造影设备成像受体或 FPD 的侧面。因此，为了定位左心室作为常规第一视图，C 臂向右旋转 30°～40°，使 FPD 靠近胸部的右前侧。RAO 摄影常用来显示左心室前壁、下壁及二尖瓣。

(2) 左前斜位（LAO）（图 9-4D 和 E）：将 X 线管向患者右侧旋转，直至与正中矢状面成 35°～40°。FPD 贴近左前胸壁。此摄影利于显示心室后壁、室间隔和主动脉流出道。双平板探测器血管造影时只需注射一次对比剂，就可以同时获得这两幅图像。

（二）成像参数

既往图像的采集速度是 20～30 帧 / 秒。近年来，为了减少对患者的辐射剂量，已经降低到 7.5～15 帧 / 秒。对比剂注射从心室显影开始，一旦心室没有了对比剂显影，则曝光终止。

（三）对比剂及注射参数

用量	浓度	速率
30～40ml	300～350mgI /ml	10～15ml/s

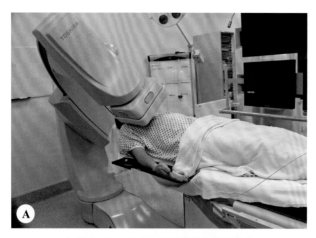

▲ 图 9-4A　RAO 35° 摄影的患者体位

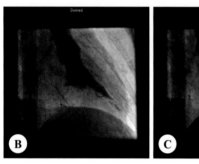
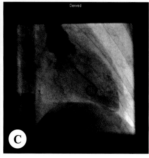

▲ 图 9-4B 和 C　左心室收缩末期（B）和舒张末期（C）的 RAO 35° 图像

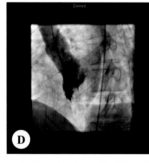
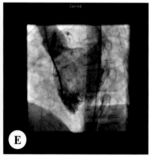

▲ 图 9-4D 和 E　左心室收缩末期（D）和舒张末期（E）的 LAO 45° 图像

（四）辐射剂量

2012 年 6 月，英国发布了各种心脏检查的推荐 DRL。

（五）图像分析（图 9-4B 至 D，图 9-5A 至 C）

动态心血管造影可以在采集设备的工作站或专用的心脏 DICOM 工作站上进行分析。

心脏瓣膜狭窄和关闭不全，以及与先天性和后天性畸形相关的异常血流情况现可通过各种扫描技术进行很好的展示，其中最常用的是超声心动图，磁共振和 CT 也有一席之地，尽管不如前者重要。当然，在左心室造影（LVA）后，心室壁的运动情况也可以通过心脏工作站的左心室分析软件来分析和展示。

在左心室分析中，在同一图像序列中选择具有相同结构的左心室收缩末期和舒张末期图像。使用边缘检测技术手动或自动绘制心室在这些时期的轮廓（图 9-5A）。然后，计算机将计算心室的面积和长度，并显示出收缩末期和舒张末期的容积，以及每搏输出量和射血分数。计算机通过比较两幅图像并测算其三维数值来计算射血分数比（图 9-5B）。

更传统的分析方法是使用中心线法。即在监视器上选定的两个舒张末期和收缩末期图像的轮廓中间画一条线，将其叠加，然后在这条线上构造 100 个垂直弦，以适配两幅图像对应的部分。算法假设每个弦代表其区域内的壁收缩方向线，弦的长度表示每个区域舒张末期周长的百分比。这与预期的正常范围一起以图形方式绘制。此外，还提供了将结果与统计数据进行比较的图表。实际上，现在大多数左心室射血分数（LVEF）的评估是通过超声心动图进行的。当无法使用其他技术时，可以考虑采用这种传统方法。

五、心脏：冠状动脉造影

左、右冠状动脉（LCA/RCA）及其各自分支的研究涉及使用简单和复合摄影来显示，以避免被其他血管重叠。每个血管需要多个摄影，通常彼此成直角，X 线管 / 探测器 C 臂机架旋转到标准位置之一，准备进行图像采集。根据个体解剖结构的变化，可能需要调整这些角度。在任何情况下，探测器均应尽可能靠近患者胸壁，X 线管倾斜于患者下方。

选择性冠状动脉造影能够评估血管解剖和病理，用以评估缺血状态，并为介入治疗（如血管成形术和支架置入术）做准备。

（一）患者体位和成像方式

患者仰卧，头部靠在浅枕或蝶形海绵垫上，双臂举过头顶。为保持清洁，可在头垫上覆盖一次性塑料袋。平板探测器首先放置于前胸壁，与检查床平行。在这个位置，将合适的导管在透视下插入右冠状动脉或左冠状动脉的开口。此外，将执行一个程序化的成像序列，在一次注射对比剂的过程中采集所有的标准摄影。

（二）成像过程（图 9-6A 至 I）

手动推注或泵入对比剂时行图像采集。在采集过程中，通常会移动（平移）检查床的顶部，以确保显示动脉分支的全程。使用 7.5～15 帧 / 秒的数字采集，成像持续 5～7s。

（三）对比剂及注射参数

用量	浓度	速率
3～10ml	270～350mgI /ml	手动推注

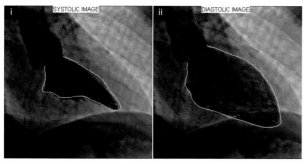

▲ 图 9-5A　利用边缘检测技术手动或自动绘制左心室收缩末期（ⅰ）和舒张末期（ⅱ）轮廓

（四）成像参数

动脉	X 线管角度	显示血管
左	PA 30°，足侧	回旋支及钝缘支
左	LAO 50° 和 30°，足侧	回旋支，尤其是房室间沟
左	LAO 30° 和 30°，头侧	LAD 及间隔支
左	PA 40°，头侧	LAD 及所有分支
左	RAO 35°～40° 和 35°～40°，头侧	LAD 及对角支，尤其是可较好地显示起始部
左	RAO 35° 和 30°，足侧	回旋支的钝缘支
右	LAO 30°	RCA 上到分叉处
右	RAO 35°	RV 壁分支及支架定位
右	PA 0°～40°，头侧	RCA 远段分支, PDA 及 PLV

注：LAD：左前降支；LAO：左前斜位；PA：后前位；PDA：后降支；PLV：左心室后支；RAO：右前斜位；RCA：右冠状动脉；RV：右心室

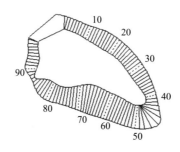

姓名：
日期：
研究 ID：
医生：
参考：
射血分数：75.3%
心率：N/A
BSA：N/A
未校准

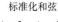

标准化和弦

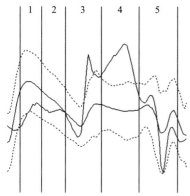

引自
17/07/2015，End Diastolic frame: 38，End Systolic frame: 31

左心室节段	和弦数目	低	正常和弦的百分数	高
前壁	7～18	0%	100%	0%
前侧壁	19～31	0%	100%	0%
心尖	32～51	0%	100%	0%
横膈膜	52～72	0%	100%	0%
后壁	73～93	0%	100%	0%

回归因子：斜率 =1.000，截距 =0.000

◀ 图 9-5B　与上图左心室收缩末期和舒张末期轮廓相对应的典型左心室射血报表

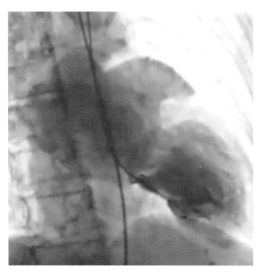

▲ 图 9–5C　RAO 40° 左心室血管造影显示二尖瓣关闭不全

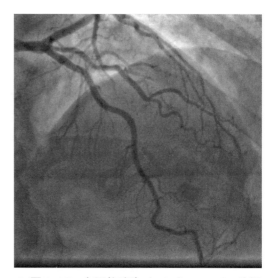

▲ 图 9–6C　左冠状动脉（LCA）PA 40°，头侧

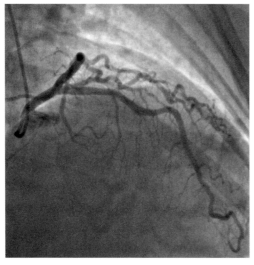

▲ 图 9–6A　左冠状动脉（LCA）RAO 35°，头侧

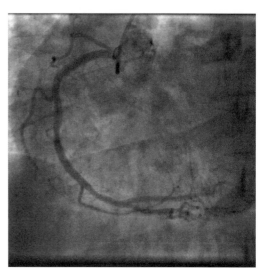

▲ 图 9–6D　右冠状动脉（RCA）LAO 35°

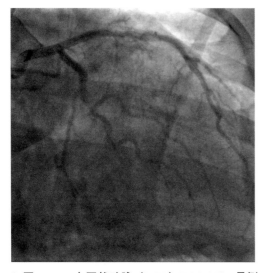

▲ 图 9–6B　左冠状动脉（LCA）RAO 20°，足侧

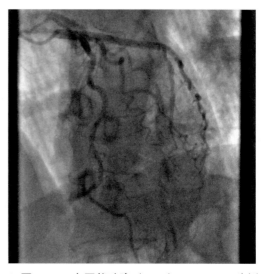

▲ 图 9–6E　左冠状动脉（LCA）LAO 25°，头侧

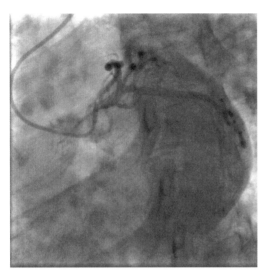

▲ 图 9-6F 左冠状动脉（LCA）LAO 45°，足侧

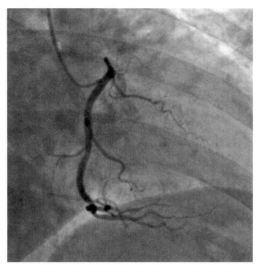

▲ 图 9-6I 右冠状动脉（RCA）RAO 35°

（五）图像分析（图 9-7A 至 C）

通过图像采集的连续循环回放，评估冠状动脉血流和详细研究血管的解剖学变化。为了长期留存，数字成像数据可以存储在单独的数字媒体上，或更常见的是存储在专用的心脏成像数据库或 PACS 中。

利用数字成像，可以定量评估血管直径和冠状动脉狭窄的程度。这在介入过程中，可以协助心脏病专家通过血管解剖寻找合适的介入手术路径。此外，可以更改图像对比度和增强边缘，但这在初始设置后很少再改变。在某些情况下，图像可以反转，以使高或低密度区域（如支架）更好地显示出来。

可以使用标准的心脏软件包进行冠状动脉定量分析，即测量血管直径和评估血管狭窄的程度（图 9-7C）。通过将每个像素校准到导管的已知直径可以确定图像的放大系数，所以导管也必须在视野范围内。这使软件能够计算实际的血管尺寸和狭窄百分比。通过这些计算，可以更好地评估扩张球囊或支架的长度和直径。

（六）辐射剂量

预计 DRL：冠状动脉造影，每次检查的 DAP 为 31Gy·cm^2，每次检查的曝光时间 4.3min。冠状动脉搭桥造影：每次检查的 DAP 为 47Gy·cm^2，每次检查的曝光时间 13min。

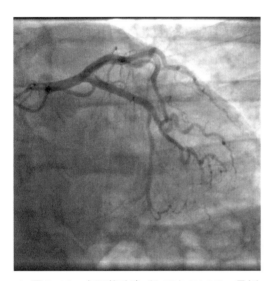

▲ 图 9-6G 左冠状动脉（LCA）PA 35°，足侧

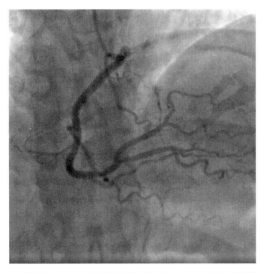

▲ 图 9-6H 右冠状动脉（RCA）PA 30°，头侧

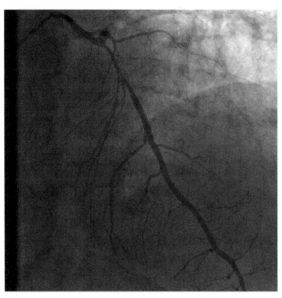

▲ 图 9-7A　左前降支图像显示沿其长轴变窄

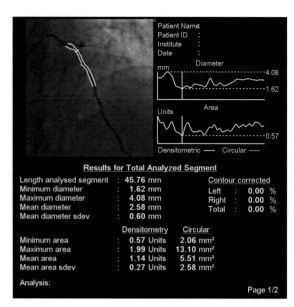

▲ 图 9-7C　计算机定量分析后的典型结果

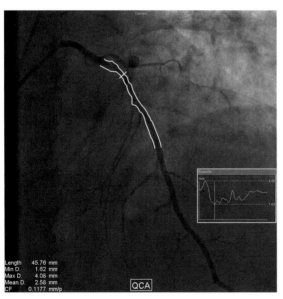

▲ 图 9-7B　基于图 9-7A 的血管轮廓电子剖面应用

六、心脏介入治疗

（一）冠状动脉血管成形术

该技术也被称为经皮冠状动脉腔内成形术（PTCA）或经皮冠状动脉介入治疗（PCI）。如上所述，选择患者进行冠状动脉造影治疗冠状动脉狭窄。

（二）成像过程（图 9-8A 至 C）

冠状动脉插管的方法同前。选用适当的导管，这些导管的形状与诊断用的导管相同，只是在设计上有些改变，从而允许在将器材引入动脉时提供更

大的"支持"。因为引导导管的管壁较薄，因此其内径比相同外径或法国标准尺寸的诊断导管要大。

再次进行血管造影检查，以确定检查后病变是否发生了变化，并为手术选择最佳摄影方位，用最小的辐射剂量无遮盖显示病变。一旦确定了摄影方位，则选择"地图"成像模式，并将其发送到辅助屏幕，供临床医生在手术过程中参考。

导丝［通常直径约 0.36mm（0.014 英寸）］通过导管，沿动脉通过狭窄处。选择合适尺寸的球囊导管，穿过导丝，经透视定位到狭窄区域。充气的球囊将小于动脉的内径，用来扩张病变处管腔，为置入支架做准备。由于球囊的两端都有不透射线的标记点，在放置过程中球囊的范围是很明显的。

取出球囊导管，选择合适尺寸的支架，以类似地过程放置到狭窄处。标记点之间可见致密金属支架则表明支架安装在球囊的长度上。因此，通过透视可将支架送到合适的位置。然后，支架内的气囊充气到一定压力（以大气压为单位），将支架扩张至所需的直径。10~30s 后（当临床医生感觉扩张完成时），支架内的球囊被放气，球囊被收回到导管中。再行血管造影检查病变是否已适当扩张。在许多情况下，支架需要通过高压（或非顺应性）球囊进一步扩张，以确保其与动脉内膜层的密切接触。

目前可用的支架长度为 8~48mm，直径为2.25~5mm。对于较大的冠状动脉，可能需要较粗的

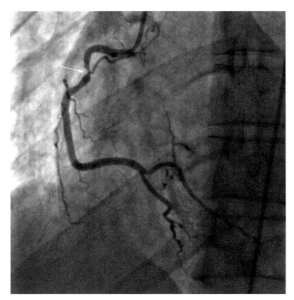

▲ 图 9-8A　支架置入前的 RCA 病变

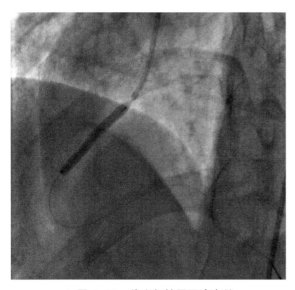

▲ 图 9-8B　将支架放置于病变处

支架。然而，对于较长的病变节段，可以重叠延长以覆盖所需的长度。可选用裸金属或药物洗脱涂层金属支架。此外，所使用的药物将抵抗再狭窄的发生，通常在 3 个月左右有效。为了解决支架内再狭窄的问题，研制出了生物可降解支架。这类支架将在 6 个月内全部被血管内膜吸收，但由于在临床实践中存在一些问题而被叫停，并于 2018 年从市场上撤出。

（三）成像参数

图像采集	采集时间	图像总数
2 帧 / 秒	3～4s	5～8

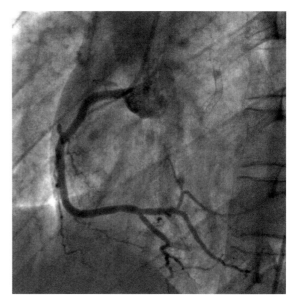

▲ 图 9-8C　支架置入后的血管造影图像

（四）对比剂及注射参数

用量	浓度	速率
5ml	270～320mgI/ml	手动推注

（五）电生理学方法（图 9-9A）

有些患者患有"心悸"表现，实际则为心律失常（如心房扑动、心房颤动和室上性心动过速等）。为了治疗这些疾病，心脏病学家在心脏内放置电极，并使用射频发生器"烧毁"错误的心电传导路径。这些电极（也被称为"导管"）通过股静脉导入，并在透视下引导至适当的位置。最常见的摄影角度是 45°RAO 和 40°LAO。一些中心使用双平板探测器来快速变换视野。有时为了使用高消融功率，在加热过程中，通过室温生理盐水来冷却导管尖端。当心律失常停止时，手术终止。

（六）先天性异常（图 9-9B）

一些先天性心脏疾病可以采用介入手术来治疗。例如，房间隔缺损、动脉导管未闭、卵圆孔未闭，都可以采用相似的方法进行治疗，即在异常孔道处放置封堵器，然后进行机械方法充气，将其与导管分离。X 线透视最初采用后前位，在放置和调整封堵器时，采用与患者解剖相适应的定制方位。

（七）先天性狭窄（图 9-9C 至 E）

对主动脉缩窄和肺动脉狭窄的治疗是两种比较

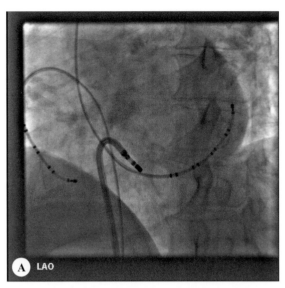

▲ 图 9-9A　心房扑动患者电生理消融术中"导管"（电极）的 LAO 图像

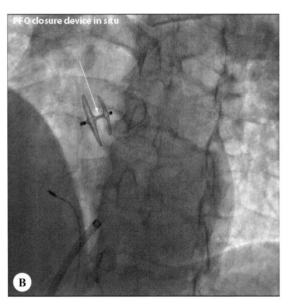

▲ 图 9-9B　卵圆孔未闭封堵器的放置

常见的先天性心脏病治疗方法，其治疗方法都是在梗阻处放置一个（相对较大的）支架。主动脉缩窄的最重处通常位于胸段降主动脉的上半部，常导致导管的通过较为困难。一旦硬钢丝经股动脉并通过狭窄处，就要测量狭窄处两端的压力，近端和远端压力峰值的差值称为压力梯度。尺寸合适的支架被放置后，再次测量压力梯度，以评估治疗的效果。如果没有明显减少，则可换用更大的球囊扩张支架。

（八）肺动脉狭窄

经股静脉进入右心房，经三尖瓣和肺动脉瓣进

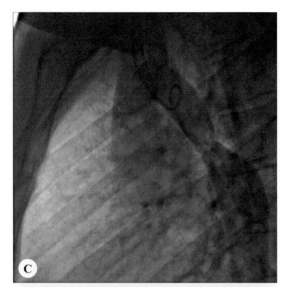

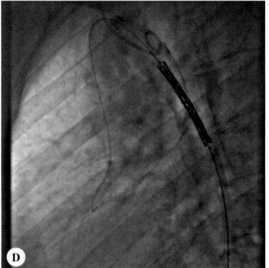

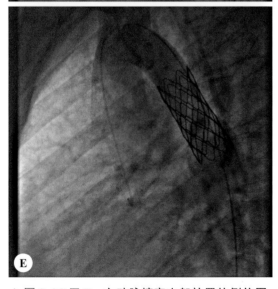

▲ 图 9-9C 至 E　主动脉缩窄支架放置的侧位图：支架放置前的最初图像（C）、测量和支架定位（D）和支架放置后的最终图像（E）

入右或左肺动脉。通常只有其中一个会受到这种情况的影响。

（九）经导管瓣膜置入术（图 9-10A 至 E）

经导管主动脉瓣置入术（TAVI）是一项相对新颖的技术，最初是用于无法耐受体外循环心脏手术患者的主动脉瓣置换。这是一种通常在全身麻醉下进行的微创技术。患者的准备方法与 PCI 相似。此外，根据心脏直视手术的需要，将患者从乳头到膝关节剃除毛发。一旦进入导管室（或混合手术室），患者被全身麻醉，心脏手术通常需要注意中心静脉通路。股动脉插管可以通过直接穿刺，也可以通过手术切开进行（对于直径较大的瓣膜）。

成像包括将各种支持性导丝和导管引导至主动脉瓣并穿过主动脉瓣的荧光透视。为了检查主动脉瓣所处的精确角度，通常在 LAO 和 CC 角度等不同角度进行多次主动脉造影。利用更多现代化的设备可通过对主动脉进行实时 CT 扫描或输入以前的主动脉 CT 图像并将其叠加到实时透视图像上，从而免除这些操作（详见下文中"混合手术室"部分的内容）。

通过术中经食管超声心动图（TOE）测量瓣膜环，选择合适大小的人工瓣膜。然后将其压接在球囊导管上，在透视引导下将其移动到病变瓣膜处。在这个阶段，透视的角度必须准确无误，以显示瓣膜的尖部轮廓。然后球囊充气，新瓣膜被放置于病变的瓣膜处。安装瓣膜的套管不能遮住冠状动脉，这是至关重要的。就像治疗主动脉缩窄一样，测量并记录通过原瓣膜的压力梯度，并在放置人工瓣膜手术结束后再次测量与记录。如果髂总动脉弯曲或钙化严重，则不能进行上述操作。在这些情况下，采用类似的技术，直接穿刺左心室尖，这被称为经心尖瓣膜置入术。同样的，升主动脉直接插管可以在局限性开胸手术后进行，这被称为经主动脉瓣膜置入术。

（十）复合手术室（图 9-10F）

有些设施将具有复合手术室的优势，以进行上述操作。它类似于导管室，但更大，并改进了空气处理和过滤。这样可以更好地接触患者，并提高手术的无菌性。通常情况下，X 线 C 臂会更大、更长，这也允许手术时更接近患者。

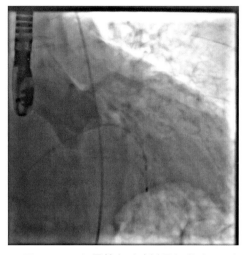

▲ 图 9-10A　经导管主动脉瓣置入术（TAVI）主动脉造影首幅图像

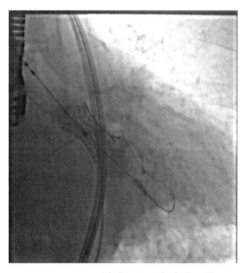

▲ 图 9-10B　瓣膜置入过程中的图像

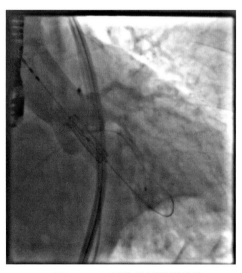

▲ 图 9-10C　图像显示瓣膜就位

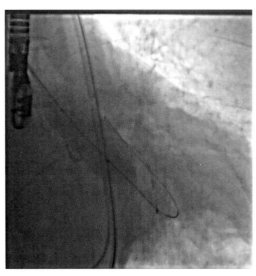

▲ 图 9-10D　经导管主动脉瓣置入术（TAVI）球囊充气

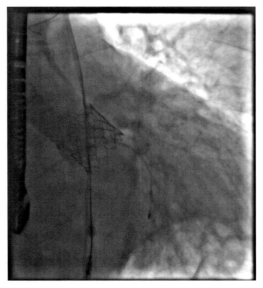

▲ 图 9-10E　主动脉造影图像显示瓣膜放置良好，无反流

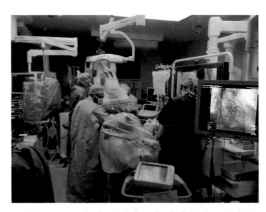

▲ 图 9-10F　复合手术室，灯光为绿色，以保证图像监视器的最佳可视化程度

七、心脏光学相干断层扫描（OCT）

OCT（图 9-11A 至 C）在许多方面与 IVUS 相似。同样的，成像导管通过导丝穿过病变区域，并提供血管的横断面图像。然而，OCT 使用的不是超声波，而是近红外光能量，这种能量"照射"进动脉，旋转透镜和成像设备可以观察到动脉内部的反射情况，从而生成横断面图像。在采集过程中，导管从动脉的远端向近端回拉，从而在一次采集中对大部分动脉成像。实际上，导管回拉的速度比 IVUS 中要快得多。此外，图像分辨率约为 IVUS 的 10 倍。

这种技术有两个缺点：①如果动脉充满了血液，那么 OCT 导管无法观察到动脉壁，因为血红蛋白反射了所有的光。这可以通过在采集时向血管内高速注射对比剂（透明无色）来抵消。显然，如果进行多个成像序列，对比剂的量会增加对比剂肾病的可能性。②与 IVUS 不同的是，光能并不能很深地穿透动脉壁。因此，我们只能得到 3 个肌层的精细图像，却无法观察以外的结构。

OCT 的另一个功能是可以将横断面图像转换为 3D 图像，这对检查复杂形状的血管和分支非常有用。

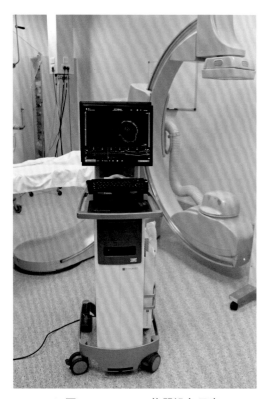

▲ 图 9-11A　OCT 仪器设备示意

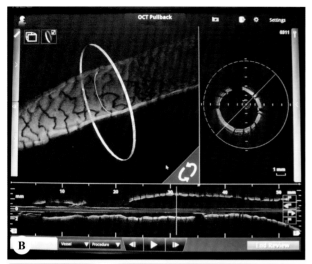

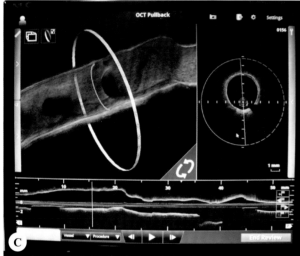

▲ 图 9-11B 和 C　不同患者的 OCT 图像：相互重叠的支架（**B**）；冠状动脉分支的起始部（**C**）

八、心脏超声（超声心动图）

心脏超声（超声心动图）提供了一种利用二维实时超声检查心脏的无创方法，包括 M 型超声和多普勒超声。超声心动图可以轻松获取与心脏病和功能有关的定性和定量信息，甚至在许多情况下，超声是唯一的选择。设备上，需要拥有小型相控阵探头的专用超声设备，探头频率通常为 4～7MHz。先采用二维 B 型超声成像，然后行 M 型和多普勒超声检查。来自不同检查类型的信息可以在同一台显示器上以动态或静态图像显示，如果在检查过程中被记录下来，还可以附上心电图追踪记录。除了解剖信息外，还能对血流速度和血流量等各种特征进行评估，同时还能记录静态和实时动态图像，以提供永久性的数据记录，并用

于评估心脏状况的变化。与心脏成像的其他主要方式（如放射核素显像、MR 和 CT）相比，超声心动图是最经济、最便捷和最易行的方法，不仅避免了电离辐射，也没有幽闭恐惧症、肾衰竭或植入物等禁忌证。它对心脏舒张功能和瓣膜功能具有很好的评价作用，并可与生理或药理学负荷试验联合使用[30]。

（一）适应证

如有心律失常或呼吸急促等情况，可建议进行先天性心脏病、心肌异常、肿瘤、瓣膜病、心包积液和缺血性心脏病的检查。

（二）患者准备

患者通常采用仰卧或半卧位，以便能更接近胸部，同时避免一些患者完全平躺时可能出现的任何呼吸困难。裸露胸部，并在适当的位置上涂抹少量耦合剂。在这种体位下，从心脏的长轴和短轴进行检查，以评估其解剖结构和功能。患者向左旋转约 50°，进一步进行长轴、短轴、心尖四腔心和"五腔心"切面检查。这种旋转能使心脏更接近胸壁，以便更好地成像。

（三）成像过程

典型的成像方案包括心脏的五个切面，从胸骨旁长轴切面开始，接着是短轴、心尖四腔心、五腔心和肋下切面。每个切面的超声探头位置如图 9-12A 至 C、图 9-13A 和 B 所示。调整探头的位置，选择合适的声窗，以避开肺内的空气和肋骨、胸骨等骨结构。从这些位置仔细调整探头的角度将有助于从所选平面上以斜角观察不同的解剖细节。实时扫查可以观察心壁运动和瓣膜功能。心脏的尺寸也可以从静态图像测量，从而可以计算瓣膜横截面面积和心室大小。

血流动力学可通过彩色多普勒来显示。这在心脏病学的许多领域都是有用的，尤其是在先天性心脏病（如间隔缺损）的诊断中。

M 型超声结合二维超声心动图来评估左心室、主动脉瓣和二尖瓣的功能。在采集过程中，可以同时记录心电图（ECG），以确定心动周期事件的准确发生时相。在长轴和短轴成像中最好选择 M 型超声，以产生垂直于超声束的心脏解剖运动的轨迹。它具有极好的时间分辨率，是多普勒检查的一个很好的补充[31]。

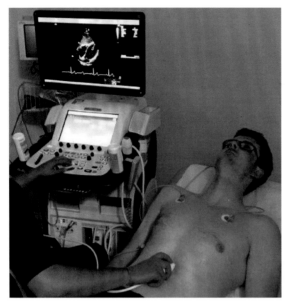

▲ 图 9-12A 患者半卧位，胸骨上入路显示主动脉弓和降主动脉

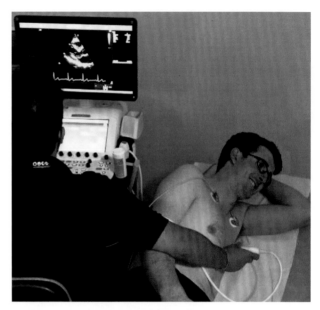

▲ 图 9-12C 与图 9-12B 一样，患者向左翻身，但探头置于胸骨旁，以获得心脏的不同横切面

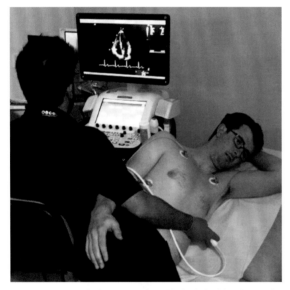

▲ 图 9-12B 患者向左翻身，使胸壁更接近心脏，探头指向心尖

频谱、彩色和连续多普勒（CWD）能够评估通过心室和瓣膜的血流状态和速度。为确保准确的速度测量，探头的位置应使声束尽可能与血流方向保持一致。

将取样容积游标定位在心脏瓣膜位置，得到流速、血流方向、时间和强度等频谱信息，可以评估心脏瓣膜的状态，还可以观察到与瓣膜狭窄相关的血液湍流喷射，以及与瓣膜关闭不全相关的血液反流等，这些都可以用彩色多普勒或脉冲多普勒来观察。然而，它只能检测心脏内有限范围内的流速，如果峰值速度超过此范围，则会出现混叠伪影，从而导致测量不准确。连续多普勒检查克服了这个问题，因为它可以测量更高的速度，但它有一个缺点，即沿着取样线无法精确定位。

（四）成像参数

探头位置	切面
胸骨上切迹	胸骨上切面
左第四肋间切迹	胸骨旁长轴 胸骨旁短轴
从心尖下方	心尖四腔心 心尖五腔心
从剑突下软骨	肋下切面

（五）图像分析

在图 9-14A 中，声束从不同角度通过胸骨旁入路时显示的心脏关键结构，3 个角度将产生 3 个不同的 M 型示踪图。

图 9-14B 显示了心脏长轴切面的双重图像（B型超声和彩色多普勒），可见右心室、室间隔、左心室、主动脉瓣和左心房。颜色叠加表示血流通过主

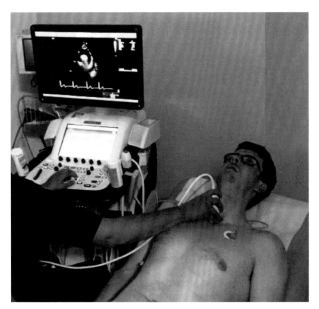

▲ 图 9-13A　患者半卧位，胸骨上入路显示主动脉弓和降主动脉

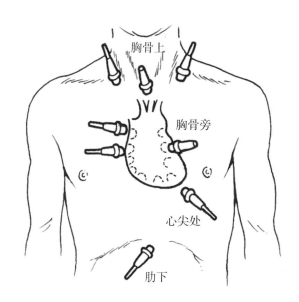

▲ 图 9-13B　调整探头的不同位置，以获得标准横断面的示意

动脉瓣离开操作者（蓝色谱），在左心房流向操作者（红色谱）。这是血流的正常分布和模式。

图 9-14C 为主动脉瓣水平的短轴视图。离探头最近的为右心室，图像左下部为右心房，中下部为左心房。

图 9-14D 为 M 型示踪的 B 型超声图像，显示右心室及二尖瓣前、后瓣叶的偏移。从这些轨迹可以测量和计算各种参数，如心室壁厚度、腔室大小、

心肌收缩力和射血分数等，并能确定瓣膜厚度，评估瓣膜运动情况，测量瓣膜开启和关闭速度，并能对瓣膜狭窄程度进行评估。

图 9-15A 为二尖瓣双重图像。不同的颜色与每个点的速度有关，如图像右侧的色标所示。总体情况为伴有湍流的回流，提示有中度二尖瓣反流。

图 9-15B 为二尖瓣三重图像，同样显示了其中度反流。B 型图像和彩色血流部分主要用来指示频谱多普勒轨迹的位置，从而实现准确的峰值速度测量。

九、心脏：经食管超声心动图（TOE）

TOE 可以使用 5 MHz 或 7 MHz 的经食管探头（图 9-16A）。当患者处于轻度镇静状态时，内镜将微型探头引入。真正的探头在黑色导管的尖端，通过口腔插入。轴上有控制装置，可以在原位控制探头。这项技术提供了更好的图像细节，特别是对心房和瓣膜，因为探头比常规的经胸心脏超声更接近心脏。如果需要评估左心室功能，可将探头推进胃部进行经胃的检查。这也可以非常有效地显示心包积液。虽然该技术可以获得更详细的图像，但确实也会带来类似内镜检查的风险。

图像分析

本章所示 TOE 图像符合英国超声心动图学会[32]协议的标准断面。图 9-16B 显示了食管中段水平的右心室流入和流出道，可用于评估右心室功能。在图 9-16B 中，三尖瓣的 3 个小叶清晰可见。

图 9-16C 为食管中段心脏长轴的分屏图像，可用于评估左心室功能，其中图像左侧的无回声区为左心室流出道，右侧的彩色多普勒图像则显示了瓣膜处有一些主动脉反流和湍流。

图 9-16D 为 3D 重建图像，显示了一个置换的机械二尖瓣。

十、心脏：血管内超声（IVUS）

IVUS 是一种使用微型超声探头通过血管腔检查血管内部的技术，通常作为微创心脏手术的一部分。这在介入术前和介入过程中发挥着重要作用，可以提供有关疾病类型和程度的信息，使医生能够选择最合适的介入治疗方法。尽管 OCT 也可以在血管造影过程中进行，但不同的是，IVUS 可以显示管腔和可见血管壁以外的结构。

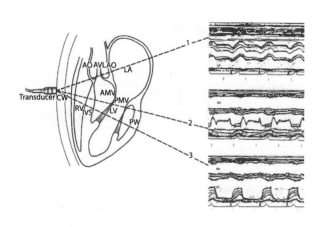

▲ 图 9-14A 超声束从左到右穿过心脏时，M 型超声显示的心脏结构

CW. 胸壁；RV. 右心室；IVS. 室间隔；AO. 主动脉；AVL. 主动脉瓣；AMV. 二尖瓣前瓣；PMV. 二尖瓣后瓣；LA. 左心房；LV. 左心室；PW. 左心室后壁；Transducer. 换能器

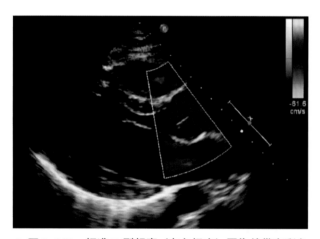

▲ 图 9-14B 标准 B 型超声（灰色标度）图像并带有彩色流多普勒叠加的双重图像。胸骨旁入路心脏长轴视图，显示离探头最近的右心室，左心室在其外侧，主动脉根部在图像右侧

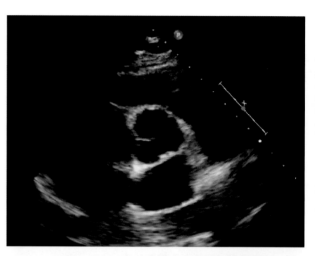

▲ 图 9-14C 主动脉瓣水平心脏短轴视图

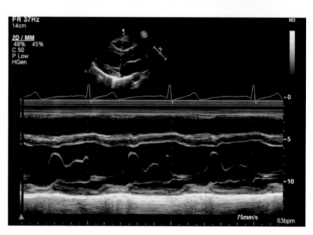

▲ 图 9-14D 二尖瓣 B 型超声图像和 M 型示踪图像

（一）适应证

IVUS 是在心血管造影时进行的，尤其是在血管成形术时，当需要检查的动脉管腔的细节超出了冠状动脉造影的能力而 OCT 又无法到达其深度时，IVUS 便是必要的。其可透过内膜测量动脉的真实直径，这将有助于选择血管成形术的最佳球囊尺寸。

IVUS 可以显示动脉粥样硬化或斑块的分布、厚度和组成，这些信息可用于定性分析，使组织病理学特征得以展现，从而有可能区分纤维化、脂质（脂肪）、坏死与钙化病变。这使的心脏科医生能够选择

适当的技术（如切除取栓术、斑块旋磨消融术等）对患者进行治疗。IVUS 也可以计算血管狭窄程度的百分比[33]。

IVUS 辅助支架置入和斑块切除，在分叉支架置入术中，以及开口处病变、长节段和左主干支架置入术中，都作为冠状动脉造影的重要辅助手段。

支架置入后，IVUS 可对管腔进行评估，检查支架是否牢固、紧密地贴合于冠状动脉中膜。如果不是这样，支架内发生再次狭窄的可能性会很高。

（二）患者准备

该技术的患者准备可参见血管造影，不需要额外的准备。

（三）成像过程（图 9-17A）

一旦血管造影在选定的冠状动脉中找到了狭窄处，就可以将导丝越过狭窄处。通过 IVUS 导管及

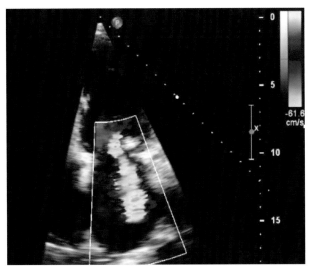

▲ 图 9–15A　二尖瓣双重图像，可见中度反流

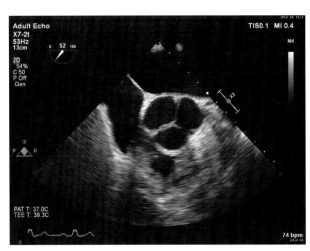

▲ 图 9–16B　食管中段右心室流入 / 流出，60°～80°（2D）

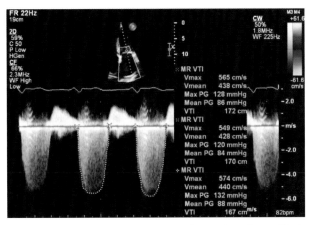

▲ 图 9–15B　二尖瓣三重图像。图像的上部是在 B 型超声心脏图像上叠加彩色多普勒而成，在图像的下部显示了频谱多普勒追踪的 "视线"

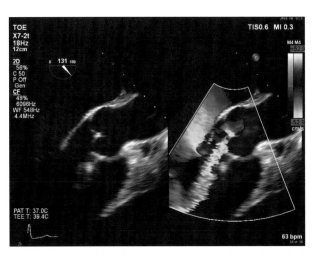

▲ 图 9–16C　食管中段长轴，120°～150°（2D）主动脉反流彩色对比图像

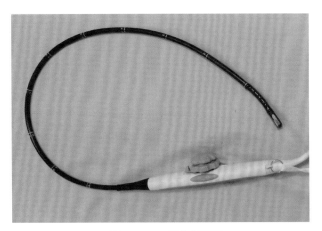

▲ 图 9–16A　经食管探头

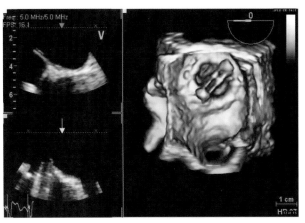

▲ 图 9–16D　置换二尖瓣的 3D 重建图像

超导丝技术，可以方便地引入超声内镜探头。老式设备可能使用电机驱动单元来驱动 10～30MHz 的旋转机械扇形扫描仪，但更现代化的新设备使用频率可达 40MHz 的电子环形阵列探头。前者产生扇形图像，而后者可以产生一个完整的圆形图像，前提是没有其他设备的干扰，否则会在视野中产生一个小间隙[35]。这两种设备系统都能实时生成冠状动脉管腔内结构的实时横断面成像，从而能够对动脉壁的结构以及任何现存的斑块进行检查。

（四）图像分析

正如在成像过程中所解释的，这些图像是由一个电子环形阵列探头产生的，可提供 360° 视野。图 9-17B 显示了血管的正常轴位图像，图像中心的黑色空洞为探头本身。在图 9-17C 中，动脉粥样硬化血管内膜中有一些钙化的粥样硬化沉积物。黄色轮廓区域显示血管的真实管腔，钙化区域以蓝色轮廓显示，在此之外的大弧形橙色部分为声影。

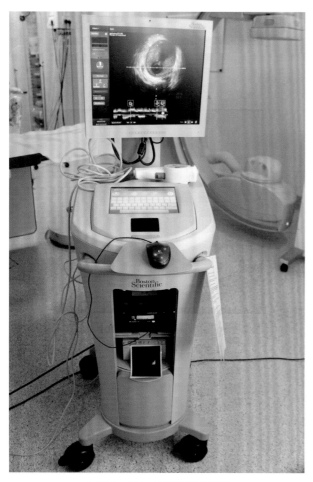

▲ 图 9-17A　IVUS 仪器示意

十一、心脏 MRI

（一）适应证

心脏 MRI 用于一系列心脏疾病，包括先天性和后天性心脏病。心脏成像的独特挑战是在快速的生理运动中捕捉高质量的图像。

（二）患者准备

为使放置在胸壁上的心电极片接触良好，可能需要剃除患者皮肤上的毛发；可使用清洁研磨垫和含乙醇成分的湿巾清洁皮肤。

需要行灌注成像的患者应进行腺苷药物禁忌证的筛查，包括二度或三度心脏传导阻滞、窦房结功能障碍、严重哮喘或阻塞性肺疾病以及妊娠。检查

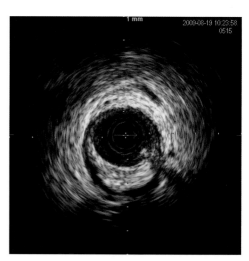

▲ 图 9-17B　IVUS 图像显示正常的冠状动脉

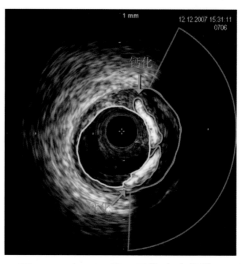

▲ 图 9-17C　IVUS 显示冠状动脉粥样硬化的典型特征

前 24h 应避免摄入咖啡因，因为咖啡因会阻碍血管舒张剂发挥作用。静脉输液管位于每侧手臂的肘前窝静脉，一侧用于腺苷给药，另一侧用于对比剂注射。监测设备应包括连续心电图记录和血压（BP）监测。BP 袖带不应放置在用于腺苷输注的手臂上，因为这可能导致腺苷的突然释放，从而导致心脏传导阻滞。必须配备进行心肺复苏的设备和合格的医务人员。

（三）成像过程

患者仰卧位，使用体部线圈 / 心脏阵列线圈（图9-18A）进行成像，以提供心脏和大血管的高分辨率图像。患者头先进移入 MR 扫描仪，使心脏位于磁体的中心。将图像数据的采集与心动周期同步，从而获得高质量的心脏自由运动图像。这是通过将心电传感器与 MRI 扫描仪集成来实现的，这样 MRI 序列可以由心电信号触发或控制。根据设定仔细定位，使用 3 导联或 4 导联 ECG 传感器，将 ECG 电极片贴在胸壁上。必须使用 MRI 安全垫，因为非 MRI 安全垫可能导致皮肤烧伤或图像伪影。同样重要的是，连接 ECG 电极片的导线应平放、无环，并通过 MR 安全垫与患者皮肤隔开。

通常使用如图 9-18B 所示的 4 导联。ECG 的波形图是由连接在患者身上的电极与测量的心脏电活动之间的电压差产生的。波形中振幅最大的是 R 波，它对应左心室收缩的开始，因此很适合作为 MRI 采集的触发波。R-R 间隔是心动周期的长度，对于某些心脏 MR 序列，每次重复采集都是从 R 峰值触发的，因此 R-R 间期等于重复时间（TR）。

通过屏气成像或使用被称作导航脉冲的一种附加射频脉冲来限制呼吸运动的影响。导航脉冲跟踪膈肌的运动，仅在呼气末采集数据并用于最终成像。

（四）成像平面

使用斜切面对心脏进行成像，初始图像为 3 个正交平面[36]。

1. 垂直长轴位（VLA）

VLA 视图在横断面上定位，平行于室间隔，穿过心室尖、左心室长轴、左心房和二尖瓣的斜矢状面（图 9-19A 和 B）。

2. 短轴位（SA）

SA 视图可显示两个心室的短轴，并在与二尖瓣平行的平面垂直于 VLA。在心尖和二尖瓣中间进行

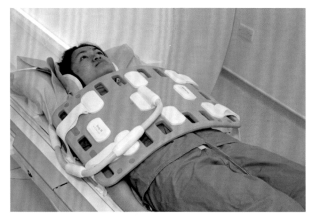

▲ 图 9-18A　放置躯干 / 心脏阵列线圈，准备将患者置于磁体的中心

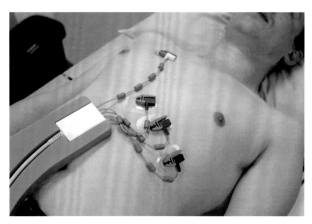

▲ 图 9-18B　原位心脏监测导联

单层成像。从心尖经心室、二尖瓣和三尖瓣的短轴进行多层成像，由此可计算出心室容积（图 9-19C 和 D）。

3. 四腔心平面或水平长轴位（4Ch 或 HLA）

本视图垂直于 SA，并旋转使成像平面穿过右心室游离壁的肋膈角，刚好在 SA 上左心室中心下方。在 VLA 上，平面通过左心室尖，刚好在二尖瓣中心的正下方（图 9-20A 至 C）。

4. 主动脉弓斜矢状位

该视图在正交的横切面和冠状面图像上定位，穿过升主动脉和降主动脉，以及主动脉弓的顶点（图 9-21A 和 B）。

5. 左心室流出道（LVOT）

在横切面上定位斜冠状位（左心室流出道冠状位），该视图穿过心尖、二尖瓣中心，并通过主动脉瓣对齐。然后，垂直于此视图（图 9-21C 和 D）定位 LVOT 矢状位图像。

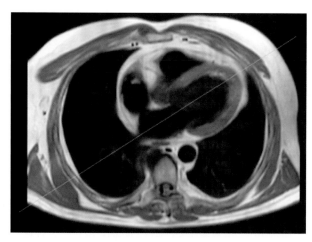

▲ 图 9-19A　规划左心室垂直长轴位（VLA）图像

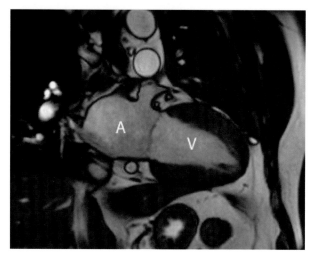

▲ 图 9-19B　VLA 显示由二尖瓣分隔的左心房（A）和左心室（V）

6. 右心室流出道（RVOT）

在横切面上定位斜矢状面，经肺动脉干（图 9-22A），得到 RVOT 图像（图 9-22B）。

（五）序列

（1）3 个平面的多平面定位。

（2）轴位单相平衡稳态自由进动（bSSFP）序列或从膈肌到颈部血管的单次激发黑血（single-shot black blood imaging）序列。

（3）VLA/SA/4CH 的单层多相 bSSFP。

（4）多相 bSSFP 左心室容积（12～15 层），从心尖至心房。

（5）多相 bSSFP 右心室容积（20～25 层），从膈肌至气管隆突。

（6）T$_1$/T$_2$/ 脂肪抑制黑血高分辨率成像（T$_1$/T$_2$/fat-

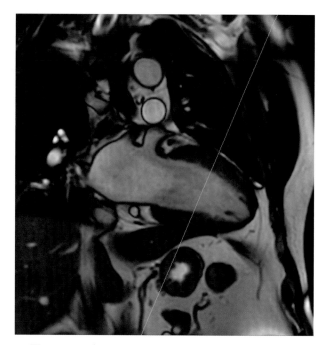

▲ 图 9-19C　在与二尖瓣平行的平面内规划垂直于 VLA 的短轴位

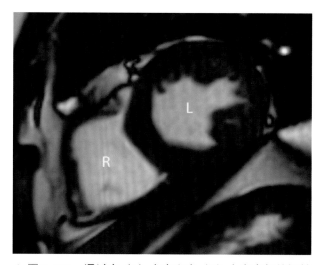

▲ 图 9-19D　通过左（L）心室和右（R）心室中部的短轴位视图

suppression black blood high-resolution imaging），用于显示感兴趣区多平面组织特征。

（六）其他成像技术

（1）心脏灌注成像。

（2）定量血流测量。

（七）图像分析

1. 心脏解剖

T$_1$ 加权自旋回波 / 梯度回波和 T$_2$ 加权快速自旋

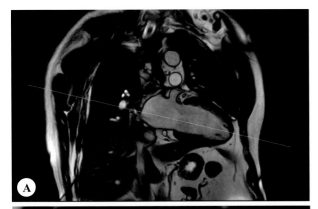

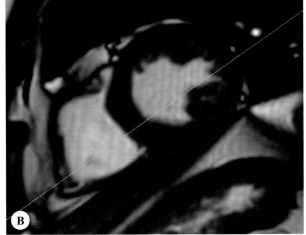

▲ 图 9-20A 和 B　规划四腔心（HLA）视图单次激发快速自旋回波（SSFSE）及半傅里叶快速自旋回波（HASTE）序列

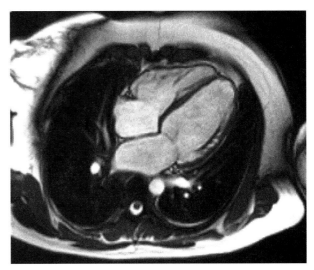

▲ 图 9-20C　四腔心（HLA）视图

信号的平均值，以提高信噪比，并具有提高空间分辨率的潜力，包括更薄的层厚，这可能对儿童的心脏成像特别有用。单次激发技术仅限于 T_2 加权成像，但结合或不结合脂肪抑制的 FSE T_1WI 和 T_2WI 有助于组织特征的显示。FSE 序列数据采集应与心脏运动最少的心脏周期（相对静止期）同步，以减少模糊伪影。在心率较低时，相对静止期通常在舒张中期，而在心率较高时（心率 90～100 次 / 分，甚至更高），相对静止期可能在收缩末期。FSE 序列通常每一次心跳或每隔一次心跳获取数据，因此 TR 分别等于 1 个或 2 个 R-R 间隔的时间。

心率越快，R-R 间隔越短，数据采集之间的时间越短，纵向信号恢复时间越短，图像质量越差。对于心率＞100 次 / 分者，每 3 次或每 4 次心跳获取图像数据可能对补偿这种影响有所帮助。较高的心率也伴随着较快的心脏运动，在 FSE 序列中，可以减少读出时的回波数（回波序列长度），以减少每个心动周期的数据采集时间，更好地解决快速移动结构的成像问题。在有些自旋回波成像中，黑血准备脉冲在更快的心率下可能会失效，血液会变得更亮[37]。

2. 心脏运动

血液在梯度回波序列上呈高信号，与心肌中的低到中信号形成对比，这使得可视化和定性地评估血流模式成为可能。利用心电门控技术，可以在心动周期的多个点（心脏时相）收集图像数据，然后在电影循环中播放这些图像，从而显示心脏的生理

回波序列产生与心肌中等信号相反的黑血图像，有助于显示心脏的解剖和形态学改变。心电图触发用于补偿心脏运动，额外的射频准备脉冲通过去除缓慢流动血液中的信号伪影可更有效地抑制来自血液的信号和改善图像质量。此外，应在给予对比剂之前进行黑血成像。

对于解剖成像，通常使用自旋回波技术的变体，在几个心动周期的同一个点上采集数据，以产生不受心动影响的图像。其中常用的变体包括快速自旋回波（FSE）、单次激发快速自旋回波（SSFSE）或半傅里叶快速自旋回波（HASTE）。快速序列使得采集时间减少到可以经屏气来完成采集，以限制呼吸运动伪影。单次激发技术使用半傅里叶 k 空间填充在一次心跳中获取生成图像所需的所有数据，非常节省时间，并能快速评估心脏解剖情况。相比之下，FSE 序列通过多次心跳收集一个图像的数据，比单次激发技术需要的时间更长。此外，FSE 可以获得多个

运动，并获得有关心脏功能的信息。在心脏成像中，电影采集技术重复产生一堆连续的横断面层面，这些层面以多方位、多时相的形式显示。为了将采集时间缩短到屏气期内，通常采用快速梯度回波技术填充每次心跳的多行 k 空间。

与自旋回波序列相比，梯度回波序列更容易受到血液湍流和金属植入物（如胸骨钢丝、机械心脏瓣膜、支架和内部心电图记录仪）造成的伪影的影响。可使用标准的损毁梯度回波脉冲序列进行梯度回波电影成像。然而，大多数新的扫描仪可提供平衡稳态自由进动（bSSFP）序列。这两种技术都可以在一次屏气期间进行采集，以避免呼吸运动的影响。bSSFP 序列速度更快，能提供更多的血液和心肌之间的对比，因为该对比与 T_1/T_2 比值有关，而不依赖于成像层面的血流量。将 bSSFP 与并行成像相结合，进一步缩短了屏气时间。bSSFP 序列对狭窄或反流束引起的流量相关信号丢失相对不敏感；然而，对于因植入装置引起的磁场畸变，它更容易出现伪

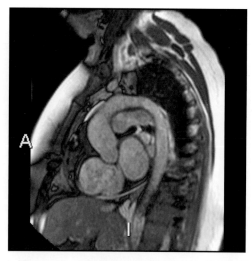

▲ 图 9–21B　主动脉弓典型的亮血斜矢状位图像

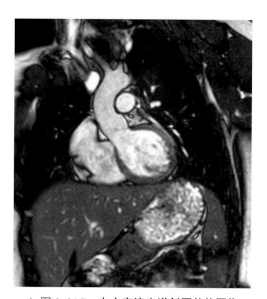

▲ 图 9–21C　左心室流出道斜冠状位图像

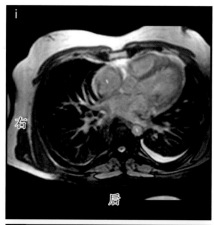

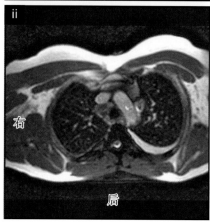

▲ 图 9–21A　主动脉弓斜矢状位图像显示标记的位置（ⅰ和ⅱ）

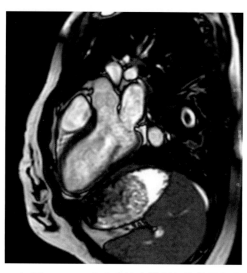

▲ 图 9–21D　左心室流出道斜矢状位图像

影。当对较小结构成像时，提高空间分辨率参数会延长回波时间（TE）。在 bSSFP 序列中，当 TE＞2ms，TR＞4ms 时，图像质量往往会下降。此外，高分辨率标准梯度回波成像可以与自由呼吸和多个信号平均值一起使用，从而提高信噪比和（或）空间分辨率[37]。

（八）定量血流（图 9-22C 和 D ）

除了用于显示解剖信息的 MR 信号幅度信息，MRI 原始信号数据还包含有关信号相位的信息。在图像采集过程中，激发的氢核沿磁场梯度的运动影响磁共振信号的相位。使用专门设计的血流敏感 MRI 序列结合代表信号相位的图像重建，可以测量血流速度。这可以进一步提供通过心脏瓣膜或大血管的血流速度和血容量的功能信息。例如，对于先天性心脏病患者，可以将肺动脉的流速和容积与主动脉的进行比较，以评估心脏分流的程度。定量流速测量可以通过在自由呼吸时使用梯度回波脉冲序列进行，在数分钟内进行多个信号平均值，也可以在屏气期使用快速梯度回波技术来获得。利用速度编码参数（VENC）[38]，通过调整梯度回波序列的流量灵敏度来选择要测量的速度范围。

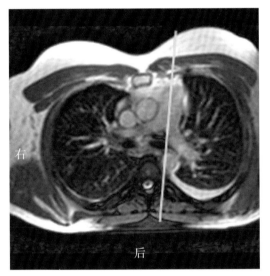

▲ 图 9-22A　右心室流出道（RVOT）的斜矢状位规划图像

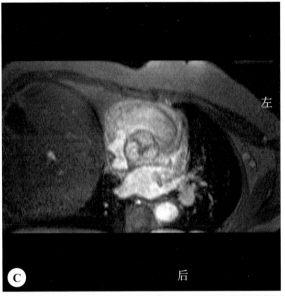

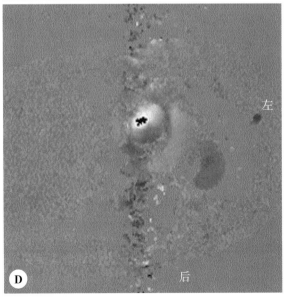

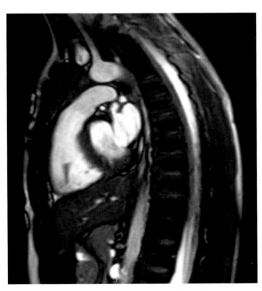

▲ 图 9-22B　RVOT 图像示意

▲ 图 9-22C 和 D　主动脉瓣亮血图像（C），以及定量血流图像（D）。可见中心的高速湍流

（九）其他心脏成像技术

心脏灌注与心肌组织存活情况

动态对比增强成像可显示心脏灌注特性[37]。心脏灌注用于评估患者的诱导性心肌缺血（图 9-23A 和 B）。它依赖于这样的原理，即给予冠状动脉血管舒张剂（如腺苷、双嘧达莫或瑞加德松等），将导致正常冠状动脉供血区域比病变和狭窄的冠状动脉供血区的心脏灌注大大增加。通常，灌注是通过在给予血管扩张剂的过程中，与体重相关的 MRI 钆对比剂的剂量来评估的，然后在对比剂第一次经过心肌时，在心尖部、心室中部和基底部以 SA 方向快速成像左心室的 3 个层面，以显示增强模式（图 9-23A 和 B）。在冠状动脉血流受损的区域，对比剂的强度和速率都会减弱。在静息状态下给予血管扩张剂进行成像，以区分固定灌注缺损（如梗死）和诱导性灌注缺损。通常先进行血管扩张剂灌注扫描，延迟 10min 后进行其余扫描，以避免残留对比剂的污染。在诱导高心率下（80～120 次 / 分钟）扫描时，2D 序列被限制为最多 3 个层面，但现在通过使用具有高空间 / 时间分辨率的 3D 序列可以实现全 SA 心脏覆盖。心脏磁共振灌注成像技术的标准化还没有建立，目前使用的脉冲序列多种多样。这取决于扫描仪的软件、硬件和制造商以及 MR 中心的经验。所使用的序列通过 90° 准备脉冲实现饱和恢复，提供了强大的 T_1 对比。然后，使用单次激发梯度回波、梯度回波平面或 bSSFP 采集进行快速成像。并行成像技术作为一种加速图像采集的手段得到了广泛的应用。

这些序列在一个心动周期内产生心脏图像。在给药过程中重复采集图像，每层图像与心动周期的不同阶段同步，但在连续的心脏跳动中，每个位置都在心脏周期的同一阶段重复获取图像。对比剂首次通过心肌时，与增强的正常灌注心肌相比，灌注缺陷区表现为低信号。注射对比剂 10min 后，使用反转恢复、单次激发快速梯度回波技术获得的延迟成像显示，与正常心肌的低信号相比，对比剂增强区域表示慢性心肌梗死后不可逆的损伤区。对比增强区域的范围表示无存活心肌组织的范围，确定适合通过血管重建治疗的患者。对比增强可以见于几种病理中，并不是心肌梗死所特有的。然而，缺血性心脏病的强化模式通常是心内膜下或透壁强化（图 9-23A 和 B）。

钆剂增强后 10～15min 进行 VLA 和 SA 成像（图 9-23A 和 B），评估心肌活力。"亮区"为心脏病发作后的心肌瘢痕组织；"暗区"则代表剩余的正常心肌。瘢痕比心室和正常心肌的血池更亮，可以很好地观察病变。

（十）对比剂及注射参数

用量	浓度	速率
约 0.1mmol/kg		5ml/s

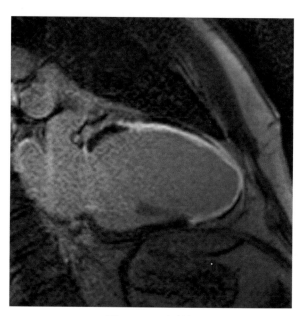

▲ 图 9-23A　长轴视图

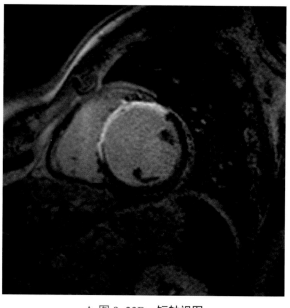

▲ 图 9-23B　短轴视图

十二、心脏 CT：前瞻性心电触发图像采集

为了减少运动伪影，所有的心脏成像都必须与心动周期同步，这是通过前瞻性心电触发或回顾性心电门控实现的。前瞻性触发指在一个心动周期的指定时相采集数据，仅在 R-R 间隔的预设点。例如，在距离峰值 R-R 间隔 60%～70% 采集图像。前瞻性触发的优点是减少了辐射剂量，不足是它不能提供功能性信息，因为只采集了心动周期的一部分数据[39]。

（一）适应证

前瞻性触发心脏成像可以用来评估冠状动脉、主动脉和肺循环[40, 41]。这种技术的局限在于心率不能高于每分钟 65 次 / 不能有心律不齐（如心律失常），以及降低了每次机架旋转的覆盖率[39]。

（二）患者准备

检查前禁止患者吸烟或喝咖啡（包括含咖啡因的饮料）。使用 4 导联心电图，并帮助患者练习屏气。如果需要，还可以给患者服用 β 受体阻滞药来降低心率。

（三）患者体位和成像方式（图 9-24A）

患者仰卧在检查床上，双臂弯曲并高举过头顶。调整患者体位，使正中矢状面垂直于检查床，冠状面平行于检查床。通过轴位、冠状位和矢状位激光辅助定位，以确保患者位于扫描架的等中心点。将患者移入扫描架，扫描参考点位于胸骨切迹水平。

（四）成像过程

后前位定位像扫描范围从胸骨切迹上方 5cm 至其下方 28cm 处。通常采用 128×0.6mm 准直，转速 0.3s。使用前瞻性心电门控，在患者吸气屏气后采集 70%R-R 间期图像，仅采集机架旋转时的部分数据。对比剂经过右前肘窝的静脉导管注入。增强扫描时间通过小剂量团注法测量升主动脉水平确定，再在峰值时间上加 3s 作为图像采集的延迟时间。重建轴位心脏视野的 3mm/3mm 和最佳舒张期 0.6mm/0.4mm 的图像。

（五）图像分析（图 9-24B 和 C）

轴位图像以叠加或电影模式与曲面重建图像一并用于观察冠状动脉血管全长。

（六）对比剂及注射参数

团注试验		
用量	浓度	速率
15ml	300mgI/ml	6ml/s
40ml	生理盐水	6ml/s

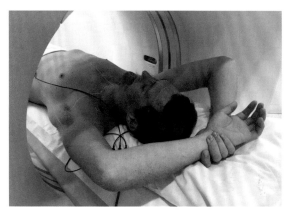

▲ 图 9-24A 心脏 CT 检查患者定位

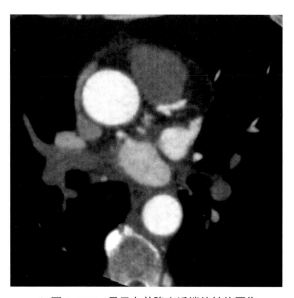

▲ 图 9-24B 显示左前降支近端的轴位图像

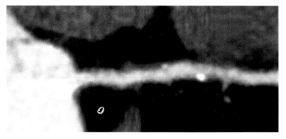

▲ 图 9-24C 显示右冠状动脉的 MPR 图像

正式扫描		
用量	浓度	速率
65ml	300mgI/ml	6ml/s
40ml	生理盐水	6ml/s

（七）辐射防护 / 剂量

减少辐射剂量的技术：前瞻性心电门控触发仅采集部分心动周期数据。尽量使用更低的 mAs/ECG 剂量调制技术。

预计 DRL：不使用 padding，每次检查的 DLP 为 170mGy·cm；使用 padding，每次检查的 DLP 为 280mGy·cm。

十三、心脏 CT：回顾性心电门控图像采集

为了减少运动伪影，所有的心脏成像都必须与心动周期同步。如前所述，这可以通过前瞻性心电触发或回顾性心电门控来实现。回顾性门控采集心动周期的全期相数据，它的优点是能够功能成像，但是与前瞻性触发相比，它的辐射剂量要高得多[42, 43]。

（一）适应证

回顾性心电门控 MDCT 技术有许多心脏检查应用，可大致分为血管性成像（CTA）和形态 / 功能评估。最常见的血管检查包括冠状动脉、主动脉和肺循环[44, 45]。此外，心脏的瓣膜、心包和心室也可以使用 CTA/ 形态学图像数据进行评估[42, 46]。

（二）患者准备

检查前禁止患者吸烟或喝咖啡（包括含咖啡因的饮料）。使用 4 导联心电图，并帮助患者练习屏气。如果需要，还可以给患者服用 β 受体阻滞药来降低心率。

（三）患者体位和成像方式

患者仰卧在检查床上，双臂弯曲并高举过头顶。调整患者体位，使正中矢状面垂直于检查床，冠状面平行于检查床。通过轴位、冠状位和矢状位激光辅助定位，以确保患者位于扫描架的等中心点。将患者移入扫描架，扫描参考点位于胸骨切迹水平。

（四）成像过程

后前位定位像扫描范围从胸骨切迹上方 5cm 至

其下方 28cm 处。通常采用 128×0.6mm 准直，转速 0.3s。在患者吸气屏气后采集整个心动周期数据。对比剂经过右前肘窝的静脉导管注入。增强扫描时间通过小剂量团注法测量升主动脉水平确定，再在峰值时间上加 3s 作为图像采集的延迟时间。重建轴位心脏视野 3mm/3mm 图像、心动周期中最佳舒张期和收缩期 0.75mm/0.5mm 图像。还可以根据临床需要，重建更大视野的图像。

（五）图像分析（图 9-25A 至 C）

轴位图像以堆栈或电影模式与曲面重建图像一并用于观察血管全长。还可以根据需要重组容积再现图像、心动周期中不同时相的多扇区重建图像，或进行左心室功能评估。

（六）对比剂和注射参数

与前瞻性心电触发相同。

（七）辐射防护 / 剂量

低剂量技术：自动曝光控制（mA）和图像迭代重建技术。

预计 DRL：使用门控，每次检查的 DLP 为 380mGy·cm。

十四、心脏 CT：胸痛

（一）适应证

对于不明原因的胸痛，需要同时评估心脏和肺血管。

（二）患者准备

检查前禁止患者吸烟或喝咖啡（包括含咖啡因的饮料）。使用 4 导联心电图，并帮助患者练习屏气。如果需要，还可以给患者服用 β 受体阻滞药来降低心率。

（三）患者体位和成像方式

患者仰卧在检查床上，双臂弯曲并高举过头顶。调整患者体位，使正中矢状面垂直于检查床，冠状面平行于检查床。通过轴位、冠状位和矢状位激光辅助定位，以确保患者位于扫描架的等中心点。将患者移入扫描架，扫描参考点位于胸骨切迹水平。

（四）成像过程

后前位定位像扫描范围从胸骨切迹上方 5cm 至

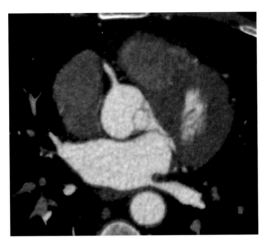

▲ 图 9-25A　显示右冠状动脉的轴位图像

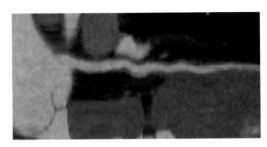

▲ 图 9-25B　显示左前降支的 **MPR** 图像

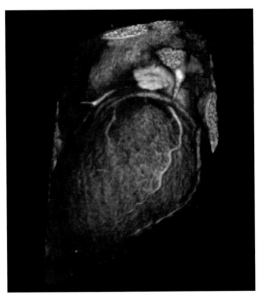

▲ 图 9-25C　心脏容积再现（**VR**）图像

其下方 28cm 处。通常采用 128×0.6mm 准直，转速 0.3s。在患者吸气屏气后采集整个心动周期数据。对比剂经过右前肘窝的静脉导管注入。增强扫描时间通过小剂量团注法测量升主动脉水平确定，再在峰值时间上加 3s 作为图像采集的延迟时间，峰值时间

控制着图像开始数据采集的延迟。重建轴位心脏视野的 3mm/3mm 图像、心动周期中最佳舒张期和收缩期 0.75mm/0.5mm 的图像。如果观察肺动脉，需要重建轴位 5mm/5mm 的纵隔窗图像和肺窗图像，以及 1.5mm/1mm 的纵隔窗图像。

（五）图像分析（图 9-26A 至 D）

轴位图像以堆栈或电影模式与曲面重建图像一并用于观察血管全长。还可以重组容积再现图像、心动周期不同时相的多扇区重建图像，左心室功能用电影模式评估，而肺栓塞可用轴位图像进行分析显示。

（六）对比剂及注射参数

团注试验		
用量	浓度	速率
15ml	300mgI/ml	6ml/s
40ml	生理盐水	6ml/s

正式扫描		
用量	浓度	速率
85ml	300mgI/ml	6ml/s
60ml	生理盐水	6ml/s

（七）辐射防护 / 剂量

低剂量技术：自动曝光控制（mA）技术和图像迭代重建算法。

预计 DRL：每个序列 $CTDI_{vol}$ 为 13mGy，每次完整检查 DLP 为 440mGy·cm。

十五、心脏 CT：冠状动脉钙化积分

冠状动脉钙化（CAC）积分被广泛用于评估冠心病（CHD）[47]。当与已建立的风险因素系统［如 Framingham 风险评分（FRS）］结合使用时，它是心脏事件和存活率的可靠指标，并促进风险分层[48]。CAC 被定义为高密度病变（>130HU），大小≥3 像素[47]。但 CAC 作为风险指标也有其局限性。例如，非钙化斑块也可能分解和破裂。此外，FRS 没有纳入家族史这个主要风险因素[48]。虽然电子束 CT（EBCT）也可用于测量 CAC，但本节主要讨论

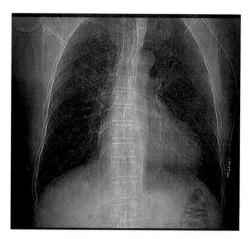

▲ 图 9–26A　后前位定位像

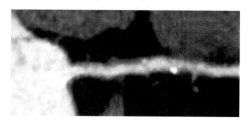

▲ 图 9–26B　MPR 图像显示右冠状动脉

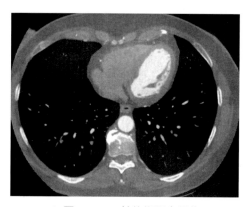

▲ 图 9–26C　轴位纵隔窗图像

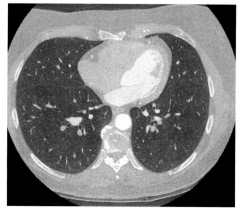

▲ 图 9–26D　轴位肺窗图像

多排 CT（MDCT）。CAC 可以用几种方法来定量：Agatston 方法是基于测量的最高 CT 值乘以钙化面积的加权分数；而钙化体积分数（CVC）是对总体积的测量[49]。

（一）适应证

在无症状患者和胸痛患者中，CAC 都是冠心病的有力指标[47, 48]。

（二）患者准备

检查前禁止患者吸烟或喝咖啡（包括含咖啡因的饮料）。使用 4 导联心电图，并帮助患者练习屏气。如果需要，还可以给患者服用 β 受体阻滞药来降低心率。

（三）患者体位和成像方式（图 9–27A）

患者仰卧在检查床上，双臂弯曲并高举过头顶。调整患者体位，使正中矢状面垂直于检查床，冠状面平行于检查床。通过轴位、冠状位和矢状位激光辅助定位，以确保患者位于扫描架的等中心点。将患者移入扫描架，扫描参考点位于胸骨切迹水平。

（四）成像过程

后前位定位像扫描范围从胸骨切迹上方 5cm 至其下方 28cm 处。通常采用 60×0.6mm 准直，转速 0.3s。使用前瞻性心电门控，在患者吸气屏气后采集 70%R-R 间期图像，仅采集机架旋转时的部分数据，扫描需要球管旋转 4~5 圈。重建轴位 3mm/3mm 心脏视野的图像和 3mm/3mm 的肺窗图像。

（五）图像分析（图 9–27B 和 C）

轴位图像以堆栈或电影模式观察，并用来计算冠状动脉的钙化积分。

（六）辐射防护 / 剂量

低剂量技术：仅采集心动周期部分数据的前瞻性心电触发技术。可使用较低的 mAs/ECG 剂量调制技术。

预计 DRL：每次完整检查 DLP 为 178.75mGy·cm。

十六、心脏放射性核素显像

放射性核素显像用于研究心肌血流分布和评价心室功能。SPECT-CT 心肌灌注显像是评估心肌活

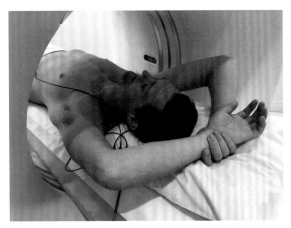

▲ 图 9-27A 心脏 CT CAC 评分的患者定位

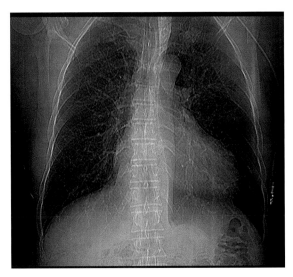

▲ 图 9-27B 后前位定位像

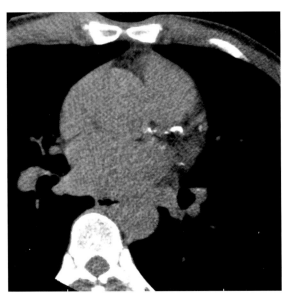

▲ 图 9-27C 重建轴位冠状动脉钙化积分图像

力的理想方法。灌注的相对局部分布可以采用静息、负荷或两者结合进行评估。通过对静息状态和负荷状态下的图像进行评估，医生可以鉴别缺血性心肌病和心肌梗死。对于不能用常规 SPECT-CT 技术显示心肌存活能力的患者，尤其是有明显左心室功能不全的患者，可以从 PET-CT 中获益。

通过 ECG 门控采集数据可以计算整体和局部心室功能，这可以用来评估灌注与局部功能的关系[50]。

D-SPECT 是一种用于心肌灌注研究的新型SPECT 系统，它的专用摄像机采用了固态探测器（碲化镉锌，CZT）技术，在同传统系统保持相同空间分辨力的情况下，具有更高的灵敏度、更优的能量分辨率和计数率特性[51]。

心肌灌注显像[50, 52-54]

心肌灌注显像（MPI）需要使用由心脏代谢的放射性核素显像剂。

在临床上应用最广泛的两种放射性核素显像剂如下。

- ^{99m}Tc- 替曲膦（Myoview）。
- ^{99m}Tc- 甲氧基异丁基异腈（Cardiolite）。

一日法或两日法的方案可选择锝显像剂，因为这类显像剂不会重新再分布。也有一些医疗机构仍选择使用 ^{201}Tl- 氯化亚铊，因为它们在静息时会重新分布，就不需要再次注射或使用两日法了。

1. 适应证

MPI 适用于以下情况。

- 急性稳定型胸痛。
- 已知冠心病。
- 心肌活性评估。
- 血管重建术后评估。

2. 患者准备

除了一般准备，还需要增加一些要求。

- 详细的心脏病史，包括停用任何可能影响扫描的药物。
- 扫描前 12h 内无咖啡因摄入，禁食 4h。
- 如果需要增强 CT 检查，提前明确是否有对比剂过敏。
- 运动 / 药物负荷评估。

3. 心脏负荷

这可以通过运动、药物来实现或两者兼而有之。

可以通过药物负荷结合低水平运动，以减少不良反应。但运动负荷是首选，因为它可以提供额外的预后信息[50]。

4. 患者体位和成像方式（图 9-28A 和 B）

患者舒适的体位对于避免运动伪影至关重要。患者仰卧在检查床上，双臂弯曲并高举过头顶，还可以支撑双膝。女性患者需要去除内衣，还可以考虑使用胸带减少乳腺衰减和辅助固定。

5. SPECT 成像过程

如图 9-28A 所示，患者处于仰卧位。探头平行于检查床，并尽可能靠近患者的侧面放置。单探头或双探头 γ 照相机的成像通常从 RAO 45° 旋转 180° 至 LPO 45°。使用双探头相机时，两个探头之间的夹角应为 90°，理想情况下旋转角度为 180°。可根据习惯使用圆形或非圆形轨道。

可使用 3 导联心电图。

- 仅对 ECG 预设的 R-R 间期打开 ±20% 的窗宽，不接受其他周期的信号。
- 理想情况下，自动运动校正程序只在采集过程中发现患者运动时使用。

十七、心肌灌注显像

γ 照相机的中心应该在心脏和心脏的体表标记处，以确保完整显示心底和心尖。

（一）图像显示（图 9-29A 至 C）

应显示和检查以下 SPECT-CT 图像。

- 短轴位（SA）。
- 水平长轴位（HLA）。
- 垂直长轴位（VLA）。

负荷和静息图像应与相应的解剖断层图像一并显示。短轴断层定位像应该显示为心尖层面在左边，心底在右边。垂直长轴断层定位像应显示为室间隔层面在左边，侧壁层面在右边。同样，水平长轴断层定位像应显示为下壁层面在左边，前壁层面在右边。最好使用能同时显示 3 个平面检查图像的模式。应使用连续色标，如果应用了衰减校正（AC），则校正前后的图像都要评估（图 9-30A 至 C）。

极坐标图：左心室灌注显示为一张 2D 图像，有助于评估血流灌注异常的存在、位置、范围和严重程度。然而，心室大小在极坐标图中并没有表现出

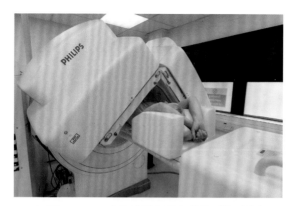

▲ 图 9-28A　成像仪器及患者体位（仰卧位）

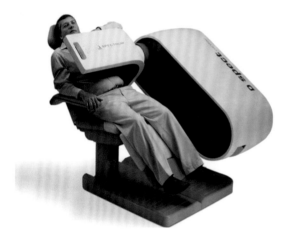

▲ 图 9-28B　专用的 D-SPECT 心脏扫描仪

来。在极坐标图中通过数字减影的方法，从负荷图中减去静息图，灌注缺损、位置、范围和严重程度就很容易观察。关键是，静息和负荷极坐标图都需要基于左心室的同一轮廓和方位，并且左心室附近心外可能的活度浓聚之间没有明显差异。

3D 显示也有助于评估左心室灌注异常的范围和位置。同时，还应考虑 CT 偶然发现，并确定其是否与患者的治疗相关。

（二）放射性核素显像剂与成像参数

放射性核素显像剂	成像参数
300~400MBq 99mTc- 替曲膦 99mTc- 甲氧基异丁基异腈	高分辨率准直器 140keV 能峰和 20% 窗宽 64×64 矩阵 放大倍数 1.2 60 个投影，40 秒 / 投影
201Tl- 氯化亚铊，75MBq	LEAP 准直器 77keV 能峰，15% 窗宽

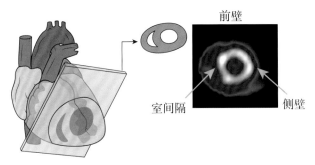

前壁

室间隔　　侧壁

▲ 图 9-29A　短轴图像

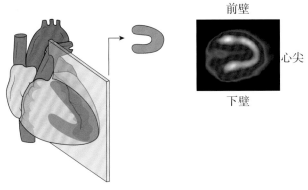

前壁

心尖

下壁

▲ 图 9-29B　水平长轴图像

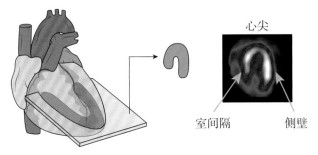

心尖

室间隔　　侧壁

▲ 图 9-29C　垂直长轴图像

（三）图像分析（图 9-30A 至 C）

影像报告应遵循所在国家和国际的相关准则。医生必须对检查图像给出相应的解释，必须注意报告中使用的一般语言和专业术语。影像报告应附有支持结论和证明诊断发现的相关图像。典型的医学影像报告必须包括以下几方面。

- 患者病史。
- 成像技术 / 方案和给药管理，包括放射性核素显像剂和使用剂量。
- 描述征象、正常或明显灌注缺损。
- 本次检查的局限性。
- 根据显示的图像得出结论。

- 报告医生、技术人员或放射技师的姓名。

SPECT-CT 融合成像需要专业的临床知识和适当的培训。负责影像报告的医务人员在转诊、数据收集和处理过程中，必须具备所有步骤相关方面的专业知识，以使每项检查都是针对患者和需要回答的临床问题。

报告中的图像

至关重要的是，报告所附图像必须说明并支持报告的结论。3 个标准层面（SA、HLA 和 VLA）的图像都应该被显示，负荷和静息图像（如果两者都已获得）必须严格配准。应显示负荷和静息的极坐标图以及相应的数据，以证明稳定 / 不可逆灌注缺损（图 9-30C）。一般不应使用技术操作图像和屏幕截图。在报告中，有几种色标可用；对于不同病例的报告，使用相同的标准的色标是十分重要的。

此外，接受 ^{201}Tl 成像的患者可能会在检查后的 2 个月内在机场等设有安全检查的地方触发辐射探测器。这需要为患者充分考虑到，并向其提供适当的善后指导。在可行的情况下，建议进行无创门控采集，将 ECG 监测器与采集电脑联合实现心动周期同步的图像数据采集，以保证数据的高质量。

如果作为一项单独检查，使用 ^{99m}Tc 标记的红细胞在心动周期对心脏血池拍摄一系列 16 或 32 张门控图像。这是通过最初将亚锡红细胞试剂注入血池以包覆红细胞并作为 ^{99m}TcO$_4^-$（高锝酸盐）的标记机制来实现的。20min 后，将 ^{99m}TcO$_4^-$ 注射到患者体内，这样其可标记到包覆了亚锡的细胞上。

（四）适应证

了解心脏功能，包括心室壁运动研究、测量心室容积和左心室容积射血分数（LVEF）等。可在化疗前和化疗期间评估可能的心脏毒性。

（五）患者体位和成像方式

通常采用 45° 左前斜位（LAO）显示心室和室间隔。患者仰卧在检查床上，头部靠在枕头上。固定观察范围，γ 照相机平行于检查床并放置在胸前壁上方，确保心脏区域位于成像视野中心，然后相机头面向左胸壁从起始位置旋转 45°。为了更好地显示室间隔，需要将相机头向脚侧倾斜 5°～10°。在此之前，还应进行 70° 的 LAO 或右前斜（RAO）成像。

SPECT 的患者体位与 MPI 成像相同。

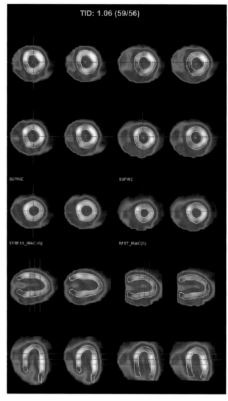

▲ 图 9–30A　正常影像表现

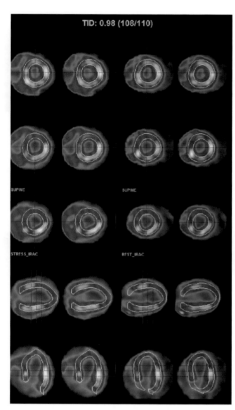

▲ 图 9–30B　有稳定灌注缺损的患者，提示有梗塞

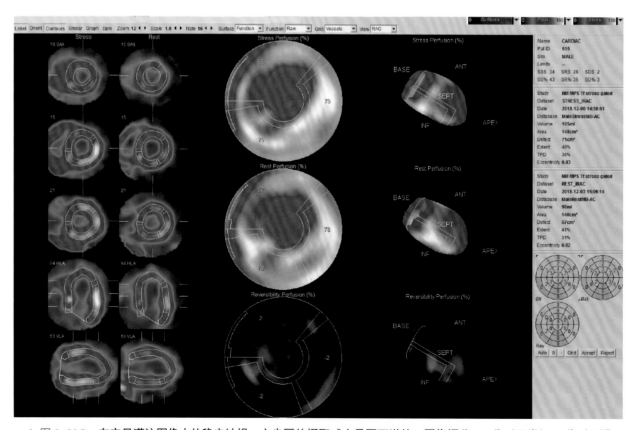

▲ 图 9–30C　在定量灌注图像中的稳定缺损。心尖区的摄取减少是不可逆的。图像评分：**0 分**（正常），**1 分**（可疑减少），**2 分**（中度减少），**3 分**（重度减少），**4 分**（无心肌灌注）

（六）患者准备

除一般标准准备外，还需要注意以下两方面。

- 详细的心脏病史，停用任何可能影响扫描的药物。
- 运动 / 药物负荷评估。

（七）成像过程

该检查采用低能通用准直器，配合适当的放大倍数。在检查前，检查患者的心电图是否有心房颤动的迹象，因为它可能导致检查失败。亚锡红细胞制剂通过导管静脉注射，并用生理盐水冲洗。延迟 20min 后，将患者安置在检查床上，在胸壁贴上电极并连接到心电图监视仪。调整 ECG 导联和监视仪控制装置，找到一个清晰 R 波作为图像采集触发信号。

监测心率，直到心率稳定，并调整设备以允许 10%～20% 的心率变化率。通过导管注射放射性核素显像剂后，一旦达到良好的平均心率并且设备检测到 γ 射线，采集程序就启动。设置图像采集参数，在心动周期内采集 16–32 独立帧的门控数据。

十八、心脏：多门控采集[56]

（一）图像分析（图 9–31A 和 B）

完成数据采集后，应用计算机图像增强技术（如滤波、背景减除和边缘增强）来增强图像的可视化。然后，在彩色监视器上通过电影模式逐帧回放每个视图，对心壁运动进行主观评估。如此就可以诊断出心功不全，如与心肌坏死和室壁瘤相关的运动障碍区域（相对于正常收缩，出现反向运动）。在这种情况下，还可以通过应用包括生成相位图在内的软件程序进行客观评估，观察这些收缩期显示出有差异的图像就可以区分正常和异常心肌功能。相位直方图显示了同相运动的心肌比例，振幅图像给出了心动周期中心肌收缩的强度。射血分数的计算依据的是在心脏收缩期包括左心室在内的感兴趣区内的计数变化。

射血分数（EF）的计算公式如下。

$$EF = \frac{计数_{ED} - 计数_{ES}}{计数_{ED}}$$

为了精确测量左心室容积，需要评估门控图像的计数密度，检查搏动直方图是否有心律失常，检查门控数据。LVEF 的正常值在静息状态下介于 50%～80%，在负荷状态下介于 56%～86%。每个左心室节段的图像都应使用电影显示模式来显示以评估局部功能。应使用轻度、中度或重度运动减退、运动不能和运动障碍等常规术语来描述收缩异常。标准化的记录有助于系统的报告。参数图像（如相位和振幅图像）可用于评估局部区域收缩时间和幅度的变化，以及识别瓣膜平面和异常传导。

（二）显像剂与成像参数

放射性核素显像剂	成像参数
550～750MBq $^{99m}TcO_4^-$，亚锡红细胞剂	低能通用准直器 140keV 能峰，20% 窗宽

十九、心脏 PET-CT

（一）概述

心脏 PET-CT 有多种显像剂：铷 –82（^{82}Rb）、^{18}F-FDG、^{13}N-NH$_3$ 和 ^{15}O-H$_2$O。目前在英国，生产成本和显像剂的获取是发展心脏 PET 检查的一个挑战。在其他国家（如加拿大和美国），心脏 PET-CT 使用 ^{82}Rb 已经被公认为冠心病的首选检测方法，而在英国只有专业机构才能使用 ^{82}Rb 心脏 PET。

（二）^{82}Rb 的物理特性（图 9–32A）

^{82}Rb 通过正电子发射并伴随伽马射线而衰变，物理半衰期为 75s。

^{82}Rb 是一种发生器产生的显像剂，因此可以在现场生产。此外，由于半衰期短，患者来一次就可完成静息和负荷检查。图 9–32A 显示了一个典型的发生器装置，该发生器是便携式的。

（三）患者准备

需要筛查患者是否适合使用由腺苷或瑞加德松（regadenoson）这种化学诱导产生的药物负荷的方法。哮喘是一种相对禁忌证，取决于检查当天进行的临床评估。通过逐渐增加腺苷或腺苷沉淀使患者达到负荷状态。

患者通常需要换上无任何金属配饰的专用长袍。准备两个静脉导管，其中一个用于腺苷，一个用于 ^{82}Rb。

（四）成像过程（图 9–32B 和 C）

患者将仰卧躺在检查床上，双臂并拢伸直至头

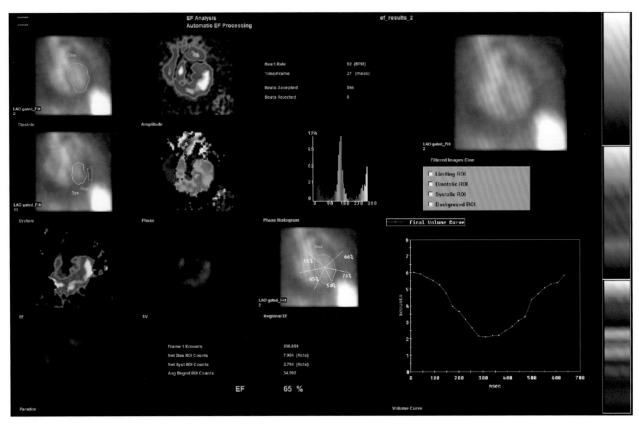

▲ 图 9-31A　多门控采集（MUGA）扫描显示正常图像和数据，心脏射血分数为 65%

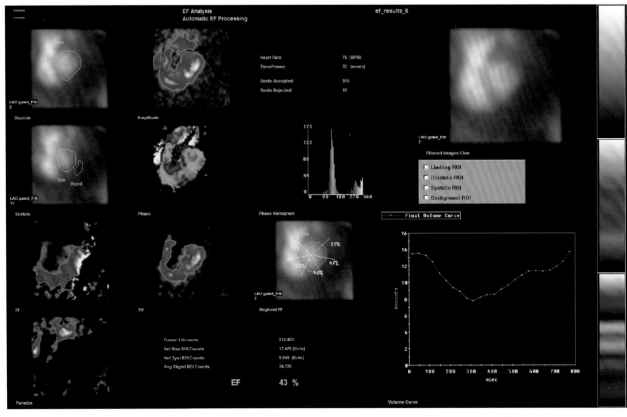

▲ 图 9-31B　使用多门控采集（MUGA）显示异常的心脏图像和数据，射血分数为 43%

部上方，并连接 12 导联心电图。图 9-32B 显示了患者的体位。图 9-32C 显示了控制室的心电监测仪。

首先扫描 CT 定位像，并确定心脏感兴趣区，然后再进行一次极低剂量的 CT 扫描用于衰减校正。

然后，用生理盐水冲洗导管，连接 ^{82}Rb 管线，注射与 PET 采集同步进行。扫描仪进行三维采集时，^{82}Rb 的药物活性一般需介于 740~1110 MBq（20~30 mCi），在 10~20s 内完成注入。PET 扫描以列表模式进行，通常持续 5~7min。以上方式为静息扫描。

在静息扫描后，再次 PET 扫描之前进行药物负荷。输液时间将取决于特定的负荷药物和所使用的方案。铷在负荷的峰值时间注入，然后进行第二次 PET 成像。

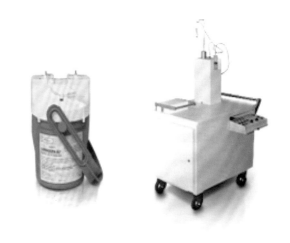

▲ 图 9-32A　^{82}Rb 发生器

（五）成像参数

以下是作为示例的扫描参数设置。

- 3D OSEM。
- 如果可用，建议使用时间飞跃（TOF）序列。
- 推荐 PSF 模式。
- 矩阵和缩放因子使体素大小介于 2.0~3.0mm。
- 6.5mm 高斯后置滤波器（平滑抑制噪声）。
- 衰减和散射校正。
- 8 通道门控。
- 延迟 120~150s，以清除血池，重建静态相对灌注图像和门控图像。
- 还可以重建动态图像，以确定负荷和静息时的绝对心肌血流量。

（六）图像分析（图 9-33A 和 B，图 9-34A 和 B）

在每一次 PET 采集结束时，静息态图像和负荷态图像都必须对 CT 和 PET 进行图像配准。图 9-33A 和 B 显示了静息态和负荷态图像多平面配准的示例。其目的是确保左心室的 PET 和 CT 图像在同一位置上，最重要的是不能覆盖在肺组织上。为了保证配准效果，必须在全部 3 个层面上进行审查。

图 9-34A 和 B 显示了 ^{82}Rb 扫描正常和异常的示例。

（七）患者护理

药物负荷的不良反应会很快消失，因此绝大多数病例不需要进一步的特殊护理，但仍有一些患者需要短暂的休息从轻微的负荷不良反应中恢复。同

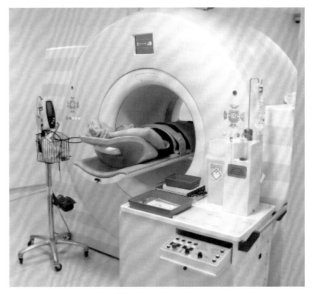

▲ 图 9-32B　^{82}Rb PET-CT 装置和患者体位

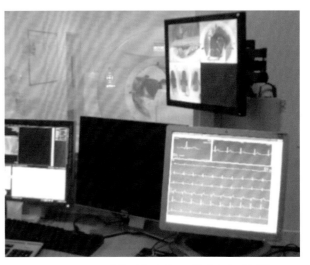

▲ 图 9-32C　成像过程中的 12 导联心电监测仪

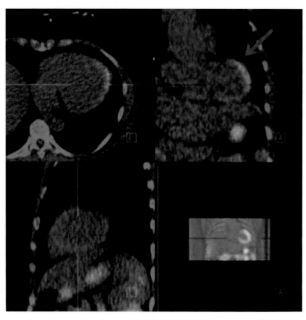

▲ 图 9-33A　多平面审查图像配准错配，箭示心脏边界处配准有误（静息扫描）

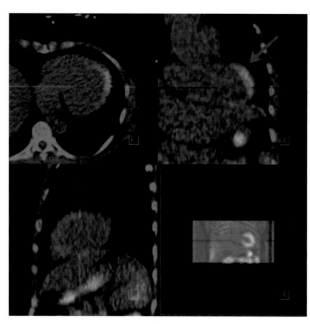

▲ 图 9-33B　多平面审查图像配置，配准校正，箭示心室壁锐利的边界（负荷扫描）

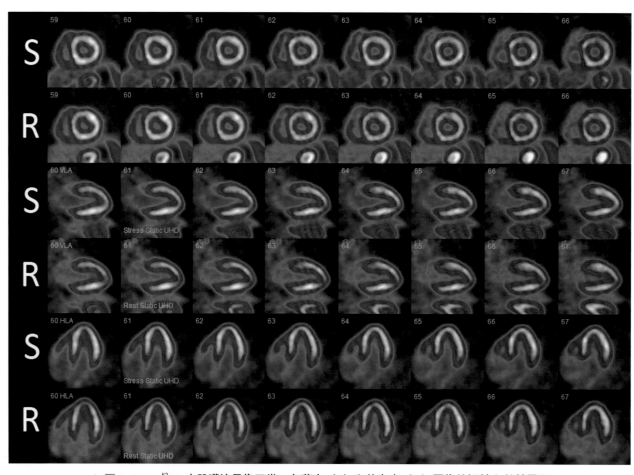

▲ 图 9-34A　^{82}Rb 心肌灌注显像正常，负荷态（S）和静息态（R）图像的短轴和长轴层面

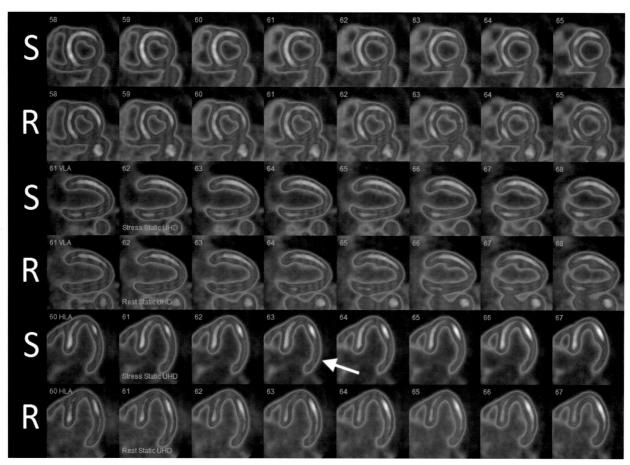

▲ 图 9–34B ^{82}Rb 心肌灌注显像异常，负荷诱发侧壁缺血（箭），负荷态（S）和静息态（R）图像的短轴和长轴层面

样，^{82}Rb 的 75s 短半衰期意味着患者离开科室时不再具有放射性。^{82}Rb 半衰期短的另一个效果是，患者的辐射剂量将比常规核医学心肌灌注 SPECT（^{99m}Tc- 甲氧基异丁基异腈或 ^{99m}Tc- 替曲膦）更低。

二十、主动脉：成像指南及临床成像路径

成像技术

胸主动脉被包饶在胸腔内，虽然在平片上可以看到轮廓，但需要轴位成像进行详细评估。腹主动脉位于腹腔后部，超声扫查通常可见，其可用于主动脉瘤筛查。CT 不受超声检查的限制，特别是在急诊情况下，还可以提供血管造影图像来辅助手术计划。

X 线胸片：X 线胸片上所示的"主动脉结"实际上是主动脉弓的右侧和上缘。主动脉弓动脉瘤可使主动脉结扩大，但老年人的主动脉弓展开 / 延长也可引起类似的表现。在主动脉夹层和创伤性动脉瘤中，

主动脉结通常正常或接近正常。腹主动脉只有在有明显的壁钙化时才能清晰可见，偶尔也会以这种方式意外发现腹主动脉瘤，但这种方法一般是不可靠的，超声筛查使这种情况变得更加罕见。因此，X 线平片摄影不足以对主动脉的任何部分进行完整成像，通常是紧急情况下才采取的一种初步检查。

造影透视（血管造影）：对比剂导管血管造影在 20 世纪 50 年代开始使用[58]，几十年来一直是胸腹主动脉检查的"金标准"。其具有所有血管造影技术所共有的血管损伤风险，胸主动脉造影时，可导致多种风险发生，主动脉弓夹层和动脉粥样物质脱落，导致远端动脉栓塞，甚至发生严重脑血管意外（卒中）。诊断性血管造影已被超声、CT 和 MRI 等微创检查所取代，但在介入治疗中仍发挥着重要作用。

超声：经胸超声心动图常规检查包括主动脉。对于大多数患者，超声可以提供良好的主动脉根部图像，以及足够多的主动脉弓和大血管图像，在某些情况下甚至还可以显示降主动脉[59]，但是大血管

的起源可能不能被很好地显示。超声还是一种能更详细评估主动脉根部结构和可疑胸动脉瘤的有用检查方法，在外科手术或介入手术中也很有价值[60]。

多年来，腹主动脉的评估一直是腹部超声检查的一部分。通过评估主动脉的直径和管腔，可以发现动脉瘤的形成和管腔狭窄或夹层。自 2008 年以来，英国国民保健署（NHS）曾用超声对 65 岁以上的男性进行腹主动脉瘤筛查[61]。

尽管胸主动脉 CT 检查存在对比剂毒性和电离辐射风险，但其仍不失为一种快速、简便评估胸主动脉和大血管起源的方法，这种方法避免了经食管超声所需的食管插管。其被普遍认为是急诊情况下胸主动脉最佳的初筛检查[62, 63]。腹部 CT 包括主动脉的覆盖范围，因此许多早期动脉瘤现通过这种方式被偶然发现。对腹主动脉的评估也是外周动脉 CT 血管成像的必要组成部分（https://www.ottawaheart.ca/test-procedure/pet-myocardial-perfusion-imaging）。快速诊断评估腹主动脉瘤的急性破裂风险是非常必要的，因为一旦发生，约 50% 的患者可能无法存活。虽然可以完成超声检查，但在紧急情况下可能无法完全显示主动脉及其主要分支。如果患者病情足够稳定，没必要选择立即手术，进一步的 CT 检查可以明确诊断，显示动脉瘤与主要分支(尤其是肾动脉)的关系，同时评估出血量。

在择期手术或介入治疗之前行 CT 评估是非常有必要的。在血管内动脉瘤修补术（EVAR）前的 CT 信息可以帮助操作者选择正确的支架大小和指导制订手术计划。CT 还可以用于 EVAR 手术复查，确保支架安置是符合要求的，以及早期发现并发症。自从经导管主动脉瓣植入术（TAVI）发明以来，术前 CT 成像评估主动脉环、主动脉根部和升主动脉的大小具有重要价值，其中选择合适尺寸的植入物最为重要。CT 血管成像还提供关于哪些血管适合输送和部署置入支架等重要信息，这远比超声心动图准确[64]。

MRI：在急性主动脉夹层或动脉瘤破裂的临床情况下，大多数患者的身体状态是不适合进行 MRI 检查的，而 CT 是首选检查方法，如有必要，还可以辅以超声心动图检查，尤其是术中监测。MRI 在评估胸主动脉和主动脉根部的慢性疾病方面有一定的价值，特别是对年轻患者的随访，可避免电离辐射的风险[65]。非增强和增强 MRI 技术可以提供良好的主动脉 3D 重建图像。尽管 MRI 常用于肾动脉等分支动脉的成像，但 MRI 通常不用于腹主动脉成像。第一章介绍了非增强和增强 MRA 的成像原理。

放射性核素显像：虽然 PET-CT 成像能够诊断和随访许多疾病状态下主动脉的炎症反应，包括慢性动脉瘤，但其在日常临床工作中的作用还未完全明确[66]。

二十一、主动脉：血管解剖

主动脉是人体内最大的动脉，将含氧血液从心脏输送到身体的各个部位。胸主动脉由升主动脉、主动脉弓和降主动脉组成，其有 3 个主要分支：头臂动脉、左颈总动脉和左锁骨下动脉，均发自主动脉弓。主动脉在胸 12 处通过膈裂孔进入腹部，腹主动脉有 3 条腹侧支（腹腔干、肠系膜上动脉和肠系膜下动脉）和 2 条侧支（左、右肾动脉）。

图 9–35A 和 B 显示了胸腹主动脉的主要分支。腹主动脉通常在 L_4 腰椎水平分叉为左右髂总动脉。每支髂总动脉又进一步分为髂内动脉和髂外动脉，髂内动脉供应盆腔，髂外动脉继续向下至大腿，穿过腹股沟韧带下方成为股动脉（CFA）。在腹股沟韧带下方几厘米处，CFA 分为深动脉（股深动脉，PFA）和股浅动脉（SFA）。

适应证

- 怀疑动脉粥样斑块引起血管狭窄或闭塞。
- 影响血管任何层面的动脉瘤 / 夹层和创伤。评估主动脉夹层的位置和范围，还包括对肾动脉的评估，以排除其受累及。
- 上肢严重高血压，可能是由于胸主动脉缩窄所致。

二十二、主动脉：超声成像

超声成像是腹主动脉的理想成像方式，其具有快速、便捷、无辐射且没有明显的不良反应等优点。多普勒超声因其对于血流的显示具有优势，在心血管系统成像方面特别有价值。但是，因为超声成像不易接近胸主动脉，所以通常仅局限于腹主动脉检查。

随机对照多中心动脉瘤筛查研究（MASS）[67]结果表明，通过引入筛查，有可能降低男性的死亡

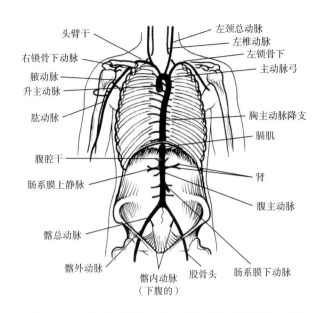

▲ 图 9-35A　从主动脉发出的主要动脉（前面观），同时显示颈部和上肢动脉

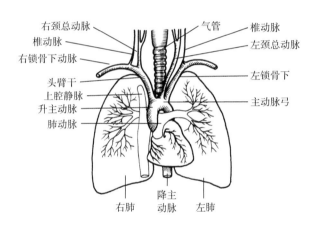

▲ 图 9-35B　从主动脉弓发出的主要动脉（前面观）

率，这推动了英国腹主动脉瘤（AAA）的筛查计划（NAAASP），以及一些地区的筛查计划。这些筛查就是利用超声测量主动脉直径来确定具有 AAA 破裂风险的男性（图 9-36A），执行筛查的技术人员通常是经过事先培训的。

（一）适应证

在英国，65 岁以上男性在 NAAASP 的支持下，接受超声筛查。该项目仅限于男性，因为男性死于 AAA 破裂的概率是女性的 6 倍。超声筛查提供了一种低风险的方法，有家族史的患者也可能从筛查中获益。腹部超声检查也可用于其他高危受检者，或有临床指征的受检者（如腹部搏动性肿块）。超声常

用于随访确诊的动脉瘤患者，直到动脉瘤达到手术治疗的指征，同时也可以用于评估术后修复情况。此外，超声还可用于评估其他血管（如肾动脉和髂动脉）。

在 AAA 治疗前应进行 CT 成像，以获得制订手术计划所需要的精确测量信息，尤其是当需要置入支架时，因为这些支架需要根据患者的具体解剖结构进行定制。然而，出于对速度、成本和安全性的考虑，超声一般还是首选成像方式。

（二）患者准备

虽然一般不需要进行全身准备，但还要进行一些腹部准备（如禁食或提前数小时通过饮水来减少可能降低图像质量的肠道气体）。检查前，医生必须向受检者进行详细说明，以确保受试者了解检查的风险和益处。

虽然超声检查时需要裸露腹部，但患者不需要脱去衣服。检查结果会传达给受试者，或传达给转诊医生。

（三）成像过程（图 9-36B）

患者仰卧在检查床上，将耦合剂直接用于其前腹壁，用 5.0 MHz 或 3.5 MHz 凸阵探头在腹部进行纵向和横向扫描。腹主动脉的确认可通过发现腹主动脉前支的存在［即腹腔干和肠系膜上动脉（图 9-36C）］来完成，也可通过检查腹部的另一大血管［下腔静脉（IVC）］来完成。在正常情况下，主动脉因其坚固的动脉管壁而不可压缩，而 IVC 可压缩的前提是其位置足够表浅，能够对探头压力作出反应，且未充满血栓或有其他病理情况。

（四）图像分析

灰阶超声通常足以识别主动脉。测量时，需要同时测量腹主动脉的轴位切面和纵向切面的前后径（A-P）（图 9-37A 和 B），并校正至毫米级。主动脉直径的正常范围一般≤29mm；当 A-P 直径≥30mm 即可诊断为动脉瘤（图 9-37B）。有时在主动脉腔可以看到血栓，通常表现为回声更强的实性组织（图 9-37C）。

主动脉发生病理性改变时，可进行横向或其他测量，彩色多普勒提供的血流模式对诊断血栓或夹层是非常有价值的，以及可在术后确认是否有内漏

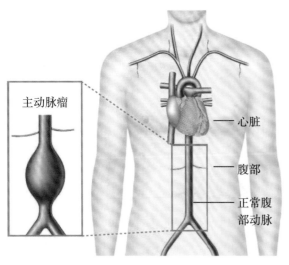

主动脉瘤

心脏

腹部

正常腹部动脉

▲ 图 9-36A　AAA 示意（由 NAAASP 提供）。正常腹主动脉笔直，但图中可见一个隆起，为动脉瘤的特征

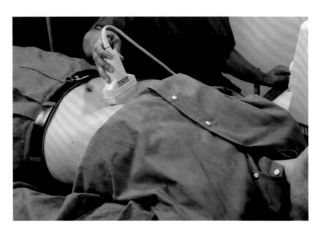

▲ 图 9-36B　AAA 超声筛查（由 NAAASP 提供），横切面成像。纸巾通常用来保护衣服不被耦合剂沾染，超声扫查一般没有必要脱去衣服，暴露相关检查部位即可，这样检查更快，也更容易被受试者接受

情况的发生。

二十三、主动脉 CTA

主动脉的成像方式主要包括 X 线平片、经胸超声心动图、MRI、导管血管造影和多排螺旋 CT（MDCT）。非创伤性胸主动脉的首选检查是 X 线平片，重点观察纵隔形态。而对于急性主动脉综合征，胸主动脉成像常需要平扫和增强 MDCT 检查，同时结合多平面重建技术。如果怀疑是主动脉夹层，增强 MDCT 将是首选检查方式[68]，但是否需要心电门控仍有争议[69, 70]。

（一）适应证

先天性和退行性主动脉疾病，急性主动脉病变、

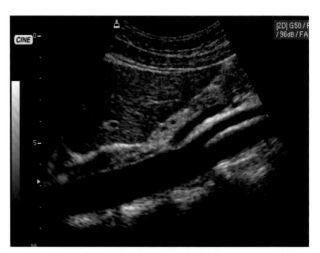

▲ 图 9-36C　正常主动脉的声像图，纵切面显示前分支 - 腹腔干和肠系膜上动脉

动脉瘤、夹层、术前和手术计划，即 EVAR 和胸部血管内动脉瘤修复术（TEVAR）[68, 70]。

（二）患者准备

检查前禁止患者吸烟或喝咖啡（包括含咖啡因的饮料），并帮助患者练习屏气。如果需要，还可以给患者服用 β 受体阻滞药来降低心率。

（三）患者体位和成像方式（图 9-38A）

患者仰卧在检查床上，双臂弯曲并高举过头顶。调整患者体位，正中矢状面垂直于检查床，冠状面平行于检查床。通过轴位、冠状位和矢状位激光辅助定位，以确保患者位于扫描架的等中心点。将患者移入扫描架，扫描参考点位于胸骨切迹水平。

（四）成像过程

后前位定位像扫描范围从胸骨切迹上方 5cm 至其下方 45cm 处，包括主动脉弓、胸主动脉和腹主动脉。对比剂经过右前肘窝的静脉导管注入，在升主动脉 / 主动脉弓水平使用对比剂团注追踪法确定扫描时间。常用的扫描方案如下。

- 平扫：准直 0.6mm，扫描层厚 8mm/8mm，重建轴位 2mm/1mm（软组织）。从主动脉弓上方扫描到肾动脉下方。

- 增强扫描：准直 0.6mm，扫描层厚 5mm/5mm，重建轴位 1.5mm/0.7mm（软组织），3mm 冠状位 MIP。从主动脉弓上扫描到肾动脉下方，如果需要甚至可以扫描到 CFAs。

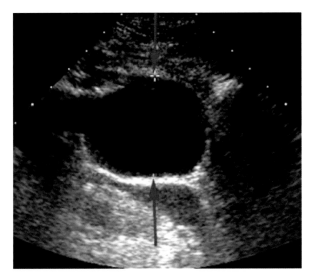

▲ 图 9-37A 正常主动脉声像图（由 NAAASP 提供），显示从前向后（A-P）直径测量的横截面

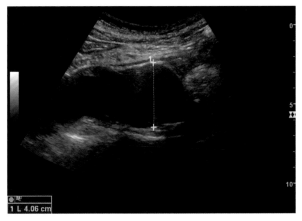

▲ 图 9-37B 主动脉动脉瘤纵切面，显示测量值被校正为 **41mm** 的动脉瘤，以及迂曲扩张的主动脉

（五）图像分析（图 9-38B 至 F）

用叠加或电影模式一起观察轴位图像与冠状位 /MIP，以明确动脉瘤的部位 / 范围。在计划血管内主动脉瘤修补术（EVAR）时，测量动脉瘤直径、近端颈直径和髂总动脉和髂外动脉直径，以及评估附壁血栓、炎症改变、腔外血肿和主动脉缩窄程度等。

（六）对比剂和注射方案

团注试验		
用量	浓度	速率
70ml	350mgI/ml	5ml/s
50ml	生理盐水	5ml/s

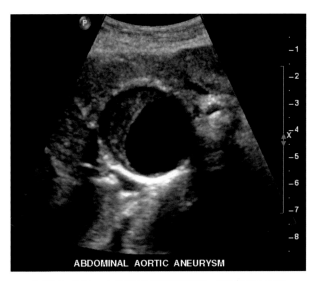

▲ 图 9-37C 主动脉动脉瘤横切面，管腔可见血栓

（七）辐射防护 / 剂量

低剂量技术：自动曝光控制（mA）和迭代重建。

预计 DRL：每个序列 $CTDI_{vol}$ 为 15mGy，每次完整检查 DLP 为 1040mGy·cm。

二十四、主动脉 MRI

MRI 可用于检查主动脉病变（如主动脉夹层、缩窄和主动脉瓣狭窄）。此时需要补充心脏成像和主动脉瓣血流定量分析，心脏成像方法在本章前面进行了介绍。升主动脉和胸部降主动脉的解剖学成像包括使用心电门控或触发技术的轴位和斜矢状位黑血和亮血成像。胸腹主动脉及主要分支可行对比增强 MRA（CE-MRA），对于某些病变，它也是唯一的成像方法。

（一）适应证

先天性和退行性主动脉疾病，急性主动脉疾病和夹层，术前外科手术计划的制订。

（二）患者准备

患者无须特殊准备。需要静脉插管用于注射钆对比剂和抗蠕动药物。

（三）成像过程

患者仰卧，使用相控阵线圈以实现胸部或腹部的高分辨力成像。

感兴趣区中心移至磁体等中心处。在多平面定位像上制订血管扫描计划。一般使用一个基于快速

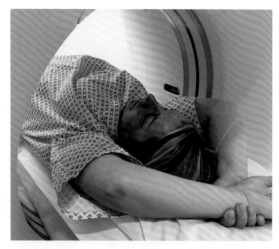

▲ 图 9-38A　CT 主动脉成像的患者体位

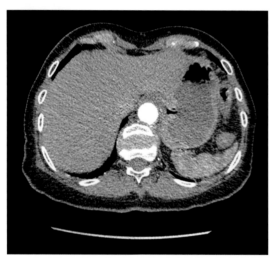

▲ 图 9-38B　增强轴位图像

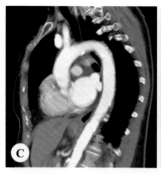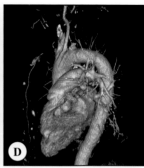

▲ 图 9-38C 和 D　主动脉弓和胸主动脉的矢状位 MPR 图像（C）和容积再现图像（D）

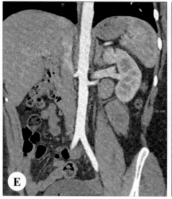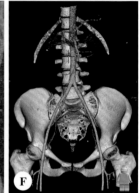

▲ 图 9-38E 和 F　冠状位 MPR 图像显示主动脉和肾动脉起源（E），容积再现图像显示主动脉下段、主动脉分叉和髂动脉（F）

二维流入法，能生成一个粗略 MRA 的序列或使用平衡稳态梯度回波序列，能以高信号显示血管解剖。感兴趣区血管使用 3D 采集，在对比剂团注通过的最佳时刻进行 3D 序列成像，其可以是小剂量团注测试或快速动态可视监测法。

（四）序列

胸主动脉解剖成像（需要心电触发 / 门控）。

(1) 多平面定位像。

(2) 轴位稳态梯度回波序列从心底扫描到主动脉弓。

(3) 轴位 T_1 加权自旋回波 / 梯度回波序列从心底扫描到主动脉弓。

(4) 通过主动脉根部、主动脉弓和降主动脉平面的斜矢状位稳态梯度回波序列。

(5) 与上相同斜矢状位 T_1 加权自旋回波 / 梯度回波。

（五）腹主动脉解剖成像（无心电触发）

(1) 多平面定位像。

(2) 轴位稳态均衡梯度回波序列覆盖感兴趣区。

（六）增强 MRA

(1) MRA 定位像。

(2) 小剂量团注测试法，曾在第 1 章中介绍过此类技术。

(3) T_1 3D 扰相梯度回波序列在对比剂首次通过主动脉时成像。

（七）附加序列

如果需要减影，可以在增强前后进行 T_1 3D 扰相梯度回波序列扫描。减影常用于下肢的 CE-MRA，但主动脉成像一般不需要。

（八）图像分析（图 9-39A 至 C）

主动脉 T_1 加权图像是黑血影像，可以显示主动脉的直径。采集整个心动周期的亮血影像，用电影播放方式观看，以显示通过主动脉的血流和可视化的主动脉功能。用逐层图像和 MIP 图像诠释 CE-MRA 图像。三维数据集被重建成连续的薄层，可以使用 MPR、MIP 进行观察。还可以为特定的感兴趣区创建 MIP 图像，为手术计划提供血管图。但是，需要注意一些伪影，结合薄层数据和 MIP 图来可以避免误诊。

（九）对比剂和注射方案

用量	浓度	速率
相当于 0.1mmol/kg		2ml/s

二十五、主动脉血管造影及介入治疗

随着无创成像技术的日益普及，导管血管造影单纯用于诊断心血管疾病的情况越来越少。采用 Seldinger 动脉穿刺技术经过股动脉进入主动脉，在透视成像的辅助下将导管前端植入主动脉。这个过程最好使用专用的 C- 臂血管造影机，带有 DDR 探测器 / 足够大显式野的影像增强器（如 40cm）以容纳整个腹主动脉或胸主动脉。数字减影血管造影（DSA）具有对比剂用量少和对比分辨力高的优势。术中使用非离子型对比剂，选择高压注射器给药和前端附近有侧孔的导管。如果股动脉闭塞，可以用静脉 DSA 作为一种替代方法。为了获得最佳的图像减影效果，可以使用适量的药物尽量减少肠蠕动，从而减少运动伪影。

（一）适应证

血管造影是血管介入治疗手术的一部分，如胸主动脉夹层、腹主动脉瘤和外伤，或不能进行 CT 检查或 CT 检查结果不明确。

（二）患者体位和成像方式（图 9-40A）

主动脉弓的显示方法与第 421 页左心室造影的过程相似。使用 LAO 40° 摄影可以显示主动脉弓。

对于腹主动脉和胸主动脉，使用专用血管造影机的后前位摄影。为了更清楚地显示任何一支分支血管的起源，侧位或斜位也是需要的。

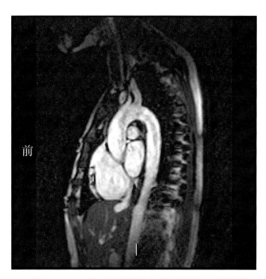

▲ 图 9-39A　胸主动脉稳态梯度回波电影图像

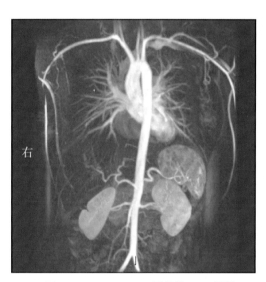

▲ 图 9-39B　CE-MRA 冠状位 MIP 图像

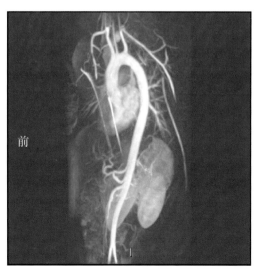

▲ 图 9-39C　CE-MRA 斜矢状位 MIP 图像

患者仰卧在检查床中心，把头枕在浅枕头上。DDR 探测器 / 影像增强器面与检查床平行，并在透视成像下定位。如果采用 C 臂系统，图像接收器跟随透视成像旋转到位后，立即开始采集最终图像。

（三）X 线束的方向和中心

对于后前位摄影，准直的垂直射线以所需的水平为中心。

（四）成像过程

1. 腹主动脉（图 9-41A 至 C）

选择多侧孔导管（如 4F 猪尾导管）。首先在透视下操作导管前端，使其位于腹腔干上方，约在 T_{11} 胸椎的下缘。使用高压注射器注入一定量对比剂，延迟 2s 后使用标准曝光程序曝光，得到后前位定位像。如果发现严重闭塞性疾病，可修正曝光程序使用更长的延时重复检查。

如果怀疑腹腔干动脉或肠系膜动脉狭窄，可能需要增加侧位或斜位摄影。

如果需要，当在图像监视器上观察到对比剂的到达时，可以通过程序化自动移动检查床前行或手动移床的同时进行快速连续 X 线摄影，从而采集到主动脉远端和髂动脉影像。

告知患者在手术整个过程期间应保持静止，采集图像时保持屏气。

2. 胸主动脉（图 9-40B 和 C）

胸主动脉的成像是通过放置猪尾导管前端在升主动脉，用于显示升主动脉、主动脉弓和降主动脉近端，通常选择 4F 或 5F 猪尾导管。如有必要，可

将导管重新放置在降主动脉近端。如果下肢路径存在狭窄，可从右侧头臂动脉或腋动脉入路。

在注射一定量的对比剂后，通过 C 臂血管造影系统进行 20°～40° 左前斜位成像可以很好地显示主动脉弓和其分支。再一次注射对比剂，进一步采集后前位胸主动脉远端图像。如怀疑主动脉夹层，可加行侧位成像。使用注入泵可以以稳定的速率注入更大体积的对比剂。成像时患者应进行屏气，如果

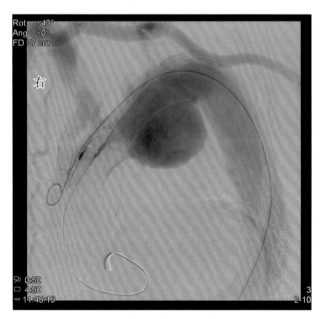

▲ 图 9-40B　LAO 图像显示胸主动脉瘤，在原位置入支架

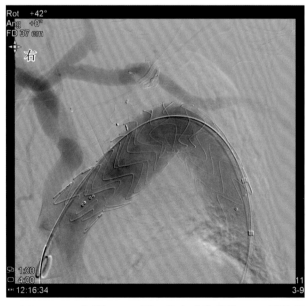

▲ 图 9-40C　与图 9-40B 同一胸主动脉瘤的 LAO 图像显示展开的支架

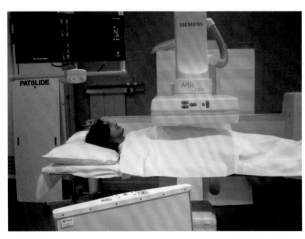

▲ 图 9-40A　腹部主动脉后前位定位像的设备和患者体位

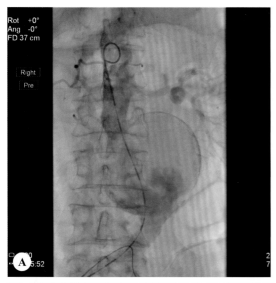

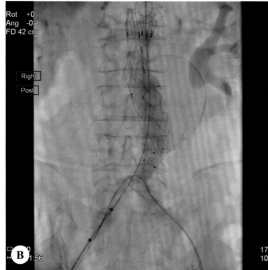

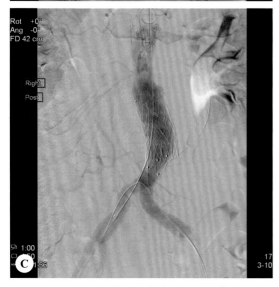

▲ 图 9-41A 至 C 腹主动脉瘤置入支架前（A）和置入支架后（B 和 C）的图像，注意置入支架后的原始图像（B）与减影图像（C）之间的差异

不能，则应设置注射延迟，通过重新采集蒙片来提高图像质量。

（五）成像参数

主动脉造影		
图像采集	采集时间	图像总数
3 帧 / 秒	3~4s	9~12（胸主动脉）
2 帧 / 秒	3~4s	6~8（腹主动脉）
延迟 2s		

（六）主动脉介入治疗

在 X 线引导下进行的主要介入治疗是腹主动脉 EVAR 术或胸主动脉的 TEVAR 术。这些介入手术是开放性修复术的替代方法，在主动脉内壁置入金属支架，支架紧贴在正常的主动脉壁上，位于肾动脉开口的下方，防止血液充盈动脉瘤囊。支架移植物向下延伸到髂动脉以形成良好的密封性（图 9-42C 和 D）。

对于解剖结构更复杂的动脉瘤患者，通常定制的血管内植入物需要仔细定位分支血管的"窗口"（开窗）（图 9-42A 和 B）。通过将内移植物的顶部置于肾动脉上方，可以实现近端更好的密封。开窗确保血液继续流入肾动脉，这就是所谓的有孔 EVAR（FEVAR）术。EVAR 手术使用动脉闭合装置通过腹股沟处的手术切口或经皮穿刺进入股动脉。

EVAR 的适应证

- 有症状的动脉瘤渗漏或破裂。
- 直径＞5.5 cm 的无症状 AAA。
- 急性钝性主动脉损伤。
- 急性 B 型主动脉夹层。

二十六、颈部血管：成像指南和临床成像方法

（一）成像技术

进行颈部血管成像最普遍的原因是由颈动脉狭窄引起的脑血管病变：短暂性缺血发作（TIA）或卒中。长时间以来，普遍认为颈动脉内膜剥脱术是一种有效的治疗方法，可以防止颈动脉狭窄程度超过 70% 的患者卒中复发或进展。数字减影血管造影（DSA）虽然准确率高，但同时也有可能引起严重的并发症。于是，无创的颈动脉多普勒超声与磁共振成像及 CT 血管成像被广泛应用。

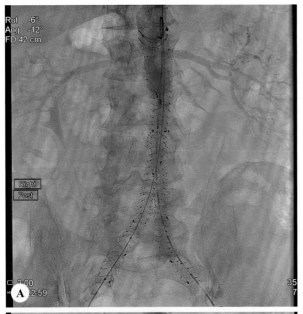

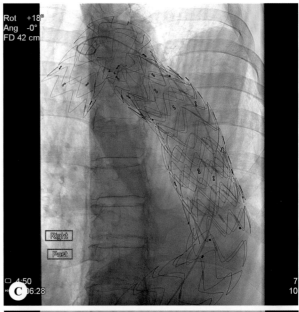

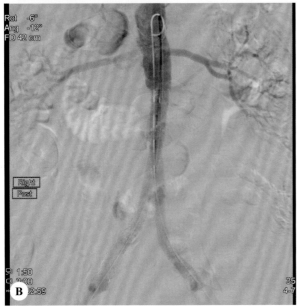

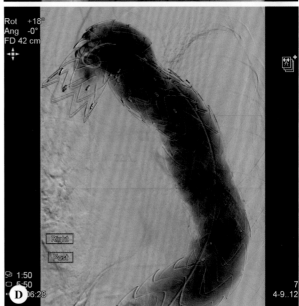

▲ 图 9-42A 和 B　EVAR 术，原始图像（A）和减影图像（B）展示了如何通过在主动脉内置的支架主体上开窗，将肾动脉单独置入支架来维持血流

▲ 图 9-42C 和 D　显示胸主动脉支架的原始图像（C）和减影图像（D）

1. X 线平片

可以显示颈动脉钙化，但这与颈动脉本身狭窄程度无关。同时，这种检查也不必要作为颈动脉疾病检查的一部分。

2. 血管造影

DSA 多年来一直被认为是诊断颈动脉狭窄的"金标准"，其确实能够产生高质量的图像。然而，它也有可能带来卒中的风险，在一些研究中已经被报道发生率 0.5%～1.0%，甚至高达 5%。随着越来越多的

先进的非侵入技术的发展，DSA 或许只应该在其他模式诊断不明的情况下使用。

3. 超声

一种很好的评估颈动脉狭窄的有效方法，在许多机构中，超声是疑似短暂性脑缺血发作（TIA）的首选检查方法，可以建立一个快速的诊断通道。《2007 年英国国家卒中指南》规定，英国影像科医生必须确保每周 7 天都能为患者提供颈动脉超声检查，以及时评估患者短暂性脑缺血发作和非急性卒中。

在某些情况下（如在广泛钙化的情况下），这可能难以准确测量狭窄程度，在这种情况下，可以使用 CT 或 MR 血管造影。超声检查在综合性医院广泛应用，但为准确评估颈动脉狭窄，尤其是当超声作为唯一的术前检查时，医务人员则必须按照可重复的流程进行工作。虽然超声可以查看到椎动脉的血流和流向，但在探测大血管起源时有一定的局限性，也不能显示该循环的完整图像，在这些部分我们将再次需要 CT、MRI。然而，由于急性 TIA 的快速治疗对于最大限度地降低患者卒中的风险至关重要，并且由于超声可快速成像且易于获得，因此超声通常是该情况下的唯一影像检查方式。

4. 颈动脉 CTA

颈动脉 CTA 是一种可行的显示颅外颈部大血管的无创成像方法。在轴位图像测量其狭窄程度更准确，3D MIP 图像可被用来显示病变的病理性质和解剖位置。与超声相比，它的优势是对于操作者的技术和经验依赖不大，并且能够显示大血管的起源和颅内循环。

5. 颈动脉 MRA

与 CTA 相似，是一种能够清晰显示颅外和颅内动脉的无创成像技术，还具有避免电离辐射和降低对比剂毒性的优点。

（二）疾病 / 适用条件及路径

1. 半球神经系统疾病

TIA 患者机体部分或全部功能损伤，持续时间 <24h，临床症状可能从说话困难或部分肢体移动困难到一半身体完全瘫痪。一过性黑矇是由一支眼动脉栓塞引起的相关临床表现，通常导致一只眼暂时失明，此类事件可能预示着 3 个月内出现卒中（预估风险为 12%～20%）[79]，应紧急对其进行检查和治疗[80]，颈动脉成像应在 TIA 症状出现后 1 周内尽快完成。对于适合紧急颈动脉介入治疗的非致残性卒中患者或急性颈动脉介入治疗患者，应在 24h 内进行颈动脉成像[81]，此时通常首选方法是颈动脉超声，同时也可以利用 MRI 来显示颅脑组织。

高风险卒中患者也可能需要颈动脉成像以防止进展或复发，但同时需要仔细评估临床症状，这是由于高风险卒中患者治疗干预导致并发症的风险更大。

同时，对于出现不典型临床症状（如晕厥或感觉不适）而怀疑卒中的患者，进行颈动脉成像也是合理的。

对于中度颈动脉狭窄（50%～70%）的患者，可使用超声来随访监测其进展，如果狭窄程度 ≥70%，根据手术需求重新进行评估。

2. 关于高危患者计划接受心血管外科手术的评估

心脏手术（包括冠状动脉和瓣膜手术等）可能会增加高风险血管疾病患者的卒中风险，尤其是与吸烟和高血压等风险因素相关的冠心病。颈动脉相关疾病的手术应在心脏手术之前进行，目的是防止卒中成为心脏手术的并发症。通常使用超声对颈动脉进行筛查，以便在心脏手术之前检测到这类病例。

3. 颈部血管杂音

使用听诊器听到的颈部血管杂音可能是来源于心脏本身原因或因颈动脉血流紊乱产生的声音传播而来。超声心动图和（或）颈动脉超声可以用来确定声音的来源和颈动脉狭窄的严重程度。然而，手术治疗无症状颈动脉狭窄的获益远不如治疗短暂性脑缺血发作或卒中的患者。

4. 锁骨下动脉盗血综合征

在某些不常见的情况下，椎动脉起源临近的锁骨下动脉发生狭窄，当患者上肢进行运动时，相应侧上肢锁骨下动脉供血不充足，此时需要从椎动脉获取血液以供应上肢，从大脑"窃取"血液，导致头晕或晕厥。如果此时伴有颈动脉疾病，则症状更加严重。超声虽然不能显示锁骨下动脉狭窄，但是可以显示颈动脉疾病，也能够显示椎动脉的逆行血流。除此之外，通常需要 CT 和（或）MRI 来显示和评估锁骨下动脉狭窄程度。

5. 颈动脉夹层与颈外伤

原发性或继发于颈部外伤的颈动脉夹层是导致卒中的重要原因，尤其多见于青年人，影像学方法不容易诊断。超声可能有助于排除这种情况，但首选的检查方法是磁共振血管成像（MRA），尽管 MRI 也存在许多不足。

（三）颈部动脉解剖（9–43A 和 B）

颈部的动脉起源于主动脉弓。大约在右胸锁关节水平，头臂干分为右颈总动脉和锁骨下动脉。左颈总动脉直接从主动脉弓发出。左右颈总动脉均向上走行并位于气管和食道的外侧。颈总动脉在甲

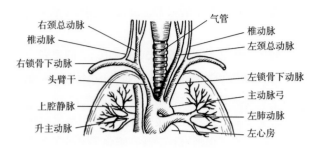

▲ 图 9-43A 主动脉和颈部血管（正面观）

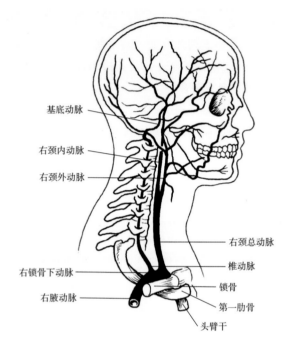

▲ 图 9-43B 头颈部动脉（右侧观）

状软骨上缘水平分为颈外动脉（ECA）和颈内动脉（ICA）。ECA 供应头颈部颅外区域，在终止前分成为 6 个分支（包括面动脉、上颌动脉和颞浅动脉等）。ICA 穿过颅底，最终分为大脑前动脉和大脑中动脉，为大脑提供主要的血液供应。颈总动脉分叉处膨隆称为颈动脉球部，球部内的血液湍流增加动脉粥样硬化的风险，因此这也是颈动脉狭窄的最常见部位。

二十七、颈部血管 CT

使用 MDCT 进行颈动脉成像的优势是能够在一次检查中同时评估颅内和颅外动脉。此外，MDCT 还能够提供关于斑块组织的相关信息。

（一）适应证

MDCT 是一种替代颈动脉 DSA 的可靠方法，可用于评估动脉粥样硬化和评估狭窄的严重程度。

（二）患者准备

移除感兴趣区内的所有金属物品。

（三）患者体位和成像方式（图 9-44A）

患者仰卧于检查床上，双臂放置患者两侧，颈部由垫子支撑。头部躺正，便于比较对称结构。矢状面垂直于检查床，冠状面平行于检查床。通过轴位、冠状位及矢状位激光辅助定位，以确保患者位于扫描架的等中心点。将患者移入扫描架，直到扫描参考点位于胸骨中部的水平。

（四）成像过程

扫描范围包括主动脉弓、颈动脉和 Willis 环。对比剂注射前后，标准扫描参数：准直 0.6mm，层面厚度 5mm/5mm，0.75mm/0.7mm 轴位重建；注射对比剂后，进行 3mm 冠状位 MPR 和 MIP 重建。对比剂是通过右肘静脉套管针注射的。

（五）图像分析（图 9-44B 至 D）

以电影模式观察轴位图像，同时结合冠状 MPR 和 MIP 重建图像。评估颈动脉斑块和狭窄情况，可以测量狭窄程度，也可以用 CT 值来评估斑块的性质。

（六）对比剂及注射参数

用量	浓度	速率
50ml	350mgI/ml	5ml/s 剂量追踪
50ml	盐水	5ml/s

（七）辐射防护/剂量

低剂量技术：自动管电流调节技术和迭代重建。
预计 DRL：每次完整检查 DLP 为 573.33mGy·cm。

二十八、颈部血管超声

向颅脑供血的颅外动脉包括颈动脉和椎动脉，可以使用超声进行检查。可以通过实时 B 型超声成像、光谱多普勒和彩色多普勒来评估颈部血管解剖和血流。超声是理想的成像方法，能够快速、及时测量和准确的定位，同时很好地观察表面结构和流体系统。

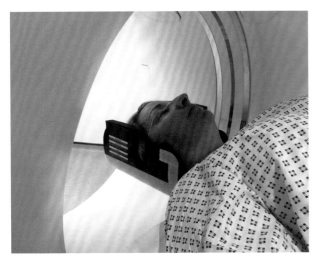

▲ 图 9-44A　患者颈部血管 CT 定位

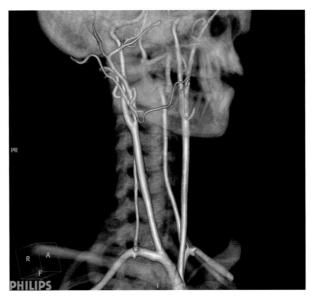

▲ 图 9-44C　斜位容积补偿图像显示正常血管
图片由 Philips 提供

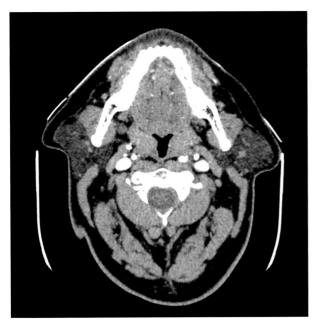

▲ 图 9-44B　增强扫描轴位图像显示颈部血管

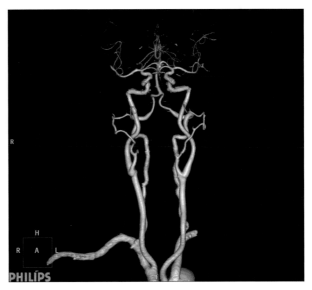

▲ 图 9-44D　冠状位容积补偿图像显示从主动脉弓到
Willis 环的正常血管
图片由 Phillips 提供

（一）适应证

TIA 和卒中的发生，可能与颈动脉分叉处的动脉粥样硬化有关，或可能提示锁骨下动脉盗血综合征，或提示血管疾病导致的一系列神经系统症状。在英国，颈动脉超声是怀疑卒中的首要检查方法。

（二）患者准备

为了确保患者的舒适和隐私，除从颈部脱掉周围衣服外，不需要其他特别的准备。

（三）成像过程

患者通常仰卧，颈部伸长，头部稍微偏向被检

侧（图 9-45A）。从头侧开始扫描可能更为符合人体工程学。使用 7～10MHz 的线阵探头，对颈部血管进行横向扫描，向上向下扫描以确定血管病程并定位颈动脉分叉的位置，分为 ICA 和 ECA。颈动脉也可以在冠状位上进行成像（图 9-45B），且双侧图像可进行对比。

颈动脉的初步评估可通过灰阶图像来进行，在识别和定位之后，记录任何斑块的形成及其表现。

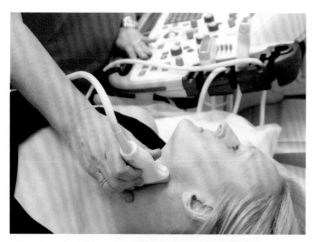

▲ 图 9-45A　颈动脉超声的探头位置

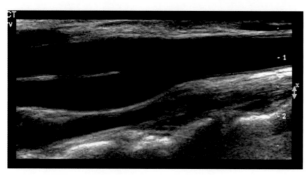

▲ 图 9-45B　正常颈总动脉的纵切面声像图，可见颈总动脉分叉

频谱多普勒对于定量评估颈动脉血流是有优势的，可以测量双侧颈总动脉、颈内动脉和颈外动脉的收缩期峰值流速和舒张末期流速。颈外动脉的频谱多普勒测量往往提示收缩期高阻力，舒张期低流速，而在颈内动脉中往往是收缩期低阻力，舒张期高流速。颈动脉的收缩期峰值速度随血管大小而变化，但正常颈内动脉的流速通常＜120cm/s。

不同的动脉都略有不同的血流特征，有经验的医生使用频谱多普勒可以识别出一个单独的"特征"。

椎动脉可以通过将超声束稍微横向倾斜来成像。椎动脉走行于颈椎椎间孔之间，但这种情况下成像可能具有挑战性，彩色多普勒成像可以作辅助定位。

（四）图像分析（图 9-47A）

解读血管成像的关键是在开始观察血流方向之前要确定初始血流方向，因为某些疾病可能会导致血流反向。血流方向按照惯例，头侧方向位于屏幕的左侧。但需要注意的一点是，颜色刻度会发生变化，因为这很容易通过设备控制来更改，因此需要仔细观察所有彩色多普勒图像。

图 9-45B 显示了正常颈总动脉在其分叉处到颈外动脉的 B 型超声图像，尽管血管解剖结构变化很大，ECA 在颈部的这个水平通常更靠内侧，而颈内动脉更表浅。

图 9-46A 中的色标显示红黄色流向探头，蓝色远离探头，多普勒框的斜边表明接收晶体更有效地朝向图像的左侧。因此，颈动脉的血流，即较深的结构，呈橙色，表明血流流向晶体，或从右到左，较浅的颈静脉中的蓝色表明血流是从左到右的。由于探头方向正确，屏幕左侧朝向患者头部，此图像显示两个血管中的血流方向正确。

图 9-46B 显示了正常颈动脉的平滑血流。这是一个综合图像，包括具有彩色多普勒覆盖的 B 型超声模式和频谱多普勒波形。频谱轨迹有一个定量的速度尺度，图像右上角的参数是收缩速度和舒张速度，以及由此得到的搏动指数和阻力指数。在这个示例中，收缩期峰值流速（PSV）（"S"）为 104cm/s，完全在正常范围内。高流速可以诊断管腔狭窄，这些数据可以用来合理、准确地计算狭窄程度（图 9-47B）。

颜色标尺不仅表示血流方向，而且还表示它的速度。最高的速度由最浅的颜色表示，离基线最远，而颜色标度两端的数字显示了该颜色的速度（cm/s）。如果图像中的速度超过了颜色比例，它会"翻转"到另一半比例的末端。

图 9-47A 显示了异常的血液湍流，表现为各种颜色的镶嵌，最浅色的区域表明此处血流速度最高。病变处的狭窄是由斑块导致，以血流速度增快为特征，常表现为血管内及狭窄远端的湍流血流。各种颜色的混合表明血液发生湍流。这两个情况都在这里演示，狭窄处较深的颜色代表低速湍流，与淡黄色相邻的绿松石色或浅蓝色为高速混叠的混淆现象，这是一个有用的征象，它反映了狭窄部位最远端的速度，这种情况是由颈总动脉分叉处粥样斑块引起的。超声科医师可以设置彩色比例，利用混淆现象的优势，调整尺度直到出现混叠，以便通过彩色血流多普勒识别血管内最狭窄的部位，此时通过频谱多普勒可测量 PSV，以便准确估计血管狭窄程度。虽然其他的计算方法也已经被提出[91]，但这种方法

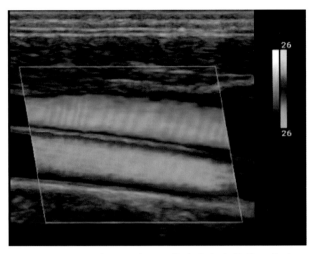

▲ 图 9-46A　正常颈动脉和颈静脉彩色多普勒，血流平稳。需要注意图中的颜色和测量值，这是多普勒图像中所包括的重要信息，便于更为直观地观察和理解

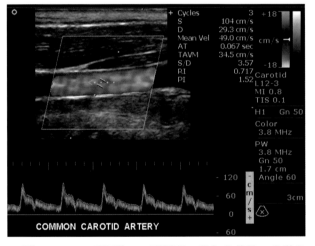

▲ 图 9-46B　三重图像：B 型超声、彩色多普勒、光谱多普勒成像，应用于测量血流速度

仍是常用的[88]。同样可以采用彩色和频谱多普勒对椎动脉进行评估，以确定是否存在正向血流，朝向颅脑为正常方向，或远离颅脑为异常逆行的血流。椎动脉的彩色多普勒图像如图 9-48A 所示，在这个示例中，颜色被用来帮助识别原本很难可视化的解剖结构。图 9-48B 显示了椎动脉反向血流，表明锁骨下动脉盗血综合症，是由血压差引起的，提示锁骨下动脉在靠近椎动脉起源处存在严重狭窄甚至闭塞，血液从椎动脉被"偷走"以供应锁骨下动脉。

二十九、颈部血管 MRI

颈动脉血管可行增强 MRA 检查。

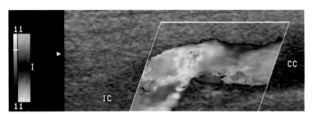

▲ 图 9-47A　彩色多普勒图像显示颈动脉分叉处狭窄，可见湍流与混叠

狭窄率（%）	颈内动脉收缩期峰值流速（cm/s）
<50	<125
50～69	>125
70～89	>230
>90	>400
接近闭塞	缓慢流动
闭塞	无血流

▲ 图 9-47B　颈内动脉收缩期峰值流速与狭窄百分比，数据来自北美症状性颈动脉狭窄内膜剥脱术试验（NASCET），由 Jain 提供，2012[90]

（一）适应证

增强 MRA 有助于评估颈动脉狭窄、颈动脉和椎动脉夹层。

（二）患者准备

患者无须特殊准备。静脉套管针被用于注射钆对比剂。将按体重计算好剂量的钆对比剂和生理盐水连接到高压注射器上。

（三）成像过程（图 9-49A）

患者仰卧，使用专用相控阵线圈覆盖待成像血管扫描野上。感兴趣区中心移至磁体等中心处。利用多平面定位像，选择合适的扫描序列。这个序列可以采用快速的 2D 流入技术，选用 MRA 序列或平衡梯度回波序列，显示解剖结构和血管中的高信号强度，或 3D 采集涵盖感兴趣区血管。选择 3D 成像序列时，采用 bolus 触发扫描。通过快速更新的动态扫描来实现对比剂在血管内的追踪或 bolus 触发。

（四）序列

(1) 多平面定位像。

(2) 血管定位像。

(3) T_1 加权轴位脂肪抑制序列。

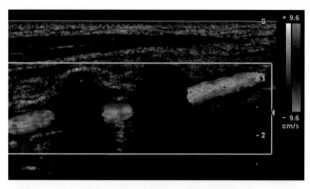

▲ 图 9-48A 彩色多普勒图像显示在颈椎横突孔之间可见椎动脉

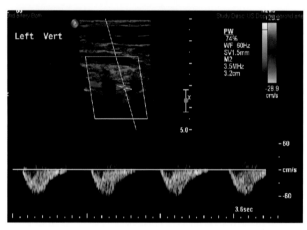

▲ 图 9-48B 锁骨下动脉盗血综合征的椎动脉逆行血流

(4) 三维梯度回波冠状位序列（如需要减影，则需在注射对比剂前后扫描 2 次）。

（五）图像分析（图 9-49B 至 E）

可使用 MPR 或 MIP 重建方式将 3D 数据重建为连续的层面。医务人员需要注意图像的伪影，应同时使用层面数据和 MIP 来避免错误报告。对于颈动脉成像，采集时间不限于屏气期，可以延长以提高空间分辨率。延长采集时间的同时，利用 bolus 触发，来确定采集数据的合适时机。在延长采集时间并使用对比剂 bolus 监测技术以开始数据采集的情况下，最好在 3D 采集开始时采集对图像对比度影响最大的 k 空间的中心部分，以匹配目标血管中对比剂的峰值浓度，以及随后采集确定空间细节的 k 空间外周部分。

（六）对比剂及注射参数

用量	浓度	速率
等量	0.1mmol/kg	2ml/s

三十、颈部血管血管造影与介入治疗

（一）血管造影

该检查最好使用带有 DDR 探测器或影增的专用血管造影设备（C 臂系统）。数字减影血管造影（DSA）的优点是可以选择较小的导管进行手术，从而缩短了术后护理时间。选择一种非离子型对比剂，并使用高压注射器和尖端附近有侧孔的导管进行给药。如果股动脉闭塞，静脉数字减影血管造影（IVDSA）则提供了另一种方法。这些待检的血管将使用非离子对比剂和压力注射器进行检查。对于静脉血管造影，数字成像设备是必不可少的。在此过程中，同时获得 PA 和 RAO 或 LAO 摄影。

（二）适应证

诊断成像的常见适应证包括新发短暂性脑缺血发作（TIA）、疑似脑血管意外（CVA）和疑似颈动脉夹层的病例。明显的颈动脉狭窄可以常规通过外科动脉内膜切除术治疗，颈动脉支架置入术可作为动脉内膜剥脱术的替代方法。

（三）颈动脉支架置入术成像过程（图 9-50A 至 F）

患者仰卧在床上，调整头部，使正中矢状面与桌面成直角。颈部尽量伸展到舒适的程度。足侧 5°~10°，下颌骨和枕骨的下缘叠加，以显示血管的完整范围。然而，对于 DSA，这可能不是必要的，因为骨将从图像中减去。如果需要观察大血管，则对股总动脉进行逆行穿刺，并将导管插入头臂动脉近端的主动脉弓内。

为观察颈动脉血管，选择性地将导管放置在 CCA 中，并进行 DSA 检查。

如果颈外动脉和颈内动脉图像重叠在 PA 层面上，15°~25° 同侧角的 RAO 或 LAO 将会分开颈外动脉和颈内动脉，也可以使用横向摄影。

为了能够精准地确定血管的尺寸，可以在图像中将长度标记，之后通过使用血管造影测量软件对血管进行精确校准和测量。

在插入支架之前，会插入一根过滤丝，并将其放置在狭窄的远侧。这样做的目的是捕捉支架放置过程中可能移位的任何斑块颗粒，防止它们引起卒中。随着支架置入，血管成形术球囊膨胀并进一步扩张。支

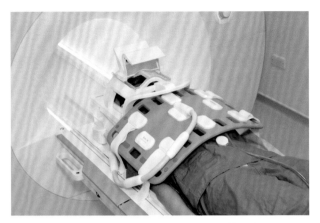

▲ 图 9-49A　**MRI** 检查的颈部线圈放置位置

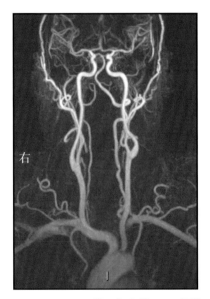

▲ 图 9-49B　正常颈部血管 **MRI** 图像

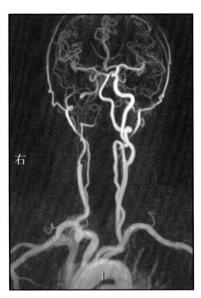

▲ 图 9-49C　右侧颈内动脉闭塞 **MRI** 图像

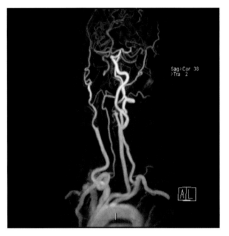

▲ 图 9-49D　**MIP** 图像显示右颈总动脉闭塞

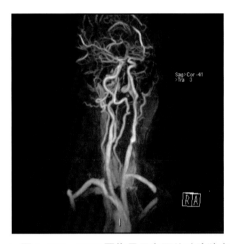

▲ 图 9-49E　**MIP** 图像显示左颈总动脉狭窄

架置入后再次进行 DSA 检查，以评估血流通畅性情况。

（四）成像参数

图像采集	造影时间	图像总数
2 帧 / 秒	3～4s	6～8

（五）对比剂及注射参数

用量	浓度	速率
5ml 对比剂与 5ml 盐水混合	240～320mgI/ml	手动推注

三十一、下肢血管和下腔静脉（IVC）：成像指南及临床成像路径

（一）成像技术

一直以来，外周血管疾病的主要诊断手段是导

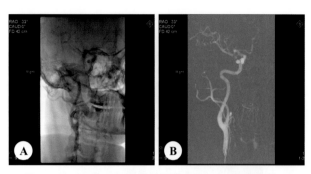

▲ 图 9-50A 和 B　RAO 原始图像（A）和减影图像（B）图像显示右侧颈动脉分叉

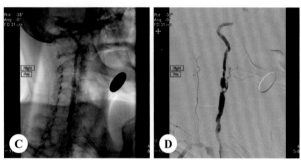

▲ 图 9-50C 和 D　RAO 原始图像（C）和减影图像（D）显示右颈动脉支架前移

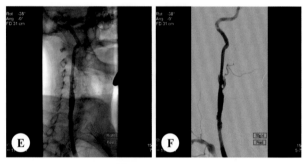

▲ 图 9-50E 和 F　RAO 原始图像（E）和减影图像（F）显示右颈动脉支架后移

管介入性血管造影，这是由于只有少数患者血管穿刺后存在明显不良反应。并且，导管介入性血管造影是一种准确的成像方式，尤其是与数字减影技术相结合时，但现在主要局限是在介入手术之前先要有非介入的诊断结果。超声结合彩色血流成像和多普勒波形分析可以提供有关外周血管动静脉的高质量图像和功能信息，还可以评估没有过度肥胖和肠道气体过多的患者的腹主动脉，因此是很多血管疾病的首选方法，但在评估更深层的结构方面存在局限性，尤其是在胸部。通过 CT 和 MRI 可以获得全身血管的高质量图像。选择哪种成像方法，通常取决于具体的临床实际情况。

1. X 线平片

如果血管有大面积的血管壁钙化，X 线平片有时候会显示类似于"腹主动脉瘤"的表现。由于 X 线平片对于血管成像太不敏感，所以不能用作动脉瘤的主要检查，而且在检查外周动脉或静脉疾病时也无实际作用。

2. 血管造影

血管造影可提供中央血管和外周动脉的高质量图像，尤其是与数字减影血管造影（DSA）结合使用时。如果有紧急情况发生且有足够的时间和必要的设备条件，则可以直接行介入手术。然而，现在认为最好的做法是首先拍摄无创的诊断图像［超声、CT 和（或）MRI］，以便可以提前计划介入手术。血管造影也可用于显示手部小血管的细微图像（如在结缔组织疾病和雷诺病的诊断中），但随着技术的发展这可以通过超声和 MRI 来实现。

长期以来，静脉造影是评估腿部深静脉的唯一有用方法，通常用于疑似深静脉血栓（DVT）形成，但某些患者会发生相关不良反应，这意味着它的用途是有限的，目前取而代之的是超声检查，通过超声可以生成更多有用的信息而且没有重大风险。如果超声技术无效，有时可以使用常规静脉造影来评估锁骨下静脉（如疑似中心静脉相关的血栓形成时）。

3. 超声

腹主动脉、髂动脉、股腘动脉和远端血管都可以进行超声检查，这通常用于外周动脉疾病的初步检查，特别是当科室有相关的血管实验室可以提供开放操作通道。通常会先测试踝肱压力指数（ABPI），这是一种简单的超声辅助测量肘部肱动脉和踝部压力的方法，当存在明显差异则表明可能有外周动脉疾病。如果静息 ABPI 正常且运动后 ABPI 异常可以确认外周动脉疾病[92]，然后再进行外周动脉的全扫描以定位疾病并进一步评估其严重程度。彩色多普勒超声和能量多普勒超声有助于定位血管和识别血流，连续波多普勒的动脉波形分析可能显示外周动脉正常三相波形的衰减，随着疾病严重程度的增加逐渐变为双相并最终变为单相。

超声也是腹主动脉瘤筛查的首选技术[93]，因为它对合适的患者很敏感，并且无电离辐射风险；并且得不到足够好的图像来测量主动脉的直径的情况是不常见的。

对于急性 DVT 或慢性静脉功能不全（静脉曲张），血管的影像评估主要通过超声完成，超声可以检测深静脉的通畅情况，并绘制曲张血管以及连接深部和浅表系统的穿静脉的大小和位置[94]。穿孔的静脉未得到治疗是术后静脉曲张复发的一个常见原因。

超声引导被认为是所有血管通路手术的最佳实践方法，包括放置中心静脉导管[95-97]。

超声造影通常不是必须的，但有助于显示传统超声难以成像的血管区域[98]。

4. CT

超声检查是大多数机构用于疑似外周动脉疾病的首选方法，但对于确诊的患者它不能提供像传统血管造影那样的解剖结构描述。然而这些现在可以通过快速的螺旋 CT 扫描和 MRI 获得。CT 具有较高的灵敏度和特异性[99]，并且在很多情况下相比 MRI 具有更高的可用性和更快的速度，尤其是在需要大范围的血管成像时，CT 适用于多个部位（如胸部和腹部 / 外周部位）的疑似疾病和严重创伤患者的评估。许多患有严重缺血（急性缺血，如果未经治疗可能导致肢体坏死和截肢）的患者由于剧烈疼痛而无法进行长时间的 MRI，这种情况下就需要进行 CT 血管造影。CT 的主要缺点是有一定辐射和对比剂引起肾功能损伤的风险。英国国家卫生保健优化研究所（NICE）推荐对需要进行血管重建且不适合 MRI 的患者进行 CT 检查[100]。

CT 能很好地显示钙化，这对于血管成形术或支架置入很重要，但密集的钙沉积可能会干扰 CT 的诊断准确性，并会影响 MIP 图像的生成[101]。

如果怀疑 IVC 闭塞，而且没有超声辅助，CT 可以显示 IVC 的通畅程度或其他情况，也可能找出病变的潜在原因。CT 已被临床用于评估下肢静脉罕见或异常的疾病[102]。

5. MRA

MRA 能够相当快速地实现腹主动脉和外周血管的三维成像，并且无电离辐射或对比剂的毒性风险。因此已成为初始 ABPI 和多普勒超声检查后的首选成像方式[103]。英国国家卫生保健优化研究所（NICE）支持这种观点[100]。MRA 的更高敏感性使其在某些情况下成为首选的成像方法[104]。如果移动式 MRI 可用，则可以更快地完成 MRA 检查。

MRA 的主要局限在于设备保有量有限，以及患者不适合或不能耐受 MRI 扫描等。在这些情况下，建议进行 CT 检查。

（二）疾病 / 适用条件及路径

1. 间歇性跛行

通常在运动时小腿疼痛，可能是由于动脉狭窄或闭塞导致远端区域的血流受损（外周缺血、外周动脉疾病）。这时测试踝肱压力指数将提供初步诊断信息，并可通过多普勒超声来确认。如果计划进行血管重建手术（外科手术或介入手术），则可通过 MRA 或 CT 血管造影（如果 MRA 不能实现）来辅助制订手术计划。

2. 腿部剧烈疼痛

动脉的突然闭塞表现是肢体剧烈疼痛但很少肿胀，且伴随肢体苍白、冰冷和脉搏减弱。这时以防肢体截肢而进行血管重建是非常紧急的，首先要进行影像检查，如果患者由于各种原因无法接受 MRA 检查，则需要进行 CT 血管造影。如果患者腿部发黑和（或）肿胀，可能是深静脉血栓（DVT）形成所致，一旦确诊必须紧急治疗，因为这可能导致肺循环中形成血栓产生致命风险。如果怀疑 DVT，则应进行 Wells 评分用以临床风险评估，并且患者最好在 4h 内进行下肢近端静脉超声检查[105]。如果无法进行紧急超声检查，患者将在扫描前接受一定剂量的预防性抗凝治疗，但这会带来抗凝药物的并发症的风险（主要是出血），因此并不理想。如果确诊 DVT 并且有明显致病因素，则无须行进一步检查。如果没有明显的原因，可以考虑进行胸部和腹部 CT，以排除潜在的恶性肿瘤[105]。

有时炎症也会导致浅静脉系统局部血栓形成，这很常见，通常不需要成像来诊断，尽管有大面积肿胀的情况超声也可用于排除 DVT。

3. 慢性腿部肿胀 / 静脉曲张

双腿的慢性肿胀可能是静脉或淋巴功能不全、心力衰竭和其他原因造成的。如果是单侧，则更有可能是局部静脉功能不全。如果初步临床评估为静脉问题，那么将通过多普勒超声评估深静脉通畅情况，并得到浅静脉和相关穿静脉的图像。如果深静脉通畅，浅表静脉曲张和穿支静脉通常是通过外科手术来治疗。

4. 静脉通路

普遍认为，在超声引导下进行静脉和动脉血管手术更安全，因此相关手术建议在超声人员的辅助下进行来[95, 96]。

5. 血管受到严重创伤

腹部、骨盆和四肢近端遭受严重创伤的患者，有发生血管损伤和出血的风险，如果不加以控制可能是致命的。需要紧急成像来确认和定位损伤血管时，超声可能需要很长时间才能成像或因局部伤口无法充分进入受到阻碍，因此 CT 是首选方式[106]，因为通过 CT 可以快速评估损伤的各个方面，包括器官损伤、骨折和血管损伤等。此外，全身 CT 血管造影在战地创伤的诊断方面是具有优势[107, 108]。

三十二、下肢血管解剖

图 9-51A 显示了下肢动脉的血供。腹主动脉通常在 L4 水平分叉为左右髂总动脉，每条髂总动脉进一步分为供应骨盆的髂内动脉和髂外动脉，再穿过腹股沟韧带下方沿着腿部向下移行为股总动脉（CFA）。CFA 在腹股沟韧带下方几厘米处分为股深动脉（PFA）和股浅动脉（SFA）。PFA 供应大腿肌肉，SFA 在膝关节上方（内收肌裂孔处）移行为腘动脉，腘动脉在膝下分为胫前动脉（AT）、胫骨后动脉（PT）和腓动脉。AT 继续向足部延伸为脚踝处的足背动脉，供应足部的背侧，PT 和腓动脉起始部通常有个短公干区（胫－腓干），PT 发出供应足底面的足底内侧和外侧动脉，腓动脉则供应小腿外侧部分。由相对应的静脉系统将血液引流回下腔静脉，再引流回心脏（图 9-51B）。

三十三、下肢血管超声：动脉系统

超声是用于评估外周血管疾病位置和范围的理想方式，因为它是一种相对来说成本效益较高、可重复性强、无痛且无创的检查方式。通过使用各种类型的脉冲波和连续波进行血管成像检查，可以进行详细的血流测量和分析。外周动脉血管系统的超声显示结果与血管造影结果类似[109]。

（一）适应证

超声可用于检查和评估先天性异常、可疑血管狭窄和闭塞等原因导致的运动时产生的腿部疼痛、

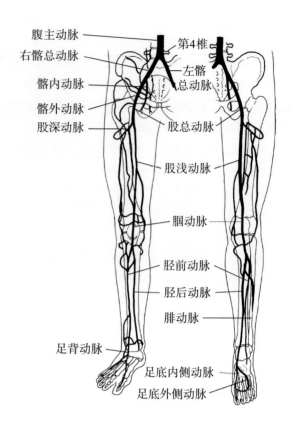

▲ 图 9-51A　下肢动脉血供前后位示意

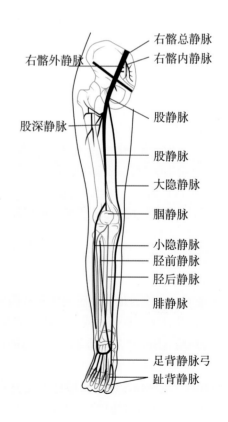

▲ 图 9-51B　下肢静脉解剖示意

四肢溃疡或变色等，还可在 ABPI 评估较差后进行成像。ABPI 本身是外周血管疾病的敏感指标，用于确定动脉病变的存在和程度，并预测是否有足够的灌注来治愈现有伤口和溃疡[110]。动脉闭塞性疾病的病变部位和严重程度的超声诊断通常要在血管成形术等介入手术之前进行，术后超声用于评估手术的有效性并监测血管内移植物或支架的通畅性。

（二）患者准备

被检区域必须是裸露的，通常包括区域的近端和远端部分。特别是在检查下肢时，应注意保护患者隐私。当在接近有溃疡的区域时，需要更严格地控制感染问题。

（三）踝肱压力指数（ABPI）

ABPI 是腿部血压与手臂血压的比值，是通过将脚踝处的最高收缩压值除以手臂肱动脉的最高收缩压值来计算的。非连续波成像多普勒超声用于测量沿肢体不同位置的节段压力值，再测量收缩压值用于计算 ABPI。这个小型探头装有专用的连续波传感器，脚踝扫查频率为 5MHz，水肿或因其他原因导致肢体肿胀的扫查频率为 8MHz。

检查者必须平躺，以保证被测的四肢处于同一水平高度。血压计袖带在近端充气用以阻塞动脉血流并缓慢释放让血流回流。当超声探头检测到脉冲且收缩压与袖带中的压力相同时，就可以读取数据（图 9-52A 和 B）。如果患者有外周血管疾病，应测量双臂的压力[111]。如果两侧肱动脉压力值不同，应使用两个读数中的最高值来计算 ABPI[112]。

连续波多普勒可准确测量收缩压，比听诊器测量更加敏感，并且波形模式有助于识别正常或异常的血流。一般是在静息状态下测量 ABPI，偶尔也会在运动后重复测量。ABPI 或比值正常应在 1.0 左右，表明上肢和下肢的收缩压相似，当其 <0.9 或 >1.3 时表示可能存在外周动脉疾病，并提示需要进一步检查。

注意：此过程没有图像，只产生定量的数据信息。

（四）成像过程

下肢动脉使用 3.5～7MHz 的线阵探头进行超声成像，再结合 B 型超声、彩色多普勒和频谱多普勒超声成像来评估任意四肢血管的疾病程度。B 型超声

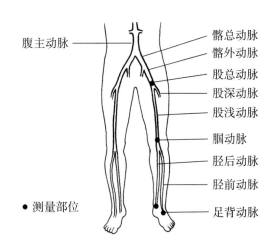

▲ 图 9-52A　下肢测量部位

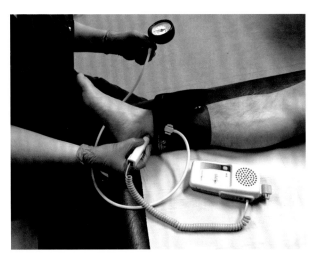

▲ 图 9-52B　照片显示了 ABPI 检查其中一项的测量位置。操作员正在测量脚踝的收缩压，血压计袖带固定好位置，使用连续波多普勒探头和设备测量。需注意的是，该设备没有屏幕，故不会产生图像。而是通过操作员聆听可听的多普勒信号来监测血流，压力数值用于计算 ABPI

成像用于跟踪血管病变的进程并可视化显示动脉粥样硬化疾病的存在[113]。彩色多普勒成像可以显示血流，用以识别狭窄、湍流或闭塞的血管区域。这便于在最高流速区域准确放置频谱多普勒取样门，频谱多普勒是测量血流通过最窄点的最大速度，进而计算血管的狭窄程度。

检查时患者通常仰卧，双腿分开，待检侧的腿外旋（图 9-53A）。股动脉在横向水平面成像（图 9-53B），以便操作员对血管和股动脉分叉位置进行定位。成像方法可能会有所不同，但一种常见的方法是用探头纵向扫查从腹股沟到大腿中部收肌管的

血管，并评估股总动脉、股深动脉和股浅动脉情况（图 9-53C）。

然后，让患者转向健侧，以便探头进入患侧腿膝关节后部的腘窝，此时探头位置是在纵向平面上显示腘动脉，向下扫查至小腿的胫骨干。在某些情况下，可以对髂部血管和小腿血管进行进一步成像，B 型超声成像可记录任何斑块的存在及其表现，血流动力学可以使用彩色多普勒超声来显示（图 9-54A）。某个部位的异常湍流血流会在图像上显示为彩色，最高流速血流通常显示为最淡的阴影。

由血管中斑块引起的狭窄病变的特征是血流速度加快，并且通常会在狭窄段和远端的血管中出现湍流。频谱多普勒超声对于动脉血流的定量分析是极其重要的，从每个位置产生的波形可提供任何有关血流病变的信息，从而确定狭窄区域和病变程度（图 9-54B）。此外，可测量和记录血管的收缩期峰值流速（PSV），虽然可以得到搏动指数，但测量不同点位上 PSV 则更有效[111]。某些设备还可以测量血流加速时间或上升时间，从而量化达到 PSV 的速度。在多普勒图像中可见股总动脉湍流或上升时间延迟（＞0.14s），则提示髂动脉疾病。通常会检查双侧肢体以进行比较，因为外周血管疾病不太可能仅限于一侧[110]。

（五）图像分析

图 9-53B 为下肢动脉检查起始部位左侧腹股沟水平的横断面图像。定位好股总动脉（CFA）并向远端追踪，CFA 和股总静脉（CFV）看似在一个连续的流体区域，然而这是由于缺失来自血管侧壁的平面反射造成的现象。图中另一条血管为大隐静脉（LSV）。

图 9-54A 为正常 CFA 的纵切面的彩色多普勒图像。假设操作者是手握探头将患者头部置于屏幕左侧的定位习惯，则彩色条形刻度显示血流是从左到右，因为颜色框的倾斜表示接收的探测器位于图像的右侧，这意味着血流是流入的，也意味着这是在动脉中。一致的红色表示是血流通畅的正常血管。

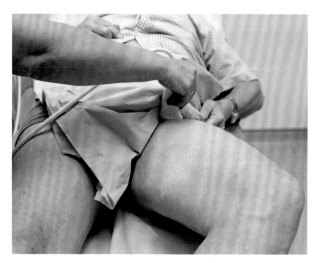

▲ 图 9-53A　患者肢体外旋，横向扫描股总动脉，在其分支为股深动脉和股浅动脉的近端

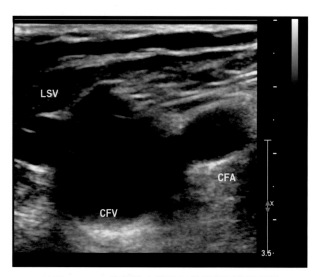

▲ 图 9-53B　腹股沟血管的正常横断面超声图像
LSV：大隐静脉；CFV：股总静脉；CFA：股总动脉

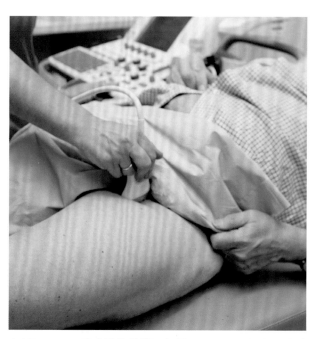

▲ 图 9-53C　患者肢体外旋，如图 9-53A 所示，在股总动脉分支为股深动脉和股浅动脉处纵向扫查

准确的解释应由超声医师在检查时给出，因为这在很大程度上取决于设备设置以及操作者和受检者的相对运动和位置。

图 9-54B 显示了与图 9-54A 中相同区域 CFA 的频谱多普勒波形图像。这是一个正常的三相波形，表明血管壁光滑。

三十四、下肢血管 MRI

下肢对比剂增强 MRA 需要 3～4 个单独扫描野才能覆盖下肢血管的解剖结构。此外，在注入对比剂前后应分别行 3D 扰相梯度回波血管造影序列，以重建出无骨骼结构的高信号血管图像。

（一）适应证

有间歇性跛行或下肢血液循环异常的退行性血管疾病（如无法愈合性溃疡）。成像后可进行治疗计划，如血管成形术或外科手术。

（二）患者准备

患者无须特殊准备，静脉留置针用于注射钆对比剂，将按体重计量的钆对比剂和盐水装入高压注射器。

（三）成像过程（图 9-55A）

患者仰卧，使用专用相控阵线圈覆盖成像血管野。患者脚先进移入扫描仪中心以便脚部向上开始扫描。先使用 2D/3D MRA 序列或平衡梯度回波序列

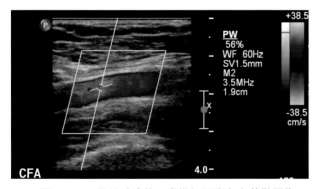

▲ 图 9-54A　股总动脉的正常纵切面彩色多普勒图像

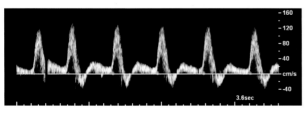

▲ 图 9-54B　股总动脉的正常频谱多普勒波形

在 3～4 个分段位置进行定位，获取 3～4 个重叠的分段图像，然后移动计划的距离来进行各段视野的成像。3D 对比增强磁共振血管成像扫描野从腹主动脉到足背动脉。采用三维成像序列通过对比剂计时的方法可用来快速更新动态扫描对于对比剂的监控。

（四）序列

(1) 血管定位序列。

(2) 平扫和增强 3D 扰相梯度回波序列，冠状位。

（五）图像分析（图 9-55B）

三维减影的数据被重建为连续的图像，可以通过 MPR、MIP 算法进行查看。在图 9-55B 中，3 个分段的 MIP 图像已合并为一张整体下肢动脉图，显示右侧髂总动脉全段闭塞，左侧髂总动脉和外髂动脉起始部狭窄和股浅动脉闭塞。

（六）对比剂及注射参数

用量	浓度	速率
等量	0.1mmol/kg	1ml/s（首选双相注射速率）

三十五、下肢血管 CTA

DSA 是下肢血管异常的传统的影像检查方法，多排螺旋 CT（MDCT）技术的发展和进步使得 CTA 成为一个可行的选择。CTA 相对于 DSA 的优势是非侵入性和可提供额外的诊断信息（如软组织和骨骼）[114, 115]。

（一）适应证

外伤性动脉损伤（钝性或穿透性）、动脉粥样硬化的外周动脉闭塞、动脉粥样硬化栓塞和血栓栓塞、动脉瘤以及动脉炎（如伯格病和多发性大动脉炎）[116]。

（二）患者准备

从感兴趣区移除所有金属物。

（三）患者体位和成像方式

患者仰卧，双臂举过头顶或穿过胸部。通过轴位、冠状位和矢状位激光辅助定位，以确保患者位于扫描仪的中心轴上，再将患者移入扫描仪的机架，直到扫描参考点位于髂嵴上方 2cm 水平，可通过将双脚绑在一起来固定下肢。

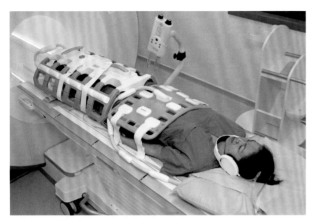

▲ 图 9-55A 放置好相控阵线圈，进行第 1 次扫描

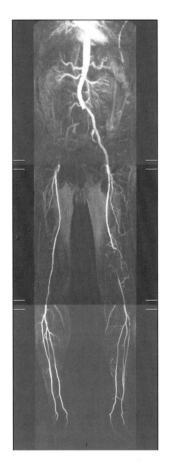

◀ 图 9-55B 下肢对比剂增强 MRA 图像

（四）成像过程（图 9-56A）

扫描范围从髂嵴上方 2cm 至足尖。静脉对比剂通过右肘窝中的套管流入，对比剂的时间是由在降主动脉中髂嵴水平的监测 CT 值确定的，阈值为 100HU 时触发扫描。推注生理盐水可以促进血管的增强和减少对比剂剂量。常规扫描方案：准直 1.2mm，薄层扫描 5mm/5mm，1.5mm/1mm 轴位重建，3mm/3mm 冠状位 MIP。

（五）图像分析（图 9-56B 至 D）

将轴位图像与冠状位图像/MIP 图像一并查看或以电影模式查看，以识别狭窄、动脉瘤、血栓和炎症变化的部位/程度。

（六）对比剂及注射参数

用量	浓度	速率
70ml	350mgI/ml	5ml/s
50ml	盐水	5ml/s

（七）辐射防护/剂量

低剂量技术：自动曝光控制（mA）和迭代层面重建。

预计 DRL：每次完整检查时的剂量长度乘积 DLP 为 1248.72mGy·cm。

三十六、下肢血管动脉造影及介入治疗

常规进行双下肢动脉造影，外伤病例或介入手术前仅对相关下肢进行成像。最常见的是通过 Seldinger 技术对股动脉进行逆行插入导管，导管头端位于腹主动脉。使用非离子对比剂。最好是使用专用的血管造影 C 臂机，因为该设备具有足够大的直接法数字化放射摄影（DDR）探测器（如 40cm）或影像增强器，以容纳四肢和可减影的数字成像设备，并实现远程控制的血管造影。该设备还可控制导管床或 X 线管/影像增强器组件的协调匀速运动，以实现沿下肢的预定体位进行快速数字图像采集（即下肢动脉的 DSA 步进成像）。

（一）适应证

由动脉粥样硬化导致动脉狭窄或闭塞引起的间歇性跛行、伯格病或其他形式的动脉炎、肢体外伤，或用于动脉介入手术，在介入手术或外科手术之前或术后进行。

（二）患者体位和成像方式（图 9-57A）

患者仰卧在导管床的中央，头部靠在一个浅枕头上，双腿伸直并拢，双脚朝上并稍微内旋，以显示胫腓骨之间的间隙。脚可以用一个三角形楔形泡沫垫和稳定的肩带固定。探测器与导管床平行，在透视下定位在盆腔区域，以确保第一张图像包括远

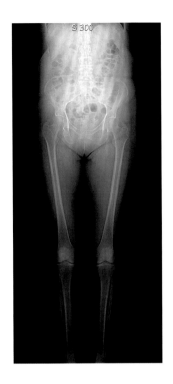

◀ 图 9–56A　前后位摄影图像

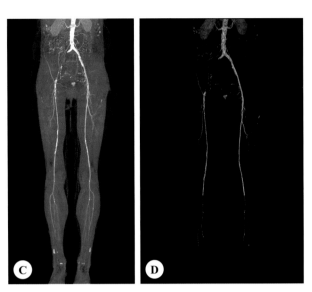

▲ 图 9–56C 和 D　冠状位 MIP（C）和冠状位 VR 图像（D）显示右髂动脉供血不足

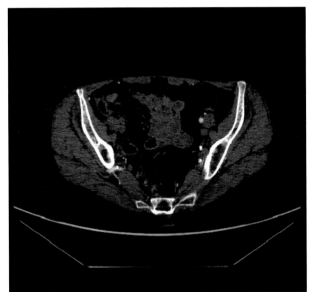

▲ 图 9–56B　轴位图像显示左侧血管正常，右侧血管闭塞

端动脉和近端股动脉。

X 线束的方向和中心：前后方向摄影，垂直准直光束在所处水平的中点为中心。

（三）成像过程（图 9–57B 至 D，图 9–58A 至 F，图 9–59A 和 B）

患者下肢处于前后位，即踝关节处于固定位置，显示 2/3 的腓骨头。楔形滤过器放在双下肢之间和两侧，以固定位置并减少饱和伪影造成的图像质量下降，有些也会放置数字化中央滤过器和横向滤过器。成像过中，应让患者尽可能保持腿不动；必要时，可用图像调节和像素移位来优化图像。

决定是要进行同侧或对侧股动脉（相对于患侧）插管通常取决于该目的是诊断还是介入手术，这一决定是在造影时作出的。进行下肢 DSA 有两种技术，即步进 DSA 和对比剂追踪 DSA。

对比剂追踪技术包括在蒙片图像的预设位置上对下肢执行基线、非对比度、重叠的 X 线成像。然后，以单次大剂量的对比剂（6～8ml/s，共 100ml）进行注射和血管造影。由医务人员操作使检查床按顺序移到预设位置，一直"追逐"对比剂延伸到下肢的末端。追踪技术的优点是它比步进技术更快和使用更少量的对比剂。然而，如果双下肢上有不同的对比剂通路，或在单张蒙片图像和随后的减影图像之间有肢体的运动，这反而需要额外的血管造影。因此，在大多数时候还是最好采用步进技术。

在步进技术中，下肢的血管造影在 3～4 个独立（略微重叠）的位置（髂动脉段、股腘段和膝下段）进行，每个位置都有单独的对比剂注射、图像采集参数和蒙片图像。

1. 髂动脉段

将猪尾导管置于在肾动脉下方的腹主动脉中，导管头放在屏幕中心线顶部，C 臂位于前后正位，然

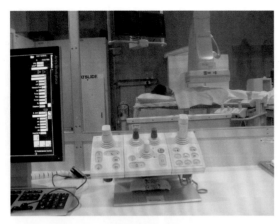

▲ 图 9–57A　通过远程操控成像探测器进行血管造影

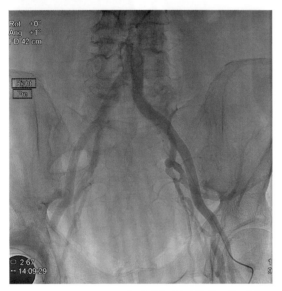

▲ 图 9–57B　显示正常髂骨解剖结构的原始图像

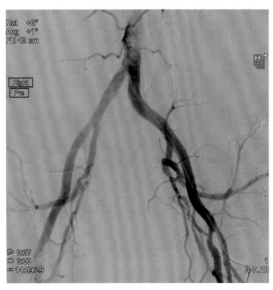

▲ 图 9–57C　显示髂动脉段的减影图像

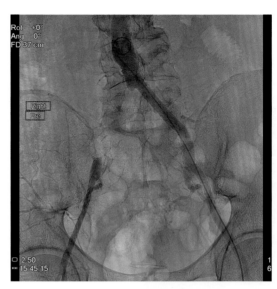

▲ 图 9–57D　右侧髂动脉闭塞

后在右前斜位（RAO）和左前斜位（LAO）15°~25°的位置分别获取图像，斜位摄影可显示对侧髂总动脉分叉和同侧 CFA 分叉，并使用高压注射器造影获取图像。应给予抗痉挛药物（如丁溴东莨菪碱），以减少肠道蠕动造成的伪影，从而提高图像质量。

2. 股腘段

在前后正位摄影中进行血管造影，根据患者的身高进行单次集中采集或两次的重叠采集。

3. 膝下段

在前后正位摄影中执行血管造影，如果患者无法保持所需的位置，C 臂可以倾斜角度来补偿并对两条小腿分开造影。

4. 足部血管

需要在侧位对足部血管进行成像，且通常每只脚要单独成像。患者应将脚转为侧位，C 臂系统也可以倾斜以优化侧位图。较小的视野（如 31cm）有助于改善血管成像效果。

（四）成像参数

位置	图像采集	造影时间	图像总数
髂动脉	2 帧 / 秒	3~4s	6~8
股浅动脉	1 帧 / 秒	4~8s	4~8
腘动脉	1 帧 / 秒	6~10s	5~9
膝下动脉	1 帧 / 秒	8~12s	6~10
足部动脉	1~0.5 帧 / 秒	8~15s	5~12

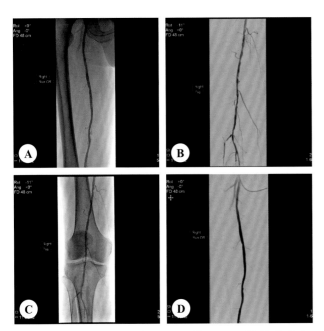

▲ 图 9-58A 至 D　股动脉的原始图像（A）和减影图像（B），以及腘动脉的原始图像（C）和减影图像（D）

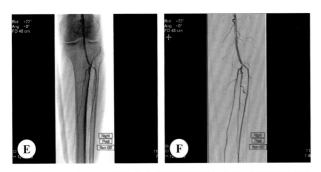

▲ 图 9-58E 和 F　膝下动脉的原始图像（E）和减影图像（F）

（五）对比剂及注射参数

位置	用量	速率	延迟
髂动脉	15～20ml	8～10ml/s	2s 注射延迟
股浅动脉	15ml	8ml/s	1s 注射延迟
腘动脉	15ml	8ml/s	1～2s X 线延迟*
膝下动脉	20ml	8ml/s	2～3s X 线延迟*
足部动脉	20～25ml	8ml/s	3～5s X 线延迟*

注：*，X 线延迟将减少对比剂到达目标位置之前获取的图像数量，使辐射剂量最小化

（六）下肢动脉介入治疗（图 9-59A 至 F）

目前常用超声或 MRA 作为主要检查方法进行下肢成像。血管造影介入治疗包括血管成形术和（或）支架置入术，其他介入治疗方法包括溶栓（化学和机械）和抽吸血栓切除术等。

介入治疗的适应证

常见的适应证是由动脉粥样硬化引起的髂动脉或股腘动脉狭窄或闭塞。患者会出现慢性下肢缺血的症状，最常见的是跛行（行走时腿部疼痛）。对于出现组织缺失（溃疡或坏疽）的更严重缺血病例，可以对小腿内的胫骨血管进行血管成形术，以改善足部的血液供应并帮助组织愈合。其他适应证包括急性下肢缺血的溶栓治疗等。

注意：有关介入操作的说明可参见第 5 章。

三十七、下肢血管超声：静脉系统

（一）适应证

• 评估静脉曲张，评估其是否适合介入手术，并在术后评估成功率。
• 标记目标静脉，作为血管移植物。
• 疑似 DVT，症状表现通常是腿部肿胀和（或）水肿。
• 评估动静脉畸形（AVM）和其他血管异常。

（二）患者准备

去除检查区域的衣物，包括检查区域的近端和远端，通常用床单覆盖未检查区域以保护患者隐私。在靠近手术疤痕或溃疡区域进行扫查时，要特别注意控制感染。

（三）成像过程（图 9-60A）

患者在倾斜的检查床上以俯卧位或某些情况下站立位进行检查。3.5～7MHz 线阵探头最适合于下肢静脉检查中的深度范围。探头位于目标区域的皮肤上，并进行横向扫查来定位血管，也可在纵向平面扫查血管，探头沿血管方向向远端和近端移动。

双功成像，即实时 B 型超声成像结合彩色多普勒，是诊断股总静脉、股静脉和腘静脉 DVT 的首选成像方法[117]。用探头施加压力，同时可以实时观察静脉部分是否容易被压缩来确认静脉是否正常或存在血栓。此外，使用彩色多普勒超声可以显示部分闭塞血管中血栓周围的血流情况。

静脉曲张通常是由从脚踝内侧延伸到腹股沟的大隐静脉（LSV）或从小腿延伸到膝关节后部的小隐静脉（SSV）功能不全引起的。在检查静脉曲张时，

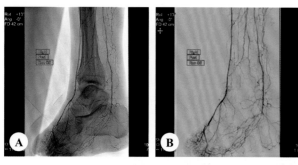

▲ 图 9–59A 和 B 足部动脉的原始图像（A）和减影图像（B），需要注意此例糖尿病患者截肢的脚趾

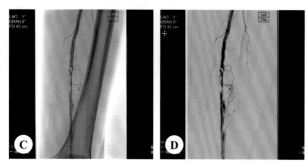

▲ 图 9–59C 和 D 原始图像（C）和减影图像（D）显示股浅动脉狭窄和血管病变

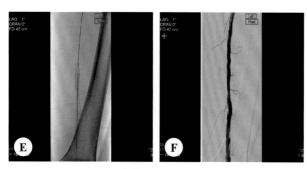

▲ 图 9–59E 和 F 原始图像（E）和减影图像（F）显示股浅动脉中的支架和置入支架后血流改善情况

会要求患者进行 Valsalva 动作，这是通过阻止静脉回流来证明静脉内的瓣膜功能是否正常，在大腿下部和小腿的更远侧，通过挤压小腿并在压力增大后立即检查反流。挤压的作用与 Valsalva 动作类似，用来增大压力并证明静脉功能不全（如果存在），任何回流都表明瓣膜功能不全。

彩超和频谱多普勒超声可用于更详细的静脉超声检查，以确定导致曲张异常和穿静脉功能不全的部位。超声医生能够向临床医生提供有关血管走行、直径和曲折度等非常详细的信息，这有助于血管外科医生仔细规划治疗方案。

（四）图像分析（图 9–60B 和 C，图 9–61A 至 C）

在静脉曲张研究中，深静脉或浅表静脉可能显示不完整，向外科医生强调这一点将有助于优化治疗方案。

图 9–60A 显示了对小腿中部的血管检查。在这个位置上探头是纵向的，因此将产生血管的纵切面的图像。患者通常成站立位成像，特别是检查静脉曲张，因为重力的影响有助于静脉曲张的检测。

在图 9–60B 中，探头处于相同位置但旋转了 90°，以显示横断面的图像，中心的圆形无回声区域为血管的管腔。

图 9–60C 为小腿的横向扫查。双功图像由彩色血流叠加多普勒显像，显示有血流通过静脉，表明它是通畅的并且近端瓣膜功能正常。在无多普勒的情况下，则不足以判断血管是否通畅，因为当血管被新鲜血栓阻塞时的灰度显像与正常血流非常相似，而且没有彩色血流信号。

图 9–61A 为三重扫查，显示有 3 种模式：灰度、彩色血流和频谱多普勒，显示了通过股总静脉的血流，频谱多普勒轨迹是静脉的正常血流，可将其与心脏和动脉中的频谱多普勒轨迹进行比较。

图 9–61B 显示了右侧隐股点（SFJ）的横切面。大隐静脉（LSV）汇入股总静脉（CFV），在 SFJ 的外侧可以看到 CFA。这三根血管通常被认为是"米老鼠"图案：CFV 是头部，CFA 和 LSV 是耳朵。

图 9–61C 显示了压迫对 SFJ 正常脉管系统的影响。LSV 很容易被压迫，如果存在血栓，静脉仍将保持充盈。

有两种评估血栓存在的方法，即压迫的方式和用多普勒超声对血流动力学进行评估。这两种方法都可用作一次彻底的检查来增加结果的准确度。

三十八、下肢血管：静脉造影

下肢静脉成像通常使用超声、MR 静脉造影或 CT 等方式进行。在没有这些方式的情况下，可以进行血管静脉造影，这仅限于通过手动推注适当稀释的非离子造影对比剂（3×20ml，用生理盐水 50∶50 稀释）来显示腿部深静脉。此外，使用 19G 或 21G 针尽可能在足背远端静脉进针。

通过在腿部周围使用止血带来防止对比剂进入

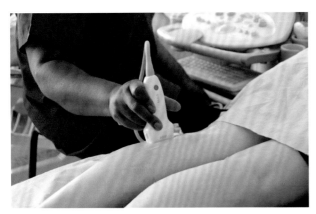

▲ 图 9-60A 腿部静脉检查的位置和技术操作。显示了纵切面小腿中部静脉的探头位置

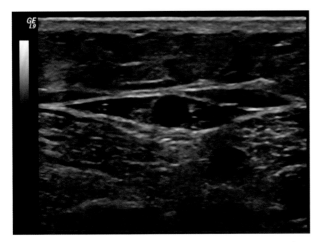

▲ 图 9-60B 小腿的小隐静脉扫查，与图 9-60A 相对应的横断面图像

被检查腿的浅静脉，一个止血带在脚踝上方，另一个在膝关节上方或下方。此检查最好使用带有 DDR 的专用血管造影 C 臂设备，因为其探测器或影像增强器足够大（如 40cm），以实现最大的血管可视化和数字成像，而且可允许图像减影；或可使用带有导诊床的传统荧光透视设备或配备有导诊床和影像增强器的远程控制系统来执行该过程。采取这些方式的图像是通过数字成像采集或在旧设备的串行暗盒更换器采集的。

（一）适应证

评估下肢静脉系统的主要成像方式是超声和 MR 静脉造影。正式的静脉血管造影通常是用于检查之前成像发现的问题或无法检测出的问题。

- DVT 的诊断和评估。
- 评估静脉曲张手术前深静脉的通畅性。

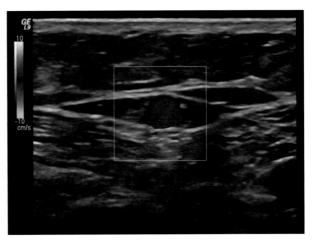

▲ 图 9-60C 与图 9-60B 相同位置的双功图像

- 静脉曲张对穿静脉和静脉瓣膜功能的评估。
- 静脉系统的先天性血管畸形。

（二）患者体位和成像方式

使用带有倾斜角度导管床的 C 臂机，患者仰卧在导管床上，头部抬起放在浅枕头上，分别以前后位和两个斜位对患侧的下肢定位，以显示小腿深部静脉，大腿在前后位上进行定位，用以显示腘静脉、股静脉和髂静脉，然后进行一系列成像。当观察到对比剂流经静脉时，在透视帮助下使肢体成最佳定位，以避免重叠血管。

先行小腿前后位成像，随着检查往远端进行，脚踝背屈，腿内旋，直到内踝和外踝与床面等距。对于这两种倾斜摄影，肢体往任一方向旋转约 45°，如果是膝关节原位置换的患者，则需要在膝部侧位成像来显示腘静脉，这种成像是让患者完全转向患侧，内踝和外踝重叠，胫骨平行于影像接收器。

大腿和骨盆区域的前后位成像是让腿伸展并稍微内旋。对于所有的成像，DDR 探测器 / 影像增强器一直位于被检部分上方且平行于床面。

（三）成像过程（图 9-62A）

患者躺在竖直倾斜的检查床上用健侧的下肢支撑，从足背静脉注入对比剂，绑紧腿部下方止血带让深静脉显影。有时需要使用热水瓶或用热水对足背进行局部加热，在插入针管之前，膝关节上方的止血带也是绑紧的。

静脉针管插入后，在床面半直立情况下通过透视控制对比剂注射，再获取对比剂充盈的小腿静脉

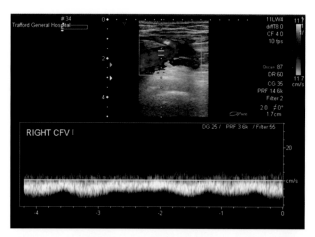

▲ 图 9-61A　腹股沟水平的三重扫描图像，显示股总静脉

的正位和斜位图像，膝关节原位置换术的患者需要侧位成像来显示腘静脉，随着注射的继续，实时观察对比剂通过腘静脉和股静脉，固定的正位图像是让大腿的不同水平与床面平行，然后松开膝关节上方的止血带来观察髂静脉，这也可以通过对小腿施以一定的压力来实现，获得髂静脉的图像后则此项检查结束。

注意：由于静脉血流速度通常很慢，因此每秒1帧或每隔1s采集1帧就够了。另一种方法是一次性获取未减影的图像，在透视下定位以获得更好的图像。

（四）图像分析（图 9-62B 和 C，图 9-63A 和 B）

对比剂逆流表示血管瓣膜功能不全，通过使用 Valsalva 动作减缓对比剂流动并加强静脉瓣膜的显影效果。DVT 将伴随血管内充盈缺损相关的缺血和急性血栓的静脉直径增加。

（五）对比剂及注射参数

用量	浓度	速率
50～150ml	150mgI/ml	手动推注

三十九、下肢血管：静脉介入治疗

下肢的静脉影像检查通常是通过超声、MR 静脉造影和 CT 进行，而静脉血管造影通常是作为介入治疗的一部分进行的。

（一）适应证

下肢静脉介入治疗的适应证包括。

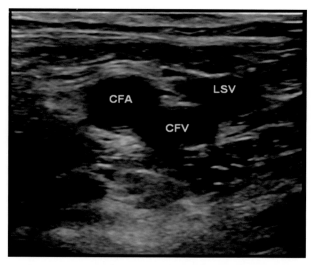

▲ 图 9-61B　右侧腹股沟水平的横断面扫查显示隐股点和股总动脉（CFA）、股总静脉（CFV）和大隐静脉（LSV）
CFA. 股总动脉；CFV. 股总静脉；LSV. 大隐静脉

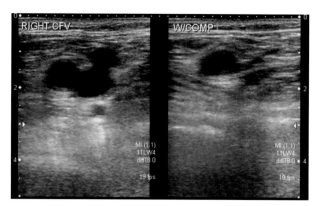

▲ 图 9-61C　未被压迫和被压迫的隐股点

- DVT，尤其是髂股段的深静脉血栓。
- May-Thurner 综合征，一种左髂总静脉被右髂总动脉压迫导致静脉血栓形成的病症。
- 静脉系统相关的血管畸形。

静脉血管畸形

静脉畸形是指静脉发育异常导致身体不同部位的静脉结构紊乱，上下肢是静脉畸形的常见部位。其治疗是在包括介入放射科医生、整形外科医生、血管外科医生和皮肤科医生在内的多学科团队协作下进行的。放射治疗方法是硬化剂治疗，是在超声或透视引导下注射多种药物，目的是让异常静脉形成血栓从而减轻相关症状。关于静脉畸形治疗的详细说明超出了本书的范围，请相关人员查阅更多的专业书籍。

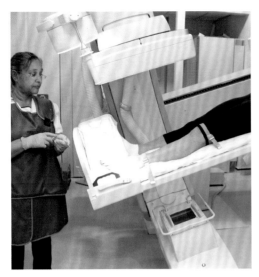

▲ 图 9-62A　为下肢静脉造影定位的患者

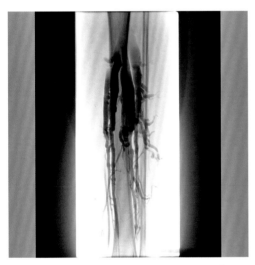

▲ 图 9-62B　为左下肢静脉的正位图像

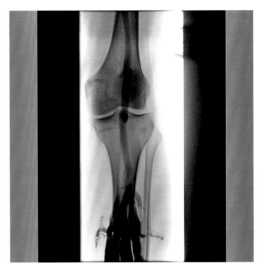

▲ 图 9-62C　为左腿腘静脉正位图像

由于静脉血流通常很慢，因此每秒 1 帧或每隔 1s 采集 1 帧通常就足够了。

（三）成像参数

图像采集	造影时间	影像总数
1 帧数 / 秒	5～20s	5～20
0.5 帧数 / 秒	5～20s	3～10

（四）对比剂及注射参数

用量	浓度	速率
5ml	320mgI/ml	手动推注
用 5ml 生理盐水稀释		

（二）成像过程（图 9-64A 和 B）

静脉介入是治疗血栓的主要方法。在超声引导下，将血管鞘置入对侧股静脉或同侧腘静脉，患者分别取仰卧和俯卧位。治疗前的定位图像是以通过腘静脉或股静脉的血管鞘，分别在下腔静脉（IVC）汇合处上方和同侧股静脉下方来定位的。通常只显影膝关节以上部分并进行血管造影治疗。有多种清除血栓的技术，包括用重组组织纤溶酶原激活剂栓塞血栓形成的血管，然后进行注射溶栓。其他技术可以作为溶栓的辅助手段进行，如使用大口径导管或专用机械血栓清除装置进行血栓抽吸。任何潜在的狭窄都必须治疗，否则血栓会复发，因此可能还需要进行静脉成形术和支架置入术。

四十、下腔静脉：血管造影及介入治疗

最好使用带有大型 DDR 探测器或影像增强器（如 40cm）专用血管造影 C 臂机和带减影功能的数字图像设备来进行该操作。

（一）IVC 滤器植入的适应证

放置永久性或临时性 IVC 滤器以防止来自骨盆、下肢和 IVC 的血栓进入肺部导致肺栓塞（PE）。有 2 个主要适应证：①接受了充分抗凝治疗后复发 PE 的患者和患有 PE 但有抗凝治疗禁忌的患者，②术前对 PE 或 DVT 高风险患者进行预防性滤器置入。滤器中较短的一组支腿设计旨在防止滤器在放入 IVC 时发生倾斜，因为这会导致其取出时更加困难。

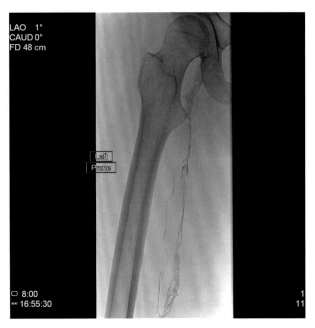

▲ 图 9-63A 股静脉介入治疗前的原始图像

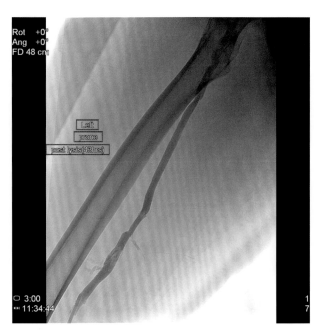

▲ 图 9-64A 股静脉溶栓后的原始图像

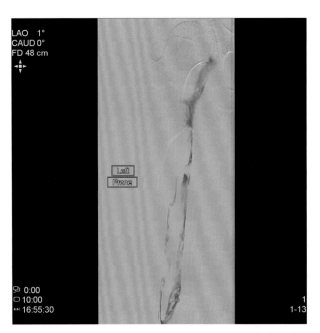

▲ 图 9-63B 存在广泛的髂股深静脉血栓的股静脉减影图像

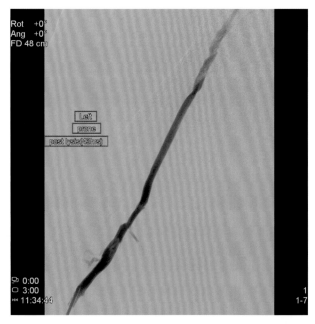

▲ 图 9-64B 股静脉溶栓后显示血流改善的减影图像

（二）成像过程（图 9-65A 至 F ）

患者仰卧在导管床的中央，头靠在一个浅枕头上。滤器可以通过股静脉或颈内静脉方法插入。将导管送入 IVC 并进行血管造影以确认 IVC 中没有血栓，再测量 IVC 的血管大小，确保血管没有重叠并确定肾静脉的位置，滤器送入血管并放置在肾静脉下方，因为这样即使滤器收集大量血栓导致 IVC 血栓形成，肾静脉也不会受到影响。

滤器置入后再进行造影以记录和确认滤器的位置。

置入滤器可以是临时的或永久的方法，如果是临时的，视实际情况而定，通常会在置入后的几周内尝试取出。如果是通过右侧颈内静脉取出滤器，要预先进行 DSA 造影，当滤器中充满血栓，则将其留在原位。

有一种特定用于回收滤器的装置，能与滤器顶端相连接并将其折叠送回管套。

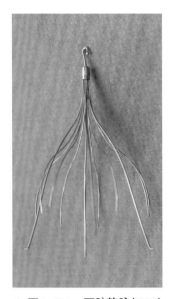

▲ 图 9-65A　下腔静脉（IVC）滤器的样本

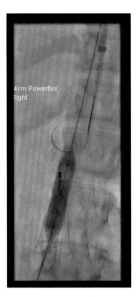

▲ 图 9-65B　滤器的腿嵌在下腔静脉血管壁上，球囊是用于打开滤器和便于取出

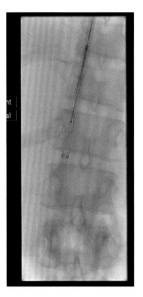

◀ 图 9-65E　静脉造影显示滤器内有中等体积的血栓。患者继续抗凝治疗，3 个月后成功取出滤器

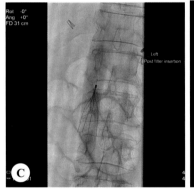 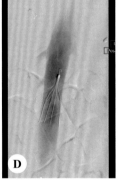

▲ 图 9-65C 和 D　滤器的原始图像（C）和减影图像（D）显示其位置在肾静脉以下

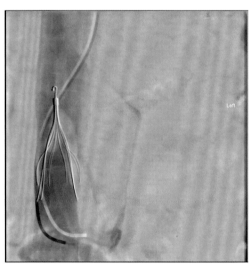

▲ 图 9-65F　滤器回收套件中的圈套钩在滤器上，随着管套推进，滤器的腿收缩，允许安全回收

（三）成像参数

图像采集	造影时间	图像总数
2 帧数 / 秒	3～4s	5～8

（四）对比剂及注射参数

对比剂使用肝素盐水 50 : 50 稀释		
用量	浓度	速率
5～10ml	270～320mgI/ml	手动推注

四十一、上肢血管及上腔静脉：成像指南和临床成像方法

（一）成像技术

锁骨下动脉起源于头臂干和主动脉弓，超声可能难以有效地显示，但扫查锁骨下方或锁骨上方时通常可以看到更远端的动脉。

当血管向外侧移行成为腋动脉时，连续性可能难以保证，但从那里开始，超声通常可以很好地观察到远端血管。CT 和 MR 血管造影能够完整地显示锁骨下血管和腋下血管，这两种成像方式可能比超声更容易显示运动时动态（手臂向上和手臂向下）的血管收缩。对比剂血管造影也可以做到这一点，但这是有创性的，是最后的手段。如果超声检查不明确，可以使用静脉造影。

1. X 线平片

X 线平片可显示上沟（肺尖）有肿块，可导致血管阻塞，特别是腋静脉或上腔静脉（SVC）阻塞。在此方面，普通 X 线图像几乎没有其他作用。

2. 透视造影（血管造影）

血管造影是显示锁骨下动脉和腋动脉的传统方法，但它是一种侵入性技术，需要对主动脉弓进行插管，并伴随着风险（见主动脉：对比透视）。其已被多普勒超声、CT 和 MR 血管造影所取代。静脉造影是一种简单的技术，如果超声不明确，可以用静脉造影来评估锁骨下静脉的阻塞。

3. 超声

锁骨下血管和腋下血管通常可以接受超声检查，但肥胖者可能会受到限制。锁骨提供了一个潜在的障碍，这可能会限制体格健壮的患者，或限制存在既往骨折扭曲情况的患者。多普勒超声的优点是能够快速显示血流方向，如果在超声上可以看到椎动脉，这将为锁骨下动脉盗血综合征的评估提供有价值的信息。超声检查通过直接显示管腔闭塞、血流模式改变和侧支循环，通常足以诊断锁骨下静脉阻塞。

4. CT

如果超声由于技术原因未能对可疑的上肢血管问题提供明确的诊断，可以使用 CT 血管造影。CT 通常能更清楚地显示大血管的起源，并能更完整地显示整个上肢和颈部近端的血管解剖和病理。然而，CT 不能显示血流方向，尽管从临床图像结合解剖学知识可以推断锁骨下盗血。在临床体位性血管闭塞（胸廓出口综合征）中，先抬臂再放下手臂的 CT 扫描可以显示梗阻的部位和严重程度。

5. MRI

MRI 具有与 CT 相似的优点，没有电离辐射的风险，因此是年轻患者的首选。通过选择合适的序列，它还可以确定椎动脉中的血流方向。

（二）疾病表现与检查方法

1. 单侧手臂肿胀

除非以前有淋巴阻塞的病史［如乳腺癌的手术和（或）放射治疗］，否则这种情况最可能的原因是

静脉阻塞。这是静脉导管和安装起搏器的时候发生的一种相对常见的并发症，也可能是由于腋静脉长期受压（如长时间靠在椅背上）。它通常很容易通过超声诊断，但如果超声不成功，静脉造影是一个快速而简单的选择，CT 或 MRI 则很少使用。

2. 双侧手臂和颈部静脉肿胀

这种复杂的症状提示中央水平的静脉梗阻，典型的上腔静脉梗阻。超声检查可显示近端静脉血流和（或）侧支循环改变，提示远端梗阻。如果它向后延伸到近端静脉或从近端静脉顺行扩散，可能提示血栓，在瘦弱的患者中甚至可以证明 SVC 本身的起源。如果梗阻主要位于上腔静脉水平，则需要进行 CT 检查，以确认诊断并确定病因（如肺癌）。初步的胸部 X 线平片不无裨益，纵隔肿块则需要进行胸部 CT。

3. 锁骨下侧支迂回

在这种情况下，锁骨下动脉近端的狭窄可能会导致（特别是在运动时）侧支循环从椎动脉吸收血液。

4. 体位性上肢缺血

如果患者在某些体位或动作时（如抬高时间延长）出现上肢疼痛，这可能是由于该体位或动作导致动脉被锁骨或纤维带压迫所致。超声可以通过显示不同体位的血流和波形改变来支持诊断，CT 或 MRI 也可以证实这一点，并提供更详细的解剖学信息。

5. 周围性缺血

冰冷苍白的手指，特别是在寒冷的环境中，由于各种情况下指小血管受损或收缩而导致的外周缺血的特征。过去需要血管造影才能对这些情况进行成像，但现在高分辨率超声可以精细地显示动脉血流。

四十二、上肢血管解剖

血管解剖（图 9–66A 和 B）

胸主动脉起始于主动脉瓣，通过位于 T_{12} 椎体水平的膈裂孔进入腹部。它分为升主动脉、主动脉弓和降主动脉。主要血管来自升主动脉和弓部。右冠状动脉和左冠状动脉起源于升主动脉根部，靠近主动脉瓣尖。主动脉弓有 3 条供血于头颈部和上肢的大血管：头臂动脉（又称为头臂干或无名动脉）、左

颈总动脉和左锁骨下动脉。头臂动脉分为右侧颈总动脉和右侧锁骨下动脉。每条颈总动脉分为颈内动脉和颈外动脉。椎动脉是两侧锁骨下动脉的第一支。锁骨下动脉向外侧穿行，在第一肋骨外侧缘作为腋动脉延续。腋动脉沿手臂向下延伸，在大圆肌的下缘形成肱动脉。在肘窝，肱动脉分为桡动脉和尺动脉，这两支动脉从前臂一直延伸到手部。

静脉血液通过前臂的贵要静脉和头静脉回流，由肘部的肘正中静脉连接；前臂浅静脉的布局在不同的人之间可能有很大的变异。贵要静脉在三角区形成腋静脉，在第一肋骨外缘形成锁骨下静脉。锁骨下静脉与颈内静脉在胸锁关节水平汇合，从头部引流血液，两者形成头臂静脉（也称为无名静脉）。左、右头臂静脉汇合在第一肋软骨与柄的交界处的后方，形成上腔静脉，流入心脏的右心房。

四十三、上肢血管超声

虽然使用 B 型超声、彩色和频谱多普勒扫查和研究动脉疾病的方式可能与下肢相似，但由于上肢动脉粥样硬化性疾病的患病率较低，上肢动脉和静脉的超声检查往往比下肢研究少[118]。

（一）适应证

超声检测上肢动脉供血最常见的指征可能是可疑的胸廓出口综合征（TOS），以区分 TOS 的神经源性和血管源性。应扫查锁骨下动脉，并观察肌肉肥大或副肋骨是否受压。

（二）成像过程

使用频率为 7～12MHz 的线阵探头，患者首先仰卧（图 9-67A），可以评估锁骨下动脉、肱动脉、桡动脉、尺动脉和指动脉。当检查锁骨下动脉时，使用彩色多普勒（图 9-67B）对血管做出明确的识别是至关重要的，因为锁骨下静脉距离很近且搏动性很强[119]。

更远端动脉的节段性收缩压可使用下肢外周动脉系统超声 ABPI 测量的方法来测量。由于双臂处于不同的位置，先让患者站着或坐着，双臂靠在胸侧，然后其肩部后仰向下，头转向患侧，然后手臂过度外展 90° 和 180°，以确定信号的丧失是否是锁骨下动脉受压的结果。这项检查可以与椎动脉扫查一起进行，以检查锁骨下盗血综合征 – 参见颈部血管超

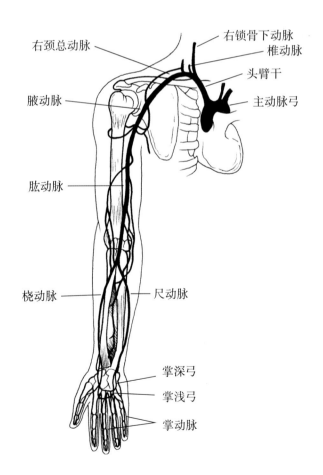

▲ 图 9-66A　上肢动脉示意

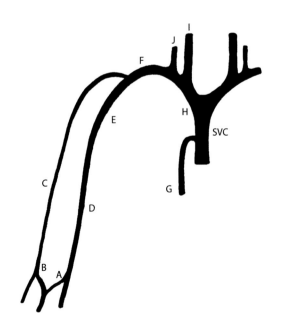

▲ 图 9-66B　上肢和 SVC 静脉系统示意

A. 基底中位静脉；B. 头中位静脉；C. 头静脉；D. 基底静脉；E. 腋静脉；F. 锁骨下静脉；G. 无名静脉；H. 颈内静脉；L. 颈外静脉；J. 静脉；SVC. 上腔静脉

声部分。

（三）图像分析

图 9–67B 显示了锁骨下动脉远端正常血流。混叠显示为中间最浅的蓝色，表明这是峰值速度所在的位置。这一段内没有明显的动脉受压。

四十四、上肢血管 MRI

锁骨下血管和上肢 MR 血管成像（MRA）最常用的是增强扫描（CE-MRA）技术。可以在一个视野内对主动脉弓、锁骨下动脉和大部分肱动脉进行成像。前臂血管的 CE-MRA 也可以作为单独检查或作为两站式检查的一部分进行。

（一）适应证

上肢血管先天性和退行性疾病，包括狭窄、夹层的诊断，以及辅助制订手术计划等。

（二）患者准备

患者无须特殊准备。

（三）患者体位和成像方式

对于近端血管的成像，患者仰卧并使用相控阵线圈进行成像，以提供从主动脉弓到上肢近端的高分辨率血管成像。为了对前臂血管进行成像，患者俯卧，手臂在头顶上方伸展。在手臂上放置相控阵线圈，以覆盖肘部到手部，或在有局灶性血管异常的地方精准定位具体区域。在无症状的手臂一侧静脉植入套管针，对于注射钆对比剂是很重要的。

（四）成像过程

1. 序列

(1) 多平面定位像。

(2) 血管造影磁共振成像（梯度回波）。

(3) 使用前述方法之一进行团注监测。

(4) 在对比剂第一次通过颈部血管时扫描 T_1 三维梯度回波序列。

2. 附加序列

如果需要进行减影，可以在对比剂注射前后扫描三维 T_1 梯度回波序列。这在前臂更有效，因为血管与前臂骨骼脂肪组织中的高信号密切相关。

（五）图像分析（图 9–68A 至 D）

所有的血管图像都是根据逐层数据和 MIP 重建

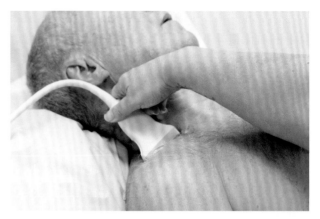

▲ 图 9–67A　锁骨下动脉的超声检查，通常将探头放置于患者锁骨上。这对评价有症状位置的血流状态非常重要，如图中所示，这些位置并不固定

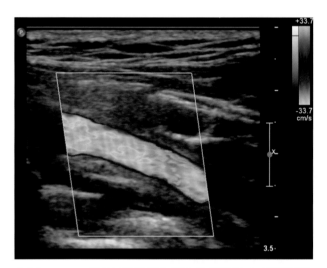

▲ 图 9–67B　锁骨下动脉纵向部分的非双相（B 型超声和彩色血流多普勒）扫查

进行诠释的。可以对特定的感兴趣区进行 MIP 重建。MIP 图像有助于为手术计划的制订提供血管图。

（六）对比剂及注射参数

用量	浓度	速率
等量	0.1mmol/kg	2ml/s

四十五、上肢血管 CTA

传统意义上，上肢血管异常的成像一直是数字减影血管造影（DSA）的主要领域。另一些成像方式包括磁共振血管造影（MRA）和超声等。MDCT 获取亚毫米级各向同性数据的能力，渐渐使得 CTA 成为一个可行的选择。与 DSA 相比，CTA 的优势包括非侵入性，以及能够提供更多的信息（如软组织和骨骼）[120-122]。

（一）适应证

创伤性动脉损伤（钝性或穿透性），有缺血症状的患者，血管重建的术前计划，血管内手术和透析通道的随访[122]。

（二）患者准备

将异物从感兴趣区中移除。

（三）患者体位和成像方式

患者仰卧在检查床上，患侧手臂举过头顶，手指伸直。可替代的体位是患者俯卧位，有患侧手臂放在身旁。通过轴位、冠状位和矢状位的激光辅助定位，以确保患者位于扫描设备的中心轴上。将患者移入扫描设备的机架，直到扫描参考点位于患侧肩部下方 2cm 的水平。使用透明的泡沫来固定患侧手臂和手指。

（四）成像过程

扫描从患肩上方 2cm 开始，结束于指尖。对比剂是通过对侧臂肘窝的套管针引入的。当需要双侧上肢成像时，可以使用中心线。对比剂的时间由升主动脉主动脉弓水平的监测 CT 值决定。扫描在阈值 100Hu 时触发。生理盐水的加注可以更大程度地增强血管显影效果，减少对比剂剂量。经典扫描方案：1.2mm，层厚 5mm/5mm，轴位重建 1.5mm/1mm，冠状位重建 3mm/3mm，以及 MIP，也可以进行曲面重建（CPR）。图像采集是从受影响的肩膀顶部采集到指尖。

（五）图像分析（图 9-69A 至 D）

将轴位图像与冠状位图像 /MIP 图像以电影模式查看，评估血管解剖，并确定狭窄、动脉瘤、血栓和炎症改变的位置 / 范围。曲面重建可用于评估血管腔。

（六）对比剂及注射参数

剂量追踪		
用量	浓度	速率
70ml	350mgI/ml	5ml/s
50ml	盐水	5ml/s

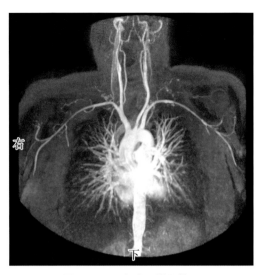

▲ 图 9-68A　上肢正常血管 MRI

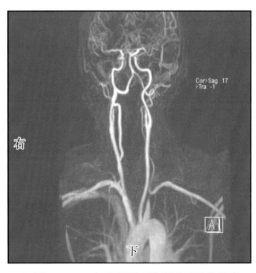

▲ 图 9-68B　左锁骨下动脉严重局灶性狭窄

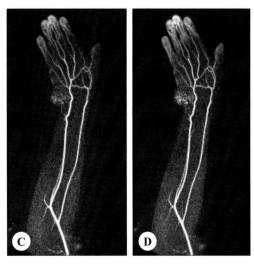

▲ 图 9-68C 和 D　连续序列图像显示动静脉畸形

（七）辐射防护 / 剂量

低剂量技术：自动曝光控制（MA）和 AEC 迭代重建技术。

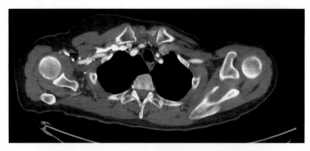

▲ 图 9-69A　CTA 轴位显示双侧锁骨下动脉

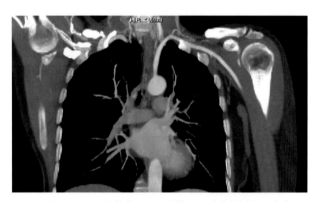

▲ 图 9-69B　冠状位 MIP 图像显示左侧锁骨下动脉

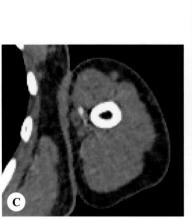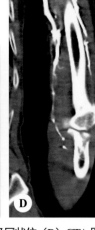

▲ 图 9-69C 和 D　左上肢轴位（C）及冠状位（D）CTA 图像

四十六、上肢血管造影及介入治疗

最好使用专用的血管造影设备（C 臂系统），其 DDR 探测器或影像增强器足够大（如 40cm），可以容纳四肢并且进行图像减影。上肢血管造影及介入治疗通常采用 Seldinger 技术，对股动脉进行逆行插管。选用非离子对比剂和高压注射器。

（一）适应证

适应证包括创伤合并动脉受累、肿瘤、动脉瘤和动静脉畸形（AVM）的检查等，还可用于检查有可疑影响的手部和手指动脉的雷诺病（Raynaud disease）。在疑似闭塞动脉扩张和动静脉畸形供血栓塞等介入性手术之前、术中和术后，均可观察到锁骨下动脉的闭塞性疾病和先天畸形（各种症状）。

（二）患者体位和成像方式

可采集胸上部、颈部和四肢的 PA 图像。患者仰卧，双臂通常放置在躯干旁边，手掌朝上。在某些情况下，可能会要求患者将手臂举过头顶，以便更好地观察和研究对动脉循环。图像探测器与检查床平行，并直接位于被检区域的上方。

（三）成像过程（图 9-70A 至 F）

先使用 4F 导管进行弓形主动脉造影，以勾勒血管解剖。然后使用 Headhunter 导管（或其他合适的导管）对右或左锁骨下动脉进行选择性插管，然后分别检查手臂的不同区域。可以在筛选下注射少量的对比剂，并在其穿过肢体时进行观察，以便在成像序列之前确定异常的位置。在注入对比剂之后，然后在预定区域快速连续地采集图像。

（四）上肢动脉介入治疗

- 创伤干预包括对受影响动脉进行栓塞术或支架置入术。
- 动脉粥样硬化性血管疾病引起的锁骨下动脉狭窄或闭塞可通过支架置入来治疗。
- 动静脉畸形采用弹簧圈和液体栓塞剂相结合的治疗方法。
- 栓塞引起的急性肢体缺血，通常来自心脏，可通过溶栓和（或）取栓来治疗。

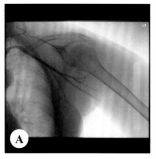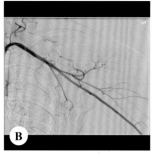

▲ 图 9-70A 和 B　原始图像（A）显示上肢动脉，减影图像（B）显示腋下至肱动脉

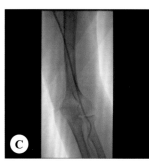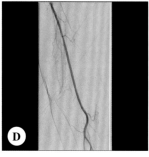

▲ 图 9-70C 和 D　原始图像（C）和减影图像（D）显示肱动脉

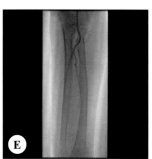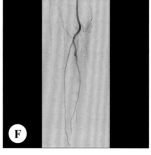

▲ 图 9-70E 和 F　原始图像（E）和减影图像（F）显示上肢尺、桡侧动脉

（五）成像参数

图像采集	造影时间	图像总数
1 帧数 /s	8～10s	8～10

（六）对比剂及注射参数

用量	浓度	速率
5ml	270～320mgI/ml	8～10ml/s
对比剂与肝素盐水 50∶50 稀释		

四十七、上肢血管：静脉造影

静脉造影使用透视成像设备或专用的血管造影 C 臂设备，配备大型 DDR 探测器或影像增强器（如 40cm）和允许图像减影的数字成像设备。检查通常局限于肩部，以确定梗阻的位置。造影存储图像是使用数字成像设备获取的。手术包括远端静脉（如肘前静脉）插管，以及在透视控制下缓慢注射的非离子型对比剂。

（一）适应证

这些检查包括检查上肢水肿和怀疑上肢静脉血栓形成。

（二）患者体位和成像方式

患者仰卧，头躺在薄枕上。受影响的手臂伸展、轻微外展和外旋。成像检测器位于肩部上方，与检查床平行。

（三）成像过程（图 9-71A 至 D）

静脉插管后，在透视控制下注射对比剂，观察对比剂近端流经腋下静脉和锁骨下静脉的情况。必要时可获取造影存储图像，以显示任何病理情况下的血管和部位。可以拍摄更多的图像，将患者的手臂外展到 90°，以确定血流是否受手臂位置的影响。

（四）成像参数

图像采集	造影时间	图像总数
1 帧数 / 秒	8～10s	8～10

（五）对比剂及注射参数

用量	浓度	速率
5ml	270～320mgI/ml	手动推注
对比剂与肝素盐水 50∶50 稀释		

四十八、上腔静脉（SVC）造影及介入治疗

该过程最好使用专用的血管造影 C 臂设备，配备大型 DDR 探测器或影像增强器（如 40cm），以及允许图像减影的数字成像设备。

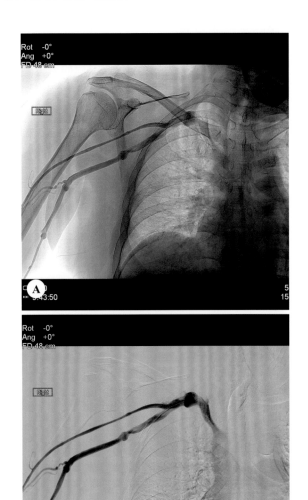

▲ 图 9-71A 和 B　原始图像（A）和减影图像（B）显示上臂的静脉

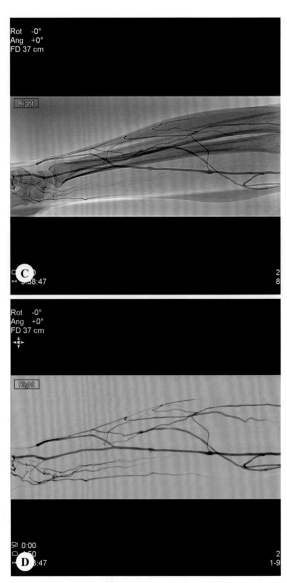

▲ 图 9-71C 和 D　原始图像（C）和减影图像（D）显示前臂的静脉

（一）适应证（图 9-72A 至 D）

上腔静脉梗阻通常继发于胸腔内恶性肿瘤，尤其是支气管肺癌，并可由于头部和颈部静脉引流受阻（头痛、呼吸困难、面部严重水肿），患者会出现令人痛苦的症状。通常会进行胸部 CT 扫描，以评估梗阻的潜在原因和程度。介入的目的是通过放置支架解除静脉阻塞来缓解上腔静脉阻塞的症状。

（二）成像过程

患者仰卧在检查床中央，头躺在一个薄枕上。如果患者有明显的上腔静脉梗阻症状，他们可能可以承受半直立姿势的手术。逆行股静脉入路是常规方法，但也可以从颈内静脉入路。导丝和导尿管穿过梗阻物。

DSA 检查显示静脉受压部位，测量血管大小，以便选择合适大小的支架。支架被部署在 SVC 内，随后用气囊扩张以达到所需的直径。扩张后的数字减影血管造影（DSA）检查显示上腔静脉的通畅性。通常在手术过程中只需要 AP 筛查 / 采集。

（三）成像参数

图像采集	造影时间	图像总数
2 帧 / 秒	3~4s	5~8

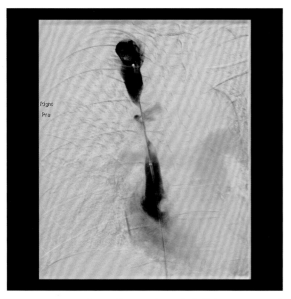

▲ 图 9-72A　减影图像显示介入治疗前有明显的上腔静脉狭窄

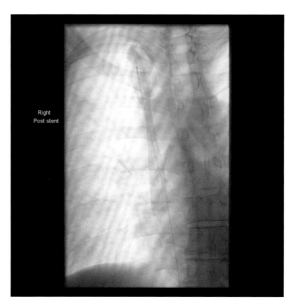

▲ 图 9-72C　原始图像显示 SVC 术后狭窄程度缩小

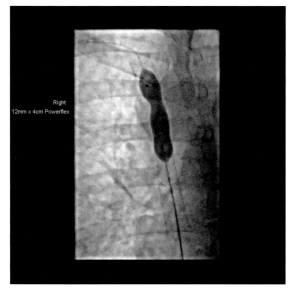

▲ 图 9-72B　原始图像显示血管成形术 SVC 支架扩张

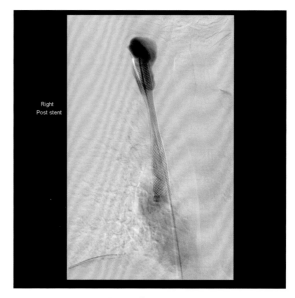

▲ 图 9-72D　减影图像显示 SVC 术后血流改善

（四）对比剂及注射参数

用量	浓度	速率
5～10ml	270-320mgI/ml	手动推注
对比剂与肝素盐水 50∶50 稀释		

四十九、超声：静脉系统

可以使用与下肢类似的技术来扫描上肢静脉。结合使用 B 型超声和彩色多普勒可以检查颈内静脉、锁骨下静脉、腋静脉和肱静脉的可压缩性和血流。

（一）适应证

反复使用导管或静脉注射药物滥用可能会造成损害，如静脉炎或深静脉血栓。疑似 DVT 是影响上肢静脉系统的主要病理改变，这也是超声检查最常见的指征[123]。上肢不是静脉曲张的常见部位。

（二）成像过程

患者应该仰卧，手臂外展并支撑。使用频率为

7～12MHz 的线阵探头来获得每条静脉的纵截面和横截面的图像。如果 B 型超声扫查正常，越远端的静脉，尤其是更浅的静脉，在 B 型超声模式下看起来应该是可压缩的；DVT 通常是不可压缩的，除非它是非常新鲜的血栓。

可以使用 Vasalva 动作来评估锁骨下静脉内的血流，这应该会导致反向或无血流状态，然后在呼气时血流向心脏激增。

（三）图像分析

图 9-73A 显示了似乎完全充满血栓的肱动脉的 B 型超声图像，可见一个在血管管腔内的混合回声区域，原本应该是无回声的。

图 9-73B 显示了左腋下静脉低回声的血栓。彩色多普勒被用来尝试捕捉任何运动，并且在颜色框的右下象限可见的一小块红色区域是唯一的血流。能量多普勒对低血流状态更敏感，并可能显示在这种情况下任何剩余通畅的程度。

图 9-73C 是与图 9-73B 同一区域的横截面图像，遮挡被视为灰色区域（标记为 OCC），其中有可见的管腔。

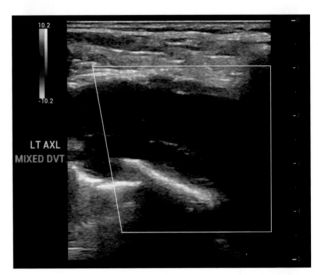

▲ 图 9-73B　左腋静脉 B 型超声和彩色血流多普勒超声图像

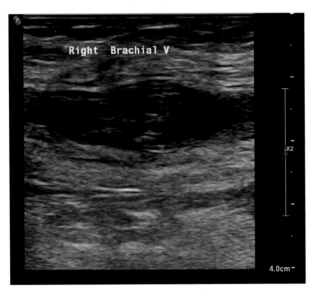

▲ 图 9-73A　右臂动脉 B 型超声图像

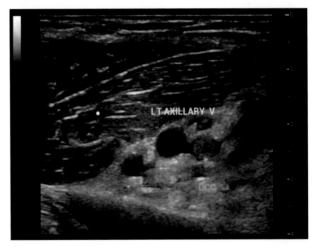

▲ 图 9-73C　与图 9-73B 相同患者的腋静脉轴位横截面声像图

第 10 章　内分泌系统
Endocrine system

一、概述

内分泌系统由若干个无导管的腺体组成，这些腺体通过产生激素来控制身体机能，控制的产生可以通过局部作用来实现。例如，胃或小肠中分散的细胞产生的激素来控制胃和小肠功能，甚至会引起像胃肠道间质瘤之类的神经内分泌肿瘤。激素对肿瘤的作用方式与"宿主"器官相同。

胰腺是内分泌细胞分散于较大器官结构中的一个例子，其产生的激素（胰岛素）具有重要的调节作用。在第 6 章着重讨论了胰腺及其内分泌细胞成像，在第 8 章介绍过卵巢和睾丸成像。本章将分别讨论产生激素来控制机体功能的这些器官（图 10-1）。

- 垂体。
- 甲状旁腺。
- 胸腺。
- 甲状腺。

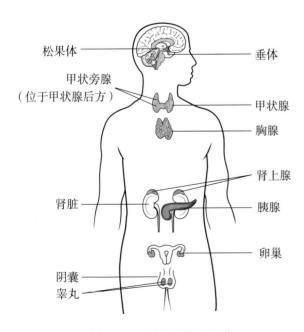

▲ 图 10-1　内分泌腺位置示意

- 肾上腺。

（一）适应证

腺体过度活跃或不活跃会引起激素失衡从而影响远离腺体的靶器官的活动。影像学检查最常见的作用是评估腺体的大小、形状和确切位置，并检测腺体内是否存在肿瘤。

（二）成像方式

器官在解剖和功能上是不同的，并相互独立存在，因此针对不同器官应选择最佳的成像方法。在某些情况下，可能需要几种技术之间相互补充来提供最全面的诊断信息。本章对上述所列各种腺体进行了说明。其章节中标题为"疾病/适用条件及路径"的小标题在本章中统称为"疾病表现"。临床上内分泌疾病的症状模糊不清，在对各个器官成像时，通常要根据临床和生化指标结合来做出诊断。本章总结了激素分泌过度和分泌不足综合征的典型临床表现，并通过影像资料来帮助读者了解相关解剖结构并找到病源。

二、垂体：成像指南及临床成像路径

垂体位于蝶骨的蝶鞍内（图 10-2）。漏斗（垂体柄）连接垂体与下丘脑，垂体柄位于视交叉上方及第 3 脑室下部，通过激素来控制垂体功能。垂体在功能和解剖学上分为前叶和后叶。两种后叶激素［催产素和抗利尿激素（ADH）］的产生受到垂体柄中神经元轴突直接控制。前叶产生 7 种激素，它们受下丘脑释放的进入门静脉丛的激素控制，门静脉丛沿着垂体柄向下到达前叶，因为这些激素在全身血液中的浓度较低。

（一）成像技术

1. X 线平片

X 线平片既往被用来显示蝶鞍部病变（如较大的

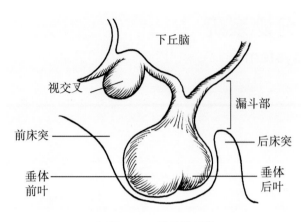

▲ 图 10-2　垂体的示意

肿瘤），但其特异性差，小肿瘤往往无法检测到，目前垂体的研究中几乎不使用平片。

2. 超声

垂体的位置使其无法通过超声进行检查，但超声被用于辅助、定位术中难以发现的微腺瘤。

3. CT 和 MRI

图像上常能显示大的垂体瘤通过对邻近结构（通常是视交叉）的压迫。这种大小的肿瘤很容易通过 CT 或 MRI 发现。然而，MRI 在检测邻近海绵窦和鞍旁区域的作用优于 CT，尤其是在手术计划方面。

分泌激素的肿瘤通常很小，很难在影像检查中被发现。对比增强 MRI 比 CT 具有更好的软组织分辨率，是首选方法。既往 CT 检查后未发现肿瘤，可通过 MRI 来进一步明确诊断。

（二）疾病表现

较大的垂体瘤可通过对相邻组织的压迫而被发现，特别是位于垂体上方视交叉的垂体瘤，会引起基底部脑脊液（CSF）池与垂体分离。生长到视交叉中心的肿瘤最初会压迫视网膜内侧接收视觉信号的神经元，从而导致双颞侧偏盲，或双眼外侧视野丧失。较大的肿瘤也可能由于压迫垂体其他部分从而引起垂体功能减退而被发现。直径 <10mm 的肿瘤称为垂体微腺瘤，大多不产生激素，但由于其他原因偶尔会在横截面成像过程中被发现。

分泌激素的肿瘤通常很小，它们首次被发现往往是由于激素分泌过多而不是肿块占位效应引起的症状。若激素分泌量低或临床症状不典型，肿瘤被发现时通常已经较大（如产生催乳素的肿瘤，或泌乳素瘤）。

分泌激素的肿瘤的临床表现取决于所产生的激素。生长激素过量会导致青春期前的巨人症或伴随的肢端肥大症。促甲状腺激素（TSH）或促肾上腺皮质激素（ACTH）的过度分泌将分别导致甲状腺功能亢进症或 Cushing 综合征，确定其起源对临床很重要，其主要是通过测量 TSH 或 ACTH 来实现，如有必要，可通过垂体和甲状腺或肾上腺的影像检查来辅助诊断。

垂体激素分泌不足（包括引起尿崩症的 ADH）可能由多种原因引起，包括来自较大肿瘤的压迫，偶尔与空蝶鞍综合征有关。激素分泌的急性停止会导致"垂体卒中"，为一种医疗急症，需要根据情况紧急进行 CT 或 MRI 成像。其原因主要是出血，通常是由于先前存在腺瘤和邻近的颈动脉瘤。

三、垂体 CT 检查

虽然 MRI 被确定为垂体及其相关解剖成像的首选方式，但当患者存在 MRI 禁忌证时，可使用多排螺旋 CT，其有助于识别鞍底钙化、骨质破坏，并作为经蝶手术的术前检查[1]。

（一）适应证

临床适应证可分为导致激素过度释放的症状（如泌乳素瘤和腺瘤所致的症状）和引起占位效应的症状（如颅咽管瘤、脑膜瘤、转移性播散和血管瘘所致的症状）。

（二）患者准备

患者在进入检查室前，摘去多余物品，其中包括首饰或可拆卸牙板等。

（三）患者定位及成像方式

垂体可在轴位或冠状位进行扫描。由于患者对冠状位扫描的耐受性较差，在检查中可能增加运动风险。借助现代后处理技术，可快速实现横断面成像的高质量 MPR 图像。

1. 轴位成像（图 10-3A）

患者仰卧于检查床上，头部靠在头部支架上，手臂放在两侧。通过轴位、冠状位和矢状位激光辅助定位，以确保患者处于扫描仪的中轴。人类学基线的位置与横向线平行，正中矢状面垂直于台面，并与矢状线灯一致，以确保患者位于扫描仪的中心轴上。

2. 俯卧位冠状位成像（图 10-3B）

患者俯卧于检查床上。颈部延伸，下颌靠在头部支架上，以使冠状面平行于扫描平面，正中矢状面垂直于扫描的平面和横轴平面。将患者移入扫描仪的机架中，直到参考点位于外耳道水平。若患者难以达到此位置，机架可能需要倾斜以达到最佳冠状面，魔术贴带固定头部可防止运动。

3. 仰卧位冠状位成像（图 10-3C）

仰卧位冠状位成像是一种可供选择的体位，可直接进行冠状位成像，患者的耐受性更好。患者仰卧在检查床上，颈部延伸，使头枕支撑着头骨顶，使冠状面与扫描平面平行，正中矢状面和横轴平面垂直于扫描平面。将患者移入扫描仪的机架中，直到参考点位于外耳道水平。患者若不能达到此种体位，可通过调节机架来达到最佳冠状位。

为确保颅骨定位对称，外耳道必须与头部支架等距，瞳孔间线平行于扫描平面。将患者移入扫描仪机架，直到扫描参考点位于外耳道水平，调节同上。

（四）成像过程

在直接冠状位采集的情况下，从外耳道前方 10cm 至外耳道后方 10cm，获得横断面图像。对于横断面采集，从射线基线下方 4cm 至基线上方 10cm，扫描范围包括垂体窝和床突。64 排 CT 的常规扫描方案：准直 0.6mm，层厚 / 层间距 2mm/2mm，0.75mm/0.5mm 轴位或冠状位重建，软组织和骨算法，2mm 冠状位 / 矢状位 MPR（视情况而定），增强扫描在手动推注对比剂后进行扫描。

（五）图像分析（图 10-4A 至 F）

分析图像以评估肿瘤大小、骨质病变、血管异常、是否存在钙化等情况。

图 10-4A 显示了一个巨大的鞍内垂体巨大腺瘤，压迫前视路，临床症状可能导致双颞偏盲。

（六）对比剂和注射方案

用量	浓度	速率
50ml	300mgI/ml	手动推注

（七）辐射保护 / 剂量

低剂量技术：自动曝光控制（mA）和迭代重建。
预计 DRL：每个序列 $CTDI_{vol}$ 为 60mGy。

四、垂体 MRI

（一）适应证

MRI 是研究脑部疾病最全面的成像方式，可提供良好的组织对比度和高分辨率的解剖图像，是目前检查垂体的主要成像方法。

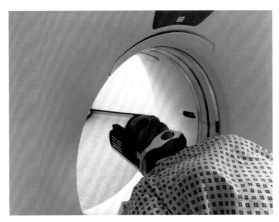

▲ 图 10-3A　轴位成像的患者定位（仰卧位）

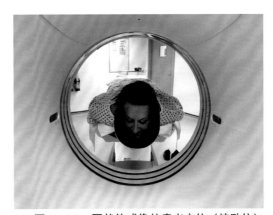

▲ 图 10-3B　冠状位成像的患者定位（俯卧位）

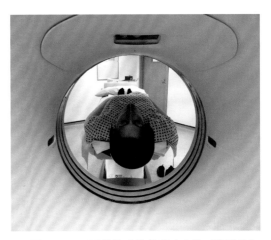

▲ 图 10-3C　冠状位成像的患者定位（仰卧位）

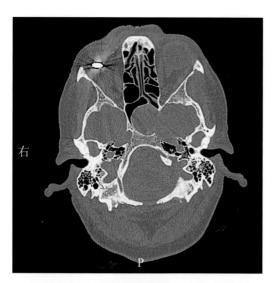

▲ 图 10-4A　轴位非对比增强图像（平扫）

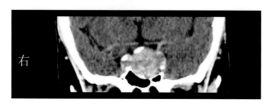

▲ 图 10-4B　冠状位对比增强 MPR 图像

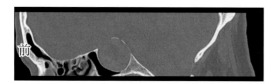

▲ 图 10-4C　矢状位 MPR 图像（骨窗）

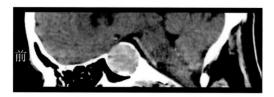

▲ 图 10-4D　矢状位对比增强 MPR 图像

（二）患者准备

患者无须特殊准备，只需静脉留置针以用于注射钆对比剂。

（三）成像过程（图 10-5A）

患者仰卧位，将患者头部移入 MRI 扫描仪，放置在专用的头部相控阵线圈内，使头部位于磁体中心，来进行大脑高分辨成像。

按照大脑既定的扫描方案获得大脑 MRI 图像，

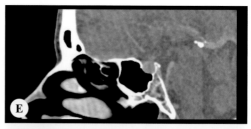

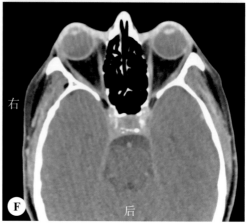

▲ 图 10-4E 和 F　正常大小垂体的矢状位 MPR 图像（E）和 2mm 轴位图像（F）显示垂体有先前出血

可使用小视野、3mm 层厚或更薄层厚。在轴位和冠状位图像上定位矢状面时，应与正中矢状面平行，垂体位于视野中心。垂体矢状位成像可以在与矢状面垂直的冠状面上精确地对垂体进行中心定位。

（四）序列（微腺瘤）

(1) 多平面定位。

(2) 包括整个大脑 T_2 加权快速自旋回波序列。

(3) 矢状位 T_1 加权自旋回波 / 快速自旋回波序列。

(4) 冠状位 T_1 加权自旋回波 / 快速自旋回波序列。

(5) 矢状位或冠状位 T_2 加权快速自旋回波序列。

(6) 冠状位 T_1 加权自旋回波增强序列或多层动态增强序列。

(7) 矢状位 T_1 加权自旋回波增强序列。

对于大腺瘤，不需要动态成像，只需在冠状面和矢状面上常规自旋回波序列的增强扫描。

（五）图像分析（图 10-5B 至 D，图 10-6A至 D）

对大脑进行 T_2 加权成像，以提供大脑解剖和病变大致情况。垂体由两个在解剖学和生理学上不同的叶组成，在 MRI 上有不同的表现。前叶在 T_1 加权图像上呈中到低信号，类似于白质，而后叶呈高信号（图 10-5B）。

垂体的大小会随着年龄的增长而减小，在妊娠期间会增大[2]。

垂体正常的强化方式是垂体柄、前叶和海绵窦的"快速和明显"强化，整个腺体在 1～3min 内逐渐增强。在此期间，每 20s 重复一次多层 T_1 加权自旋回波动态成像。由于颅底骨 / 空气 / 组织界面的磁场不均匀性，自旋回波成像优于梯度回波成像[3]。

垂体的 MRI 检查通常用于评估激素水平异常引起的肿瘤。垂体腺瘤是垂体前叶良性缓慢生长的肿瘤，分为微腺瘤（＜10mm）和大腺瘤（＞10mm）。在 T_1 加权图像上（图 10-5C 和 D）垂体微腺瘤常呈等信号，偶尔表现为低信号。在对比增强的早期阶段，信号比垂体低，表现为较晚的强化峰值和低信号，在后期的对比增强图像上表现为等信号或高信号。存在微腺瘤的其他指征包括鞍底骨质局灶性凹陷或侵犯、垂体柄移位、不对称、前叶局灶性凸出和肿瘤侵犯海绵窦[3]。

大腺瘤通常是非分泌性的，患者可能因压迫性病变而出现视力丧失或垂体功能减退[3]。例如，颅咽管瘤（图 10-6C 和 D）和脑膜瘤等其他病变。在平扫 T_1 加权成像上，实性成分与白质呈等信号，伴有囊性或坏死区域时信号强度降低，并且注射对比剂后不强化。由于大腺瘤体积偏大，因此需要增加层厚或层数来显示肿瘤范围（图 10-6A 和 B）。MRI 检查还可用于术后大腺瘤的随访研究。

（六）对比剂及注射参数

用量	浓度	速率
相当于 0.1mmol/kg		手动推注

五、肾上腺：成像指南及临床成像路径

肾上腺是一对长度为 6～8mm 的小腺体，位于肾上极上方或内侧（图 10-7）。右肾上腺一般高于左侧，靠近膈肌脚，而左侧的肾上腺可能低于左侧肾门的水平。腺体通常是三角形的，有细小的内侧肢和外侧肢向后延伸。

肾上腺分为中央髓质和外周皮质，它们具有不同的功能。髓质在交感神经系统的刺激下产生肾上腺素和去甲肾上腺素激素，以使身体做好"战斗或逃跑"反应的准备。外层皮质产生类固醇激素，其中有

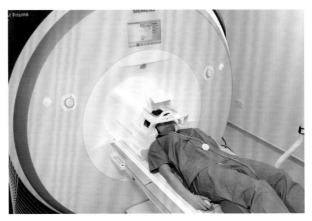

▲ 图 10-5A 头部线圈，患者定位于扫描仪的等中心

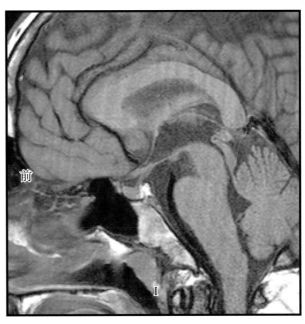

▲ 图 10-5B T_1 加权自旋回波的正常矢状位图像

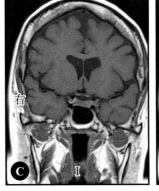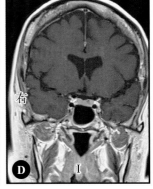

▲ 图 10-5C 和 D 微腺瘤对比增强前（C）和增强后（D）的 T_1 加权冠状位图像

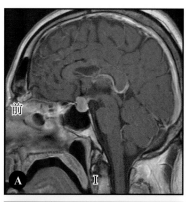

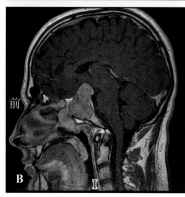

▲ 图 10-6A 和 B　2 例巨大腺瘤的 T_1 加权矢状位图像。第 1 例（A）病变刚刚到达视交叉；第 2 例（B）病变较大，导致广泛压迫

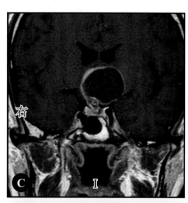

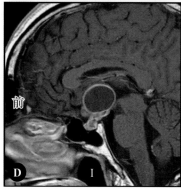

▲ 图 10-6C 和 D　颅咽管瘤 T_1 加权冠状位（C）和矢状位（D）图像

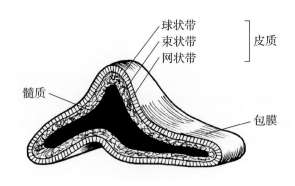

▲ 图 10-7　肾上腺截面示意

两类：①皮质类固醇控制着一系列的身体活动功能，包括碳水化合物和蛋白质代谢、应激反应、免疫反应和体内激素平衡（维持内部化学环境）；②盐皮质激素（主要是醛固酮）对控制血清钠和钾水平至关重要，是控制血压激素调节的关键部分。肾上腺也产生少量的雌激素和雄激素，但与卵巢和睾丸相比作用很小。

（一）成像技术

1. X 线平片

在 X 线平片上可以看到肾上腺的钙化（如既往结核引起的钙化），但目前肾上腺成像中，X 线平片和透视由于价值有限已经很少应用。

2. 超声

正常肾上腺可通过超声观察。使用肝脏、脾脏或肾脏作为声学窗口，尽管患者的身体形态或肺在肋膈沟中的插入常常会影响观察。小肿瘤可以被检测到，通常是均质的和低回声的，因此无法确定其特征[4]。较大的肿瘤（直径＞3cm）更容易被发现，并且通常由于出血或坏死而具有异质性。血管增生可通过超声评估，并可提示嗜铬细胞瘤（PCC）的良恶性。

3. CT

CT 是肾上腺成像的主要手段，可以很好地显示正常的肾上腺，甚至可以检测出小的肿瘤。CT 是检测肿瘤肾上腺转移（如肺癌肾上腺转移）的一个关键方式。然而，对于即使是已知的肺癌患者，大多数肾上腺小肿块仍然是良性腺瘤。高达 4% 的 CT 扫描可检测到偶发（且不重要）腺瘤，随着 CT 应用的不断增加，偶发性越来越多。许多早期指南依赖于排除肿瘤功能（激素过量）的证据[5]。对于无恶性肿瘤病史且 CT 特征与良性疾病相符的 4cm 以下的肿瘤，特定的 CT 扫描方案可以描述许多良性病变的特征。平扫 CT 病灶密度<10HU 意味着良性病变。即使密度>10HU，通过计算静脉期和延迟期 CT 值也可做出良性诊断[6]。如果病灶直径>5cm，由于恶性肿瘤的高风险，建议切除[7]，在这种情况下，CT 可用于术前分期。

在需要经皮穿刺活检的情况下，对于直径>4cm 的病灶，尤其是具有可疑特征的病灶，一旦通过血清激素分析排除 PCC，CT 将用于影像引导穿刺。PCC 被针穿刺可能导致灾难性的系统性肾上腺素释放，因此不适用于穿刺活检。

在腹部 CT 上，可以发现一个或两个肾上腺弥漫性增生，通常为良性。如果有临床症状，可能需要进行血清激素评估。

4. MRI

如果 CT 诊断结果不确定，或由于对比剂过敏而无法进行增强 CT 成像，则 MRI 和化学位移成像可能有助于观察肾上腺肿块的特征。MRI 不是首选的初始检查，因为许多肾上腺的所谓"偶发瘤"都可以通过平扫 CT 进行充分评估。

5. 放射性核素显像

PET-CT 对肺癌分期很有价值，肾上腺转移的小病灶也可以检测。对已患癌症患者的肾上腺肿块进行核素显象，可用来评估该情况下的潜在偶发肿块[7]。它也可能成为原发性肾上腺恶性肿瘤（包括 PCC）分期方案中的一部分。使用 MIBG（[131]I- 间碘苯胍）进行功能成像有助于 PCC 的评估、分期和随访。它不如 CT 或 MRI 敏感，但对这种特殊肿瘤更具特异性。

在高质量横断面成像时代，很少需要血管造影，但如果 CT 和 MRI 未能揭示经生化证实的激素过度分泌的来源，结合静脉血取样，血管造影可能会有所帮助，最常见的是在评估腺瘤可能非常小的 Conn 综合征时。

（二）疾病表现

Addison 病又称原发性慢性肾上腺皮质功能减退，它可能是由于肾上腺皮质自身免疫性破坏引起的（很少是由于肾上腺结核，或继发于垂体 ACTH 障碍）。症状包括极度疲劳、厌食和体重减轻、皮肤色素沉着、血清低钠导致食盐欲望增强和低血压及

非特异性腹痛。如果衰竭很快发生（如肾上腺出血后），就会导致肾上腺危象。

Cushing 综合征则正好相反，增生或功能性腺瘤导致类固醇激素过量，或垂体中促肾上腺皮质激素过度分泌。为治疗目的而服用类固醇的患者也有类似的症状和体征。Cushing 综合征患者有许多临床特征，包括体重增加、满月脸、高血压、糖尿病、易怒和记忆力差、多毛、皮肤薄和皮肤擦伤、痤疮和多种其他症状。

Conn 综合征的病因是盐皮质激素的过度分泌，其通常是由非常小的腺瘤或细微的增生引起的，腺瘤很难通过 CT 或 MRI 发现，偶尔需要血管造影。症状与低血钾有关，包括多尿、多饮、肌无力、头痛和心悸等。

嗜铬细胞瘤是肾上腺髓质的一种肿瘤，可导致肾上腺素的过度分泌，通常是偶发性的。嗜铬细胞瘤可能导致高血压、头痛和心动过速，可能是间歇性的、出汗、震颤和呼吸困难。运动过度、压力、某些食物（如奶酪、酒和巧克力）和某些药物可能会导致其发作。

性激素分泌性肿瘤的特征与睾丸或卵巢分泌性激素过多相似。

由于其他原因，无功能性肾上腺肿瘤最常在影像学检查中发现。肾上腺中的淋巴瘤浸润可能很大，通常在淋巴瘤分期时发现。

六、肾上腺超声

肾上腺位于肾脏上极的内侧。由于它们位于腹部高处，靠近脊柱，很容易被肋骨、肠气、椎骨横突和肾周脂肪遮挡。因此，除非肾上腺肿大，否则超声成像很难显示，尤其是左肾上腺[8]。

（一）适应证

超声检查通常不适用于成人肾上腺的检查，在 EUS（内镜超声）或婴儿中偶尔用到。由于肾上腺疾病常无症状，因此大多数是在检查肾脏或其他腹部内脏时偶然发现。

（二）患者准备

肾上腺检查不需要特殊准备，在扫描前几个小时限制饮食可能会减少肠道内容物，从而有助于更好地显示肾上腺。与其他腹部超声检查一样，为了

保护患者的隐私，应在必要时用提供的睡衣替换掉患者衣物。检查时使用耦合剂，检查完后将其擦除，并清洁探头，以尽量减少交叉感染。此外，应告知患者检查后如何获取检查结果。

（三）成像过程

使用 2.5～5MHz 的凸阵探头检查肾上腺，患者侧身旋转 45°（后斜位，图 10-8A）或完全侧卧（侧卧位，图 10-8B）。上腹部内脏可用作透声窗，以帮助观察；右侧为肝脏，左侧为脾脏，肋下扫查切面如图 10-8A 和 B 所示。如果有气体遮挡肾上腺，肋间扫查可能会有所帮助，探头放置于身体较高一侧的腋中线第 9 肋和第 10 肋间；或患者仰卧位，在腋窝中线进行扫查，探头保持水平。

肾上腺位于肾的上方，膈肌与肝脏或脾脏之间。从肾门下方至肾上方几厘米处扫查产生一系列横断图像，以完全覆盖肾上腺区域，探头旋转 90° 以确保在两个正交平面上完全覆盖[9]。

（四）图像分析

肝脏是右肾上腺和右肾的良好透声窗。从图 10-8a 所示位置获得的截面是冠状（纵）切面，可显示正常肾上腺。

肾上腺腺瘤是一种常见的肿瘤，随着年龄的增长发病率增加，表现为边界清晰、乏血供的均质低回声实性病变（图 10-9A）。图 10-9A 是比图 10-8C 稍微靠前的位置获得的纵切面。其表现与正常肾上腺非常相似，能量多普勒（此处未显示）应用于任何可疑肿块，以确定血管生成。

超声可以很容易地区分囊性和实性肾上腺病变。单纯性囊肿不常见，通常为良性。近年来，超声在鉴别肾上腺实性病变方面的敏感性和特异性有所提高，肾上腺实性病变特征[10]：①嗜铬细胞瘤大多数包膜完整，呈混合回声（图 10-9B），正常肾上腺组织本身在这张图像上无法识别，肿瘤为圆形混合回声结构，在图像中心右侧可见，横切面紧邻肾脏内侧，能量多普勒显示嗜铬细胞瘤的血流信号明显增加；②骨髓脂肪瘤因其脂肪含量高，呈高回声，边缘光滑，血供较少；③肾上腺皮质癌在诊断时通常表现为一个巨大的不均质实性肿块，血供较丰富。肾上腺转移瘤的直径差别很大，但通常是双侧的，边缘不规则，回声多样，血管增多。

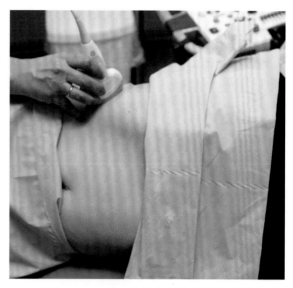

▲ 图 10-8A　患者体位为右肾上腺左后斜位

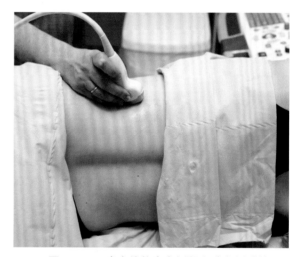

▲ 图 10-8B　患者体位为左侧肾上腺右侧卧位

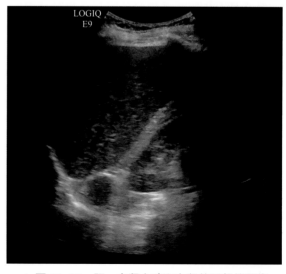

▲ 图 10-8C　肝、右肾上腺和右肾的冠状位图像

超声介入部分介绍了超声引导下细针穿刺的过程，这一方法可用于获取肾上腺肿块的组织学诊断样本。

七、肾上腺 MRI

肾上腺 MRI 检查最常用于患有已知肾上腺疾病而需要定性的患者。

（一）适应证

主要包括肾上腺腺瘤，以及由于急性重度高血压或生化指标改变可能怀疑嗜铬细胞瘤的患者。

（二）患者准备

患者无须特殊准备。

（三）成像过程（图 10-10A）

患者仰卧位，使用相控阵线圈成像，以提供上腹部的高分辨率成像，将患者头部先移入 MRI 扫描

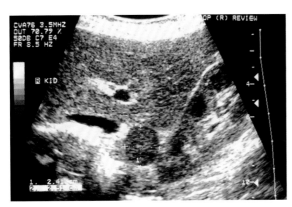

▲ 图 10-9A 右肾纵切面，右肾上腺良性腺瘤

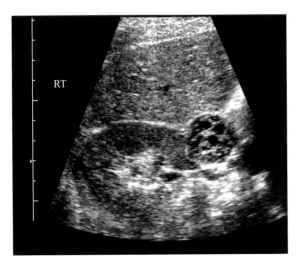

▲ 图 10-9B 显示肝脏、右肾和右肾上腺嗜铬细胞瘤的横切面

仪，使肾脏区域位于磁体中心。

（四）序列

(1) 多平面定位

(2) 平衡梯度回波 / 单次激发 T_2 加权快速自旋回波冠状定位肾上腺 / 肾上腺病变。

(3) 轴位 T_2 加权快速自旋回波或梯度回波序列。

(4) 轴位 T_1 屏气 3D 扰相梯度回波 – 同反相位

（五）附加序列

(1) 轴位 T_2 加权快速自旋回波或梯度回波脂肪抑制序列。

(2) T_1 3D 扰相梯度回波屏气动态增强序列。

（六）图像分析（图 10-10B 至 E）

在轴位图像上，正常肾上腺呈线性倒 Y 形或 V 形，长度为 2～4cm，位于肾脏前内侧，左侧肾上腺为三角形，右侧肾上腺位于下腔静脉后方。冠状位显示肾上腺高于肾脏。在 T_1 和 T_2 加权成像中，肾上腺的信号为低信号或中等信号，与肝脏的信号强度相等或略低。在反相位图像中，脂肪和水存在于同一个体素中，脂肪和水磁化的相位相反，导致 MR 信号的抵消。肾上腺腺瘤含有脂质，与同相位图像相比表现出特征性信号降低[11]。相反，嗜铬细胞瘤在同相位和反相位成像上信号差异不大，在 T_2 加权成像上大多为高信号。这些病变中有 10% 是肾上腺外的，因此影像学应该包括整个腹、盆腔[12]。其他肾上腺病变包括由脂肪和造血组织组成的髓脂瘤，在 T_1 和 T_2 加权成像上呈高信号，但在 T_2 加权脂肪抑制成像上呈低信号，这与出血不同。肾上腺最常见的恶性病变是转移瘤，PET 显像可以发现转移。这些病变的 T_2 信号强度增加，T_1 信号强度降低，同相位、反相位成像均无信号丢失，病变通常是双侧的，并通过静脉注射对比剂逐渐增强[11]。

（七）对比剂及注射参数

用量	浓度	速率
	相当于 0.1mmol/kg	手动推注

八、肾上腺 CT

MDCT 可用于诊断肾上腺肿块。有助于诊断的 CT 特征包括病变大小、增强前和增强特定时间后的

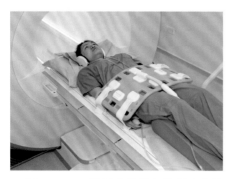

▲ 图 10-10A　线圈定位准备将患者定位到扫描仪等中心

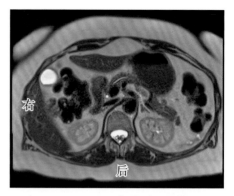

▲ 图 10-10B　T_2 加权横切面图像显示正常左肾上腺呈三角形，位于左肾前面，在胰腺和左侧膈肌脚之间

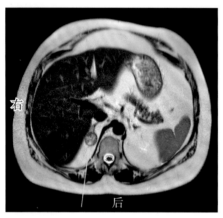

▲ 图 10-10C　右侧肾上腺腺瘤 T_2 加权横切面图像

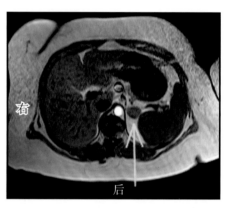

▲ 图 10-10D　左肾上腺腺瘤（箭）T_1 加权同相位横断图像

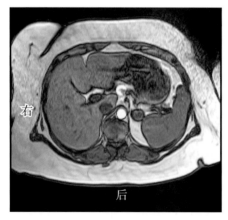

▲ 图 10-10E　T_1 加权反相位横向图像显示信号丢失，确认左肾上腺腺瘤的存在

射线衰减[13]。扫描方案可以根据设备类型和本地首选项而有所不同。

（一）适应证

适应证包括腺瘤、转移瘤、嗜铬细胞瘤和肾上腺皮质癌等[14]。

（二）患者准备

患者在扫描前 30min 饮水 1L，作为上消化道对比剂。

（三）患者体位和成像方式（图 10-11A）

患者仰卧在检查床上，手臂举过头顶。通过轴位、冠状位和矢状位激光辅助定位，以确保患者位于扫描仪的中心轴上。将患者移入扫描仪的机架中，直到扫描参考点位于胸骨剑突水平。

（四）成像过程

肾上腺增强模式可分为 3 种。CT 检查中包括的期相数将由临床具体问题来决定。

1. 可疑肾上腺病变

非对比成像 CT 值<10HU 且病灶直径<4cm，则诊断为腺瘤（图 10-11D）。如果 CT 值≥10HU（图 10-11B），增强后扫描在 60s（静脉期）和 15min（廓清期）进行。相对百分比增强率用于量化增强模式并

进行良恶性诊断。

2. 肾上腺癌（分期）

仅在 25s（动脉期）和 60～70s（肾静脉和下腔静脉）进行增强成像。

3. 嗜铬细胞瘤

仅在 25s 和 60s 进行增强成像。如果肾上腺正常，但临床高度怀疑嗜铬细胞瘤，则应继续从膈肌到骨盆进行扫描[14]。AP 摄影扫描从基准点上方约 6cm 至基准点下方 15cm。图像通过肾上腺区域（T_{11} 至 L_1 锥体水平）显示。常规扫描方案：准直 0.6，层厚 / 层间距 3mm/3mm，0.75mm/0.7mm 轴位重建；如有必要，重建 5mm 冠状位 MPR（图 10–11D）。扫描需在患者屏气状态下进行。

（五）图像分析（图 10–11B 至 D）

轴位图像与冠状位 MPR 图像一并以堆栈或电影模式查看。MIP 图像可用以评估血管解剖结构。评估图像以确定病灶的存在及其相关的强化方式。

（六）对比剂和注射参数

用量	浓度	速率
100～120ml	300mgI/ml	3～4ml/s
延迟时间 25s/60s/15min		

（七）辐射保护 / 剂量

低剂量技术：自动曝光控制（mA）和迭代重建。

预计 DRL：每个序列 $CTDI_{vol}$ 为 10mGy，每次完整检查 DLP 为 460mGy·cm。

九、肾上腺放射性核素显像

^{123}I-MIBG（[123]I- 间位碘代苄胍）SPECT 和 ^{111}In-pentetreotide（[111]In- 喷曲肽）SPECT 是嗜铬细胞瘤分期和再分期中公认的核素显像方法。SPECT-CT 具有同时采集形态和功能数据的优势，从而增加图像诊断信心并提高灵敏度。然而，这些检查在各部位的成像中也存在一些实际的限制因素，包括成像时间长、受肠道伪影的影响一些患者需要肠道清洁、甲状腺阻塞，以及药物间存在干扰需要停药等。

传统 SPECT 成像的分辨率稍低，可能会限制检测微小病变的能力。SPECT 也不能提供肿瘤代谢的量化估计（显像剂摄取）。因此，PET 成像在副神经

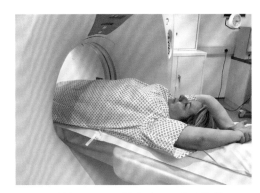

▲ 图 10–11A 肾上腺 CT 患者体位

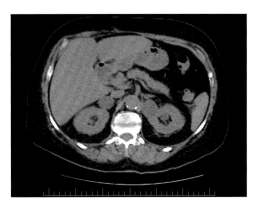

▲ 图 10–11B 轴位 CT，不确定的右侧肾上腺结节

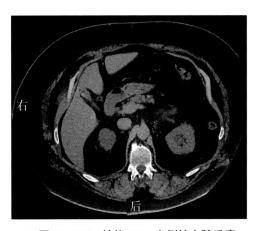

▲ 图 10–11C 轴位 CT，左侧较大髓质瘤

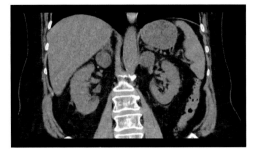

▲ 图 10–11D 冠状位 MPR，良性左肾上腺腺瘤（＜ 10HU）

节瘤（PGLs）成像中的应用迅速增长，与此同时，业界也在努力开发新的高灵敏度显像剂。[18]F-FDG 是最常用的显像剂，在 PCC/PGL 成像中发挥着越来越重要的作用[15]。

（一）适应证

[123]I- 间位碘代苄胍扫描有助于嗜铬细胞瘤的评估、分期和随访。[111]In- 喷曲肽可能在某些情况下能够提供一些额外的诊断信息。

（二）患者准备

患者需要甲状腺阻断，如正服用其他药物可能需要停止使用，因为它们可能会阻碍 MIBG 的摄取。在注射显像剂和扫描期间应监测患者的血压。

（三）患者体位和成像方式

患者仰卧在检查床上，双臂放在两侧，膝关节支撑可使患者保持舒适体位，患者穿着宽松的衣服。对于前视图，双头摄像机平行于检查床放置，并尽可能靠近胸部 / 腹部表面。患者在 SPECT 成像时保持在同一位置。

（四）成像过程

静态成像选用低能量或中能量高分辨率准直器。在静脉注射放射性核素显像剂 20～24h 后获取图像。每次摄影 10～15min，获取头部和颈部（右侧和左侧视图）、胸部、腹部和骨盆的前后静态图像。还可以进行平面全身成像。

（五）图像分析（图 10-12）

对显像剂摄取情况进行目视分析，并描述具有临床意义、非生理及可疑显像剂摄取情况。如果可能的话，应给出明确的诊断，并说明研究的任何局限性。

（六）放射性核素显像剂与成像参数

放射性核素显像剂	成像参数
[123]I- 间位碘代苄胍 活性 200～400MBq 儿童的使用剂量应根据成人的参考剂量来计算，并基于体重进行相应的增减 延迟 20～24h 后成像	平面成像 低能量或中能量高分辨率准直器，159keV 能峰，20% 窗宽，256×256 矩阵 全身成像 1024×512 或 1024×256 矩阵，至少 30min 成像时间（最大速度 6cm/min）

（续表）

放射性核素显像剂	成像参数
[111]In- 喷曲肽（奥曲肽） 稳定 6h（此后不得使用） 成人：185～222MBq， 儿童：5MBq/kg	SPECT 360° 椭圆轨道，使用身体轮廓成像 120 个投影，每个投影 6°，128×128 矩阵 CT 100～130kV，建议采用 mAs 调制技术

十、甲状腺：成像指南及临床成像路径

甲状腺是单一的器官，分为左叶和右叶，中间有一个狭窄的峡部（图 10-13）。甲状腺覆盖在喉部下方气管的表面，甲状旁腺通常位于其后面。

甲状腺的主要功能是产生甲状腺激素三碘甲状腺原氨酸（T_3）和甲状腺素（T_4），以控制身体的基础代谢率。这些激素还与肾上腺素和性激素相互作用和影响。足够水平的甲状腺激素对于子宫和幼儿期神经系统的正常发育以及成人大脑功能的维持至关重要。甲状腺激素的基本成分是碘，T_3 中含有 3 个碘原子，T_4 中含有 4 个碘原子。

甲状腺激素的释放受下丘脑 - 垂体轴的控制。下丘脑产生促甲状腺激素释放激素（TRH），使垂体释放促甲状腺激素（TSH），然后刺激甲状腺释放 T_3 和 T_4。其间通过复杂的反馈机制维持 T_3 和 T_4 的血浓度。

（一）成像技术

1. X 线平片

在胸部平片上可以看到甲状腺肿大，患者偶然就诊时发现。胸廓入口的侧位图可以显示胸骨后延伸的范围，但 CT 可以提供更准确的诊断。

2. 超声

甲状腺的表面位置使其非常适合高分辨率超声成像，是首选的影像检查方法。超声可以评估腺体的结构，检测囊肿、结节、腺瘤和其他肿瘤。CT 则主要用于术前分期。甲状腺结节非常常见，但却是一个重要的诊断问题，因为尽管大多数结节是良性的，但也有相当数量的甲状腺结节具有恶性潜能或明确是恶性的。对于影像学检查中发现的不确定的甲状腺结节，已经有许多推荐的治疗系统性指导[16-19]，但在所有情况下，超声在随访和引导 FNA

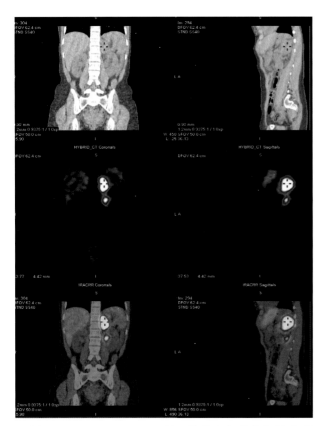

▲ 图 10-12 MIBG SPECT 于冠状位和矢状位图像中显示肿瘤

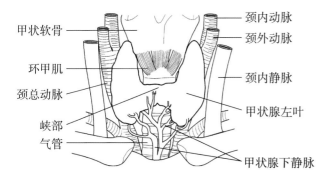

甲状软骨 ——— 颈内动脉
——— 颈外动脉
环甲肌 ———
颈总动脉 ——— 颈内静脉
峡部 ——— 甲状腺左叶
气管 ———
——— 甲状腺下静脉

▲ 图 10-13 甲状腺前面观

或活检的适当取样技术方面起着关键作用。目前，这是一个不断发展的领域。

3. CT

在偶然因素下（例如其他部位疾病的检查），在颈部 CT 上可能发现许多偶发性甲状腺结节。然而，CT 对良恶性结节的鉴别能力较差，需进一步通过超声进行确诊，超声具有优越的空间分辨率和在同一时间进行超声引导下穿刺的能力。CT 对于经证实的甲状腺癌和淋巴瘤的术前分期，以及对淋巴结状态和远处转移的局部评估至关重要[20, 21]。胸骨后甲状

腺肿和疑似甲状腺肿引起的气管或食管压迫，通过胸廓入口和上纵隔的 CT 可以很好地评估。当计划进行手术时，这一点尤其重要，因为胸内甲状腺肿可以包裹大血管。放射性对比剂的碘含量可能会干扰诊断或影响含碘制剂的摄取，当这些制剂受到限制时，MRI 是一种合适的替代方法。

4. MRI

尽管 MRI 和 CT 上可偶尔显示甲状腺结节，但这具有局限性，即没有明确的标准来区分良恶性结节[22, 23]（虽然有一些证据表明良性结节在扩散加权成像上具有更高的表观扩散系数值），因此通过超声进行进一步的检查仍然是必要的。如果由于年龄或对比剂过敏而无法行 CT 检查，可用 MRI 进行甲状腺成像，其效果与 CT 相似。因为无须使用碘对比剂，MRI 在甲状腺癌治疗期间和治疗后比 CT 更有价值，而碘对比剂的应用会干扰碘治疗或术后成像[24]。

5. 放射性核素显像

分化型甲状腺癌通常是乳头状或滤泡型的组织学类型，二者区别在于能否产生和分泌甲状腺球蛋白，甲状腺球蛋白是甲状腺细胞内用于产生 T_3 和 T_4 激素的一种蛋白质。因此，血清甲状腺球蛋白可作为复发或残留疾病的标志物。当血清甲状腺球蛋白水平升高时，需要进一步成像评估局部复发或转移性疾病的产生位置，这可以通过全身放射性核素显像来实现，现在更常见的是通过锝扫描和 SPECT（视情况而定）。超声也可用于评估甲状腺的局部区域，并可在必要时进行活检。

如果复发性肿瘤变成去分化，恶性细胞对碘的摄取就减少。在这种情况下，MRI 和（或）PET-CT 变得更加重要，因为 PET 的摄取倾向于随着去分化的增加而增加。如果考虑进行挽救性手术，可以采用多种模式，因为这仍有可能治愈[25]。在血清甲状腺球蛋白升高和全身碘扫描阴性的临床情况下，PET-CT 检测复发肿瘤的敏感性为 81%~82%，特异性为 64%~89%。甲状腺癌的淋巴结转移通常很小，可能低于 PET 的分辨率，但 PET 也能检测到骨和肺转移。

（二）疾病表现

1. 多结节性甲状腺肿（MNG）

MNG 包含许多结节，这些结节可能大小不等，呈囊性或实性。如果血清甲状腺素升高（见甲状腺

功能亢进症），则将其归类为毒性；如果血清 TSH 和甲状腺激素水平正常，则归类为无毒。 MNG 可能包含一个或多个恶性结节，因此评估比孤立结节更具挑战性，但同样的基本检查方案适用于使用超声和（或）FNA 评估和监测任何显性或可疑结节。如果有广泛的胸内扩张，可能需要 CT（或 MRI）检查。不论哪一种类型的甲状腺肿，只要足够大，都可能导致气管受压，导致呼吸困难或喘鸣。如果有广泛的胸骨后延伸，这种风险会增加，因为上纵隔是一个比颈部根更狭窄的空间。广泛的胸内甲状腺肿可引起其他压力症状，包括偶尔吞咽困难。

2. 甲状腺功能亢进症

这是一种由甲状腺过度活动引起的综合症状，可能是由于单个结节、MNG 或垂体过度活动（在这种情况下 TSH 会升高）。症状包括易怒、出汗和热耐受、心动过速（心悸）、体重减轻、失眠和疲劳。

3. Graves 病

这是一种自身免疫性疾病，这种疾病产生甲状腺刺激性免疫球蛋白。除了甲状腺功能亢进症的症状外，也会产生眼球后眼眶内软组织的沉积，患者还可能出现（通常是双侧）眼球突出。如果不及时治疗，可能会导致失明。

4. 甲状腺功能减退

可由甲状腺功能不足，或由甲状腺本身或垂体的功能减退所导致。这些可以通过血清 TSH 评估来区分，如果病因是垂体 – 下丘脑轴，则显示血清 TSH 水平升高。原发性甲状腺功能减退症没有诊断性影像学特征。症状是非特异性的，这可能导致诊断延迟，因此血清甲状腺素测定是一种常见的实验室检查。症状包括疲劳、虚弱、体重增加、头发和皮肤粗糙干燥、脱发、不耐寒、肌肉酸痛和抽筋。

5. 甲状腺恶性肿瘤

可能是滤泡状、乳头状或未分化甲状腺癌或淋巴瘤。甲状腺恶性肿瘤通常在孤立结节或 MNG 内发现。淋巴瘤往往是均质的。甲状腺肿可出现局部压迫症状，恶性肿瘤可延伸至颈部邻近结构，或转移至骨或肺。

十一、甲状腺超声

甲状腺是位于颈部、气管前方的浅表软组织结构（图 10–13A）。它是内分泌系统的一部分。由于其位置表浅和软组织特性，高频超声检查非常容易。与任何超声检查一样，良好的相关解剖学知识是必不可少的。甲状腺本身的解剖结构相当简单。然而，了解甲状腺胚胎学将有助于了解甲状腺变异和病变。此外，还应了解头部和颈部周围结构的解剖学。

（一）适应证

甲状腺超声的常见适应证包括以下几方面。

- 可触及的颈部肿块。
- 血清钙水平升高。
- 可能的甲状旁腺肿块。
- CT 或 MR 扫描中偶发的甲状腺局灶性病变。

超声有助于将患者分为需要细针穿刺的甲状腺局灶性病变患者和不需要诊断性干预的患者。超声在检测术后并发症、甲状腺结节复发或 Graves 病甲状腺切除术后甲状腺组织复发方面也有作用。

（二）患者准备

患者需要移开颈部周围的衣服、长发和首饰。在某些情况下，应提供检查服，注意甲状腺肿大通常表现为向胸骨后延伸，甲状腺超声检查通常会包括颈部其他结构，并且应始终包括区域淋巴结。

（三）成像过程

患者仰卧在检查床上，良好的甲状腺检查需要一定程度的颈部伸展，患者应在肩下垫一个枕头。少数老年患者或颈椎关节炎患者很难达到这种姿势。在这种情况下，超声床的头部可以提升到约 45°，增加患者舒适度，同时可以允许适度颈部伸展。

选择高频线阵探头（10～12MHz）。应在患者颈部前下部，环状软骨正下方开始横向扫查（图 10–14A），以查看甲状腺峡部。从甲状腺右叶开始，探头从起始位置稍微横向移动，并朝颈部中线倾斜，保持颈部和探头表面之间的接触，横切面显示甲状腺右叶及其周围结构。在该平面上沿头颅和尾部移动探头可确保在横切面上显示甲状腺的上极和下极。将探头旋转 90° 可获得甲状腺右叶的纵向图像。探头在这个平面上的轻微晃动确保了整个甲状腺在纵切面上的成像。对左叶重复该步骤（图 10–14B）。

虽然甲状旁腺在理论上可以在该区域扫查到，但在实践中，即使使用高频探头扫查也很难观察到甲状旁腺，除非甲状旁腺增大（如腺瘤等）。

在 B 型超声技术的基础上增加彩色血流多普勒有助于探查血管，评估甲状腺内的血流信号，有助于决定病灶是否需要进行细针穿刺活检。横切面应记录甲状腺峡部，横切面和纵切面应记录甲状腺的两个叶。应测量两个甲状腺叶和任何确定的病灶的前后径。

（四）图像分析（图 10–14C 和 D，图 10–15A 至 D）

如图 10–14C 和图 10–15C 所示，正常甲状腺在超声上质地均匀，其回声高于浅面的带状肌。甲状腺不对称很常见，右叶通常略大于左叶[26]。正常甲状腺大小差异很大，取决于患者性别和体型。前后径（图 10–15A）≥1.8cm 通常被认为是腺体长大[27, 28]。

如图 10–15B 所示，甲状腺的弥漫性回声改变是常见的，尤其是在自身免疫性疾病中（如 Graves 病和桥本甲状腺炎）。在这些临床情况下，甲状腺可能增大，大小正常或萎缩，以及根据疾病阶段的不同而出现血管增多或减少。亚急性（病毒性）甲状腺炎通常表现为甲状腺内局部区域回声改变，腺体本身通常在 6 个月后恢复正常[26]。

鉴别局灶性病灶可能是甲状腺超声最重要的作用，检查的目的是排除甲状腺恶性肿瘤。一种被广泛接受的良性结节的超声特征是"海绵状外观"（图 10–15C）。完全高回声结节也可能是良性的[29]。然而，仅通过影像学检查往往无法排除恶性肿瘤，在超声引导下，可疑病变可进行细针穿刺活检。图 10–15D 显示了这种不规则外观结节的示例。超声检查发现如下征象则恶性肿瘤的可能性增加：病变呈低回声，存在微钙化，中央血管（非周围血管），纵横比＞1，边缘不规则，有不完整的声晕，体积较大[30]。

十二、甲状腺放射性核素显像

甲状腺放射性核素显像是检测甲状腺局部和整体异常的有效方法，可用于评估甲状腺病变的功能，甲状腺摄取核素可以测量甲状腺的整体功能。由于放射性核素显像剂被甲状腺滤泡细胞摄取和组织化，所以可使用 ^{123}I 定量评估放射性核素显像剂的积累程度。$^{99m}TcO_4^-$ 被甲状腺滤泡细胞摄取，并给予更低的放射剂量[31, 32]。

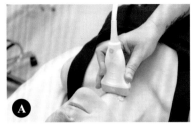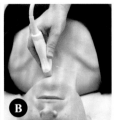

▲ 图 10–14A 和 B　甲状腺超声探头定位，横向（A）和纵向（B）扫查

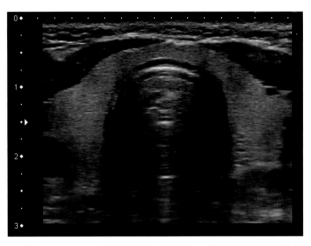

▲ 图 10–14C　正常甲状腺的横截面。相较于前面的带状肌，其回声均匀，且可见其与周围组织的关系

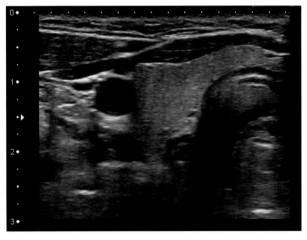

▲ 图 10–14D　正常右甲状腺叶横截面

（一）适应证[31, 32]

可以进行成像来定位和评估甲状腺组织的大小、功能和位置。适应证主要评估包括以下几方面。

- 甲状腺功能亢进。
- 疑似局灶性（即肿块）或弥漫性甲状腺疾病的评估。

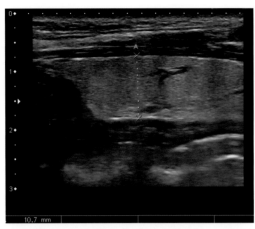

▲ 图 10-15A　正常右甲状腺叶纵切面，测量从前向后（A-P）进行

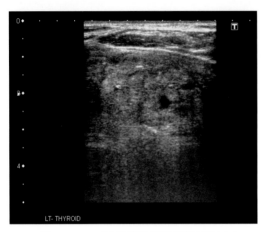

▲ 图 10-15B　甲状腺显示弥漫性回声改变

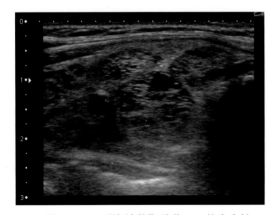

▲ 图 10-15C　"海绵状"结节，可能为良性

- 临床检查、超声或其他诊断影像学检查发现的结节。

放射性碘可用于评估甲状腺功能亢进或消融治疗患者的给药活度。甲状腺癌的全身显像有助于确定治疗后转移灶的存在和剩余功能性甲状腺组织的

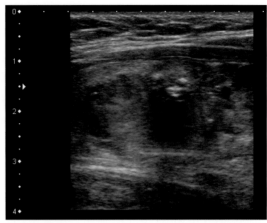

▲ 图 10-15D　性质不确定的结节。在这种情况下，将进一步行细针抽吸

位置。还需要注意的是，常规全身 ^{18}F FDG PET CT 成像在评估肿瘤复发和再分期也有价值。

（二）患者准备

常规准备，需满足以下要求。

- 在成像前避免使用碘对比剂和富含碘的食物。
- 检查前 4 周停止甲状腺素和检查前 2 周停止三碘甲状腺原氨酸。
- 如果使用 ^{99m}TcO$_4^-$ 应要求患者饮水来清除食道中的食物。

（三）患者体位和成像方式（图 10-16A）

患者仰卧在检查床上，双臂放在两侧以获得舒适感，颈部伸展，肩部下方可放枕头支撑。轻微的固定可能会消除移动。膝关节支撑能让患者感觉舒适，患者穿着宽松的衣服。对于前视图，双探头平行于检查床放置，并尽可能靠近患者颈部表面。放射源标记可用于确定解剖标志，如胸骨切迹和甲状腺软骨以及可触及结节的位置。仰卧位无法成像的患者可行坐位成像。侧向和斜向摄影有时也可应用。图 10-16B 显示了具有正常整体摄取的多结节性甲状腺肿。图 10-16C 与图 10-16B 来源于同一患者，将前位图像与侧斜摄影进行对比，以获取更多信息。

（四）成像过程

应在注射 ^{99m}TcO$_4^-$ 20min 后开始成像，以便甲状腺充分吸收。应以 100～200K 计数获取前位图像。

^{123}I 成像应在注射后 3h 开始，采集 50～100K 计数的前位图像。

甲状腺碘摄取

甲状腺成像与放射性碘甲状腺吸碘率同时进行时，扫描所用放射性碘核素的量，应该足够做吸碘率测量。儿童的给药活度应根据体重确定，在保证能进行放射性吸碘率测量的前提下，应尽可能低[31]。通常用探头做甲状腺摄取率测量。在文献中，摄取率正常值范围通常为 24h 10%～35%，4h 6%～18%。

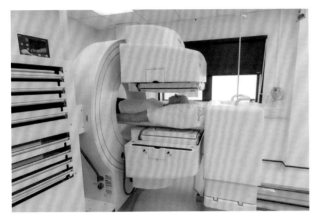

▲ 图 10-16A　前位扫描的患者体位

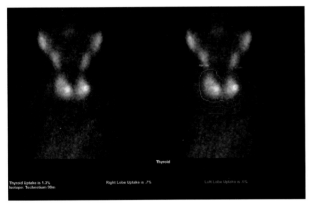

▲ 图 10-16B　甲状腺整体摄取正常的多结节性甲状腺肿

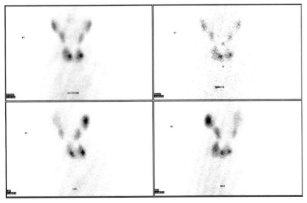

▲ 图 10-16C　与图 10-16B 来源于同一患者，前位图像与侧斜摄影的对比图像

因所用的设备、标准和模型不相同，对正常值范围的把控要适当宽泛，文献研究中的碘摄取率正常值可能无法直接与临床患者进行比较，可参考有关指南[33]。图 10-17C 展示了一种计算方法。

（五）图像分析[32]（图 10-16B 和 C，图 10-17A 和 B）

应评估以下内容。

- 显像剂摄取的均匀性和离散性甲状腺结节的存在。
- 异位甲状腺组织。
- 吸碘率（如果计算的话）。

图 10-17B 显示了颏联合、环状软骨突起和胸骨

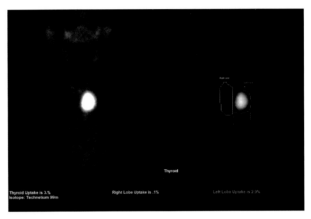

▲ 图 10-17A　较大的功能亢进结节，整体摄取异常

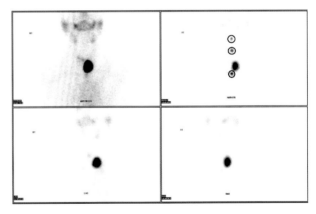

▲ 图 10-17B　正常整体摄取的多结节性甲状腺肿

$$放射性核素摄取 = \frac{颈部计数 - 腿部计数}{模型计数 - 背景计数} \times 100$$

所有测量值以每分钟计数为单位

▲ 图 10-17C　碘摄取计算公式

切迹的解剖标记，通常使用 ^{57}Co 标记。

（六）放射性核素显像剂与成像参数

放射性核素显像剂	成像参数
^{123}I（碘化钠）口服 20MBq 注射后 3～4h 成像	**平面成像** 低能高分辨率准直器，可使用针孔准直器 ^{123}I，能峰 159keV，窗宽 20%
^{99m}TcO$_4^-$ 80MBq 注射后 15～30min 成像	^{99m}TcO$_4^-$，能峰 140keV，窗宽 20% 矩阵 256×256

十三、甲状旁腺：成像指南及临床成像路径

甲状旁腺约相当于一粒米的大小，长 5～6mm，宽 3～4mm，厚 1～2mm，重量约为 40～50mg，有时可能稍大一些。通常在甲状腺的后表面上方有两对腺体，上方一对是稳定的，下方一对变化较大（图 10-18）。甲状旁腺数量不确定，少于 3% 的患者腺体数量<4 个，5%～10% 患者>4 个，约 15% 的人可能存在异位甲状旁腺，最远处可能位于纵隔内。

甲状旁腺产生甲状旁腺素，甲状旁腺素与肾脏和维生素 D$_3$ 在一个复杂的系统中发挥作用，将血钙水平维持在狭窄的范围内。甲状旁腺功能亢进会对骨骼造成严重后果，其不良反应是异位钙沉积（包括肾结石）。最常见的原因是甲状旁腺腺瘤或腺体肥大。

传统的手术方法是切除所有甲状旁腺，并用甲状旁腺激素替代疗法治疗，取得了 95% 的治疗成功

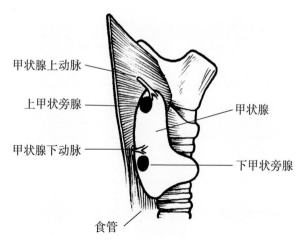

甲状腺上动脉
上甲状旁腺
甲状腺下动脉
甲状腺
下甲状旁腺
食管

▲ 图 10-18 甲状旁腺位置示意（侧面观）

率[34]。随着越来越复杂和精确的成像技术的发展，手术方案可能只切除受影响的腺体，从而减少手术范围及其不良反应。

（一）成像技术

1. X 线平片

甲状旁腺甚至大腺瘤在 X 线平片上都不可见。在疾病晚期，X 线平片可能显示骨骼上因甲状旁腺激素水平持续过高而出现的特征性变化，随着现代医学的进步，这种情况在其变得明显之前可能就被发现了。

2. 超声检查及放射性核素显像

现代高分辨率超声能够检测和定位甲状腺区域正常甲状旁腺和甲状旁腺腺瘤[35]，尽管它无法检测多数异位腺体。^{99m}TcO$_4^-$SPECT 扫描具有同等或更高的灵敏度，两种模式的组合可进一步提高准确性，准确性从 55%～65% 提高到接近 90%[36, 37]。

3. 对比增强的 CT 和 MRI

这些方法能够检测甲状旁腺腺瘤，并且在检测异位肿瘤方面具有更高的敏感性，特别是那些位于较远位置（如纵隔）的异位肿瘤。它们通常用于超声和（或）放射性核素显像辅助原发性切除术失败且疾病复发的病例[34, 38]。

（二）疾病表现

甲状旁腺疾病的综合症状与甲状旁腺激素的过度分泌或分泌不足有关。

甲状旁腺功能亢进导致高钙血症（高血钙），引起一系列非特异性临床症状。

- 疲劳和抑郁。
- 口渴，大量排尿。
- 恶心和厌食。
- 肌肉无力。
- 便秘。
- 腹痛。
- 注意力不集中和思维混乱。

未经治疗的高钙血症是十分严重的，可能最终导致嗜睡、脱水、肌肉痉挛、心律失常（包括心脏骤停）和高血压。身体周围组织中沉积的过量钙可导致肾结石，骨骼变脆以致骨折。

甲状旁腺功能减退可能导致以下症状。

- 感觉减退。
- 肌肉痉挛。

- 疲劳易怒。
- 焦虑和抑郁。

慢性进展的病例可能会出现以下症状。

- 眼部问题，特别是白内障。
- 干性皮肤增厚，头发粗糙脆弱。
- 指甲易碎并伴皱纹。

十四、甲状旁腺 CT

MDCT 能生成亚毫米层厚图像，和亚秒级机架旋转的能力，使 4D MDCT 成为甲状旁腺病理学成像策略的关键组成部分。分阶段显示的能力有助于区分淋巴结和甲状腺结节与潜在腺瘤[39-41]。

（一）适应证

血浆钙水平升高，可检测到甲状旁腺激素（PTH）异常，提示一个或多个腺体内可能存在肿瘤（原位或异位肿瘤），其中约 89% 为腺瘤，10% 为腺体增生，1% 为癌症[42]。

（二）患者准备

患者无须特殊准备。

（三）患者体位和成像方式（图 10-19A）

患者仰卧在检查床上，双臂放在患者两侧。颈部延伸并支撑在透光垫上。头部沿头枕轴线对齐，以便于比较对称性结构。调整正中矢状面，使其垂直于水平面，冠状面平行于水平面。通过轴位、冠状位和矢状位激光辅助定位，以确保患者位于扫描仪的中心轴上。调整扫描仪工作台高度，以确保冠状位对准灯位于下颌骨角度后约 5cm 处。将患者移入扫描仪机架，直到扫描参考点位于胸骨切迹水平。

（四）成像过程

AP 摄影扫描从参考点上方 12cm 至参考点下方

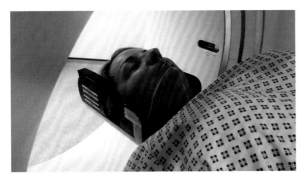

▲ 图 10-19A　甲状旁腺 CT 定位扫描

12cm，包括舌骨底部和气管分叉。通过右前肘窝进行静脉对比剂注射。常规扫描方案：准直 0.6mm，层面 / 层间距 2mm/2mm，0.75mm/1mm 轴位重建（增强前后），2mm 冠状位和矢状位 MPR（仅增强后）。在增强后 25s 和 60s 采集增强轴位图像，然后采集延迟轴位图像。

（五）图像分析（图 10-19B 至 D）

轴位图像与冠状位和矢状位 MPR 图像一并以堆栈或电影模式查看。查阅图像，以评估增强模式和病变形态学特征。

（六）对比剂和注射参数

用量	浓度	速率
100ml	300mgI/ml	4ml/s
25ml	生理盐水	4ml/s

（七）辐射保护 / 剂量

低剂量技术：自动曝光控制（MA）和迭代重建。

预计 DRL：每次完整检查 DLP 为 638.72mGy·cm。

十五、甲状旁腺核医学检查

在原发性甲状旁腺功能亢进症中，术前定位功能亢进的甲状旁腺组织有助于外科医生制订手术方案、缩短手术时间。甲状旁腺核医学成像不能识别正常的甲状旁腺，也不是常用诊断方法，因为甲状旁腺疾病诊断是通过血液检测实现的。异位甲状旁腺成像检测可能需要 SPECT-CT 或 MRI 的定位支持。超声检查通常与放射性核素显像结合使用。专业指南为核医学成像提供了极好的指导[43-45]。

（一）适应证

甲状旁腺功能亢进患者异常甲状旁腺组织的定位，包括甲状旁腺腺瘤或甲状旁腺增生。

（二）患者准备

患者无须特殊准备。

（三）患者体位和成像方式（图 10-20A）

患者仰卧在检查床上，双臂放在身体两侧，为使患者舒适，可将患者膝关节垫起，患者应穿着宽松的衣服。前视图检查时，双探头平行于检查床，并尽可

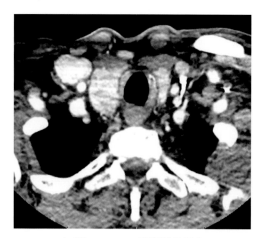

▲ 图 10-19B　增强轴位图像

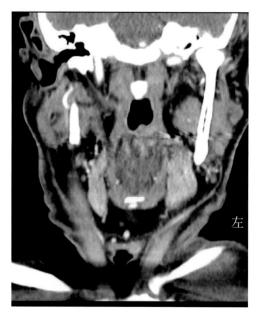

▲ 图 10-19C　冠状位 MPR 增强图像

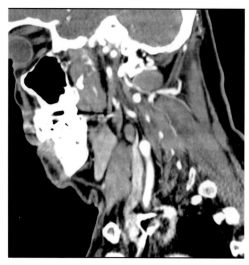

▲ 图 10-19D　矢状位 MPR 增强图像

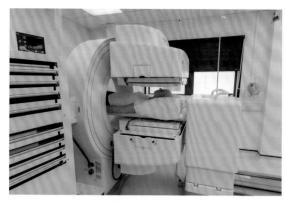

▲ 图 10-20A　甲状旁腺核医学成像定位扫描

能靠近患者颈部和上纵隔表面。患者在 SPECT 成像时保持在同一位置。

1. 双时相甲状旁腺成像

在甲状腺洗脱后 10min 和 2～3h 采集图像。可以采集 600s 的单视图或采集一系列 10×60 秒 / 帧的图像，以便校正运动伪影。两次采集必须使用相同的参数和定位。斜摄影有助于数据采集。

2. SPECT-CT

在平面延迟显像后，SPECT-CT 采集颈部和上胸部的图像。双探头 SPECT 和低功率 CT 系统使用 128×128 矩阵采集。SPECT-CT 结合超声已被证明可提高孤立性甲状旁腺腺瘤定位的准确性[45]。

（四）图像分析（图 10-20B）

对早期和延迟的图像全部进行观察。异常甲状旁腺组织通常在即时扫描中表现为摄取增加，在延迟图像中变得更加突出，因为与甲状腺相比，甲状旁腺组织的清除速度较慢。SPECT 图像可能显示平面图像上看不到的病变，SPECT-CT 图像还可以更好地发现和定位异常病变[43]。

（五）放射性核素显像剂与成像参数

放射性核素显像剂	成像参数
⁹⁹Tc- 甲氧基异丁基异腈 740～1110MBq	**平面成像** 低能高分辨率准直器 140keV 能峰，20% 窗宽 256×256 矩阵
备选方案： ⁹⁹ᵐTc- 替曲膦 ⁹⁹ᵐTcO₄⁻ 或 ¹²³I 减影法	**SPECT** 360° 人体轮廓椭圆轨道成像 120 个投影，投影 /3° 128×128 矩阵

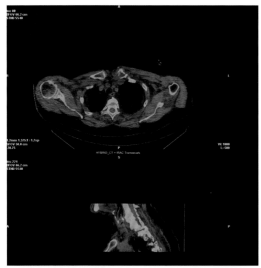

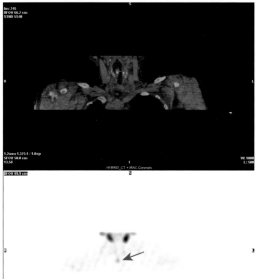

▲ 图 10–20B 甲状旁腺核医学成像显示腺体下部有一巨大腺瘤

十六、胸腺：成像指南和成像方式

胸腺是一个三角形的双叶器官，位于前纵隔、主动脉弓前方和胸骨深处（图 10–21）。儿童时期胸腺较大，从青春期开始逐渐退化，到 40 岁时腺体通常被脂肪组织替代[46]，通常在 CT 上无法辨认。在不同的年龄和性别之间，正常的外形有很大的差异，也受吸烟的影响[47]。

胸腺的主要功能是调节免疫，因为它可以调控 T 淋巴细胞的成熟。大多数 T 淋巴细胞是在儿童时期产生的，成人对新细胞的需求大大减少，这与青春期后腺体的缩小有关。胸腺通过各种内部激素来控制 T 淋巴细胞的成熟，但这些激素不会释放到全身

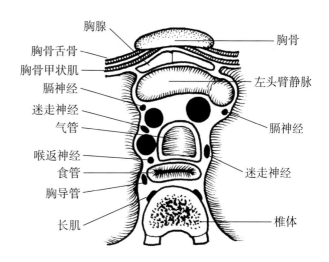

▲ 图 10–21 穿过上纵隔的横截面示意

循环中[48-50]。胸腺疾病可能是结构性的或副肿瘤性的。结构性疾病包括增生、囊肿和肿瘤。胸腺肿瘤包括胸腺上皮细胞肿瘤（"胸腺瘤"）、胸腺淋巴瘤、胸腺类癌、癌和胸腺脂肪瘤。

- 胸腺脂肪瘤是一种以脂肪为主的良性肿瘤，胸腺上皮组织数量可变。在影像学上，它与脂肪瘤难以区分。
- 胸腺瘤可以是侵袭性的，也可以是非侵袭性的，通常不用良性和恶性术语描述肿瘤，因为侵袭性胸腺瘤在组织学上可能没有恶性特征[51]。具有恶性肿瘤组织学特征的肿瘤是胸腺癌。
- 胸腺瘤可能与各种副肿瘤综合征有关，这些疾病远离胸腺，但存在与它有关的化学、激素或其他不甚了解的影响。最常见的副肿瘤疾病为重症肌无力，可导致全身肌肉无力。它发生在 30%～50% 的胸腺瘤患者中，其中只有 15% 的肌无力患者发展为胸腺瘤[46]。

（一）成像技术

1. X 线平片

对于 3 岁以下婴儿，在 X 线平片上可以看到正常胸腺，其是一个位于右侧上纵隔的大型帆状结构。此后，胸腺在 X 线平片上无法被检测到，除非受到足够大的肿瘤影响，可使中纵隔轮廓变宽。

2. 超声

婴儿和儿童的正常和异常胸腺可通过超声显示，其显示为一个柔韧的结构，具有与肝脏和脾脏相似

的回声特征，其颈部部分可表现为多点灶状回声[52]。

3. CT

CT 可用于重症肌无力或其他副肿瘤患者，或在胸部 X 线摄影中发现可疑纵隔肿块患者的胸腺瘤检查。CT 通常足以描述胸腺脂肪瘤或胸腺囊肿的特征。如果 CT 无法明确诊断（囊性胸腺瘤的诊断），MRI 或 PET-CT 可能会有所帮助。由于浸润性胸腺瘤在组织学研究中可能没有任何恶性迹象，因此在 CT 上检测浸润特征尤为重要。所以，CT 在胸腺肿块的检查和监测中至关重要。

4. MRI

由于靠近心脏和肺结构，胸腺 MRI 在技术上具有挑战性，但使用屏气快速序列和心电门控（必要时）可以获得良好的诊断图像。MRI 有助于区分胸腺增生与占位和淋巴瘤，并有助于鉴别 CT 可疑的无法确诊的囊性结构[53]。

5. PET-CT

PET-CT 显示胸腺癌的 SUV 高于浸润性或非浸润性胸腺瘤[54]，这也有助于区分化疗患者的肿瘤与增生或反应性增生。PET-CT 是胸腺肿瘤切除前分期的重要影像学工具。

（二）疾病表现

胸腺增生可能是对应激刺激的反应（如化疗、烧伤或类固醇治疗），也可能与包括类风湿性关节炎在内的自身免疫性疾病有关。腺体可能会保持其正常的形状，但更常见的是变圆，须与胸腺瘤相鉴别。

胸腺肿块可能较大，足以引起压迫症状，包括呼吸困难、咳嗽、胸痛或吞咽困难。尤其是可能与厌食症和原因不明的体重减轻有关的侵袭性肿瘤。然而，大多数胸腺肿块要么是 CT 偶然发现，要么是在副肿瘤综合征检查过程中发现的。单纯红细胞再生障碍性贫血和低丙种球蛋白血症是胸腺疾病的两个常见原因；此外，已有相关报道还包括其他自身免疫性疾病[51]。由于所有这些疾病导致的潜在症状列表太长，无法在此列举，如果临床和生化特征的组合表明存在副肿瘤疾病，则需要 CT 来确定可疑疾病的来源。异位胸腺可能表现为"颈部肿块"。

十七、胸腺 CT

MDCT 在研究胸腺方面起着关键作用，因为它提供了高灵敏度检测胸腺肿瘤的方法。MDCT 薄层准直宽度有助于生成等向多平面重建图像，以帮助肿瘤分期[55, 56]。

（一）适应证

确定前纵隔肿块的存在、性质和范围。胸腺病变有多种病理状态，包括胸腺瘤（如自身免疫性疾病重症肌无力）和胸腺增生（如胸腺增生和淋巴增生）[56]。

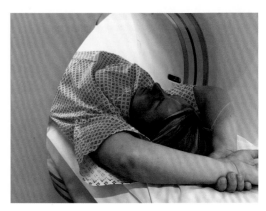

▲ 图 10-22A　胸腺 CT 定位扫描

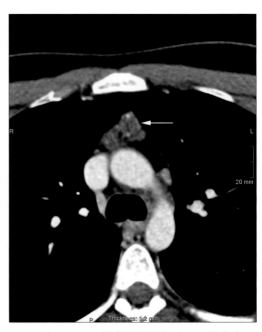

▲ 图 10-22B　轴位增强图像显示正常胸腺

（二）患者准备

确保待检区域无多余物品（尤其是金属物品）。检查前，可对患者进行呼吸训练。

（三）患者定位和成像方式（图 10-22A）

患者仰卧在检查床上，双臂弯曲并抬起，高于头部。调整正中矢状面，使其垂直于检查床，冠状面平行于检查床。通过轴位、冠状位和矢状位激光辅助定位，以确保患者位于扫描仪的中心轴上。将患者移入扫描机架，直到扫描参考点位于胸骨切迹水平。

（四）成像过程

从胸骨切迹上方 5cm 至胸骨切迹下方 28cm，进行后前位（PA）扫描。静脉造影是通过右前臂肘窝的导管进行的。常规扫描方案：准直 0.6mm，从胸骨切口上方 3cm 到气管分叉处，获取 8mm/8mm 轴位图像，重建 1.5mm/0.7mm 轴位图像（图 10-22B），以及 5mm 冠状位和矢状位 MPR（图 10-22C 和 D）。一次屏气扫描即可获得图像。

（五）图像分析

使用适当的窗宽窗位，以堆栈或电影模式，以及矢状位和冠状位 MPR 查看图像。观察图像以确定胸腺肿瘤的部位、范围、周围纵隔脂肪、肺组织、胸膜和邻近血管结构的浸润。

（六）对比剂和注射参数

用量	浓度	速率
100ml	300mgI/ml	3ml/s

（七）辐射保护 / 剂量

剂量减少技术：自动曝光控制（MA）和迭代重建。

预期的 DRL：每个序列 $CTDI_{vol}$ 为 12mGy，每次完整检查 DLP 为 610mGy·cm。

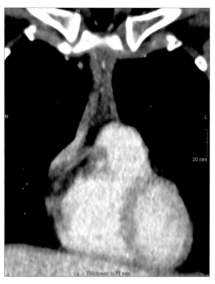

▲ 图 10-22C　冠状位 MPR 增强图像显示正常胸腺

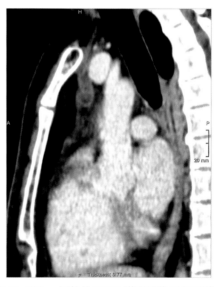

▲ 图 10-22D　矢状位 MPR 增强图像显示正常胸腺

第11章 中枢神经系统
Central nervous system

一、颅脑：成像指南及临床成像路径

（一）成像技术

1971 年问世的 CT 及后来出现的 MRI 技术，使得医学影像学检查显示出前所未有的解剖细节，从而推动了大脑成像革命性的进展。在 CT 未进入临床前，脑实质直接成像的唯一技术是放射性核素显像。然而，通过核素代谢所能得到的解剖信息十分有限。X 线平片可以发现颅内钙化或颅骨外伤，脑血管造影可以显示脑室和血管结构，但是这两者都有相当大的不良反应和并发症风险。

目前，CT 是头颅影像检查最常用的手段，其具有便捷、快速等优点，因此在诸如脑外伤、卒中等急诊情况下，可以快速明确诊断。MRI 检查通常是在需要进一步的诊断信息的时进行，常用在 CT 检查之后（如 CT 发现脑肿瘤时）。MRI 对疾病的检测（如检测脑转移瘤[1]）具有良好的灵敏性和特异性。

1. 扩散加权成像（DWI）

DWI 对于急性短暂性脑缺血（TIA）患者缺血区域的检出非常具有优势，并且是 TIA 的首选检查方式。对于超急性期的卒中（患者出现症状后 6h 以内），CT 是目前最常见的初步筛查[4]方法，但是临床上越来越多地应用包括 DWI 序列在内的 MRI 检查来指导临床诊疗[5]。

2. 超声

超声被广泛用于评估围产期的大脑疾病，包括脑出血和脑积水，因为前囟门为获得高分辨率超声图像提供了极好的声学窗口。对于老年患者，经颅多普勒超声检查可以透过非常薄的颞骨鳞部对 Willis 环进行成像检查。超声检查的临床适应证[6]非常广泛，在没有 CT 或 MRI 的情况下（如重症监护病房）其作用尤为重要[7]。

3. 放射性核素显像

在 CT 的检查普及后，放射性核素脑显像的临床应用有所下降，尽管其在与 CT 结合使用[8]及对脑死亡的判定[9]中仍然具有价值。脑放射性核素显像现在主要突出表现在 HMPAO SPECT 用于评估痴呆症患者的脑血流量，脑血流的变化提供了高度敏感的功能信息，可以协助表现疾病特征。但是 PET 成像能提供更高的灵敏度，对痴呆症的诊断也很有用[10-12]。使用 ^{123}I- 碘氟烷进行多巴胺受体显像是非常有临床价值的，可用于诊断帕金森病相关综合征[13]。先进的 MRI 和 PET-MRI 技术在脑功能成像方面有巨大临床应用前景[14]。

血管造影这种微创技术大多仅用于引导动脉瘤消融等介入手术[15, 16]，因为 CT 和 MRI 均可提供高质量的血管造影图像。

4. 对比剂脑池造影

该项检查仍用于疑难病例，同时通常结合 CT 或 MRI，检查脑脊液漏的原因和部位。

5. X 线平片

临床基本上不使用 X 线平片摄影来评估头部创伤。如果伤势严重到需要检查的时候，基本上都进行 CT 检查[17]。对于那些罕见疾病钙化的检测，CT 或 MRI 更加敏感，同时可以提供更好的解剖定位和提取钙质沉积物的表征，因此平片摄影不常用。

6. 注入对比剂的 X 线检查

该项检查现在基本不用，除非是在一些特定的应用场景下。例如，使用 CT 气脑造影这样的专业技术去检测那些不适合做磁共振检查患者的小听神经瘤。通过增强 CT 或 MRI 可以进行诊断性的血管造影；导管血管造影主要局限应用于放射介入专科中心，用于指导介入治疗。

（二）脑部超声检查

脑部超声检查可经未闭合的前囟门进行，是新生儿颅内疾病的重要诊断工具，包括围产期脑出血和脑积水，以及罕见的先天性发育异常和占位性病变。对于有经验的超声医生来说，它是一种快速、安全、准确的检查手段。而在这个年龄段，CT 和 MRI 的检查手段将会更复杂，常常需要额外的镇静药物来增加成功的概率。前囟门通常在儿童 2 岁时闭合，平均闭合时间约为 14 个月，自此之后将不能再作为超声探头的切入点。

经颅多普勒超声可以在成年后进行，因为颞骨鳞部组织非常薄，可以使在颅顶其他部位被阻断的超声波通过。通过这个有限的窗口，可以对 Willis 环和相关血管进行良好的多普勒成像，并可以监测血管通畅度和脑内血流的变化[6]。尽管比 CT 或 MR 血管造影可靠性低，超声检查可以检测到颅内动脉瘤。它可以用来监测儿童脑积水、检测缺氧性脑病和评估硬脑膜静脉窦是否通畅。

（三）CT

当头颅需要紧急成像检查时，CT 是一个很好的初步筛查手段，检查过程和诊断报告获取都相对容易。对于外伤的患者，CT 可迅速提供了有关颅骨及其脑组织的外伤程度及其性质的信息。CT 能够定位硬膜下、硬膜外、蛛网膜下腔和脑内的出血，并有助于确定分期。弥漫性轴索外伤较难通过 CT 进行评估，这种评估通常在亚急性期进行，可能需要 MRI 来进行。急性外伤时，CT 检查的另一个优势是能够同时对身体的其他受影响区域进行成像，此时颅脑 CT 可能被纳入多发性创伤检查手段之中[18]。

尽管 MRI 常规序列和扩散加权成像（DWI）因为具有一些显著的优势[21]而被广泛接受，但 CT 仍是急性脑卒中的首选影像学检查方法[19]，多年来一直保持着这一重要临床地位[20]。现代 CT 可以提供与动脉血流（CT 血管造影）有关的额外临床信息，并可通过 CT 灌注[22, 23]评估卒中半暗带（组织受损但仍然存活）的情况。

对于可疑的蛛网膜下腔出血，CT 是最优的检查手段，尤其是在症状出现后 6h 内[24]，在此期间，检测灵敏度接近 100%，在之后的 2～3 天内 CT 的

敏感性仍然很高，此后敏感性逐渐降低，5～7 天后通常需要进行腰椎穿刺辅助诊断（显示脑脊液变黄）。MRI 能发现蛛网膜下腔出血，但在急性期 CT 通常更容易检出。随着时间的推移，MRI 可能会起到越来越重要的作用[25]，从而减少令患者不适的腰椎穿刺的需要。CT 血管造影也可用于检测潜在动脉瘤。

对于之前没有临床疑似的患者，CT 可能是脑肿瘤的首诊检查方式，但是对于疑似肿瘤的患者，MRI 则是首选方式[26]。因为 MRI 除了高质量的解剖成像外，还能够进行功能成像和波谱成像[27]。

随着更有效治疗方法的出现，痴呆的影像诊断已经成为神经放射学工作的一个主要方面[28]。由于不同的治疗方案针对不同的病因，因此确定痴呆的性质变得越来越重要。MRI 检查提供了最佳的信息，特别是能够常规地进行矢状面和冠状面成像以及功能研究，但是对于那些由于自身病情而不能耐受 MRI 的患者，或 MRI 图像不易获得的情况下，需要 CT 辅助检查。功能研究在痴呆症研究中的重要性与日俱增，这些研究需要 CT 检查以外的其他检查方法来实现。

CT 一直是观察颅底是否存在脑脊液漏最常用的检查方法，可以单独或联合鞘内造影（脑池造影）完成。

（四）MRI

在大多数诊断情况下，脑部 MRI 比 CT 具有更高的敏感性和特异性。磁共振检查通常是首选的检查方式。但急性创伤和疑似卒中是个例外，在这些情况下，检查速度和快速获取图像至关重要，而且由于磁共振检查的特殊性，在临床工作中实际处理患者时可能存在困难。MRI 图像上出血的表现复杂多样，在评估出血的进展和演变方面 MRI 提供了更高的临床准确性。

对于可疑的短暂性脑缺血发作（TIA），首选的影像学检查是 MRI 和扩散加权成像（DWI）[29]。MRI 比 CT 更敏感，对于卒中高危人群（ABCD2 评分 ≥4 分，或 TIA）在症状发作 24h 内[3]应进行 MRI 检查。

神经影像学已经成为评估痴呆症的一个重要工具，而不仅仅是简单的排它性诊断，如占位性病变。

随着痴呆症治疗方法的改进，早期诊断原发性痴呆的各种亚型和评估继发性痴呆如血管性痴呆变得越来越重要。

MRI 在排除占位性病变方面优于 CT，具有更高的灵敏度和准确性，尤其是在评估白质病变和疾病分布方面[30-32]。所有的脑神经都可以通过磁共振成像直接显示，虽然滑车神经的显示相对困难，但是第 2 对脑神经、第 5 对脑神经、第 7 对脑神经和第 8 对脑神经都可以常规显示。视神经的炎性和肿瘤病变有特征性表现。三叉神经痛的病因通常是血管压迫[33]或肿瘤。

MRI 已经成为检测听神经瘤的金标准，因为它能显示脑神经核和神经本身，可以显示听神经在桥小脑角区穿过后颅窝间隙通往内耳道。强烈建议对神经瘤患者进行增强检查，增强 MRI 比平扫 MRI 更敏感。手术切除听神经瘤可能导致完全性耳聋，磁共振成像可用于评估神经瘤的进展，从而评估是否在合适的病例中推迟手术。

（五）放射性核素显像与脑功能成像

^{99m}Tc-HMPAO SPECT 脑血流显像广泛用于痴呆症（老年痴呆、路易体痴呆、额颞部和血管性痴呆）相关诊断，提供高度敏感的功能信息。PET 成像提供了更高的灵敏度，在描述痴呆症的特征上是非常有价值的[10-12]。

I^{123} 多巴胺受体显像（FP-CIT）有助于帕金森病相关疾病的诊断并有助于将其与良性震颤疾病区分开来[13]。

PET 和 MRI 的功能成像和动态研究对于显示疾病特征具有一定的潜力，有可能得到进一步的发展。

（六）疾病 / 适用条件及路径

1. 外伤

头部外伤患者有可能在一开始就出现明显症状，但也有很多患者在刚开始时仅表现为轻微外伤，而后随时间的推移外伤的发展变得越来越严重。例如，硬膜外出血患者（由于颞骨骨折引起大脑中动脉撕裂），如果不进行急诊手术干预，虽然患者最初可能症状轻微，但随后的几个小时内血肿会迅速扩大，病情恶化，严重者导致死亡。因此，临床指南推荐头部外伤早期使用 CT，让潜在病变早发现、早治疗[17]。头颅 X 线摄影检查在现代的头部外伤检查中几乎没有任何临床意义，它既不能发现全部严重

骨折，也不能发现颅内出血。

对遭受全身损伤的患者（如机动车事故）来说，头颅 CT 检查是其伤情评估的一部分[18]。

头部外伤时，由于头部速度和（或）方向的突然变化（通常见于机动车事故）所生成的剪切力会造成"弥漫性轴索损伤"。这将表现为持续数小时的严重意识丧失，尽管 CT 检查也有可能探测到这种外伤，但 MRI（尤其是扩散加权成像）是对于弥漫性轴索损伤最具敏感和特异性的检查。

2. 突发性大脑半球意识丧失（卒中、短暂性脑缺血发作）

在这种临床情况下成像的目的有三方面[34]。

- 排除颅内外出血。
- 检查缺血区域的存在和大小，并确定其中能够恢复的受损脑组织（"半暗带"）数量。
- 排除"疑似卒中"—其他可能导致与卒中相似临床表现但治疗方法不同的疾病。

多年来，简单便捷的平扫 CT 一直是这项任务的主要检查方式，对于严重残疾的患者更甚，尤其在紧急情况下平扫 CT 比 MRI 检查更容易。CT 血管造影和 CT 灌注扫描技术的发展为评估永久性脑外伤和半暗带存活程度，以及确定动脉内闭塞的部位和程度方面提供了临床信息。这些信息有助于规划积极的干预措施（如溶栓和神经介入血栓取出术）。

CT 仍是急性脑卒中有效的急诊检查手段[20, 21]，尽管一些医疗机构更提倡应用扩散加权成像和磁共振颈动脉血管成像。

3. 癫痫

影像学检查是大多数癫痫患者临床检查的重要组成部分，用来排除导致癫痫的脑血管疾病、血管畸形和肿瘤等结构性病因。MRI 是首选检查手段[35]，专用的 MRI 序列可以提高癫痫病灶检测的敏感性[36]。在慢性难治性病例中，如果考虑手术治疗，那么对于癫痫病灶的精确定位是至关重要的。癫痫发作数天内获得的磁共振图像可以显示局灶信号的改变，这有助于确定癫痫发作病灶源的位置[37]。PET-CT 可以提高偏侧病变的灵敏度[38]，但在详细定位上不如 MRI 精确。在考虑出血原因的紧急情况下，或患者不适合进行 MRI 检查时，首选考虑 CT 检查[35]。某些情况下 CT 也可用作一种辅助手段显示钙化（如结节硬化症和 Sturge-Weber 综合征）。

4. 头痛

急性突发性头痛（即"霹雳头痛"），尤其伴有颈部僵硬和畏光，临床会怀疑蛛网膜下腔出血，在这种情况下，6h 内必须尽快进行急诊头颅 CT 平扫检查[24]。

大多数急性和慢性头痛都是由影像学上无法证实的病因引起的。尽管如此，许多患者仍然花销巨额费用接受常规 CT 或 MRI 检查[39]。除去医疗服务的经济负担外，CT 和 MRI 常规检查的一些偶然发现会对患者造成一些不必要的心理负担[40]。对于那些没有神经学检查异常或没有许多病变所谓的危险信号（包括已知的存在脑转移的恶行肿瘤病史[41]）的情况，不建议进行神经影像学检查[40,41]。MRI 更高的灵敏度和准确性使其成为神经影像的首选检查手段。

在极少数情况下，尽管指南不推荐行影像学检查，但在患者的焦虑情绪造成了有害影响时后，也有必要进行成像检查。

5. 疑似脑脊液漏

现代多排螺旋 CT 对伴脑脊液漏和鼻漏的颅底缺损的检出率达 90% 以上[42]。颅骨缺损的检测不需要在扫描期间进行主动渗漏，而这曾经是早期使用 CT，MRI 或闪烁扫描法进行脑池造影的一个主要缺点。所有的脑池造影都是令人不适的，并存在显著并发症。MRI 在检测脑疝方面优于 CT，联合使用可产生接近 100% 的灵敏度[43]。

6. 脑神经外伤

如前所述，采用适当的核磁扫描方案，可以很好地观察到几乎所有脑神经的走行。最常用的是第 7 对脑神经的 MRI 检查，可以监测听神经瘤疾病进展、检测不明原因的感音神经性耳聋（即电生理学异常而非中耳传导异常导致的耳聋）。对于不适合做 MRI 的患者，可以使用高分辨率 CT（HRCT），但即使是使用鞘内造影也不如 MRI 的灵敏度高。颞骨的 HRCT 可以很好地解释传导性耳聋患者的病因，完善临床和耳科检查对疾病的描述，并由此拟定治疗方案。三叉神经痛，临床上一种让人非常痛苦的疾病，可通过专门的 MRI 扫描方案对第 5 对脑神经（即三叉神经）进行评估。

7. 耳鸣

耳鸣患者会在一侧或双侧耳朵中感知到异常噪音，其强度和持久性不同，表现各种各样，从短暂的嘈杂环境的背景音到持续的令人痛苦的声音。对于症状较轻的患者，通常只进行病史问询和临床检查，但持续性重度耳鸣患者可进行影像学检查，虽然诊断率可能很低[44]。在这种情况下，MRI 是首选的检测肿瘤和硬脑膜异常的手段。

搏动性耳鸣是一种搏动性噪音与患者的心跳同步的变异性耳鸣。有许多可能的原因，其中大部分是血管性的，增强 CT 检查是最好的检查方法[44]。

8. 多发性硬化

这是由神经脱髓鞘引起的最常见的疾病。往往导致神经的功能退变以及受损，依据大脑和脊髓的受损区域不同而导致肢体或认知功能的障碍。诊断的基础是临床评估，并辅以脑脊液等实验室检查，病变的一个关键的特征是沿时间和空间进展。钆增强 MRI 检查可以作为评估疾病的一个重要部分[45]，用以监测疾病的进展过程，确认其随着时间增长进展的程度以及在空间分布范围上的变化。

9. 痴呆

痴呆症有时是由于肿块（如血肿或肿瘤）对大脑的某些区域造成压迫所致，这些可以通过常规的 CT 检查出来。然而，绝大多数病例是由于退行性变过程中全脑或局灶性脑区萎缩导致的，或继发于血管疾病。随着人们对这些疾病认识的提高，衍生出了许多有效的治疗方案延缓了病情的进展，而影像学现在是确定疾病发生机制以及协助做出具体诊断的基础[28]。例如，在阿尔茨海默病中，脑萎缩区域最明显的倾向于内侧颞叶结构，而其他痴呆症可能表现为额叶的局部性区域或颞叶的局灶性萎缩。以白质缺血性疾病为特征的全脑萎缩是典型的血管性痴呆。MRI 比 CT 更敏感，但如果患者有 MRI 禁忌证，使用平行于颞叶长轴的 CT 扫描后进行多平面重建对疾病的判断也是有用的。

除了这些技术之外，HMPAO-SPECT 还可以评估痴呆症患者的血流量变化，提供高度敏感的功能性信息以帮助描述疾病特征。PET 成像可提供更高的灵敏度，有助于痴呆症评估[10]。

PET 优于 SPECT 的地方是更高的空间分辨率以及可对相应改变进行量化评估。此外，^{18}F-FDG-PET 观察到的代谢减低程度通常大于 SPECT 所见[46]。最近关于在痴呆症的评估中使用淀粉样蛋白 PET 出现了很多争论[47]。淀粉样蛋白 PET 扫描揭示的大脑中淀粉样蛋白斑块的水平变化是阿尔茨海默病的发作的主要特征。虽然^{18}F-FDG-PET 成像扫描已经发展有一段时间了，但是淀粉样蛋白 PET 扫描仍然被认为是一种新的成像技术。在其他影像学检查不确定的情况下，这种成像技术是非常有用的，同时，它们也越来越多地被用于临床研究，作为一种措施，帮助那些继续参加新的痴呆症治疗药物临床试验的患者进行诊断。早期诊断和适当的药物治疗是治疗痴呆症患者的关键手段。

二、大脑：解剖特征

中枢神经系统包括大脑和脊髓（图 11-1A）。大脑是由 3 个突出部位沿着一根原始的管状结构发育而来。3 个突出部分发育成前脑（包括大脑、丘脑和下丘脑）、中脑（由脑脚组成）、和后脑（包括小脑、桥脑和延髓）。

大脑是其中最大的部分，占据了前颅窝和中颅窝，被包括大脑镰在内的大脑纵裂分为左右两个大脑半球，两个半球由下方的胼胝体链接。每个大脑半球又分为额叶、顶叶、颞叶和枕叶，分别对应于上覆骨结构（图 11-1B）。

大脑的表层或皮层由神经细胞（灰质）组成。为了容纳尽可能大的面积，它呈折叠的状态，外观上有褶皱，称脑回和脑沟。其中最重要的是中央沟（Rolando 沟），它分隔额叶和顶叶；外侧裂分隔颞叶、额叶和顶叶，以及分别位于中央沟前面和后面的中央前回和中央后回（图 11-1C）。

大脑中的某些区域具有特定的功能。中央前回被称为运动皮层，是所有自主运动的起源。中央后回是被称为感觉皮层，接收并感受所有的普通感觉。其他重要区域包括位于外侧沟下方的颞叶皮层听觉区，接收来自听觉神经的传导信息；位于枕叶皮层的视觉区接收来自视交叉的指令。此外，启动舌头运动的运动语言区（Broca 区）位于外侧沟前端上方的额叶皮层，负责解释书面和口头用语的感觉语言区位于顶叶皮层的下部。

每个大脑半球负责对侧肢体的运动和感觉。例如，右利手人群，写作等高度发达的技能是由左侧大脑半球控制。

大脑半球的内部主要由神经纤维（白质）和充满脑脊液的两个侧脑室构成（图 11-2A）。然而，大

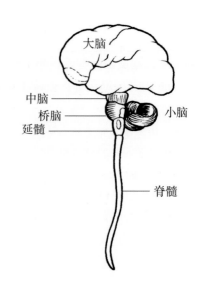

▲ 图 11-1A　中枢神经系统示意

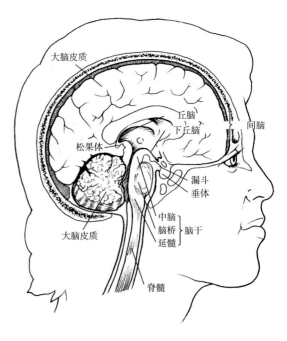

▲ 图 11-1B　大脑正中矢状面

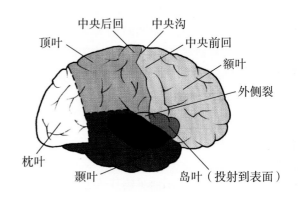

▲ 图 11-1C　大脑侧面显示不同的叶和脑沟

脑半球内部有 3 个重要的灰质区域。基底节位于侧脑室侧壁的前部和中央部分，它影响骨骼肌张力。丘脑位于胼胝体下方，形成第 3 脑室外侧壁作为外周神经的中继站传递从脊髓到感觉皮层的冲动。下丘脑位于丘脑下方，形成大脑皮层第 3 脑室底，它附着在垂体后叶，是身体机能的控制中心如调节体温、睡眠及脂肪和碳水化合物的代谢。

中脑位于大脑和桥脑之间。腹侧部分包含两个大脑脚，主要由穿过前脑和后脑的纤维束组成。背侧部分包含 4 个灰质核团（四叠体），是眼睛、头部和躯干对视觉和听觉刺激做出反应的反射中心。中脑内有一条狭窄的通道，称为中脑导水管，负责沟通位于其上方的第 3 脑室和位于其下方的第 4 脑室（图 11-2B）。后脑由桥脑、延髓和小脑组成。桥脑位于小脑前面和延髓上方，主要由从大脑半球之间以及大脑半球到脊髓的神经纤维组成。桥脑的解剖结构与前脑和中脑的相反，即神经细胞位于深部，神经纤维位于表面。延髓长 2.5cm，呈三角形，位于枕骨大孔上方的后颅窝，从上方的桥脑延伸并与下方的脊髓相连。前后表面有中央裂缝。解剖结构与桥脑相似，深部神经核团是部分脑神经的起源；其他则是心脏、呼吸、血管舒缩和反射功能的重要中心。

小脑位于桥脑和延髓后面的后颅窝（图 11-2C），小脑包括两个半球，由一条狭窄的中间带连接起来，称为蚓部。灰质位于表面，其内部结构形成一个分支状图案，称为脑树。小脑的功能主要表现在意识方面，包括维持平衡、姿势和协调随意肌的肌肉运动。

（一）脊髓

脊髓是中枢神经系统的延长部分（图 11-3A），长约 45cm，横截面为圆柱形，上方与延髓连续，起自寰椎上缘，终于第一腰椎下缘。颈段和腰段膨大部位对应于臂丛和腰骶丛。周围有硬脑膜、蛛网膜和软脑膜。脑脊液存在于中央管和蛛网膜下腔。

（二）脊神经

31 对脊神经起源于脊髓，它们的命名来源于它们解剖的位置（图 11-3B 和 C）。腰、骶、尾神经在脊髓终止前离开脊髓，向下延伸穿过蛛网膜下腔形成马尾。脊髓被前正中裂和后正中隔不完全分开。灰质位于深部呈 "H" 型，白质位于浅部。中央管含

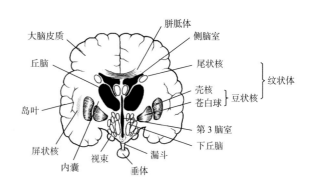

▲ 图 11-2A　大脑冠状面

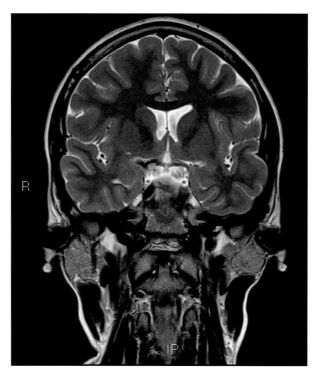

▲ 图 11-2B　大脑冠状 T_2 加权 MRI 图像

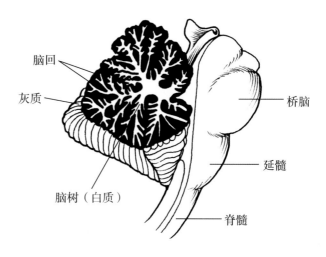

▲ 图 11-2C　通过小脑的矢状面

有脑脊液，与第 4 脑室相连。后角受到感觉冲动的刺激，前角产生运动冲动。白质包括 3 个束：1 个上行携带感觉信息，1 个下行携带运动信息，以及 1 个将信息从一个层次传递到另一个层次的枢纽区。

（三）脑神经

大脑有 12 对脑神经。从前面到后面编号为 Ⅰ～Ⅻ。有些含有运动纤维，有些是感觉纤维，有些是混合纤维。运动纤维起源于脑干的细胞核，而感觉纤维起源于外部。例如，眼睛、耳朵或鼻子等特殊的感觉器官。神经纤维进出大脑通过前、中、后颅窝底孔。后文中的"脑神经概述"部分介绍了了颅骨神经的编号、名称、颅底通路和功能。

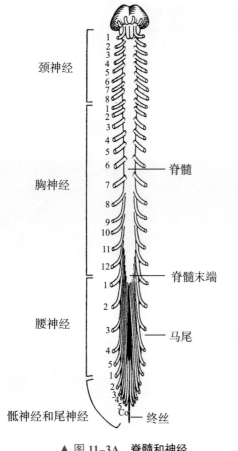

▲ 图 11-3A 脊髓和神经

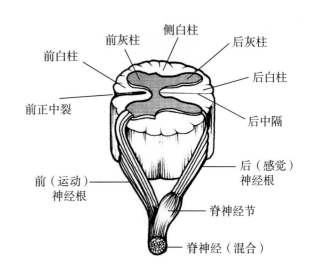

▲ 图 11-3B 显示神经根的脊髓层面

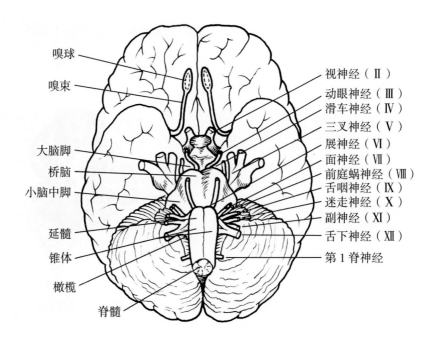

▲ 图 11-3C 大脑下面观

（四）脑神经概述

编号	名称 / 类型	颅底通路	功能
I	嗅神经（感觉）	筛骨筛板	嗅觉
II	视神经（感觉）	视神经孔	视觉平衡
III	动眼神经（运动）	眶上裂	眼球和瞳孔的运动
IV	滑车神经（运动）	眶上裂	眼球的运动
V	三叉神经（混合） （ i ）眼神经 （ ii ）上颌神经 （ iii ）下颌神经	 （a）眶上裂 （b）圆孔 （c）卵圆孔	 角膜、鼻黏膜、皮肤 皮肤、口腔、牙齿、舌头 咀嚼
VI	展神经（运动）	眶上裂	眼球运动
VII	面神经（混合）	内耳道 / 茎突孔	面部动作、味觉
VIII	听神经 / 前庭蜗神经（感觉）	内耳道	平衡、听力
IX	舌咽神经（混合）	颈静脉孔	味觉，唾液分泌，咽峡运动
X	迷走神经（混合）	颈静脉孔	喉、咽、食道、心、肺、胃、小肠、大肠（部分）
XI	副神经（运动）	颈静脉孔	头、颈、喉、咽的运动
XII	舌下神经（运动）	舌下神经管	舌头运动

　　脑室系统内部充满脑脊液，通常是无色透明的碱性液体。脑室系统共有四个腔，分别是右侧脑室、左侧脑室，第 3 脑室和第 4 脑室，彼此连通，与脊髓中央管相连（图 11-4A 至 D）。

　　侧脑室长约 6cm，位于大脑半球胼胝体下方中线的两侧。每个侧脑室包括前角、后角和颞角，分别位于大脑的额叶、枕叶和颞叶。前角的后部分是室间孔连接两个脑室并向下连通，通过室间孔进入第 3 脑室。第 3 脑室是位于两个丘脑之间的一个狭窄的中线结构。底部由下丘脑构成，前凸形成脑垂体的漏斗隐窝。它经后方的中脑导水管到达下方的第 4 脑室。

　　第 4 脑室是位于桥脑后方和小脑前方的的中线结构。从上面看，它是菱形的，两边都有两个侧凹，从下面和前面穿过。它在脊髓中央管的下方是连续的。第 4 脑室通过 3 个孔与蛛网膜下腔相连：1 个位于中央，1 个位于顶部（Magendie 孔），1 个位于侧凹处的顶端（Luschka 孔）。脑室系统内衬纤毛上皮，称为室管膜。

（五）脑脊液循环

　　侧脑室壁和第 3 脑室、第 4 脑室的顶部有一层血管膜，称为脉络丛，其功能是血液中产生脑脊液并将其分泌到脑室系统。它从侧脑室通过孟氏管进入第 3 脑室，通过中脑导水管进入第 4 脑室。从第 4 脑室向下通过中央管穿过正中孔和外侧孔进入蛛

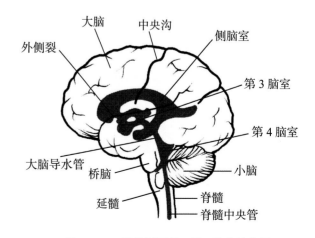

▲ 图 11-4A　脑的侧面观，显示脑室的位置

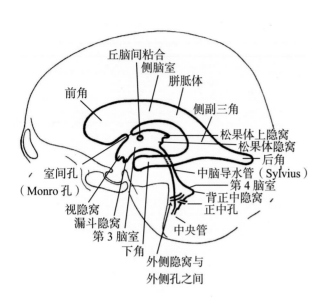

▲ 图 11-4B　脑室系统（侧面观）

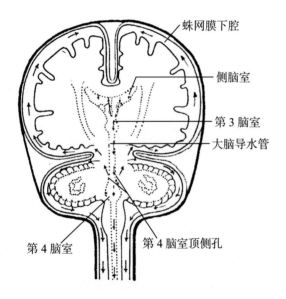

▲ 图 11-4C　脑脊液循环

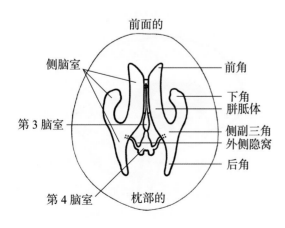

▲ 图 11-4D　脑室系统（上下观）

网膜下腔。脑脊液向前和向外流过大脑半球，并通过上矢状窦和侧窦的蛛网膜颗粒被重新吸收回血流中。没有颗粒或导水管阻塞（导水管狭窄）可导致脑积水。

三、颅脑 MRI

（一）适应证

MRI 是目前研究脑部疾病最全面的影像学检查方法，可提供极好的组织对比度，以及大脑的高分辨率解剖图像。获取有关脑内扩散模式的功能性信息也是常规脑成像的一部分。

（二）患者准备

患者无须特殊准备。

（三）成像过程（图 11-5A）

患者仰卧，头部放在头部相控阵线圈里，该线圈能提供高分辨率脑部图像。患者头先进，确保头部置于磁体的等中心处。

MRI 可以提供轴位、冠状位和矢状位图像。轴位图像平行于胼胝体前后联合平面。胼胝体在正中矢状面定位像上很容易辨认。在冠状位和轴位定位像上调整图像，让轴位图像垂直于正中矢状面。冠状位和矢状位成像时一般需要垂直于轴位成像平面，有时需要与斜坡平行的斜冠状位（如颞叶成像）。

（四）序列（常规）

脑部 MRI（成人）的常规序列如下。

(1) 多平面定位像。

(2) 轴位 T_2 加权快速自旋回波序列。

(3) 冠状位 T_2 加权快速自旋回波序列。

(4) 轴位扩散加权成像（DWI）。

(5) 轴位 T_2 加权水抑制序列（T_2 FLAIR）。

(6) 矢状位 T_1 加权自旋回波序列。

（五）附加序列

(1) 如怀疑出血，加行磁敏感加权序列（SWI）或轴位 T_2^* 梯度回波序列。

(2) 对于颞叶癫痫病例，加行颞叶斜冠状位 T_1 FLAIR 序列及 T_2 FLAIR 序列。

(3) 矢状位 T_2 FLAIR 序列。

(4) 最佳层面行 T_1 加权自旋回波 / 梯度回波序列平扫和对比剂增强扫描，以更好地显示病变。

基于 TSE/SSE 的三维 T_1、T_2 FLAIR 和 T_2 加权成像现已广泛应用，并可通过在另外方向上多平面重建（MPR）而获得任意层面的图像。

（六）图像分析（图 11-5B 至 D、11-6A 至 D）

脑室内以及大脑周围的脑脊液 T_2 加权图像显示为高信号，大脑皮质层和基底节区的灰质呈中等信号，高于胼胝体和内囊区的白质。许多脑部病变由于水分含量增加，在 T_2 加权图像上显示信号强度增加。在 T_1 加权图像上脑脊液呈低信号，脑实质呈中等信号，白质信号高于灰质。在 T_1 FLAIR 序列中，灰质和白质之间的 T_1 对比度增加，这在儿童和颞叶癫痫的成像中是有用的。

DWI 取决于布朗运动的速率。分子运动速率在脑内某些病理状态下会由于细胞肿胀或细胞密度增加而受到限制。DWI 提高了 MRI 对急性脑卒中诊断的敏感性，并有助于鉴别病变特征[48]。

T_2 FLAIR 序列图像具有 T_2 权重，但自由水的信号被抑制，这就让与脑室和蛛网膜下腔相邻的病变显示更突出。多发性硬化症的病变征象也叫 Dawson 手指征，发生在侧脑室边缘的静脉周围，呈辐射状垂直于脑室，在 T_2 FLAIR 矢状位图像上显示最佳。

磁敏感加权图像或 T_2^* 梯度回波轴位图像对磁场不均匀性比 T_2 加权图像更敏感，因而该序列对疑似出血患者的出血及其衍生物更敏感。

近年来，磁敏感加权成像（SWI）得到应用，它是一种高分辨率、全速度校正的 3D 梯度回波序列，它结合了 MRI 原始信号数据中包含的 MRI 幅度信号和相位信息，生成的图像与 T_2^* 加权梯度回波序列图像相比，对钙化和出血的敏感性有所提高。

静脉注射钆对比剂的 T_1 加权成像可以提高病变检出的灵敏度并突出病变特征。脑部成像可以使用

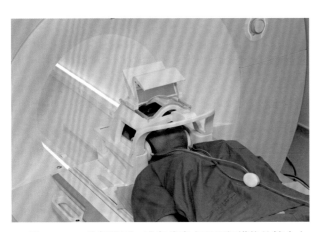

▲ 图 11-5A　头部线圈，准备将患者置于扫描仪的等中心

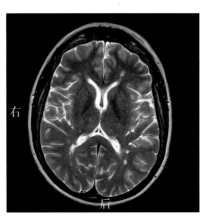

▲ 图 11-5C　与图 11-5B 相同层面的 T_2 加权图像，但来自于多发性硬化症患者，可见脑室周围白质结构中分布有多个高信号斑块

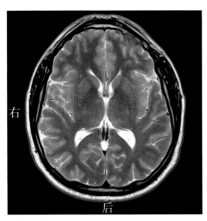

▲ 图 11-5B　T_2 加权轴位快速自旋回波图像显示第 3 脑室和侧脑室高信号脑脊液（CSF）。大脑皮层和基底神经节的灰质信号高于白质信号。动脉分支、脑内静脉、上矢状窦呈低信号

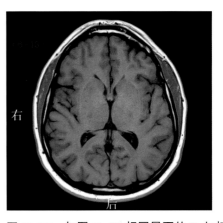

▲ 图 11-5D　与图 11-5B 相同层面的 T_1 加权自旋回波图像。脑脊液及血管结构呈低信号。例如，扣带回中的灰质对周围的白质是低信号

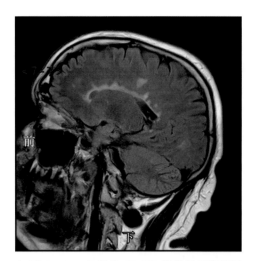

▲ 图 11-6A　矢状位 FLAIR 图像显示高信号强度 Dawson 手指征从侧脑室边缘延伸。值得注意的是，当脑脊液信号被抑制时，高信号多发性硬化斑块的可见性得到了改善。同样，这张图像是 T_2 加权的，灰质信号高于相邻的白质信号

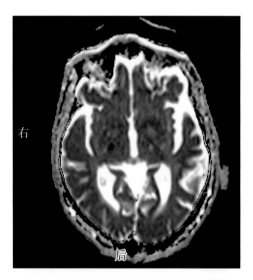

▲ 图 11-6C　为确认图 11-6b 中的高信号是由于扩散受限，计算了表观扩散系数（ADC）。ADC 图中扩散受限的区域为低信号区，证实了弥散受限，提示存在梗死性缺血性脑卒中

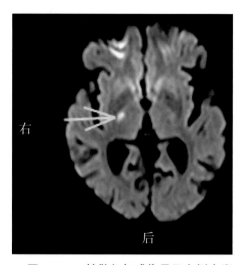

▲ 图 11-6B　扩散加权成像显示右侧内囊后肢高信号（箭）

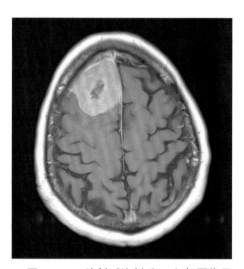

▲ 图 11-6D　注射对比剂后 T_1 加权图像显示脑外（脑实质外）强化明显的占位性病变，靠近大脑镰的中央囊性成分无增强，大脑皮质凹陷，可判断为囊性脑膜瘤

5mm 的层厚，也可以使用更薄的层厚为特定解剖结构 / 病变提供更详细的成像信息。

（七）对比剂及注射参数

用量	浓度	速率
	相当于 0.1mmol/kg	手动推注

四、颅脑 MRI（先进技术）

在专业的神经内科或神经外科中心，高级神经成像技术大部分是应用 3T 及以上的高场强 MRI 设备进行的。

（一）磁共振波谱（图 11-7A）

磁共振波谱（MRS）能够检测给定体素内组织的化学物质组成，其扫描体积通常为 $3\sim8cm^3$。常规 MRI 信号以脂肪和水为主。然而，它们一旦被抑制，波谱即可以显示浓度降低 10 000 倍的代谢物。每种代谢物由于其独特的化学结构，共振频率略有不同。

通过绘制振幅与频率的关系图，可以观察到代谢物的波谱。在大脑中正常可见的三大代谢物是 N- 乙酰天冬氨酸（NAA）（2.02ppm）、肌酸（3.06ppm）和胆碱（3.24ppm）。这些代谢物的浓度在病变中发生改变，有时候也可以观察到其他的代谢物（如脂质和乳酸），这种改变有助于诊断[49]。更高空间分辨率的代谢物谱线图会牺牲时间和信噪比。MRS 在大脑中的应用最为广泛，但它在身体其他部位（如前列腺、肝脏和肌肉）也有应用。

（二）功能磁共振成像（图 11-7B）

功能磁共振成像（fMRI）可以用来定位神经外科手术前的重要感觉和运动功能区，以及提高对大脑发育和疾病（如卒中、痴呆和精神障碍）的理解[50]。fMRI 对相关的血流变化高度敏感，通过执行简单任务（实验范式）使大脑中的神经元活动增强。典型的例子包括手指敲击来刺激运动皮层，以及声音或视觉场景等感官刺激来刺激大脑的感觉区域。这些刺激方案主要是组块设计。

利用 fMRI 技术可通过血氧水平依赖（BOLD）图像对比观察 MRI 信号的变化，局部神经活动导致血流量增加。灌注的变化超过了大脑对氧气的需求，导致与脱氧血红蛋白相比，含氧血红蛋白的净增加。脱氧血红蛋白具有明显的顺磁性，增加了磁共振信号的衰减率，因此脱氧血红浓度的降低对产生磁共振图像的信号有直接影响。在脑组织的某个区域的血液中脱氧血红蛋白水平较低意味着这个区域的 MRI 信号衰减的会相对慢，因而磁共振采集后的信号就会相对更强。功能磁共振成像的信号变化范围很小，因此功能磁共振成像主要用于高场（3T 及以上）MRI 设备。主要使用平面回波序列来获取 MRI 信号。

（三）扩散张量成像（DTI）

DTI 是 DWI 的延伸，观察体内水分子的布朗运动。与自由扩散不同，这种运动受到膜边界的限制。在大脑中，白质纤维的结构沿神经细胞轴突产生优先扩散，并限制垂直于白质束方向的扩散[51]。反映这种非对称扩散表现的指标称为各向异性分数（FA）（图 11-8A）[52]。DTI 数据分析可以用来产生各向异性扩散图和白质纤维路径追踪路径。各向异性图的破坏表明除了髓鞘外伤外，轴突也可能发生外伤[53]。

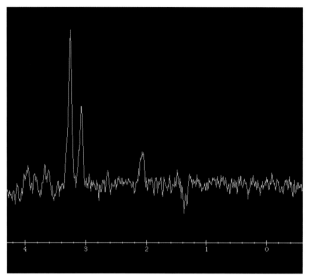

▲ 图 11-7A　磁共振波谱显示 3 个目标脑代谢物的峰值

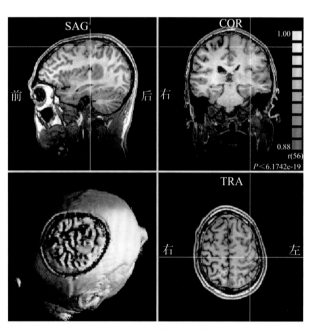

▲ 图 11-7B　三平面 MPR 图像和一个三维重建图像的彩色覆盖区域显示运动功能活动的焦点

FA 图的临床应用包括组织表征和病变定位。纤维束跟踪信息用于神经外科手术规划以防止损伤关键的白质纤维束并保留功能[54]。

（四）灌注成像（图 11-8B 和 C）

灌注成像可以探测通过大脑毛细血管循环的血流速度。正常脑灌注速率在灰质上为 60ml/min/100g，在白质上为 20ml/min/100g。脑血流灌注速率会由于脑新陈代谢和病理状态不同而发生改变。MRI 灌注测量主要有 3 种方法[55-57]：

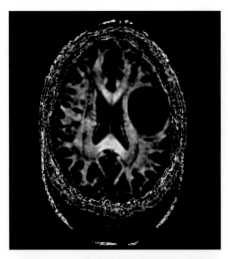

▲ 图 11-8A　各向异性分数图显示低级别胶质瘤患者白质纤维束的移位（低信号区）

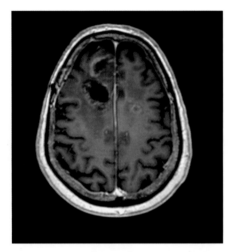

▲ 图 11-8B　恶性脑瘤的钆对比增强 T_1 加权图像

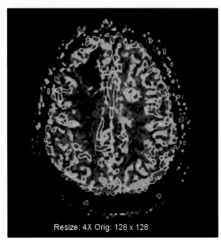

Resize: 4X Orig: 128 x 128

▲ 图 11-8C　与图 11-8B 相同病例的脑血容量动态磁化率对比图

- 动态磁化率对比增强（DSC）：钆有顺磁性，当其首过血液循环时会导致 MR 信号的丢失，这主要发生在血管内间隙。此时使用 T_2^* 加权梯度回波序列快速获取图像（图 11-8C）。

- 动态对比增强（DCE）：基于钆对比剂的 T_1 缩短效应，使得 T_1 加权序列的信号强度提高。当钆对比剂在组织细胞外间隙以一定的速度聚集时进行几分钟的重复扫描成像，而钆对比剂的聚集速率由灌注、毛细血管通透性和表面积来确定。

- 动脉自旋标记（ASL）：射频准备脉冲施加给流向大脑的血液中的水分子，这会降低成像阶段与大脑灌注成比例的信号强度。这个准备脉冲施加在动脉血中被称为动脉自旋标记。一般来说，获取有和无标记脉冲的图像，然后减影。包括脑血流在内的灌注测量可以被量化，但图像信噪比本身会很低，因此必须获得多个信号取平均值，这导致最少 3～5min 的成像时间才能获得有用的数据。因此，在更高场强（3T）条件下成像才有优势。

五、颅脑 MRA

MRA 的主要适应证是评估颅内动脉瘤和血管畸形。颅内血管的磁共振成像最常用的方法是使用三维时间飞跃（TOF）技术，该技术不用静脉对比剂即可获得血管图像，利用专门的脉冲序列将血管内流动的血流和没有血流的背景组织区分开。TOF 成像使用梯度回波序列使得血液流入成像层面时充分磁化，信号更亮，而部分饱和的静止组织信号强度则低的多。MRA 通常是结合脑部 MRI，至少包括 T_2 加权轴位成像。

（一）患者准备

患者无须特殊准备。

（二）成像过程

患者仰卧，头部置于专用的头部相控阵线圈中，头先进移入 MRI 扫描仪，使头部处于磁体等中心处。采集方案包括可以涵盖 Willis 环和（或）后颅窝血管的一系列窄层或 3D 容积序列。当血流垂直于成像层面的时候会产生最大的流入增强效应，因此颅内血管成像一般采用横断层面。相对于"静止组织"的

T_1 弛豫时间，重复时间（TR）必须保持较短，这样 T_1 恢复不完整，来自这些背景组织的信号被抑制掉。由于血流流入增强，使血管对比度达到最大化。充分弛豫的血液进入扫描层面时保持未饱和状态，与低信号强度的背景组织相比很亮（高信号）。在成像容积上方使用预饱和脉冲，以"消除"远端方向引流静脉流入信号，从而提供动脉图像。三维容积成像可以获得比 2D-TOF 更高空间分辨率的图像，但进入容积内的血流会逐渐饱和，因而限制了容积的厚度[58]。

（三）序列

(1) 全脑 T_2 加权快速自旋回波轴位图像。

(2) 三维 TOF MRA。

（四）图像分析（图 11–9A 至 D）

血管成像脉冲序列的层面数据可以逐层观察，通过最大密度投影（MIP）重建还可以产生不同角度的血管图像。MIP 主要是通过最大强度的信号进行多角度投影最后形成一个 3D 的血管图像。重建后生成的一系列图像可以通过电影循环的方式以动态显示不同旋转角度和深度的 3D 血管结构。

六、颅脑磁共振静脉造影（MRV）

MRV 可用于静脉窦血栓形成的评估，特别是那些应避免使用电离辐射的妊娠患者。颅内静脉和静脉窦的评估可使用 2D TOF 技术或相位对比血管造影（PCA）进行。这两种技术的内容在第 1 章中进行了介绍。

（一）患者准备

患者无须特殊准备。

（二）成像过程

患者仰卧，头部置于专用的头部相控阵线圈内，头先进移入 MRI 扫描仪并使头部处于磁体等中心处。采集方案由覆盖整个头颅的一系列层面或三维容积采集序列组成。为了最佳的显示血管，TOF 技术扫描时应该垂直于大脑的血液流动方向。需要在横断面和斜矢状面上进行两次 TOF 采集以显示大脑内的多方向血流。在成像层面或容积下方施加预饱和脉冲将使动脉血液饱和，从而提供静脉图像。

相比之下，使用 PCA 只需要一次采集所有血管

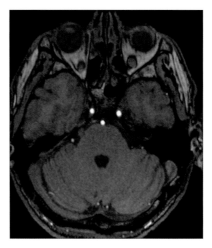

▲ 图 11–9A 三维时间飞跃（TOF）序列原始图像显示颈内动脉前部和基底动脉后部的高信号

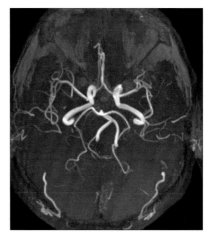

▲ 图 11–9B Willis 环的轴位 MIP 图像

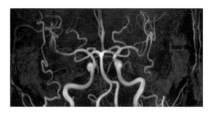

▲ 图 11–9C 颅内动脉冠状位 MIP 图像

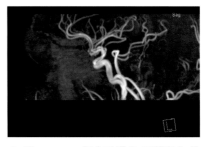

▲ 图 11–9D 颅内动脉和后循环矢状位 MIP 图像

即可显示在一个三维数据集中；然而因为序列的采集时间相对较长，所以整体成像时间与 TOF 相似。在 PCA 技术中，技师选择的速度范围是针对低速静脉，而不是快速流动的动脉，这样才能生成静脉图。

（三）序列

(1) 全脑 T_2 加权快速自旋回波轴位成像。

(2) 2D TOF MRV 轴位成像和斜矢状位或 3D PCA 静脉血管成像。

（四）图像分析（图 11-10A 至 D）

利用血管脉冲序列获得的图像可以逐层观察，也可以通过 MIP 重建生成一系列不同角度投影的血管图像。MIP 重建主要是连接血管内信号强度最大的像素以创建 3D 血管图像。一系列的投影图像可以通过电影循环的方式动态显示不同旋转角度和深度的 3D 血管结构[59]。

七、颅脑 MRI：内耳

（一）适应证

MRI 是内耳成像的主要方法。

（二）患者准备

患者无须特殊准备。放置静脉留置针，用于注射钆对比剂。

（三）成像过程

患者仰卧，头放置于特定的可产生高分辨颅脑图像的头相控阵线圈内。头先进，将患者移置磁体的等中心处。颅脑部分图像和 MRI 颅脑方案相同。内听道水平轴位图像采用小视野（FOV）。

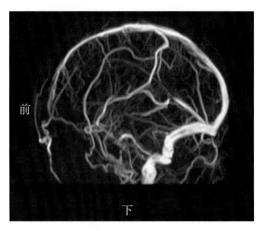

▲ 图 11-10A　脑相位对比静脉图的矢状位 MIP

（四）序列

(1) 多平面定位像。

(2) 全脑轴位 T_2 加权快速白旋回波序列。

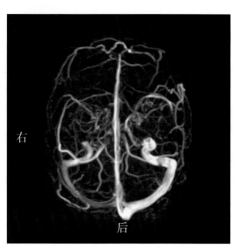

▲ 图 11-10B　与图 11-10A 相同的采集过程，脑相位对比静脉图的轴位 MIP

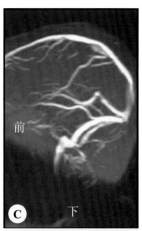

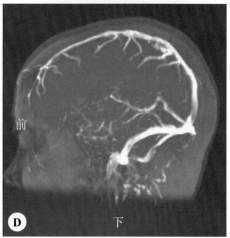

▲ 图 11-10C 和 D　同一患者两个垂直平面的两次 TOF 采集生成的矢状位 MIP 图像

(3) 高分辨率轴位 3D T_2 加权快速自旋回波序列。

（五）附加序列

(1) 轴位 / 冠状位 T_1 加权自旋回波序列。

(2) 轴位 / 冠状位增强 T_1 加权自旋回波序列。

（六）图像分析（图 11-11A 至 E）

颅脑 T_2 加权图像一般用于大体观察颅脑解剖和病变，尤其是桥小脑角的结构。前庭神经鞘瘤常伴有一侧感音性听力下降或耳鸣，内耳 MRI 是诊断该病最常用的检查方式。所获取的横断层面一般是层厚<1mm 的 T_2 高分辨图像。相对于周围的高信号脑脊液来说，听神经和面神经呈现低信号[60]。后颅窝区空气、骨质和软组织交界处固有的磁场不均性会导致局部梯度回波图像质量下降。

前庭神经鞘瘤是相对常见的良性肿瘤，源于前庭蜗神经周围施万细胞。一般内听道内常见，但也有可能出现在内听道外侧的桥小脑角处。当病变仅有几毫米的时候就可能出现临床症状，但病变尺寸后期还可能变大；病变从内听道向外扩展到达桥小脑角（扩展阻力最小的路径）会导致“甜筒”样表现（图 11-11D 和 E）。

通常，较小的肿瘤是实性的，在较大的肿瘤中可出现囊性变。在 T_2 加权图像上病变一般表现为结节样低信号，但是较大肿瘤会包含高信号，提示存在囊性成分。T_2 加权成像发现听神经瘤后需进行平扫和增强 T_1 加权成像。前庭神经鞘瘤是高度富血供病变，强化明显。囊性成分注射对比剂后不强化[60, 61]。

（七）对比剂及注射参数

用量	浓度	速率
0.1mmol/kg		手动推注

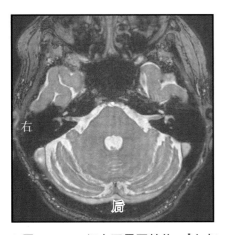

▲ 图 11-11A　经内耳层面轴位 T_2^* 加权图像，半规管在后，耳蜗在前。右侧内听道中间可见较小的低信号前庭神经鞘瘤

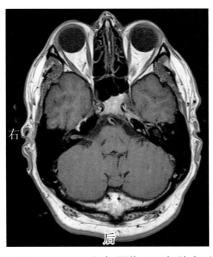

▲ 图 11-11B　T_1 加权图像可见与脑实质等信号的管内型前庭神经鞘瘤

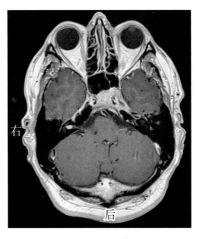

▲ 图 11-11C　增强图像可见明显强化的管内型前庭神经鞘瘤

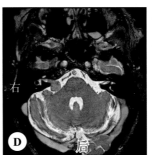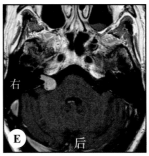

▲ 图 11-11D 和 E　T_2 加权图像（D）和增强 T_1 加权图像（E）可见向内听道外扩展至桥小脑角的较大病变，出现“冰激凌甜筒”样表现

八、颅脑 MRI：儿童颅脑

儿科颅脑 MRI 的成像方案主要取决于患儿的年龄，检查时需要结合实际情况进行操作。例如，对患儿进行游戏引导，使用麻醉或镇静类药物，所用序列及其参数要能够反映对应年龄的颅脑发育状况。

（一）适应证

新生儿存在脑实质损伤或异常、癫痫发作或异常神经体征时，即可进行影像学检查[62]。儿童及婴儿的颅脑磁共振成像适应证包括发育异常、不明原因癫痫发作、癫痫、肿瘤评估和非意外伤害。

（二）患者准备

新生儿和婴儿的检查可以在哺乳后的自然睡眠阶段或一段时间的睡眠不足后进行。在专科医生的引导下，部分 3 岁以上儿童可以顺利完成检查。一般而言，在没有麻醉和镇静类药物介入的情况下，检查的成功率随年龄增长而增加。当这些方法失败或无法实施时，MRI 检查需要在深度镇静或全身麻醉状态下进行，这需要专业人员及能够与 MRI 机器兼容的生理监测和麻醉诱导设备。

（三）成像过程

患儿取仰卧位，头部置于相控阵头线圈或专用的儿童头部线圈内。对于幼儿，可以使用垫子和支撑物固定头部。对于婴儿，可以用毯子或襁褓包裹以保证温暖和舒适。患儿采用头先进方式进床，使头部置于磁体等中心处。必要时，遵循适当的筛查程序，家属可以进入扫描室陪同，在检查期间为儿童提供支持。

（四）序列

目前仍然没有达成广泛共识的方案。序列的选择取决于临床问题和患儿年龄。典型的扫描方案包括 T_1 加权、T_2 加权，T_2 FLAIR 和 DWI 序列，但是采集的平面和序列可能有所不同。磁敏感加权图像和 T_2^* 加权梯度回波图像是检测外伤或血管异常引起的出血最敏感的序列。T_1 加权反转恢复序列（T_1 FLAIR）可以提高灰白质对比度。T_1 加权对比增强图像可以用于评估肿瘤血管、感染（如脑膜炎和颅内脓肿）。对于 2 岁以下儿童，由于肾功能不成熟，应慎重使用钆对比剂。

（五）图像分析（图 11–12A 至 F）

由于出生时大脑的发育是不完整的，因此婴幼儿的大脑在直观上与成人不同。从宫内就开始的髓鞘化过程大都在 2 岁时完成[63]。新生儿脑含水量高于成人，而蛋白质和脂肪含量低于成人，导致 T_1 和 T_2 弛豫时间延长[63]。因此用成人颅脑扫描条件时参数需要修改，提高分辨率的同时要保持信噪比，而且还要优化尚未完全发育的大脑结构之间的对比。新生儿成像时 T_1 和 T_2 加权序列的 TR 时间增加。在 T_2 加权图像中，新生儿白质相对于灰质呈高信号，（但这在 1～2 岁时却是相反的）。T_2 加权图像上白质

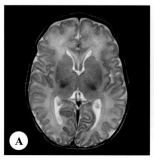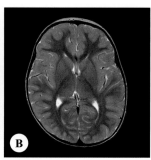

▲ 图 11–12A 和 B　足月婴儿（A）和 3 岁儿童（B）的 T_2 加权轴位图像

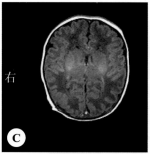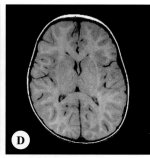

▲ 图 11–12C 和 D　足月婴儿（C）和 3 岁儿童（D）的 T_1 加权轴位图像

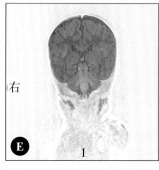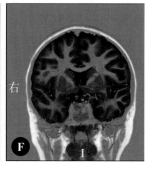

▲ 图 11–12E 和 F　足月婴儿（E）和 6 岁儿童（F）的 T_1 加权反转恢复冠状位图像

这种高信号损害了该年龄组中白质异常的被检测能力。在 T_1 加权图像上无髓鞘的白质表现为低信号，而髓鞘化的白质则是高信号，因此在这个年龄组中 T_1 加权图像很重要。2 岁后，大脑外围区域仍然明亮，是最后一个髓鞘化完成的区域。T_1 FLAIR 可提高灰白质之间的对比分辨率，因此可以作为儿科成像方案的一部分。

正常的大脑弥散同样会受到这种细胞外水分增加和髓鞘化过程的影响。髓鞘形成过程中，弥散沿着神经轴突方向进行，在垂直于轴突的方向上受到限制。儿童与成人一样，DWI 有助于判断在 ADC 图上表现为明显弥散受限的急性期脑损伤。

这种与妊娠年龄有关的髓鞘化发展过程存在可预测模型，因此髓鞘形成延迟可以被检测。研究表明，成人的大脑发育要到青春期早期才能全部完成，针对成人的 TR 和 TE 值一般在 2 岁以后使用。2 岁以上儿童的 MRI 检查遵循先前描述的成人相同临床症状的成像方案。

脑缺氧（图 11–13A 至 D）

脑白质损伤在早产儿中很常见，这是由于围产期缺血缺氧事件导致对称性脑室周围胶质细胞增生所致。胶质增生在 T_1 加权图像上表现为脑室周围组织内小点状高信号，当损伤造成空洞形成时，这些地方在 T_2 加权图像呈高信号，在 T_1 加权图像上呈低信号。对于足月儿，缺氧会影响灰质和白质的特定区域，严重的完全性缺氧会导致基底节、丘脑及内囊后肢在 T_1 图像上信号升高，DWI 图像上可见相应区域弥散受限。部分分娩困难和产程延长所引起的长时间缺氧会导致新生儿皮层和皮层下的坏死，急性期病变 T_1WI 呈低信号，T_2WI 呈高信号。3 天后，T_1WI 上表现为明显高信号；6～10 天后，T_2WI 上表现为明显高信号。DWI 的异常信号通常在 3～5 天后恢复正常。脑室内出血更可能出现在早产儿而非足月儿。血液在 T_1WI 上表现为正常信号或增高信号，在 T_2WI 上呈低信号，SWI 或 T_2^* 加权梯度回波成像是检测出血最敏感的序列[65]。

（六）对比剂及注射参数

用量	浓度	速率
相当于 0.1mmol/kg		手动推注

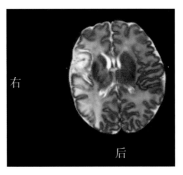

▲ 图 11–13A　T_2 轴位图像显示右侧岛叶前部及额叶盖确定缺血性梗死，符合大脑中动脉分布区域

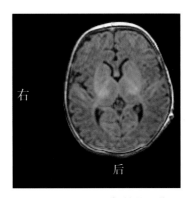

▲ 图 11–13B　T_1 加权轴位图像显示基底节区因脑缺氧信号强度增高

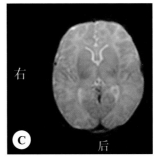
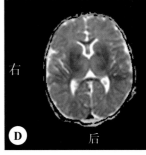

▲ 图 11–13C 和 D　轴位扩散加权成像显示胼胝体、苍白球和顶叶信号强度增高，表观扩散系数图呈低信号，证实 5 天大的婴儿脑缺氧导致扩散受限

九、颅脑 CT：标准轴位图像

（一）适应证

急性头部创伤、疑似颅内出血、肿瘤、转移、分流障碍、痴呆和记忆障碍、急性卒中、TIA 的诊断，以及患者有 MRI 禁忌证时的影像检查。

（二）患者准备

去除金属异物，包括首饰或可拆卸的义齿等。

（三）患者体位和成像方式（图 11-14A）

患者仰卧在检查床上，头部枕于头部支架上，双手置于两侧。通过轴位、冠状位和矢状位激光线帮助定位，确保患者位于扫描仪器的等中心。听眶线所在平面平行于轴位定位激光线，正中矢状面垂直于台面并与矢状位激光线保持一致。为了确保颅骨处于对称位置，双侧外耳孔到头部支撑物的距离应相等，瞳间线平行于扫描面，尼龙搭扣带子用于固定头部。将患者移入扫描仪机架，直到扫描参考线位于 C_1 椎体水平。

（四）成像过程

获取侧位定位像，范围从基线下方 5cm 至基线上方 12cm，即从颅底至颅骨顶点。64 层 CT 的常规扫描方案：准直 0.6mm，层厚/层间距 4.8mm/4.8mm，1.2mm/1.2mm 轴位重建，软组织算法和骨算法。如果需要对比增强，则手动推注，并采用相同的扫描方案。

（五）图像分析（图 11-14B 至 E，图 11-15A 至 F）

图像观察内容包括有无占位性病变、出血或脑

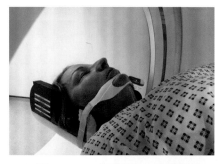

▲ 图 11-14A 标准脑 CT 患者体位

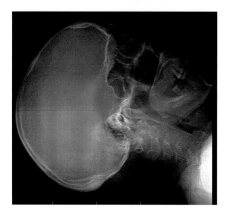

▲ 图 11-14B 侧位定位像

积水、正常的基底节和后颅窝结构，主要血管区域梗死、脑内或脑外结构、基底池和枕骨大孔是否通畅、颞骨岩部气化情况，以及是否存在骨折[69, 70]。

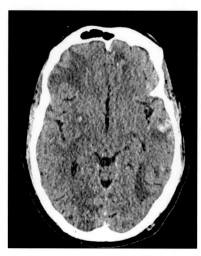

▲ 图 11-14C 平扫轴位图像显示脑肿块

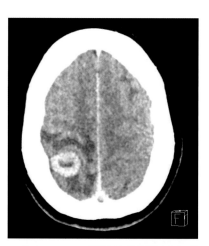

▲ 图 11-14D 增强轴位图像显示增强的脑肿块。与图 11-14C 相比，增强图像观察清晰度更高

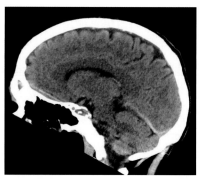

▲ 图 11-14E 正中矢状位脑 CT 图像

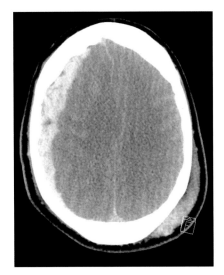

▲ 图 11–15A 原发外伤导致右侧硬膜
下血肿，左后侧软组织肿胀

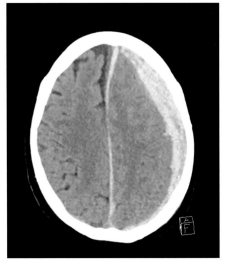

▲ 图 11–15B 硬膜下血肿，同侧沟消失

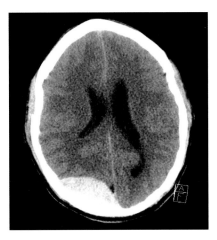

▲ 图 11–15C 硬膜外血肿

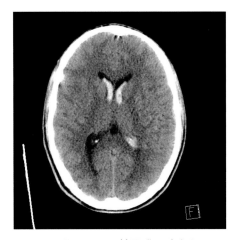

▲ 图 11–15D 蛛网膜下腔出血

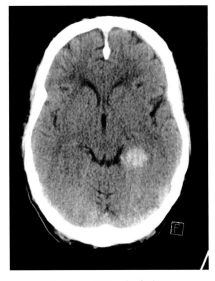

▲ 图 11–15E 颅内出血

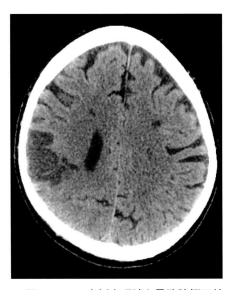

▲ 图 11–15F 右侧出现缺血导致脑梗死灶

（六）对比剂及注射参数

用量	浓度	速率
50ml	300mgI/ml	手动推注

（七）放射防护 / 剂量

剂量降低技术：自动曝光控制（mAs）技术，迭代重建。为了减少或避免眼晶体辐射暴露，患者下颌内收。仪器条件允许的情况下，可以适当调整机架角度。

预计 DRL：每个序列 $CTDI_{vol}$ 为 60mGy，每次完整检查 DLP 为 970mGy·cm。

十、颅脑 CT：内耳和颞骨（后颅窝）

（一）适应证

先天性内耳畸形、内耳骨质侵蚀或硬化增厚、颅后窝骨折和脑脊液漏（CT 脑池造影）[66-68]。

（二）患者准备

去除金属异物，包括首饰或可拆卸的义齿等。

（三）患者体位和成像方式（图 11-14A）

患者仰卧在检查床上，头部枕于头部支架上，双手置于两侧。通过轴位、冠状位和矢状位激光线帮助定位，确保患者位于扫描仪器的中心。听眶线所在平面平行于轴位激光定位线，正中矢状面垂直于台面并与矢状位激光线保持一致。为了确保颅骨处于对称位置，双侧外耳孔到头部支撑物的距离应相等，瞳间线平行于扫描面，尼龙搭扣带用于固定头部。将患者移入扫描仪机架，直到扫描参考线位于 C_1 水平。

（四）成像过程

获取侧位定位片，范围从基线下方 5cm 至基线上方 12cm，即从颅底至颅骨顶点。扫描计划通过内耳道和颞区。64 层 CT 的常规扫描方案：准直 0.6mm，层厚 / 层间距 2mm/2mm，0.7mm/0.6mm 内耳轴位重建，2mm 冠状位和矢状位 MPR（双侧），软组织算法和骨算法。当临床怀疑活动性脑脊液漏时，可进行 CT 增强脑池造影。腰穿后将 3～10ml 低渗非离子型碘剂注入硬膜囊，然后将患者倾至头低足高位，并重复上述 CT 扫描过程。

（五）图像分析（图 11-16A 至 E）

图像观察内容包括双侧内耳道对称性、中耳病

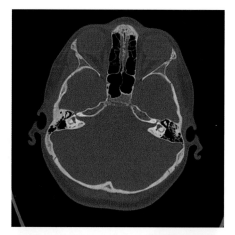

▲ 图 11-16A　轴位图像显示对称的内听道

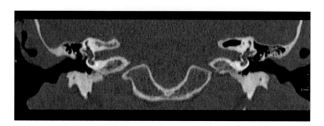

▲ 图 11-16B　冠状位 MPR 图像显示正常的内听道

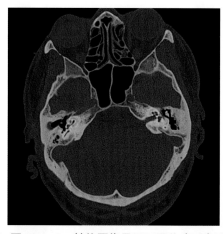

▲ 图 11-16C　轴位图像显示耳硬化症（窗型）

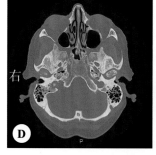
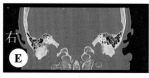

▲ 图 11-16D 和 E　轴位（D）和冠状（E）MPR 图像显示右侧颈静脉球受侵

变、听骨链损伤、面神经、颅底骨折、颈动脉管骨折（可能存在血管外伤）、颞骨岩部乳突气化状态以及是否存在其他骨折。但是要注意不要将该区域内正常的裂缝误诊为骨折线[69, 70]。

（六）对比剂及注射参数

用量	浓度	速率
3～10ml	300mgI/ml	通过腰穿手动推注

（七）放射防护 / 剂量

剂量降低技术：自动曝光控制（mAs）技术，迭代重建。

预计 DRL：每个序列 CTDI$_{vol}$ 为 80mGy，每次完整检查 DLP 为 970mGy·cm。

十一、颅脑 CT（血管造影）

MDCT 用于进行 3D 容积采集，并通过图像后处理来以显示增强血管。

（一）适应证

紧急情况或核磁禁忌情况下，CT 可以用于研究大脑各个区域的血管解剖以发现动脉瘤，狭窄，夹层，动静脉畸形（AVM）和静脉血栓。CT 脑血管造影结合灌注有助于评估急性卒中。

（二）患者准备

去除金属异物，包括首饰或可拆卸的义齿等。

（三）患者体位和成像方式（图 11–14A）

患者仰卧于检查床上，并按照前述 CT 标准轴位图像扫描描述进行定位。

（四）成像过程

扫描侧位和 AP 定位片，范围从下颌至颅骨顶点，即扫描范围从颅骨下方至其顶点。64 层 CT 的常规扫描方案：准直 0.6mm，层厚 / 层间距 0.6mm/0.6mm，0.6mm/0.6mm 轴位重建，软组织算法和骨算法。

静脉注射对比剂通过右肘前窝的置管进行。静脉盐水冲刷可以减少射线硬化效应导致的条纹伪影。造影打药时间可以通过团注示踪法决定，在椎动脉放置 ROI 并预设一个启动阈值。因此不需要进行团注测试或采用固定延迟扫描技术。

（五）图像分析（图 11–17A 至 E）

根据不同情况下的需要，这些图像被多平面重建成不同厚度的轴位、冠状位或矢状位图像进行观察。此外，也可以采用 MIP、CPR、SSD、VR 和 3D 去骨技术进行观察[71, 72]。

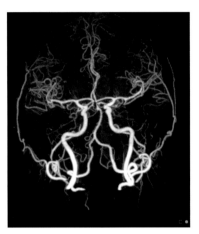

▲ 图 11–17A　正常动脉树轴位 MIP 图像

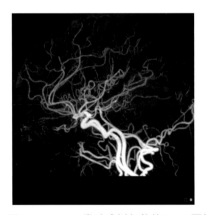

▲ 图 11–17B　正常动脉树矢状位 MIP 图像

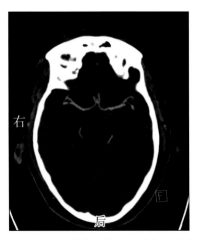

▲ 图 11–17C　轴位图像显示前交通动脉瘤

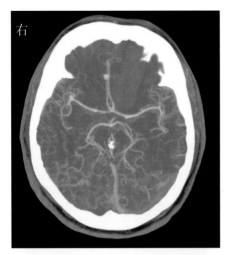

▲ 图 11-17D　轴位图像显示基底动脉瘤

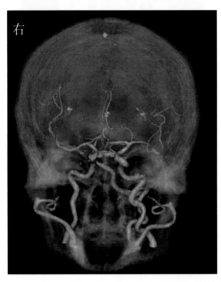

▲ 图 11-17E　容积再现 CTA 显示颈内动脉循环

（六）对比剂及注射参数

用量	浓度	速率
50～100ml	350mgI/ml	4ml/s

（七）放射防护 / 剂量

低剂量技术：自动曝光控制（mAs）技术，迭代重建。

预计 DRL：每次完整检查 DLP 为 1217.17mGy·cm。

十二、颅脑放射性核素显像：灌注 SPECT

颅脑 SPECT 成像用于评估脑灌注，即局部脑血流量（rCBF）。为达到显像目的，放射性核素显像剂必须能穿过血脑屏障，并保持较为一致的理化特征且不受血流影响。此外，放射性核素显像剂还必须要保证能维持足够长的时间以便完成显像。理想情况下，显像剂被摄取后无再分布现象。最广泛的应用于大脑灌注 SPECT 成像的显像剂是 ^{99m}Tc-HMPAO 和 ^{99m}Tc-ECD。建议参考最新的成像指南。

（一）适应证 [73]

- 各种类型的痴呆的早期发现和鉴别诊断。
- 急性脑卒中和慢性脑血管病的脑血管状态的评估。
- 术前癫痫病灶的偏侧性和定位指导。

（二）禁忌证

- 妊娠和母乳喂养（母乳喂养者需中断 24h）。
- 无法配合检查程序者禁忌检查。

（三）患者准备

对于标准的准备程序，附加要求如下。

- 检查之前，应指导患者避免饮用含咖啡因、乙醇成分的饮料，停用已知的会影响脑血流的药物。

注射显像剂之前，需注意以下方面。

- 评估患者是否能够配合完成检查，并为检查拟出护理计划。
- 在显像剂注射和摄取阶段能确保为患者提供一个固定的合适场所。

（四）患者体位和成像方式（图 11-18A）

患者仰卧于检查床上，头部被轻轻固定。头部的位置应确保。

- 正中矢状面和瞳孔间线与探测器成 90° 角。
- 射线基线与探测器垂直。

（五）成像过程 [73-75]

质量控制检查完成后，注射放射性核素显像剂，易发生重构的不稳定型的 ^{99m}Tc-HMPAO 注射时间不超过 30min，稳定型的 ^{99m}Tc-HMPAO 注射时间不超过 4h，而 ^{99m}Tc-ECD 则不超过 6h。

注射显像剂后延迟成像能提供最佳质量的图像。

- 对于 ^{99m}Tc-HMPAO，最佳延迟时间 90min。
- 对于 ^{99m}Tc-ECD，最佳延迟时间 30～60min。

使用 LEHR（低能高分辨率）或 LEUHR（低能

超高分辨率）准直器。

- 根据成像设备的不同，三探头相机的经典扫描时间约为 20～25min（120 个投影，每个探头 40 个投影，每个投影 20～25s）；双探头相机扫描时间则约为 30min（120 个投影，每个探头 60 个投影，每个投影 30s）。
- 128×128 矩阵。

（六）图像分析（图 11-18B 和 C，图 11-19A 和 B）

不同个体在特定条件下不同时刻获取的信息都会存在显著差异，图像判读时要求医师知晓这些不同程度的正常差异。建立与年龄相匹配的数据库以供参考，有助于评估这种正常差异。数据库中对照信息的获取基于与患者相同的放射性核素显像剂（ECD 或 HMPAO），相同的研究处理方法（包括重建、滤波、衰减和散射较正的方式），并且最好是基于同样类型的设备。这类参考数据可以用来评估 rCBF 的正常可变性，并且避免了对患者数据的过度解读。

（七）图像显示

图像被重组成 3 个正交平面（轴位、冠状位和矢状位）的断层。正确的重组方向对于视觉判读和半定量非常重要。此外，如图 11-19A 所示的这种总结性图像可以用软件进行深度分析，这些软件可以完成完整的大脑皮层结构重现以及大脑半球的 3D 重建。量化图像反映了各区域的同位素分布。图 11-19B 展示了一个大脑量化报告的例子。

（八）放射性核素显像剂与成像参数

放射性核素显像剂	成像参数
740MBq 99mTc- 依沙美肟（HMPAO）	多探头 SPECT 参数 窗宽 20%，能峰 140keV 最小旋转半径
1110MBq 99mTc- 比西酸 ［乙基半胱氨酸盐二聚体 （ECD）］	LEHR 或 LEUHR 平行孔准直器 128×128 矩阵 360° 旋转，120 投影 计数超过 500 万

十三、颅脑放射性核素显像：DaTSCAN 显像

使用碘氟潘（123I-FP-CIT，商品名：DaTSCAN）

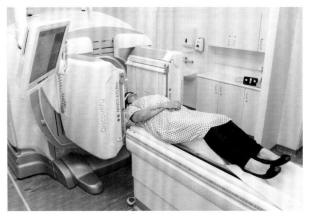

▲ 图 11-18A　患者进行 SPECT 脑灌注检查定位

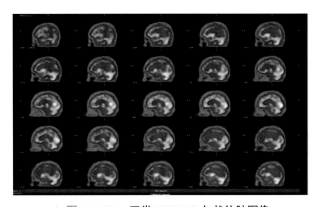

▲ 图 11-18B　正常 HMPAO 矢状位脑图像

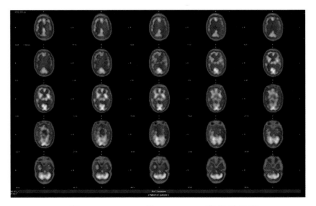

▲ 图 11-18C　正常 HMPAO 轴位脑图像

进行多巴胺受体成像有助于诊断和评估帕金森病相关综合征患者，并有助于将其与良性原发性震颤区分开来[76]。应使用多探头（三探头或双探头）或专用脑部 SPECT 进行成像。

（一）适应证[77]

DaTSCAN 进行 SPECT 成像可在以下情况中使用。

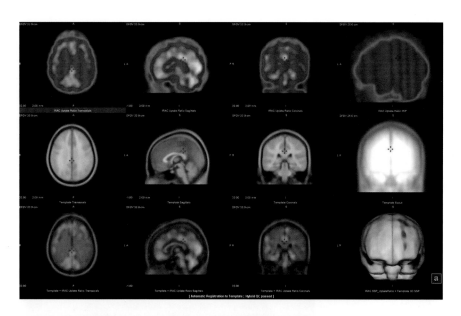

◀ 图 11-19A　正常脑灌注显像轴位、矢状位和冠状位图像

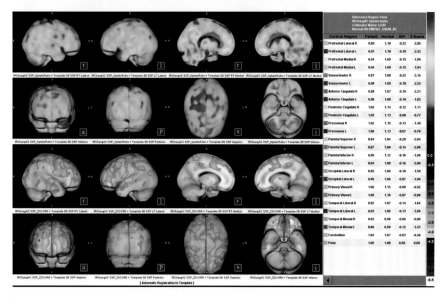

◀ 图 11-19B　按功能区域显示和量化的轴位、矢状位和冠状位图像

- 帕金森病诊断不明确。
- 病因不明的震颤。
- 缺乏典型的帕金森运动综合征症状或症状不典型，但是存在与帕金森疾病相关的非运动综合征的症状或支持帕金森诊断的体征。

在临床症状和检查结果符合帕金森病标准的病例中，不需要进行这项检查。

（二）禁忌证

妊娠或存在过敏史时禁止检查。母乳喂养期间的患者，扫描应当推迟，或暂停母乳喂养。使用 DaTSCAN 进行核素扫描后的 3 天内，患者禁止母乳喂养[78, 79]。

（三）患者准备

1. 注射显像剂前的注意事项

- 扫描前通过适当的方法（如注射显像剂前至少提前 5min 给予至少 200mg 高氯酸钠）阻断甲状腺对碘剂的摄取，防止游离放射性碘在甲状腺中积聚。
- 确保患者在扫描时保持静止约 60min。必要时，可考虑使用镇静类药物。

2. 注射显像剂后的注意事项

- 在约 20s 时间内静脉"弹丸式"缓慢注射放射性核素显像剂，然后注射盐水冲洗静脉注射管。
- 注射和图像采集之间有 3h 的间隔。

（四）患者体位和成像方式

鼓励患者检查前及检查结束后排尿。告知患者需保持静止 30min，并尽可能让患者感到舒适。患者头部只需轻微固定，不建议将其头部牢牢固定。

（五）图像分析

进行图像分析前，将经轴位采集得到的断层图像重组成冠状位和矢状位图像。报告需要解决或回答图像检查请求中提出的任何临床相关问题。如果有之前的检查和报告，那么此次检查结果需要与之前的进行比对。在判读图像之前应常规地检查采集图像的质量。在电影模式或正弦图模式下观看原始投影图像以检查运动伪影，该伪影在重建的断层 SPECT 图像中难以识别。检查头部的配准，人为因素导致的图像配准不良可能造成结果的误判。基于普遍接受的特定疾病判读模式前提下，应当尽可能给出准确的诊断。任何不以此类标准模式为基础做出的诊断都必须明确说明是主观诊断，并被视为假设。并且这种诊断应当是基于视觉评估和定量评估的结果。

影像报告中应当说明以下内容。

- 明确或排除突触前多巴胺功能的缺陷。
- 观察到的突触前多巴胺功能缺陷的程度和特征（如不对称性，以及主要受影响的结构）。

轴位断层上正常的纹状体呈新月形，或形似逗号，并且有对称的轮廓分明的边界。图 11–20A 和 B 展示了一个显示非常清晰的正常和异常纹状体的示例。

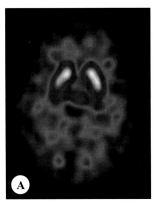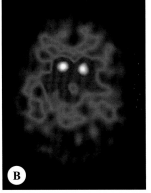

▲ 图 11–20A 和 B　正常纹状体 DaTSCAN 图像（A）和异常纹状体 DaTSCAN 图像（B）

（六）放射性核素显像剂与成像参数

放射性核素显像剂	成像参数
185MBq ^{123}I- 氟潘能峰 应在大约 20s 内注射， 然后用生理盐水冲洗	低能高分辨准直器 159keV，窗宽：+/－10% 128×128 矩阵 最小可能的旋转半径 步进式采集：投影 /3°（360°旋转）

十四、颅脑 PET-CT

（一）适应证

如前所述，HMPAO SPECT 可以用于评估痴呆患者脑血流状态，并提供高度敏感的功能信息，这些表征有助于在核医学领域中对疾病做出诊断。然而，PET 成像提供了更高的灵敏度，在痴呆评估中也很有用。相对于 SPECT，PET 的优势在于提高了空间分辨率和量化病变程度的能力。此外，^{18}F-FDG-PET 观察到的代谢减低程度通常大于 SPECT 观察到的[81]。尽管如此，PET 成像是由当前的指南指导的。^{18}F-FDG-PET-CT 被推荐用于难治和复杂性癫痫发作的术前评估，这些癫痫的磁共振表现正常或可疑，或与 ECG 检查结果相冲突。^{18}F-FDG-PET-CT 对于评估记忆丧失或其他神经体征提示的痴呆同样也有价值。

（二）患者准备

PET-CT 脑部成像的准备程序与全身 ^{18}F-FDG-PET-CT 扫描准备程序十分相似。求患者在检查前禁食 6h，只饮水。注射 ^{18}F-FDG 后，要求患者放松 30min，让显像剂被充分摄取。FDG 被执行的经典给药剂量为 3.5MBq/kg，总计不超过 250MBq+/－10%。事实上，给药剂量可以降低至 0.75MBq[82]。

水合作用依旧被支持利用，并且为了舒适，要求患者在扫描开始前排空膀胱，然后仰卧于检查床上，双臂置于身体两侧，可以提供手臂支撑带以提高患者的舒适性。患者头部被放置在专用的头部支架中，并使用下颌带固定，以便在必要时减少移动。图 11–21A 展示了患者的最佳体位。扫描野从颅骨顶点延伸至轴位某条定位线。冠状位和矢状位的定位灯用于确保获得最佳的高度和中心位置。起始位置标记到颅骨顶点，扫描范围确认后，标记终点位置。

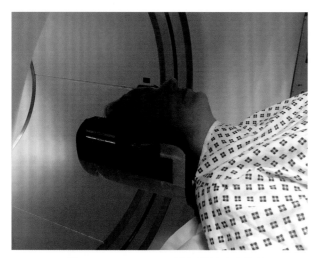

▲ 图 11-21A **PET-CT 脑扫描的患者体位**

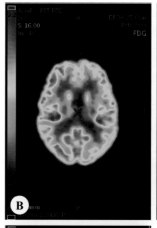

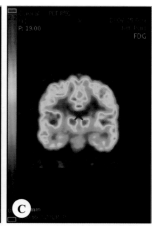

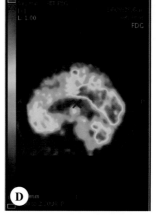

▲ 图 11-21B 至 D 轴位（B）、冠状位（C）和矢状位（D）PET 图像

（三）成像过程

为了对 PET 进行衰减校正，需要先获取低剂量的 CT 扫描数据。PET 采集必须始终以 3D 模式采集，经典发射扫描时间为 10～15min。

（四）图像分析

理想情况下大脑的 PET 表现为双侧大脑半球信号分布均匀，并且对称。PET 彩图和其左侧的滑轨刻度表示其所代表区域的组织亲和力。例如，在图 11-21B 至 D 所示的颅脑断层图像的彩图中，"最热"最活跃的区域是红色，最低的区域是蓝色。

类似地，图 11-22A 至 D 显示了轴位、冠状位和矢状位 PET-CT 的断层扫描融合图像，图中 FDG 的"热度"较小，因为焦点是图像的 CT 元素。

十五、颅脑放射性核素显像：淀粉样蛋白 PET-CT

淀粉样蛋白 PET 在痴呆症评估中的应用引起了很多争论。淀粉样蛋白正电子发射断层扫描有助于揭示大脑中淀粉样斑块的水平，这是阿尔茨海默病的关键特征之一。虽然 ^{18}F-FDG PET 扫描的应用已经有一段时间了，但淀粉样蛋白 PET 目前仍被视为一种新兴的成像技术。在其他影像学检查已被证明不能确诊的情况下，其可提供非常宝贵的信息。它也越来越多地被应用于临床研究，尤其是关于临床药物验证的痴呆症患者的研究和诊断。早期诊断和适当的治疗是痴呆患者临床管理的关键。

（一）患者准备

PET 淀粉样蛋白脑成像不需要患者在成像过程中禁食。目前使用的淀粉样蛋白显像剂有 3 种：^{18}F-florbetapir（FBP）、^{18}F-florbetaben（FBB）和 ^{18}F-flutemetamol（FMT）。这几种显像剂都可用来评估淀粉样斑块，它们的摄取时间略有不同。在本章中，是按 FBP 的情况来进行描述的。

患者被注射 ^{18}F-FBP 后，被要求放松 50min。无论患者体重多少，FBP 的剂量一律为 370MBq。

水合作用依旧重要，并且为了患者的舒适性，要求患者在扫描开始前排空膀胱，然后仰卧于检查床上，双臂置于身体两侧，可以提供手臂支撑带以帮助患者获得更好的舒适性。患者头部被放置在专用的头部支架中，并使用下颌带固定，以便在必要时减少移动。图 11-21A 展示了患者的最佳体位。扫描野从颅骨顶点延伸至轴位某条定位线。冠状位和矢状位的定位灯用于确保获得最佳的高度和中心位置。起始位置标记到颅骨顶点，扫描范围确认后，标记终点位置。

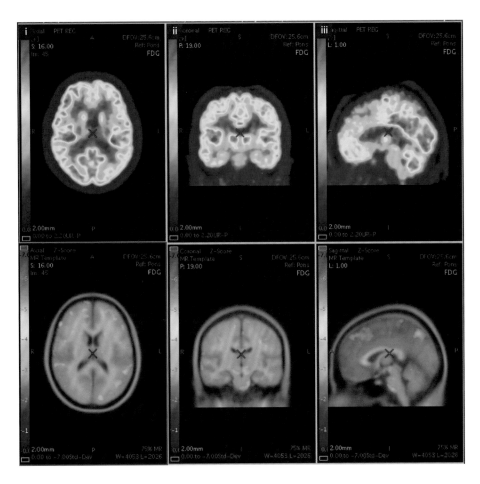

◀ 图 11–22A ⅰ 至 ⅲ　轴位（ⅰ）、
冠状位（ⅱ）和矢状位（ⅲ）
PET 和 PET-CT 融合图像

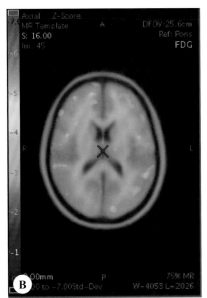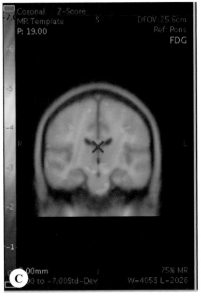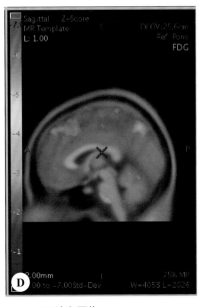

▲ 图 11–22B 至 D　轴位（B）、冠状位（C）和矢状位（D）PET-CT 融合图像

（二）成像过程

为了对 PET 进行衰减校正，需要先获取低剂量的 CT 扫描数据。PET 采集必须始终以 3D 模式采集，发射扫描时间为 20min（4 次 5 分钟 / 幅）。动态采集图像，并对所有采集到的数据进行求和处理最终产生单个断层图像的数据。

（三）图像分析

理想情况下，大脑的 PET 表现为双侧大脑半球信号分布均匀，并且对称。回顾对淀粉样斑块的淀粉样蛋白 PET 分析研究，没有使用彩图，PET 图像左侧的滑轨刻度代表的灰度值表示其所代表区域的组织亲和力，即白色区域表示"最热"最活跃的活动区域，活动最低的区域显示为黑色（图 11-23A 和 B）。

十六、颅脑超声

与身体其他部位相比，新生儿和幼儿的头部相对较大，骨化程度较低。这种独特的解剖结构使大脑特别容易在外伤时受到损害，但也有助于使用超声检查对大脑进行评估。此外，处于存活能力边缘的早产儿大脑非常不成熟，这加大了严重脑外伤导致死亡或长期神经发育问题的风险。大脑的超声评估在这类婴儿变得至关重要。

（一）适应证

新生儿头颅超声检查用于筛查获得性脑损伤（如急性出血，尤其是脑室出血）。最近，范围已扩大到急性非出血性脑损伤，如脑室周围白质软化症、缺氧缺血性脑病或缺血性卒中。此外，在存在复杂问题的新生儿中越来越多的先天性异常被超声辅助诊断方法检测到（如视隔发育不良）。随着改进的传感技术和更好的技术的出现，在大脑的其他区域（如小脑），筛查更深层的病变也成为可能。超声检查越来越多地被用来代替 CT 或 MRI 成像来监测有或无持续治疗计划的特定状态（如伴有分流的脑积水）。

（二）患者准备

检查新生儿时，应始终遵守最严格的手部卫生规范[83]。在检查新生儿之前和之后，应该用浸泡在非酒精类清洁剂中的抹布清洁探头和电缆。

新生儿非常容易感冒，在检查过程中应尽可能降低热量损失。将耦合剂应使用标准的加热器预热，以避免冷冷应激反应。

患者无须进行特殊准备。尽管接触头部可能有所限制，新生儿相对可以在小床或培养箱中进行检查，这取决于出生时的母体妊娠情况、问题的严重程度、其他诊断或治疗干预措施，以及检床的位置和空间。与照顾新生儿的新生儿团队保持良好的沟通有助于避免安全隐患，并可以获得更有效的成像。例如，在检查期间不是生命维持类的干预措施可以被暂停。

（三）成像过程

超声仪器操作员应该有信心从婴儿床或保育箱的任一侧扫查俯卧或仰卧的婴儿。将频率为 10～12MHz 的相控阵换能器轻轻放入涂抹在前囟门上的温暖耦合剂中，从中心冠状位开始，探头沿着叠加在图 11-24B 和 11-25B 上的线依次向前和向后倾斜，以获得包括图 11-25A 中的图像在内的 6 个标准冠状图像。

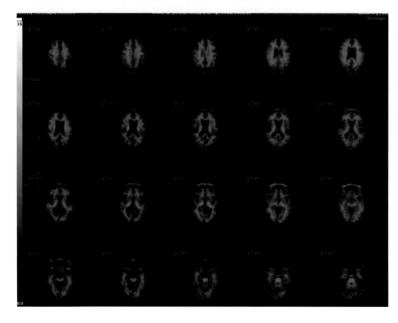

◀ 图 11-23A　轴位 PET 图像显示和评估淀粉样斑块

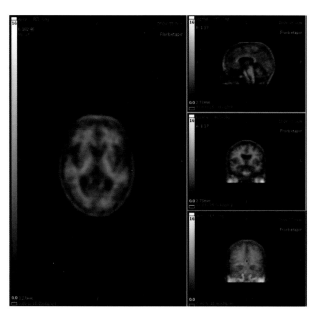

▲ 图 11-23B　轴位、冠状位和矢状位 **PET** 图像

将探头旋转 90° 进入矢状位扫查，以获得正中矢状位视图（图 11-25B）。然后，通过将探头转向左和向右侧裂池方向，沿图 11-24A 和 11-25A 中的线所示的平面倾斜，获得双侧大脑半球的旁矢状位图像。

根据最初的要求或临床问题、婴儿的年龄、病变发现和超声医生的判断不同，可能需要额外的视图。这些视图可能通过同一个或其他合适的囟门被观察到[84]。

对于轴位成像，探头靠着颞顶骨放置，以获取跨轴平面上的两个截面，其中一个位于脑脚水平，另一个显示侧脑室（图 11-24C）。必须在两个平面上记录正常解剖和任何病理，并记录整个检查。

（四）图像分析

图 11-25A 和 B 显示了两个关键切面，每一切面上的线代表扫查平面，以获得另一切面的附加部分。因此，冠状位切面显示了部分矢状位的信息，而矢状位切面显示了部分冠状位的信息。整个检查包括冠状面和矢状面上的 3 至 7 条切线组成。

图 11-25A 是沿图 11-25B 的 C_3 线截取的脑冠状切面，此图上显示了 5 个标准矢状位切线，即 S_1 至 S_5。

图 11-25B 是大脑的正中线矢状切面，是穿过图 11-25A 的 S_3 切线截取的，此图上线显示了 6 个标准冠状位切线，即 C_1 至 C_6；大脑的前部在图像的左侧。

图 11-25C 是孕 30 周出生的早产儿大脑的冠状

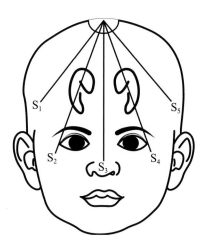

▲ 图 11-24A　头部前视图，S_1 至 S_5 显示了矢状面和旁矢状面成像的探头角度范围

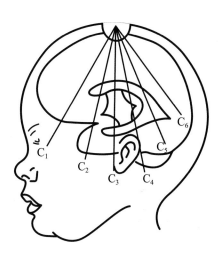

▲ 图 11-24B　中线矢状切面，C_1 至 C_6 显示了冠状面成像的探头角度范围

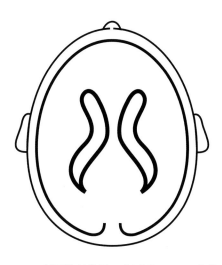

▲ 图 11-24C　斜冠状轴位图，穿过图 11-24B 中的 C_5 平面

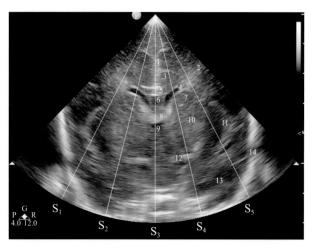

▲ 图 11-25A　穿过图 11-24B 中 C_3 平面的冠状切面。图像中包含额叶、侧脑室前角、侧脑室和 Monro 孔和第 3 脑室、侧脑室枕角和枕叶。S_1 至 S_5 示意同图 11-24A

1. 半球间裂；2. 顶叶；3. 扣带回；4. 左侧脑室；5. 胼胝体；6. 透明隔腔；7. 尾状核；8. 脉络丛，延伸通过孟氏孔；9. 第 3 脑室；10. 丘脑；11. 大脑侧裂池；12. 大脑中动脉；13. 颞叶；14. 囟门

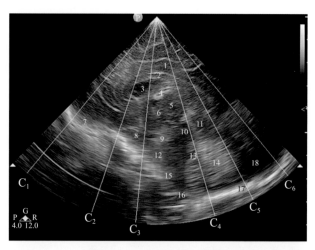

▲ 图 11-25B　图 11-24A 中穿过 S_3 平面的大脑矢状面，可见胼胝体、第 3 脑室、第 4 脑室和小脑蚓部。C_1 至 C_6 示意同图 11-24B

1. 扣带回；2. 胼胝体；3. 透明隔腔；4. 穹窿；5. 丘脑；6. 第 3 脑室；7. 头骨前部；8. 脚间池；9. 中脑；10. 导水管；11. 四叠体池；12. 桥脑；13. 第 4 脑室；14. 小脑；15. 延髓；16. 枕骨大孔；17. 头骨的枕骨基部；18. 小脑延髓池

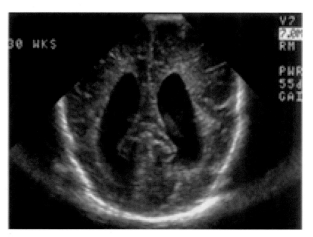

▲ 图 11-25C　图 11-24B 中穿过 C_5 平面的冠状切面，可见侧脑室后角，以及脑室扩张

位切面，可见脑室内出血，程度为 3 级，这意味着脑室有些扩张[85]。早产儿患 IVH 病的风险很高，因此应定期接受监测。

十七、颅脑血管造影

（一）脑血管解剖学（图 11-27A 至 D）

大脑有两套来源的血液供应系统。双侧颈内动脉起于颈总动脉的分叉处，分支形成双侧大脑前动脉和大脑中动脉，为前脑供血。椎动脉起于锁骨下动脉，在桥脑水平汇合形成基底动脉。在大脑后部，

大脑后动脉、基底动脉和椎动脉提供包括大脑皮质、中脑和脑干等结构的血供。小脑血液同时也由一些背外侧动脉供应。例如，小脑下后动脉（PICA）、小脑下前动脉（AICA）和小脑上动脉。Willis 环沟通着大脑前循环和后循环，因此当大脑某个区域的血液供应丧失的情况下，血液可以通过不同的动脉途径补充。

浅层和深层引流系统供大脑血液回流。硬脑膜静脉窦（如上矢状窦），位于大脑表面，并汇聚形成窦，窦的汇合处同时也引流来自深静脉系统的静脉血。直窦分离成两个横向窦，再向下形成乙状窦，最终流入颈静脉；这些血管与颈动脉平行，最终将血液引入上腔静脉。深静脉引流是由大脑深处的多条深静脉汇聚形成盖伦静脉，然后经由下矢状窦连接汇入直窦，最终在窦口处连接引流浅表静脉系统的窦汇。

脑血管造影可以使用 CT、MRI 或 DSA 进行。脑血管造影通过合适的对比剂来使脑血管显影。大脑的动脉内血管造影通常选择性地将血管造影导管置入颈动脉或椎动脉后进行，也可以在股动脉插管后使用 Seldinger 法进行。可以使用高压注射器以可控且可重复的方式注射对比剂团。然而，通常使用手动推注，因为可以施加足够的压力来克服患者的

血压，并且这可能比重复连接注射泵更快。为了获得注射后首次曝光的最佳时间，必须与放射科医师密切合作。在运动伪影比较明显时，获取一个或多个蒙片图像有助于图像优化。

从外周静脉血管注入对比剂后，可以利用数字减影设备进行静脉血管造影。然而，大多数情况下，静脉数字减影血管成像的对比分辨率都是不够的。成像时，最好是用合适尺寸的、中心点与采集图像中心点一致的 DDR 类的探测器采集信号，然后直接将图像传入 PACS 系统。

数字图像减影用于显示没有骨结构覆盖的小血管。仔细使用固定带和激光准直有利于生成高质量的图像。放大技术可以用来显示细节部分。所有成像摄影上都应标识一个小图例，用来识别检查的是头部的哪一侧。

更为先进的 C 臂设备可以同时在两个平面上进行扫描，允许前后位和侧位方向上（或是不同角度组合）同时成像。利用锥形 X 线束进行三维容积扫描的 CT 也可用于血管成像，以最有利的角度观察采集到的大脑的脉管系统三维图像中的感兴趣区（如动脉瘤的入路）。

调整 C 臂位置进行成像，有助于准确测量动脉瘤的大小（图 11–26）。对于术中瘤体破裂、脑出血或脑室增大的情况，围手术期间专用 CT 可以立即

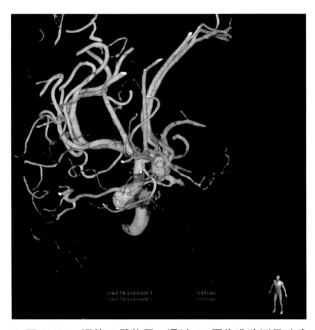

▲ 图 11–26　调整 C 臂位置，通过 3D 图像准确测量动脉瘤的大小

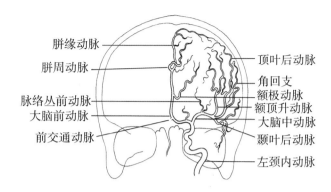

▲ 图 11–27A　颈内动脉循环（前面观）

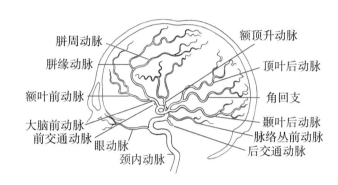

▲ 图 11–27B　颈内动脉循环（侧面观）

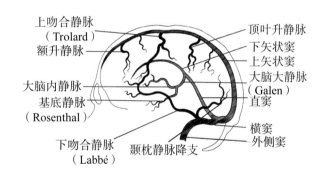

▲ 图 11–27C　大脑静脉流（侧面观）

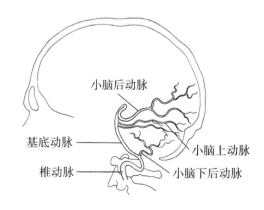

▲ 图 11–27D　椎动脉循环（侧面观）

反馈信息。根据不同制造商和各个地方标准的不同，对比剂注射参数有所差异。

（二）三维螺旋扫描的对比剂和注射方案

颈总动脉				
用量	速率	浓度	压力	X-ray 延迟
25ml	5ml/s	240mgI/ml	600PSI	1.5s

椎动脉				
用量	速率	浓度	压力	X-ray 延迟
20ml	4ml/s	240mgI/ml	600PSI	1.5s

（三）适应证

这项检查的目的包括显示肿瘤的血供来源及其与周围组织的关系；确认动脉瘤的存在，显示其位置、大小及其与临近血管的关系，这将有助于之后使用弹簧圈或带有弹簧圈的球囊和网状支架治疗动脉瘤；诊断动脉硬化；确定动静脉畸形的位置、大小和结构，这将有助于之后可能进行的包括栓塞在内的治疗。

介入手术种类良多，包括肿瘤栓塞、动脉扩张、动脉内给于用于治疗肿瘤的的细胞毒性药物、弹簧圈栓塞或球囊、支架辅助弹簧圈栓塞动脉瘤，以及良性颅内高压症的静脉窦支架成型术、动静脉畸形液体栓剂栓塞等。

（四）禁忌证

身体一侧的上肢或下肢脉搏虚弱，提示可能存在的动脉痉挛；血压下降。

（五）推荐成像方案

脑血管造影的摄影方位及程序因科室而异，取决于放射科医师的选择和患者的实际临床情况。成像过程通常包括一个标准程序方位的采集。必要时，需采集额外的方位补充信息，以确保病灶的全部范围都被显示。必须强调的是，病变不是一成不变的，因此给定的摄影角度、建议的对比度数据及曝光顺序也是因患者而异的，以下建议作为一般情况下的操作指南。

1. 颈动脉造影

标准采集方案如下。
- 枕额位向头侧倾斜 30°。
- 侧位。

补充采集方案如下。
- 前倾位（与头侧成角）。
- 枕额位向脚端倾斜 20°。
- 前倾位（与脚端成角）。
- 颏顶位（基底部）。
- 枕额位（向双侧眼眶倾斜）。
- 前倾位（向双侧眼眶倾斜）。

2. 椎动脉造影

标准采集方案如下。
- 枕额位向头侧倾斜 30°。
- 侧位。

补充采集方案如下。
- 前倾位（与头侧成角）。
- 颏顶位（基底部）。

十八、颅脑血管造影（颈动脉）

（一）枕额位向头侧倾斜 30°

这个摄影位显示了大脑前动脉和大脑中动脉以及大脑深静脉。为了确保眼眶和岩部重叠，颅内血管显示时没有其他结构重叠，X 线束必须旋转角度。

1. 患者体位和成像方式

患者仰卧，头部置于可透过 X 线的垫子上。头的位置摆放要使正中矢状位和人类学基线及床板成直角，双侧外耳孔到床的距离相等。头部可以用固定器固定。DDR 探测器最开始位于头部上方，平行于检查床，头部相对于探测器居中。当患者不能配合将头部放在最佳位置。例如，麻醉时，可能需要修正球管角度。

X 线束的方向和位置（图 11-28A）：准直光束向头侧倾斜，使其与人类学基线成 30°，图像接收器的中心点位于眉间上方约 4cm 处。在参考荧光标记图像后，图像接收器被调整到最终位置。

2. 成像过程（图 11-28B 和 C）

选择能确保显示动脉、毛细血管和静脉循环的图像采集方案。帧频可以从动脉期的 2 帧 / 秒下降到静脉期的 1 帧 / 秒。

3. 成像参数

图像采集	采集时间	图像总数
2 帧 / 秒	4s	8
1 帧 / 秒	2～5s	2～5

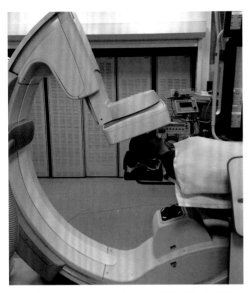

▲ 图 11-28A　C 臂定位枕额头侧角度成像

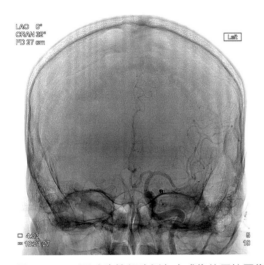

▲ 图 11-28B　颈动脉枕额头侧角度成像的原始图像

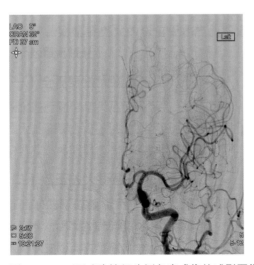

▲ 图 11-28C　颈动脉枕额头侧角度成像的减影图像

4. 对比剂及注射参数

颈总动脉造影		
用量	浓度	速率
8ml	240mgI/ml	手动推注

选择性颈动脉造影		
用量	浓度	速率
6ml	240mgI/ml	手动推注

（二）侧位

此摄影位显示了由颈动脉供血的整个颅内血管网。

1. 患者体位和成像方式（图 11-29A）

患者仰卧，头部置于一个可透过 X 线的垫子上。头的位置摆放要能使正中矢状位和人类学基线与检查床成直角，双侧外耳孔到床板的距离相等，然后将头部固定。DDR 探测器靠着被检头部的侧面放置，使其平行于正中矢状面，并与瞳孔间线成直角。

X 线束的方向和位置：水平位的准直光束平行于眶间线定位，使其与正中矢状面及图像探测器成直角，探测器以外耳孔前方 2cm 处为中心点。

2. 成像过程（图 11-29B 和 C）

选择能确保显示动脉、毛细血管和静脉循环的图像采集方案。帧频可以从动脉期的 2 帧 / 秒下降到静脉期的 1 帧 / 秒。

3. 成像参数

图像采集	采集时间	图像总数
2 帧 / 秒	4s	8
1 帧 / 秒	2～5s	2～5

4. 对比剂及注射参数

颈总动脉造影		
用量	浓度	速率
8ml	240mgI/ml	手动推注

选择性颈动脉造影		
用量	浓度	速率
6ml	240mgI/ml	手动推注

（三）前倾位（与头侧成角）

此摄影位用于显示大脑前动脉和大脑中动脉，

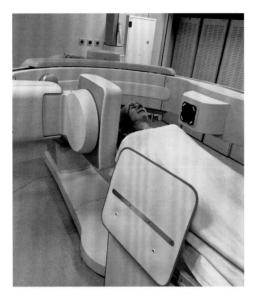

▲ 图 11-29A　C 臂定位侧位成像

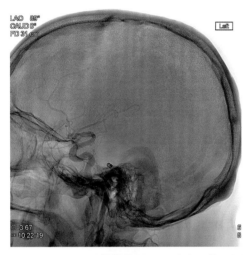

▲ 图 11-29B　原始图像显示颈动脉血管（侧位）。需要注意原位栓塞线圈

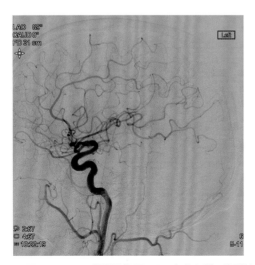

▲ 图 11-29C　减影图像显示颈动脉血管（侧位）

以及显示前交通动脉和后交通动脉上的小动脉瘤。

1. 患者体位和成像方式（图 11-30A）

患者仰卧，头部置于一个可透过 X 线的垫子上。头的位置摆放要能使正中矢状位和人类学基线与检查床成直角，双侧外耳孔到床板的距离相等，然后将头部固定在这个位置。

X 线束的方向和位置：从头顶的方位看，准直光束首先向头顶方向倾斜 25°，然后向注入对比剂的一侧倾斜 15°~20°。图像接收器的表面靠近被检侧的眼眶，使其中心位于眶上缘中心上方约 3cm 处。在参考荧光标记图像后，图像接收器被调整到最终位置。

2. 成像过程（图 11-30B 和 C）

选择能确保显示动脉、毛细血管和静脉循环的图像采集方案。帧频可以从动脉期的 2 帧 / 秒下降到静脉期的 1 帧 / 秒。

3. 成像参数

图像采集	采集时间	图像总数
2 帧 / 秒	4s	8
1 帧 / 秒	2~5s	2~5

4. 对比剂及注射参数

用量	浓度	速率
8ml	240mgI/ml	手动推注

十九、颅脑血管造影（椎动脉）

（一）枕额位向头侧倾斜 30°

此摄影位显示椎动脉和基底动脉，以及大脑动脉和基底动脉分支。这个过程通常只需要在一侧椎动脉插入导管注入对比剂以显示双侧的颅内动脉，有时当第一次注射对侧的小脑后下动脉没有显示时，需要对对侧椎动脉进行插管操作。

1. 患者体位和成像方式（图 11-31A）

患者仰卧，头部置于一个可透过 X 线的垫子上。头的位置摆放要能使正中矢状位和人类学基线与检查床成直角，双侧外耳孔到床板的距离相等，然后将头部固定在这个位置。DDR 探测器最开始位于头部上方，平行于检查床，头部相对于探测器居中。

X 线束的方向和位置：准直光束向头侧倾斜，使其与人类学基线成 30°，探测器中心位于眉间线中点

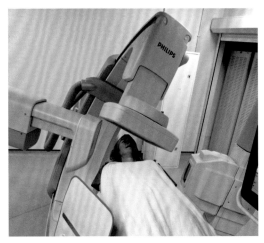

▲ 图 11-30A C 臂定位前斜位图像。需要注意双平面结构

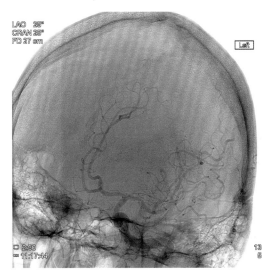

▲ 图 11-30B 原始图像显示颈动脉血管（前斜位）

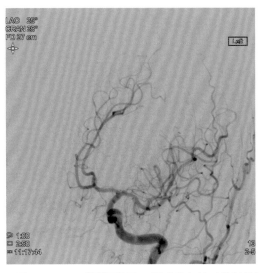

▲ 图 11-30C 减影图像显示颈动脉血管（前斜位）

上方 6cm 处。

2. 成像过程（图 11-31B 和 C）

选择能确保显示动脉、毛细血管和静脉循环的图像采集方案。帧频可以从动脉期的 2 帧 / 秒下降到静脉期的 1 帧 / 秒。

3. 成像参数

图像采集	采集时间	图像总数
2 帧 / 秒	4s	8
1 帧 / 秒	2～5s	2～5

4. 对比剂及注射参数

用量	浓度	速率
4～5ml	270mgI/ml	手动推注

（二）侧位

此摄影位获取图像对枕额位头侧倾斜 30° 获取的图像进行了补充。

1. 患者体位和成像方式（图 11-32A）

患者仰卧，头部置于一个可透过 X 线的垫子上。头的位置摆放要能使正中矢状位和人类学基线与检查床成直角，双侧外耳孔到床板的距离相等，然后将头部固定。DDR 探测器靠着被检头部的侧面放置，使其平行于正中矢状面，并与瞳孔间线成直角。

X 线束的方向和位置：水平位的准直光束平行于眶间线定位，使其与正中矢状面及图像探测器成直角，探测器以外耳孔前方 2cm 处为中心点。照射野准直范围覆盖椎动脉供血区域。

2. 成像过程（图 11-32B 和 C）

选择能确保显示动脉、毛细血管和静脉循环的图像采集方案。帧频可以从动脉期的 2 帧 / 秒下降到静脉期的 1 帧 / 秒。

3. 成像参数

图像采集	采集时间	图像总数
2 帧 / 秒	4s	8
1 帧 / 秒	2～5s	2～5

4. 对比剂及注射参数

用量	浓度	速率
4～5ml	270mgI/ml	手动推注

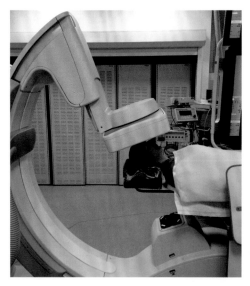

▲ 图 11-31A　C 臂定位枕额头侧角度成像，与图 11-28A 体位

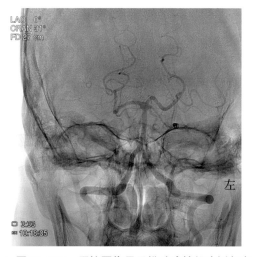

▲ 图 11-31B　原始图像显示椎动脉枕额头侧角度

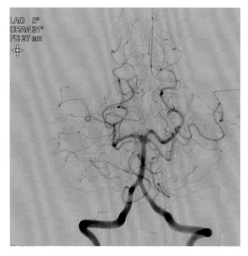

▲ 图 11-31C　减影图像显示椎动脉枕额头侧角度

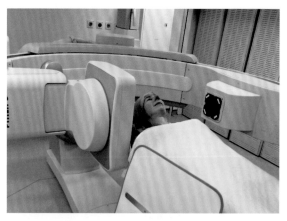

▲ 图 11-32A　C 臂定位侧位成像

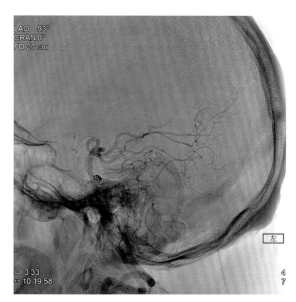

▲ 图 11-32B　原始图像显示椎动脉（侧位）

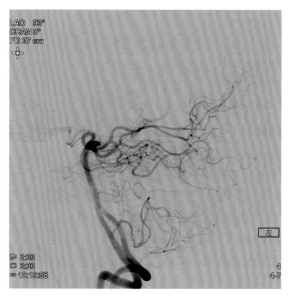

▲ 图 11-32C　减影图像显示椎动脉（侧位）

（三）颏顶位（基底部）

此补充摄影位可用于显示动脉瘤的精确位置，并在手术前显示动脉瘤的颈部。成像参数以及对比剂及注射参数类似于前述标准摄影位。

二十、颅脑血管造影：辅助摄影及介入治疗

介入放射学在诊断和治疗影响脑血供的疾病方面具有重要的作用。其中，大血管缺血性卒中、动脉瘤和动静脉畸形（AVM）是其应用的 3 个主要领域。使用额外的辅助摄影可以准确定位动脉瘤的位置，或揭示动脉瘤颈部位置及其与临近血管关系，这些都有助于选择手术及介入治疗的最佳治疗方案。

辅助摄影位包括以下几种。

- 后前位向足侧倾斜 20°。
- 前斜位（向足侧调整角度）。

X 线管的旋转角度由透视下观察到的具体情况而定。

在脑动脉的手术栓塞过程中，在用特殊的线圈闭塞脑动脉瘤的血液供应前首先要进行常规的血管造影摄影位，然后在整个介入治疗的不同阶段都要进行摄影，以监测血管闭塞情况及动脉瘤的栓塞情况。

脑动脉瘤（图 11-33A 至 C）

动脉瘤是血管中的薄弱部分，逐渐发展至血管壁局部"膨胀"。普通人群中有 1.5%～5% 已经或将会罹患脑动脉瘤，但大多数是无症状的。0.5%～3% 的脑动脉瘤患者可能会发生出血。大多数脑动脉瘤出现在 40 岁左右，通常位于动脉的分支点。动脉瘤可能会慢慢变大，并且随着体积增长管壁逐渐变薄弱，就像气球在膨胀时变弱一样。动脉瘤可能与其他类型的血管疾病有关（如纤维肌发育不良、脑动脉炎或动脉夹层），但这些疾病都非常罕见。

如果动脉瘤破裂，随着血液渗入大脑周围间隙会发生蛛网膜下腔出血。动脉瘤可以通过手术夹闭或血管内盘绕来治疗，这包括神经介入放射学专家使用微导管接近动脉瘤并用弹簧圈填充动脉瘤。在某些情况下，尤其是动脉瘤复杂且颈部较宽的情况下，可以在动脉中放置一个气囊以辅助栓塞动脉瘤，当发生瘤体破裂和出血时，气囊也可以起到保

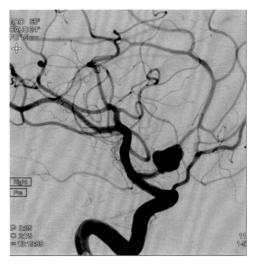

▲ 图 11-33A　脑动脉瘤栓塞前的原始图像

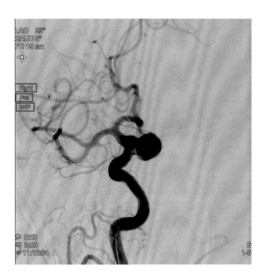

▲ 图 11-33B　脑动脉瘤线圈栓塞后的原始图像

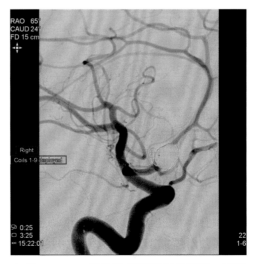

▲ 图 11-33C　脑动脉瘤经线圈栓塞后，减影图像显示动脉瘤囊不再充盈

护大脑的作用。新的弹簧线圈、支架和分流器，以及由极其精细网状结构构成的血管内装置（如 web/lunar）迅速出现在这一领域，其中 web/lunar 可以在不需要填入多个弹簧线圈前提下扩张填充动脉瘤。

二十一、颅脑介入治疗（颈动脉）

（一）动静脉畸形（AVM）（图 11-34A 至 C）

AVM 动静脉畸形是动脉和静脉之间出现了异常的连接。当其发生在脑供血血管系统中时，患者可能会出现头痛、癫痫发作，严重时还会发生颅内出血。脑动静脉畸形原因不明，最常见的是先天因素所致。介入放射学治疗方案通常是使用非黏附性液体栓塞剂（一种乙烯-乙烯醇共聚物和钽粉的混合物）进行栓塞。神经放射学医师使用微型导管选择性地插入 AVM 的供血动脉，并对病灶和其引流静脉进行栓塞。

1. 成像过程

选择能确保显示动脉、毛细血管和静脉循环的图像采集方案。要想清楚地显示通过 AVM 的血流，可能需要更高的帧频。

2. 成像参数

图像采集	采集时间	图像总数
3～4 帧 / 秒	4s	8
1 帧 / 秒	2～5s	2～5

3. 对比剂及注射参数

用量	浓度	速率
4～5ml	270mgI/ml	手动推注

（二）缺血性卒中（图 11-34D 和 E）

介入放射学在缺血性卒中的治疗中发挥着越来越重要的作用，缺血性卒中的发生往往是由于动脉血栓形成或动脉栓子脱落，并会导致大脑功能迅速丧失。这是一种紧急医疗状况，需要快速干预以减轻伤害，可以使用可回缩支架或血栓抽吸装置进行机械取栓术。

1. 成像过程

在图 11-34D 和 E 中，采集术前图像后不到 15min 采集了术后图像，整个过程迅速完成。

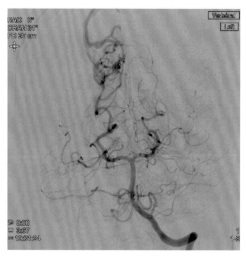

▲ 图 11-34A 经左侧椎动脉的脑后循环，需要注意动静脉畸形

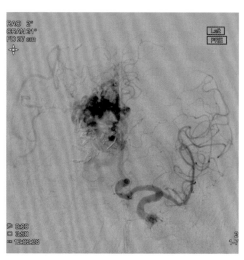

▲ 图 11-34B 枕额头侧角度成像减影图像显示栓塞前脑动静脉畸形

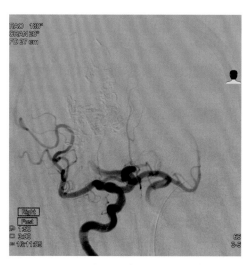

▲ 图 11-34C 脑动静脉畸形介入栓塞后的侧位图像

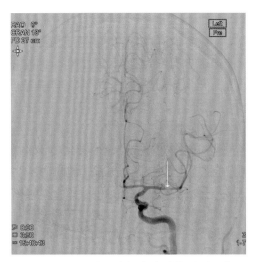

▲ 图 11-34D　枕额头侧角度成像减影图像显示左侧缺血性脑卒中导致脑动脉灌注减少

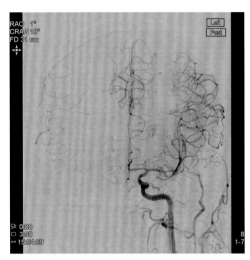

▲ 图 11-34E　枕额头侧角度成像减影图像显示取栓后脑动脉灌注恢复

二十二、脊柱和脊髓：成像指南及临床成像路径

（一）成像技术

X 线摄影

在如今高质量 CT 和 MRI 逐渐普及的时代，脊柱平片 X 线摄影的适应证已经迅速减少。当颈椎的图像表现为外伤时，CT 是首选检查方式[86, 87]。在这种评估中，X 线平片摄影是非常低效的[88]，仅在少数情况下用于低风险的病例[89]。它通常与疑似创伤的大脑成像同时进行。脊柱所有部位的影像学表现通常与退行性疾病的症状和体征相关性较差，而且辐射剂量相对较高，尤其是腰椎。腰椎 X 线平片

仅适用于症状在 6 周后仍然无法解释和未解决的情况[90, 91]，或有典型症状和体征时。例如，已知转移到骨骼的恶性肿瘤病史或神经系统并发症。但在后一种情况下，MRI 可能更有价值。即使在 6 周后 X 线检查也可能对评估和改善患者的预后没有帮助，尽管患者的主观满意度可能有所提高[92]。

腰椎 X 线平片对罕见的脊柱疾病如强直性脊柱炎仍然有用。脊柱 X 线平片用于明确放射性核素扫描异常的性质，通常用于确认退行性疾病。

此外，X 线平片在评估腰椎侧弯时仍然有用。

2. 造影透视

脊髓造影包括在鞘内注射对比剂后对脊柱进行成像，通常通过颈椎或腰椎穿刺进行。硬脑膜穿刺本身可能会导致与脑脊液漏出（压力降低）相关的不良反应，甚至非离子对比剂也可能导致注射后严重头痛。自从非侵入性脊柱成像（尤其是 MRI）出现以来，脊髓造影现在很少在专科神经科学中心之外进行。检查时，它通常与横截面成像（如 CT）相结合。脊髓血管造影主要用于检测和评估血管性脊髓病变（如 AVM 和肿瘤），以及用于引导治疗性栓塞。透视有时用于指导小关节注射以治疗腰痛，尽管这也可以在超声引导下完成。

3. 超声

脊柱超声对于新生儿脊柱畸形的可能类型和程度的评估很有价值。在成人中，它可用于指导硬膜外和局部镇痛注射。

4. CT

CT 是颈椎严重外伤的主要成像方式[86, 87]，因为它可以检测和明确椎骨所有部位的骨折，包括在 X 线平片上很难检测到的爆裂性骨折。在先天性或继发于炎症性疾病（如类风湿性关节炎）的畸形病例中，它还可用于对颅颈交界处进行成像。腰椎 CT 可以检测和测量椎管狭窄和脊椎滑脱，MRI 通常能够提供更多有关软组织的信息。在 MRI 存在禁忌的情况下，CT 可以提供椎间盘脱垂的有用诊断信息。

胸部和腹部 CT 经常用于检测和监测恶性肿瘤，以及评估胸椎和腰椎可能的转移。CT 和 MRI 比 X 线平片更能检测到骨髓瘤的病变，英国国家卫生保健优化研究所（NICE）建议在新诊断病例和前一年未进行成像检查的"隐匿性骨髓瘤"中进行横断面成像[93]。如果没有禁忌证，NICE 更倾向于 MRI，但

CT 可能显示早期转移情况稍好[94]。CT 也可用于存在脊髓压迫的脊柱转移瘤的局部解剖学评估，以考虑是否行椎体成形术或外科手术[95]。

5. MRI

MRI 具有显示骨骼变化（特别是在骨髓腔）和精细的软组织细节的能力。使用适当的序列可以显示脊髓和神经根，包括颈椎更细的神经根，并可追踪到脊柱以外。由于这个原因，它已取代脊髓造影，成为脊柱神经系统问题的主要研究手段。脊髓造影现在仅限于在专科中心使用。

无并发症的下腰痛通常不需要进行 MRI 扫描。有文献报道[96, 97]，对于无并发症的下腰痛患者，MRI 可能检测到许多明显的影像表现异常；而某些患有严重背痛患者的 MRI 表现可能接近正常。也有研究表明，年轻人脊柱 MRI 的许多异常都与症状相关[98]。

MRI 可用于定位和明确许多脊髓病变，包括多发性硬化病、其他原因的脊髓炎、脊髓压迫和内源性肿瘤及血管畸形等。MRI 血管造影也可用于评估与脊柱外伤相关的血管损伤（如椎动脉外伤）。

6. 放射性核素显像

锝骨扫描是检测和监测多种癌症（包括乳腺癌和前列腺癌等常见疾病）骨转移的重要工具。SPECT 和 PET-CT 可以定位炎性疾病（包括骨髓炎）。此外，如果需要，还可以为转移性疾病提供更高的敏感性。

（二）疾病 / 适用条件及路径

1. 急性和慢性腰痛

腰痛可能有多种原因，可能源于肌肉拉伤、小关节退变、椎间盘疾病、椎管狭窄或这些和其他因素的组合。通常，没有症状的患者在 MRI 上也可能会出现异常[96, 97]，但这显然是没有临床意义的。X 线平片表现与临床症状的相关性不及 MRI，并且会产生辐射。临床病史和检查对于诊断和决定是否需要影像学至关重要。对于持续时间少于 6 周的无并发症背痛，无论是否有坐骨神经痛，通常不需要成像，一些国家还制订了强调这一建议的相关指南[99, 100]，尽管患者通常认为需要进行扫描[101]。

如果有非常严重、顽固的症状或存在"危险信号"迹象（如怀疑恶性肿瘤或感染），需要进行影像学检查，则 MRI 是首选检查方法。在某些情况下，还可能需要锝骨扫描和（或）CT。如果存在除坐骨神经痛以外的神经系统并发症（如括约肌障碍），则可能需要更紧急的治疗，MRI 将是首选方式。在欧洲，相关指南[102]建议对有神经根症状的患者进行 MRI 检查，尤其是在考虑进行手术或怀疑椎间盘炎或肿瘤的情况下。

2. 坐骨神经痛

伴有或不伴有坐骨神经痛的腰痛并不是常规横断面成像的指征。然而，如果有"危险信号"迹象，则需进一步检查，包括 MRI 在内的检查可用于对部位特征和病变性质的确定。如果怀疑有转移，则需要进行锝骨扫描或 CT 扫描以评估播散性恶性肿瘤的可能性。对于椎间盘突出术后复发的患者，影像学检查很难解释原因，因为区分到底是椎间盘突出复发还是手术导致的硬膜外纤维化有困难。MRI 可能比增强 CT 更有效[103]，但诊断仍然存在困难[104]。

3. 外伤

在加拿大，对于意识清楚的患者进行颈椎的初步影像学评估一般是通过多视角 X 线平片观察颈椎椎间隙[105, 106]；对于意识减弱的患者，可能需要进行其他影像学检查，仅靠侧位 X 线摄影显然是不够的[107]。

对于需要紧急成像的中度至重度颈部外伤患者，CT 多平面重建是首选。在怀疑胸椎和腰椎外伤时，X 线平片可能会显示明显的外伤，并会发现严重的骨质疏松性骨折。然而，在车辆事故等重大创伤中，CT 更为敏感，并且可以评估内脏器官的外伤，而在这种情况下，X 线平片是不合适的。

4. 神经功能障碍

神经功能的改变可能是急性的或慢性的，包括从急性事件（如外伤或出血）到慢性或缓慢进展的疾病（如肿瘤、硬脑膜畸形和脱髓鞘）。在考虑其他调查之前，详细的临床评估是必不可少的。在现有的影像学检查中，MRI 可提供最好的评估，能够证明骨异常，以及给出详细的脊髓成像诊断信息，并在必要时进行诊断性血管造影。每种情况下的成像策略将基于初始临床评估和任何其他可用的检查结果来确定。

5. 跛行

运动时腿部疼痛随着休息而改善，最常见的原因是下肢动脉血流受阻。非常相似的症状可由椎管狭窄引起，临床鉴别不可靠。就诊时这两种原因可能共存[108]。任何血管症状最初都通过多普勒超声进行评估，必要时通过使用 CT 或 MRI 等非侵入性血管造影提供支持。通常平片对椎管狭窄的评估不够准确，CT 通常是首选方式，可提供清晰的椎管尺寸图像和 3D 重建的可能性。椎管也可以通过 MRI 进行评估，这可以提供更好的软组织结构分辨率，尽管这不如神经根病的评估重要。

6. 脊柱侧弯

脊柱横向（脊柱侧凸）或前后（后凸和前凸）过度弯曲可能会导致严重残疾。80% 的病例是特发性的，但可能是由于机械和（或）神经系统疾病。脊柱全长的 X 线平片是通常的初始成像检查。CT 和（或）MRI 可用于评估潜在原因并准确地描述它[109]。具有 3D 或表面阴影重建的低剂量 CT 可能有助于制订手术计划。

7. 骨质疏松症

腰椎（或胸椎）压缩性骨折可以通过 X 线平片诊断。不全性骨折可能非常细小或仅影响部分椎骨，但通常仍然非常疼痛。即使存在症状，X 线平片也可能无法检查出，而 MRI 是最准确的方式，因为它可以灵敏地检测相关的骨髓变化。骨矿物质密度本身的评估可以通过 DXA 扫描来完成（详见第 3 章）。

二十三、脊柱和脊髓：解剖特征

脊柱由 33 块相互连接的不规则环状骨（椎骨）组成，其功能是为头部和躯干提供支撑并允许一定程度的运动。脊柱将上部躯干的重量传递到骨盆，为肋骨提供连接并为肌肉提供附着力，还传输和保护脊髓及其覆盖物。脊柱包括 7 个颈椎、12 个胸椎、5 个腰椎、骶骨和尾骨。椎骨由纤维软骨盘分开。椎骨向下增大。虽然每个区域的椎骨都有特点，但大多数都有共同或典型的特征。

椎体大致呈圆柱形，形成骨骼的前部。上、下表面平坦，被透明软骨覆盖。前、后和侧面略凹。

椎弓形成骨的后部，由椎弓根和椎板构成。椎弓根短而厚，从椎体侧面和后表面的交界处向后突出。椎弓根的上下表面有椎间切迹，在关节柱中形成椎间孔，供神经进出神经管。椎板是扁平的骨板，从椎弓根的后端向后和向内突出。它们结合在一起形成椎弓。

椎孔被椎体后部、椎弓根和椎板所包围，并传导脊髓和脊髓覆盖物。在关节骨骼中，椎间盘和韧带形成神经管。棘突从椎板交界处向后突出。它们通常是可触及和可见的。

横突从椎弓根和椎板的连接处向外侧突出。上关节突从椎弓根和椎弓板的连接处向上突出，呈现面向后外侧的关节面。下关节突向下突出并呈现面向前内侧的关节面。图 11-35，图 11-36A 至 D 显示了来自脊柱每个区域的典型椎骨。

单个椎骨在椎弓之间的后方和椎体之间的前方相互铰接。虽然相邻椎骨之间的运动程度很小，但累积效应允许整个脊柱有相当大的运动范围。椎弓之间的关节是滑膜平面关节。它们由沿着脊柱长度的韧带和其他连接到相邻椎弓的韧带支撑。椎体之间的关节是软骨性的。相邻的椎体通过椎间盘相互连接，前纵韧带和后纵韧带分别沿着椎体的前部和后部延伸。

椎间盘约占脊柱长度的 20%，从上胸椎到下腰椎区域的厚度增加。在颈椎和腰椎区域，椎间盘呈楔形（前部最厚），因此促进了脊柱的前凸。椎间盘由外围坚韧的纤维环和中心凝胶状核即髓核组成。最初，髓核具有高含水量，逐渐减少，被纤维组织取代。这会降低椎间盘的弹性并减少脊柱的总长度。脊柱的退行性变或创伤可能导致髓核脱出，通常是后外侧，进入椎管。这最常见于 L_4/L_5 或 L_5/S_1 椎间盘，也可能发生在 C_5/C_6 或 C_6/C_7 椎间盘，发生在其他区域的概率较低。

二十四、脊柱和脊髓：颈椎 MRI

MRI 是颈椎的主要成像方式，与 CT 相比具有更高的对比度分辨率和多平面成像能力，能够清晰显示脊柱、椎管和神经结构。

（一）适应证

颈椎 MRI 的适应证包括评估颈椎肿瘤、脱髓鞘、脊髓空洞、椎间盘炎、颈髓外伤和先天性异常。MRI 适用于对保守治疗无反应以及力量、感觉或反射消失或减弱的颈根神经性疼痛或顽固性手臂疼痛的症状。仅当颈部疼痛与上述症状相关时，才进行 MRI 检查。

（二）患者准备

患者无须特殊准备。

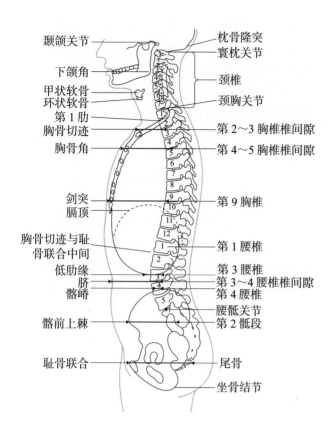

▲ 图 11-35　脊柱侧面观

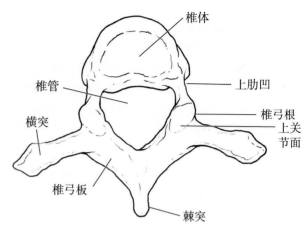

▲ 图 11-36B　胸椎示意

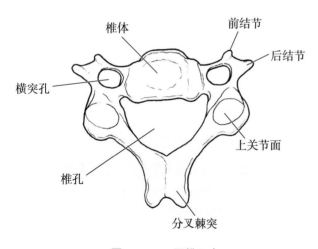

▲ 图 11-36A　颈椎示意

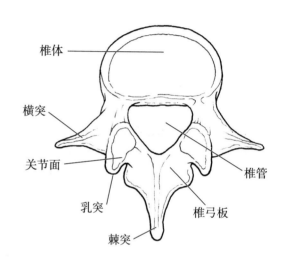

▲ 图 11-36C　腰椎示意

（三）成像过程（图 11-37A）

　　患者仰卧并使用脊柱相控阵线圈成像，以提供脊柱的高分辨率成像。患者的下颌角位于磁场等中心处。垫子和带子可用于支撑和固定头部和颈部，以提高患者的舒适度并防止运动伪影。

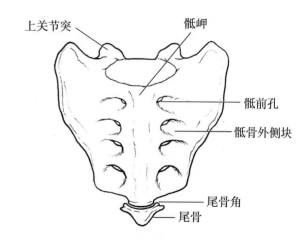

▲ 图 11-36D　骶骨和尾骨（前面观）

（四）序列

(1) 多平面定位像。

(2)T₂ 加权快速自旋回波序列，矢状位。

(3)T₁ 加权自旋回波序列 / 快速自旋回波序列，矢状位。

(4) 短时反转恢复序列，矢状位。

(5) T₂ 加权快速自旋回波序列，轴位。

（五）附加序列

(1) T₁ 加权自旋回波序列 / 快速自旋回波序列，轴位。

(2) T₁ 加权自旋回波序列 / 快速自旋回波序列，增强后矢状位。

(3) T₁ 加权自旋回波序列 / 快速自旋回波序列，增强后轴位。

（六）图像分析（ 图 11–37B 至 D，图 11–38A 至 D ）

首先进行矢状位成像，以显示椎管的长轴，观察椎体和脊椎后部、椎间盘、脊髓和颈神经根的解剖结构和关系，评估显示骨髓、椎间盘、脊神经和脊髓的异常。在 T₂ 和 T₁ 加权图像中，由于脂肪组织含量，椎体内的骨髓呈高信号。健康椎间盘的髓核在 T₂ 加权图像上呈水合高信号，并被低信号的纤维环包围。与脊髓和脊神经的中低信号相反，脑脊液是高信号。

然而，在 T₁ 加权图像中，椎间盘是低于椎体的中等信号，脑脊液相对于脊髓和神经的中等信号是低信号。轴位图像可显示椎管的横断面解剖结构，有助于观察椎间盘和后部结构与脊神经的关系。

在 T₂ 加权图像上，脊髓异常包括肿瘤、脱髓鞘或空洞，与低信号的颈脊髓相比，信号强度通常会增加。

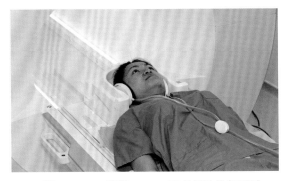

▲ 图 11–37A　颈椎 MRI，患者保持头部不动

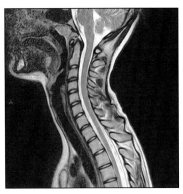

▲ 图 11–37B　T₂ 加权矢状位图像显示健康年轻人的正常脊柱解剖。脑脊液（CSF）是高信号包围低信号的下段脊髓。由于红骨髓和主要是黄骨髓的组成，椎体呈中等信号强度。腰椎间盘髓核水化良好，周围纤维环和椎体终板呈高信号和低信号

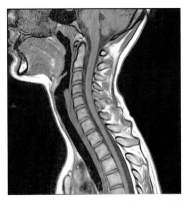

▲ 图 11–37C　T₁ 加权矢状位图像显示健康年轻人的正常脊柱解剖。颈脊髓周围脑脊液为低信号，脊髓是等信号。由于红骨髓和黄骨髓（占主要成分）的结合，椎体呈中等信号强度。典型的高于腰椎间盘髓核的信号。纤维环和椎体终板呈低信号

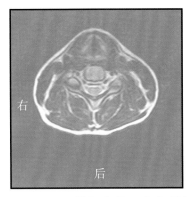

▲ 图 11–37D　C₄/C₅ 椎间盘的 T₂ 加权轴位图像，椎间盘中央有高信号。椎管内的脑脊液是包围脊髓的高信号。椎体和后骨单元是中间信号。低信号出射神经根位于椎管前外侧高信号脂肪组织包围的椎间孔内，低信号椎动脉位于神经根前、椎体外侧

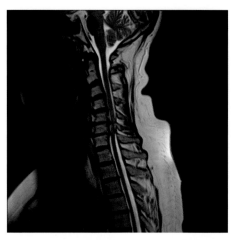

▲ 图 11-38A　T₂ 加权矢状位图像显示颈椎管受压。颈椎向前反弓，椎间盘多节段突出，导致椎管狭窄，脊髓前方的脑脊液（CSF）信号消失

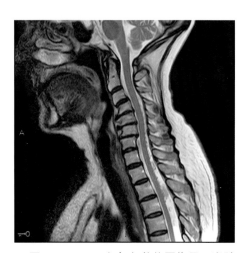

▲ 图 11-38C　T₂ 加权矢状位图像显示脊髓后方多个低信号蛇形结构。这种表现很容易被误认为是脑脊液流空，但与之前的 T₂ 加权矢状位图像相比，两者存在差异。在图 11-38A 中，脑脊液流位于 T₂ 至 T₄ 椎体后方

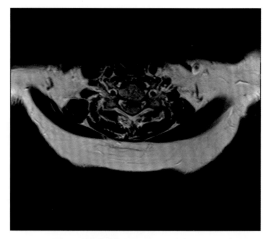

▲ 图 11-3B　获取整个颈椎的 T₂ 加权轴位图像，以显示每个水平的受限程度。在这一节段，颈椎间盘突出与颈髓相接并撞击

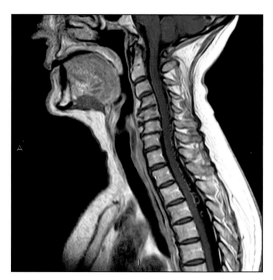

▲ 图 11-38D　同一病例的对比剂增强图像显示脊髓后方的动静脉瘘增强

在 T₁ 加权图像上，肿瘤和脱髓鞘病变通常与正常颈髓等信号，但在使用 MRI 对比剂后可显示信号强度增加。脊髓空洞症患者脊髓空化，充满脑脊液，在 T₁ 加权成像上呈低信号；脊髓空洞症可能与肿瘤有关，因此可能需要再次使用对比剂。STIR 成像通过抑制来自脂肪组织的信号来突出骨髓异常（如椎体转移）。

（七）对比剂及注射参数

用量	浓度	速率
相当于 0.1mmol/kg		手动推注

二十五、脊柱和脊髓：胸椎 MRI

（一）适应证

临床胸椎 MRI 检查的比例低于腰椎和颈椎。当有神经系统症状或怀疑脊髓受压时，胸椎经常作为整个脊髓评估的一部分被成像。当胸部持续疼痛、神经根性疼痛或长束体征（如阵挛）、肌肉痉挛或膀胱受累，则应进行 MRI 检查。胸椎 MRI 可显示脊柱肿瘤、椎体转移、脱髓鞘、脊髓空洞症、椎间盘炎和先天性异常。疑似骨质疏松性压缩性骨折时，首先行胸椎和腰椎 X 线检查。通常在椎体成形术治疗压缩性骨折之前进行 MR 检查以区分急性和慢性骨

质疏松性压缩性骨折。

（二）患者准备

患者无须特殊准备。

（三）成像过程（图 11–41A）

患者仰卧并使用脊柱相控阵线圈成像，以供脊柱高分辨率成像。患者的胸正中区位于磁场等中心处。

（四）序列

(1) 包含 C_2 的多平面定位，以便识别椎体病变的位置。

(2) T_2 加权快速自旋回波序列，矢状位。

(3) T_1 加权自旋回波序列 / 快速自旋回波序列，矢状位。

(4) 短时反转恢复序列，矢状位。

(5) T_2 加权快速自旋回波序列，轴位。

（五）附加序列

(1) T_1 加权自旋回波序列 / 快速自旋回波序列，轴位。

(2) T_1 加权自旋回波序列 / 快速自旋回波序列，增强后矢状位，有或无脂肪抑制。

(3) T_1 加权自旋回波序列 / 快速自旋回波序列，增强后轴位，有或无脂肪抑制。

（六）图像分析（图 11–39A 至 D，图 11–40A 至 D）

首先进行矢状位成像，以显示椎管的长轴、椎体和脊椎后部、椎间盘、脊髓和胸神经根的解剖结构和关系，评估显示骨髓、椎间盘、脊神经和脊髓的异常。在 T_2 加权和 T_1 加权图像中，由于含有脂肪组织，椎体内骨髓呈高信号。健康椎间盘的髓核在 T_2 加权成像上呈水合高信号，并被低信号的纤维环包围。与脊髓和脊神经的中低信号相反，脑脊液是高信号。

在 T_1 加权图像中，椎间盘呈低于椎体的中等信号，脑脊液呈低信号，脊髓和神经呈中等信号。轴位显示了椎管的横断面解剖结构，有助于显示椎间盘和后部结构与脊神经的关系。

STIR 成像通过抑制来自骨髓内脂肪组织的信号来突出骨髓异常（如椎体转移）。STIR 成像可以区分椎体内高信号的急性骨质疏松性压缩性骨折和骨

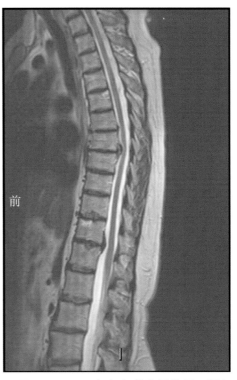

▲ 图 11–39A　T_2 加权矢状位图像显示退行性变化，胸椎间盘髓核信号强度降低，一些相关的退行性椎体终板信号强度增加。主要表现为在 T_7 至 T_8 椎体水平与胸束接触的中央椎间盘突出

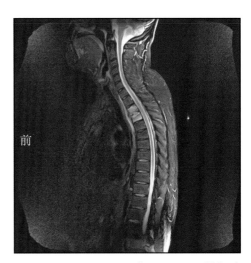

▲ 图 11–39B　STIR 图像显示 T_2/T_3 椎间盘及邻近椎体呈高信号，并向胸椎前方延伸

髓信号正常的非急性骨折。在骨转移等异常情况下，进行轴位成像有助于显示椎管的任何损害和脊髓或神经根的压迫。使用钆对比剂进行 T_1 加权成像适用于疑似椎间盘炎和（或）脊髓脓肿。对椎管内的离散肿块进行增强检查有助于定性诊断。

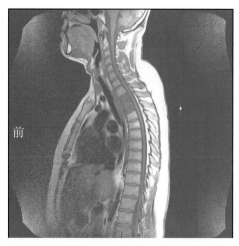

▲ 图 11-39C 与 11-39B 同一患者，T_1 加权图像显示 T_2/T_3 椎间盘异常低信号水肿，且软组织肿块向胸椎体前方延伸

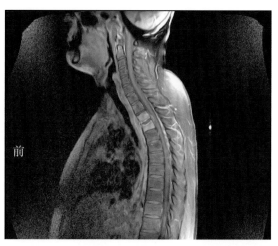

▲ 图 11-39D 与图 11-39B 同一患者，T_1 加权图像显示 T_2/T_3 椎间盘炎症，周围炎症组织增强，包括少量硬膜外增厚，但无脊髓受压

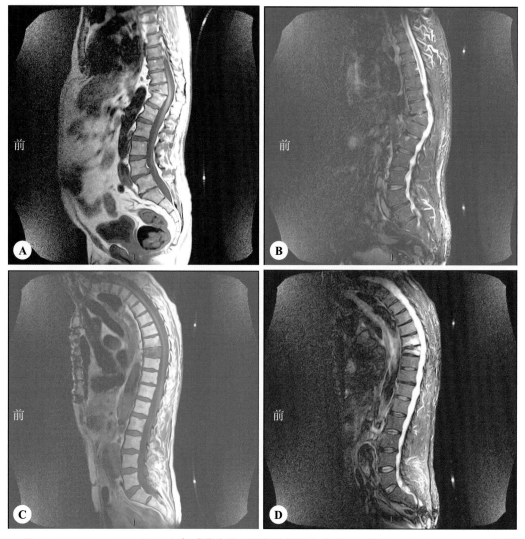

▲ 图 11-40A 至 D STIR 和 T_1 加权成像在骨质疏松性塌陷中的应用。病例 1（A 和 B）：STIR 图像上的低信号表示陈旧骨折。病例 2（C 和 D）：STIR 图像上的高信号表示近期骨折。无终板侵蚀或膨胀性肿块表明这不是恶性过程

（七）对比剂及注射参数

用量	浓度	速率
相当于 0.1mmol/kg		手动推注

二十六、脊柱和脊髓：腰椎 MRI

与 CT 相比，MRI 具有更高的对比度分辨率和多平面成像能力，是腰椎的主要成像方式，可显示脊柱、椎管和神经结构。

（一）适应证

急诊腰椎 MRI 适用于骨髓炎、腰椎间盘炎或马尾综合征等疾病的检查和诊断。MRI 在非特异性腰痛中的作用是有争议的，因为没有证据表明患者预后有所改善，并且在没有腰痛的个体中异常发现的发生率很高[110]。NICE 指南指出，腰痛患者 MRI 转诊应仅限于转诊进行手术干预的患者[111]。MRI 还可用于疑似脊柱转移、腰神经根病和术后症状复发。骨质疏松性压缩性骨折的 MRI 见前文"胸椎 MRI"部分。

（二）患者准备

患者无须特殊准备。

（三）成像过程（图 11-41A）

患者仰卧位，使用脊柱相控阵线圈成像，以提供脊柱的高分辨率成像。患者的下肋缘位于磁场等中心处。在患者膝关节下放置一个垫子，以降低腰椎弯曲度，使脊柱更接近脊柱线圈，这也提高了患者的舒适度，并减少了运动伪影。

（四）序列

(1) 多平面定位。

(2) T_2 加权快速自旋回波序列，矢状位。

(3) T_1 加权自旋回波序列 / 快速自旋回波序列，矢状位。

(4) 短时反转恢复序列，矢状位。

(5) T_2 加权快速自旋回波序列，轴位。

(6) T_1 加权自旋回波序列 / 快速自旋回波序列，轴位。

（五）附加序列

(1) T_1 加权自旋回波序列 / 快速自旋回波序列，增强后矢状位。

(2) T_1 加权自旋回波序列 / 快速自旋回波序列，增强后轴位。

（六）图像分析（图 11-41B 至 E，图 11-42A 至 C）

首先进行矢状位成像以显示椎管的长轴、椎体和脊椎后部、椎间盘、脊髓、圆锥和马尾的解剖结构和关系。在 T_2 加权和 T_1 加权图像中，由于含有脂肪组织，椎体内的骨髓呈高信号。健康椎间盘的髓核在 T_2 加权图像中呈水合高信号，并被低信号的纤维环包围。与脊髓和脊神经的中低信号相反，脑脊液是高信号。

在 T_1 加权图像中，椎间盘呈中等信号，低于椎体，脑脊液呈低信号，脊髓和神经呈中等信号。STIR 成像通过抑制来自骨髓内脂肪组织的信号来突出骨髓异常。

轴位图像显示了椎管的横截面解剖结构，有助于显示椎间盘和后部结构与脊神经的关系。显示骨髓、椎间盘、脊神经和脊髓的异常。脊柱肿瘤和脊柱手术后需要对比增强成像。

（七）对比剂及注射参数

用量	浓度	速率
相当于 0.1mmol/kg		手动推注

二十七、脊柱和脊髓：全脊柱 MRI

患者颈部位于磁场等中心处。成像从颈胸椎段至胸腰椎段。垫子和带子可用于支撑和固定头部和颈部，以提高患者的舒适度并防止运动伪影。

（一）适应证

全脊柱 MRI 用于评估神经系统症状、脊柱感染或疑似脊髓压迫。

（二）患者准备

患者无须特殊准备。

（三）成像过程（图 11-43A）

患者仰卧位，使用脊柱相控阵线圈成像，以提供脊柱高分辨率成像。

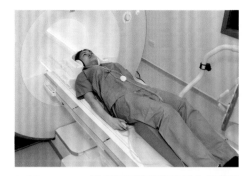

▲ 图 11-41A　患者摆好姿势准备进入扫描仪

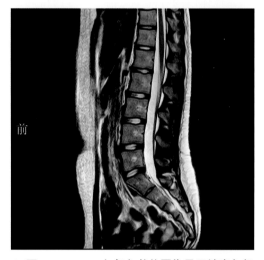

▲ 图 11-41B　T_2 加权矢状位图像显示健康年轻人的正常脊柱解剖。脑脊液（CSF）呈高信号，包围低信号的下段脊髓。由于红白相间的骨髓，椎体呈中等信号强度。腰椎间盘髓核水化良好，周围纤维环和椎体终板呈高信号和低信号

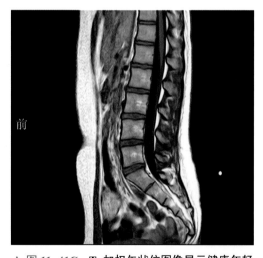

▲ 图 11-41C　T_1 加权矢状位图像显示健康年轻人的正常脊柱解剖。脊髓下段、椎体和马尾神经根周围的脑脊液呈低信号。由于红白相间的骨髓，椎体为中等信号强度，典型的信号高于腰椎间盘髓核。纤维环和椎体终板呈低信号

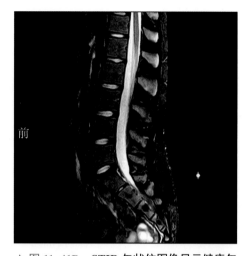

▲ 图 11-41D　STIR 矢状位图像显示健康年轻人的正常脊柱解剖。表现与 T_2 加权图像相似，但来自皮下脂肪和骨髓的脂肪组织信号被抑制

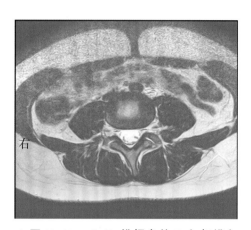

▲ 图 11-41E　L_4/L_5 椎间盘的 T_2 加权横向图像，椎间盘中央有高信号。椎管内的脑脊液围绕马尾低信号神经根呈高信号。从关节突关节后外侧到椎管有高信号。L_4 椎间孔外神经根在椎管外侧被高信号脂肪组织包围

（四）序列

通常不可能在一个成像视野中覆盖整个脊柱，而是需要 2 个或 3 个成像区域来覆盖整个脊柱。大多数 MRI 系统现在允许将图像融合成一个合成图像。按照要求重复下面的矢状位序列以覆盖整个脊柱。

(1) 多平面定位像。

(2) T_2 加权快速自旋回波序列，矢状位。

(3) T_1 加权自旋回波序列 / 快速自旋回波序列，矢状位。

(4) 短时反转恢复序列，矢状位。

(5) T_2 加权快速自旋回波序列，轴位。

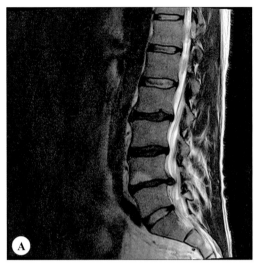

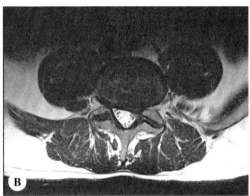

▲ 图 11-42A 和 B　T_2 加权矢状位图像（A）显示 3 个腰椎间盘的信号减弱。在 L_4/L_5 处可见左侧突出，使椎管凹陷，椎间盘附近的椎体中的高信号表明退行性椎体终板改变。T_2 加权轴位图像显示使椎管左侧隐窝凹陷的突出物移位并压迫横穿的 L_5 神经根

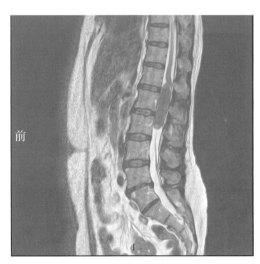

▲ 图 11-42C　T_2 加权矢状位图像显示脊髓末端的低信号椎管内肿块。形态学特点、不同序列的信号表现和对比增强特征有助于鉴别诊断

（五）附加序列

(1) T_1 加权自旋回波序列 / 快速自旋回波序列，轴位。

(2) T_1 加权自旋回波序列 / 快速自旋回波序列（有或无脂肪抑制），矢状位。

(3) T_1 加权自旋回波序列 / 快速自旋回波序列（有或无脂肪抑制），增强后轴位。

（六）图像分析（图 11-43B 和 C，图 11-44A 至 E）

首先进行矢状位成像，以显示椎管的长轴、椎体和脊椎后部、椎间盘、脊髓和神经根的解剖结构和关系，评估骨髓、椎间盘、脊神经和脊髓异常。在 T_2 加权和 T_1 加权图像中，由于含有脂肪组织，椎体内的骨髓呈高信号。健康椎间盘的髓核在 T_2 加权图像中呈水合高信号，并被低信号的纤维环包围。脑脊液呈高信号，而脊髓和脊神经为中等信号。在 T_1 加权图像中，椎间盘为中等信号，低于椎体，脑脊液为低信号，脊髓和神经为中等信号。轴位图像显示椎管的横断面解剖，并有助于显示椎间盘和脊神经后部的关系。STIR 成像通过抑制来自骨髓内脂肪组织的信号来突出骨髓异常。在矢状位和轴位图像被证实有异常时，可进行增强后加或不加脂肪抑制的 T_1 加权图像。

二十八、脊柱和脊髓：颈椎 CT 成像

（一）适应证

骨折和脱位、韧带外伤、外伤性椎间盘和脊髓损伤、肿瘤和脊柱异常。如果 MRI 存在禁忌，也可以使用 MDCT[112-114]。

（二）患者准备

去除金属异物，包括首饰或可拆卸的义齿等。

（三）患者体位和成像方式（图 11-45A）

患者仰卧在检查床上，头部靠在头部支架上，手臂放在两侧。正中矢状面垂直于床面。以尼龙搭扣带固定患者头部。患者被移动到扫描仪的机架中，直到扫描参考点处于胸骨切迹的水平。调整检查床高度，使冠状定位光位于下颌角后 2.5cm 处。

（四）成像过程（图 11-45B 和 C）

扫描范围从参考点上方 20cm 至参考点下方 4cm，

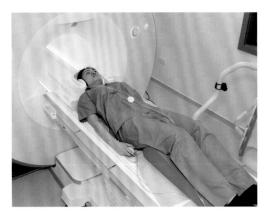

▲ 图 11-43A　全脊柱 MRI 患者体位

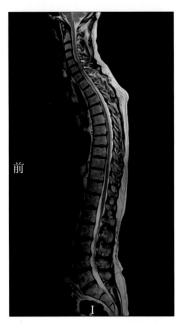

◀ 图 11-43B　全脊柱 T₂ 加权矢状位图像显示正常脊柱解剖。颈椎、胸椎和腰椎的 3 幅图像的融合，显示了整个椎管。脑脊液（CSF）呈高信号包围低信号的下段脊髓。由于红骨髓和黄骨髓的结合，椎体呈中等信号强度。由于年龄相关的变化，椎间盘发生脱水

前

I

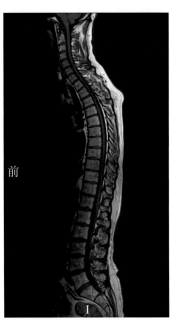

◀ 图 11-43C　全脊柱 T₁ 加权矢状位图像显示正常脊柱解剖。脊髓下段、椎体和马尾神经根为中等信号，其周围的脑脊液为低信号。由于红骨髓和黄骨髓的结合，椎体呈中等信号强度，典型的信号高于腰椎间盘髓核。纤维环和椎体终板呈低信号

前

I

外耳道至第一胸椎水平，获得前后位和侧位图像。64 层 CT 的常规扫描方案：准直 0.6mm，层厚 / 层间距 5mm/5mm，软组织算法和骨算法，0.75mm/0.7mm 轴位重建，3mm 冠状位和矢状位 MPR。如果需要对比剂增强，可以手动推注并使用相同的扫描方案，但重建层厚 / 层间距调整为 1.5mm/1mm。在复杂骨折的情况下，可以进行三维重建。

（五）图像分析（图 11-45D 和 E，图 11-46A 至 D）

回顾图像，分析评估骨折、半脱位、韧带撕裂、椎间盘突出、血肿以及肿块的大小和范围。

（六）对比剂及注射参数

用量	浓度	速率
50ml	300mgI/ml	手动推注

（七）辐射防护 / 剂量

低剂量技术：自动曝光控制（mA）和迭代重建。

预计 DRL：每次曝光 CTDI$_{vol}$ 为 21mGy，每次完整检查 DLP 为 440mGy·cm。

二十九、脊柱和脊髓：胸椎 CT

（一）适应证

骨折和脱位，创伤性椎间盘和脊髓外伤，肿瘤，脊柱异常。如果 MRI 存在禁忌证，也可以使用 MDCT[115, 116]。

（二）患者准备

移除感兴趣区内可能产生伪影的物品。

（三）患者体位和成像方式（图 11-47A）

患者仰卧在检查床上，头靠在枕头上，手臂放在头上。为了舒适，可以在患者膝关节下放置一个垫子。将患者移入扫描仪的机架，直到扫描参考点位于胸骨切迹水平。调整检查床的高度，使冠状位定位激光对准腋中线水平。

（四）成像过程

扫描范围从参考点上方 5cm 至参考点下方 40cm，包括所有胸椎。64 层 CT 的常规扫描方案：准直 0.6mm，层厚 / 层间隔 5mm/5mm，软组织算法和骨算法，0.75mm/0.7mm 轴位重建，3mm 冠状位

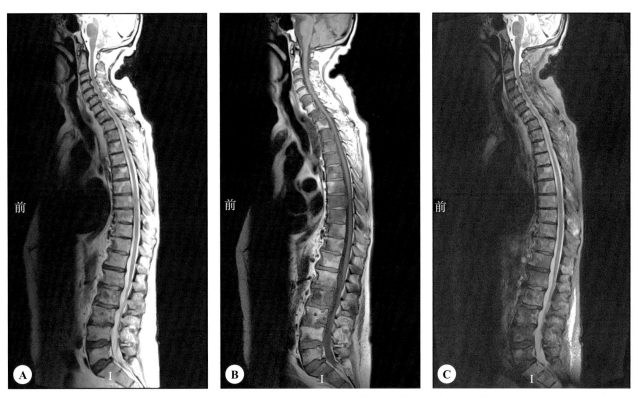

▲ 图 11–44A 至 C T_2 加权（A）、T_1 加权（B）和 STIR（C）图像显示椎体转移。脂肪骨髓被 T_1 低信号的恶性组织取代，与高信号脂肪骨髓形成良好对比。肿瘤浸润广泛，几乎累及所有椎体，但没有压迫脊髓。病变在 T_2 加权图像和 STIR 图像上呈混合信号，表明溶解性病变与硬化性病变的混合

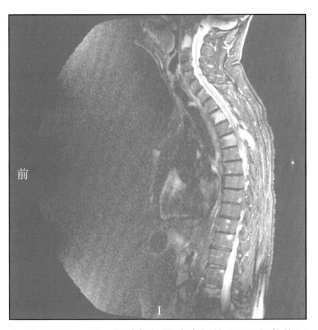

▲ 图 11–44D 另一例溶解性转移病例的 STIR 矢状位图像，高信号与抑制的骨髓信号相反。T_4 椎体处的病变从后部延伸到椎管，造成脊髓压迫

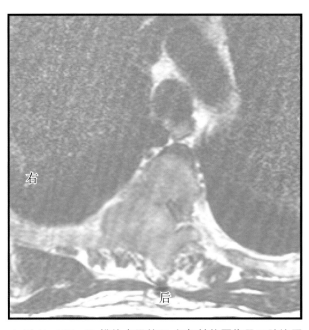

▲ 图 11–44E T_4 椎体水平的 T_2 加权轴位图像显示肿块压迫并移位胸椎脊髓至左侧，高信号脑脊液完全消失

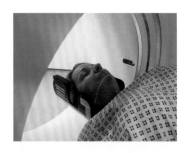

◀ 图 11-45A　颈椎 CT 检查患者定位

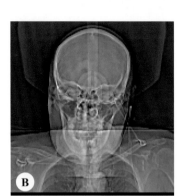

◀ 图 11-45B 和 C　创伤患者头部前后位（B）和侧位（C）定位图像

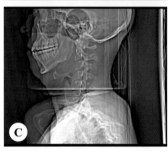

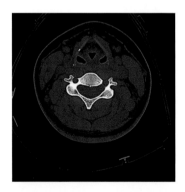

◀ 图 11-45D　颈椎轴位图像（正常）

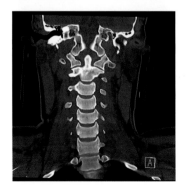

◀ 图 11-45E　颈椎冠状位 MPR 图像

和矢状位 MPR。如果需要对比增强，可以手动推注并使用相同的扫描方案，但重建层厚/层间距调整为 1.5mm/1mm。在复杂骨折的情况下，可以进行三维重建。

（五）图像分析（图 11-47B 至 D）

回顾图像，分析评估骨折和脱位、创伤性椎间盘和脊髓外伤、肿瘤和脊柱异常。

（六）对比剂及注射参数

用量	浓度	速率
100ml	300mgI/ml	2ml/s 或手动推注

（七）辐射防护/剂量

低剂量技术：自动曝光控制（mA）和迭代重建。

预计 DRL：每次完整检查 DLP 为 697.43mGy·cm。

三十、脊柱和脊髓：腰椎 CT

（一）适应证

骨折和脱位、创伤性椎间盘和脊髓外伤、肿瘤、脊柱异常。如果 MRI 存在禁忌，也可以使用 MDCT[117, 118]。

（二）患者准备

移除感兴趣区的可能导致伪影的物品。

（三）患者体位和成像方式（图 11-48A）

患者仰卧在检查床上，足先进，头靠在枕头上，手臂放在头上。可在患者膝关节下放置一个大垫，以减少腰椎的弯曲度。正中矢状面垂直于床面。将患者移入扫描仪的机架，直到扫描参考点位于胸骨剑突水平。调整检查床的高度，使冠状定位光在腋中线水平。

（四）成像过程

扫描范围从参考点上方 5cm 至参考点下方 30cm，包括所有腰椎及腰骶连接处。如果可行，可将机架倾斜以确保扫描平行于椎间盘。64 层 CT 的常规扫描方案：准直 0.6mm，层厚/层间距 5mm/5mm，软组织算法和骨算法，0.75mm/0.7mm 轴位重建，3mm 冠状位和矢状位 MPR。需要对比剂增强来区分肿瘤范围或纤维组织和椎间盘。可采用手动或高压注射器注射对比剂。可以使用相同的扫描方案，但

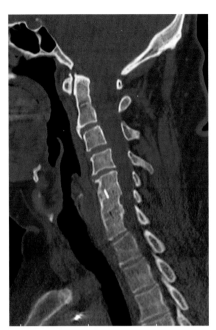

▲ 图 11-46A　矢状位 MPR 图像显示 C₅/C₆ 和 C₆/C₇ 前路颈椎间盘切除融合术（ACDF）术后图像

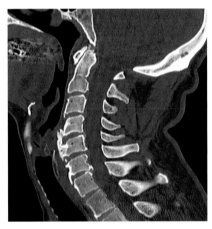

▲ 图 11-46B　矢状位 MPR 图像显示正在进展中的弥漫性特发性脊柱肥厚症（DISH）

重建层厚 / 层间距调整为 1.5mm/1mm。在复杂骨折的情况下，可以进行三维重建。

（五）图像分析（图 11-48B 至 D）

回顾图像，分析评估骨折和脱位、创伤性椎间盘和脊髓外伤、肿瘤和脊柱异常。

（六）对比剂及注射参数

用量	浓度	速率
100ml	300mgI/ml	2ml/s 或手动推注

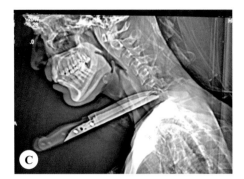

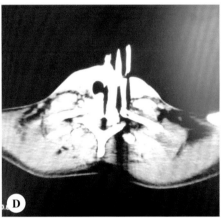

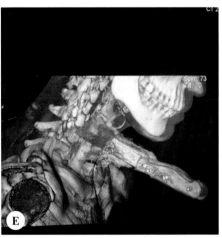

▲ 图 11-46C-E　从一系列 CT 图像中判断刀刃相对于颈椎和颈部解剖结构的位置：AP 定位像（C），轴位图像（D）和侧面 MPR 容积再现技术（VRT）图像（E）

（七）辐射防护 / 剂量

低剂量技术：自动曝光控制（mA）和迭代重建。
预计 DRL：每次完整检查 DLP 为 698.01mGy·cm。

三十一、脊柱和脊髓：脊髓造影

脊髓造影是椎管的影像学检查，需要通过腰椎穿刺向蛛网膜下腔注射一种水溶性非离子对比剂。对比剂与脑脊液混合，沿着蛛网膜下腔流动。通过倾斜成像台到不同的位置，可以检查脊髓和神经根的全部范围。建议在专门的神经放射中心进行颈椎和胸椎脊髓造影，并在 MRI 不可用或存在禁忌（如原位起搏器）的情况下进行 CT 检查。

（一）适应证

外伤、占位性病变、脊髓空洞、椎间盘脱垂伴神经根受压。在腰椎穿刺时，也可以使用压力计观察中枢神经系统的压力。

（二）患者的后期护理

脊髓造影后 12h 可能出现头痛。建议患者术后几个小时坐直，枕头抬高，避免过度弯曲和举起。检查后鼓励患者多饮水。

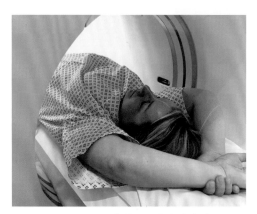

▲ 图 11-47A　胸椎 CT 检查患者定位

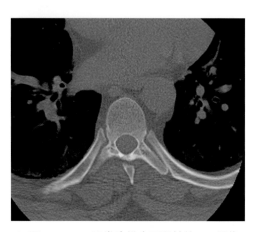

▲ 图 11-47B　正常胸椎中下段轴位 CT 图像

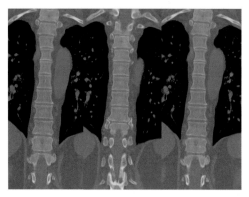

▲ 图 11-47C　胸椎的一系列冠状位 MPR 图像

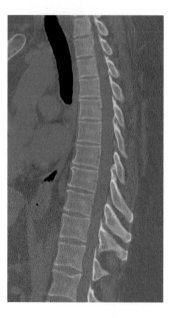

◀ 图 11-47D　矢状位 MPR 图像

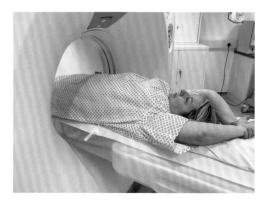

▲ 图 11-48A　腰椎 CT 检查患者定位

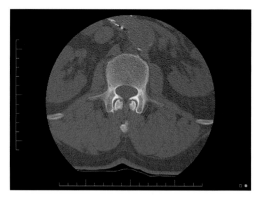

▲ 图 11-48B　轴位腰椎 CT 图像

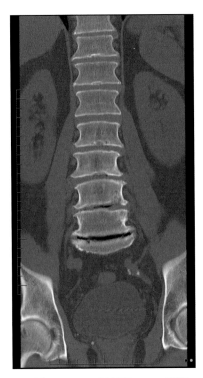

▲ 图 11-48C　冠状位 MPR 图像

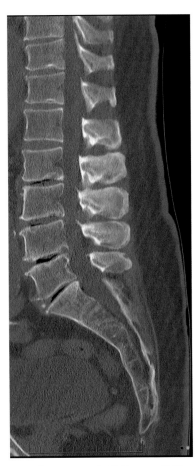

▲ 图 11-48D　矢状位 MPR 图像

（三）检查准备

在第 4 腰椎正上方的椎间隙水平引入对比剂。这通常是在患者以左侧卧位的情况下完成的，患者双脚抬起、拉直脊柱弯曲以打开椎间空间；或患者俯卧在成像台上，在腰椎下端水平的胃部位置垫一块垫子，以减少腰椎前凸。必须遵守严格的无菌技术。扫描过程使用远程 C 臂控制台。

注意：患者俯卧时，当检查台从水平方向缓慢向下倾斜时，对比剂可以容易地从蛛网膜下腔流向颈部。为了防止对比剂进入颅内蛛网膜下腔，颈部伸到一个坚固的垫上，其正中矢状面仍然垂直于床面。

在胸椎脊髓造影中，可能需要将患者置于侧卧位，正中矢状面平行于检查床。这会拉直脊柱，并使对比剂更容易流入背部区域。同样，必须小心地将患者的头部和颈部支撑在一个高而牢固的垫子上。

（四）成像过程（图 11-49A 至 E）

在患者和 C 臂数字检测器系统之间进行精确定位后，借助透视获取最佳图像。

1. 腰椎脊髓造影（图 11-50A 和 B）

患者俯卧时，将检查床从水平位置抬高约 10°～45°，以确保硬膜囊完全填充。

先进行前后位（AP）摄影，10°～15° 和 30°～40° 右前斜位和左前斜位摄影，显示 T_1 至 L_5/S_1 连接处的区域。侧位 X 线摄影是使用水平光束拍摄的。AP 图像（包括放大图像）也可以在 C 臂水平位置和患者左侧卧位的情况下拍摄，得到一系列斜位图像。患者从左侧卧位向前旋转约 15°，然后要求患者右侧卧位以相似的旋转程度获得图像。此外，如有必要，还可获得脊柱屈伸感兴趣部位的直立侧位图像。

2. 胸椎脊髓造影（图 11-50C 和 D）

一旦对比剂进入胸部，患者就转为仰卧位。脊柱的胸曲就像一个蓄水池，防止对比剂回流到腰椎区或向上进入颈椎区。

在透视控制下获得前后位（AP）和水平光束侧位图像。

3. 颈椎脊髓造影（图 11-50E 和 F）

由于颈部过度伸展和相关的脊髓受压风险，必须尽快进行这项检查。患者俯卧，下颌抬起放在垫子上。通过将检查台从水平方向向下倾斜 10°～60°，对比剂可进入颈部区域。将检查台转回到水平面，获得透视下的后前位和前斜位图像。水平光束侧位图像需要显示枕骨大孔和颈胸交界处。

- 使用正确的标记准确地注释图像，并带有患者信息和 X 射线管方向。
- 检查可以在 CT 下进行。

（五）辐射防护 / 剂量

应注意避免不必要的额外照射，并应在适当的时候使用回放和保存图像的设施。

（六）对比剂及注射参数

用量	浓度	速率
10ml	300mgI/ml	腰椎穿刺
相当于 3g 碘（鞘内最大推荐剂量）		

三十二、眼眶和眼球：成像指南和临床成像方法

（一）成像技术

1. X 线平片

X 线平片可初步评估眶周外伤。如有骨折或临床疑似骨折，可进一步 CT 检查。而在行 MR 检查之前，通常也会进行眼眶 X 线检查探测金属异物。急诊患者怀疑实性眶内异物时，行眼眶 X 线检查，必要时可加做 CT 检查。

2. 眼部超声

该检查在大型综合性医院比较普遍，一般由临床专家在患者闭眼状态下进行操作。使用 10～20MHz 的换能器进行眼部扫描可获得眼部大体解剖、评估异物、囊肿、视网膜脱离、玻璃体出血，以及视网膜和脉络膜肿瘤。

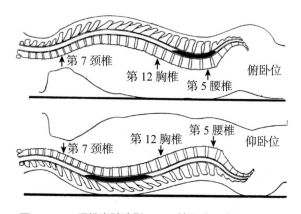

▲ 图 11-49A　腰椎脊髓造影，可见蛛网膜下腔的不透明介质

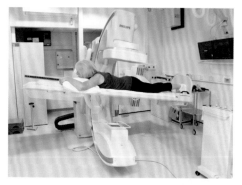

▲ 图 11-49B　前后位腰椎 CT 的患者体位

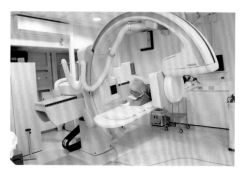

▲ 图 11-49C　外侧腰部区域的患者体位

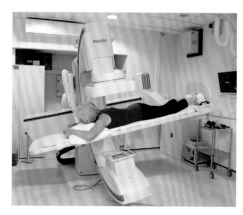

▲ 图 11-49D　颈外侧区域的患者体位

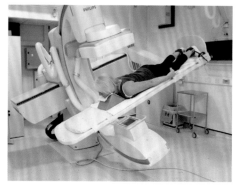

▲ 图 11-49E　前后位颈部区域的患者体位

可以用更高频率（35～100MHz）的专业设备进行超声检查，这种设备叫超声生物显微镜（UBM）。UBM 图像高分辨率非常高，达 40～80μm，可对角膜、虹膜、睫状体和前房角进行非常详细的评估。这种测量对评估青光眼和规划白内障手术非常有帮助。

3. CT

CT 在急性外伤时是首选检查，而超声和 MRI 在急性外伤状态下使用会存在诸多不便。CT 可提供眼眶各骨质结构细节。其中眶内壁和下壁骨板非常薄，经常在眼部前方受到击打时受压爆裂。

CT 在眼眶内壁爆裂（凸向筛窦）的情况下能显示眶内积气，以及软组织疝入骨性缺损的程度，对判断是否累及眼外肌非常重要，如不治疗可导致复视。

CT 在异物显示方面有优势。对于在 X 线平片上很难观察的异物（如一些非金属异物），都可以在 CT 上很好的显示。定位比平片更精准。CT 对眼部软组织感染显示良好[119]，常被用来确定感染的程度和评估鼻窦类疾病可能的原发灶。

CT，尤其是冠状位 CT 成像，对展示甲状腺相关性眼病（Graves 病）眶外肌弥漫性肿胀的情况很有帮助，而甲状腺功能亢进的其他临床症状可能不明显或缺失。

眼眶肿瘤或假瘤的发现和定位，在某些情况下 CT 检查即可满足，有时候会结合其他临床成像模式。

4. MRI

MRI 可显示眼眶和眼球病变。通常超声或 CT 就能很好地评估相关肿块和感染。例如，超声显微镜检查（UBM）能提供前房的精细结构。然而，MRI 在评价像血管瘤和淋巴管瘤之类的血管病变时非常有用。尤其在使用 DWI 的时候，能提供眼眶感染的额外信息。MRI 可以对视神经鞘的分层结构进行成像，是评价像视神经胶质瘤、脑膜瘤和视神经炎等视神经病变的最佳检查模式。MRI 也是海绵窦和垂体区域等其他眶周病变最佳的检查模式。若无法进行 MRI 检查，则可选用 CT 成像。

5. 泪囊造影

常规（X 线）泪囊造影有助于评估溢泪症（眼泪过多）患者的泪液经眼眶向鼻腔排泄的过程。它可以确认鼻泪管是否堵塞并评估堵塞位置和程度。通过 CT、MRI 和放射性核素显像也可以获得以上信息，一般不需要鼻泪管插管。

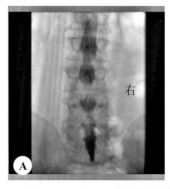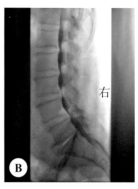

▲ 图 11-50A 和 B　典型的腰椎脊髓造影：前后位（A）和侧位（B）图像

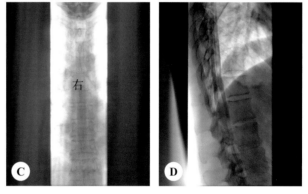

▲ 图 11-50C 和 D　典型的胸椎脊髓造影：AP（C）和侧位（D）图像

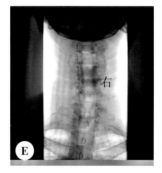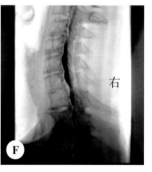

▲ 图 11-50E 和 F　典型的颈椎脊髓造影：前后位（E）和侧位（F）图像

（二）疾病 / 适用条件及路径

1. 外伤 / 异物

一般先行急诊 X 线检查。根据临床环境不同可追加 CT 检查或直接用 CT 代替急诊 X 线平片。CT 3D 重建有助于复杂眼眶骨折的手术规划。CT 和（或）超声可用于异物的定位。超声在外伤中是非常有价值的，能检测出一系列的眼部分问题并作为评估颅内压升高的一种手段。

2. 视力丧失

突发性视力丧失可能是由于卒中或血管疾病（如颈动脉夹层），这种情况需要 CT 或 MRI 颅脑扫描、血管造影和（或）颈动脉多普勒彩超来进行判断。如怀疑视网膜脱离但是直接检查不明显，此时超声能够起到作用。在某些情况下需要 MRI。对于视力逐渐丧失的情况来说，成像方法选择视病因而定，但超声检查对局部眼球病变，特别是前房问题（如白内障或青光眼）是非常有用的。对于视路上更深位置的病因（如视神经问题）来说，MRI 是首选检查方法。

3. 眼球突出

单侧或双侧眼球突出可由各种眼眶或眶周肿块引起，包括甲状腺相关性眼病、肿瘤和假瘤。超声可给出有用的信息，但通常需要 CT 或 MRI 检查进行全面评估。

4. 溢泪症

眼泪过多所需要成像检查详见前文中的"泪囊造影"部分。

5. 感染

对于急性眶周感染，CT 通常是首选。

三十三、眼眶和眼球：解剖特征

（一）骨性眼眶

眼眶是由 7 块头盖骨组成的金字塔形骨腔，有四壁、基部（眶缘）和顶端（视神经管）。眼眶包括眼球和相关的肌肉、血管和神经，以及部分泪腺。眶缘由额骨、上颌骨和颧骨构成。上缘由眶上孔（切迹）标记，眶上血管和神经穿行此处。

（二）边界

外侧壁是由部分颧骨和蝶骨组成的，是最厚的。内壁由部分上颌骨、泪腺、筛骨和蝶骨组成，非常薄。它的前面是泪腺沟。

（三）孔

眶上裂位于蝶骨后方，眶外侧壁和眶顶之间。动眼神经，滑车神经，外展神经和三叉神经眼支和眼静脉穿行此处。眶下裂位于蝶大翼和上颌骨之间，位于外侧壁和眶底的交界处。三叉神经的上颌分支和眶下动脉穿行其中。视神经孔或视神经管位于眶尖蝶骨内，穿行视神经和眼动脉。两个眼球的视神

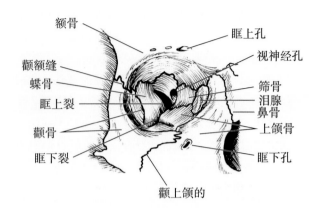

▲ 图 11-51A　右眼眶骨头组成（正面观）

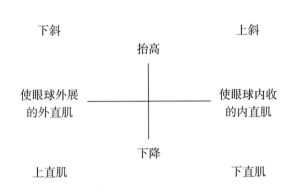

▲ 图 11-51B　眼肌和眼球运动

经在视神经交叉处汇聚，视交叉位于蝶鞍前的中颅窝。视神经束随后经过外侧膝状体，到达位于大脑枕叶的视觉皮层。

（四）眼肌和眼球运动（图 11-51A 和 B）

与眼球运动相关的六块肌肉包括上直肌、下直肌、内直肌和外直肌，以及上斜肌和下斜肌。它们共同负责眼球的上升、下降、外展、内收和旋转运动。

（五）眼球

眼球是一种特殊的视觉器官（图 11-52A 和 B），位于眶腔内，周围环绕着的脂肪组织可以保护眼睛免受创伤。眼球近似于球形，有点前凸，包括 3 层：外层纤维层、中层血管层和内层神经层。眼球内含有 3 种物质：房水、晶状体和玻璃体。外层纤维层形成一个完整的球体，前面的 1/6 为角膜，后面的 5/6 为巩膜，没有血液供应，但从淋巴中获得营养。中间的血管层形成 9/10 的球体，球体前部不完整，包括脉络膜、睫状体和虹膜。最内层形成 3/4 的球体（后面）的为视网膜，它有一个外层色素层和一个内

层神经层，含有为视觉设计的特殊细胞，即视杆细胞和视锥细胞。视盘（或盲点）是视网膜上视神经进入眼球的部分。

房水是充满前房的一种清澈的水状液体。晶状体是一个双凸的透明结构，有助于光线聚焦到视网膜上，并分离前房和后房。玻璃体体液占据后腔，与房水一起作为折射介质，维持眼球的形状，并帮助保持视网膜与脉络膜的接触。视神经在视盘处形成，经视神经孔离开眶腔，到达中颅窝。

三十四、眼眶和眼球 MRI

眼眶 MRI 显示的病变是眼科临床检查无法实现的。

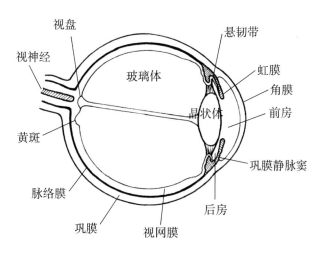

▲ 图 11-52A　眼球示意

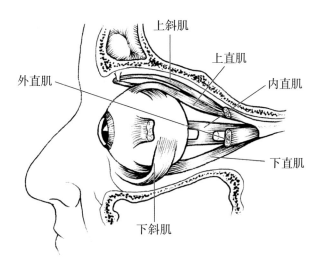

▲ 图 11-52B　眼球外在肌群

（一）适应证

MRI 最常用来对眼球和视交叉之间的病变以及眼球到视觉皮层的整个视觉通路进行成像。MRI 适应证包括感染、眼眶 / 视神经通路肿瘤和视神经炎。除了影响视觉通路的病变之外，还有与眼外眼眶结构如骨性眼眶、眼肌、眼睑和泪腺相关的病变。

（二）患者准备

在检查期间，患者需闭合双眼。去掉眼睛上的化妆品。静脉留置针以用于钆对比剂给药。

（三）成像过程（图 11-53A）

患者仰卧，头部置于专用头部相控阵线圈中，以提供高分辨率的视神经通路图像。患者头先进，移动到磁体等中心处。轴位和冠状位图像定位和脑部 MRI 相同。然后，对特定的视神经通路进行进一步的高分辨率成像。

（四）序列

(1) 多平面定位像。

(2) 颅脑序列，包括 T_2 加权或 T_2 FLAIR 序列在内的常规全脑成像。

(3) 冠状位和（或）轴位 T_2 加权短时反转恢复（STIR）序列，覆盖眼球、视神经和视交叉。

(4) 轴位 T_1 加权自旋回波序列，覆盖从眼球到视神经束 / 视辐射的视路。视神经路径的显示可能需要在 T_2 轴位图像上进行，扫描平行于视神经的斜矢状位。

(5) 斜矢状位 T_1 加权自旋回波序列，扫描平行于视神经。

（五）附加序列

(1) 增强 T_1 加权自旋回波序列（有或无脂肪抑

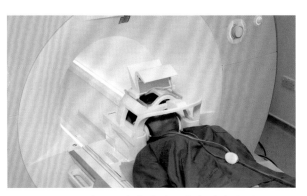

▲ 图 11-53A　头线圈定位完毕，准备将患者送至 MRI 扫描仪等中心

制），轴位。

（2）增强后 T$_1$ 加权自旋回波序列（有或无脂肪抑制），冠状位。

增强后至少有一个序列必须包含脂肪抑制。

（六）图像分析（图 11-53B 至 D，图 11-54A 至 C）

颅脑 T$_2$ 加权成像提供了脑部解剖学和病理学信息，特别是视觉通路的结构。在 T$_2$ 加权成像与房水和玻璃体的高信号相比，眼球外边缘和晶状体呈低信号。眼外肌和视神经与脑白质呈等信号，与高信号眶后脂肪形成鲜明对比。大脑 T$_2$ 加权成像能显示多发性硬化症等可导致视神经炎的情况，脑部成像可识别视交叉后部的异常，表现为双眼视觉障碍。

致密骨和空气在 MRI 上呈黑色，但骨骼的轮廓可由鼻窦和鼻腔结构的黏膜勾勒。此外，骨内的脂肪性骨髓在 T$_1$ 加权和 T$_2$ 加权图像上呈高信号。在 T$_1$ 加权图像上，玻璃体 / 房水呈低信号，而眼肌、眼球边缘层和视神经呈中等信号强度。

STIR 或 T$_2$ 加权图像结合脂肪抑制可显示异常（如水含量增加表明炎症）。冠状位成像显示视神经横断面及其与周围解剖结构的关系。垂体肿块压迫视神经或视神经交叉并不少见，冠状位成像显示最佳。这可能需要专门的脑垂体成像。对比剂增强后 T$_1$ 加权成像应结合脂肪抑制，强化的结构能在低信号脂肪组织（脂肪抑制）中清晰显示，而不是与高信号的脂肪一同显示。

3D 序列有用，但三维梯度回波序列在这个区域易受磁场不均匀伪影的影响。3D 自旋回波序列 / 快速自旋回波序列是最近才出现的，它具有降低磁场磁化率的优势。Dixon 脂肪抑制技术也比脂肪饱和法更不容易产生这些伪影。

（七）对比剂及注射参数

用量	浓度	速率
0.1mmol/kg		手动推注

三十五、眼眶和眼球超声

超声是一种快速、无痛、无创的检查眼眶软组织的方法。它的局限性是不能检查骨性眼眶或其他部位，因为骨不能作为超声传导的媒介。然而，在

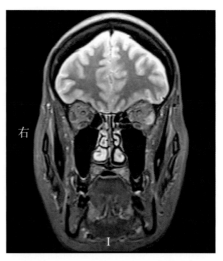

▲ 图 11-53B 冠状位 STIR 图像显示高信号左外直肌肌炎

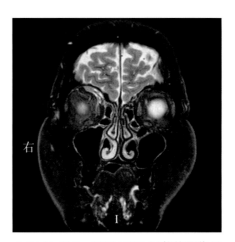

▲ 图 11-53C 眼眶 STIR 冠状位图像显示了不均匀的斑块，信号强度增加，右眼眶上方的异常组织与眼眶肌肉和脂肪的低信号形成对比

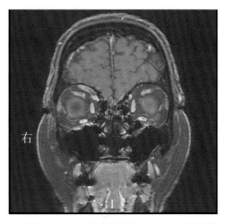

▲ 图 11-53D 眼眶增强 3D T$_1$ 加权冠状位图像显示异常强化的眶内组织斑块及其与周围解剖结构的关系

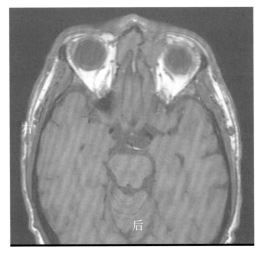

▲ 图 11-54A　轴位 T_1 加权图像显示低信号肿块，累及鼻窦和左侧眼眶，与眶周高信号脂肪形成鲜明对比

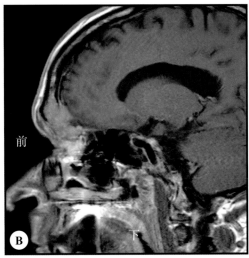

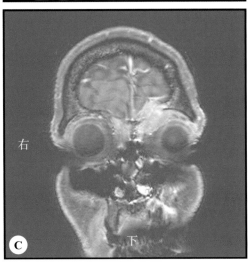

▲ 图 11-54B 和 C　增强 T_1 加权矢状位（B）和冠状位（C）图像，后者伴有脂肪抑制，肿块强化明显，累及额窦、筛窦和左眼眶，向颅内扩展

眼睛受到创伤眼睑肿胀眼底镜无法直接观察时，眼超声就发挥了作用。

因为眼睛是一种浅表结构，所以选择配置电子线性阵列换能器的探头。使用最高可用频率，至少 7.5～10MHz，以提供良好的图像分辨率并充分穿透到本次检查所需的 4cm 深度。可以使用专门的眼科探头，它小而轻，方便进行细微运动操作。

（一）适应证

超声检查是眼睛外伤后检查视网膜脱离、出血、异物定位或眼球破裂的选择。它还可以测量疑似颅内压升高患者的视神经鞘直径，并有助于紧急诊断和治疗[120]。

当晶状体和（或）房水和玻璃体不透明，且眼底镜无法直接检查时，超声也可用于评估眼睛。例如，角膜水肿、玻璃体出血或单侧白内障，并且这些都可能与眼内肿瘤有关。

（二）患者准备

患者仰卧，头靠在一个枕头上，确保检查不会造成疼痛或损害眼睛。扫查时应闭合双眼。如果患者是清醒的，应该要求他保持眼睛不动，把注意力集中在天花板上一个固定的点上，或直视前方，然后闭上眼睛，保持瞳孔尽量固定在这个位置，直到收到停止指令。

超声耦合剂通常不会对眼睛组织有害，但必须要采取严格的感染控制措施。换能器表面应放置足够的耦合剂，避免探头轻轻地放在眼睛上时其接触到眼睑本身；对眼睛的施压尽量最小化，尤其是在外伤后。由于眼组织的敏感性，应控制超声波接触时间，特别是在使用多普勒超声的情况下。

（三）成像过程

检查两只眼睛以进行比较。探头最初放置的位置应显示穿过眼球中心的横切面。对整个眼部进行一系列的横向扫查，在每张图像上显示眼睛的前后边界和后部区域。从最初的扫查位置开始，轻轻地分别向头侧和足侧移动和倾斜探头扫查，鼓励患者在检查过程中闭眼并保持眼球静止不动（图 11-55A）。在初步评估之后，要求患者轻轻一动眼睛，依次向左向右看。观察并记录眼睛内部的运动。

彩色多普勒可用于血管疾病和肿瘤血供的研究。

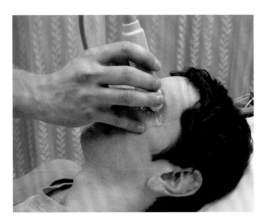

▲ 图 11-55A　眼超声检查探头位置

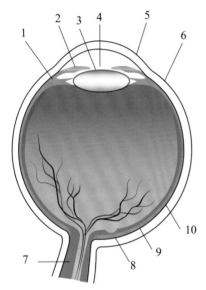

▲ 图 11-55B　正常眼球的断面示意

1. 睫状体（肌）; 2. 虹膜; 3. 晶状体; 4. 前房和瞳孔; 5. 角膜; 6. 巩膜（与角膜相连）; 7. 视神经，稍微偏内侧穿行; 8. 中央凹; 9. 视网膜; 10. 脉络膜

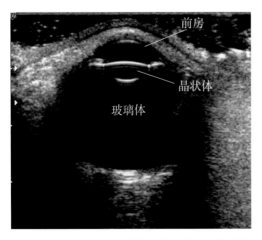

▲ 图 11-55C　正常眼球的超声图像，晶状体之后的后房被玻璃体占据

（四）图像分析

两只眼睛看起来应该是大致的球形结构。图 11-55B 和 C 所示的正常眼横切面显示眼睑、角膜、前房和后房。晶状体的后面，被玻璃体所占据。角膜是平行于眼睑的一层薄的低回声层。前房充满无回声液体，周围是角膜、虹膜和晶状体囊的前反射。在年轻健康的眼睛中，正常的晶状体是无回声的，而正常的玻璃体是相对有回声的。球后区域的评估包括视神经、眼外肌和骨性眼眶。每条视神经都可显示为一个约 2～3mm 厚的低回声结构，位于眼球后方内侧。

超声上，正常视网膜与其他脉络膜层无法区分[121]。在眼球内出现波状高回声膜时可诊断视网膜脱离（图 11-56A 和 B）。

眼内异物可被识别为强回声区。在通常透明的玻璃体中，超声伪像如声影或混响伪像有助于鉴别异物（图 11-56C）。

玻璃体出血可显示为眼球内的有回声区，与眼球壁分离并随眼球运动而移动。与身体其他部位出血一样，超声表现可能随血块形成的时间和进展而变化。

肿瘤表现为有回声团块，通常附着在壁上并随着眼球运动而移动。

三十六、眼眶和鼻窦 CT

（一）适应证

外伤、眼球突出、复视、视力下降、肿瘤、鼻窦炎、息肉[122-126]。

（二）患者准备

去除可能形成伪影的物件，包括珠宝饰品或可拆卸的义齿。

（三）患者体位和成像方式

眼眶和鼻窦可行轴位或冠状面扫描。直接冠状位患者耐受不良，增加曝光检查过程中运动风险；利用现代后处理技术，利用轴位图像可以快速得到高质量的多平面重建（MPR）图像。

1. 轴位成像（图 11-57A）

患者仰卧在检查床上，头部躺在头托上，双臂置于患者两侧。通过轴位、冠状位和矢状位激光帮助定位，以确保患者被放置在扫描仪的中轴上。人类学基

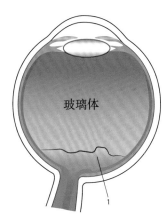

▲ 图 11-56A　眼球断面示意，显示视网膜脱离区域（1）

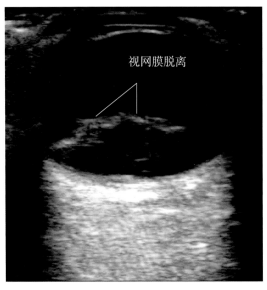

▲ 图 11-56B　眼球超声图像，显示视网膜脱离

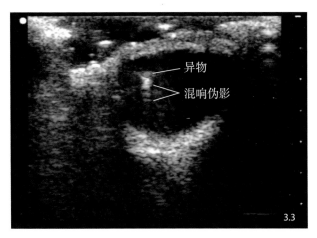

▲ 图 11-56C　眼球超声图像可见一异物，添加蓝色覆盖区域是为了更清晰显示异物

线与横向平行，正中矢状面垂直于床面并与矢状定位激光重合。为了确保颅脑体位对称，外耳道必须与头托等距离，瞳孔间线与扫描平面平行。患者被移动到扫描仪的机架里，直到扫描参考点在外耳道的水平。可用尼龙搭扣绑带固定患者头部，防止移动。

2. 俯卧位冠状位成像（图 11-57B）

患者俯卧在检查床上。颈部伸展，下颌靠在头托上。如果患者可以这样做，他们的颈部应该伸展到冠状面平行于扫描平面，正中矢状面和横断面垂直于扫描平面。患者被移动到扫描仪的机架上，直到参考点在外耳道的水平。这种体位对患者来说可能很难达到，机架可能需要倾斜角度来达到最佳冠状面。可用尼龙搭扣固定患者头部，防止移动。

3. 仰卧位冠状位成像（图 11-57C）

患者仰卧在检查床上。颈部伸展，使头托支撑颅顶。如果患者可以这样做，应伸展颈部，使冠状面与扫描平面平行，正中矢状面和横断面垂直于扫描平面。患者被移动到扫描仪的机架上，直到参考点在外耳道的水平。这种体位对患者来说可能很难达到，机架可能需要倾斜角度来达到最佳冠状面。可用尼龙搭扣固定头部，防止移动。

（四）成像过程

如果直接采集冠状位图像，需首先获得侧位 X 线定位片，扫描范围从外耳道前 10cm 至其后 4cm。轴位采集，从基线上方 10cm 至其下方 10cm，后前位或侧位 X 线定位片。扫描范围包括眼眶和鼻窦。

64 层 CT 的常规扫描方案：准直 0.6mm，层面 / 层间距 3mm/3mm，0.75mm/0.7mm 轴位重建，软组织和骨组织算法，3mm 冠状位 / 矢状位 MPR。图像后处理可能包括 3D 重建。创伤后的眼眶 / 鼻窦扫描为平扫，除此以外需要增强对比。如需要对比剂增强扫描，对比剂可以手动推注。

（五）图像分析（图 11-57D，图 11-58A 至 D）

检查眶内和鼻窦病变、炎症反应、视神经状态、血管异常，以及有无骨折。

（六）对比剂及注射参数

用量	浓度	速率
50ml	300mgI/ml	手动推注

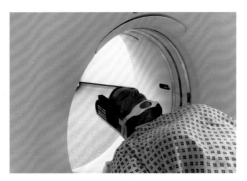

▲ 图 11-57A 轴位成像患者体位（仰卧）

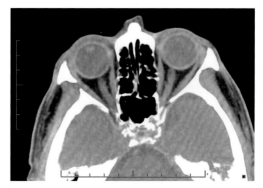

▲ 图 11-58A 眼眶轴位图像（软组织窗）

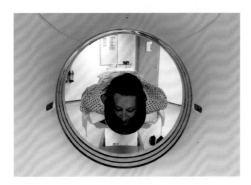

▲ 图 11-57B 直接冠状位成像患者体位（俯卧）

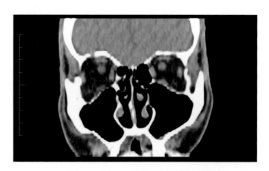

▲ 图 11-58B 眼眶冠状位 MPR

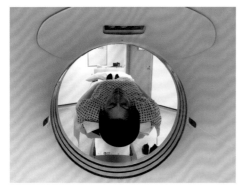

▲ 图 11-57C 直接冠状位成像患者体位（仰卧）

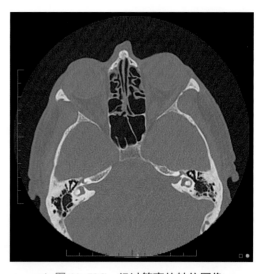

▲ 图 11-58C 经过筛窦的轴位图像

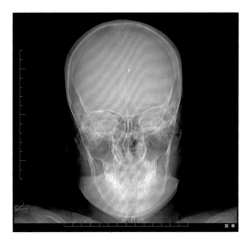

▲ 图 11-57D 患者定位像扫描

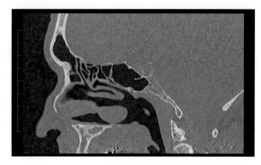

▲ 图 11-58D 经过额窦和筛窦的矢状位图像

（七）辐射防护 / 剂量

低剂量技术：自动曝光控制（mA）和迭代重建。

预期 DRL：每次完整检查 DLP 为 179.10mGy·cm（鼻窦），766.23mGy·cm（双侧眼眶）。

三十七、眼眶（泪器系统）

泪器系统包括分泌眼泪的泪腺、泪囊和眼泪进入鼻腔的导管（图 11-59A 至 C）。泪腺位于眶的前部外上象限，通过泪小管与泪囊相通。眼泪在眼睛表面通过泪小管流入泪囊，即通过位于上下眼睑内侧的两个开口泪点流入泪囊。泪囊流入鼻泪管，鼻泪管垂直穿过上颌窦内侧的鼻外侧壁。鼻泪管在下鼻甲下方进入鼻腔。

（一）成像方式

应用数字减影对比剂泪道造影（DCG）对泪器系统进行检查，有助于评估泪液从眼睛引流至鼻腔的情况（溢液过多）。它可以确认鼻泪管阻塞的存在，并评估其位置和范围。CT、MRI 和放射性核素显像可以获得同样的信息，通常不需要导管插管[127]。超声可以使用 10～15MHz 探头来检查泪囊和鼻泪管近端[127]。

（二）泪囊造影

泪囊造影是在引入对比剂后对泪腺系统进行的放射检查。使用带有数字成像设备的 C 臂透视系统进行检查，以方便生成减影图像。此外，也可以使用专门针对头颅的设备进行宏观 X 线摄影，焦点大小为 0.3mm。

1. 适应证

在眼睛溢液的病例中进行泪囊造影以显示堵塞的位置和范围。

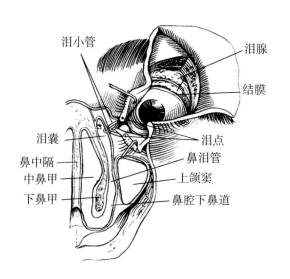

▲ 图 11-59A　泪器系统示意

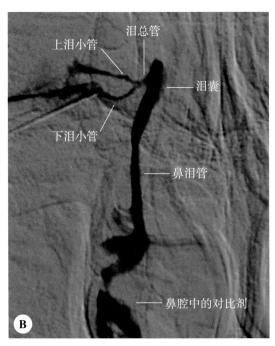

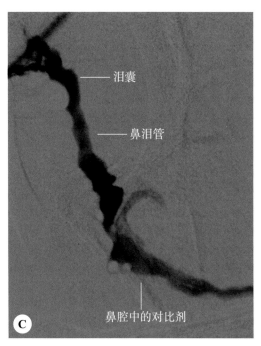

▲ 图 11-59B 和 C　左眼数字减影对比剂泪囊造影（DCG）显示泪器引流系统的正常解剖：后前位（B）和侧位（C）图像（由 Med Claus C Pieper 医生提供）

2. 患者准备

在泪腺置管之前，在眼内眦滴入少量局部麻醉剂。

3. 患者体位和成像方式

对于后前位摄影，患者仰卧于检查床上。抬高下颌，调整头部，使正中矢状面垂直于床顶，X 线摄影基线为 30°，使鼻泪管平行于图像检测器 / 影像增强器表面。借助于头垫，将患者的头部固定，以消除患者的移动和便于实时减影。当使用颅脑专用设备时，放置一个 24×30cm 的 CR 暗盒，使焦 - 物的距离等于物 - 图像接收器的距离。这产生了 2 倍的放大系数。

方向和 X 线束的中心：中心线垂直对准被检侧眼内眦下方 2cm 处。

4. 成像过程

这种检查最好使用 C 臂透视检查系统。患者仰卧在检查床上，使用扩张器扩张下泪点，导管（或细导管）通过泪点插入泪小管。使用 5ml 注射器，注射 1～2ml 非离子型水溶性对比剂（350mgI/ml）。当对比剂溢出到鼻咽或观察到阻塞部位时就停止注射。对比剂通常在检查前存放在冰箱中以增加其黏度。在注射后即刻利用透视获取颏 - 枕后前位图像（如 2 帧 / 秒），以显示鼻泪管的充盈和排空。通常在检查开始时拍摄蒙片图像以实现实时减影。可以同时进行双侧检查。

同时也可获得侧位摄影。检查结束后将眼睛盖上约 1h，以防止异物进入。

5. 图像分析（图 11–60A 和 B）

图 11–60A 和 B 显示右眼溢液患者的常规泪囊造影，可见囊后狭窄并延迟对比剂流入鼻腔，以及对比剂在上小管回流。

三十八、眼眶（泪道系统）MRI

MRI 泪囊造影可以评估溢泪症患者的泪引流系统（由于引流不足而产生过多的泪）。常规 MRI 是为了评估周围的解剖结构和识别软组织肿块。MRI 泪囊造影可显示泪管系统，检查时使用滴管[128] 或泪小管插管[129] 引入生理盐水或钆对比剂。

（一）患者准备

对于 MR 泪囊造影，在 MRI 检查之前立即用滴管或泪小管插管引入对比剂或生理盐水。根据需要，

静脉留置针用于静脉注射钆对比剂。

（二）成像过程

患者仰卧，正中矢状面垂直于检查床，头部置于专用头相控阵线圈中，以提供泪道系统的高分辨

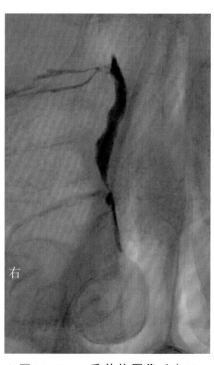

▲ 图 11–60A　后前位图像（由 Med Claus C Pieper 医生提供）

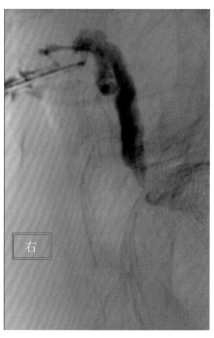

▲ 图 11–60B　侧位图像（由 Med Claus C Pieper 医生提供）

率成像。患者头先进，移入扫描仪等中心处。首先进行眼眶和泪道系统的横断面和冠状面成像。

（三）序列

(1) 多层面定位像。

(2) T$_2$ 加权自旋回波序列，轴位。

(3) T$_1$ 加权自旋回波序列 / 快速自旋回波序列，轴位。

(4) 短时反转恢复序列 /T$_2$ 加权序列（脂肪抑制），冠状位。

(5) 泪道引入生理盐水后行 T$_2$ 加权半傅里叶快速自旋回波（HASTE）序列，冠状位。

(6) 泪道注射钆对比剂后行 3D T$_1$ 加权序列，轴位。

（四）附加序列

对眼眶 MRI 来说，软组织肿瘤还需要做以下序列。

(1) 增强 T$_1$ 加权自旋回波序列，施加 / 不施加脂肪抑制，轴位。

(2) 增强 T$_1$ 加权自旋回波序列，施加 / 不施加脂肪抑制，冠状位。

至少一个序列必须包含脂肪抑制技术。

（五）图像分析（图 11-61A 至 C）

T$_2$ 加权和 T$_1$ 加权成像可提供泪道周围的解剖和病变概况。STIR 或 T$_2$ 加权成像结合脂肪抑制可显示高信号异常，游离水含量增加表明炎症。泪道内的液体可通过快速获得的 T$_2^*$ 加权序列显示出来，此时来自自身体组织的信号已经衰减，因此信号较高的泪道系统与周围的解剖结构分离。增强后 T$_1$ 加权成像应结合脂肪信号抑制，强化结构与低信号脂肪组织有明显的区别。T$_1$ 3D 自旋回波序列应用 Dixon 脂肪抑制方法图像质量更佳。

（六）对比剂及注射参数

用量	浓度	速率
0.1mmol/kg		手动推注

泪小管插管		
用量	浓度	速率
5ml	2mmol/l 钆	手动推注

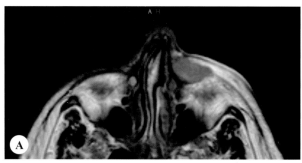

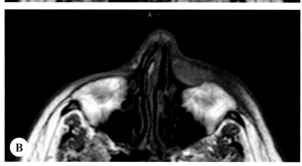

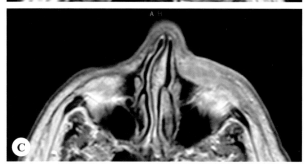

▲ 图 11-61A 至 C　MRI 显示左泪囊淋巴瘤扩展到鼻泪管：轴位 T$_2$ 加权图像（A）；平扫 T$_1$ 加权图像（B）；对比剂增强 T$_1$ 加权图像（C）（由 Med Claus C Pieper 医生提供）

三十九、眼眶（泪道系统）CT

（一）适应证

对泪道系统进行 CT 平扫和 CT 泪囊造影，以评估鼻泪系统的功能或解剖性阻塞[130]。

（二）患者准备

移除包括珠宝或可移动假牙在内的潜在异物。如使用对比剂，应在检查前用滴管局部注入对比剂或泪道系统置管。

（三）患者体位和成像方式

患者仰卧在检查床上，头部靠在头托上，双臂置于患者两边。通过轴位、冠状位和矢状位激光帮助定位，以确保患者处于扫描仪的中轴。人类学基线的位置与横向线平行，正中矢状面垂直于床面，并与矢状线灯一致。为了确保颅脑的对称位置，外耳道必须与头托等距离，瞳孔间线与扫描平面平行。患者被移进扫描仪的机架内，直到扫描参考点在外耳道的水平。尼龙搭扣绑带固定患者头部，防止移动。

（四）成像过程

拍摄后前位或侧位 X 线定位片，范围从基线上方 10cm 到下方 10cm，扫描计划包括眼眶。64 层 CT 的常规扫描方案：准直 0.6mm，层面 / 层间距 3mm/3mm，软组织和骨骼算法，0.75mm/0.7mm 轴位重建，3mm 冠状位重建；斜冠状位也可用于观察鼻泪管对比剂。

（五）图像分析（图 11-62A 至 E）

观察图像以评估邻近的解剖结构。例如，邻近鼻窦的炎症，可导致泪液引流受损，并用于评估鼻泪管引流阻塞情况。

（六）对比剂及注射参数

用量	浓度	速率
2~3ml	300mgI/ml	手动推注

（七）辐射防护 / 剂量

低剂量技术：自动曝光控制（mA），迭代重建。为了减少或避免眼晶状体曝光，患者的下颌向下。仪器条件允许的情况下，可以适当调整机架角度。

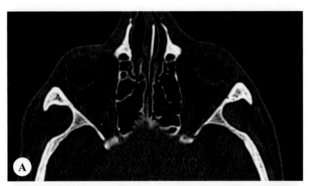

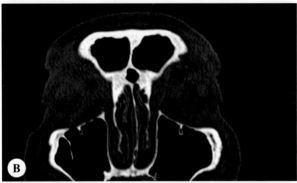

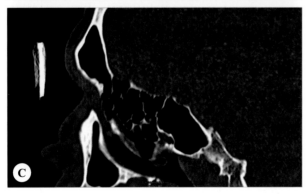

▲ 图 11-62A 至 C　平扫 CT 的 MPR 图像显示泪道引流系统的正常解剖：轴位图像（A）；斜冠状位图像（B）；斜矢状位图像（C）
（由 Med Claus C Pieper 医生提供）

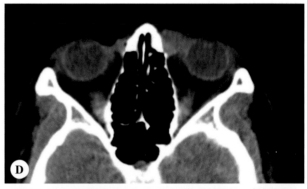

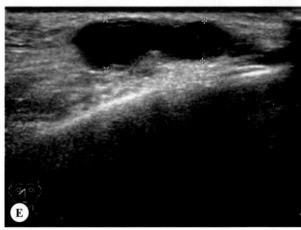

▲ 图 11-62D 和 E　泪囊炎平扫 CT 轴位图像（D）和超声图像（E）
（由 Med Claus C Pieper 医生提供）

四十、眼眶（泪器系统）：泪囊核素显像

在生理盐水中滴入 ^{99m}Tc 胶体，泪囊核素显像可作为评估泪道引流的一种无创方法。虽然无法呈现细微的 X 线摄影图像细节，但这项研究可以提供定量和生理学数据[131, 132]。

（一）适应证

患者鼻泪管通畅但是存在眼泪溢出症状（溢泪症）。

（二）禁忌证

患有急性结膜炎、无法忍受检查或眼睛过敏 / 发痒的患者。

（三）患者准备

- 摘掉隐形眼镜。
- 使用防水覆盖物，以防显像剂滴漏到患者的衣物上。

（四）患者体位和成像方式（图 11-63A）

患者以坐位面向伽马相机的探头，使鼻泪管与探测器平行。正中矢状面垂直于检测器。仰卧位成像更适合焦虑症患者和儿童。如果使用针孔准直器，头部应该合理体位，使得眼眶与准直器的距离约为 5cm。动态前路图像被收集，因此患者必须使用表面标记定位，以确保感兴趣区包括在内。

（五）成像过程[131, 132]

用移液管滴一滴经放射性标记的溶液到每只眼睛的眼外眦，并确保移液管不接触角膜表面。每只眼睛使用单独的移液管，如果有足够的人手，应同时滴入每只眼睛。滴入量应尽可能相等。滴药时，患者不应眨眼。任何不小心溢出或立即溢出的东西都要擦干净。鼓励患者在滴液后正常眨眼。溢出的眼泪应该擦干。采用针孔或 LEHR 准直器。

可进行动态或静态成像。

- 动态成像 60 帧，15 秒 / 帧（15min 初始动态序列），矩阵 128×128，缩放倍数 1。

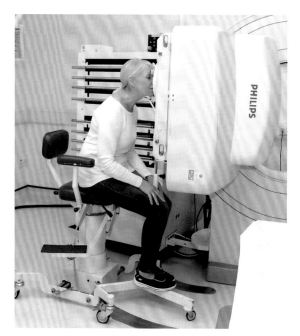

▲ 图 11-63A　泪囊核素显像患者体位：患者坐在专门的座椅上面向伽马相机

- 静态成像由 60 秒 / 帧的静态图像组成，矩阵 256×256，缩放倍数 1。

在动态序列的最后，患者被要求擤鼻涕。在检查结束时，应使用盐水滴剂来冲洗掉任何残留的活性物质。钴源应用于解剖成像。

（六）放射性核素显像剂与成像参数

放射性核素显像剂	成像参数
每只眼滴 10μl 的 ^{99m}Tc 胶体，动态图像 60 帧，15 秒 / 帧，静态图像 1 分钟 / 帧	如果没有低能高分辨准直器，尽可能使用针孔准直器，能峰 140keV，窗宽 20%

（七）图像分析（图 11-63B，图 11-64）

动态图像以电影成像模式显示，并记录放射性物质到达眼睛外眦、内眦和通过鼻泪管所花费的时间，两眼进行比较。图 11-63B 和图 11-64 可见显像剂淤积或阻塞。引流的清除时间可以计算出来，到达泪囊的时间需要 3～6min，到达下管的时间需要 15min[131]。

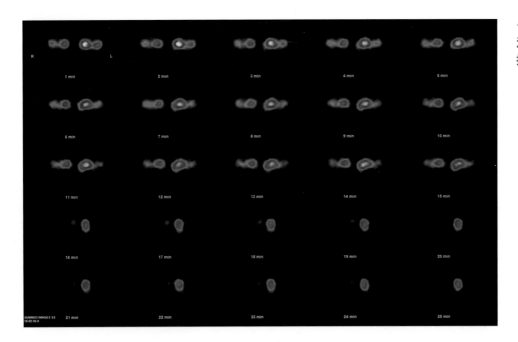

◀ 图 11-63B　动态采集泪囊核素显像，左侧异常排空

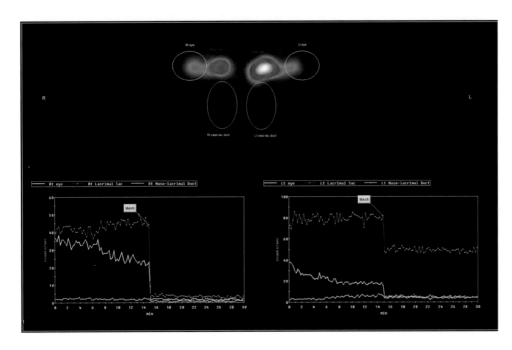

◀ 图 11-64　动态采集泪囊核素显像（左侧异常排空）的时间曲线分析（TCA）

第 12 章　乳腺成像
Breast imaging

一、成像指南及临床成像路径

（一）成像技术

女性乳腺出现问题目前非常常见，在明确诊断之前通常会引起患者相当大的焦虑。尽管大多数乳腺症状是由良性病变引起的，但乳腺癌仍是英国最常见的癌症（尽管在男性中很少见），每年约有 55 000 例新发病例。在英国，15% 的癌症和 31% 的女性癌症都为乳腺癌[1]。乳腺癌最常见于中年和老年女性，也可能发生在 20 岁甚至更年轻的女性。因此，尽早及时地治疗怀疑乳腺病变的患者十分重要。"一站式诊断"是实现这一目标的最佳方式，但如果以上方式无法实现，则应简化流程，以确保最少的患者就诊次数，并实现快速诊断。

乳腺诊断的主要内容包括专业乳腺临床医生 / 执业医师的触诊、影像学检查和病理诊断。这 3 种检查手段是评估任何患者乳腺肿块必不可少的组成部分，被称为"三重评估"。没有乳腺肿块或肿块样病变的情况，通常也需要 2 种或 2 种以上的检查手段来确认。最常用的影像学检查手段是乳腺 X 线摄影和超声。

数字乳腺 X 线摄影技术在很大程度上取代了胶片乳腺 X 线摄影成为乳腺 X 线摄影的首选方式，由于数字采集和图像呈现比胶片快很多，提高了检查效率，并可能降低重复成像率。此外，治疗中心之间的图像共享也更加精简方便。当乳腺组织厚度相等时，乳腺辐射剂量也较低，对致密型腺体乳腺的恶性病变的敏感度也更高[2]。

数字乳腺 X 线摄影技术使得一种称为断层合成的技术得以发展，在该技术中获得的 3D 图像，允许多平面观察，清晰地检出或显示常规乳腺 X 线摄影中显示欠佳的病变（图 12–1A）。

对于 35 岁或 40 岁以下患者，灰阶超声是首选的影像学检查方法，因为年轻女性的乳腺组织相对致密，降低了 X 线的诊断灵敏度并增加了辐射剂量。彩色多普勒成像可以评估血管分布情况，但基本不会改变灰阶超声的诊断结果。超声弹性成像对于乳腺良恶性病变的评估越来越有帮助，可通过评估组织的"硬度"来鉴别良性和恶性病变，因为良性病变往往更软、更易变形。乳腺 X 线摄影结果为不确定的异常或阴性时，超声也可以进一步评估病变，并作为肿块三重评估的辅助手段。有些癌症，尤其是小叶癌不会在乳腺 X 线摄影中显示，但会在超声检查中显示。单纯囊肿可以通过超声准确定性，从而避免进一步检查。超声同时是进行图像引导活检最快的方式。对于任何怀疑乳腺恶性病变的患者需行腋窝超声检查，并对任何可疑淋巴结进行活检，以评估腋窝淋巴结状态。如果在诊断时证实了淋巴结转移，则无须进行更具侵入性的围手术期流程。

目前乳腺 MRI 在评估不确定的异常方面变得越来越重要，提供了一种具有高对比度、分辨率和灵敏度的替代成像方式。动态增强 MRI 能够显示病变增强的速率和方式，有助于病变良恶性的鉴别诊断，更准确地评估恶性疾病的恶性程度。乳腺磁共振目前通常用于浸润性小叶癌的术前评估，包括肿瘤的

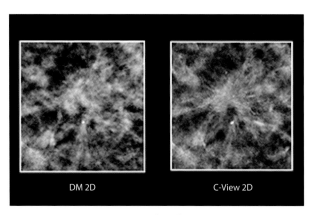

▲ 图 12–1A　2D 数字图像及合成 2D 图像

范围和多灶性病变的检出。当发现多发病灶时，则需要在手术前进行活检以确定其性质。二次超声检查将由经验丰富的操作员进行，他们通常知道可疑的 MRI 病变的位置，能够定位并进行活检。如果不成功，还可以进行 MRI 引导下的穿刺活检，尽管这是一个更复杂的过程。水和硅胶抑制的 MRI 序扫描也是评估乳腺植入物完整性的很好的检查方法，比超声更准确。

虽然乳腺癌有时会因其他原因行胸部 CT 时被发现，但 CT 并不是乳腺病变的首选检查方法。CT 可用于已证实为乳腺癌的高危患者分期以及乳腺癌转移患者的病程管理。

放射性核素显像在乳腺病变的初步诊断中作用不大，英国乳腺放射协会也不建议使用"核素乳腺成像"来进行诊断，因为它的辐射剂量较高[3]。然而，在超声和活检未证实腋窝淋巴结受累时，可以在乳腺癌手术中用核医学来识别前哨淋巴结，用于淋巴结采样。

（二）乳腺癌的影像学表现

乳腺癌主要有两种类型，即导管癌和小叶癌。导管原位癌（DCIS）指癌细胞存在于乳腺导管中但不侵犯邻近组织；如果不进行治疗，它有很高的风险发展为浸润性癌症（图 12-1B），但目前尚不清楚有多大比例的患者后续会发展为浸润性乳腺癌[4]。

乳腺检查的结果应包括 BI-RADS 分级，体现病变为恶性或良性的可能性；1 级表示正常，2 级表示良性，3 级和 4 级表示不确定(可能良性 / 可能恶性)，5 级表示恶性可能性非常大。该数字前面有一个字母来表示影像学检查方法。例如，M 代表乳腺 X 线摄影，U 代表超声，MRI 代表磁共振成像等。

乳腺癌的典型表现为乳腺 X 线摄影上显示致密的、不规则或伴毛刺的肿块，伴有恶性钙化；超声上显示为不规则、不均匀、低回声肿块，伴有声影。然而，许多癌症，尤其是小叶癌，往往缺乏这种典型的恶性征象，甚至可能具有极似良性的征象。因此，所有实性肿块或影像上怀疑恶性病变的区域均需要活检。25 岁以下的女性且乳腺肿块符合纤维腺瘤诊断标准的对这一原则例外[5]。一些癌症（尤其是小叶癌）在乳腺 X 线检查中可能看不到，这就是为什么所有离散型乳腺病变都需进行超声检查。有些

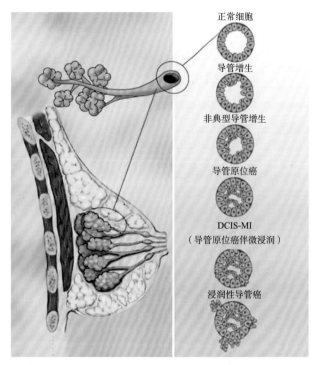

▲ 图 12-1B　导管原位癌的分期（DCIS）（由 auntminnie.com – Radiology, News, Education, Service; https://www.auntminnie.com 提供）

癌症在乳腺 X 线摄影或超声检查中都不可见，如果临床上高度怀疑恶性，就需要进行临床引导下的针芯活检（CBx）。

其他类型的乳腺恶性肿瘤包括乳头状癌、黏液癌和囊内癌、叶状瘤、转移瘤、淋巴瘤和肉瘤，这些恶性肿瘤的影像学表现不在本书的范畴之内。

钙化

钙化是软组织中的钙沉积形成的，在乳腺组织中十分常见。大多数钙化是良性的，并且能够在乳腺 X 线图像上明确地诊断出来。但是，乳腺癌也可以引起钙化，甚至可能是 DCIS 的唯一影像学表现。这是使用乳腺 X 线摄影作为老年乳腺癌患者评估的首选成像方法和乳腺癌筛查方法的理由之一。恶性钙化倾向于簇状分布，大小和间距不规则，通常呈细小分枝状。许多钙化的性质是不确定的，需要活检来诊断。

（三）活检技术

作为三重评估的一部分，除了极有可能是典型纤维腺瘤的年轻女性外，对几乎任何发现乳腺肿块患者都建议进行活检。乳腺 X 线摄影或超声检测到

的不确定的病变，也可能需要活检，包括不确定的钙化、偶然或在筛查时检测到的小肿块以及结构变形或结构扭曲的区域。

活检的首选方法是使用 14G（或更大）切割针进行"宽 CBx"，可以获取组织实性成分的核心部位并减少组织细胞的挤压破坏。这种方法优于细针抽吸（FNA），细针抽吸只能抽出肿瘤细胞。病理学需要评估组织结构而不仅仅是细胞形态，以减少产生模棱两可的病理结果。CBx 还能够更准确地评估肿瘤类型，以及术前确定激素受体状态，这对于决定患者是否需要进行新辅助化疗十分重要。

使用大针（7～10G）进行 CBx 时需要局部麻醉和恰当的无菌技术。应告知患者可能发生的疼痛和瘀伤。在注入麻醉剂后，在皮肤上做一个小切口，通过选定的引导方法将针插入并引导到合适的位置。然后，通过强力弹簧装置来"发射"针头并切断、获取组织核心部分。通常情况下，对一个病灶会采集多个样本。

真空辅助活检越来越多地用于较小或活检困难的病变。这个技术与 CBx 基本相似，但会使用更大型号的针，并将针头连接到能够将组织吸入针内的真空装置上，从而获得更大的样本组织。在某些情况下，病变可以同时被完全切除。因此，通常会在活检原位留置标记夹，以防在组织学结果出来之后需要进一步治疗。

FNA 是一个较简便的操作，简而言之就是将细针插入病灶内（通常甚至不需要局部麻醉）并旋转和（或）推进和缩回，将一些细胞吸入针内。但如果是想要获得足够的样本和简要的诊断，它的失败率相对较高。因此，在可行的情况下，它已经被宽 CBx 所取代。如果获得了良好的细胞样本，有时可以对细胞离心以产生可用于组织学分析的"细胞块"，但其所得到的结果不如标准的 CBx。针吸活检可用于抽吸非典型囊肿和不可采用 CBx 的非常小的病灶进行取样。

过去大多通过 FNA 对癌症患者的腋窝淋巴结进行采样，但目前临床越来越多倾向于使用 CBx。

在任何方式的活检中，超声引导是确保穿刺针准确放置的最简单、最快捷的方法。通过针对性的超声"二次检查"（第一次超声检查为阴性）或许可以检测到乳腺的异常病变，进而进行超声引导下活检来明确诊断。

当超声不能充分显示病变时，可使用立体定向引导活检。将乳腺 X 线摄影设备获得的两幅图像通过机器进行分析，立体定向定位病灶，然后连接乳腺 X 线机的活检导向器将针引导到可以进行多次活检的选定区域。这种方法最常用于微钙化，但也能用于超声检查无法看到的小结节。对于只能在磁共振成像上可见的病变，也可以使用 MRI 进行立体定向穿刺，但 MRI 定位穿刺的流程比较复杂。

对于可疑但所有影像学检查均为阴性的病灶，可在临床指导下对可触及的病灶进行活检。

（四）临床表现

1. 乳腺肿块

对患者来说，发现乳腺有肿块是令人非常担忧的。对于乳腺肿块需要进行三重评估，并且最好在乳腺专科进行。在临床检查后，如果患者年龄超过 35 岁或 40 岁（取决于当地的相关医疗指南），应先进行乳腺 X 线检查，然后进行超声引导下肿块或可疑区域活检。

乳腺 X 线检查是老年人群的首选影像学检查，因为随着年龄的增长，癌症风险增加，并且该年龄人群在该检查方式中具有更高的敏感性，衰老的乳腺腺体已经退化，脂肪组织的比例较高，由于其较低的衰减特性，在没有大剂量辐射的情况下更容易诊断评估。此外，微钙化可能是早期乳腺癌的主要或唯一的影像学表现，乳腺 X 线检查在检测微钙化方面比超声检查更敏感。

对于 40 岁以下的患者[6]，超声是首选的影像学检查方法，辅以任何实性肿块或可疑区域的活检。1995 年，Stavros 等[5]根据边缘、形状、均匀性、方向和钙化的特征，描述了最能区分良性和恶性肿块的超声特征。在 2012 年发表的一项乳腺随机对照实验调查之后，乳腺癌的诊疗指南有了大幅度的更新[6,7]。对于 25 岁以下的患者，如果超声显示的纤维腺瘤符合良性病变的相关标准，可避免活检；但如果有不典型特征或患者年龄超过 25 岁，仍建议活检确认。

如果乳腺肿块在临床上是可疑的，即使在影像学阴性的情况下，仍然可以进行临床指导下的活检，以检测那些通过影像学无法检测到的罕见癌症。

少数患者的病灶因为病灶体积较小或位置隐蔽等原因，多次未能获得可信的活检结果，可能需要切除活检来确认病变的性质，通常是采用真空辅助活检而不是手术。

在临床检查中，发现大量女性乳腺皮肤有"增厚"，但没有发现离散性肿块。这类病灶需要与肿块进行相同的三重评估，但如果影像学检查全部为阴性，临床医生将必须决定是否进行临床指导下的活检。

临床检查或乳腺 X 线摄影发现的许多乳腺肿块其实是囊肿，可以通过超声明确其为囊肿，表现为不同大小的充满液体的囊，可能是张力较大的圆形，也可能是松弛的扁平状。单纯性囊肿应为无回声（内部无回声），后方有清晰的回声增强。

内部有回声的非单纯性囊肿通常是良性的，回声可能是胆固醇晶体、出血、脓液或钙化。然而，对于复杂性的乳腺囊肿，特别是伴有分隔和局部囊壁增厚的，可能与一系列重要的病理改变相关，包括原位癌和浸润性癌；后续需行囊肿抽吸和可能的穿刺活检；如果囊肿在操作过程中塌陷且几乎没有可见的残留物，可以放置标记夹，以便在证实病变不是良性的情况下可以再次找到该病变的位置。

2. 乳腺疼痛

仅出现乳腺疼痛的患者，一般不需要进行影像学检查，除非临床怀疑异常[6]。通常由经验丰富的临床医生进行检查以排除临床肿块或是增厚，并提供症状管理建议；如临床怀疑存在异常，则需进行合适的影像学检查。

3. 乳头内陷和分泌物

乳头内陷可以是一种正常的改变，并且可能在年龄很小的时候出现。大多数成年女性的后天性乳头内陷都是良性的，与潜在导管的变化有关，如导管扩张。然而，乳晕下的癌也可表现为乳头内陷，因此任何乳头形状的近期改变都应排除癌的可能。

乳腺 X 线摄影和（或）超声可以显示小的乳晕下癌，超声也可以显示其他原因（如导管扩张）导致的乳头内陷。

乳头溢液大多数是良性的，通常是由于导管扩张引起的，脓肿和导管内乳头状瘤也是可以引起导管溢液的良性病因。如果临床评估后需要影像学检查，超声可以显示所有这些病因，如果有实性肿块，超声也可以用来引导 FNA 或活检。

乳头出血，即使局限于单个导管，也可能是导管内乳头状瘤引起的，但需要充分评估以排除恶性肿瘤。根据年龄的不同，可以进行乳腺 X 线摄影检查和（或）超声检查。

4. 乳头湿疹和 Paget 病

乳头湿疹常见的表现是双侧乳头结痂和乳头敏感易刺激。乳头 Paget 病可以类似于单纯的湿疹，但它是单侧的、持续性的，常见于绝经前后。它通常与潜在的癌有关，乳头变形或乳晕下肿块就提示癌的可能。在 Paget 病的病例中，影像学对于寻找潜在的癌症至关重要，通常是通过乳腺 X 线摄影和超声检查检出。

5. 隆胸

有隆胸手术和没有隆胸手术的乳腺易患疾病的范围相同，对这些问题的处理也相似。主要区别在于，植入物的存在会使乳腺 X 线摄影操作更加困难，并且使照射野内乳腺腺体实质范围减少。并且，由于存在植入物穿孔的风险，即使在超声引导下，CBx 也难以安全进行。替代性乳腺 X 线摄影技术（如埃克伦德/后推技术[8]）可以在一定程度上规避这一点，因此乳腺 X 线摄影仍然被作为适当情况下的主要检查，超声仍具有协作辅助的作用，因为植入物不会妨碍超声的检查。在充分考虑好操作方式的情况下，FNA 和 CBx 通常是可行的。但是植入物表面的小病变可能需要手术切除以明确病理诊断，此时应尽量小心操作、降低植入物破裂的风险。

乳腺 X 线摄影可能会显示旧的或破裂的植入物的表面不规则包膜，但这并不是检测植入物并发症的最佳方法。超声可以显示植入物破裂的迹象，但对于囊内破裂的植入物的显示不具特异性，在这种情况下，使用专用水和硅抑制序列的磁共振成像是更好的成像方法。如果植入硅泄漏到组织中，超声可能会显示一个特征性的"暴风雪"外观，从而准确的诊断。超声可以显示硅扩散的程度，包括显示腋窝淋巴结对硅的吸收，不过磁共振检查会更敏感。

6. 男性乳腺变化

在英国，每年约有 400 例新发男性乳腺癌[1]。通常表现为邻近乳头的可触及肿块，或乳头改变（如变形和溢液）。检查方式与女性乳腺癌相同，即三重评估，包括乳腺 X 线摄影、超声和活检。

男性乳腺中的脂肪堆积很常见，肥胖会导致双侧乳腺突出。双侧真正的乳腺组织肥大可在多种情况下发生，称为男性乳腺发育症。不对称的男性乳腺发育症可能会产生肿块的表现，影像成像可以明确诊断。男性乳腺发育症在超声下表现出明显异常。临床有疑问时，需要活检来明确诊断。

男性的乳腺症状及处理方式与女性相同，最好在乳腺专科就诊。

7. 腋窝问题

在没有明显异常的情况下，腋窝疼痛一般不是严重的问题，通常不需要影像学检查。影像学检查可以用来排除隐匿性腋窝淋巴结病和隐匿型乳腺癌。即使患者未患乳腺癌，出现腋窝肿胀的患者可能还是会对乳腺癌感到焦虑，临床检查（可能辅以乳腺成像）可以排除这种可能性。超声在确定肿胀是否为淋巴结病变方面具有明确价值，如果发现异常淋巴结，超声还可用于引导活检。淋巴结病可能是由于乳腺癌、良性乳腺疾病中的反应性淋巴结增生或由于淋巴瘤等全身性疾病的累及所致。脂肪瘤是腋窝肿胀的常见原因，临床上可能很明显，但超声可用于排除淋巴结病变，并在适当时引导活检。

目前对任何诊断为乳腺癌的患者进行腋窝超声检查已经是常规，因为高达 30%～40% 的患者在就诊时可能已经有腋窝淋巴结的受累。对异常的淋巴结或淋巴结皮质区域可以进行活检，如果阳性，则避免了手术时前哨淋巴结活检的需要，并且可以通过指导新辅助化疗或全身分期的需要来改变病程管理方法。在疑难的病例中，特别是如果患者进行了腋窝手术或放疗，或超声和活检没有阳性结果，腋窝的增强 MRI 检查具有重要价值。任何对乳腺癌进行 CT 分期的病例，其腋窝也会被仔细检查，CT 可显示出超声不易检测到的内乳淋巴结。

二、解剖

乳腺（乳腺）是女性生殖系统的附属器官之一（图 12-2B）。成年人的乳腺包括位于胸部前壁和侧壁上的两个圆形突起，位于胸肌的表面，并通过结缔组织和筋膜与胸肌隔开。范围约从第 2 肋到第 6 肋，从胸骨的侧缘到腋中线。上外侧部分向上并向腋窝延伸，形成腋尾。乳头是乳腺中心靠下方的圆锥形突起，大约对应于第 4/5 肋间隙。

乳腺由腺体、纤维组织和脂肪组织组成。它的大小、形状和一致性差异很大，这取决于患者的体重、体型和年龄。每个乳腺由 15～20 个乳腺叶组成，每个乳腺叶又分为几个乳腺小叶。乳腺小叶包括大量的分泌腺泡，分泌腺泡排入每个叶的单一输乳管，乳管向乳头汇聚进入壶腹并开口于皮肤表面。乳腺的血供来源于腋动脉、肋间动脉和内乳动脉的分支。乳腺的淋巴引流主要通过同侧淋巴系统，腋窝淋巴结（图 12-2C）约占引流的 75%，其余经由胸骨旁和腹部淋巴结引流。了解乳腺的淋巴引流很重要，因为这是乳腺癌转移（扩散到身体其他部位）的主要途径。钼靶检查中经常包括正常和肿大淋巴结的成像。

随着年龄的增长，尤其是绝经后（图 12-2D），乳腺的腺体变得不那么发达并且趋向于被脂肪组织（脂肪）所取代。与腺体发达的乳腺相比，脂肪对 X 射线束的衰减程度较低，因此，脂肪丰富的乳腺颜色较深。更容易检测到异常病变（其趋向于密集并在图像上产生高衰减或明亮区域）。越年轻患者的乳腺（图 12-2A）越致密（声像图高亮区域），因此 50 岁以下患者乳腺 X 线摄影的灵敏度（即检测疾病的能力）降低。年轻患者的乳腺对电离辐射的不利影响也更敏感。因此，在年轻患者中乳腺 X 线摄影灵敏度的降低加上乳腺对射线敏感性的增加，使得超声成为年轻患者的一线检查，尤其是对于 35 岁以下的患者。

作者关于本章的说明

- 除非另有说明，通常乳腺 X 线摄影的是在受检者站立时进行的。当然，即使是坐在轮椅上的女性也可以接受这种摄影。并不是所有接受乳腺 X 线摄影的人都是女性，男性也适用于乳腺 X 线摄影检查。
- 保留了"患者体位与图像接收器"标题，并在本章相应的层级中保持一致。
- 标题"X 线束的方向和位置"已从所有摄影描述中省略。X 线管和图像记录器的连接属性使得 X 线束的方向和位置隐含在患者和图像接收器的位置描述中。

三、乳腺 X 线摄影

乳腺 X 线摄影是对乳腺组织的放射检查（软组织放射成像）。为了看清乳腺内的正常结构和病理，

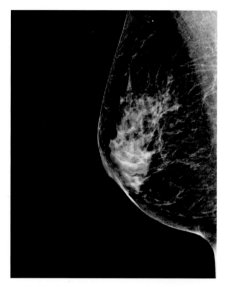

▲ 图 12-2A　年轻成年女性的乳腺组织成像

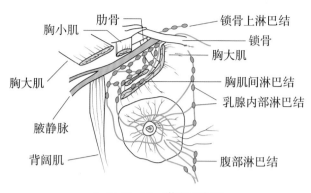

▲ 图 12-2C　淋巴引流图

https://www.bmj.com/content/309/6963/1222

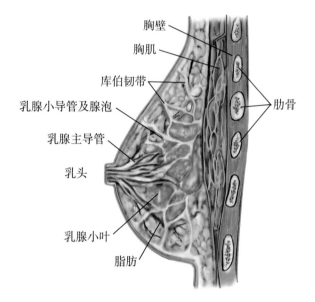

▲ 图 12-2B　乳腺侧面解剖图

https://reference.medscape.com/article/1273133-overview

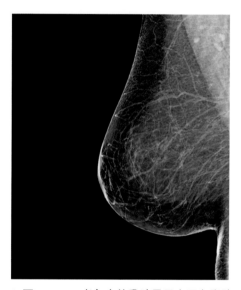

▲ 图 12-2D　老年人的乳腺显示出更多脂肪

清晰度、对比度和分辨率必须达到最大。在图像中，为了优化乳腺结构相对较小的吸收差异特征，需要较低 kVp 值，通常为 28kVp。由于乳腺组织对辐射的敏感性，辐射剂量必须减小。

　　乳腺 X 线检查能够对有症状的女性（有已知的病史或临床可疑的乳腺异常）进行，也能够作为筛查项目对健康的无症状的女性进行检查。成像技术和图像质量是至关重要的，特别是在筛查性乳腺 X 线成像术中，与既往的图像进行比较往往是必不可少的。虽然其他检查方式也在乳腺成像中有作用，但是乳腺 X 线检查是最常见的乳腺成像方法，因此这里要详细讨论。其他检查形式（如超声、放射性核素显像、MRI 和 CT 等）将在后文中详细讨论。

（一）乳腺 X 线摄影体位

1. 基础摄影体位

- 内外斜位（MLO）（图 12-3A）。
- 头足位（CC）（图 12-3B）。

2. 附加摄影体位

- 外旋扩展头足位。
- 内旋扩展头足位。
- 扩展头足位。
- 内外侧位。
- 外内侧位。
- 腋窝位。
- 局部加压摄影。

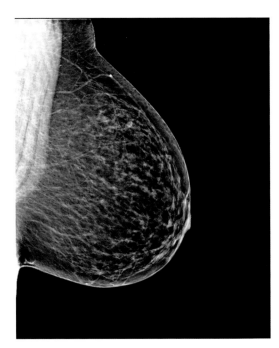

▲ 图 12-3A　左乳定位，常规 45° 内外侧斜位（**MLO**）

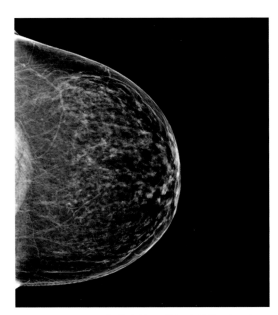

▲ 图 12-3B　左乳定位，常规头足位（**CC**）

- 放大摄影。

基础的摄影体位针对无症状和有症状的女性。如果这些摄影体位不能显示或更清楚地显示临床病变，可以通过附加摄影体位来补充摄影。

尽管乳腺的外部形态有很大的个体差异，但与胸壁附着，以及近似圆形的形态是恒定的。乳腺上下界是从第 2 肋延伸到第 6 肋；其内外界是第四肋软骨水平上从胸骨侧面横向延伸到腋窝中线。从乳

腺基底部的中心到乳头的连线，称之为乳腺轴。在 X 线定位中有两个重要的平面穿过乳腺轴。乳腺纵轴面将乳腺分为内侧和外侧；乳腺横轴面与纵轴面垂直相交。因此，乳腺被分为 4 个象限（图 12-4A），分别为外上象限、外下象限、内下象限和内上象限。在正常直立位，乳腺纵轴面与人体矢状面成 20°～30°，乳腺横轴面与人体水平面成 30°～50°。

乳腺外上侧部分沿着胸大肌下缘延伸到腋窝，称之为乳腺腋窝尾。乳腺后间隙位于乳腺组织的后面，在乳腺正确定位的 X 线图像上应该可以看到（至少部分可见）。在显微镜下，乳腺由 15～20 个腺叶组成，由脂肪含量不同的间质纤维支撑。每一腺叶含有一个主导管，汇聚于乳头。在乳腺深处，导管分支引流腺小叶。每个腺小叶由一簇小导管组成，腺泡上皮细胞通过其分泌物进入小导管。X 线图像显示腺小叶为细小的磨玻璃结节影，单个直径约 12mm，但通常多个叠加在一起，形成密度不均匀的磨玻璃影。

随着乳腺组织逐渐退化（恢复到非分泌状态）和大部分上皮组织消失，乳腺小叶逐渐萎缩。乳腺组织退化开始于皮下和乳后区域，然后依次经过内下象限、内上象限和外下象限以及外上象限。乳腺退化会影响乳腺密度，以及乳腺 X 线摄影的定位操作。年轻人的乳腺更致密，乳腺组织密度相对较高，但 X 线检查过程中压缩水平可能会受到影响，受检者对于乳腺的压缩耐受性也会受到影响。

（二）乳腺 X 线设备特点

需要持续的高性能设备，以确保任何可能表现为乳腺癌的病变都能被检测到。

- 发生器必须能够在 25～35kVp 的范围内保持非常准确的管电压（kVp）。乳腺 X 线成像的管电流约为 100mA，用于精细聚焦的放大乳腺 X 线成像的管电流约为 25mA。发生器通常是具有低 kVp 纹波的恒电位，<5%。

- X 线管有一些特殊的设计特点，包括铍窗，它比玻璃对低能光束的衰减更小，以及一个小焦点（<0.06mm）。靶材料根据制造商的不同而不同，但通常是钼、铑或钨。

- X 线管滤过根据制造商和示例的不同而有所不同，包括 35μm 钼、25μm 铑和 35μm 银，以吸

收低于最佳 kVp 范围的 X 线。有些设备还提供用于断层融合的铝滤过。乳腺压缩（压迫）只能使用到患者可以忍受的程度（压力≤200N）。有些成像设备具有自动乳腺压缩功能，可根据单个乳腺的特点优化压缩。

- 通常需要一个特别设计的移动滤线栅，尽管它可能增加辐射剂量。标准滤线栅是 5∶1 的线性移动滤线栅。现代乳腺 X 线射线设备提供蜂窝空气间隔防散射滤线栅。这本质上是一个相互交叉的滤线栅，它将减少各个方向上的散射，而不仅限于与不透射线的滤线栅条垂直的方向。栅极的必要性取决于阳极材料的选择、总过滤量、管电压，以及乳腺的密度和厚度。在可接受的平均入口表面剂量水平上获得满意的图像质量是必要的。对于更致密和（或）更厚（压缩后＞6cm）的乳腺，钨阳极、铑过滤，以及更高的管电压和移动防散射滤线栅是可取的。对于较薄（压缩后＜4cm）的乳腺，不一定需要使用防散射滤线栅。然而，在实践中，通常使用防散射滤线栅。

- 图像接收系统，将在后文中进行介绍。

- 为了便于使用，乳腺 X 线检查设备的灵活性和轻便性是必不可少的（图 12-4B 和 C）。这些特点对操作者和受检者都很重要。X 线管窄头有利

于操作者的定位，也有利于患者的舒适性。显然，设计必须确保没有任何部分会伤害患者（如尖锐的边缘或产生的热量）。在装置中，会提供把手以支撑站立不稳定或虚弱的患者。某些装置（包含面罩）可避免患者的头部遭受辐射。C 臂电动等中心旋转功能，有助于确保设备在整个旋转过程中保持恒定的高度。

- 随着新技术的出现，一些升级的现代设备是可以实现模块化的（图 12-5）。

乳腺 X 线摄影系统主要包括以下部分。

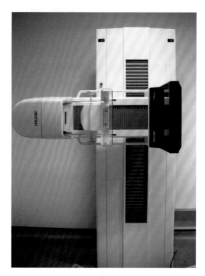

▲ 图 12-4B　典型乳腺 X 线摄影设备（具有 X 线管和水平方向探测器）

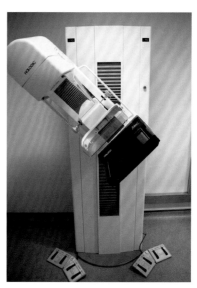

▲ 图 12-4C　典型乳腺 X 线摄影设备（具有 X 线管和倾斜方向探测器）

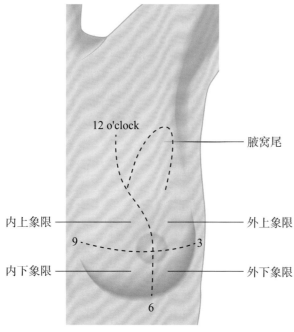

12 o'clock

腋窝尾

内上象限　　　　　外上象限

9　　　　3

内下象限　　　　　外下象限

6

▲ 图 12-4A　乳腺的解剖结构示意

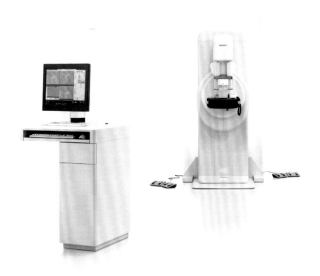

▲ 图 12-5 典型的乳腺 X 线摄影 DDR 设备（包括控制单元和图像监视器）

- 高压 / 中频发生器。
- X 线管。
- X 线管过滤器。
- 乳腺压缩设备。
- 防散射滤线栅。
- 图像接收系统。
- 自动曝光控制（AEC）装置。
- 放大设备。

（三）图像采集系统及质量标准

在临床上和技术上，乳腺 X 线摄影已从传统的基于胶片 / 屏幕的成像系统向 DDR 转换。乳腺 X 线成像从数字成像技术的结合中受益匪浅，允许使用计算机辅助检测、远程乳腺 X 线成像、数字化图像管理和存档，确保了图像的最佳显示和调阅。

虽然图像采集系统仍然包括单乳剂胶片 / 单个增感屏组合和使用光激励荧光体计算机射线成像（CR）的数字采集，但使用硒探测器（DDR）的直接数字采集变得越来越普遍。成像系统的选择取决于可用性和部门协议。然而，对于获得的图像，欧盟相关标准[9]规定必须允许可视化。

定义	直径
小结节	3mm 或以上
微钙化	0.2mm 或以上

1989 年的《普里查德报告》（Pritchard Report 1989）阐明了图像质量的某些参数及其可接受值[10]。然而，目前欧盟相关标准推荐使用下列性能指标及参考值。

指标	可接受范围	理想范围
光密度（胶片）	1.4～1.9	1.4～1.9
空间分辨率	12lp/mm	15lp/mm
阈值对比度可见度	<1.5%	<1.5%
4cm 平均腺剂量	<2.5mGy	<2.0mGy

对于数字成像系统，"暴光指数"范围是对由系统制造商确定的临床相关区域中对数字探测器的平均照射强度的测量。

1. 成像设备及参数

乳腺 X 线摄影设备的 kVp 输出值可在 25～35 kVp 调节。管电流应保持尽可能高以减少暴露时间，并应至少 100mA，常规乳腺 X 线检查通常用 $0.3mm^2$ 焦点以减少几何不清晰的问题。欧盟相关标准规定曝光时间应<2s，焦点光斑应<$0.6mm^2$，放大摄影的焦点用 $0.1mm^2$。

AEC 是必不可少的。在数字成像系统中，摄影是完全自动的，AEC 根据曝光前的样本镜头在最密集的乳腺组织和平均乳腺密度之间选择最佳密度。自动定位的 AEC 可以被乳腺 X 线成像检查者手动取代。在模拟系统中，检测器必须是可移动的，这样它才能被放置在乳腺最密集的部位（通常在乳头后 2cm 处）。这使得各种大小的乳腺都能得到满意的成像。尽管使用移动滤线栅会增加辐射剂量，但对于大多数乳腺高质量的图像，它是至关重要的。在压缩<4cm 的薄乳腺中，欧盟相关标准规定不必使用移动滤线栅。

在数字成像系统中，图像接收器是一种非晶硒探测器。对于模拟系统，胶片 / 屏幕组合必须是专用的高分辨率胶片 / 屏幕组合，具有符合 EC 标准的专用处理，焦点到接收器的距离[焦 - 物距（FRD）]必须为 60cm 或以上。必须能够观察到直径 3mm 及以上的小结节和直径 0.2mm 及以上的微钙化。一些设备允许选择曝光模式，包括自动过滤、自动 kV、自动时间和手动模式。在手动模式下，由放射技师自主选择所有曝光参数。

2. 图像识别

图像用解剖标记（左或右）和摄影标记（如 MLO、CC 和 LAT）来标识乳腺。这些标记通常合并成一个。图像标记放置在远离乳腺组织的腋窝侧。这是一个国际公约，它有助于指导标位。

每个 X 线机暗盒都有一个窗口，当插入光标记器时，窗口会滑动打开。然后，用光源将暗盒内的胶片曝光，并将患者信息作为永久记录转移到胶片上。图像标记和患者识别因素在数字系统中是不可分割的，必须注意检查两个系统中是否包含了正确的注释。按照惯例，图像根据背靠背地进行定位和查看。

3. 成像技术：性能和标准[11]

以下列出内外斜位（MLO）图像的评估标准。

- 全乳成像。
- 显示乳头（侧面）。
- 正确的注释。
- 适当的曝光。
- 适当的乳腺压缩。
- 无运动伪影。
- 正确的图像处理。
- 无皮肤褶皱遮挡。
- 图像中无人为遮挡。
- 图像对称。

4. 高质量 X 线成像示例（参数设置）

模拟系统	
摄影设备	专用设备，阳极材料钼
焦点光斑大小	<0.6mm
总滤过	0.03mm 钼或 0.5mm 铝当量
防散射滤线栅	可能需要特别设计的移动滤线栅
胶片/增感屏组合	专用的高分辨率胶片/增感屏组合的专用处理
对焦距离（FFD）	>60cm
射线管电压	25～35kV
自动曝光控制	选择腔室，特别是定位
暴露时间	<2s
乳腺压迫	不超出受试者可忍受的程度

数字成像系统（图 12-6A 和 B）	
摄影设备	专用设备，阳极材料钼或钨
焦点光斑大小	0.3～0.1mm
总滤过	35μm 铑、35μm 银或 0.5mm 铝当量
探测器	平板探测器（固态非晶硒）或光激励磷光体（PSP）系统
像素大小	70～85μm
源像距（SID）	60～70cm
防散射滤线栅	特别设计的移动滤线栅（大多数系统，不是所有系统）
滤线栅条比率	3.5～5
暴露时间	<2s
乳腺压迫	不超出受试者可忍受的程度

（四）胶片后处理

虽然数字成像在很多领域中应用，但胶片/增感屏乳腺 X 线成像在一些情况下仍然被使用。要求专用加工符合国家标准，这需要每天有足够的胶片吞吐量来确保处理器的稳定性。具有抗光晕衬底的单面乳剂胶片对处理条件的变化特别敏感，几乎只用于乳腺 X 线检查。这种胶片的乳剂对可见光谱中的绿光特别敏感，并与乳腺 X 线摄影盒中单个荧光屏发出的光匹配。虽然使用的胶片会因不同的选择而不同，但它能满足高对比度和高速度的要求，以最大限度地提高对 X 线敏感的乳腺固有的低对比度。

大多数模拟成像处理时间现在是 90s，可以通过选择胶片增感屏进一步缩短到 45s。通过这些较短周期处理的图像具有高对比度和分辨率，低噪声和低剂量。减少处理时间会增加工作量。因为被检者在机器中处于不舒服姿势的时间明显减少，对于术前行立体定向 FNA、CBx 或乳腺定位标记尤其有价值。

处理参数必须得到严密的控制和监控，因此必须遵守质量控制程序。在处理器正常工作温度下，利用感光条确定关键参数的参考值和公差值。随后，使用处理器控制图来记录和监控这些参数，包括片基灰雾、速度指数、对比度、最大密度。在这些测量中，始终使用感光条上的相同步骤是必要的。如果片基灰雾（一般为 0.17OD）变化大于 ±0.03OD，

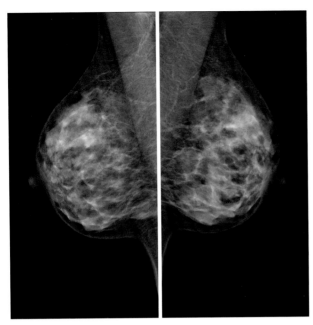

▲ 图 12-6A　常规双侧 45° 内外斜位（MLO）检查

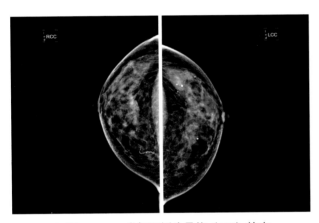

▲ 图 12-6B　常规双侧头足位（CC）检查

则必须采取措施。速度指数和对比度的可接受限度均为 ±0.10OD。最大密度的最小可接受水平为 3.6OD。如果超出公差值范围的变化，则重复测试。如果产生类似的结果，则必须采取措施，在处理器恢复稳定之前，不应进行乳腺 X 线检查。

当使用一盒新胶片时，处理器控制图应该被记录，处理器化学材料变更的日期也应被记录。

在维修前和维修后对处理器进行监控，并记录维修日期。同时也要监测补充率，处理器周期时间，显影剂温度，银回收率和剩余的废试剂。充足的补充是必要的，并且需要一个比正常更高的补充率。补充不足往往是乳腺 X 线图像质量差的原因，它会导致图像对比度降低和胶片变黑，其特征是速度指

数下降。处理器应该每天进行监控，这将使正在发展的任何趋势在系统超过公差值前得到纠正。

现有的计算机软件包括质量控制系统。与污水管理系统的数字系统也需要类似的质量控制程序一样，并且必须对所有系统进行每日、每周和每月的检查。详细信息可参阅 NHSBSP 设备报告 1303 [12]。需要测试的内容包括以下方面。

- 检查对比度噪声比。
- 每周图像质量测试。
- 每周检查一致性。
- 每月检查 AEC 厚度。
- 每月报告监控器测试。
- 每月进行机械安全及功能检查。
- 根据需要进行探测器平场校准。
- 根据需要进行重复分析。

参数	参考值	最大可接受水平	最小可接受水平
片基灰雾	0.17OD	0.20	0.14
速度指数	1.17OD	1.27（1.3）	1.07（1.1）
对比度	1.3	1.4	1.2
最大密度	3.6	N/A	0.0

（五）辐射防护和质量控制

1. 辐射防护

乳腺 X 线射线摄影中的吸收剂量很高，这是因为乳腺组织间的衰减差异最大化所需的 kVp 较低。当使用较高 kVp 时，相当大比例的 X 线谱并不有助于成像，反而会增加乳腺剂量。此外，在数字技术中，必须记住 AEC（自动曝光控制）装置的一个功能，即预曝光脉冲，它有益于优化辐射剂量，但对图像的形成无益。乳腺是人体中对辐射最敏感的组织之一。为了避免重复摄影，技术上谨慎是必要的。X 线管靶材的选择和滤线器的使用对降低剂量很重要。其目的是产生最佳的图像对比度，但剂量最小。通过仔细选择靶材和过滤器，可以去除大部分只会影响剂量而不会影响图像形成的辐射。以低剂量提供良好对比度的图像，这是通过使用接近理想要求的目标材料及其特征辐射来实现的。然后，使用其吸收光谱具有 K 缘的材料对该辐射进行过滤，在尽可

能多地保留成像辐射的同时，过滤掉不需要的辐射。

欧盟相关标准要求的靶材在传统上是钼。然而，较新型的三维断层乳腺机（HOLOGIC Selenia Dimensions™）使用的是钨靶。钼靶能产生很窄的低能辐射带，特别是与 0.03mm 钼过滤器一起使用时，可以提供高对比度的图像，但对女性来说意味着相对较高的辐射剂量。在某些装置中，可以将钼滤器更换为 0.5mm 铝过滤器。然后，该光束模拟由钨靶产生的光束。3mm 铝过滤器的钨靶产生的束流光谱很窄，但比钼靶的能级更高，虽然对比度降低，但辐射剂量低于钼靶。其另一个优点是对致密乳腺的穿透性更好。其他过滤材料（如铑或银）可用于一些致密乳腺的成像。

阳极材料的选择、总滤过率、管电压，以及在可接受的平均入射皮肤剂量水平（欧盟相关标准：7mGy，带防散射滤线栅，4.5cm 压缩乳腺）等，都是最佳图像质量的影响因素。所需的滤线器的使用，将在很大程度上取决于所检查乳腺的密度和厚度。对于较致密和（或）较厚的乳腺（压缩后 >6cm），钨、铝阳极或其他特殊滤线器、较高的管电压和防散射滤线栅可能是首选的；对于较薄的乳腺（压缩后 <4cm），可能无须使用防散射滤线栅。

乳腺压缩装置通常是有机玻璃板材质的，可以手动定位，但更常见的是电动驱动，它减少了暴露因素，从而降低了剂量，具有辐射防护的作用。此外，它还保持了受检对象与图像接收器的紧密接触，从而降低了几何不锐利、并避免了运动导致的不清晰。压缩装置可通过减少散射射线的产生来提高图像对比度，使乳腺组织压平，从而形成密度均匀的图像，同时也显示了乳腺的前后部分，并扩散乳腺内结构，使其更易被观察到。

2. 质量控制

质量控制有助于确保系统或个人的性能处于最佳水平，其通过确保设备（如处理器）的性能处于最佳水平，从而有助于质量保证。

1986 年的《福雷斯特报告》（Forrest Report 1986）[13] 中强调了乳腺 X 线检查质量保证的重要性。在乳腺 X 线检查中，诊断的准确性非常依赖于图像质量。此外，标准的一致性被认为是至关重要的，因为后续的筛检将在乳腺 X 线摄影报告期间使用前几轮筛查的图像进行比较。《福雷斯特报告》建议专

门编写一份关于质量控制的报告。这引出了 1989 年的《普里查德报告》（Pritchard Report 1989）[10]，该报告称："采用质量保证系统对英国成功引入乳腺筛查至关重要。"这份报告给出了建立质量保证体系的指导方针。显然，即使系统的每个部分的性能都是根据特定的规定来衡量的，但是成像系统整体的性能依赖于其所有组成部分，不应孤立地看待质量控制计划。《普里查德报告》中确定的用于质量控制评估的方面包括设备规格和性能、屏 – 片系统和盒式磁带、胶片处理、图像质量、受检查女性的剂量，以及技术人员的操作等。

《普里查德报告》提供了关于成果目标和标准、流程目标、质量控制手册、质量保证管理、设备采购、测试和维护、员工培训和绩效的详细指导，对每个需要监测的参数给出了详细的标准和要求。例如，它要求至少 97% 的检查图像质量必须是满足诊断要求的，由于技术原因需要重复检查的患者比例应少于 3%。

在英国放射技师学院（CoR）的支持下，英国乳腺 X 线摄影培训师小组设计了一种通过评估乳腺 X 线摄影质量来评估放射技师表现的方法。这种方法既可用于放射技师的职业认证测试，也用于长期绩效监测。

为确保所有受检者无论在何时何处都能得到高标准的服务，在英国国家医疗服务体系（NHS）乳腺筛查计划中有一个正式的质量保证（QA）计划，在国家层面有一个专家协调委员会，成员由所有区域的医学影像质量控制（QA）放射技师和相关专业的代表（如物理学家和放射学科医生）组成，每 6 个月举行一次会议，以确定目标和制订标准。

（六）英国乳腺筛查服务概述

英国乳腺检查服务委员会负责审查整个方案的执行情况，以及各地区的专业人员的投入情况。在区域层面，有一名区域质量保证及临床负责人主持委员会，该委员会由组成多学科乳腺筛查团队每个专业中的一名成员组成。该委员会制订质量控制程序并监督区域绩效。同时，该委员会每 3 年组织一次对各单位的多学科调研，以讨论和评估按国家标准衡量的相应质量问题。每个单位都有 QA 主管（质量保证负责人），通常是由放射技师担任，其职责是制

订内部放射质量控制程序，并监督推广应用。

NHS 乳腺筛查计划有一系列"小册子"，用于解释说明与每个专业相关的质量保证程序[14]。

该乳腺筛查计划的质量管理进行的非常成功，类似的措施已经扩展应用到宫颈、肠道、产前、新生儿和糖尿病视网膜病变的筛查项目中。

乳腺癌是英国最常见的癌症，每 8 名女性中就有 1 人罹患乳腺癌[9]。由于英国乳腺癌的发病率和死亡率是世界上最高的，1985 年英国政府意识到了这个严重的问题并积极着手解决。1986 年的《福雷斯特报告》[13] 建议对年龄在 50～64 岁的所有女性应该每 3 年进行 1 次筛查。这促成了英国全国范围内乳腺筛查服务的设立。筛查性乳腺 X 线成像术被认为是促进乳腺癌早期发现的首选方法。由于乳腺癌的病因尚不清楚，也就难以预防乳腺癌。然而，多年来人们已经认识到，如果在临床无法检测到极小的癌症病灶时发现癌症，并予以早期治疗，那么预后就会改善。

通过筛查，乳腺癌的死亡率可以降低 30%。之所以选择 50～64 岁年龄组，是因为这种疾病在年轻女性中流行程度较低。此外，年轻的乳腺还含有更多的腺体组织，使得观察可疑区域（如微钙化）更加困难。然而，之前的试验表明，对 50 岁以上的女性进行筛查是有效的。筛检间隔时间定为 3 年，这是为了在尽可能少的间隔期癌症逃脱检测与更频繁筛检有关的成本、剂量等之间取得平衡。当最佳筛查间隔确定后，筛查间隔应予以相应的修改。

无症状女性参加筛查乳腺 X 线摄影最初只有每个乳腺的 MLO 位。然而，许多检查中心也进行了 CC 位摄影。从 1995 年夏天开始，为了提高乳腺癌检测的准确性，在英国的乳腺 X 线检查中心必须对双侧乳腺进行 CC 位和 MLO 位摄影。现在，所有的筛查者都可以看到 CC 位和 MLO 位的摄影。《福雷斯特报告》还建议，每个筛查服务都应该由放射技师、放射诊断医师、临床医生、病理学家、乳腺护理护士和外科医生组成的多学科团队来负责。每个基层筛查单位（地区医疗机构）应为 41 500 名女性提供服务，英格兰和威尔士需要 120 个筛查中心。目前，英格兰已有 80 个乳腺筛查中心，分布在 9 个地区[15]。

多学科团队应负责 1 至 3 个基本筛查单位的转诊。为了保持最高的服务标准，需要严格的质量控制。乳腺 X 线检查阴性的女性将在 3 年内被召回复查。如果结果为阳性或不明确而需要进一步检查的女性，则会被要求到评估中心接受额外检查。例如，重复乳腺 X 线摄影检查、放大或压迫板摄影、超声和（或）FNA 和 CBx 检查。这是为了确定在最初的乳腺 X 线检查中发现的病变是否存在，如果存在，则需要经过全面的三重评估，包括影像学、临床乳腺检查和病理检查，以确定病变是良性还是恶性。如果在这个过程中确定没有明显的异常病变，那么该女性回归 3 年一次的筛查。否则，治疗将取决于异常病变的性质和医务人员的决策。

在英国，70 岁以上的女性也可按需接受筛查，例行乳腺筛查的受检者年龄正在扩大到 47～73 岁。这项工作始于 2010 年，并将持续到每个筛查中心进行为期 3 年的两轮全面筛查。这项工作本应在 2012 年完成，但由于数字乳腺 X 线检查的引入速度慢于预期，许多单位未能遵守这一要求。2011 年，英国卫生部门宣布，女性将被随机分配筛查到至少 2016 年，随访将持续到 2020 年。预计结束日期已从 2022 年 12 月 31 日延长至 2026 年 12 月 31 日[16]。

四、乳腺放射学检查注意事项

（一）基本情况

乳腺疾病的 X 线摄影表现通常是非常细微的，因此从图像采集到诊断整个过程的各个阶段，都需要对技术进行严格的关注。小的伪影，任何原因造成的轻微的不锐利度，以及任何技术缺陷都有可能导致严重的漏诊或误诊。

运动性模糊度可能是由于乳腺受压引起的不适，应在检查图像时进行评估。虽然乳腺 X 线检查可以发现良性疾病（图 12-7A ⅰ），但此检查的主要作用是检测恶性疾病（图 12-7A ⅱ），恶性疾病可能发生在乳腺组织的任何区域，因此必须对乳腺进行全方面检查。

图像是连续查阅的，因此相应的摄影是彼此相关的。正确和清晰的侧面图像和摄影标记使阅片更加容易，并且名称细节应该始终清晰可见。在模拟体系中，感光胶片伪影通常很明显，大量的感光胶片伪影可能会掩盖微钙化。除臭剂中的滑石粉或铝可能在腋窝产生小密度，而被误诊或掩盖了微钙化（这里说的密度指的是致密的乳腺组织区域，将在图

603

像上表现为较亮的区域）。肉眼所视的微小的皮肤病变，通常是界限清楚的肿块，可能被误诊为乳腺疾病，所以标记所有此类异常病变的位置对医生的诊断有所帮助。脂溢性角化病具有特征性外观，在此类异常病变中较为常见。皮肤褶皱（图 12-7B）会产生暗纹，可能会影响到影像诊断，应该尽量避免。

复合或叠加阴影是由于 2 个或多个正常结构或腺体组织区域重叠而产生的伪影，从而产生一种类似病理的外观（图 12-7C）。这些问题通常可以通过使用进一步的摄影来解决，特别是点压摄影（图 12-7D）。放大摄影通过提供肿块表面的更多细节（图 12-7F）或更详细的钙化图像（图 12-7E）。

（二）病变特征

乳腺 X 线摄影可以看到四种主要类型的病变，即肿块、钙化、结构扭曲和密度，每一种类型的病变都根据不同的特征进行评估。

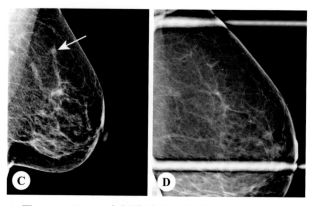

▲ 图 12-7C 和 D 左侧乳腺复合伪影（箭，C），加压摄影（D）该伪影不再可见，因此证实其不是真正的病变

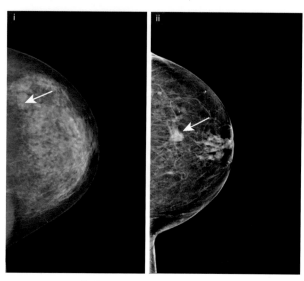

▲ 图 12-7A 乳腺外部微小的良性病变（ⅰ）与乳腺中部的癌（ⅱ）

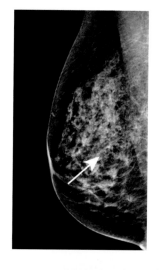

◀ 图 12-7E 识别肿块的常规 MLO 摄影（箭）

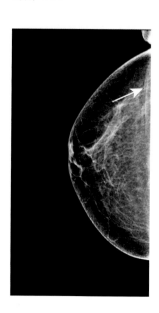

◀ 图 12-7B 皮肤皱褶显示为一条横跨乳腺后部的低密度线（箭）

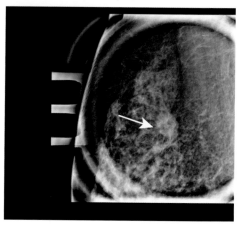

▲ 图 12-7F 评估放大的点压摄影，能够显示肿块表面的更多细节（箭）

1. 肿块（图 12-8A、B、G）

可根据形状、边缘和密度来评估肿块。其形状可能是圆形、椭圆形、不规则或分叶状，边缘（或表面）可能光滑、模糊（与周围组织）不清或有毛刺。其中任何一种都可能是高密度、等密度或低密度。良性病变倾向于圆形或椭圆形，边界清晰，而恶性肿瘤的形状和轮廓往往不规则，通常密度较高。低密度病变提示脂肪，通常为良性病变（如积油囊肿、脂肪瘤或乳腺囊肿）。由于脂肪中心或淋巴结门，淋巴结通常具有明显的外观。

2. 钙化（图 12-8C 和 D）

钙化灶在大小、形状、数量、分组和方向上各不相同。良性钙化有许多典型的形式（如皮肤钙化、血管钙化和爆米花样钙化）。乳钙（乳清无机盐浓缩物）在微囊肿中呈无定形钙化，在斜面摄影上呈典型的茶杯状。许多类型的杆状和环状钙化也是良性的。恶性钙化通常是成组的，呈线状或分叶状，大小、形状和分隔不规则。新出现的钙化性质是存疑的（如体检筛查发现的钙化）。此外，相当数量的钙化是不确定的，需要进一步的评估。

3. 结构扭曲（图 12-8E 和 F）

结构扭曲是许多癌症的一个特征。良性病变也可发生（如硬化性腺病、放射状瘢痕和脂肪坏死）。在这些病例中，大多数只能通过组织学证实为良性。外科瘢痕会导致线性扭曲，但如果瘢痕粗大，就会掩盖复发性疾病的早期特征。

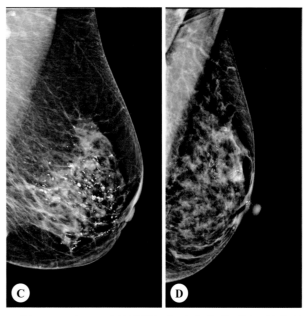

▲ 图 12-8C 和 D　良性导管钙化（C）与典型的恶性节段性钙化（D）

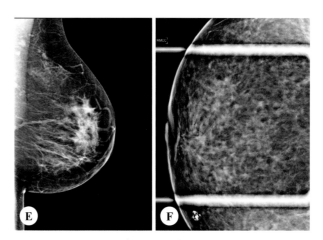

▲ 图 12-8E 和 F　扭曲不对称（E）与扭曲变形（F）

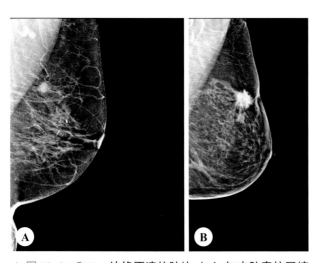

▲ 图 12-8A 和 B　边缘不清的肿块（A）与皮肤牵拉回缩的毛刺状肿块（B）

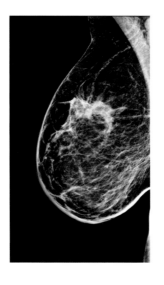

◀ 图 12-8G　典型的癌内点状肿块，增加钙化的诊断特征

4. 局灶性密度增高

局灶性密度增高可能是恶性肿瘤的征象，但是还需要结合其他征象，否则特异性较低。乳腺密度可能是不对称的，提示之前可能手术切除过密度较低的乳腺，或在正常衰老过程中密度较低的乳腺更快地萎缩了。良性疾病也可引起不对称密度增加，但可能是局灶性密度增高的表现。

5. 其他特征

皮肤增厚、皮肤收缩、乳头回缩和小梁增厚等其他特征也可能出现。这些都需要结合临床情况进行全面的评估。

五、乳腺病变影像诊断

有些病变的良恶性非常明显。例如，在 70 岁的患者中，致密、毛刺状肿块周围有扭曲、皮肤增厚、簇状不规则的微钙化几乎肯定是恶性的；而在 35 岁的患者中，光滑的、椭圆形的、边界清楚的等密度肿块伴爆米花钙化最有可能是纤维腺瘤。

典型的淋巴结（图 12-9A 和 B）有脂肪中心和淋巴结门。油性囊肿边界清楚，脂肪密度高。乳腺导管扩张可产生典型的粗大杆状或管状钙化。然而，许多异常没有表现出诊断性特征，需要通过超声和（或）活检进一步评估。单纯性囊肿非常常见，常表现为圆形、边界清楚或成簇的肿块，但没有确诊囊肿的乳腺 X 线检查征象，因此通常需要超声或穿刺抽吸来诊断。有些病变与恶性肿瘤非常相似，难以诊断。其中之一是放射状瘢痕（图 12-9C），它会产生一个星芒状区域，中心有一个明显的小肿块影。这些都是通过手术切除的，因为即使是 CBx 也不能排除疤痕旁的恶性肿瘤。至于脂肪坏死，可能具有恶性肿瘤的所有特征，即使在组织学上也难以诊断。

治疗相关变化（图 12-9D 和 E）

手术瘢痕从早期手术部位细微的等密度线到大的、不规则的、致密的、毛刺状的区域，周围有明显的扭曲和皮肤变化。检测复发性疾病更加困难，可与之前的图像进行对比，将非常有助于诊断。在局部切除手术后，常进行早期影像学随访检查。

与未经治疗的乳腺相比（图 12-9D），放射治疗增加了乳腺的密度，伴有弥漫性小梁增厚和通常可视的皮肤变化（图 12-9E）。未接受过放射治疗的乳

腺癌患者也可能有类似的变化（如影像学检查提示乳腺淋巴管炎）。乳腺植入物非常致密，通常会遮盖很多组织，利用 Eklund（后推）方法进行成像可在大多数情况下进行充分的评估。如果仍未成功或无法实现，那么超声和 MRI 可以作为有用的替代方案，这得取决于临床的具体需要。

注意：对比度增强光谱/数字乳腺摄影（CESM/CEDM）是一项新技术，其利用了多数肿瘤血管增生的特征。静脉注射碘对比剂后，在一次压缩过程中获得双重（低能量和高能量）曝光，将这些图像被组合在一起，可以清晰地识别出具有对比度吸收的双能量图像。

六、基本摄影体位：内外斜位（MLO）

此摄影可显示任何单一摄影中最多的乳腺组织。1986 年的《福雷斯特报告》建议将其作为筛查乳腺 X 线检查的单一摄影法。1995 年，这一建议被修改，现在这一摄影与 CC 位一起进行，成为乳腺的常规检查。欧盟相关标准规定，在完整的乳腺检查中，必须在视觉上清晰地再现整个乳腺、皮肤及皮下组织，且乳头应该与图像接收器平行（图 12-10B）。

（一）患者体位与图像接收器（图 12-10A）

- 乳腺 X 线摄影装置通常与垂直方向成 45°。但是，所需的精确角度将取决于受检者胸部的角度。例如，对于非常瘦的女性，乳腺支撑台可能几乎是垂直的。
- 解剖标记垂直定位，以防止图像与其他乳腺 X 线摄影产生的图像混淆。
- 受检者面向设备，乳腺靠近乳腺支撑台。其双脚分开以保持稳定，为后续获得正确的姿势做准备。胸腔外侧边缘应与影像接收器一致。
- 受检者的手臂放在支撑台顶端，肘部弯曲并向后垂下。调整支撑台高度，使乳腺下缘在图像接收器边缘上方 2～3cm。
- 放射技师将受检者的乳腺向前推，拇指放在乳腺内侧，乳腺轻轻地向上向外伸展，以确保它接触到乳腺支撑台。这需要受检者保持身体前倾。
- 在仍用手支撑乳腺的情况下，用另一只手抬起并伸展被检查一侧的肩膀，以确保包含腋窝、腋窝尾部和尽可能多的乳腺组织。

- 支撑乳腺的一只手保持向上向外的提升，另一只手轻柔地去除所有的皮肤褶皱，特别是在乳腺侧面和其背后的图像感受器支撑之间。
- 使用压缩板以适应肱骨头和胸壁之间的角度。必须非常小心，避免伤害到受检者的肋骨或胸骨。可以通过轻微受检者身体的另一侧，直到压缩板接触到乳腺，然后再次向内旋转，来克服此问题。
- 当按压几乎完成时，检查乳腺是否有皮肤皱褶，放射技师将手移开，勿过早移开双手，否则会导致乳腺位置的下垂，影响到成像。

（二）必要的图像特征

- 应显示腋窝、腋尾、腺体组织、胸肌和乳腺下缘（图 12-11A）。

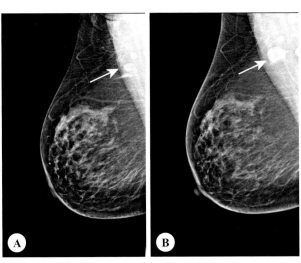

▲ 图 12-9A 和 B　乳腺 X 线检查腋窝淋巴结。显示正常结节（A），中心脂肪（箭），以及结节浸润性癌（B，箭）

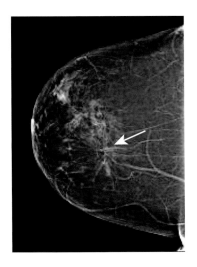

◀ 图 12-9C　乳腺 X 线摄影，符合放射状瘢痕表现（箭）

- 胸肌应显示到乳头水平。
- 胸肌必须与图像成合适的角度在 20°～35°。

（三）常见问题及补救措施

　　乳腺位置可能不正确。如果没有很好地显示腋窝区域，可能是乳腺支撑台太低，腋窝区域和乳腺下淋巴结将无法显示。这可以通过在定位时确保乳头位于图像接收器上方 1/3 的位置来纠正。

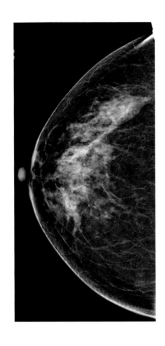

◀ 图 12-9D　右侧乳腺正常 X 线摄影

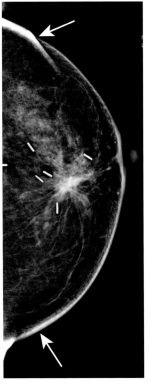

◀ 图 12-9E　左侧乳腺手术瘢痕和放射治疗改变（箭）

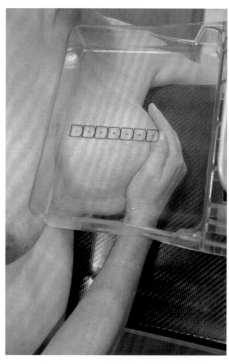

▲ 图 12-10A　乳腺 MLO 摄影定位

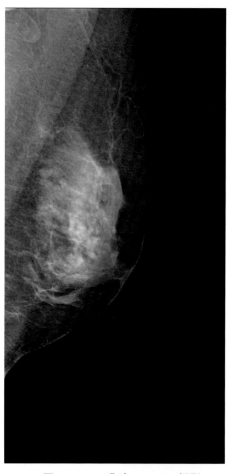

▲ 图 12-10B　乳腺 45°MLO 摄影

- 如果乳腺没有得到很好的展示，这可能是因为受检者的身体没有向器械倾斜而让乳腺松弛，或没有充分地将手臂和肩膀向上伸到乳腺支撑台上。必须予以纠正。
- 有几个原因可导致图像中没有包括所有的乳腺组织。例如，在最初的定位中，放射技师的手没有放在受检者的胸部，以帮助整个乳腺都伸展到乳腺支撑台上，这一错误必须纠正。此外，如果受检者是站在乳腺支撑台的后面，应鼓励她站得更靠前。
- 如果没有充分显示乳腺的下缘，可能是因为受检者在面对设备时，双脚和臀部没有与身体的其他部分对齐。
- 如果图像中乳腺的下缘被"切除"，那么可能是因为图像感受器的高度不正确，或在施加足够的压力将乳腺固定在适当位置之前，放射技师已经释放了乳腺。
- 如果乳头不在切线位，而且没有任何明确原因（如乳头内陷或手术），则可能是受检者的身体没有与图像感受器的支撑台平行。如果站得太靠前，乳头就会在乳腺组织下面旋转。如果站得太远，乳头会位于中线以上，而不是显露所有的乳腺组织。
- 图像清晰度差通常是由于压缩不充分造成的。主要原因是压缩板的顶缘太靠近肱骨头，导致对乳腺的加压最小。这可以通过轻柔地挤压乳腺组织来避免。
- 如果曝光不正确，则通常是由于腺体组织在自动曝光室的中心位置不正确所致。
- 皮肤褶皱显示为不透明的线性阴影（图 12-11B），这可能会导致图像细节模糊。皮肤上的褶皱必须在乳腺仍然被手动支撑的情况下变得平滑，这样运动才不会改变乳腺的位置。

七、基本摄影体位：头足位（CC）

此摄影显示了乳腺的大部分，但不包括后上部分、腋窝尾部和最内侧部分（其包含的腺体组织比外侧部分少）（图 12-12B）。

（一）患者体位与图像接收器（图 12-12A）

- 乳腺 X 线成像设备定位时，X 线束轴垂直向下。

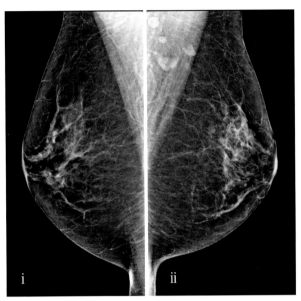

▲ 图 12-11A　MLO 乳腺 X 线摄影（ⅰ. 右侧；ⅱ. 左侧）

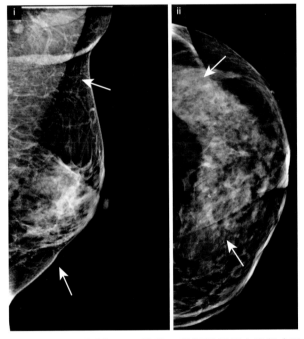

▲ 图 12-11B　左侧 MLO 乳腺 X 线摄影显示上半部皮肤褶皱（箭，ⅰ）；左 CC 乳腺 X 线摄影显示乳头不成轮廓，术后变化导致广泛的皮肤褶皱（箭，ⅱ）

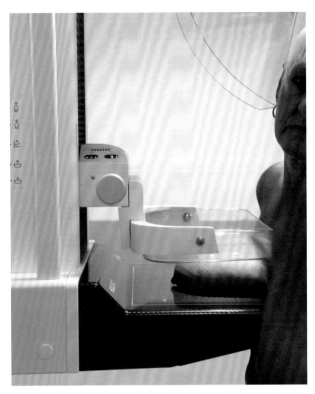

▲ 图 12-12A　乳腺 CC 摄影定位

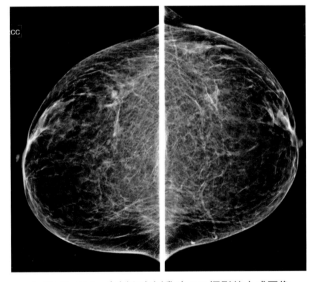

▲ 图 12-12B　左侧和右侧乳腺 CC 摄影的合成图像

- 受检者面朝成像设备，双臂放在身侧，站立并且身体微微旋转，使被检查的一侧靠近水平的乳腺支撑台。支撑台在乳腺下褶皱（IMF）的层面上。
- 放射技师站在受检者未接受检查的一侧，用手掌抬起乳腺，使之与受检者身体形成直角。支撑台需要调高，使其在坐位时就与 IMF 对齐。乳腺放在乳腺支撑台上，放射技师将手移开。而乳

头应位于图像接收器板的中线并位于切线位。
- 标记被置于图像的腋窝侧（根据国际惯例），靠近腋窝，远离乳腺组织。
- 受检者的头转向对侧，检查侧的肩部稍低，以保证乳腺后外部被拍摄到，使乳腺外象限与乳腺支撑台接触。
- 受检者的乳腺被抬起，并进一步向内旋转

5°～10°，以确保乳头朝向图像接收器的中线并位于切线位。

- 放射技师用手将乳腺抚平，以确保没有皮肤皱褶，并小心地在图像接收器支架上伸展。

- 当放射技师将手被移开时，乳腺被紧紧地压缩到受试者可以接受的水平（欧盟相关标准）。这样使前后组织的厚度将几乎相等。通过远程控制的脚踏板式乳腺压缩装置将更容易地实现这一点，并解放放射技师的双手。

- 施压时必须小心，必须确保立即曝光，并在曝光结束后必须立即松开乳腺。

（二）必要的图像特征

- 不应有覆盖结构。
- 在 30%～40% 的受检者图像中会观察到胸肌。
- 乳头的轮廓应该在侧面，并显示在图像中线的内侧。
- 图像上应包括内侧边界和外侧边界。
- 乳腺组织中应无褶皱。

（三）常见问题及补救措施

- 可以看到覆盖结构（如锁骨、下颌）。这可以通过小心定位、使用深加压板、移动头部远离管来预防。

- 乳头可能不在切线位（图 12-13A 和 B）。这通常是由于盒式磁带支架 / 图像接收器的高度错误。如果支撑度太低，则乳头将倾斜到大部分乳腺组织以下；如果支撑度太高，那么乳头将位于大部分乳腺组织之上。

- 如果乳腺底面的皮肤被卡在盒式磁带支架 / 图像接收器的边缘，乳头也可能不在侧面。乳腺必须抬起，乳腺下缘向前拉。如果乳腺上表面有松弛的皮肤，那么乳头可能无法在侧面定位。在这种情况下，必须通过在施加压缩时对皮肤表面施加压力来调整乳头的位置。

- 如果乳头固定的女性，其乳头不在切线位，则如果不减少乳腺组织的显示，图像质量就无法提高（图 12-13C 和 D）。因此，在 MLO 摄影上需要清楚地看到乳晕后区域，或对该区域进行补充摄影。

- 如果乳腺定位不正确，则图像中将无法观察到乳腺组织区域。如果在图像上看不到乳腺的内侧部分，则说明乳腺过度旋转。如果乳腺内侧旋转不

充分，则观察不到乳腺的外侧部分。

- 如果乳腺在压迫完成之前没有被抚平，乳腺组织就会出现皱褶。褶皱可能会掩盖潜在的乳腺疾病，必须防止这种情况发生。

- 乳腺压迫不充分常常会导致图像清晰度不足，图像的细节就会显示不清，但这可以通过在曝

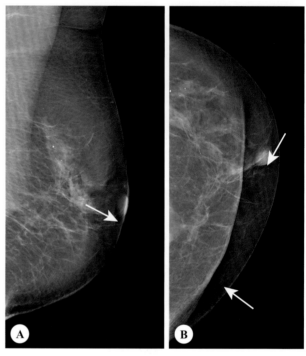

▲ 图 12-13A 和 B　由于手术瘢痕扭曲导致乳头不在切线位（箭）

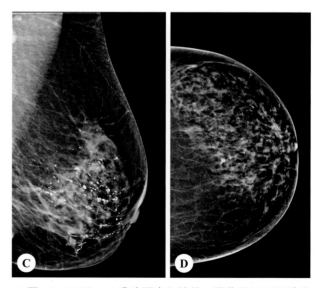

▲ 图 12-13C 和 D　乳头不在切线位，图像显示了两种类型的良性钙化，通过肠系膜下动脉（IMA）中的空气间隙得以显示

光之前手动固定乳腺来克服。

- 如果曝光不正确且图像清晰度不足，则通常是由于乳腺组织没有对准自动曝光。
- 两种类型良性钙化的图像（图 12-13C 和 D）。
- 淋巴结如图 12-13E 和 F 所示。

八、附加 / 改良摄影：侧向旋转位摄影

常规头足位在乳腺外上象限不会显示出太多异常表现，这将在 MLO 摄影图上显示。侧向旋转位摄影有助于显示外象限、腋窝尾和腋窝（图 12-14B）。

（一）患者体位与图像接收器（图 12-14A）

- 受检者面向成像设备，检查侧向设备旋转约 45°。
- 放射技师用手抬起乳腺，使乳腺与受检者的身体形成直角，并使乳头位于切线位。将乳腺支撑台抬高，以接触最靠近胸壁的乳腺下部。
- 将手轻轻移开，使乳腺的乳头区域留在乳腺支撑台的最内侧边缘。
- 受检者的手臂放在乳腺支撑台的一侧，手握住设备支撑架。
- 放射技师站在受检者的身后，抬起其乳腺，尽可能将乳腺伸展开来，以显示尽可能多的乳腺组织。
- 如果可能，受检者身体向后倾斜约 45°，压低肩膀使外象限和腋窝能够接触到乳腺支撑台。
- 受检者伸出手臂，用另一只手扶住设备，以保持自己身体位置的稳定。
- 当乳腺被固定在乳腺支撑台上时，受检者身体

靠向设备，并慢慢向前移。如果不能向后倾斜45°，但只要旋转得足够充分，外上象限仍有可能得到满意的摄影。

- 乳头必须保持在切线位，但并不是乳腺的所有内侧部分都能显示出来。
- 在开始按压时，用手固定乳腺。在压缩完成时，技师的手向前移开，这样乳腺就不会移动。
- 压缩板适合肱骨头和肋骨之间的角度。

（二）必要的图像特征（图 12-14C 和 D）

乳腺必须定位到腋窝尾部，并尽可能多地显示乳腺组织。

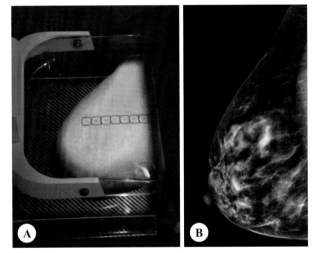

▲ 图 12-14A 和 B 侧向旋转位摄影定位（A）和相应的图像（B）

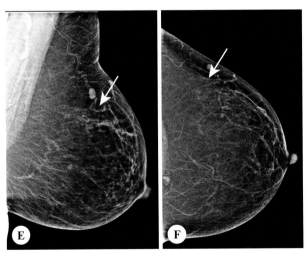

▲ 图 12-13E 和 F MLO 图像（箭，E）和对应的 CC 位图像（箭，F）可见乳腺内侧小淋巴结病变

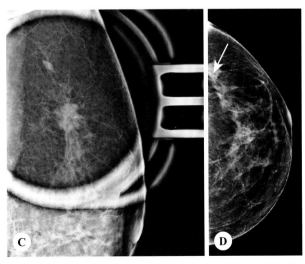

▲ 图 12-14C 和 D 侧向旋转位摄影显示了腋尾（C），与常规头足位摄影（D）相比，对淋巴结和癌灶（箭）的显示更优

（三）常见问题和补救措施

- 如果乳腺图像显示腋窝尾部和腋窝不足，可能是在受检者身体倾斜之前，乳头不在图像接收器支架的远内侧边缘。

- 如果乳头不在切线位，可能是受检者身体没有足够的倾斜来保证乳腺内侧向内旋转。

- 如果压迫不充分，则乳腺可能检查得不够充分，压迫可能太靠近肱骨头。

- 使用自动曝光装置时的错误曝光通常是由于乳腺组织没有对准电离中心造成的。

- 如果在压迫前没有抚平乳腺，乳腺组织内可能会出现皱褶，致使图像的细节（如微钙化）显示不清，因此必须非常小心，以避免发生这种情况。

九、附加/改良摄影：内向旋转位摄影

内向旋转位对于显示乳腺内侧部分的病变很有价值。

（一）患者体位与图像接收器（图 12-15A）

- 受检者面对成像设备，胸骨距离乳腺支撑台的内缘约 8cm。

- 将乳腺支撑台高度降低，以便两侧乳腺都能放到支撑台上。然后，将支撑台调整到正确的高度，使被检查一侧的乳头位于切线位。

- 受检者慢慢向设备方向靠近。

- 为了能够观察到乳腺后内区结构，待检查的乳腺要向内伸展并旋转（图 12-15B）。初次压迫时，放射技师的手托住受检者的乳腺；末次压迫时，放射技师将手移开。

（二）必要的图像特征

图像应最大程度地显示乳腺的后内侧部分（图 12-15C 和 D）。

（三）常见问题及补救措施

- 如果乳腺的内象限没有完全显示，那么受检者需要移动到距离设备更近一些的位置，乳腺的内侧部分需要更多地旋转。

- 如果乳头不在切线位，可能是乳腺支撑台的高度不合适，或乳腺抬得不够高、伸展不充分。

- 如果乳腺压缩得不充分，则其图像不能完全显示。如果乳腺压迫不充分，则会导致图像无模糊，且

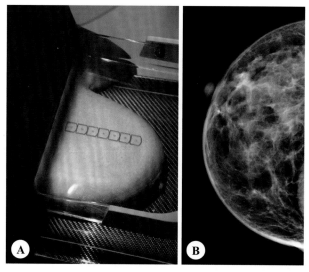

▲ 图 12-15A 和 B　内向旋转位摄影定位（A）和相应的图像（B）

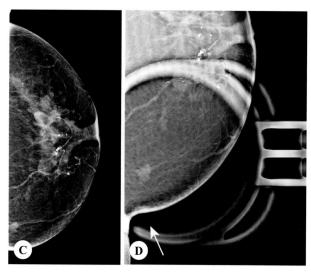

▲ 图 12-15C 和 D　内向旋转位摄影图像清楚显示了乳腺内侧缘的病变（箭，D）

乳腺无法被很好固定，从而产生运动伪影。

- 如果曝光不正确且图像清晰度不足，则通常是由于乳腺组织没有对准自动曝光中心造成的。

如果在压迫前没有抚平乳腺，乳腺组织内可能会出现皱褶，致使图像细节（如微钙化）显示不清，因此必须非常小心，以避免发生这种情况。

十、附加/改良摄影：扩展头足位摄影

如果病变在 MLO 位上显示位于腋尾高位，但在 CC 位上没有显示（图 12-16A 和 B），那么内向旋转位摄影是有价值的（图 12-16A 和 B），可显示腋尾

和乳腺组织的中上部（图 12–16C）。

（一）患者体位与图像接收器

- 保持乳腺支撑台位置水平，略低于乳腺下角。
- 受检者的乳腺与乳腺支撑台中线的内侧略微对齐，双脚和臀部朝向支撑台。
- 将乳腺轻轻抬起，放在支撑台上。然后，受检者身体向旁边倾斜 10°～15°，将手臂从身体一侧向外伸展。受检者必须正面朝向成像设备，不能旋转身体导致胸部倾斜。
- 施压时必须小心，必须确保立即曝光，并在曝光结束后必须立即松开乳腺。

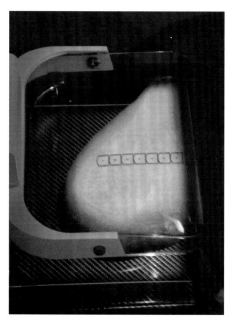

▲ 图 12–16A　扩展头足位摄影定位

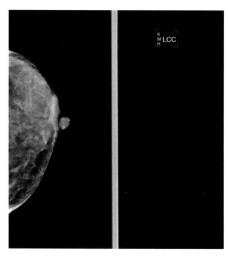

▲ 图 12–16B　常规头足位摄影图像

（二）必要的图像特征

- 乳头应该在切线位。
- 乳腺中线外侧的胸肌前缘应该清晰可见。

（三）常见问题及补救措施

- 该体位很难实现和保持。受检者的身体正对设备，而且不能倾斜，这是非常关键的。由于这个姿势十分不方便，所以必须迅速进行乳腺压迫、曝光和释放。
- 如果在压迫前没有抚平乳腺，乳腺组织内就会出现皱褶，致使图像细节（如微钙化）显示不清，因此必须非常小心，以避免发生这种情况。
- 乳腺压迫不充分常常会导致图像清晰度不足，图像的细节就会显示不清，但这可以通过在曝光之前手动固定乳腺来克服。
- 使用自动曝光装置时的错误曝光通常是由于乳腺组织没有对准电离中心造成的。

十一、附加／改良摄影：侧位摄影

　　侧位摄影在定位异常区域（如微钙化）和鉴别可疑病变方面很有价值。侧位摄影与 CC 位成 90°，可显示病变与乳头的关系。既可以进行内外侧位摄影，也可以进行外内侧位摄影，内外侧位更为常见，虽然没有显示腋窝区域，但可以看到更多的乳腺结构。

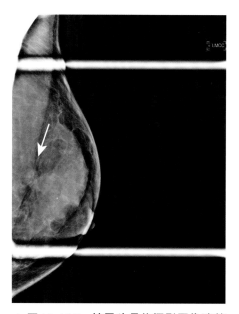

▲ 图 12–16C　扩展头足位摄影图像清楚显示了乳腺结构扭曲（箭）

（一）内外侧位

1. 患者体位与图像接收器

- 成像设备应与导管和乳腺支撑台垂直（图 12-17A）。

- 受检者面向成像设备，乳腺支台撑位于乳腺的外面，将手放在乳腺支撑台后面，并握住设备以保持稳定。从腰部向内倾斜，以确保最靠近胸壁的乳腺组织能够被成像观察到。

- 将设备高度调整到可以包括乳腺下部的位置。

- 放射技师的手放在受检者胸廓的一侧，向前移动以支撑乳腺，手掌在外侧，拇指在内侧。

- 受检者慢慢向前移，乳腺靠着乳腺支撑台向外上伸展，确保乳头位于切线位。

- 将另一侧的肩膀向后推，以便加压板可以与被检查的乳腺接触。此时必须固定好乳腺，这样胸壁边缘的乳腺组织才不易移动。

- 轻轻压迫乳腺。当压板与乳腺接触时，另一侧肩膀会再次向前移动，以确保受检者处于正确的侧位摄影位置。

- 放射技师用手固定受试者乳腺的位置，抚平乳腺支撑台和乳腺侧面之间的皮肤褶皱。

- 放射技师将手移开，确保在施加最终加压时乳腺保持位置不变。

2. 必要的图像特征

- 应充分显示乳腺，包括其下缘（图 12-17B）。

- 应与 CC 位有相同的组织深度。

3. 常见问题及补救措施

- 如果观察不到所有的乳腺组织，可能是放射技师的手没有放回到受试者的胸廓旁，以及乳腺没有在支撑台上充分向前滑动。

- 如果乳头不在切线位，可能是受检者离乳腺支撑台太远。如果乳头位于大多数乳腺组织后方，则说明受试者离乳腺支撑台太远。

- 如果乳腺压缩得不充分，图像不能完全显示。

- 如果曝光不正确且图像清晰度不足，则通常是由于乳腺组织没有对准自动曝光造成的。

- 如果在压迫前没有抚平乳腺，乳腺组织内就会出现皱褶，致使图像细节（如微钙化）显示不清，因此必须非常小心，以避免发生这种情况。

- 如果另一侧乳腺的乳头显示出来，那么另一侧乳腺可能位置需要相对向后退一些。

（二）外内侧位

1. 患者体位与图像接收器

- 乳腺支撑台靠在胸骨上。乳腺被检侧的手臂被抬起至碰到 X 线管，并放在设备上。身体稍微向内旋转，以接触乳腺支撑台（图 12-18A）。

- 调整设备高度，以便包括乳腺下缘。

- 轻轻将乳腺平向上抬起，确保乳头在切线位。

- 当放射技师的手固定乳腺时，压迫乳腺。完成最后压迫后，将手移走。

- 此摄影图用于显示位于乳腺内侧的病变。

2. 必要的图像特征

- 充分显示乳腺，包括其下缘（图 12-18B）。

- 应与 CC 位有相同的乳腺组织深度。

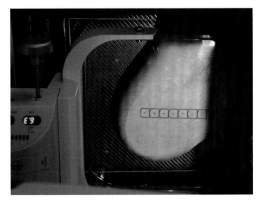

▲ 图 12-17A　内外侧位摄影定位

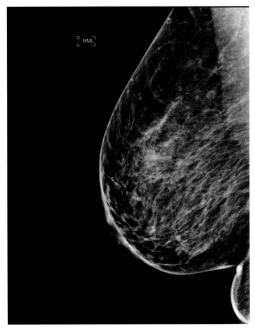

▲ 图 12-17B　内外侧位摄影图像

3. 常见问题及补救措施

- 如果没有显示出整个乳腺，可能是受检者的身体没有充分前倾。

- 如果乳头不在切线位，可能是手臂抬起过度，因而身体旋转到倾斜的位置，导致乳头位于大部分乳腺组织的下方。

- 如果在压迫前没有抚平乳腺，乳腺组织内就会出现褶皱，致使图像细节（如微钙化）显示不清，因此必须非常小心，以避免发生这种情况。

- 乳腺压迫不充分常常会导致图像清晰度不足，图像的细节就会显示不清，但这可以通过在曝光之前手动固定乳腺来克服。

- 使用自动曝光装置时的错误曝光通常是由于乳腺组织没有对准电离中心造成的。

十二、附加 / 改良摄影：腋尾位摄影

这一摄影对于怀疑乳腺癌淋巴结受累或有副乳腺组织的受检者极有价值，因为它可显示高至腋窝的组织。

1. 患者体位与图像接收器

- 受检者面向成像设备，双脚向中线旋转大约15°，乳腺被检侧的手臂抬起并放在头上。受检者必须保持靠近设备（图 12-19A）。

- 当受检者举起手臂时，设备与其胸骨上切迹和肱骨头水平向成 45°。

- 受检者向前靠紧设备，这样支撑台的一角就抵在腋窝深处。

- 放射技师应从乳腺支撑台后面抓住受检者乳腺被检侧的手臂，从而使其肱骨头位于乳腺支撑台的正上方，确保图像接收器一角深入腋窝。手臂放在支撑台上，女性靠在图像接收器上。

- 放射技师将受检者的乳腺向前托起，以确保乳腺厚度均匀，并改善腋窝区域的压缩。

- 施压时必须小心，必须确保立即曝光，并在曝光结束后必须立即松开乳腺。

2. 必要的图像特征

必须显示腋窝区域（图 12-19B）。

3. 常见问题及补救措施

- 可能会出现压迫不足的情况，导致图像清晰度不足，这通常是由于肱骨头或锁骨被加压板卡住造成的。

- 如果在压迫前没有抚平乳腺，乳腺组织内就会出现褶皱，致使图像细节（如微钙化）显示不清，因此必须非常小心，以避免发生这种情况。

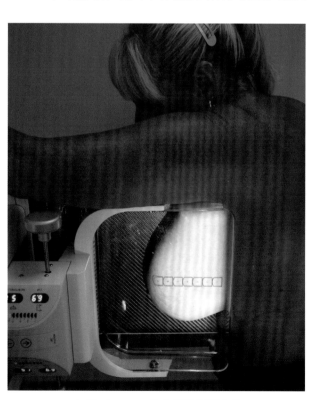

▲ 图 12-18A　外内侧位摄影定位

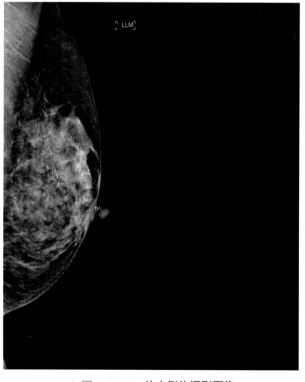

▲ 图 12-18B　外内侧位摄影图像

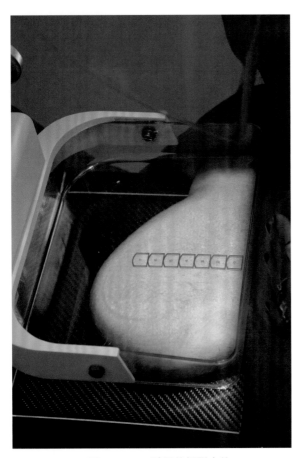

▲ 图 12-19A　腋尾位摄影定位

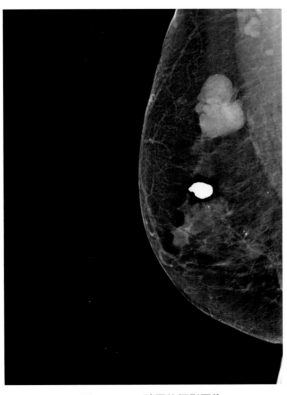

▲ 图 12-19B　腋尾位摄影图像

- 使用自动曝光装置时的错误曝光通常是由于乳腺组织没有对准电离中心造成的。

十三、附加 / 改良摄影：局部压迫 / 点压放大摄影

局部压迫 / 点压放大摄影可以给可疑病变区域提供额外信息。例如，通过显示病变的边界是否清晰。所需的压迫板摄影通常由放射科医生选择，目的是重复显示那些最初显示为可疑病变的影像。需要使用一个小的加压板（图 12-20A），但摄影是用全视野完成的，以便识别图像标记。为了准确定位感兴趣区，必须检查原始乳腺 X 线照片（图 12-20B），必须测量并记录病变从乳头背面到胸壁的深度、病变到乳头的距离（上方、下方、内侧或外侧），以及从皮肤表面到病变的距离。

患者体位与图像接收器

- 受检者的位置与原始摄影的位置相同。
- 待检查的乳腺组织位于自动曝光控制装置上方，压迫板位于该控制装置的中心。必须考虑到图像标记是来自完全压缩的乳腺。
- 充分压缩乳腺，使其持在适当的位置。
- 重新检查摆位。感兴趣区位于压迫板下方（图 12-20C），中心点标记在皮肤表面，并充分压缩乳腺。
- 如果检查时感兴趣区不在压迫板下，则必须及时调整女性的位置。
- 乳腺压缩更加充分。重要的是，受检者必须了解检查的目的和必要性，来保证其在检查过程中充分合作。

十四、附加 / 改良摄影：放大摄影

乳腺放大摄影技术使用全视野技术或局部放大技术［平板放大（图 12-21B）］或点压放大（图 12-21C）］，有时被用来增强乳腺结构和细节的可视化，从而实现更好的影像诊断。全视野数字乳腺 X 线摄影（FFDM）（图 12-21A）的引入减少了对放大视图的需求，因为可以通过数字变焦来检查感兴趣区。然而，传统的放大乳腺 X 线检查往往仍然是显示细节、形状和边缘的清晰度的首选技术，特别是对于微钙化。

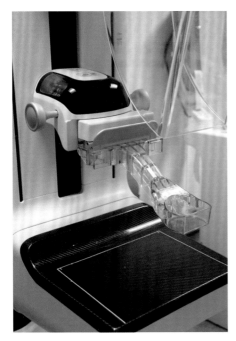

▲ 图 12-20A　附加的压迫板，用于局部压迫 / 点压放大摄影

- 放大倍率最常用于检查钙化区域。
- 放大摄影在头足位和内外侧位摄影中进行。
- 0.1mm² 的精细聚焦是必不可少的，通常使用 2 倍的放大倍数。
- 专门设计的平台或塔安装在乳腺支撑台上，以便进行此摄影。放大系数通常为 1.5、1.8 或 2.0。
- 不使用滤线栅。
- 小压迫板和大压迫板可用于放大摄影和全视野成像。
- 使用小压迫板的好处是可以将压缩牢牢地施加到感兴趣区。然而，如果可疑区域（如钙化）范围很广，则需要更大的压迫板才能使图像上的整个区域可视化。

（一）全视野放大摄影

- 依次进行侧位和头足位摄影。
- 放大的图像只包括被检乳腺的一半。对于较大的乳腺，可能需要更多的影像测量工作。

（二）点压放大摄影

- 与标准的压迫板摄影一样，根据原始图像记录病变坐标和定位技术对于准确定位病变在压迫板下的中心至关重要。

在放大的摄影中，使用小焦点会大大延长曝光

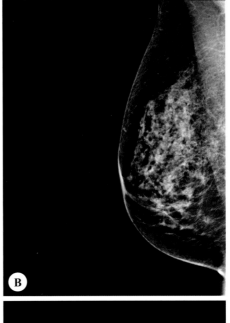

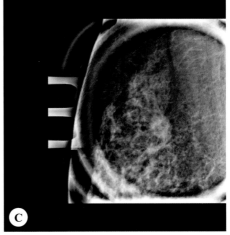

▲ 图 12-20B 和 C　显示模糊区域的乳腺 X 线摄影图像（B），以及使用压迫板的重复乳腺 X 线摄影图像（C）

时间，而且摄影应该采用屏气模式。

十五、断层融合技术

断层融合技术［数字乳腺断层摄影（DBT）］是一种相对较新的三维乳腺成像技术。可以从多个角度获得加压乳腺图像（图 12-22A）。这些图像随后被重建以供查阅。

传统的乳腺 X 线检查是一种 2D 成像方式，因此有时病变可能会由于重叠的结构而被掩盖或误判。DBT 的目标是通过从多个不同角度获取图像来克服或减少这种重叠效应。该数据可被重建显示单个切面或作为运动电影图像。

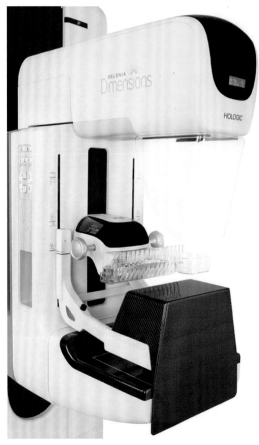

▲ 图 12-21A　带有平台式压迫板的放大摄影装置

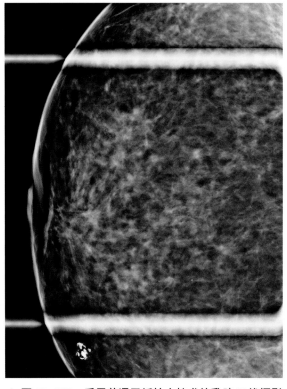

▲ 图 12-21B　采用普通平板放大技术的乳腺 X 线摄影

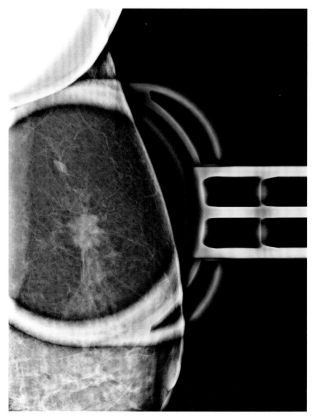

▲ 图 12-21C　采用点压放大技术的乳腺 X 线摄影

（一）患者准备

检查前需要向患者充分解释检查的目的和必要性，以确保患者的依从性，因为成像时间及乳腺加压时间均比传统的乳腺 X 线摄影更长。

（二）患者体位和成像方式

患者将进行 1 次或 2 次常规乳腺 X 线摄影 MLO 和 CC 位。图像采集将遵循设备制造商确定的标准协议。这可能包括以下几方面。

- 从工作列表中或手动输入的数据中选择适当的统计数据。
- 从协议数据库中选择合适的协议（Volume RAD）。
- 调整患者、球管和图像接收器的位置（图 12-22B）。
- 进行 Volume RAD 预扫描，以确认定位、准直和技术。通过"重新预扫描"功能，可以进行多次预扫描以获得更好的定位或改进的技术参数。
- 将球管自动定位到 Volume RAD 扫描的起始位置。
- 按住曝光按钮，直至图像采集完成（图 12-22C）。

（三）必要的图像特征

与常规摄影所描述的一样。

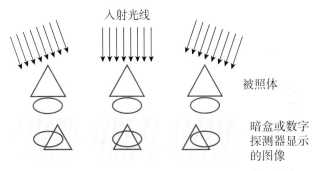

入射光线

被照体

暗盒或数字
探测器显示
的图像

▲ 图 12-22A 断层融合从不同的角度采集图像，分离不同层面的结构，而传统的乳腺 X 线摄影只能获得中心图像

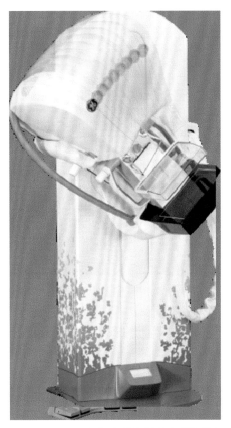

▲ 图 12-22C 运行中的断层融合成像设备

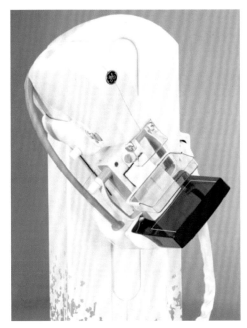

▲ 图 12-22B 处于静止的断层融合成像设备

（四）注意事项

- 由于同时拍摄了 2D CC 和 MLO 图像，DBT 检查比标准乳腺 X 线检查花费的时间稍长（图 12-23A 和 B），乳腺加压时间更长，但压力更小。

- DBT 的乳腺 X 线检查对乳腺的辐射量可能高于标准乳腺 X 线检查。

- 同时进行 2D FFDM 检查及 3D DBT 检查是有争议的，由于辐射剂量倍增，在乳腺筛查中是不被接受的。这可以通过从 3D 数据集重建 2D 图像产生合成 2D 图像来克服这个问题（图 12-23C 至 E）。

- 英国国家医疗服务体系（NHS）乳腺筛查计划的一项试验将 DBT 与数字乳腺 X 线摄像检查进行了比较[17]。该试验的结论是，虽然 DBT 合成的

2D 图像的特异性比标准 2D 检查图像更强，但敏感性仅略有提高。此外，合成 2D 似乎与标准 2D 相当，建议进一步研究比较不同病变类型标准 2D 和合成 2D 的不同。

- DBT 很可能在未来取代传统的 2D FFDM，特别是在高危女性的个性化筛查中，包括那些乳腺实质致密的受检者。

十六、立体定向术

由于乳腺 X 线摄影技术的进步，越来越多的临床无法触及的乳腺病变被检测出来。这些病变，就像可触及的病变一样，需要进一步的放射学检查才能确诊。通常，需要进一步的乳腺 X 线摄影和超声检查，以确认可疑异常的存在，并评估其临床重要性。任何在这些检查后仍不能确定为良性的不可触及的病变必须进行组织学诊断。这些可以通过以下方式实现。

- 影像引导 FNA 细胞学检查。

- 和（或）影像引导 CBx（图 12-24A 和 C）。

介入技术的引入避免了大部分开放性手术活检。

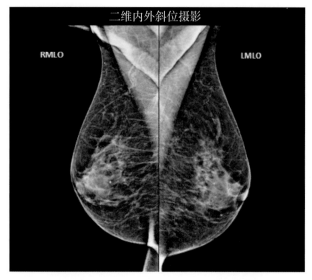

二维内外斜位摄影

RMLO　LMLO

▲ 图 12-23A　双侧乳腺 **2D MLO** 视图

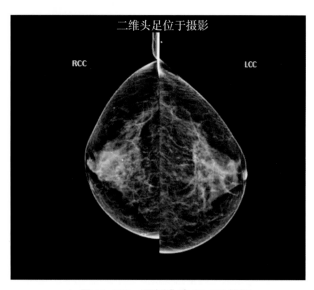

二维头足位于摄影

RCC　LCC

▲ 图 12-23B　双侧乳腺 **2D CC** 视图

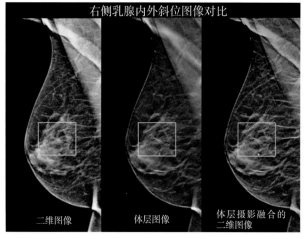

右侧乳腺内外斜位图像对比

二维图像　　体层图像　　体层摄影融合的二维图像

▲ 图 12-23C　右侧乳腺 **MLO** 图像，图像对比

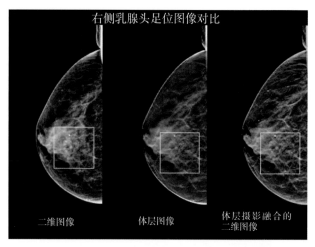

右侧乳腺头足位图像对比

二维图像　　体层图像　　体层摄影融合的二维图像

▲ 图 12-23D　右侧乳腺 CC 图像，图像对比

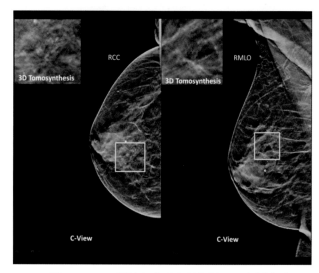

3D Tomosynthesis　RCC

3D Tomosynthesis　RMLO

C-View　　C-View

▲ 图 12-23E　断层合成重建图像层面 – 右侧乳腺

虽然 FNA 或 CBx 可以徒手在可触及的病灶中进行，但对于不可触及的病灶会有问题。近年来，在许多医疗机构中 FNA 已经被 CBx 所取代，使用大号针（14G）或旋切装置进行采样诊断。

超声引导下的活检对于不可触及的病灶更为可取，且操作快捷，非常准确，可以降低受检者的不适感和转移率。如果病变在超声上清晰可见，则超声可作为活检的首选引导技术。然而，如果怀疑超声检查所示病变与乳腺 X 线摄影是否相同，或当超声上没有显示病变时，可以进行 X 线下引导的 FNA 或 CBx。进行 X 线引导 FNA 或 CBx 最准确的方法是使用立体定向设备（图 12-24B）。准确性是确保对相关区域进行采样的关键，因为不需切除的良性病变和需行乳腺切除的恶性病变，均是基于细胞学 / 组织学样本的结果。有两种主要的立体定向设备：一种是俯卧式专用检查床，另一种是可以安装在传统乳腺 X 线检查设备的配件。

几乎任何接受这种手术的受检者都会不同程度地感到焦虑。放射技师向受检者充分解释说明检查开始前和过程中的每一步，将有助于让受检者放松和安心。

（一）成像过程

乳腺定向的方式由医生决定。受检者坐姿，摆好位置，使用带有一体式窗口的加压板。将压迫板窗口的轮廓画在皮肤上，这样在手术过程中任何乳腺运动都显而易见。执行产生立体图像所需的球管移动（通常球管向中线的两侧各摆动 20°）。尽可能快地处理 X 线检查，并由医生分析图像，确保病变显示清晰，并且不太靠近压迫板窗口的边缘。设备将根据立体图像计算出病变的坐标。对活检区域上方的皮肤进行局部麻醉注射。针架定位正确，医生将针插入乳腺。放置第一根针后拍摄的检查图像至关重要，它可以确认针的位置是否正确（图 12-25A）。抽吸样本或取 CBx 样本。可以用几根针重复该过程，也可以用一根针进行多次采样。

胶片处理已被数字图像采集和重建所取代，可以非常迅速和准确地完成任务。活检后可以插入一个标记夹，以便将来识别活检部位（图 12-25B）。

（二）立体定向术前标记定位

这个过程与立体定向 FNA 或 CBx 非常相似。虽然立体定向设备不是必须的，但它确实提高了精确度。用来代替细针或活检枪的标记线将取决于进行活检或切除的医生的自主选择，这种定位的目的是将标记线准确地放置在乳腺病变中，以便外科医生可以对病变进行诊断性活检。标记线尖端应位于病变内，以便对受压乳腺的病变深度进行准确评估。因此，必须在插入标记线后通过乳腺 X 线摄影来观察乳腺病变相对于标记线的位置（图 12-25C）。

十七、隆胸假体（植入物）的成像

由于乳腺植入物是不透射线的，所以乳腺组织的可视化通常是不可能的。如果植入物占乳腺的很大一部分则尤其如此。有乳腺植入物的女性接受乳腺 X 线检查时需要了解对她们进行的乳腺 X 线检查

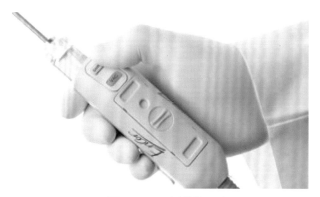

▲ 图 12-24A　活检枪示意

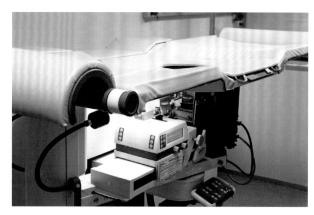

▲ 图 12-24B　俯卧式立体定位活检装置

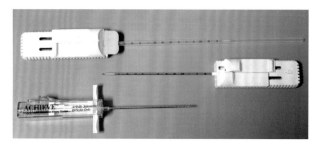

▲ 图 12-24C　不同活检针示意

的局限性。这些女性的乳腺意识至关重要，应该强调该检查对她们的价值。影像部门应该有一个关于这些女性乳腺 X 线检查的政策，尽管他们认识到这种检查的局限性，但其中许多人仍热衷于进行该检查。许多放射科医生更喜欢对乳腺有假体材料填充的女性进行乳腺超声或磁共振成像检查。

有植入物的女性可能会感到尴尬，担心乳腺 X 线检查会导致植入物破裂。因此，放射技师向此类受检者进行详细的说明并和她们建立融洽的关系至关重要。可以使用标准摄影（图 12-26A 和 B）、切向摄影或 Eklund（推回）方法对隆胸女性进行成像[18]。英国

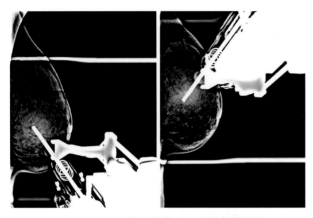

▲ 图 12-25A 立体向像显示活检枪已就位

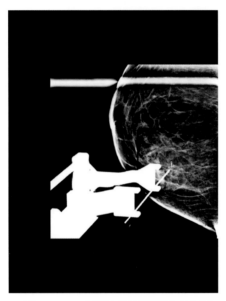

▲ 图 12-25B 图像显示了标记夹的位置，以便将来识别活检部位

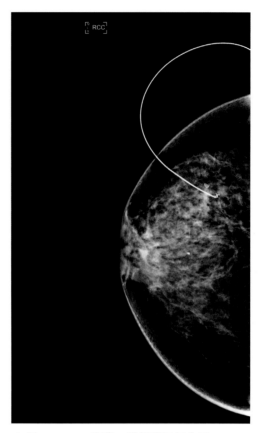

▲ 图 12-25C 乳腺 X 线摄影显示在图 12-25B 中的标记夹位置处插入乳腺的标记线

在对乳腺筛查的成像实践进行审核[19]之后，已经编写了一部对有隆胸女性进行乳腺成像的方案[20]。

（一）成像过程

- 使用标准技术，首先进行 CC 摄影。
- 乳腺被摆放在常规位置，但只对乳腺固定到位的位置施加压力。
- 必须设置手动曝光，因为由于乳腺的放射不透明，AEC 设备不会终止曝光。
- 生成的乳腺 X 线图像特别针对暴露因素进行评估，必要时重复评估。
- 然后进行 MLO 摄影，曝光系数增加约为 CC 摄影的 1/3。
  需要注意以下方面。

- 任何有乳腺植入物且因局部乳腺肿块而接受乳腺 X 线检查的女性都应进行切线方向摄影。
- Eklund（推回）方法适用于乳腺组织相对于假体体积较大的女性，或假体位于腺体组织内和胸肌前（腺下植入物）的女性。植入物被移位（推回）到乳腺的后部，同时自体乳腺组织被向前拉伸到图像接收器板上，使得只有乳腺组织被压缩和成像（图 12-26C）。

（二）填充材料

注射填充物可作为植入物隆胸的替代物可用于乳腺体积恢复和身体轮廓塑造。

在乳腺成像之前，放射技师提前知道是否已经使用了乳腺填充物或脂肪填充是有价值的，因为一些产品可能影响乳腺组织的可视化并降低所得图像的诊断质量。

（三）活检

CBx 和标本乳腺摄影都涉及一种放大技术，在乳腺癌的诊断、治疗和管理中发挥着重要作用。对

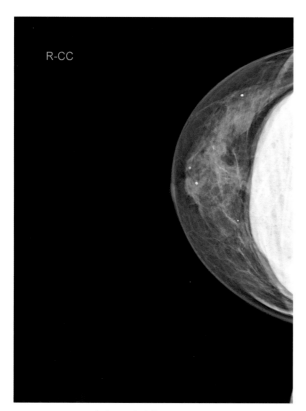

▲ 图 12-26A　右侧乳腺常规 CC 图像显示乳腺植入物的外观

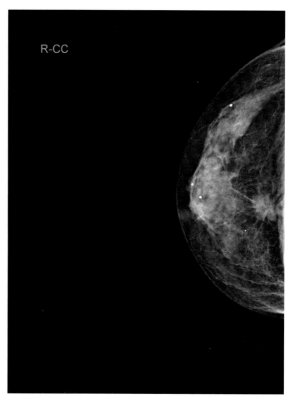

▲ 图 12-26C　右侧乳腺癌 CC 图像（之前被植入物遮盖）

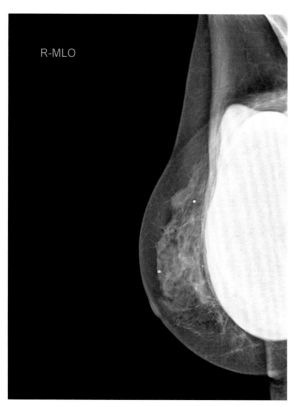

▲ 图 12-26B　右侧乳腺常规 MLO 图像显示隆胸的乳腺（采用 Eklund 方法）

乳腺组织核心进行 X 线检查，以确定是否包含钙化或仅由钙化组成的乳腺病变。

十八、针芯活检（CBx）和组织标本 X 线摄影

（一）过程

CBx 完成后，切除的组织核心被放置在无纤维的薄片上或专用的标本保持器中，用等渗盐水保持湿润以防止干燥（图 12-27A）。可以使用放大设备在乳腺 X 线摄影台上或在样本放射摄影柜中进行放射摄影。

活检组织标本的成像技术

无纤维薄片上的组织标本被放在一个 18×24cm 的暗盒，暗盒里装有乳胶膜。使用 26kVp 和 3mAs（模拟）条件来曝光。同样的流程也适用于 FFDM，样本在专用的数字样本 X 线系统中成像。一旦获得足够的图像，组织核心必须转移到固定剂中（通常是福尔马林），并立即运送到实验室进行后续组织学处理。

（二）手术切除乳腺组织标本的 X 线摄影

在手术切除乳腺异常之前，使用立体定向术前标记定位技术将导丝插入病变中心，并在 CC 和侧位拍摄图像，记录作为导丝位置（图 12-27B）。

切除乳腺病灶后，在患者仍处于麻醉状态时，对乳腺组织标本进行 X 线摄影（图 12-27C），该过程应尽可能快速有效地进行。

目前的指南指出，为了确保通过保乳手术治疗的浸润性癌症得到了充分的切除，所有患者都应该切除全部肿瘤，并且保证在微小的径向边缘没有癌残留的证据。如果在多学科会诊后，认为切缘不足，那么应建议进一步手术以获得清晰无癌残留的切缘 [21]。英国国家卫生保健优化研究所（NICE）的指南中进一步指出，根据 NHSBSP 报告标准，建议在进行病理检查时，至少进行肿瘤组织 2mm 的径向切除。在与患者讨论风险和益处后，如果边缘 <2mm，应考虑再次切除 [22]。

（三）成像过程

该流程可以在乳腺 X 线摄影台上使用放大设备或在样本放射摄影柜样本射线照相中进行，使用包含单个乳胶胶片的 18×24cm 暗盒或使用适当的专用数字样本 X 线成像系统。获得样本的两个摄影，每个图像的成像角度彼此成直角。

十九、乳腺超声扫查

乳腺超声成像是使用高频探头对所有类型的乳腺组织进行动态检查的方法，是年轻女性（＜40 岁）首选的影像学检查手段，与临床触诊和病理评估一起作为乳腺症状的三重评估手段之一 [23, 24]。在老年女性中，超声被用作其他成像方式的辅助手段，尤其是乳腺 X 线摄影。超声可以评估病变的大小、形状和回声结构。

彩色多普勒血流成像或能量多普勒血流成像可用于评估肿块内和周围组织的血管分布(图 12-29C)。肿块内血流增加可能代表新生血管形成，这一特征与生长最活跃的恶性乳腺癌有关，有助于恶性肿瘤的鉴别诊断，尽管快速生长的良性肿块也可能表现出血管增多 [25]。乳腺超声的动态特点能够对此类可疑肿块进行准确的实时组织取样，以进行病理评估。

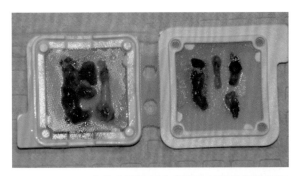

▲ 图 12-27A　安装在活检标本容器内的针芯活检组织的示意

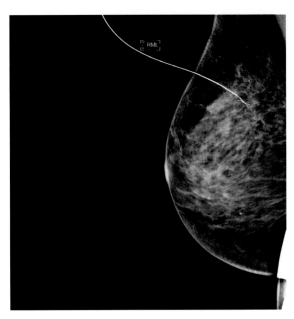

▲ 图 12-27B　用于定位的导丝示意

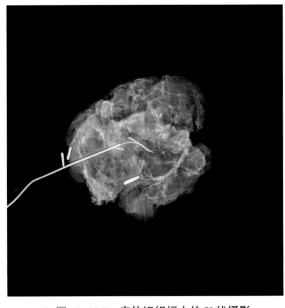

▲ 图 12-27C　定位组织标本的 X 线摄影

（一）适应证

临床触诊新发现的乳腺肿块需要高度警惕乳腺癌的可能。乳腺 X 线检查虽然对显示病变非常敏感，但缺乏乳腺超声的特异性。年轻人的腺体通常非常致密，可能需要更高剂量的电离辐射（X 线）才能穿透致密的背景组织，从而形成足够诊断的乳腺 X 线摄影。因此，在年轻女性中，有症状的乳腺肿块可以使用无电离辐射的超声检查。

NHSBSP 建议超声不应用于无症状乳腺的筛查，因为它缺乏乳腺 X 线摄影的敏感性[26]。然而，对于因乳腺 X 线摄影发现异常而被召回的女性，超声是三重评估程序的一个组成部分[23]。

（二）患者准备

乳腺超声无须特殊准备。不同患者检查时，超声探头需要保持干燥且无耦合剂，并按照制造商的说明使用合适的擦拭巾进行清洁，并且操作者应按照规程进行适当的手部清洁。由于检查的私密性和敏感性，检查前征得患者的同意是必不可少的。在检查室中最好有家属陪伴，并在对侧乳腺上用一次性覆盖物来减少乳腺的暴露，以保护患者的隐私。检查后，应告知患者取检查结果的具体安排。

（三）成像过程

对于小而不下垂的乳腺，可以用枕头支撑头部并抬高检查侧的手臂。在仰卧位上轻微旋转胸部使乳腺稳定的固定于胸壁中央（图 12-28A），这可最大限度地减少了青春期后女性成熟乳腺组织中固有的自然移动；对于大且下垂的乳腺将需要侧向旋转大约 45° 才能接触到乳腺的外侧部分。如果乳腺过大且活动度太大，仰卧时会向患者面部倾斜，则可能需要半卧位姿势对乳腺的上半部分进行检查（图 12-28A）。乳腺超声采用高频线阵探头，通常为 7～10MHz，有时高达 14MHz[27]。

乳腺检查可以通过聚焦于特定感兴趣区的目标扫查或整个乳腺检查。目标扫查可用于有临床症状的象限，如果发现可疑肿块，则扫查整个乳腺和腋窝。有时也会检查对侧乳腺。

通常使用一个假想的钟面来定位乳腺上病变的位置，以此来记录和报告乳腺内的肿块。乳头是时钟的中心，肿块位于时钟刻度盘上，并测量距乳头的距离（以厘米为单位）。

乳腺象限的检查方法由操作者根据具体情况进行选择，超声扫查技术包括时钟的每个象限内横向和纵向扫查，或以乳头为中心放射状扫查。探头的角度对于乳头后方的组织成像至关重要，因为通常会出现乳头的明显阴影。应在至少两个垂直平面上测量病变，并记录相关图像。

（四）图像分析

正常的乳腺超声表现不均匀的腺体组织回声，位于不均匀低回声的脂肪层下方（图 12-28B）。乳腺囊肿（图 12-29A）通常为边界清楚，壁周围光滑的无回声区域，尽管偶尔会有一些内容物。囊肿可单发、多发或有分隔。积乳囊肿是由输乳管阻塞引起的含乳汁囊肿，通常表现为边界清楚，但内部有液平。在某些情况下，乳汁的脂肪成分会使内部回声看起来更明亮。

脓肿表现为充满液性、可能含有一些内部回声的病变，有时可能有气体。脓肿壁厚且不规则，通常发生在乳头周围，也可能发生在乳腺的外周。

纤维腺瘤通常呈卵圆形，回声均匀，形态规则。

髓样癌的外观与纤维腺瘤相似，但回声稍强，边界清晰。

浸润性导管癌形态不规则，回声均匀，多数后方有回声衰减（声影）（图 12-29B），还可能观察到肿块部位的皮肤增厚和凹陷。乳腺肿块多普勒血流成像评估可能有助于肿块良恶性的鉴别诊断（图 12-29C）。

二十、超声弹性成像

超声弹性成像是一种电子增强技术，其中彩色编码与扫查时组织的硬度有关。肿瘤的发展或炎症状态使组织弹性减退，导致组织变硬，乳腺触诊就基于这种组织特性。弹性成像试图通过识别这些差异，并通过在传统的 B 型图像上使用彩色叠加来编码。有两种类型的弹性成像：应变式弹性成像和剪切波弹性成像（SWE）[28]。

应变式弹性成像在扫查过程中需操作者轻度加压。当对扫查区域施加轻微压力时，计算组织的应变或弹性，并在连续帧之间进行比较，用编码形成应变图。

SWE 在超声信号中使用特殊的脉冲，可以检测到由于组织硬度变化引起的声速微小变化。从这些细微的变化中，可以获得硬度的定量值。病灶和周围正常组织之间的关系也可以表示为病灶和周围脂肪组织之间的应变比的数值；比率是通过将病变内的平均应变除以正常组织内的平均应变来计算的。

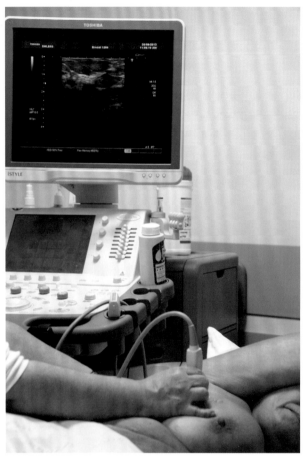

▲ 图 12-28A　乳腺超声扫查的患者体位

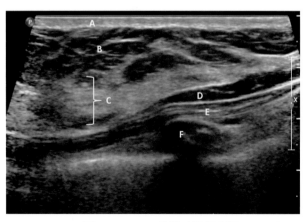

▲ 图 12-28B　正常乳腺的超声图
A. 真皮，需要注意图像右侧的刻度，显示大约为 2mm 厚度；B. 腺体前脂肪层浅层；C. 腺体层（乳腺的腺体组织）；D. 腺体后方脂肪层；E. 胸肌；F. 肋骨 - 注意肋骨下的声影

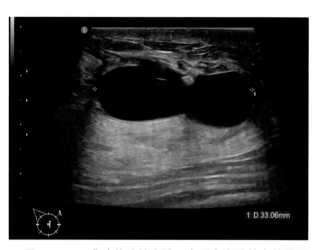

▲ 图 12-29A　乳腺单纯性囊肿，表现为囊肿特有的界限清楚、无回声（无内部回声）病变

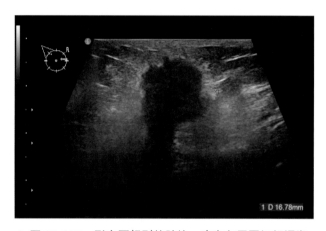

▲ 图 12-29B　形态不规则的肿块，病变向周围组织浸润，这是恶性肿瘤浸润性生长的典型特征。肿块边界不清，与周围正常组织相比呈低回声

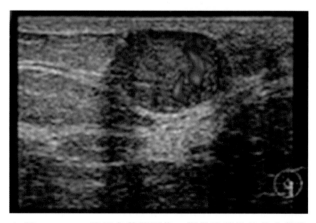

▲ 图 12-29C　能量多普勒图像，评估乳腺肿块的血管分布可能有助于肿块良恶性的鉴别诊断。能量多普勒能敏感的检测到肿瘤内低速的新生血管

弹性成像可以显示一些以前无法检测到的病变，并且比标准 B 型成像更容易显示几乎看不到的病变，并且具有更高的准确性，从而提高了乳腺超声的临床诊断能力。

图像分析

附图展示了 SWE 图像与灰阶（B 型）超声图像的比较。彩色标尺设置为蓝色表示为可压缩或具有弹性的结构，绿色或红色表示为更坚硬的组织结构。

在图 12-30A 中，颜色覆盖层是均匀的蓝色，根据颜色编码标尺（在这些图像上未示出），这表明病变硬度与周围组织相当。结合弹性成像图像及灰阶超声表现（卵圆形、回声均匀、边界规则）得出纤维腺瘤的诊断。

在图 12-30B 中，被检查的病变中心颜色明显不同。特别是深红区，位于色标的另一端，表明病灶硬度值高。结合弹性成像图与灰阶超声图像，得出乳腺癌的诊断。

二十一、超声容积成像

容积成像或全乳超声（WBUS）是一种乳腺超声检查技术，在乳腺的皮肤表面使用电机驱动的宽的超声探头，可以采集乳腺内侧、外侧、中央的全视野体积[29]，也被称为全自动乳腺超声（ABS）或全自动乳腺容积成像（ABVS）。

（一）适应证

超声容积成像被用作乳腺 X 线摄影技术的辅助手段，尤其是对于较致密的乳腺，其被认为是乳腺癌的主要危险因素[30]。

（二）患者准备

检查前，受试者应适当脱去衣物，仰卧位并适当斜躺(图 12-31A)。对乳腺覆盖有一次性网状薄膜，有助于增加乳腺的稳定性、加压、使用声学耦合和感染控制。

（三）成像过程

高频（5～14Mhz）微凹探头（长 15cm）位于一个透明的塑料桨状外壳中，将其放在受检者的的乳

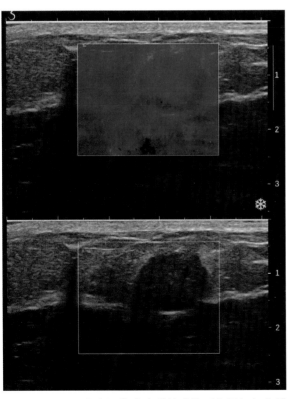

▲ 图 12-30A　乳腺纤维腺瘤弹性成像（上图）与灰阶超声图像（下图）

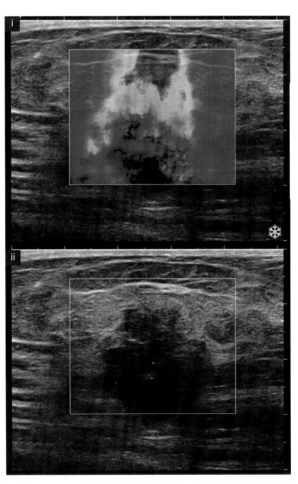

▲ 图 12-30B　乳腺癌弹性成像（ⅰ）与灰阶超声图像（ⅱ）

腺上，施加一些压力，探头的指针对准乳头。

单次成像可以获得横向轴向截面，随后由最外侧至最内侧，包括从腋窝中部纵向延伸到乳腺正下方的肋骨区域，以及从胸骨中部横向延伸到肩部的区域。每次扫描大约需要 40~60s。整个乳腺需要多次扫描来覆盖。每次扫描的长度为 17cm，视野为 17cm×15cm，深度为 5~6cm。

（四）图像分析

图像采集后，根据数据重建一系列 2mm 冠状切面图像，操作者在图像上标记乳头位置（图 12-31B）。与其他 3D 数字成像采集一样，可通过进一步的重建在任何平面进行观察。图 12-31C 显示了一例 53 岁女性左乳腺浸润性导管癌的超声容积成像。癌灶表现为一个较暗的区域，大小约为 100mm×60mm×23mm，在重建的冠状切面上显示最清楚。

超声容积成像的优点是减少了图像采集的操作者之间的误差[31]，并能够更好地覆盖乳腺组织[32]，在单个图像上可以看到病变全貌，以便进行精确测量。尽管可以在小至 0.5mm 的切面厚度下进行重建，但是容积成像比传统超声检查图像质量差，特别是在乳晕区域周围及不规则形状和位于腺体周边的病变中[33]，并且目前的容积超声无多普勒超声或弹性成像等辅助技术。

二十二、乳腺 MRI

乳腺 MRI 不应作为独立的诊断工具，但它可能是三重评估过程中解决问题的有效辅助手段。乳腺 MRI 可以检测到传统成像中无法发现的病变，灵敏度高但特异性低。在年轻女性的致密乳腺中，钼靶摄影对乳腺癌的敏感性降低，此时可能需要进行 MRI 检查。MRI 引导下的乳腺活检应用越来越广泛，特别适用于仅在 MRI 上显示的病变。

（一）适应证

1. 术前评估浸润性乳腺癌

MRI 可用以评估病变的范围，以及同一乳腺或对侧乳腺内未发现的其他病灶。目前的 NICE 指南建议下列人群进行 MRI 检查：①其他成像方式和（或）临床评估结果有差异的浸润性乳腺癌患者；②致密型乳腺患者；③需要评估浸润性小叶癌肿瘤大小的

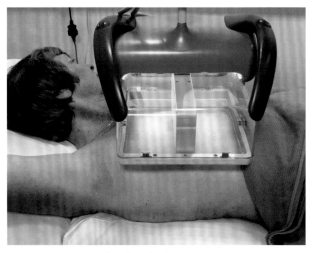

▲ 图 12-31A 乳腺全容积超声，使用透明塑料外壳的自动化探头

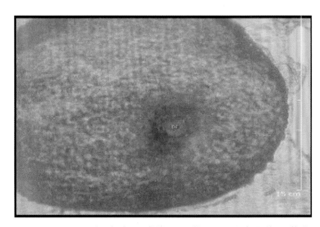

▲ 图 12-31B 超声容积成像，冠状切面重建图像，蓝色标记为乳头位置。这是正常的导管形态

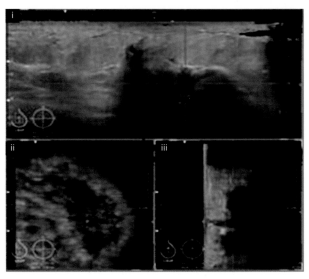

▲ 12-31C 超声容积成像，横断面（ⅰ）、冠状切面（ⅱ）和矢状切面（ⅲ）重建图像

潜在保乳手术患者[34]。病变的范围和乳腺的大小都是治疗方式选择（如乳腺肿瘤切除术或乳腺根治术）的参考因素。尽管乳腺肿瘤切除术后局部复发率略高，对于许多女性来说，保乳手术（乳腺肿瘤切除术）仍是首选，乳腺肿瘤切除术联合放疗的总体预后与乳腺根治术相同[35]。

2. 监测对新辅助化疗（NAC）的反应

NAC 是在术前进行的化疗，已被证明患者生存率等同于辅助化疗。如果患者对化疗有反应，大的肿瘤可以缩小，从而达到保乳手术的指标。MRI 可以在化疗前、化疗期间和化疗后进行，用于监测肿瘤对化疗的反应。这不仅可以显示肿瘤大小的改变，还可以反应 NAC 诱导的血管动力学变化（如血流流入和流出率）[36]。

3. 乳腺癌高危患者的筛查

在高风险乳腺癌女性中，如果有明确的家族史、遗传倾向或霍奇金病有胸部放疗史，MRI 常与乳腺 X 线摄影结合作为筛查工具。在以下群体患乳腺癌的风险增高。

- 携带 BRCA1+BRCA2 基因。
- 有明确的乳腺癌家族史。
- 有乳腺癌或卵巢癌病史。

在英国，根据 NICE 指南，这些患者由遗传学家进行长期跟踪随访，并对 20~49 岁年龄组的特定人群进行 MRI 年度监测。MRI 尤其适用于年轻女性的致密型乳腺，建议在月经周期的第 6~16 天进行 MRI 检查，以最小化因激素水平导致假阳性的风险[37]。

4. 乳腺假体植入物破裂的评估

乳腺假体植入的女性数量正在增加。少数情况下，植入物硅胶包膜可能破裂，导致疼痛和焦虑，有时候类似于癌症。乳腺内植入物形状或质地变化等症状提示破裂。MRI 可用于区分囊内和囊外破裂，如果囊外破裂，植入物 / 硅胶可能需要手术移除。

5. 假体植入物患者的乳腺癌复发的诊断

乳腺癌复发可能发生在植入物内，尤其是在乳腺癌术后植入的植入物。硅胶的密度使得其他成像方式难以评估乳腺情况。

6. 原发灶不明的恶性病变的鉴别

原发灶不明或怀疑乳腺癌是原发灶的病例。如果乳腺 X 线摄影结果阴性，可能需要进一步进行乳腺 MRI 检查。

（二）患者准备

患者无须特殊准备。

（三）禁忌证

MRI 的标准禁忌证。

（四）成像过程

对乳腺和胸壁同时进行扫描。

（五）患者体位（图 12-32A 和 B）

患者俯卧位，两个乳腺位于专用的双侧乳腺线圈内。这种体位可以让乳腺在乳腺线圈的中心内自然悬空，尽量减少皮肤褶皱和乳腺组织的变形。由于线圈尺寸和磁体孔直径固定，在乳腺较大的患者中很难实现标准定位，但摆位不良会导致伪影，从而掩盖病变，或导致乳腺组织位于线圈之外而不在成像视野内。软垫和软的卷轴可以用来最大限度地提高患者的舒适度和合作性。手臂放在头部上方或侧面下方的位置，这取决于线圈设计；但是扫描时将手臂放在两侧能够最大程度将乳腺组织置于线圈内。最新的设备可以扫描和活检使用同一个线圈。

（六）乳腺癌扫描序列

(1) 多平面定位像，用于规划乳腺扫描的序列。

(2) T_2 加权轴位快速自旋回波（TSE），乳腺中的脂肪为中等信号强度，乳腺组织本身的信号强度从纤维化的低信号到囊肿的高信号不等。

(3) T_1 加权轴位 3D 扰相梯度回波序列，正常乳腺组织和纤维化为低信号，脂肪为中 – 高信号，良性和恶性病变表现为低信号。该序列能够很好地评估病变的形态学特征。

(4) 具有脂肪抑制的动态轴位 T_1 3D 梯度回波序列，该序列成像先在注射对比剂之前进行，以确保对比剂给药后对病变是否强化有正确的判断，扫描时间约 60s，并在注射对比剂后 7min 内重复扫描。

(5) DWI：现已较为广泛地应用于临床。

（七）乳腺假体植入物评估序列

(1) T_2 加权快速自旋回波（TSE）序列，轴位。

(2) 短时反转恢复序列结合水抑制序列（仅硅胶），轴位和矢状位。

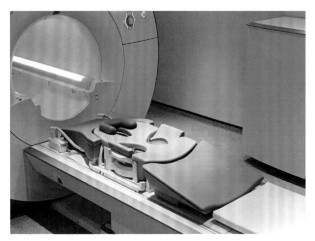

▲ 图 12–32A　专用双侧乳腺线圈示意

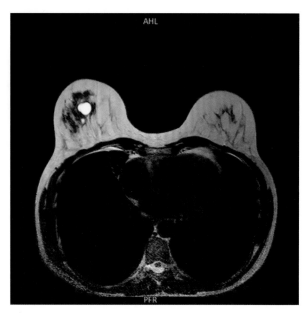

▲ 图 12–32C　T₂加权快速自旋回波（TSE）序列，轴位图像显示右乳高信号良性囊肿

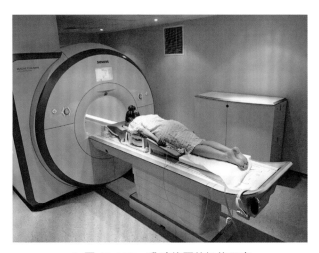

▲ 图 12–32B　乳腺线圈的摆位示意

（八）对比剂及注射参数

用量	浓度	速率
静脉注射，0.1mmol/kg		高压泵注射速率 3ml/s

（九）图像分析（图 12–32C 和 D，图 12–33A 至 D，图 12–34A 和 B）

乳腺 MRI 的评估广泛采用基于美国癌症研究中心的 BI-RADS MRI 词典[38]。通过评估乳腺病变的大小、形状和增强特征来区分良性或恶性。典型的良性病变为圆形，边缘光滑，内部有分隔。恶性病变在 T₁ 加权成像上常为低信号，在 T₂ 加权成像上常为低至中等信号，但表现不一；如果病灶有毛刺或边界不规则，则很有可能是恶性病变。

动态增强图像的分析包括绘制可疑病变的感兴趣区，以及通过软件生成该感兴趣区的对比剂摄取

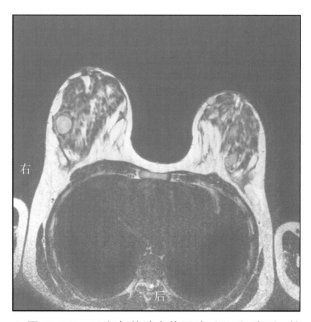

▲ 图 12–32D　T₂加权快速自旋回波（TSE）序列，轴位图像显示双侧乳腺多发良性纤维腺瘤，呈中 – 高信号，边界光滑

曲线。选择的区域应该为可疑病变或形态上考虑为病变的区域。

对比剂强化和流出的模式有助于对病变定性诊断，但也存在良性病变表现为恶性特征的情况，反之亦然。在良性病变中，强化程度通常随着时间的推移而增加（1 型增强曲线，图 12–33B），但如果在早期摄取后出现平台期，这可能提示是恶性

的（2 型增强曲线，图 12-33D）。强化程度早期快速上升并随时间推移而下降的模式强烈提示恶性肿瘤（3 型增强曲线，图 12-34A 和 B）[39]。然而，这3 种曲线存在相当大的重叠，一些良性病变也可以表现为恶性强化曲线，反之亦然。MRI 不是评估乳腺病变的独立手段，但它是乳腺影像学评价的重要部分。

这就表明判断病变为恶性的可能性需联合三重评估共同进行。可疑的病变可以被召回进行超声引导活检。如果在超声引导下找不到病灶，则考虑MRI 引导下活检。

在扩散加权成像上，恶性病变的表观扩散系数（ADC）值明显低于良性病变，表明恶性病变的扩散受限[40]。

（十）常见良性肿块及其 MRI 表现

- 囊肿，T_2 加权成像为高信号，T_1 加权成像为低信号，囊壁光滑。增强后一般无强化，除非有炎症改变，可能看到局部边缘强化。

- 纤维腺瘤。良性病变边缘特征，增强后可见无强化分隔。典型表现为 1 型增强曲线，但有时也可早期快速强化。

- 含脂肪病变通常是良性的，T_2 和 T_1 加权成像表现为高信号，脂肪抑制图像表现为低信号[41]。

（十一）常见恶性肿块及其 MRI 表现

1. 导管原位癌（DCIS）

DCIS 是一种多种级别的肿瘤，在 MRI 上可能无法显示。它可能有非肿块样强化，可以成簇状、导管状、线状或节段状。血流动力学评估作用不大，因为该病灶表现为缓慢的流入增强，延迟期没有明显的流出（1 型曲线）[41]。

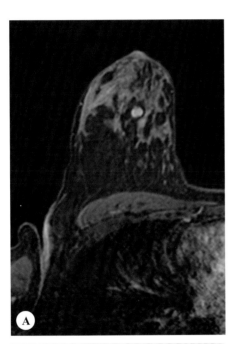

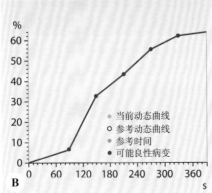

▲ 图 12-33A 和 B　可能良性病变的动态增强图像（A）及相应的 1 型增强曲线（B）

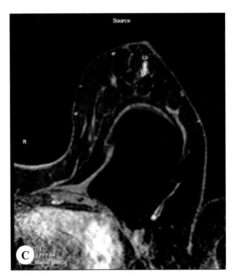

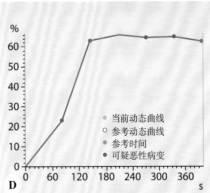

▲ 图 12-33C 和 D　可疑恶性病变的动态增强图像（C）及相应的 2 型增强曲线（D）

2. 小叶癌

MRI 检出浸润性小叶癌的敏感性高于钼靶和超声，并且可以更准确地评估病灶大小。典型的小叶癌表现为多中心 / 多灶性伴毛刺状的病变，有结构扭曲。增强往往是非对称的，呈导管型、节段型、区域型或弥漫型，而不是典型的肿块样强化[41]。

3. 浸润性导管癌

最常见的乳腺癌类型，病变形状是其最重要的诊断特征，常表现为不规则形和毛刺。这些病变通常表现为 2 型或 3 型流出型曲线，边缘环形强化或不均匀强化[41]。

4. 炎性乳腺癌

MRI 典型表现是多个小的融合的肿块，边缘不规则 / 有毛刺，呈不均匀强化。大多数情况下可见皮肤增厚，有助于病变检出[41]。

（十二）乳腺假体植入物的 MRI 表现（图 12-34C）

MRI 可用于评估硅胶植入物的破裂[42]。可采用硅胶敏感序列（水抑制 STIR）的非对比增强检查。此时，包括脂肪和液体在内的所有组织的信号都被抑制，只有硅胶是高信号。

1. 囊内破裂

植入物周围组织纤维化形成纤维囊，囊内破裂时纤维囊保持完整，破裂的硅胶局限于纤维囊内。MRI 上看到的舌征为自由漂浮的破裂的植入物外膜，提示为囊内破裂。

2. 囊外破裂

MRI 上看到植入物包膜外有游离硅胶，可评估植入物的损伤程度。

（十三）MRI 引导乳腺活检（图 12-34D 和 E）

只有在超声或钼靶无法立体定向引导活检的情况下，才会进行 MRI 引导下的乳腺活检。通常，当在 MRI 上怀疑有病变时，即使在最初的超声检查中没有发现病变，"二次观察"的超声检查也能为活检提供指导。

该技术仅限于在乳腺专科开展，需要一个专业团队在 MRI 的引导下对病灶进行扫描和活检。只需要局部扫描待活检的病变位置，辅助活检。有时会出现之前发现的病灶活检时病变却无法显示的情况，这可能是之前的病变为激素变化引起的乳腺内假阳性强化。一旦确定病变位置，活检应该在严格的安

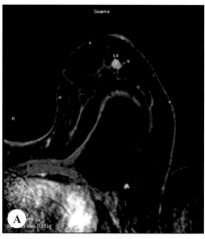

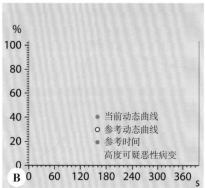

▲ 图 12-34A 和 B　高度可疑恶性病变动态增强图像（A）及相应的 3 型增强曲线（B）

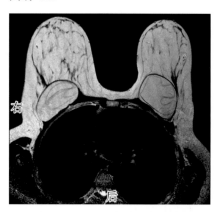

▲ 图 12-34C　T_2 加权快速自旋回波（TSE）序列图像显示双侧乳腺假体植入物囊内破裂

全条件下进行，因为使用的一些设备可能与磁共振设备不完全兼容。

二十三、放射性核素显像

（一）前哨淋巴结成像

前哨淋巴结成像可以显示注射部位的淋巴引流

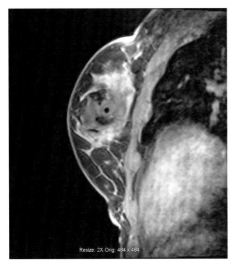

▲ 图 12-34D　乳腺活检矢状位检查图像显示活检针的截面（病灶中央有小的黑色圆圈）

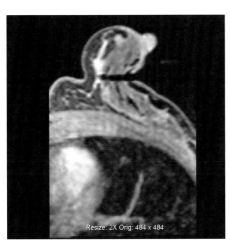

▲ 图 12-34E　乳腺轴位活检图像显示针从侧面的进入位置及全长，以及针与病变的关系

路径。前哨淋巴结（SLN）是从注射部位引流淋巴的第一个区域淋巴结，并且可能是接收原发性肿瘤的淋巴转移细胞的第一个节点。

外科医生通过淋巴闪烁显像成像能够轻松识别和活检 SLN。这项技术可以识别前哨淋巴结，但不能确定它是否与癌症有关。然而，该技术能够指导外科医生快速找到前哨淋巴结。有研究报道，前哨淋巴结活检是一种安全、准确的腋窝淋巴结筛查方法[43,44]。

SLN 的检测和定位可能包括放射性物质、彩色或荧光染料、术前闪烁成像和术中伽马探针定位，随后手术去除检出的前哨淋巴结。尽管对乳腺癌

SLN 的方案已达成共识，但并未就所有细节达成共识。关于放射性核素显像剂的粒径、注射最佳途径、闪烁显影和术中检测的时间以及是否应考虑腋窝外淋巴结等方面，都存在争议。此外，所使用的特定放射性核素显像剂和技术还应当遵循当地的可获得性、法规和实践指南[43]。

静态、动态和单光子发射计算机断层扫描 / 计算机断层摄影（SPECT-CT）在前哨淋巴结成像中都有应用。SPECT-CT 可以提供互补的功能和解剖信息，已被证明优于平面成像。优点包括更精确的解剖定位、更好地识别注射部位的污染或溢出从而减少假阴性的数量。它还可能改变淋巴结活检的手术方法[45]。

建议在任何手术前进行该影像学检查，因为患者腋窝和腋窝外区域的乳腺淋巴引流是多变的。

1. 适应证

前哨淋巴结活检用于乳腺癌患者腋窝淋巴结的分期。

2. 患者准备

除标准的检查前准备外，附加要求如下。

● 最近的乳腺 X 线检查（1 个月）。

如果有妊娠的可能，该检查应该推迟，直到获得妊娠试验阴性的结果。

3. 患者体位和成像方式

（1）前位：患者仰卧在检查床上，受检侧乳腺的同侧手臂外展直至垂直于身体（图 12-35A）。伽马照相机平行于检查床放置，并且尽可能靠近患者的前表面。应使用表面标记来确保视野包括整个胸腔、下颈部和肱骨近端。

（2）侧位：患者仰卧在检查床上，受检侧乳腺的同侧手臂伸过头顶（图 12-35B）。伽马照相机平行于患者放置，并且尽可能靠近患者的侧面。

4. 成像过程

如下所述获得动态图像和平面图像。

（1）动态（血流）成像：可以为前哨淋巴结定位提供有用的信息。应在所有注射完成后，立即开始采集。使用动态帧序列和时间 - 活度曲线分析摄取模式。

（2）平面成像：应在注射显像剂后 15~30min、1h 和 2~4h 采集图像，此后根据需要可在 18~24h 进行采集。每次图像采集持续时间为 3~5min。选择一个大视野的探测器，像素大小约 2mm、矩阵 256×256。可通过 ^{57}Co 或 ^{99m}Tc 泛源来跟踪患者的身

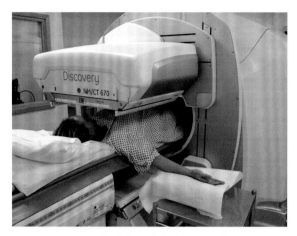

▲ 图 12-35A　前哨淋巴结成像的患者体位（前位）

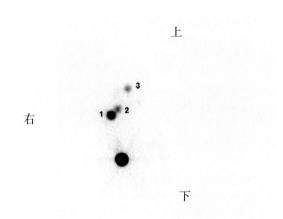

前位像，双臂展开与身体呈 90°，3 个淋巴结显示摄取

▲ 图 12-36A　**Anterior planar abnormal study.**

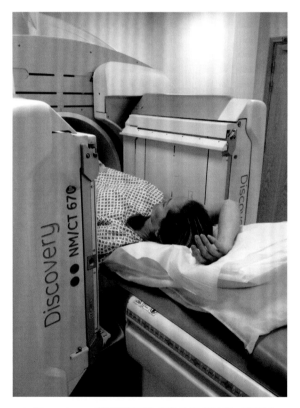

▲ 图 12-35B　前哨淋巴结成像的患者体位（侧位）

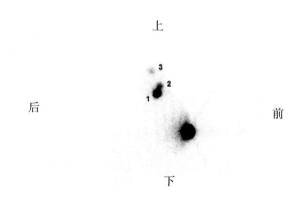

侧位像，手臂上举过头，3 个淋巴结显示摄取

▲ 图 12-36B　侧位平面异常影像

矩阵大小为 128×128（4～5mm 像素）和 360° 以上的 120 或 128 个投影，每个投影为 20～25s。理想情况下，低剂量 CT（140kV，2.5mA）应用于解剖定位，如果需要，应进行衰减校正 [45]。

5. 图像分析

早期和延迟的平面图像能够检出大多数患者的 SLN。诊断前哨淋巴结的主要标准是其显像的时间和偶尔显像的淋巴通道（如果进行了动态成像）。前哨性淋巴结不能轻易与二线淋巴结区分，也不一定是摄取量最高的淋巴结，尽管通常情况是如此。

影像报告应描述所获图像所对应的方向、检查使用的放射性核素显像剂类型、给药方法、注射活度和体积、每张图像上前哨淋巴结的位置，以及任何错误或不准确的来源。应在外科手术前提供图像和报告，以便制订手术计划 [43]。

体轮廓，以作为摄取的参考，或可使用 ^{57}Co 或 ^{99m}Tc 点源来跟踪身体轮廓。图 12-36A 和 B）给出了前位和侧位异常的平面成像的示例。

(3) SPECT-CT：SPETCT-CT 改进了检测节点的解剖定位，通过提供三维图像，提高了空间分辨率。对于图像采集，只需定位一次。SPETCT-CT 还允许修正衰减和散射的影响。检查采集应采用配备 LEHR 或 LEUHR 准直器的双检测器检查系统进行。采集的

6. 放射性核素显像剂与成像参数

放射性核素显像剂	成像参数
平面成像	
手术当天 5~30MBq	LEHR 准直器
^{99m}Tc 胶体 0.05~0.5ml	140KeV 能峰，15% 窗宽
前斜位动态成像	
先 90 帧，10 秒 / 帧；然后 30 帧，60 秒 / 帧	重新格式化成不同时间范围的图像文件

（二）闪烁成像

乳腺闪烁成像是一种非侵入性的诊断工具，可以提供乳腺肿块的生理信息。该检查有专用的小型 15×10cm 和 20×25cm 伽马相机，类似于带有压缩板的乳腺 X 线摄影仪[46]（图 12-37A）。

1. 适应证

- 乳腺 X 线摄影不确定或可疑高危的患者，用于乳腺癌的检出和定位。
- 微钙化灶性质不确定患者，作为补充检查手段，通常存在于手术或活检后的乳腺疤痕组织检查。
- 致密型乳腺和假体植入的乳腺。
- 乳腺癌患者的化疗疗效监测。

2. 患者准备

除标准的检查前准备外，附加要求如下。

- 最近的乳腺 X 线检查（1 个月）。

如果有妊娠的可能，该检查应该推迟直到获得妊娠试验阴性的结果。

3. 患者体位和成像方式

(1) 内外侧斜位

- 小型伽马相机通常与正中垂直方向成 45°。然而，精确的角度将取决于受检者自身。例如，对于非常瘦的女性，乳腺支撑台可能几乎是垂直的。
- 患者面对设备，待检查的乳腺靠近乳腺支撑台。受检者胸腔的外侧边缘应紧贴图像接收器。
- 受检者的手臂放在检查床的顶部，肘部弯曲并落在后面。调整探测器，使乳腺的下缘在图像接收器边缘上方 2~3cm 处（图 12-37B）。

(2) 头足位

- 小型伽马相机垂直向下放置。
- 受检者面向成像设备，双臂放在身体两侧。坐在椅子上，稍微旋转，使检查侧靠近乳腺支撑台水平。该支撑台位于乳腺下皱襞的水平。

- 乳头应在图像感受器板的中线上，呈切线位。
- 受检者的头转向未检查侧，检查侧的肩膀放松下降，以促进乳腺外侧后部的覆盖，使乳腺的外象限与乳腺支撑台接触，并放松胸肌。
- 加压时必须谨慎确保曝光立即进行。曝光一结束，就必须尽快释放压力（图 12-37C）。

4. 成像过程

- 放射性核素显像剂应经可疑异常病变对侧的上肢静脉注入。
- 该成像应参考最近的乳腺摄影图像进行标准的乳腺摄影操作。
- 注射放射性核素显像剂后 5~10min 开始扫描。
- 采集平面图像每次 10min 或 175K 计数。
- 如果可行，应从疑似异常的一侧开始采集每个乳腺的平面图像。

  附加扫描如下。

- 腋窝成像。
- 双峰投影。

  图像后处理如下。

- 图像处理应在计算机工作站上进行，以便进行后处理和对比度调整。
- 为了优化图像解析，可以考虑采用多种显示参数，包括灰度线性显示、彩色和对数显示。
- 如果使用彩色标尺，线性单色优于多色[46]。

5. 图像分析

正常乳腺与腋窝对放射性核素的均匀摄取一致（图 12-38A）。恶性病变局部摄取的浓度是高度可变的。

中 - 重度摄取的轮廓清晰的病灶提示为恶性肿瘤[46]（图 12-38B）。

图 12-38C 展示了专用设备区分图像中两个独立病灶的能力。该病灶在乳腺 X 线摄影中表现为实性病灶。

6. 放射性核素显像剂与成像参数

放射性核素显像剂	成像参数
经健侧注射 740~1110MBq 的 ^{99m}Tc- 甲氧基异丁基异腈进入对侧乳腺进行病灶显像 注射后 5~10min 采集图像	高分辨率小型伽马相机 140keV 能峰，15% 窗宽

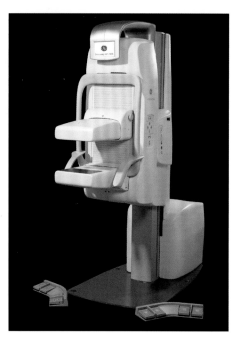

▲ 图 12-37A　乳腺闪烁成像专用设备

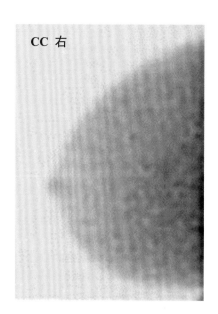

◀ 图 12-38A　正常乳腺的头足位闪烁成像

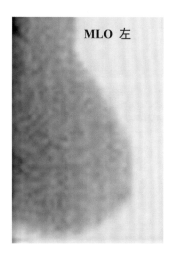

◀ 图 12-37B　正常乳腺的侧斜位闪烁成像

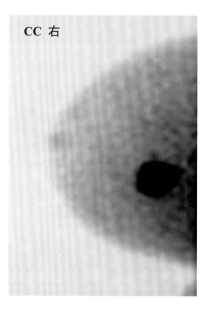

◀ 图 12-38B　乳腺病变的头足位闪烁成像

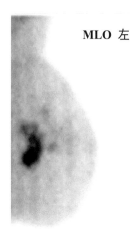

◀ 图 12-37C　乳腺病变的侧斜位闪烁成像

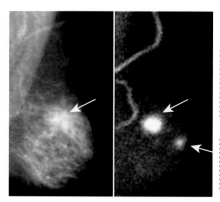

乳腺 X 线摄影和 MBI 上都看到 20mm 的癌灶

另一个 10mm 癌灶仅在 MBI 可见

▲ 图 12-38C　乳腺闪烁成像与乳腺 X 线摄影检查的比较
　　由 GE Medical 提供

第13章 其他成像技术

Miscellaneous procedures

一、急诊医学影像学

医学影像检查技术的进步已经明确了医学影像学在重大创伤环境下重症患者管理中的基础性作用。严重创伤（系统性创伤或多系统创伤）包括可能导致死亡或残疾的多种严重伤害[1]。这些伤害可能包括头部创伤、枪伤、跌倒、挤压伤和道路交通事故（又名机动车事故）等[2]。创伤的性质和程度可以用损伤严重程度评分（ISS）进行量化。Baker 等（1974）提出的损伤严重程度评分 ISS 采用了一种解剖学评分系统，基于患者的临床和影像检查来评估，使用 3 个不同解剖区域的最高分数来计算得分。严重创伤是指 ISS≥15 分[3]。

重大创伤被广泛认为是 45 岁以下患者死亡和发病的主要原因[4]。临床管理此类患者的主要目标是减少死亡和残疾。这可能需要外科医生、麻醉医生（麻醉师）、护士、放射科医生和放射科技师等专业人员之间的跨学科合作。主要任务是尽快使患者的身体机能稳定下来，从创伤到复苏和治疗的时间是死亡率和发病率的最重要因素。美国外科医生学会高级创伤生命支持（ATLS）可用于标准化复苏和随后的工作流程。创伤生命支持是由整形外科医生 James Styner 创立的，他在1976年经历了一场悲剧性的空难，他的妻子不幸离世，他和 3 个孩子受了重伤，Styner 目睹了自己和家人在创伤处理上的协调问题[5]。

高级创伤生命支持的目标如下[6]。

- 迅速准确地评估患者的病情。
- 按优先顺序对患者进行复苏和使患者稳定。
- 明确患者的需求是否超出了医疗机构的能力。
- 适当安排患者的最佳护理。
- 确保提供最佳的护理。

高级创伤生命支持主要审查 5 个要素。

(1) 气道评估，包括清理和维持气道。颈椎固定可防止进一步损伤。

(2) 呼吸和换气，评估患者是否有气道阻塞、张力或开放性气胸、血胸、连枷胸、肺挫伤和心脏填塞等症状。

(3) 循环和出血的控制，建立静脉通路，并开始适当的治疗干预。

(4) 障碍和神经系统评估，对患者的警惕性、言语刺激反应、疼痛刺激反应或无反应水平进行评估。

(5) 环境，使患者感到舒适并保持温暖。

影像科初步检查

影像检查的初步成像检查通常将由患者就诊时的状态决定。

- 如果怀疑患者呼吸困难有气胸，可进行胸部数字 X 线摄影。英国骨科协会和英国脊柱外科医生协会建议颈椎检查可以使用多排螺旋 CT，以便清晰显示病变[7]。

- 创伤超声重点评估（FAST）可用于寻找心包和腹腔内游离液体。对于严重受伤需要剖腹手术的患者创伤超声重点评估的鉴别作用很小，不应拖延时间，应立即转移到多排螺旋 CT（MDCT）室进行检查[8]。创伤超声评估在重大事故或有多人伤亡情况下的分诊和创伤患者的院前评估方面发挥着重要作用[10]。

- 如果患者处于深度休克、静脉输液无反应或明确显示出血部位，初次评估使用影像检查可能被认为是不合适的。在这种情况下，可以直接将患者转移到手术室。

- 在一些欧洲国家和北美国家，一旦患者到达急诊科，一种常见的做法是立即进行 MDCT 检查。然而，REACT 2 试验的结果表明，"CT 优先"并不会降低医院死亡率，反而会导致患者更高的辐射剂量[11]。

本章后面将介绍使用多排螺旋 CT 和 CTA 进行检查间接成像。

二、急诊 CT

目前 MDCT 对于评估重大创伤患者被广泛应用，因为它能够快速地提供高质量的图像。要做到这一点，必须具备以下几个要素。

- 理想情况下，所有的成像设备都应该位于急诊科内或附近，包括 MDCT 和介入放射学诊疗。最短的转移时间可以降低发病率和死亡率。
- MDCT 检查室应配备有生命支持设备（如监测设备和氧气等）。此外，房间的设计应便于患者的进出，并为进行连续监测和观察提供通畅的视野。
- MDCT 检查室应全天 24h 开放。在扫描设备出现故障或计划设备保养维护期间，应制订应急计划方案。
- MDCT 工作人员（如放射技师、放射科医生和护士）必须具备足够的培训和经验，以应对急诊医学不可预测的特点[1]。
- 对重大创伤 MDCT 方案必须进行演练，以证据为基础，并做定期审核。该演练是为了提供足够的信息，以避免遗漏，并快速审查和书写报告[2]。计划的扫描方案可能会受到可用探测器排数的限制。具体来说，这将影响准直宽度、多平面重建图像质量和是否决定进行全身多期（动脉和静脉）CT 扫描（WBCT）。
- MDCT 图像需要提供及时和准确的报告，他们会对患者管理和评估提供最大的帮助。

（一）患者转送到 MDCT 室的准备

1. MDCT 的申请

急诊 MDCT 方案将包括患者即将到达检查室进行紧急扫描的流程。这可能需要重新安排非优先级的情况。多学科团队每个成员的角色和职责将构成本流程的一部分。紧急 MDCT 申请应提供尽可能多的信息。应包括以下方面。

- 患者的个人信息。
- 受伤的类型（如坠落、袭击或道路交通事故）、范围及严重程度。
- 血流动力学状态（稳定或不稳定）。

- 基于初步临床评估的关注区域范围。

2. 静脉注射通道

使用对比剂的首选途径是经右肘窝。经左肘窝注射可导致较高的弥散率和血流延迟。只能通过中心静脉进入。最重要的是中心静脉的注射速率最高可达到 4ml/s[3]。

3. 稳固性骨折的处理

- 疑似骨盆骨折应采用"包裹法"来固定。治疗方法包括使用普通折叠床单包裹住患者的骨盆周围。骨盆尽量少移动。
- 保肢操作或夹板固定应在做 MDCT 检查前完成。

4. 导尿管的应用

对所有危重患者均应置入导尿管（有禁忌证或 CT 扫描严重延迟患者除外）。检查前必须夹住导尿管。

（二）MDCT 急诊成像方案

与标准的 X 线检查、超声检查和选择性 CT 检查相比，WBCT 具有明显的优势，可帮助医务人员对短时间内危及生命的伤害进行全面的了解。WBCT 的一个的缺点是对于不需要检查的多个身体部位进行扫描，患者其辐射剂量会增加。

与标准扫描相比，已有证据表明 WBCT 并不能降低住院死亡率[4]。然而，临床普遍认为 WBCT 更适用于快速诊断紧急病例[5]。最终，将综合患者的临床症状、损伤机制及设备性能等因素确定合适的扫描方案。

根据以下因素选择进行 WBCT（包括但不局限于以下情况）[5-7]。

- 以 65 公里 / 小时（40 英里 / 小时）的速度发生的道路交通事故。
- 6 米以上高度跌落（20 英尺）。
- 从机动车辆中弹射出去。
- 被车撞飞出 3 米（10 英尺）或被车辆碾过。
- 被刀刺穿腹膜。
- 头部、颈部、胸部、腹部和腹股沟有贯穿伤。
- 创伤性脊髓损伤。
- 腹部内脏创伤。
- 连枷胸。
- 重大工业事故。
- 重大的袭击事件。

（三）选择性急诊 MDCT

1. 头部

严重的头部损伤可导致死亡或永久残疾，及时的影像学检查和手术治疗有助改善于预后。超急性颅脑损伤的评估采用从头顶到颅底的扫描。影像学检查评估骨折，以及硬膜外、硬膜下和蛛网膜下腔出血。进行连续扫描以评估损伤的真实程度并监测进展情况。

2. 面颅骨

MDCT 为复杂骨折的成像提供了优质的视觉效果。多平面重建和三维重建有助于制订外科手术的计划。患者头枕在头枕上，手臂放在患者身体两侧仰卧在检查床上，下颌降低，使瞳间线与地面平行。扫描计划从下颌骨下方到额窦上方。64 排 CT 的常规扫描方案：准直 0.6mm，层厚 / 层间距 3mm/3mm，骨算法（图 13-1A），0.75mm/0.7mm 轴位重建，3mm 冠状位 / 矢状位 MPR（图 13-1B 和 C）。

3. 脊柱

在受伤明显时，脊柱创伤可能导致暂时或永久性的残疾，或通常由于机械性不稳定而延迟发作。MDCT 可以很好地描述生物力学性骨损伤（如压缩性骨折、移位或旋转）。虽然 CT 可以用来评估脊髓损伤，但 MRI 是首选方式[8]。患者仰卧，双臂置于身体两侧以保护颈椎。从外耳道水平至第 1 胸椎水平进行扫描。为了评估颈椎和腰椎，患者将手臂举过头顶。如果要评估患者的整个脊柱，则双臂应放在身体两侧。64 排 CT 的常规扫描方案：准直 0.6mm，层厚 / 层间距 5mm/5mm，骨算法，0.75mm/0.7mm 轴位重建，3mm 冠状位 / 矢状位 MPR（图 13-1C 至 F）。

4. 胸部

胸部损伤被列为最常见的道路交通伤害的第 3 位[9]。MDCT 有助于血管损伤、气胸、膈损伤、实质挫伤和气管支气管损伤的快速检查。

5. 腹部

损伤的类型会影响腹部损伤的性质和程度。MDCT 用于评估血管损伤和确定实质脏器损伤的特征（如部位 / 分级）。脾脏和肝脏挫伤是最常见的钝性伤类型。

患者仰卧，双臂举过头顶。64 排 CT 的常规扫描方案：准直 1.2mm，层厚 / 层间距 5mm/5mm，软组织算法，2mm/1mm 轴位重建，5mm 冠状位 MIP。

将 75ml 的 350mgI/ml 对比剂以 5ml/s 的速率注射（在 T_{11}/T_{12} 椎体水平监测跟踪注射），然后注射 50ml 生理盐水。如果需要，可以进行延迟扫描。扫描计划范围从膈肌到耻骨联合。按照要求重建 MIP 图像（图 13-1G 和 H）。

6. 盆腔

骨盆损伤是多发伤后常见的损伤部位。骨盆环骨折与相关的血管或软组织损伤需要快速评估，因为它们会影响患者的发病率和死亡率。

7. 四肢

X 线平片可用于评估四肢损伤的性质和程度。MDCT 在评估复杂骨折、半脱位和血管损伤方面有重要作用。

（四）全身 MDCT 扫描成像方案

MDCT 扫描方案根据机构指南的不同而不同，标准方案包括非对比剂 CT 平扫和头部、颈部、胸部和腹部 / 盆腔对比增强检查[10]。

1. 示例 1：颅内出血的轴位扫描标准

- 颈椎（扫描范围从枕骨至第 1 胸椎），准直 0.6mm，层厚 / 层间距 5mm/5mm，轴位重建 0.75mm/0.7mm，骨算法，3mm 冠状位 / 矢状位 MPR（图 13-2C）。
- 胸部、腹部和盆腔（扫描范围从第 6 颈椎至耻骨联合），准直 1.2mm，层厚 / 层间距 5mm/5mm，轴位重建 2mm/1.5mm，软组织算法，5mm 冠状位 / 矢状位 MPR。将 150ml 的 350mgI/ml 对比剂以 4ml/s 的速率注射（图 13-2A 和 B）。

示例 1 相关对比剂和注射参数如下。

用量	浓度	速率
150ml	300mg I/ml	6ml/s

动脉期胸部对比剂注射后延迟 25s
腹部和盆腔对比剂注射后延迟 60s

2. 示例 2：从 Willis 环到耻骨联合的 CTA 来评估颅内出血的颅脑轴位扫描标准

示例 2 相关对比剂和注射参数如下。

总量	浓度	速率
150ml	300mgI/ml	4ml/s

对比剂注射后延迟 60s

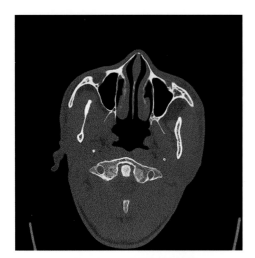

▲ 图 13-1A 面骨轴位图像

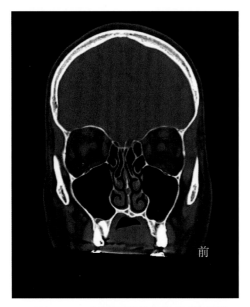

▲ 图 13-1B 面骨冠状位图像和眼眶图像

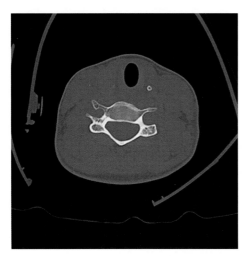

▲ 图 13-1C 颈椎创伤轴位图像

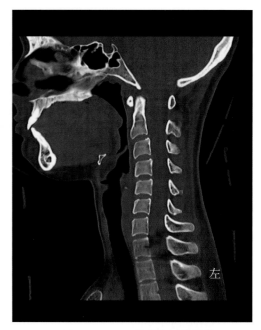

▲ 图 13-1D 颈椎创伤侧位图像

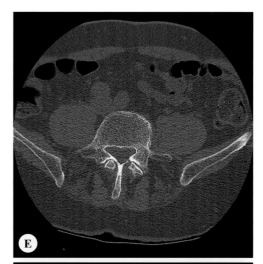

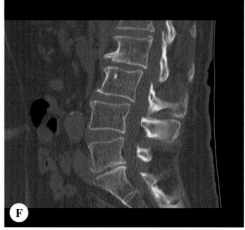

▲ 图 13-1E 和 F 腰椎创伤的轴位（E）和矢状位（F）显示退行性改变，但无外伤

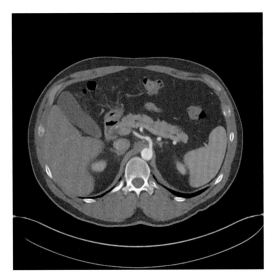

▲ 图 13-1G　腹部 CTA 轴位图像

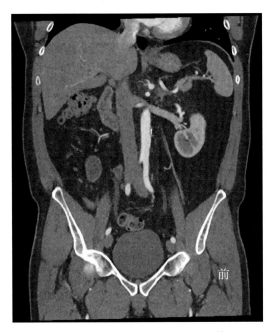

前

▲ 图 13-1H　腹部 CTA MRP 图像

（五）辐射防护 / 剂量

低剂量技术：自动曝光控制（mA）和迭代重建。

预计 DRL（颈部 / 胸部 / 腹部 / 盆腔）：每次完整检查 DLP 为 1429.50mGy·cm。

三、急诊超声（创伤超声重点评估）

人们已经认识到，即使是专家对创伤患者的查体评估都是不可靠的。心包填塞和大量腹腔内出血如果不及时诊断和治疗可能是致命的。因此，诊断这些疾病情况的工具是至关重要的。20 世纪 70 年代，

美国创伤外科医生 Grace Rozycki 开创了一种超声技术，即创伤超声重点评估（FAST），主要用于检测腹腔内出血，而不是检查腹部器官损伤[11]。

该技术的基础是检测可能聚集在身体任何重力依赖区的液体，包括肝周和脾周区域、心包和盆腔。各种扩展方案已被提出，其中扩展创伤超声重点评估，包括检查肺野，被认为是最实用和最有效的方法之一，对创伤患者的敏感性优于仰卧位胸片[12]。肺部超声检查在第 4 章已进行了全面介绍。

急诊超声医学已发展成为一种安全、快速的影像学技术，平均创伤超声重点评估检查时间在 3～4min[13]。它是无创的，且可重复性强，不需要对比剂或任何特殊准备。FAST 虽然不能获得像 CT 扫描一样的的脏器细节，但对于腹腔损伤的检测，其灵敏度为 86%，特异度为 98%，准确率为 98%[14]。

与常规的超声检查相比，在这一特定领域内，FAST 可由仅接受过有限超声培训的专业人员操作来完成操作。所使用的设备体积小，便于运输，因此只要第一反应者接触到患者，创伤超声重点评估就可以应用，检查可能是在救护车上或空中救援时进行的，FAST 甚至已经在国际空间站[15]进行了试验。

（一）适应证

所有急性腹部或心包钝性损伤病史的患者应进行 FAST 检查，以及临床检查怀疑有腹腔出血或心包出血的患者。

（二）禁忌证

即使在紧急情况下，也可能存在禁忌证。

- 如果患者有更紧急的问题（如气道阻塞或心脏骤停）。
- 如果有身体外部损伤，不能直接扫描皮肤（如烧伤）。
- 如果有明确的急诊剖腹手术指征。

（三）患者准备

操作者应在检查前后洗手或佩戴医用（非乳胶）手套。不需要对患者进行特殊的准备，但为了将充盈的膀胱作为声窗，应在任何导管插入术之前对盆腔进行超声检查，暴露接触部位，耦合剂直接涂在皮肤上。

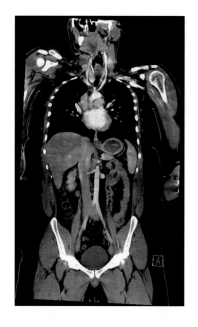

◀ 图 13-2A　全身
CTA 冠状位 MPR

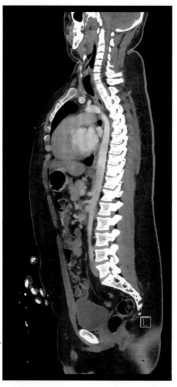

◀ 图13-2B　全身CTA
矢状位 MPR

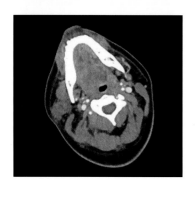

◀ 图 13-2C　颈椎轴
位 CTA 图像

（四）检查流程

探头的形状应适合在肋骨和其他受限的地方之间进行扫描，小半径扇形探头是理想的选择。使用低频率（3～5MHz）以充分穿透深层结构，细节分辨率不是创伤超声的优选事项。焦点和深度应根据患者的体型而定。理想情况下，设备会有一个默认的 FAST 扫描模式。

FAST 检查最好在患者仰卧位时进行，将患者的手臂轻微束缚以允许进行检查操作。如果患者意识清醒，可以通过深吸气使膈肌和上腹部器官向下至肋缘下方来辅助检查。

有 4 个基本观察区来检查液体可能聚集的主要区域[16]。

图 13-3A 显示了肝周切面位置。在矢状切面，探头放置在腹部右上象限，右肋缘与腋中线相交处，并从一边到另一边以肝脏作为声窗，直到清楚显示包括膈肌、肝脏和右肾的莫里森袋（肝肾隐窝）。

图 13-3B 显示了脾周切面位置。在矢状切面，探头位于腹部左上象限，即左肋缘与腋中线相交处，但略高于右侧，最好位于第 9 肋至第 11 肋。探头从一侧移动到另一侧以获得清晰的脾脏图像，并利用该器官作为声窗，同时显示膈肌和左肾。

在图 13-3C 中，在心包切面上，探头几乎平放于患者的上腹壁，同时向头端成角，略微朝向左肩倾斜。需要足够的压力才能使上腹部胸骨下剑突的凹陷显示。正确的成角可以显示心脏的 4 个腔室。

图 13-3D 显示了盆腔切面。探头刚好位于耻骨联合上方，并向尾部倾斜，直到获得膀胱和盆腔脏器的图像，显示女性患者的道格拉斯窝（子宫直肠陷凹），或男性患者的直肠膀胱陷凹。如果需要，可以旋转探头 90° 显示横断面，并再次向足端倾斜来观察。

（五）影像分析

图 13-4A 和 B 来源于急诊 1 例因骑越野自行车摔倒后腹部钝挫伤的成年男性病例的 FAST 检查。图 13-4A 显示了肝周切面，肝肾之间的莫里森囊（肝肾隐窝）内有游离液体。图 13-4B 显示了脾周切面，脾与左肾之间有游离液体，脾结构呈不规则，与破裂相符。

图 13-4C 是另 1 例腹部钝器损伤患者的脾周切面，可见脾脏和膈肌之间及膈肌上方有游离液体。近场可见脾脏损伤。

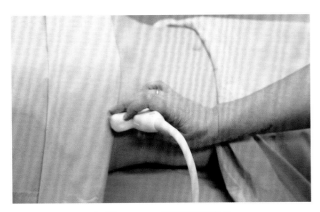

▲ 图 13-3A　肝周切面定位

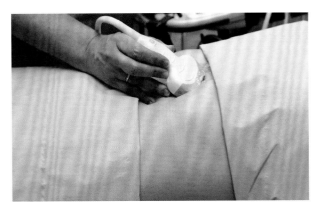

▲ 图 13-3C　心包切面定位

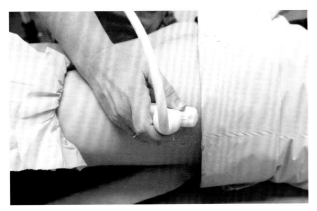

▲ 图 13-3B　脾周切面定位

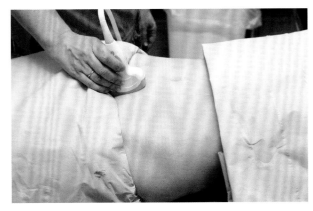

▲ 图 13-3D　盆腔切面

图 13-5A 所示的心包切面有助于实时观察心脏搏动时的 4 个腔室。如图所示，左心室周围心包内的任何游离液体通常呈暗带状，图示中等量的心包积液（箭）。在有心脏问题的老年患者的 FAST 检查中可能会观察到少量游离液体，应考虑到这一点。

并不是所有的急性病例都是创伤所致。图 13-5B 显示了右侧髂窝游离液体，追踪显示液体来自于盆腔。这例 55 岁女性患者的 FAST 检查由于急性腹部症状的疼痛和恶心于急诊就诊。在有明显游离液体的情况下，FAST 检查可见肠漂浮在液体中，肠蠕动将腔内液体与游离液体区分开来。FAST 检查后，CT 扫描显示大网膜肿块，腹主动脉周围淋巴结肿大和右侧附件肿块。大网膜肿块的穿刺活检标本显示为来源于卵巢的恶性肿瘤。

四、软组织超声成像

超声成像在肌肉骨骼的软组织检查中以及腹部器官、颈部、乳腺和心血管系统的检查中起着重要作用，它也用于介入诊疗。例如，经皮穿刺活检和

脓肿引流。

五、软组织 MRI

MRI 或超声可以作为软组织肿胀 / 肿块 / 感染的第一种成像方式。MRI 在术前有助于评估病变特征和范围。对包括软组织肿瘤（如良性脂肪瘤、恶性肉瘤）和感染（如软组织脓肿和骨髓炎）在内的病变，影像学检查旨在显示病变范围、软组织水肿及神经血管结构、骨或关节受累情况[17, 18]。

（一）患者准备

患者无须特殊准备。

（二）成像过程

线圈的选择和患者的位置取决于病变的大小和位置，病变可以出现在中轴骨和附属骨中。对于肉瘤，50% 发生在四肢，且其中 80% 发生在下肢[17]。用 MRI 可见的甘油胶囊贴在皮肤表面上标记肿胀区域很有用。患者被转移到磁共振扫描仪内，使感兴趣区位于磁体等中心处。

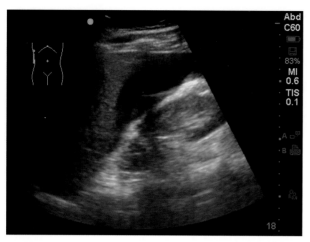

▲ 图 13-4A　肝周切面显示越野自行车事故后患者可能出现包膜下血肿

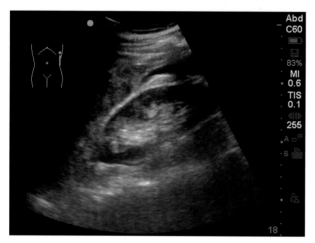

▲ 图 13-4B　与图 13-4A 为同一患者，脾周切面超声扫查显示出血性腹水

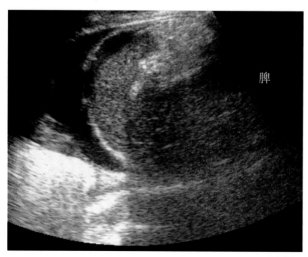

▲ 图 13-4C　另 1 例患者，脾周切面显示有腹水和胸腔积液

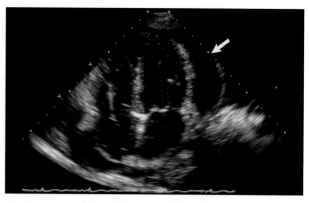

▲ 图 13-5A　心包切面可见心脏的 4 个腔室，在图像的顶部，心尖最靠近探头，箭指示心包积液

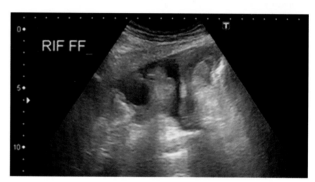

▲ 图 13-5B　右髂窝（RIF）扫描显示有游离液体

（三）序列

(1) 多平面定位像。

(2) 短时反转恢复序列，冠状位 / 矢状位。

(3) T_1 加权自旋回波序列 / 快速自旋回波序列，冠状位 / 矢状位。

(4) 短时反转恢复序列，轴位。

(5) T_1 加权自旋回波序列 / 快速自旋回波序列，轴位。

(6) T_2 加权快速自旋回波序列，轴位。

（四）附加序列

(1) T_1 加权自旋回波序列 / 快速自旋回波序列，矢状位，对比增强后脂肪抑制。

(2) T_1 加权自旋回波序列 / 快速自旋回波序列，轴位，对比增强后脂肪抑制。

（五）对比剂及注射参数

用量	浓度	速率
静脉给药，相当于 0.1mmol/kg		手动推注

（六）图像分析（图 13-6A 至 E，图 13-7A 至 D）

初始成像平面通常位于身体长轴上，矢状位或冠状位成像具体取决于病变的位置。位于侧面的病变最好在冠状位成像，而前部或后部的病变，特别是四肢病变，最好采用矢状位成像。此外，可在轴位图像上观察病变的程度、肌筋膜受累程度，以及与周围结构的关系。

最常见的病变是良性脂肪瘤，具有特征性的 T_1 和 T_2 加权成像脂肪高信号和 STIR 均匀的低信号。脂肪抑制图像上复杂的高信号成分可能提示脂肪肉瘤。典型脂肪瘤不需要对比增强检查。

囊性病变 T_2WI 呈高信号，T_1WI 呈低信号，边缘强化。肌肉内的血肿可能具有复杂多样化，这取决于其中液体和凝血的化学降解状态。

肉瘤是一组起源于软组织的恶性肿瘤，典型表现是 T_1WI 低信号和 T_2WI 高信号。在 STIR 或 T_2WI 序列上，肉瘤可能表现为多样化的，高信号的囊性成分和低信号的出血或钙化成分。肉瘤的特点是由组织学决定的[17, 18]。增强造影可能有助于识别肿瘤边缘与周围水肿，在 T_2WI 或 STIR 成像中，水肿可能与病变呈等信号[17, 18]。

感染组织在 T_2WI/ STIR 成像上呈高信号，在 T_1WI 成像上呈低信号。脂肪抑制有助于消除邻近感染的脂肪组织显示的高信号。增强造影可强化炎症组织勾画出脓肿轮廓，而坏死中心区域不强化。

在骨髓炎中，MRI 显示骨受累和邻近软组织的聚集。在骨髓和软组织中，水肿在 T_2WI 成像上呈高信号，在 T_1WI 成像上呈低到中等信号。T_1WI 成像显示皮质破坏最明显，增强扫描显示骨髓增强，软组织感染和明确脓肿边缘[19]。骨皮质破坏也可以通过 CT 扫描确定。

六、超声引导穿刺活检及介入治疗

介入医学的发展是医学影像学最令人兴奋的发展之一，其介入治疗的影像引导技术主要包括透视、

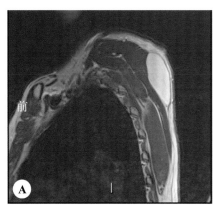
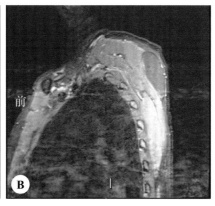

◀ 图 13-6A 和 B　T_1（A）和 STIR（B）序列矢状位图像显示后上胸壁脂肪瘤的典型特征

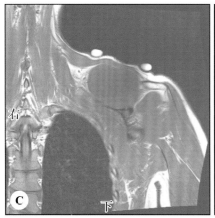
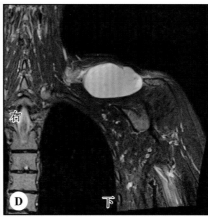
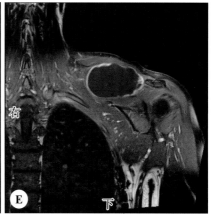

▲ 图 13-6C 至 E　T_1（C）、STIR（D）序列和 T_1 增强（E）图像显示左肩一边缘光滑的良性神经节囊肿的特征。需要注意在皮肤上使用油胶囊作为病变的标记

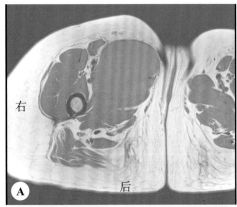

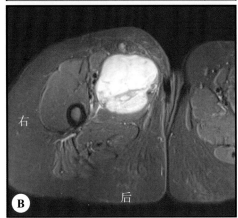

▲ 图 13-7A 和 B　T_1（A）和 STIR（B）横断面图像显示大腿上部可能是软组织肉瘤

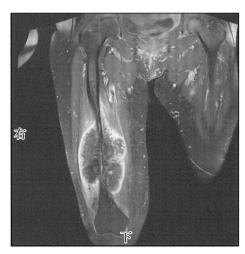

▲ 图 13-7C　增强 T_1 加权脂肪抑制冠状位图像，骨肉瘤中可见低信号骨样基质，以及软组织成分增强的浸润性肿块

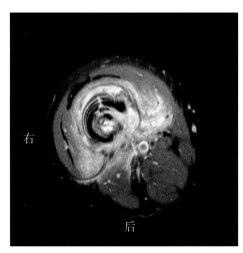

▲ 图 13-7D　右大腿 T_1 加权脂肪抑制增强轴位图像，骨髓炎时异常强化组织延伸至骨皮质

CT 和超声等[20]。超声引导下的介入诊疗，其优势包括以下几方面。

- 无电离辐射。
- 准备和实施比 CT 活检快[21]。
- 可以由一个小团队完成，甚至可以由熟练的操作者单独完成。
- 良好的软组织成像，不需要对比剂，并且可以使用多普勒来显示血管分布[22]。
- 直接实时的显示组织和穿刺针的移动位置。

　　这项技术需要熟练的操作技能，要具有从二维图像推断出三维图像的思维、推断超声波声束路径图像的思维，因此建议进行专业培训。

（一）适应证

- 经食管、经十二指肠、经阴道、经直肠和血管内超声成像均可用于引导介入治疗，相关适应证已在前文中详细介绍过。
- 经皮耻骨上穿刺置管，将引流管置入胸腔（胸腔穿刺术）或腹腔（腹腔穿刺术）。
- 可视化的治疗性抽吸引流积液（如胸腔积液、腹水或其他积液；经皮肾造瘘引流术）。
- 行内镜逆行胆管胰造影（ERCP）失败后，经皮肝穿刺或内镜下胆道引流[24]。
- 将针直接置入在关节间隙，用于抽吸或注射有效药物（如类固醇），如第 3 章所述，这对较大的关节如髋关节或肩膀特别有用。
- 如第 2 章所述，将靶向药物（包括化疗药物）递送至病灶，以提高疗效同时最小化全身效应。
- 对甲状腺、乳腺、肝脏、肾脏、肾上腺、前列腺、淋巴结和许多其他器官的实性病变的活检和引流或细针抽吸囊性病变或积液。

- 静脉曲张术中静脉内消融治疗中的引导与静脉压迫。
- 引导其他经皮治疗（包括肾和肝病变的热消融），以及血管畸形的直接经皮硬化。
- 引导产科手术（包括绒毛膜绒毛取样、羊水取样或治疗性引流、薄膜激光和分流术）以减轻双胎输血时的液体积聚，引导脐带取样以检测血液不相容和子宫内输血，甚至引导子宫内胎儿手术。

（二）患者准备

医务人员应向患者充分解释手术的风险和益处，以及其他选择（如果有的话），获得完全的知情同意，最好记录这一过程并让患者签名。

患者身体准备与该部位的非介入超声检查相同。必须去除遮挡的衣物或敷料以裸露皮肤提供合适的声窗，同时保护患者的隐私和尊严。

凝血功能障碍的因素必须与任何其他可能的并发症和禁忌证一起考虑。介入通常采用无菌技术，以最大限度地降低任何感染风险，并在手术过程中使用专用探头套进行超声检查。在使用尖锐器械之前，应考虑镇静和局部麻醉。

（三）诊疗流程

医生应查看所有术前相关的影像检查。理想情况下，使用小尺寸探头，以最大限度地提高可用的有限声窗的可能性。对于更浅层的结构，推荐使用带宽 7.5～10 MHz 的探头，而对于观察更深层次的结构，可以使用带宽 3.5～5MHz。

应进行初步检查，以确定介入区域和周围解剖结构。一旦确定了器官或病变，一旦确定了器官或病变，就必须在两个直角平面上对其成像，探头从正上方或与视线垂直的方向观察[23]。术者应选择一种能避免损伤器官和血管的方法，并能在整个手术过程中保持身体稳定。

使用多普勒超声可以选择性避免大血管的通路[22]。可以使用导针器，但很少使用，因为它们限制了可操作性。应记录包括病灶、脏器或确切的周围解剖结构、靶目标深度和其他维度。手术过程中和过程后存储的图像可以帮助显示任何术中即时变化，特别是引流通道。术后应进行正常的护理观察，直至患者病情稳定。

（四）图像分析

图 13-8A 是经颈静脉肝内门体分流术（TIPSS）的图像，使用彩色多普勒检查门静脉通畅情况。该手术通常通过插入支架将门静脉直接连接到肝静脉来缓解门静脉高压症。在过去，整个手术都使用了透视引导，但是超声引导穿刺门静脉显著降低了辐射剂量水平[26]。

肾和肝活检现是目前放射科最常见的介入性检查。活检是一种微创方法获取组织样本进行组织学诊断。在图 13-8B 中，肝实质内的活检针显示为以一定角度穿过的亮线。如果垂直尺针，就很难成像，因为声波需要从针上反射回换能器才能成像。图像上的虚线是导针器的电子延伸，作为针应该出现的辅助位置。图 13-8C 显示了大网膜活检。

七、CT 引导经皮活检穿刺

MDCT 可用于指导经皮活检检查。虽然不如超声引导下的活检常见，但它在某些解剖区域仍有作用。其中包括胸、骨、肾上腺和肾[27-29]。经皮活检的禁忌证包括患者不能配合、凝血异常或无安全穿刺通路。

（一）适应证

主要包括纵隔或胸膜病变的胸部活检（图 13-9A 和 B）[27]，以及骨病变[28]、不确定的肾上腺结节或肿瘤（图 13-9C）、多发性肾肿块、肾淋巴瘤、不明原因的肾衰竭、肾外恶性肿瘤[29] 和腹主动脉旁淋巴结肿块（图 13-9D）相关诊疗。

（二）患者准备

感兴趣区去除潜在会影响成像的衣物，并对患者进行呼吸训练。检测全血计数（血小板）和凝血概况［国际正常化比率（INR），正常凝血酶原时间（PT）和部分凝血酶时间（PTT）］。患者必须在知情的情况下同意手术。

（三）患者体位和成像方式

根据病变的位置和患者的呼吸功能，患者可俯卧或侧卧在检查床上，手臂伸过头顶。调整正中矢状面垂直 / 平行于床面，冠状面平行 / 垂直于床面。通过轴位、冠状位和矢状位激光辅助定位，以确保患者位于扫描仪的中轴上。患者被移动到扫描机架中，直至到达扫描参考点。

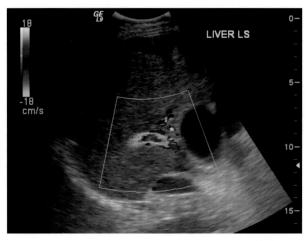

▲ 图 13-8A　经颈静脉入肝门静脉分流术后门静脉开放的验证

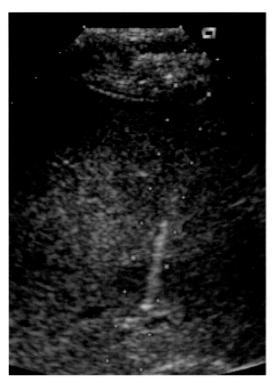

▲ 图 13-8B　超声引导下肝活检

（四）成像过程

回顾以往的 CT 诊断图像来评估病变的大小和周围血管、发展状况等。获取图像作为病变定位。穿刺针的选定路线。针的进入点（同轴针或细针）标记在患者皮肤上。对周围区域进行清洁，并用无菌布覆盖。随着针的前进，直到位于病灶的中心位置，将获取图像。常规扫描方案：准直 0.6mm，层厚 / 层间距 5mm/5mm。扫描在患者屏气或轻微呼吸下进行。

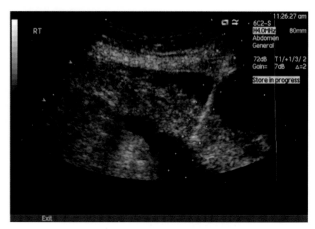

▲ 图 13-8C　超声引导下网膜活检

（五）辐射防护 / 剂量

低剂量技术：自动曝光控制（mA）和迭代重建。

预计 DRL（CT 引导下肺活检）：每次完整检查 DLP 为 440.20mGy·cm。

八、锥形束 CT（CBCT）引导经皮活检穿刺

CBCT 与血管造影 C 臂系统内的专用针引导软件的荧光透视相结合，有助于在介入套件中实现实时三维针引导，并且与 CT 相比，具有减少患者辐射剂量的优势[30]（图 13-10A）。不论针路径的复杂性，该技术提供了一种安全、准确的针置入方法[31]。对于成角和双成角的针路，CBCT 比 CT 引导更准确[32]。

成像程序（图 13-10B 至 D）

图像引导程序只能按照制造商的说明进行。通常，CBCT 引导程序首先获取 CBCT 数据（240° 以上的 312 个投影）和重建 3D 数据集。从这个 3D 数据集中，目标和皮肤进入点都是由介入放射科医生确定的，以创建一个安全的针路。使用实时荧光透视图像覆盖具有计划针路径的 3D 数据集，并且跟随 C 臂的移动投影[33, 34]。这样就可以实时显示针的位置和朝向目标点的实时行进。

最佳成像投影（即 C 臂的旋转和角度）在确定针路径后自动计算。第一个视图是入口点视图，其中蒙片入口点叠加在目标点上。此视图用于将针定位在入口点。然后，垂直于针路径的行进视图用于监视针沿计划路径的行进，从而允许针的实时引导。当针到达目标点时，采集约 50% 的 CBCT 准直扫描，

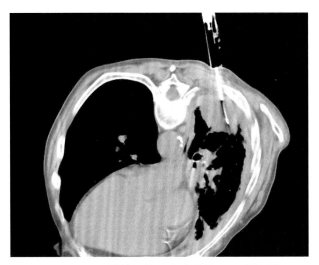

▲ 图 13-9A　轴位图像，胸膜肿块 CT 引导活检

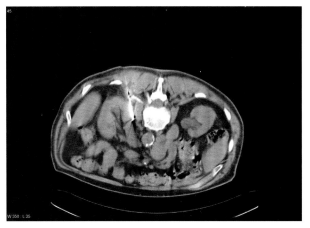

▲ 图 13-9C　轴位图像，右肾上腺 CT 引导活检

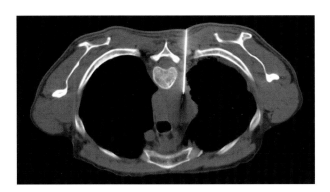

▲ 图 13-9B　轴位图像，纵隔肿块 CT 引导活检

以检查针插入的精度。CBCT 图像和透视图像使用相同的成像方案。根据操作者的选择，可使用 SeeStar® 持针器（AprioMed，乌普萨拉，瑞典）在进针过程中给予支撑[35]。

九、窦道造影、瘘管造影及脓肿引流术

窦道是指开口于体表并延伸到深部软组织或骨骼的病理性管道。

瘘管是指因脓肿引起的体表与空腔器官之间或两个空腔器官之间的病理性异常通道。

通常在透视下进行检查，以确定窦道或瘘管的方向和范围，明确窦道或瘘管的位置、形状及与周围组织器官的关系。

（一）适应证

窦道造影很有价值。例如，当怀疑骨髓炎且有窦道形成，并可能与骨骼连通，就可以采用窦道造影进行检查。窦道形成的原因包括术后感染或压疮破溃。

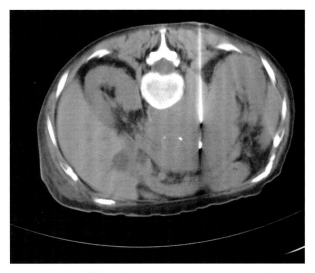

▲ 图 13-9D　轴位图像，腹主动脉旁淋巴结肿块 CT 引导活检

当瘘管开口于体表时，可使用瘘管造影检查。内部瘘管的检查可使用多种检查方法（如小肠灌肠造影或水溶性灌肠造影、MRI 小肠灌肠造影）。导致瘘管形成的病理学因素包括憩室炎（可导致结肠阴道瘘形成）等；克罗恩病也是其中一个病因，由于炎症导致瘘管形成，会在空腔器官之间或空腔脏器与体表之间形成瘘管。

（二）禁忌证

对于严重发热或严重局部感染的患者，通常不进行窦道造影和瘘管造影。

（三）患者准备

1. 窦道造影

患者仰卧在造影检查床上，窦口朝上。为了防

止延窦道感染，应对窦道周围皮肤进行消毒，并在窦道开口位置放置无菌巾。

2 瘘管造影

由于肠道内容物可能通过与小肠或大肠连通的瘘管排出，因此开口于体表的瘘管进行造影时，无须像窦道造影一样进行无菌准备。

（四）对比剂及注射参数

用量	浓度	速率
100ml	280mgI/ml	手动推注

（五）成像过程

最好采用 C 臂式 X 线机或躺椅式遥控 X 线荧光透视机，也可使用传统的透视装置进行检查。

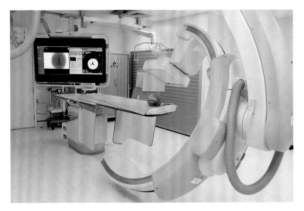

▲ 图 13-10A　使用西瓜测试 / 训练程序演示图像采集

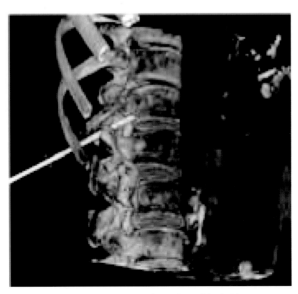

▲ 图 13-10B　按规划路径进行针控
由 Phillips Healthcare 提供

1. 窦道造影

采用高密度无菌标记物来标记窦道在体表的开口，若引流管在原位，可通过引流管注入对比剂；若无引流管，在无菌条件下，将细导管插入窦口，并在导管进入部位周围放置纱布垫，以减少对比剂回流。在透视下缓慢注入足量的水溶性对比剂（如280mgI/ml），以显示病变的范围，多方向转动患者体位，观察窦道的走行方向、范围以及与邻近组织的关系。在透视下选择最佳的摄影体位，一般以窦口

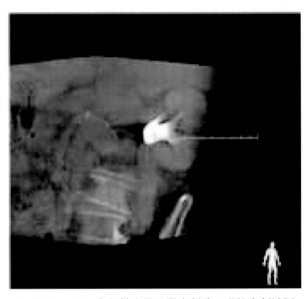

▲ 图 13-10C　在长轴上显示肾穿刺造口术的穿刺计划
由 Phillips Healthcare 提供

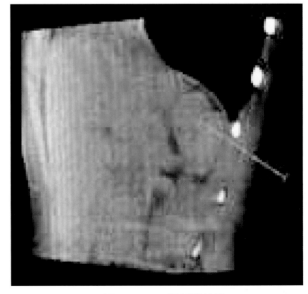

▲ 图 13-10D　肾活检针路
由 Phillips Healthcare 提供

为中心，摄取互相垂直的两张照片，或常规摄取正侧位片。

2. 瘘管造影（图 13-11A 和 B，图 13-12A 至 C）

清洁瘘管开口区域，并在靠近瘘管开口附近的皮肤表面贴上高密度标记物。如果引流袋覆盖瘘管开口，可在不移除引流袋情况下，在引流袋上开一小口使导管进入瘘管开口，并防止引流袋渗漏。根据瘘管开口大小选择尺寸合适的导管并将其插入瘘管，然后注入水溶性对比剂。摄取静态图像来显示瘘管的走向及其所有分支。

3. 脓肿引流术

脓肿引流也可以在放射学的引导下进行。该技术与经皮穿刺活检与类似，如果没有窦道存在，则首先要使用有鞘的细针进行穿刺。由于引流管的尺寸（8～24F），在计划穿刺方向时，需要保证脓液与皮肤表面之间没有重要器官。

细针及导管成功定位后，可注入一些稀释后的对比剂来确定其与肠道是否相通，以及通道的大小，便可开始抽取脓液。若需要导管进行长时间的引流，则需将一软头血管造影导丝通过导管向前推进，并使导管进一步通过导丝推进。为了使管道扩张，可换成引入一根硬导丝，通过硬导丝推进一个合适的扩张器扩张穿刺通道。管道充分扩张后，置入引流导管，皮肤缝合固定，外接引流袋。脓肿腔应根据脓肿内液体的体积及抗生素药物情况定期用生理盐水清洗。

（六）辐射防护 / 剂量

预计 DRL（窦道造影）：每次检查的 DAP 为 7Gy·cm²，每次检查的透视时间 1.7min。

预计 DRL（瘘管造影）：每次检查的 DAP 为 8Gy·cm²，每次检查的透视时间 6.7min。

十、炎症和感染的定位

通过放射性核素显像来确认是否存在感染和炎症及其位置。目前有多种显像剂可供选择。

- ^{99m}Tc-HMPAO 标记白细胞（WBC）。
- ^{111}In-oxine 标记白细胞。
- ^{67}Ga-citrate。
- ^{99m}Tc 硫胶体。

^{99m}Tc-HMPAO 标记的白细胞成像，与 ^{111}In 标记的白细胞相比，具有成像时间早、时间短、吸收辐射剂量低、标记白细胞的血样少等优点。在急性感染中，与 ^{111}In 相比，首选 ^{99m}Tc-HMPAO 标记的白细胞进行扫描成像。当然，^{18}F- 氟脱氧葡萄糖（FDG）PET-CT 正在成为一些疾病的首选检查[36]。

（一）基本原理

白细胞标记成像利用了白细胞向感染和炎症区域

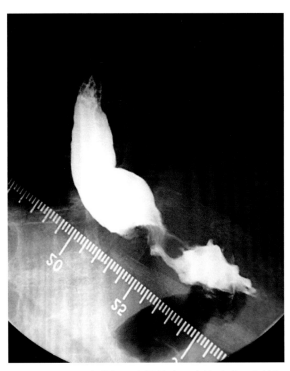

▲ 图 13-11B　食道与胃交界处癌，瘘管形成，直接与胃连通

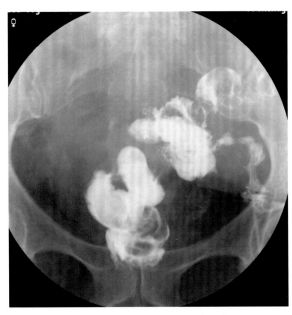

▲ 图 13-11A　术后高位结肠瘘

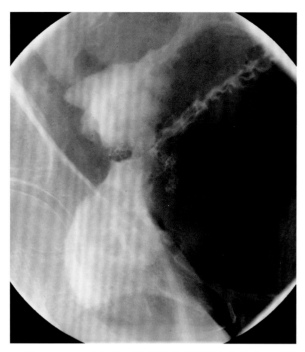

▲ 图 13-12A 水溶性对比剂的表现提示存在吻合口破裂

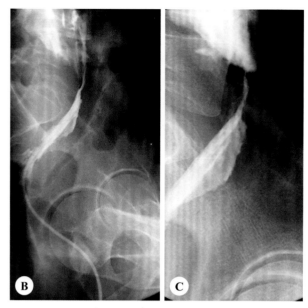

▲ 图 13-12B 和 C 瘘管导致腰大肌脓肿腔的示意

的自然迁移的特性。有两种标记患者白细胞的方法。

- 体内法，即在静脉注射放射性核素显像剂后对细胞进行标记或说是放射性核素显像剂被摄取。
- 体外法，即抽取患者的血液样本，提取白细胞并进行标记。

确认患者和处理血液制品的程序和质量保证至关重要。被标记的白细胞应尽快重新注射，最好是在标记后 1~2h 内注射。中心静脉注射需要严格的无菌技术。标记白细胞的程序应遵循国家指南[37, 38]。

（二）适应证[37]

^{99m}Tc-HMPAO 标记的白细胞显像可用于检测和定位有无局部疑似感染 / 炎症部位。常见的适应证包括以下几种。

- 不明原因的发热。
- 四肢骨骼骨髓炎。
- 关节感染和人造血管感染。
- 糖尿病足。
- 术后脓肿。
- 肺部感染。
- 炎症性或缺血性肠病。

由于放射性核素显像剂及其代谢物从标记细胞中的释放量较低，非特异性胃肠道和尿路活性较低，因此用 ^{111}In-oxine 标记的白细胞对炎症性肠病和肾脏

感染成像效果更好。当标记白细胞不可行时，^{67}Ga 可用于上述适应证。对于椎间盘间隙感染和椎体骨髓炎，它优于标记白细胞。

（三）患者体位和成像方式

在本节的所有检查中，患者仰卧于检查床上，双臂放在两侧，可以使用膝部支撑，着宽松衣物，以获得舒适感。伽马相机平行于检查床，尽可能靠近患者的表面，摄取前后位图像。

（四）成像过程

根据临床需要，应包括颅脑、胸部、腹部、骨盆和四肢前后位全身图像。在特定情况下可以对身体某一特定部位进行局部成像。四肢的图像最初应在每次观察 10min 内获得，16~24h 内每次观察至少 15min（尤其是对于骨髓炎）。

SPECT 图像有助于胸部、腹部 / 骨盆或脊柱病变的准确定位。如果需要，SPECT-CT 可同时获取形态学和功能数据，从而增加诊断信心，并提高灵敏度。

（五）图像分析

影像报告应包括以下信息。

- 研究指征和参考信息。
- 采用的成像方法和成像类型（全身、局部视图、SPECT）。
- 放射性物质的活度。
- 注射后成像时间。

- 其他发现如下。
  - 异常部位的定位。
  - 与肝脏、骨骼或骨髓相比，病灶对放射性核素的摄取程度；以及其在延迟时是否摄取增加。
  - 研究的局限性或混杂因素。
  - 诊断印象（如阳性、阴性或不确定）和检查发现的临床意义。
  - 基于影像表现，进行鉴别诊断。

（六）放射性核素显像剂与成像参数

放射性核素显像剂	成像参数
- ^{99m}Tc-HMPAO 标记的白细胞感染 / 炎症成像 40MBq - ^{67}Ga 感染 / 炎症成像 150～200MBq - ^{111}In 白细胞 20MBq	**平面成像** - 低能高分辨率准直器或针孔准直器 - 140KeV 能峰，20% 窗宽，^{99m}Tc - 256×256 矩阵 **SPECT** - 利用身体轮廓的 360° 椭圆轨道成像 - 探头角度为 3°/ 帧，采集 120 帧 - 128×128 矩阵

十一、炎症和感染定位放射性核素显像

（一）白细胞扫描

成像的目的是识别和评估炎症或感染的部位。体外白细胞标记需要从患者血液中分离细胞，从血浆中分离细胞，标记细胞，在血浆中再悬浮，并在标记后尽快注射到患者。需要注意的是，必须将标记的白细胞注射给对应的患者本人，并且必须有一份处理放射性标记血液制品的书面记录，以确保所有样本的来源。

由于 ^{99m}Tc-HMPAO 标记的白细胞必须重新注射给患者，因此标记过程需要在严格的无菌条件下进行。应使用无菌试剂以及一次性塑料制品，戴无菌手套、防护帽和口罩。白细胞标记通常在符合规范的层流柜或细胞隔离器中进行[37]。为防止交叉感染，不允许同时标记来自多个患者的细胞。不同患者的细胞标记应在不同的地方进行。在任何时候都要保证正确识别不同患者的血液制品。所有与患者血液成分接触的注射器、试管等所有材料都应清楚地标

明患者姓名、条码和（或）色码标签。在使用 ^{99m}Tc-HMPAO 标记白细胞时，应注意不要损伤白细胞，否则将导致图像质量降低[37]。

（二）图像分析（图 13-13A 和 B）

准确解释标记的白细胞成像需要了解白细胞定位的正常及异常表现。脾脏、肝脏、骨髓、肾脏、肠道、膀胱和主要血管通常都可以显示。

- 如果在延迟和晚期的图像中未观察到摄取，或两张图像摄取量相同，抑或是摄取量随着时间的推移而减少，通常为感染阴性。
- 当摄取量在延迟图像和晚期图像之间出现增加，并且可以确定该区域的定位和大小时，归类为感染阳性。
- 肝脏和肠道以外的局灶性腹部摄取可能提示感染 / 炎症，但其信号强度因炎症程度不同而有很大差异。
- 与正常骨髓摄取相比，脊髓的感染可能表现为局部摄取增加或减少。在发现摄取减少的区域或光衰区时，必须考虑其他病变 / 手术金属材料的影响。

十二、炎症和感染定位（炎症性肠病）

病因不明的慢性肠道炎症会累及口腔至直肠的消化道的任意部位。^{99m}Tc-HMPAO 标记的白细胞扫描成像可显示在大肠与小肠中活动性疾病的位置和范围。放射性核素显像是基于组织的功能改变而成像，当解剖学上改变不明显时，功能成像可以对其炎症和感染进行早期诊断。还可用于监测疾病或复发的患者随访。

（一）患者准备

无须特殊肠道准备，成像过程患者可耐受。注射后约 4h，标记细胞通过肠壁迁移至肠腔，并从粪便中排出。

（二）适应证

- 溃疡性结肠炎和克罗恩病的诊断和监测。
- 治疗的疗效评估。

成像有助于确定活动性疾病的程度，并可区分瘢痕与活动性疾病。同时有助于监测疾病、检测复发和术前计划。

注射后 2h 白细胞扫描

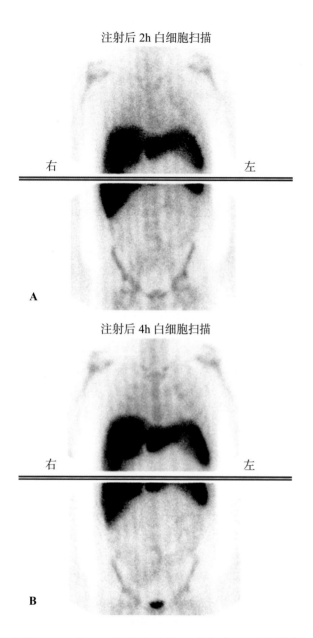

注射后 4h 白细胞扫描

▲ 图 13-13A 和 B　静脉注射后 2h（a）和 4h（b）进行 99mTc-HMPAO 标记的白细胞扫描，正常摄取的正位图像

（三）患者体位和成像方式

同前。

（四）成像过程

采用高分辨准直器进行静态扫描。通过静脉注射 99mTc-HMPAO 标记的白细胞，在注射后 30～60min 和注射后 2～3h 采集静态图像。

（五）图像分析（图 13-14A 和 B）

在大多数情况下，注射后 1h 可显示任何异

常。延迟图像表现为病变处信号强度增加。后续扫描不会显示真正的疾病分布，但有助于确认结肠的位置。交通性脓肿，脓液流入肠道，可能会引起假阳性。

十三、炎症和感染定位：放射性核素显像（炎症的铟扫描）

铟扫描可用于急性感染、炎症性肠病、肾脏道感染，或 99Tc-HMPAO 不可用时。通常在注射后 18～24h 进行成像。但早期（1～3h）成像，尤其是怀疑有炎性肠病时具有一定价值。成像要在 48h 内进行。SPECT 成像对一些特定的病例也有一定的价值。铟-111（111In）的半衰期为 67h，可以进行延迟成像，可用于评估肌肉骨骼是否感染[39]。

（一）适应证

同前。

（二）患者准备

常规准备。

（三）患者体位和成像方式

患者体位及设备的位置与 SPECT-CT 检查相同。推荐使用配备有中能平行孔准直器的大视野多峰伽马相机。

（四）成像过程

通过使用以 174keV 能峰为中心、15% 窗宽，和以 111In 的 247kev 能峰为中心、20% 窗宽，来实现能量分辨。根据临床需要在不同时相采集图像。如果早期图像为阴性，则应采集延迟图像，以确保白细胞标记成功。可以通过脾脏显像来确定标记是否成功。

SPECT-CT 或平面图像的采集时间通常为 10～15min；在低计数区域（如骨髓炎的远端肢体）可能需要更长的采集时间。使用单个或双个大视野探测器进行全身采集。扫描时间因设备类型而异，一般为 25～35min（速度为每分钟 5～6cm）[40]。

（五）图像分析

• 111In 标记白细胞在 18～24h 分布基本局限肝脏、脾脏、骨髓和大血管的网状内皮系统，肠道或膀胱无放射性浓聚。随着时间推移，由于白细胞沿着肠腔集聚，炎性肠病表现为早期局部或

前　　　　　　　　　1h

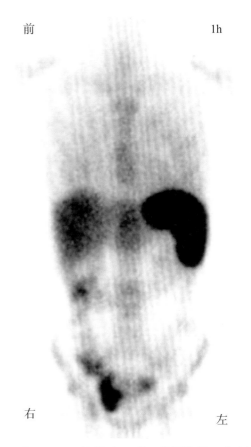

右　　　　　　　　　左

▲ 图 13-14A　注射后 **1h** 的正位图像显示溃疡性
结肠炎导致摄取量增加

前　　　　　　　　　4h

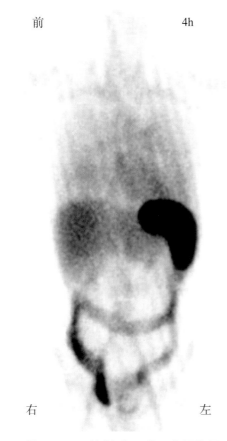

右　　　　　　　　　左

▲ 图 13-14B　注射后 **4h** 的正位图像显示
溃疡性结肠炎导致摄取量增加

弥漫性肠道浓聚。图 13-15 显示膀胱和肠道放射性浓聚减少，双髂动脉移植物内放射性浓聚增加，提示感染。

- 大多数脓肿通常在 24h 内可显像，有 1/3～1/2 可在注射后 4h 内显像。摄取量通常等于或大于肝脏。

- 在骨髓炎中，病灶放射性浓聚高于邻近或对侧的周围组织，并在骨的部位浓聚，具体来说，骨放射性浓聚增加的部位（但不一定具有相同的浓聚强度），则表明有骨髓炎。

十四、炎症和感染定位：PET-CT

感染是指细菌、病毒、真菌等病原体侵入人体所引起的局部组织和全身性炎症反应。近年来，FDG PET-CT 在肿瘤学成像领域有着广泛的应用，其在疑似感染或炎症中的成像价值正在逐渐得到认可。

（一）适应证

利用 FDG-PET-CT 的好处是能够在发生形态

学变化之前找到感染 / 炎症的来源。虽然没有特异性，但具有非常高的灵敏度，如果病情进展，它能够反映出疾病的范围和严重程度，从而确定组织取样的部位，并在有必要的情况下评估对治疗的反应。FDG-PET-CT 技术的最大优势是可以得到解剖结构和功能成像信息。比较常见的是在其他诊断方法无法确诊时，最后可以行 PET-CT 成像，确定炎症或感染。目前，有多种疾病的显像被归于炎症和感染显像，包括大血管血管炎、不明原因发热（PUO）、肌肉骨骼感染、结节病、免疫功能低下患者的局部感染以及与心脏植入装置相关的感染等。

（二）患者准备

需要进行标准的全身 ^{18}F-FDG-PET-CT 成像程序。总的来说，患者需要禁食 6h，期间只允许饮水。值得注意的是，对于心脏问题或 PUO 的转诊患者，建议在 48h 前进行心脏特异性饮食准备（低碳水化合物）。放射科医生确认患者的身份，请患者换上病号服，并要求患者填写安全检查表，并简单记

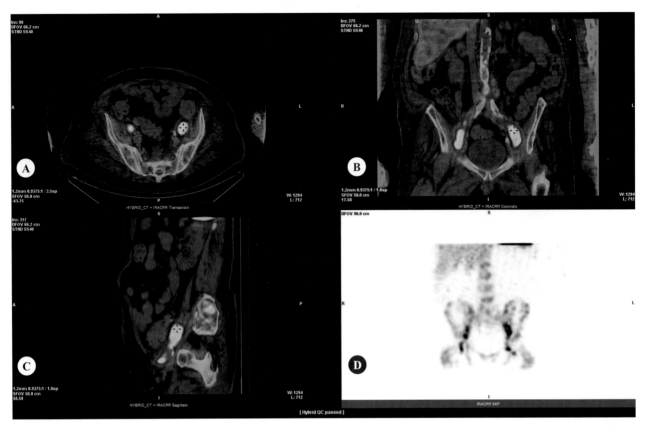

▲ 图 13-15　多平面融合图像，轴位（A）、冠状位（B）、矢状位（C）图像和 MIP（D）图像显示双髂骨主动脉移植物内可见放射性浓聚增加，提示感染

录临床病史。当所有信息都满足条件时，给患者注射 ^{18}F-FDG，通常为 3.5MBq/kg，并要求患者在注射摄取期内放松 60min。患者需要在注射前和注射后补充水分。

（三）成像过程（图 13-16A）

在进行图像采集之前，要求患者排空膀胱。患者仰卧于检查床上，双臂伸展交叉放置于腹部。扫描范围通常从颅顶到大腿中段。扫描参数包括低剂量 CT 采集，为了 PET 衰减校正，扫描条件上限为 120keV、200mA。图像采集在平静呼吸下进行，以避免因 CT 检查中呼吸停止引起的匹配误差伪影。PET 采集是在 3D 模式下进行的，当使用 3.5MBq/kg 的 FDG 剂量时，每个床位的采集时间为 2~3min。

（四）大血管血管炎（图 13-16B，图 13-17A）

大血管血管炎，特别是大动脉的炎症。临床上转诊到 PET-CT 的病例有多发性大动脉炎和巨细胞动脉炎（颞动脉炎）。巨细胞动脉炎是血管炎最常见的例子之一，表现为颞动脉炎症，症状为反复的头痛

和头晕。大动脉炎在 PET-CT 上表现非常典型，通常影响主动脉及其分支（图 13-17A）。

（五）不明原因发热（图 13-17B）

不明原因的发热（PUO）是指患者连续 3 周或更长的时间内体温超过 38.3℃。如果呈阳性，FDG 将在该区域浓聚，从而确定可能的感染 / 炎症的位置和来源。

（六）结节病（图 13-17C）

结节病是一种炎症性疾病，可影响身体的多个器官，最常见的是肺和淋巴腺。患有结节病的患者会出现异常的肿块或结节（称为肉芽肿），这些肿块或结节由身体某些器官的炎症组织组成。

（七）心脏植入式电子设备感染（图 13-17D）

心脏植入式电子设备（CIED，起搏器）会随着系统老化产生感染风险，PET-CT 作为一种有效的成像工具，有助于识别感染的位置与程度，无论感染是发生在设备周围或是皮肤表面。

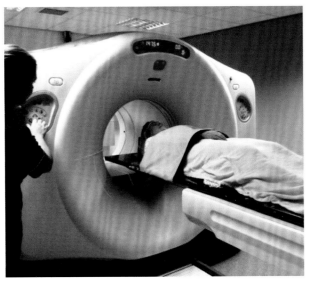

▲ 图 13-16A 患者体位（全身，包括头部、颈部、手臂，都在照野范围内）

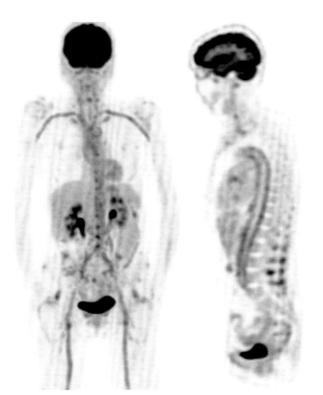

▲ 图 13-16B 大血管血管炎的冠状位及矢状位 PET-CT 图像

十五、淋巴系统成像

淋巴系统由毛细淋巴管相互吻合成网，能够排出身体中除了中枢神经系统以外的所有器官的组织液（图 13-18）。这些毛细淋巴管参与构成了细长的淋巴管，淋巴管每间隔一段就分布有瓣膜，其外观

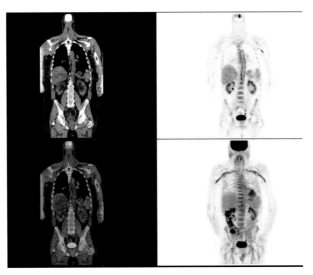

▲ 图 13-17A 多发性大动脉炎的 PET-CT 图像

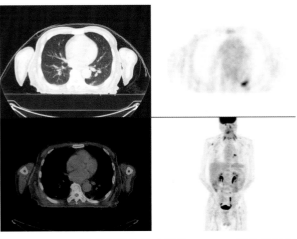

▲ 图 13-17B 不明原因发热病例的 PET-CT 图像显示出其他影像学方法未发现的左肺后部感染

看起来像结节状或串珠状。淋巴结有规律的间隔分布在淋巴管走行之间，淋巴结产生淋巴细胞，并能清除病菌及异物，淋巴结的大小因部位和疾病类型而异。

成像方式

对淋巴系统的研究主要局限于淋巴结检查，最常见的是将其用于癌症分期，或在治疗后或观察期间对淋巴结进行监测。

CT 由于其评估全身淋巴系统的有效性和可行性，被广泛用于肿瘤的分期和监测，并有助于对肿瘤或相关肿大淋巴结进行活检。

PET-CT 也已经成为一种成像选择，尤其是作为参考来评估淋巴瘤分期（治疗前）、治疗期间疗效评

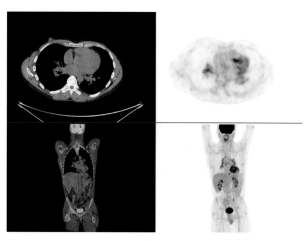

▲ 图 13-17C　PET-CT 图像显示结节病伴纵隔淋巴结受累

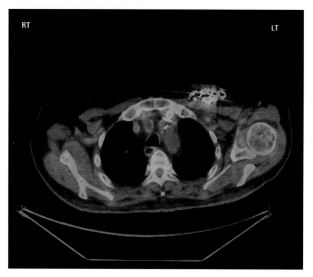

▲ 图 13-17D　PET-CT 融合轴位图像显示心脏起搏器相关感染

估及治疗后随访。PET-CT 最主要的优势在于不但能够进行形态学评估，还能够提供功能性评估。PET-CT 不仅能显示细胞损伤，还能对细胞当前活性进行成像，从而提高灵敏度[41, 42]。

　　超声在临床系统成像方面的作用有限，主要用于研究一些身体中易于观察到淋巴结的特定部位，最具代表性的是在腋窝淋巴瘤或乳腺癌中，超声对于获得细针穿刺（FNA）或活检样本进行细胞学或组织学检查很重要。

　　MRI 作为肿瘤主要分期手段时（如对颅脑、颈部、前列腺、膀胱、直肠、子宫颈和其他部位的肿瘤进行分期时），其在淋巴结评估方面有重要的作用。MRI 可以与其他检查方式相结合。例如，在头

颈部，MRI 可以作为 CT 的补充，并利用超声进行淋巴结的活检。

　　淋巴闪烁造影也在诊断成像中发挥作用。这种核医学显像方法将 ^{99m}Tc 硫胶体注入到组织间隙中，从而显示肢体的淋巴管，主要用于淋巴系统受损的情况，尤其是淋巴水肿。

　　淋巴管造影是另一种可以用来显示淋巴系统的成像技术。该程序将可视化腿部皮下血管，对应于隐静脉，然后伴随髂血管和主动脉，直到它们流入乳糜池。顺位乳糜依次流入胸导管，胸导管位于主动脉后面的脊柱上，最后流入左锁骨下静脉。淋巴造影可用于评估淋巴系统（淋巴结和淋巴管），但难度大，侵入性强，目前已经很少使用。

　　淋巴管造影也是能够显示淋巴系统的成像技术。该技术使小腿皮下淋巴管可视化，对应于隐静脉，随后与髂静脉及主动脉相伴行直至进入乳糜池，乳糜池依次流入位于脊柱主动脉后的胸导管，最终流入左锁骨下静脉。

　　淋巴管造影能用于评估淋巴系统（淋巴结和淋巴管），但由于操作困难且具有侵袭性，因此现在很少使用。

　　X 线平片虽然能够显示淋巴结钙化（通常由于既往的疾病导致），但在淋巴结检查中价值不大。它偶尔可以显示广泛淋巴结肿大的占位效应，但始终无法提供足够有用的细节。

十六、CT 淋巴造影（CTLG）

（一）适应证

　　CT 淋巴造影（CTLG）可用于霍奇金淋巴瘤和非霍奇金淋巴瘤（NHL）（包括结外淋巴瘤）的诊断与分期，以及淋巴结转移的诊断与分期[43-45]。

（二）患者准备

　　除了保持人体充足的水分外，患者不必做任何特殊准备。移除感兴趣区有可能造成伪影的异物，进行呼吸训练。

（三）患者体位和成像方式

　　患者仰卧于检查床上，颈部扫描时患者双臂置于身体两侧，胸腹部及盆腔扫描时双臂上举抬高到头部以上。

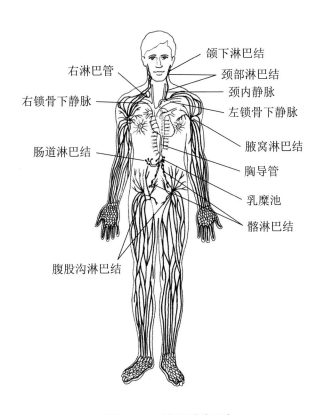

围从胸骨切迹上方 5cm 开始至耻骨联合，通过右肘前窝套管针静脉注射对比剂。标准扫描方案为：准直 0.6mm，采集范围从肺尖到膈肌，层厚 8mm，层间距 8mm，以 2mm 或 1.5mm 层厚进行横断面 MPR，以 5mm 层厚进行冠状面 MPR。通过一次屏气完成图像采集（图 13-19B 和 C）。

（五）图像分析（图 13-19A 至 C）

横断面图像与冠状面 MPR、最大密度投影（MIP）一起结合观察或电影模式观察，回顾图像以确定是否存在淋巴结和结外病变。

（六）对比剂及注射参数

颈部

用量	浓度	速率
100ml	300mgI/ml	2.5ml/s

胸部、腹部及盆腔

用量	浓度	速率
75ml	300mgI/ml	3ml/s
延迟 65s		

（七）辐射防护 / 剂量

降低辐射剂量技术：自动曝光控制（mA）和迭代重建。

预期诊断参考水平（DRL）（颈部 / 胸部 / 腹部 / 盆腔）：每次完整检查 DLP 为 1429.50mGy·cm。

十七、淋巴系统 PET-CT

（一）适应证

正如先前所描述的，PET-CT 在 FDG 阳性淋巴瘤分期中具有特殊价值。非霍奇金淋巴瘤（NHL）有 61 种不同类型，霍奇金淋巴瘤有 6 种类型。还有一些被认为是"惰性"的淋巴瘤，意思是生长缓慢[46]。

（二）时序安排

经 CT 和（或）组织学检查确诊为淋巴瘤的患者，如果已知淋巴瘤为 FDG 阳性，通常会进行 PET-CT 检查。随后患者将进行化疗或是放化疗结合治疗，作为治疗流程的一部分。在治疗开始前，要进行基线（治疗前）扫描以显示疾病进展（图 13-20A）。接

▲ 图 13-18 淋巴系统示意

颈部淋巴结 CT 造影时，患者的颈部伸展并用可透射线的衬垫支撑，患者头部沿头足轴线对齐，便于比较对称结构。调整患者体位使正中矢状面垂直于台面、冠状面平行于台面。通过轴位、冠状位、矢状位上的激光灯辅助进行摆位，确保患者位于扫描中心，患者被送入 CT 扫描仪的机架中，直至扫描参考点位于胸骨切迹水平。

（四）成像过程

1. 颈部

侧位定位像扫描从参考点上方 12cm 扫描到参考点下方 12cm，扫描范围包括从颅底到胸锁切迹区域，通过右肘前窝套管针静脉注射对比剂。标准扫描方案为：准直 1.2mm，从颅底扫描至颈底，层厚 5mm，层间距 5mm，扫描支架倾斜一定角度使扫描平面平行于舌骨，以 2mm 或 1mm 层厚进行横断面多平面重建（MPR），以 3mm 层厚进行冠状面多平面重建（MPR）。可以选择进行 3D 容积再现重组图像，平静呼吸时进行图像采集。（图 13-19A）

2. 胸部、腹部和盆腔

扫描前 1h 给患者饮水 1L，后前位定位像扫描范

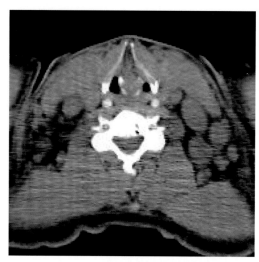

▲ 图 13-19A　颈部轴位 CT 显示淋巴结肿大

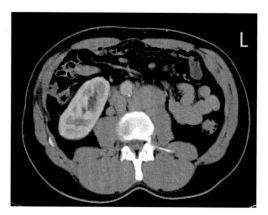

▲ 图 13-19B　腹部增强轴位 CT 显示淋巴结病变

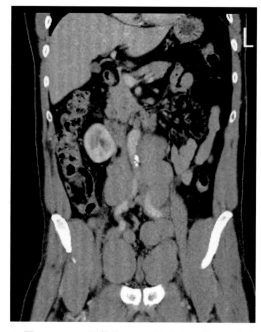

▲ 图 13-19C　冠状位 MPR 图像显示淋巴结病变

着，患者将在治疗周期中接受化疗，通常治疗 3 个周期，然后在没有治疗干预的情况下休息两周。休息两周后进行"治疗反应"扫描，并对照基线扫描检查评估患者代谢情况。根据结果，如果对治疗无显著反应，则考虑其他治疗方案。如果治疗反应良好，患者将继续完成整个疗程，治疗结束时通常需要进行"治疗结束"扫描（图 13-20B）。在最后一个治疗周期结束之后，6 周的间隔期是十分重要的，因为这使得任何原来可能已经被"灭活"的细胞都有机会重新活跃。如果没有活性细胞，则认为治疗是成功的[47, 48]。

（三）患者准备

当进行淋巴瘤成像时，需要进行标准的全身 ^{18}F-FDG PET-CT 成像。总而言之，患者需要禁食 6h，期间只允许饮水。给患者注射 ^{18}F-FDG，剂量为 3.5MBq/kg，并要求患者在 60min 的 FDG 摄取期内保持放松。患者需要在注射前和注射后补充水分。

（四）成像过程

在图像采集前，要求患者排空膀胱，然后仰卧于检查床上，双臂伸展交叉放置于腹部。扫描视野从颅顶至大腿中部。扫描参数包括低剂量 CT 采集，为了 PET 衰减校正，扫描条件上限为 120keV、200mA。在平静呼吸下采集图像。PET 使用 3D 采集模式，当使用 3.5MBq/kg 的 FDG 剂量时，每个床位的采集时间为 2~3min。

十八、淋巴系统 PET-CT（淋巴瘤分期）

淋巴瘤分期（图 13-21A 至 D）

在确定淋巴瘤分期时，病灶定位十分重要，需要确定病灶是在横膈的一侧还是双侧，病变是在淋巴系统的内部还是外部。除了确定病灶的位置外，了解淋巴部位或淋巴外部位哪些组织被侵犯也很重要。淋巴器官包括一组淋巴结或淋巴系统的某个器官（如胸腺、脾脏、骨髓）。淋巴外（结外）器官包括肺、肝脏、血液、骨髓、颅脑和脊髓。如果淋巴瘤已经扩散到淋巴系统以外，则通常在分期后使用字母"E"表示。

当淋巴瘤大小超过一定数值，可称之为"肿块"。这个确切的数值取决于淋巴瘤的类型。例如，在滤泡性淋巴瘤中，肿块直径＞6cm。在弥漫性大 B 细胞

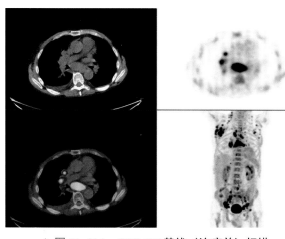

▲ 图 13-20A　PET-CT 基线（治疗前）扫描

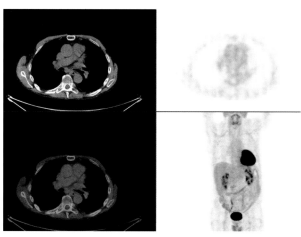

▲ 图 13-20B　"治疗结束"扫描显示淋巴瘤清除，患者对治疗有显著反应。需要注意心脏摄取正常

淋巴瘤中，肿块直径＞10cm[49]。

其他术语的使用还有如局限性病灶和晚期病灶。局限性病灶通常用于描述 1 期或 2 期 NHL，晚期病灶一般用于描述 3 期或 4 期 NHL。在某些情况下，患有 2 期肿块型淋巴瘤的患者可能同时存在晚期病灶，这取决于个人情况。

高级别和低级别也是用来描述 NHL 的术语。在低级别（惰性）淋巴瘤中，在显微镜下观察细胞，可以发现细胞分裂缓慢。而高级别淋巴瘤则相反，其细胞分裂快速，因此可以推测疾病会进展的更快。

在某些情况下，对疾病分期之后，还使用"A"或"B"对症状进行描述，"A"用来描述一组一般症状，"B"用来描述一种或多种一般症状。典型的症状表现为 6 个月内不明原因的体重降低，发热（超过 38℃）或夜间盗汗。

十九、淋巴系统：淋巴闪烁显像

淋巴水肿，是由于淋巴系统受损，局部液体潴留导致组织肿胀的一种疾病。在正常的淋巴系统中，组织液会回流进入血液。可通过放射性核素显像来确认是否存在淋巴水肿，及淋巴水肿的部位。在研究下肢时，需要从患者双足的第一趾间隙注入 99mTC-硫胶体。对上肢临床系统成像时，则从双手的第一指间隙注入。该检查是一种安全、可靠的微创技术，可用于评估四肢淋巴水肿的淋巴引流。本章中的相关内容基于英国核医学学会（BNMS）2011 专业指南[50]。

前哨淋巴结的检查见第 12 章。前列腺癌的前哨淋巴结影像学检查对活检或手术切除有潜在的价值，并且越来越受到重视。然而，目前仍缺乏结论性的前瞻性临床数据以及对方法和患者选择的共识。

（一）适应证

99mTC-硫胶体淋巴闪烁造影对于淋巴水肿、淋巴管畸形及淋巴功能障碍的患者有效[50, 52]。

（二）患者准备

• 由于注射显像剂是一个无菌的过程，因此患者需要进行备皮，应提醒患者注射时可能会刺痛。

• 不要使用利丙双卡因乳膏对皮肤进行麻醉，因为它可能会影响 99mTC-硫胶体的吸收。

• 在患者双脚/双手（根据需要选择）的第一趾/指间隙进行单次小剂量注射，注射量为 0.2ml，且要求有高放射性活度（20MBq）。

• 鼓励患者在成像期间适当行走，以促进淋巴管吸收。

（三）患者体位和成像方式（图 13-22）

患者仰卧于检查床上，双臂自然舒适的放在身体两侧。患者需要穿着宽松的衣服。

（四）成像过程

正位图像是通过伽马相机获得的，该相机与检查床平行，并尽可能靠近患者身体表面。成像扫描从足部开始进行，直至包括到患者的上腹部和肝脏。在注入显像剂后立即开始进行下肢的图像采集，在 45min 和 3h 后再次采集图像。扫描速度为每分钟 8～12cm，获得如图 13-23A 和 B 所示的静态图像。

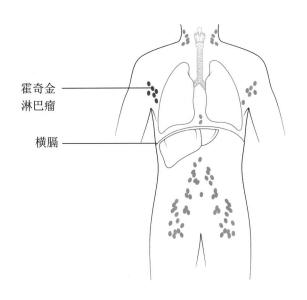

▲ 图 13-21A **1 期的一组淋巴结或淋巴系统器官（如胸腺）**

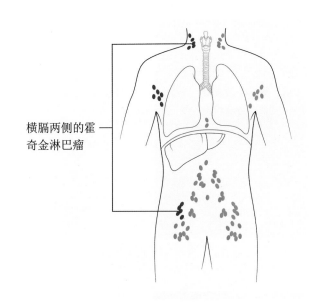

▲ 图 13-21C **3 期横膈两侧的淋巴瘤。例如，位于横膈上方淋巴结和脾脏**

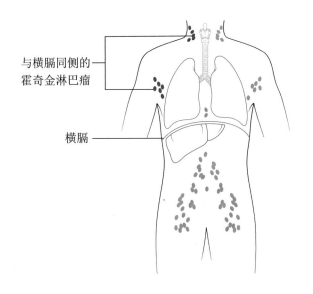

▲ 图 13-21B **2 期与横膈同一侧的两组或更多组淋巴结**

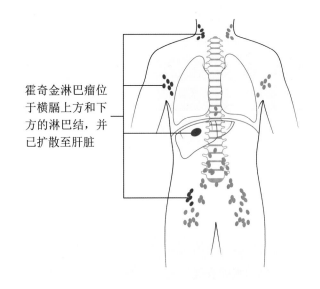

▲ 图 13-21D **4 期累及一个或多个器官（如肝脏、骨骼或肺）的淋巴瘤，也可能累及到淋巴结**

（五）放射性核素显像剂与成像参数

放射性核素显像剂	成像参数
^{99m}TC- 硫胶体	平面显像
每个肢体 20MBq	低能量，高分辨率准直器
注射显像剂后即刻、45min、3h 采集图像	能峰 140keV，窗宽 20%，矩阵 256×256、扫描速度 8～12cm/min

（六）图像分析（图 13-23A 和 B）

定量分析可以用于评估淋巴液排出的正常范围，并将双侧进行对比，还有助于评估双侧水肿。图像需要分析评估的内容包括以下方面。

- 注射区域显像剂清除速率。
- 腹股沟 / 髂淋巴结摄取占注射用量百分比。

相关科室应制订有相应的检查方法和正常范围值。扫描的正常特征包括淋巴管快速摄取显像剂；并可见离散的淋巴管，通常小腿有 3～5 个、大腿有 1～2 个。

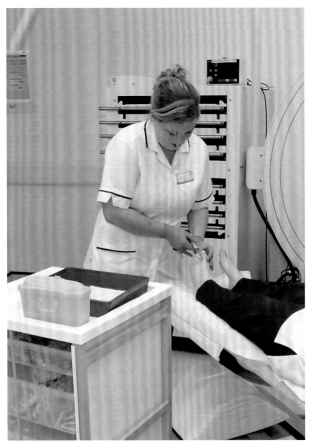

▲ 图 13-22　一个"实体模型"的淋巴闪烁造影，将显像剂注射到其"足部"的趾间隙

病变内的放射性核素通常在以下时间范围活动和浓聚明显。

- 腹股沟淋巴结，1h。
- 主动脉旁淋巴结，2h。
- 肝脏，3h（表明淋巴循环完成）。
  淋巴的水肿表现包括以下方面。
- 单侧水肿时，相对于正常侧活动延迟。
- 显像剂摄取减少，导致淋巴管无法显示。
- 淋巴结显示不佳 / 数量减少。
- 通过皮肤淋巴管转移活动，表现为皮肤回流。
- 侧支淋巴管可见。
- 存在异常的深部侧支循环（如腘窝淋巴结）。
- 存在淋巴腔 / 淋巴管扩张。

研究证实，运动或站立能够使骨骼肌肉组织对淋巴管进行外部压迫，从而加强淋巴液引流。如果显像剂摄取与转运延迟时，这个方法或许有用。在检查上肢时可以进行握拳练习。延迟显像间期的运动可能增强淋巴引流。

二十、淋巴系统：淋巴造影

淋巴造影是一种引入不透射线的油性对比剂（碘化油）后对淋巴系统进行的放射学检查。在过去，这是通过对淋巴管直接插管完成的，也就是所谓的足背淋巴管造影。然而，这种检查很大程度上已经被 CT 检查、MR 淋巴管造影和淋巴闪烁造影所取代；但该方法的优势在于可以通过淋巴管检测正常大小的淋巴结的结构变化。

目前的方法是采用超声或透视技术来引导穿刺，将油性碘对比剂直接注射到选定的淋巴结，如腹股沟淋巴结。淋巴管造影也可用于引导介入治疗[53, 54]。

适应证

包括外周渗漏、盆腔渗漏、乳糜性腹水和乳糜胸，以上均可通过经足背或经淋巴结技术进行造影检查。其他此类情况包括蛋白缺失性肠病或肝淋巴漏，需要进行肝淋巴造影检查[53]。

二十一、足部淋巴管造影（图 13-24A 至 C）

（一）患者准备

如果患者近期没有拍摄过 X 线胸片，应在足部淋巴管造影检查前拍摄。检查前应将肿胀的腿抬高 24h，如果情况严重，可能需要用绷带捆绑患肢。如有需要，应剃除脚背毛发，并提醒患者术后 24h 皮肤可能会变成蓝 / 绿色。同样应该提醒患者，他们的尿液很可能呈现蓝色。告知患者该检查是一个漫长的过程，应在检查前排空膀胱。

（二）成像过程

每只脚的第一、第二趾间用局部麻醉剂麻醉。将 1ml 蓝色染料（如埃文蓝或亚甲蓝）注射到趾间隙，鼓励患者四处走动，直到染料被足背淋巴管吸收，这个过程一般需要几分钟。患者仰卧在透视床上，在可见的淋巴管周围进行局部麻醉。然后，通过小切口切开淋巴管，用 30 号淋巴管造影针插管，固定好插管的位置并将其绑在足背上。使用专用淋巴管造影泵缓慢注入对比剂（0.2～0.4ml/min），以防止损坏脆弱的淋巴管和对比剂外渗[55]。

通过透视或 X 线摄影方法监测对比剂在淋巴系统的扩散引流情况，直到观察到它达到第二腰椎水平为

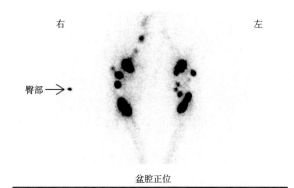

盆腔正位

膝部正位

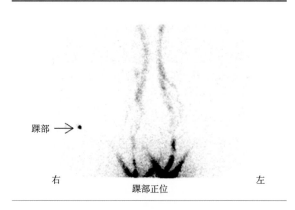

踝部正位

▲ 图 13-23A　正常引流

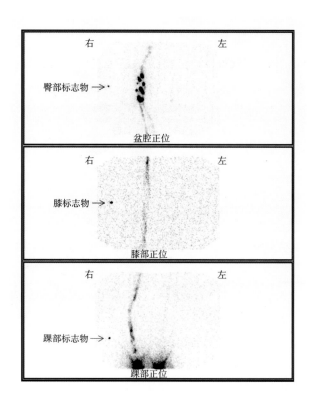

▲ 图 13-23B　淋巴闪烁造影显示淋巴水肿时左侧淋巴管延迟显影

- 胸部侧位。

注意：除图 13-24B 和 C 外，淋巴造影部分的所有图像均由 Guerbet 提供。

二十二、淋巴系统：经淋巴结淋巴管造影

经淋巴结淋巴管造影提供了另一种进入淋巴系统的途径，该技术使用 26 号针或类似大小的导管在超声或透视引导下进行淋巴结穿刺。

（一）超声引导法（图 13-25A）

在超声实时引导下，通过一根 26G 脊髓穿刺针进入双侧腹股沟淋巴结，该针预装了一段短的延长管，连接到装有碘化油的注射器上，尽量减少针尖的移动。针的重新组装包括以下步骤：取下 26G 脊髓穿刺针针芯，使用一根用于静脉血管造影的短延长管连接到一个 3ml 的聚碳酸酯注射器上，并用碘化油冲洗。针尖位于淋巴结皮质和淋巴结门之间的过渡区，角度较浅，形成一个相对较长的皮下通道，以帮助稳固针尖（图 13-25A）。针的外部用胶带或透明敷料固定。在透视引导下，以大约每分钟

止。根据研究的需要获取下面列表中的仰卧位图像。

- 胫骨和腓骨的前后位 / 后前位。
- 双侧股骨的前后位 / 后前位。
- 盆腔的前后位 / 后前位。
- 腹部的前后位 / 后前位。
- 胸部前后位 / 后前位。

24h 后的延迟像可以显示没有血管重叠干扰的淋巴结，标准图像应包括以下体位的图像。

- 盆腔前后位。
- 盆腔右后斜位及左后斜位。
- 腹部侧位及盆腔侧位。

0.2～0.4ml 的速度手动推注碘化油[53, 55]。一旦识别出输出淋巴管和（或）淋巴结，就可确认针放置的位置正确，接着就可以通过装满 10ml 碘化油的血管成形术气囊充气器进一步注射碘化油来进行淋巴管造影。使用大约 3atm 的压力拧紧充气器推进对比剂，以类似于足背淋巴管造影中使用的淋巴泵一样以相对恒定的速率将对比剂注入淋巴系统。每个淋巴结可以注射大约 6～12ml 的碘化油。

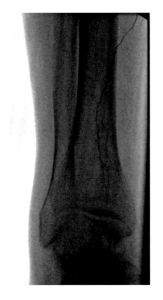

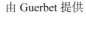

▲ 图 13-24A　经足背注射对比剂后的右下肢淋巴管造影图像
由 Guerbet 提供

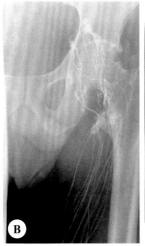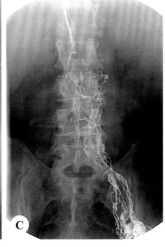

▲ 图 13-24B 和 C　经足背入路至腹股沟（B）和腹膜后淋巴结 / 血管伴胸导管混浊（C）的淋巴管造影图像
摘自 Pieper C, Hur S, Sommer CM, et al. (2019). Back to the future: lipiodol in lymphography—from diagnostics to theranostics. Invest Radiol 54(9):600–615，获得 Wolters Kluwer Health，Inc. 的许可，可从以下网址获取全文：https://journals.lww.com/investigativeradiology/fulltext/2019/09000/Back_to_the_Future_Lipiodol_in_Lymphography_From.9.aspx

（二）透视引导法（图 13-25B 和 D）

由于很难从周围组织中分辨出淋巴管和淋巴结，因此在透视下不可能直接进入髂淋巴结。在超声引导穿刺失败的情况下，可以使用碘化油造影对淋巴结进行染色（勾勒），便于之后无菌穿刺技术的穿刺[53]。

通过 C 臂透视设备获取图像。使用透视控制，将数字探测器对准淋巴结并将 C 臂从垂直方向旋转 90°，从而确定淋巴结与身体表面的距离，便于掌握所选淋巴结的精确位置及所需的针的长度。将所选穿刺针垂直推进，偶尔用 C 臂侧位透视检查其位置，直到穿刺到淋巴结。针应通过柔性连接管连接到装有对比剂的注射器上，以防止针尖移动。通过使用持针器来减少操作者手部的辐射剂量[53]。

当超声引导无法进入时，可以使用类似的技术进入腹主动脉旁或其他深部淋巴结。这项技术需要使用带有引导软件的 C 臂锥形束 CT（CBCT）设备仔细规划，以确保避开重要的结构。此外，常规 CT 也可以用于引导穿刺针。CT 成像可评估腹腔或胸腔乳糜漏及治疗后随访（图 13-25C）。

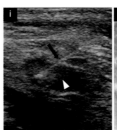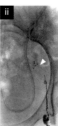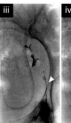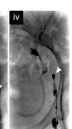

▲ 图 13-25A　一系列图像：超声图像（ⅰ）显示针（箭）位于腹股沟淋巴结（白色箭头）内的位置。透视图像显示碘化油（白色箭头，ⅱ）外渗，针定位（白色箭头，ⅲ）和氰基丙烯酸正丁酯胶栓塞盆腔淋巴渗漏部位（白色箭头，ⅳ）
图像由 Guerbet 提供

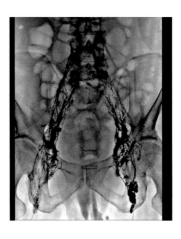

◀ 图 13-25B　透视图像显示通过双侧腹股沟淋巴结注射碘化油
图像由 Guerbet 提供

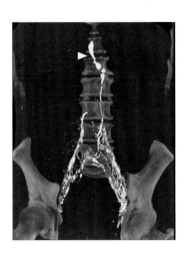

◀ 图 13-25C 随访冠状 CT 图像显示包括乳糜池（白色箭头）在内的腹部淋巴管，没有碘化油渗入腹腔

图像由 Guerbet 提供

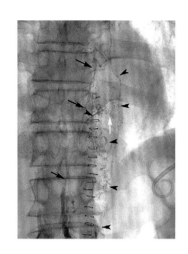

◀ 图 13-26A 栓塞病例 - 初始淋巴管造影图像

由 Guerbet 提供

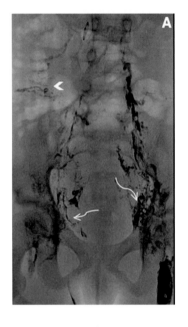

◀ 图 13-25D 30min 时的淋巴管造影图像显示盆腔淋巴增生（弯曲箭）和盆腔淋巴瘘（白色燕尾箭头）

图像由 Guerbet 提供）

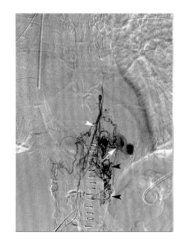

◀ 图 13-26B 经导管胸腔导管造影图像

由 Guerbet 提供

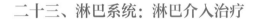

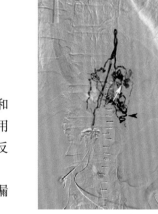

◀ 图 13-26C 胸导管栓塞图像

由 Guerbet 提供

二十三、淋巴系统：淋巴介入治疗

淋巴漏部位的淋巴介入包括治疗术后乳糜胸和术后乳糜腹的治疗。这些介入手术是在手术室使用移动式 C 臂影像增强器进行，包括淋巴漏或淋巴反流的介入栓塞治疗[53]。

图 13-26A 至 D 为胸部手术后胸腔导管侧支渗漏导致乳糜胸的栓塞过程中的图像。

图 13-26A 为淋巴管造影，胸腔导管未见明显破裂（黑箭），胸导管左侧有明显的碘化油渗出，可见淋巴管破裂（白箭），形成绕过胸导管的侧支通路。侧支由淋巴管组成，形成一个网状网络（黑色箭头），一直延伸到腰部淋巴管。碘化油通过腰淋巴管和乳糜池的侧支途径到达破裂的淋巴管。

图 13-26B 为经导管胸导管造影减影图像。经皮经腹途径插入胸导管的微导管注射碘对比剂。白色三角表示微导管尖端，与淋巴管造影相似，可见淋巴管破裂（白色箭头），可见碘对比剂渗出。注射 5ml 碘对比剂可以显示出导管与腰部淋巴管（黑色箭

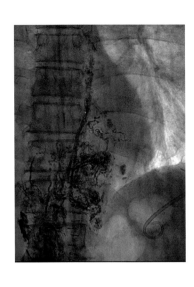

◀ 图 13-26D　栓塞后胸导管的 X 线平片
由 Guerbet 提供

头）之间相通的侧支通路。

图 13-26C 为胸导管栓塞减影图像。将氰基丙烯酸正丁酯与碘化油（氰基丙烯酸正丁酯：碘化油 = 1∶10）混合注射入胸导管时拍摄的数字减影图像。氰基丙烯酸正丁酯到达淋巴管的破裂部位（白箭），并通过与腰淋巴管（黑色箭头）相通的侧支路线行进。

图 13-26D 为栓塞术后次日拍摄的 X 线平片。氰基丙烯酸正丁酯与碘化油混合保留在注射的淋巴管中，栓塞在术后第二天保持完整。

碘化油

碘化油是一种不透射线的油性对比剂，由碘与罂粟籽油脂肪酸乙酯结合而成[56]。

适应证

- 成人子宫输卵管造影。
- 成人和儿童患者的淋巴造影。
- 确诊肝细胞癌（HCC）的成人，对肿瘤进行选择性肝动脉造影。

附录 A 关于本书的起源
Origin of Clark's textbooks

Kathleen C. Clark MBE, FSR 是医学影像技术学界的先驱之一。1927 年，她在伦敦创立了一所医学影像技术学院，为该学科的广泛发展奠定了基础，并主持进行了多项技术革新，以及早期的肺部结核病筛查计划等意义非凡的项目，在医学影像技术的发展中扮演了重要的角色。从 1935—1958 年，她是 Ilford Ltd 公司放射检查和医疗摄影部门的负责人。在此期间，她受邀参与编写 *Positioning in Radiography* 一书，该书的首版于 1938 年问世。她还曾任中国香港放射技师学会荣誉会员、英国放射医师学院荣誉会员和澳大利亚放射学研究所荣誉研究员。在她去世后，伦敦放射技师协会建立了 Kathleen Clark 纪念图书馆。

Positioning in Radiography 一书是医学影像技术领域的经典参考书，经过多次再版更新，其中第 9 版和第 10 版分为上、下两卷。这本书的前身在 1974 年出版，也分为两卷，其中涵盖了"放射摄影术"的专业内容。

Clark's Special Procedures in Diagnostic Imaging 出版于 1999 年，其不同于当时的"普通放射成像"方面的图书，是第一部完全致力于医学影像技术的参考书。这本书的作者包括 A. Stewart Whitley、Chrissie W. Alsop、Adrian D. Moore、Michael J. Wright 等。该书作为 *Clark's Positioning in Radiography, 12e* 的姊妹篇，是基于解剖学，全面阐释医学影像技术的经典著作。书中详细介绍了 MRI、医学超声、CT 和放射性核素成像等多种技术。此外，书中还介绍了对比机和放射性核素显像剂的应用。本书有助于医学影像技术专业的从业者及医学生更深入地了解现代成像所采用的综合影像技术。

Stewart 教授参与该系列图书的创作始于 1986 年，是 *Clark's Positioning in Radiography, 11e* 的作者。他曾在英国皇家陆军医疗团服役，并于 1967 年在伦敦伍尔维奇皇家赫伯特医院执业。退役后，他回到了北爱尔兰，从事影像技术相关教学工作。1978 年，他就职于布莱克浦维多利亚医院。2006 年，他从英

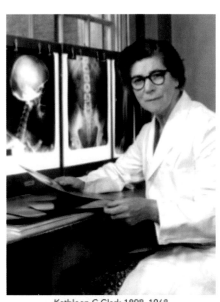

Kathleen C Clark 1898–1968

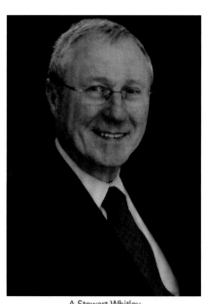

A Stewart Whitley

国国家医疗服务体系（NHS）中退休后，担任放射和物理治疗服务理事会理事，并组建了英国放射咨询服务公司，这是一家致力于提供医学影像建议和支持的的公司。他长期参与国际放射技师和放射技师协会的工作，最初是担任财务主管，而后主持全球研讨会项目，并在国际上代表影像技师行业发声。2010年，他被授予英国放射技师协会银质奖章。

Stewart 教授不仅是 *Clark's Positioning in Radiography, 11e* 的作者，还是 *Clark's Special Procedures in Diagnostic Imaging* 的作者，同时也是 *Clark's Positioning in Radiography,12e/13e* 的作者。此外，他还参与了两版 *Clark's Pocket Handbook* 的编写。

与早期版本一样，*Clark's Positioning in Radiography, 11e/12e* 致力于普通 X 线成像。

在 *CLARK'S PROCEDURES IN DIAGNOSTIC IMAGING: A SYSTEM-BASED APPROACH* 与 *Clark's positioning in Radiography,13e* 中，充分反映出了现代成像技术的进步，以及在患者检查中的实践，重点关注患者的需求，并对高质量影像检查的关键步骤进行了深入思考。同时，也对数字成像技术，以及在最低合理可行性 (ALARP) 原则下如何获取最佳的图像质量展开探讨。此外，本文还讨论了成像信息学在现代放射学中的作用与意义，并给出了图像存储和传输方面的合理建议。在这两部著作中还包括基于当前国家和地区的推荐诊断参考水平（DRL）标准（此部分内容由 Philips 公司提供）。

笔者相信，本书既可为医学影像技术专业的从业者和医学生提供宝贵的知识，又可提高其对医学成像技术的专业兴趣。

附录 B　缩略语
Abbreviations

2D	two-dimensional	二维
3D	three-dimensional	三维
4D	four-dimensional	四维
C	carbon	碳
Co	cobalt	钴
Cr	chromium	铬
F	fluorine	氟
Ga	gallium	镓
I	iodine	碘
In	indium	铟
Kr	krypton	氪
Mo	molybdenum	钼
N	nitrogen	氮
Na	sodium	钠
O	oxygen	氧
Rb	rubidium	铷
Se	selenium	硒
Tc	technetium	锝
Th	thallium	铊

AAA	abdominal aortic aneurysm	腹主动脉瘤（AAA）
AAST	American Association for the Surgery of Trauma	美国创伤外科协会（AAST）
ABL	anthropological baseline	人类基线（ABL）
ABPI	ankle brachial pressure index	踝肱压力指数（ABPI）
ABS	automated breast ultrasound	自动乳腺超声（ABS）
ABVS	automated breast volume scanning	自动乳腺容积扫描（ABVS）
AC	attenuation corrected/abdominal circumference	衰减校正（AC）/ 腹围
ACJ	acromioclavicular joint	肩锁关节（ACJ）
ACL	anterior cruciate ligament	前交叉韧带（ACL）
ACTH	adrenocorticotropic hormone	促肾上腺皮质激素（ACTH）
ADC	apparent diffusion coefficient	表观扩散系数（ADC）
ADH	antidiuretic hormone	抗利尿激素（ADH）
AE	adverse event	不良事件（AE）
AEC	automatic exposure control	自动曝光控制（AEC）
AI	artificial intelligence	人工智能（AI）
AICA	anterior inferior cerebellar artery	小脑前下动脉（AICA）
AKI	acute kidney injury	急性肾损伤（AKI）
ALARP	as low as reasonably practicable	辐射剂量合理化（ALARP）
AML	angiomyolipoma	血管平滑肌脂肪瘤（AML）
AMPR	adaptive multiple plane reconstruction	自适应多平面重建（AMPR）
AP	antero-posterior	前后位（AP）
ARSAC	Administration of Radioactive Substances Advisory Committee	英国放射性药物管理咨询委员会（ARSAC）顾问委员会
ASBMR	American Society of Bone Mineral Research	美国骨与矿物质研究学会（ASBMR）

ASL	arterial spin labelling	动脉自旋标记（ASL）
AT	anterior tibial（artery）	胫前（动脉）
ATLS	Advanced Trauma Life Support	高级创伤生命支持（ATLS）
ATP	adenosine triphosphate	三磷酸腺苷（ATP）
AV	arterio-venous	动静脉
AVM	arterio-venous malformation	动静脉畸形（AVM）
BaFT	barium follow-through	钡剂吞服
BG	blood glucose	血糖
BMC	bone mineral content	骨矿含量（BMC）
BMD	bone mineral density	骨质密度（BMD）
BMI	body mass index	体质指数（BMI）
BNF	British National Formulary	英国国家处方指南（BNF）
BNP	brain natriuretic peptide	脑钠肽（BNP）
BOLD	blood oxygen level-dependent	血氧水平依赖（BOLD）
BP	bisphosphonate/blood pressure	二磷酸盐 / 血压（BP）
BPH	benign prostatic hypertrophy	良性前列腺肥大（BPH）
bSSFP	balanced steady state free precession	平衡稳态自由进动（bSSFP）
BTS	British Thoracic Society	英国胸科协会（BTS）
BUA	broadband ultrasound attenuation	宽带超声衰减（BUA）
BUN	blood urea nitrogen	血尿素氮（BUN）
CAC	coronary artery calcium	冠状动脉钙化（CAC）
CAD	computer-aided detection	计算机辅助检测（CAD）
CBx	core biopsy	针芯活检（CBx）
CBD	common bile duct	胆总管（CBD）

CBCT	cone beam computed tomography	锥形束 CT（CBCT）
CC	cranio-caudal	头足向（CC）
CCA	common carotid artery	颈总动脉（CCA）
CE	contrast enhanced	对比增强（CE）
CE-MRA	contrast-enhanced magnetic resonance angiography	对比增强磁共振血管造影（CE-MRA）
CEA	carcino-embryonic antigen	癌胚抗原（CEA）
CEDM	contrast-enhanced digital mammography	增强乳腺数字 X 线成像（CEDB）
CESM	contrast-enhanced spectral mammography	增强乳腺光谱 X 线成像（CESM）
CEUS	contrast-enhanced ultrasound scanning	超声造影（CEUS）
CFA	common femoral artery	股总动脉（CFA）
CFV	common femoral vein	股总静脉（CFV）
CHA	common hepatic artery	肝总动脉（CHA）
CHD	coronary heart disease	冠心病（CHD）
CIED	cardiac implantable electronic device	心脏植入式电子设备（CIED）
CIN	contrast-induced nephropathy	对比剂肾病（CIN）
CKD	chronic kidney disease	慢性肾病（CKD）
CM	contrast media	对比剂（CM）
CMR	cardiac magnetic resonance imaging	心脏磁共振成像（CMR）
CNS	central nervous system	中枢神经系统（CNS）
CO_2	carbon dioxide	二氧化碳（CO_2）
COPD	chronic obstructive pulmonary disease	慢性阻塞性肺病（COPD）
CoR	College of Radiographers	英国放射技师学院（CoR）
COR	centre of rotation	旋转中心（COR）
CPR	curved planar reconstruction	曲面重建（CPR）

CR	computed radiography	计算机 X 线摄影（CR）
CRL	crown-rump length	顶 – 臀长（CRL）
C-SF	colony-stimulating factor	集落刺激因子（C-SF）
CSF	cerebrospinal fluid	脑脊液（CSF）
CT	computed tomography	计算机体层摄影（CT）
CTA	computed tomography angiography	CT 血管造影（CTA）
CTC	computed tomography colonoscopy	CT 结肠造影（CTC）
CTCA	computed tomography coronary angiography	CT 冠状动脉造影（CTCA）
$CTDI_{vol}$	volume CT dose index	容积 CT 剂量指数（$CTDI_{vol}$）
CT-KUB	computed tomography of the kidneys, ureters and bladder	CT 尿路成像（CT-KUB）
CTLG	computed tomography lymphography	CT 淋巴造影（CTLG）
CTPA	computed tomography pulmonary angiography	CT 肺动脉造影（CTPA）
CTR	cardiothoracic ratio	心胸比率（CTR）
CTU	computed tomography urography	CT 尿路造影（CTU）
CVA	cerebral vascular accident（stroke）	脑血管意外（卒中）
CVC	calcium volume score	钙化积分（CVC）
CWD	continuous wave Doppler	连续波多普勒（CWD）
CXR	chest X-ray	胸部 X 线摄影（CXR）
DAS	data acquisition system（also used for digitally acquired storage in other contexts）	数据采集系统（DAS）
DBT	digital breast tomosynthesis	数字乳腺断层摄影（DBT）
DCBE	double contrast barium enema	双对比剂钡灌肠（DCBE）
DCE	dynamic contrast-enhanced	动态对比增强（DCE）
DCG	digital subtraction contrast dacrocystography	数字减影泪道造影（DCG）

DCIS	ductal carcinoma-in-situ	导管原位癌（DCIS）
DDH	developmental dysplasia of the hip	髋关节发育不良（DDH）
DDR	direct digital radiography	直接数字 X 线摄影（DDR）
DECT	dual energy computed tomography	双能量 CT（DECT）
DFR	digital fluororadiography	数字化荧光放射摄影（DFR）
DJ	duodeno-jejunal	空肠 – 十二指肠（DJ）
DLP	dose length product	剂量长度乘积（DLP）
DMSA	dimercaptosuccinic acid	二巯基琥珀酸二酯（DMSA）
DNA	deoxyribonucleic acid	脱氧核糖核酸（DNA）
DP	dorsi-palmar（also used for dorsi-plantar）	掌背侧（足底背）
DPA	dual photon absorpitometry	双光子吸收法（DPA）
DR	digital radiography	数字 X 线摄影（DR）
DRL	diagnostic reference level	诊断参考水平（DRL）
DRUJ	distal radio-ulnar joint	远端尺桡关节（DRUJ）
DSA	digital subtraction angiography	数字减影血管造影（DSA）
DSC	dynamic susceptibility contrast	动态磁敏感对比增强（DSC）
DSCT	dual source computed tomography	双源 CT（DSCT）
DSS	decision support software	决策支持软件（DSS）
DSU	drug safety update	药物安全更新（DSU）
DTPA	diethylene-triamine penta-acetic acid	二乙烯三胺五乙酸（DTPA）
DVA	dual energy vertebral assessment	双能量椎体评估（DVA）
DVT	deep vein thrombosis	深静脉血栓（DVT）
DWI	diffusion-weighted imaging	弥散加权成像（DWI）
DXA	dual energy X-ray absorptiometry	双能 X 线骨密度仪（DXA）

EAM/EAMs	external auditory meatus/external auditory meati	外耳道（EAM/EAMs）
EANM	European Association of Nuclear Medicine	欧洲核医学协会（EANM）
EBCT	electron beam computed tomography	电子束CT（EBCT）
EBUS	endobronchial ultrasound	支气管内超声（EBUS）
EC	European Commission	欧洲委员会（EC）
ECA	external carotid artery	颈外动脉（ECA）
ECD	ethyl cysteinate dimer	半胱氨酸乙酯二聚体（ECD）
ECF	extracellular fluid	细胞外液（ECF）
ECG	electrocardiogram/electrocardiography	心电图（ECG）
EEG	electroencephalography	脑电图（EEG）
EF	ejection fraction	射血分数（EF）
ENT	ear, nose and throat	耳鼻喉（ENT）
EPA	early pregnancy assessment	早孕评估（EPA）
EPI	echo planar imaging	平面回波成像（EPI）
ERCP	endoscopic retrograde cholangiopancreatography	内镜逆行胰胆管造影（ERCP）
ESUR	European Society of Urogenital Radiology	欧洲泌尿生殖放射学学会（ESUR）
ESWL	extracorporeal lithotripsy	体外碎石术（ESWL）
EUS	endoscopic ultrasound	超声内镜（EUS）
EVAR	endovascular aneurysm repair	血管内动脉瘤修复（EVAR）
FA	fractional anisotropy	部分各向异性（FA）
FAI	femoroacetabular impingement	股髋撞击综合征（FAI）
FASP	Fetal Anomaly Screening Programme	胎儿畸形普查项目（FASP）
（e）FAST	（extended）focussed assessment with sonography in trauma	创伤超声重点评估（FAST）

FDA	Food and Drug Administration	美国食品药品管理局（FDA）
FDG	fluorodeoxyglucose	氟脱氧葡萄糖（FDG）
FEES	fibreoptic endoscopic evaluation of swallowing	吞咽功能纤支镜评估（FEES）
FEVAR	fenestrated endovascular aneurysm repair	开窗血管内动脉瘤修复术（FEVAR）
FFD	focus film distance/fixed focus distance	对焦距离 / 固定对焦距离（FFD）
FFDM	full-field digital mammography	全数字化乳腺摄影（FFDM）
FGR	fetal growth restriction	胎儿生长受限（FGR）
FL	femur length	股骨长度（FL）
FLAIR	fluid attenuation inversion recovery	液体衰减反转恢复（FLAIR）
fMRI	functional magnetic resonance imaging	功能磁共振成像（fMRI）
FNA	fine-needle aspiration	细针穿刺活检（FNA）
FNAC	fine-needle aspiration cytology	细针穿刺细胞学（FNAC）
FNH	focal nodular hyperplasia	局灶性结节性增生（FNH）
FOV	field of view	视野（FOV）
FPD	flat plate detector	平板探测器（FPD）
fps	frames per second	帧频（帧 / 秒）
FRD	focus-to-receptor distance	焦 – 物距（FRD）
FRS	Framingham risk score	弗雷明汉风险评分（FRS）
FS	fat suppression	脂肪抑制（FS）
FSE	fast spin echo	快速自旋回波（FSE）
GBCA	gadolinium-based contrast agent	钆对比剂（GBCA）
（e）GFR	（estimated）glomerular filtration rate	肾小球滤过率（eGFR）
GI	gastrointestinal	胃肠道（GI）
GIST	gastrointestinal stromal tumour	胃肠道间质瘤（GIST）

GMP	good manufacturing practice	药品生产质量管理规范（GMP）
GP	general practitioner	全科医师（GP）
GSL	general sale list	一般清单（GSL）
HASTE	half Fourier fast spin echo	半傅里叶快速自旋回波（HASTE）
HC	head circumference	头围（HC）
HCC	hepatocellular carcinoma	肝细胞性肝癌（HCC）
HCCA	high-concentration contrast agent	高浓度对比剂（HCCA）
HCG	human chorionic gonadotrophin	人绒毛膜促性腺激素（HCG）
HIDA	hepatobiliary iminodiacetic acid	肝胆亚胺二乙酸（HIDA）
HLA	horizontal long axis	水平长轴（HLA）
HMPAO	hexamethyl propylene amine oxime	六甲基丙烯胺肟（HMPAO）
HRCT	high-resolution computed tomography	高分辨计算机断层摄影（HRCT）
HRT	hormone replacement therapy	激素替代疗法（HRT）
HSA	human serum albumin	血清蛋白（HSA）
HSG	hysterosalpingography	子宫输卵管造影（HSG）
HU	Hounsfield unit	Hounsfield 单元（HU）
HyCo	Syhysterosalpingo-contrast sonography	二维超声造影（HyCo）
IAC	internal auditory canal	内听道（IAC）
IAM	internal auditory meatus	内耳道（IAM）
IAMs	internal auditory meati	内听道（IAMs）
ICA	internal carotid artery	颈内动脉（ICA）
IDR	iodine delivery rate	碘注射速率（IDR）
IMF	infra-mammary fold	乳腺下褶（IMF）
INR	international normalised ratio	国际标准化比值（INR）

IPEM	Institute of Physics and Engineering in Medicine	医学物理与工程研究所（IPEM）
IR（ME）R	Ionising Radiation（Medical Exposure）Regulations	电离辐射（医疗照射）制度
ISCD	International Society of Clinical Densitometry	国际临床密度测量学会（ISCD）
ISS	injury severity score	损伤严重度评分（ISS）
IUCD	intrauterine contraceptive device	宫内节育器（IUCD）
IV	intravenous	静脉注射（IV）
IVA	instant vertebral assessment	及时脊柱评估（IVA）
IVC	inferior vena cava	下腔静脉（IVC）
IVDSA	intravenous digital subtraction angiography	间接法数字减影血管造影（IVDSA）
IVH	intraventricular haemorrhage	脑室内出血（IVH）
IVU	intravenous urogram	静脉尿路造影（IVU）
IVUS	intravascular ultrasound	血管内超声（IVUS）
KUB	kidneys, ureters and bladder	泌尿系腹部 X 线摄影
LAO	left anterior oblique	左前斜位（LAO）
LBD	light beam diaphragm	光栅（LBD）
LCA	left coronary artery	左冠状动脉（LCA）
LD50	lethal dose 50%	半数致死量（LD50）
LEAP	low-energy all purpose	低能通用准直器（LEAP）
LEGP	low-energy general purpose	低能通用准直器（LEGP）
LEHR	low-energy high-resolution	低能高分辨准直器（LEHR）
LEUHR	low-energy ultra high-resolution	低能超高分辨准直器（LEUHR）
LFT	liver function test	肝功能试验（LFT）
LHA	left hepatic artery	左肝动脉（LHA）
LN	lymph node	淋巴结

LOS	lower oesophageal sphincter	食管下段括约肌（LOS）
LSV	long saphenous vein	大隐静脉（LSV）
LUTS	lower urinary tract symptoms	下尿路症状（LUTS）
LV	left ventricle	左心室（LV）
LVA	left ventricular angiography	左心室造影（LVA）
LVEF	left ventricular ejection fraction	左心室射血分数（LVEF）
LVOT	left ventricular outflow tract	左心室流出道（LVOT）
MA	marketing authorisation	营销授权（MA）
MAA	macro-aggregated albumin	白蛋白（MAA）
MAG3	mercaptoacetyl triglycine	巯乙酰三甘氨酸（MAG3）
MAR	metal artefact reduction	去金属伪影（MAR）
MASS	Multicentre Aneurysm Screening Study	多中心动脉瘤筛查研究（MASS）
MCI	myocardial infarction	心肌梗塞（MCI）
MCJ	mid-carpal joint	腕横关节（MCJ）
MCUG	micturating cystourethrography	膀胱尿道造影（MCUG）
MDCT	multidetector computed tomography	多排 CT（MDCT）
MDP	methylene diphosphonate	亚甲基二磷酸盐（MDP）
MDT	multidisciplinary team	多学科综合治疗团队（MDT）
MHRA	Medicines and Healthcare Products Regulatory Agency	药品保健品管理机构（MHRA）
MIBG	metaiodobenzylguanidine	碘苄胍（MIBG）
MIP	maximum intensity projection	最大密度投影（MIP）
MinIP	minimum intensity projection	最小密度投影（MinIP）
MLI	multislice linear interpolators	多层线性插值器（MLI）

MLO	medio-lateral oblique	中外侧斜位（MLO）
MND	motor neurone disease	运动神经元病（MND）
MNG	multinodular goitre	多结节甲状腺肿（MNG）
MPI	myocardial perfusion imaging	心肌灌注显像（MPI）
MPR	multiplanar reconstruction/reformatting	多平面重建（MPR）
MRA	magnetic resonance angiography	磁共振血管造影（MRA）
MRCP	magnetic resonance cholangiopancreatography	磁共振胰胆管造影（MRCP）
MRD	magnetic resonance defecography	磁共振排粪造影（MRD）
MRI	magnetic resonance imaging	磁共振成像（MRI）
MSP	median sagittal plane	正中矢状面（MSP）
MRS	magnetic resonance spectroscopy	磁共振波谱成像（MRS）
MRU	magnetic resonance urography	磁共振尿路成像（MRU）
MRV	magnetic resonance venography	磁共振静脉成像（MRV）
MSK	musculoskeletal	骨骼肌肉系统（MSK）
MUGA	multigated acquisition	多门控采集（MUGA）
NAA	N-acetylaspartate	N-乙酰天冬氨酸（NAA）
NAAASP	National Abdominal Aortic Aneurysm Screening Programme	美国腹主动脉瘤筛查项目（NAAASP）
NAC	non-attenuation corrected/neoadjuvant chemotherapy	衰减纠正／新辅助化疗（NAC）
NBM	nil by mouth	不可食用（NBM）
NEC	necrotising entero-colitis	坏死性小肠结肠炎（NEC）
NEX	number of excitations	激励次数（NEX）
NF	nuchal fold	颈部褶皱（NF）
NG	nasogastric（tube）	鼻胃管（NG）

NHANES	National Health and Nutrition Examination Survey	美国健康与营养检查民意调查（NHANES）
NHL	non-Hodgkin lymphoma	非霍奇金淋巴瘤（NHL）
NHSBSP	NHS Breast Screening Programme	英国国民保健署乳腺筛查计划（NHSBSP）
NICE	National Institute for Health and Care Excellence	英国国家卫生保健优化研究所
NM	nuclear medicine	核医学
NMR	nuclear magnetic resonance	核磁共振
NMV	net magnetisation vector	净磁化矢量（NWV）
NO	nitric oxide	一氧化氮（NO）
NOGG	National Osteoporosis Guideline Group	英国骨质疏松指南学组（NOGG）
NOS	National Osteoporosis Society	英国骨质疏松症学会（NOS）
NPC	nasopharyngeal carcinoma	鼻咽癌（NPC）
NSA	number of signal averages	信号平均数（NSA）
NSCLC	non-small-cell lung cancer	非小细胞肺癌（NSCLC）
NSF	nephrogenic systemic fibrosis	肾源性系统纤维化（NSF）
NT	nuchal translucency	颈项透明层（NT）
OCT	optical coherence tomography	光学相干断层成像（OCT）
OD	optical density	光密度（OD）
OEM	Original Equipment Manufacturer	原始设备制造商（OEM）
OGD	oesophago-gastro-duodenoscopy	食管胃十二指肠镜（OGD）
OHSS	ovarian hyperstimulation syndrome	卵巢过度刺激综合征（OHSS）
OMBL	orbitomeatal baseline	听眶线（OMBL）
OPG/OPT	orthopantomogram	全景体层摄影（OPG）
PA	postero-anterior	后前位（PA）

PACS	picture archiving and communication system	图像存储与传输系统（PACS）
PCA	phase contrast angiography	相位对比血流成像（PCA）
PCC	phaeochromocytoma	嗜铬细胞瘤（PCC）
PCI	percutaneous coronary intervention	经皮冠状动脉介入治疗（PCI）
PCL	posterior cruciate ligament/pubococcygeal line	后交叉韧带（PCL）
PCN	percutaneous nephrostomy	经皮肾穿刺造瘘术（PCN）
PCNL	percutaneous nephrolithotomy	经皮肾镜取石术（PCNL）
PD	proton density	质子密度（PD）
PE	pulmonary embolism	肺栓塞（PE）
PET	positron emission tomography	正电子发射体层成像（PET）
PET-CT	positron emission tomography-computed tomography	正电子发射体层摄影 – 计算机体层摄影（PET-CT）
PFA	profunda femoris artery	股深动脉（PFA）
PGD	Patient Group Direction	患者组方向（PGD）
PGL	paraganglioma	副神经节瘤（PGL）
PICA	posterior inferior cerebellar artery	后下小脑动脉（PICA）
PICC	peripherally inserted central catheter	外周导入中心静脉置管（PICC）
PMS	post-marketing surveillance	售后监测（PMS）
PMT	photomultiplier tube	光电倍增管（PMT）
POM	prescription only medicine	处方药（POM）
PPE	personal protective equipment	个人防护设备（PPE）
PSA	prostate-specific antigen	前列腺特异性抗原（PSA）
PSP	photostimulable phosphor	光激励存储荧光体（PSP）
PSV	peak-systolic velocity	收缩期峰值流速（PSV）

PT	posterior tibial(artery)/prothrombin time	胫后（动脉）/凝血酶原时间（PT）
PTC	percutaneous transhepatic cholangiography	经皮肝穿刺胆道造影（PTC）
PTCA	percutaneous transluminal coronary angioplasty	经皮冠状动脉成形术（PTCA）
PTH	parathyroid hormone	甲状旁腺素（PTH）
PTT	partial thromboplastin time	部分凝血活酶时间（PTT）
PUBS	percutaneous umbilical blood sampling	经皮脐血采样（PUBS）
PUJ	pelvi-ureteric junction	输尿管连接处（PUJ）
PUO	pyrexia of unknown origin	不明原因发热（PUO）
PVA	polyvinyl alcohol	聚乙烯醇（PVA）
PVE	portal vein embolisation	门静脉栓塞（PVE）
QA	quality assurance	质量控制（QA）
（p）QCT	（peripheral）quantitative computed tomography	定量计算体层摄影（QCT）
QP	quality product	优质产品（QP）
QUS	quantitative ultrasound	定量超声（QUS）
RANZCR	Royal Australian and New Zealand College of Radiologists	澳大利亚与新西兰皇家放射学院（RANZCR）
RAO	right anterior oblique	右前斜位（ROA）
RBC	red blood cells	红细胞（RBC）
RCA	right coronary artery	右冠状动脉（RCA）
rCBF	regional cerebral blood flow	局部脑血流量（rCBF）
RCJ	radio-carpal joint	桡腕关节（RCJ）
RCR	Royal College of Radiologists	英国皇家放射学院（RCR）
RDC	renal double curve	肾脏双曲线（RDC）
RES	reticuloendothelial system	网状内皮系统（RES）

RF	radiofrequency	射频（RF）
RHA	right hepatic artery	右肝动脉（RHA）
RI	resistive index	阻力指数（RI）
RIF	right iliac fossa	右髂窝（RIF）
RIS	Radiology Information Service	放射信息管理系统（RIS）
RNI	radionuclide imaging	放射性核素显像（RNI）
ROC	receiver operator characteristic	受试者工作特征（ROC）
ROI	region of interest	感兴趣区（ROI）
RPA	Radiation Protection Advisor	辐射防护顾问（RPA）
RPU	radiopharmaceutical production unit	放射性药物生产单位（RPU）
RUG	retrograde urethrography	尿路膀胱逆行造影（RUG）
RUJ	radio-ulnar joint	桡尺关节（RUJ）
RUQ	right upper quadrant	右上腹（RUQ）
RVOT	right ventricular outflow tract	右心室流出道（RVOT）
SA	short axis	短轴（SA）
SAR	specific absorption rate	比吸收率（SAR）
SBE	small bowel enema	小肠灌肠（SBE）
SCBE	single contrast barium enema	单对比钡灌肠（SCBE）
SCC	squamous cell carcinoma	鳞状细胞癌（SCC）
SCr	serum creatinine	血清肌酸酐（SCr）
SDCT	single detector computed tomography	单排探测器 CT（SDCT）
SE	spin echo	自旋回波（SE）
SFA	superficial femoral artery	股浅动脉（SFA）
SFJ	sapheno-femoral junction	隐股交界（SFJ）

SIADH	syndrome of inappropriate antidiuretic hormone secretion	抗利尿激素分泌不当综合征（SIADH）
SIGN	Scottish Intercollegiate Guidelines Network	苏格兰学院间指南网络（SIGN）
SIRT	selective internal radiation therapy	选择性内放疗（SIRT）
SLL	scapho-lunate ligament	舟月骨间韧带（SLL）
SLN	sentinel lymph node	前哨淋巴结（SLN）
SNMMI	Society of Nuclear Medicine and Molecular Imaging	美国核医学与分子影像学会（SNMMI）
SNR	signal-to-noise ratio	信噪比（SNR）
SOL	space-occupying lesion	占位性病变（SOL）
SPC	summary of product characteristics	产品特性概要（SPC）
SPECT	single photon emission computed tomography	单光子发射体层摄影（SPECT）
SPECT-CT	single photon emission computed tomography-computed tomography	单光子发射计算机体层摄影 – 计算机体层摄影（SPECT-CT）
SPIO	superparamagnetic iron oxide	超顺磁性氧化铁（SPIO）
SPN	solitary pulmonary nodule	孤立性肺结节（SPN）
SSD	surface shaded display	表面阴影显示（SSD）
SSFP	steady state free precession	稳态自由进动（SSFP）
SSFSE	single-shot fast spin echo	单次激发快速自旋回波（SSFSE）
SSV	short saphenous vein	小隐静脉（SSV）
STEMI	myocardial infarction with ST segment elevation	segment elevation ST 段抬高性心肌梗死（STEMI）
STIR	short tau inversion recovery	短时间反转恢复（STIR）
SUV	standardised uptake value	标准化摄取值（SUV）
SVC	superior vena cava	上腔静脉（SVC）
SVR	surgical voice restoration	外科语音修复（SVR）

SWE	shear wave elastography	剪切波弹性成像（SWE）
T$_3$	tri-iodothyronine	三碘甲状腺氨酸（T$_3$）
T$_4$	thyroxin	甲状腺素（T$_4$）
TACE	transarterialchemoembolisation	经动脉化疗栓塞（TACE）
TAVI	transcatheter aortic valve implantation	经导管主动脉瓣植入（TAVI）
TBNA	transbronchial needle aspiration	经支气管针吸活检术（TBNA）
TCA	time curve analysis	时间曲线分析（TCA）
TCC	transitional cell carcinoma	移行细胞癌（TCC）
TCD	transcerebellar diameter	小脑直径（TCD）
TE	echo time	回波时间（TE）
TEVAR	thoracic endovascular aneurysm repair	胸腔内动脉瘤修复术（TEVAR）
TFC	triangular fibrocartilage complex	三角纤维软骨复合体（TFC）
TGC	time gain compensation	时间增益补偿（TGC）
TIA	transient ischaemic attack	短暂性脑缺血发作（TIA）
TIPS	transjugular intrahepatic portosystemic shunt	经颈静脉肝内门腔静脉分流术（TIPS）
TMJ	temporomandibular joint	颞下颌关节（TMJ）
TOE	transoesophageal echocardiography	经食道心脏超声（TOE）
TOF	time of flight	时间飞越法（TOF）
TOR	test object resolution	物体分辨率测试（TOR）
TOS	thoracic outlet syndrome	胸廓出口综合征（TOS）
TR	time to repeat（repetition time）	重复时间（TR）
TRH	thyrotrophin-releasing hormone	促甲状腺激素释放激素（TRH）
TRUS	transrectal ultrasound	经直肠超声（TRUS）

TSE	turbo spin echo	快速自旋回波（TSE）
TSH	thyroid-stimulating hormone	促甲状腺激素（TSH）
TVUS	transvaginal ultrasound	经阴道超声（TVUS）
TVS	transvaginal scan	经阴道超声扫查（TVS）
UAE	uterine artery embolisation	子宫动脉栓塞（UAE）
UBM	ultrasound biomicroscopy	超声生物显微镜（UBM）
UOS	upper oesophageal sphincter	食管上括约肌（UOS）
USS	ultrasound scanning	超声扫查（USS）
UTI	urinary tract infection	尿路感染（UTI）
VA	ventricular atrium	心室心房（VA）
VBCT	computed tomography virtual bronchoscopy	计算机体层摄影术虚拟支气管镜（VBCT）
VCUG	voiding cystourethrography	膀胱尿路造影（VCUG）
VENC	velocity encoding（parameter）	速度编码（VENC）
VFA	vertebral fracture assessment	椎体骨折评估（VFA）
VFSS	videofluoroscopic swallowing study	电视 X 线透视吞咽功能研究（VFSS）
VLA	vertical long axis	垂直长轴（VLA）
V/Q	ventilation/perfusion (scan)	通气 / 灌注（Q/A）
VRT	volume rendering technique	容积再现技术（VRT）
VUJ	vesico-ureteric junction	膀胱输尿管移行处（VUJ）
VUR	vesico-ureteric reflux	膀胱输尿管反流（VUR）
WBC	white blood cell	白细胞（WBC）
WBCT	whole body computed tomography	全身计算机断层摄影术（WBCT）
WBUS	whole breast ultrasound	全乳腺超声（WBUS）
WHO	World Health Organization	世界卫生组织（WHO）